JN425276

KENDALL'S

MUSCLES

TESTING AND FUNCTION WITH POSTURE AND PAIN

자세와 통증치료에 있어서 근육의 기능과 검사

SIXTH EDITION

KENDALL'S

MUSCLES

TESTING AND FUNCTION WITH POSTURE AND PAIN

SIXTH EDITION

Vincent M. Conroy, PT, DScPT

Brian N. Murray, Jr., PT, DPT, OCS

Quinn T. Alexopulos, MSN, RN, CNL

Jordan McCreary, MD, BS (Biology)

Wolters Kluwer

Philadelphia • Baltimore • New York • London
Buenos Aires • Hong Kong • Sydney • Tokyo

This is a translation of KENDALL'S MUSCLES TESTING AND FUNCTION WITH POSTURE AND PAIN, Sixth edition by Vincent M. Conroy, Brian N. Murray, Jr. Quinn T. Alexopulos, Jordan McCreary

Published by arrangement with Wolters Kluwer Health Inc., USA

Copyright © 2024 Wolters Kluwer
Copyright © 2005 Lippincott Williams & Wilkins; © 1993
All rights reserved. This book is protected by copyright. No part of this book may be reproduced or transmitted in any form or by any means, including as photocopies or scanned-in or other electronic copies, or utilized by any information storage and retrieval system without written permission from the copyright owner, except for brief quotations embodied in critical articles and reviews.

Korean translation copyright © 2024 by HANMI Medical Publishing Co.

이 책의 한국어 판 저작권은 Wolters Kluwer Health Inc.와의 독점계약으로 한국어 판권을 '도서출판 한미의학'이 소유합니다.
이 책은 저작권법에 의하여 한국 내에서 보호를 받는 저작물이므로 무단전재와 복제를 금합니다.

이 책은 약물에 대한 정확한 지시, 부작용, 투약 스케줄을 제공합니다. 그러나 이것은 상황에 따라 바뀔 수 있습니다.
독자는 언급된 약물의 제조회사에서 제공되는 투약지시서를 반드시 검토해야 합니다. 저자, 편집자, 출판사, 유통업자는 이 책의 정보 이용 시 발생하는 오류나 누락, 또는 어떤 결과에 대해 책임을 지지 않습니다. 또한 출판물의 내용과 관련하여 표현되거나 내포되어 있는 것에 대해 어떠한 보증도 하지 않습니다. 또한 저자, 편집자, 출판사와 유통업체는 본 출판물로부터 사람에게 야기될 수 있는 일이나 상해나(와) 손상에 대해 어떠한 책임을 지지 않습니다.

Wolters Kluwer Health did not participate in the translation of this title and therefore it does not take any responsibility for the inaccuracy or errors of this translation.

SIXTH EDITION

자세와 통증치료에 있어서 근육의 기능과 검사

MUSCLES TESTING AND FUNCTION WITH POSTURE AND PAIN

6판 1쇄 발행 2024년 2월 15일

지은이 Vincent M. Conroy, Brian N. Murray, Jr. Quinn T. Alexopulos Jordan McCreary
옮긴이 강준한, 서창민, 이종진, 시리악스정형의학연구회
펴낸이 이광재
펴낸곳 도서출판 한미의학(2024 Printed in Korea)

책임편집 오인택
본문편집 서영주
책임교정 이순례
마 케 팅 이종희
경영관리 이종희, 박희숙

출판등록 1999년 7월 13일 제22-1586호
주소 서울시 마포구 동교로 23길 36 리앤리빌딩
전화 02-336-3477
팩스 02-336-6762
메일 k_medical@hanmail.net
www.hanmibook.co.kr

ISBN 979-11-90322-64-5 93510
정가 65,000원

※ 이 책의 전부 또는 일부를 도서출판 한미의학의 사전 승인 없이 무단으로 복제하는 것은 법률로 금지되어 있습니다.

지식을 습득하는 "과정"에 기여한 Florence와 Henry Kendall, 가족, 학생, 멘토(mentors), 그리고 이 출판물을 지원했거나 혜택을 받을 모든 분들에게 바친다.

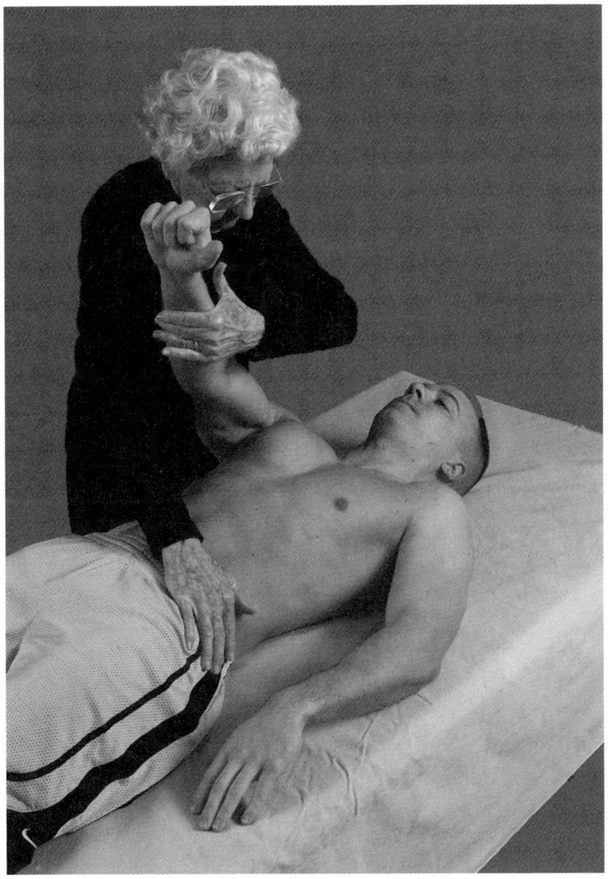

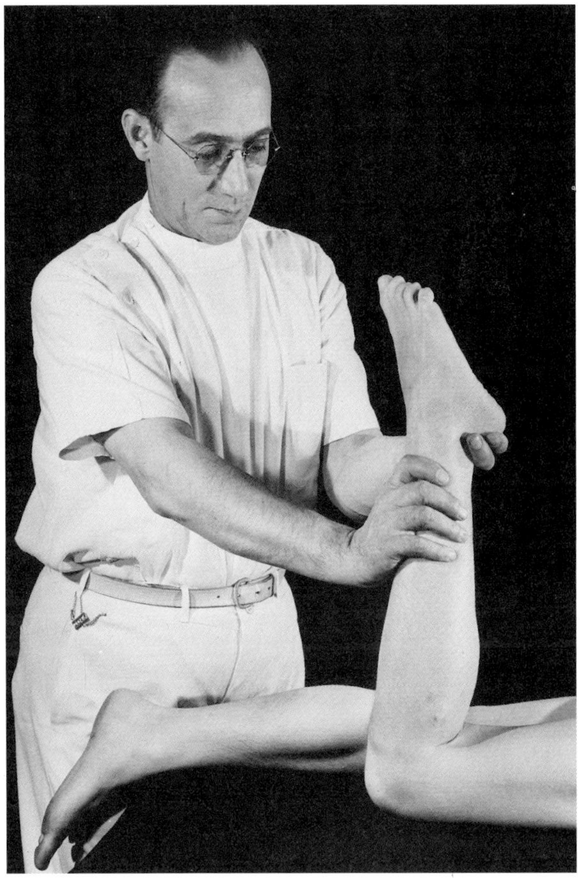

6판 번역에 즈음하여

"강남종귤강북위지(江南種橘江北爲枳)"

강남 쪽에 심은 귤을 강북 쪽에 심으면 탱자가 된다. 이 고사성어는 25여 년 동안 34권의 역서를 출간하면서 한결같이 마음속에 함께 해온 글귀이다.

Kendall의 저서 "MUSCLE"은 세계적으로 의료인뿐 아니라 건강 관련 전문가들은 이미 모르는 이가 없을 정도로 근육에 관련하여 정평이 나 있는 책이다. 학문의 귀감이 되고 금과옥조 같은 소중한 내용을 번역함에 있어 행여 그 뜻이 변질될까, 그 가치에 손상을 끼치지 않을까 염려하는 마음에서이다. 번역에 있어 원 저자의 뜻을 살리기 위해 각 문장이 포함하고 있는 뉘앙스까지 고려하여 독자들에게 전달하려 노력하였다.

Kendall의 저서 "MUSCLE" 5판과 6판 번역에 모두 참여하면서 수십 회독을 했지만 횟수를 거듭할수록 마음에 와 닿는 그 내용의 진가에 대한 느낌이 매번 다르다는 것을 알았다. 안다는 것과 깨우친다는 것의 차이일까?

Kendall의 저서 "MUSCLE"은 단순 근육 해부학이나 근력 검사 방법을 기술한 책이 아니다. 근육의 기시부, 정지부, 작용, 신경지배에 관한 내용쯤은 해부학을 공부한 사람이라면 기초지식에 불과한 내용일 것이며 근육 검사 또한 마찬가지일 것이다. 본 역서는 근육 해부학을 비롯하여 그 성격, 협동작용, 길항작용, 대체작용, 상호보완작용 등을 아주 자세하게 분석해 놓고 있다. 이를 바탕으로 한 근력 검사 역시 환자와 검사자의 위치, 검사 대상 근육의 위치(탄젠트 각도), 대체근육의 상태 및 작용 등을 감안하여 정밀하고 정확한 방법을 제시하고 있다. 이 중 그 어느 하나라도 제대로 지켜지지 않으면 근력의 정확성은 기대하기 힘들 것이다. 그 결과에 대한 근력의 등급 설정 역시 정확성에 강조점을 두고 있다.

그리고 정확한 근력 검사를 통해 자세이상, 부정렬증후군, 병리학적 상태를 철저하게 분석하고, 또 그에 적합한 각종 교정 운동을 비롯해 다양한 치료 방법들을 제시해 놓고 있다. 이러한 점을 감안할 때 본 역서는 분명 근육학 계통의 생체역학적 차원에서 완벽한 텍스트 북이라고 감히 말할 수 있겠다.

마지막으로, 본 역서의 출간에 남다른 열정과 관심을 보여 주신 도서출판 한미의학 이광재 대표와 편집에 혼신의 힘을 쏟은 편집부원의 노고에 깊은 감사를 드린다.

거대한 산을 이루고 있는 산천초목의 조화로움에 대한 경의가 마음 속 깊은 곳에서 인다.

미국 캘리포니아 빅베어 산장에서

역자 대표 **강준한**

추천사

저는 Kendall 선생님의 역작인 Muscle Testing을 4판으로 공부했습니다. 당시 카이로프랙틱 대학원에 입학해 Muscle Testing 책을 추천받아 공부했으나 당시는 내 수준에는 이해하기 어려웠습니다. Florence Kendall은 70여 년간 PT로 남편 Henry와는 동업자 교수로서 훌륭한 교육자이자 멘토였습니다.

지금 6판은 Kendall 선생님이 돌아가시고 후학들이 펴낸 바 이전 판보다 세련되고 실무에 근거를 기반으로 최신의 자료가 추가되었습니다. 자세에 대한 환경의 영향 Length Test, Stretch Ex. Scolosis 등 최신의 업데이트가 들어가 있고, 소아와 노인들에게도 특히 관심이 많았고, 특히 사례 연구가 늘었습니다. Classic Kendall Box를 유용하게 이용하며 풍부한 참고문헌을 찾을 수 있습니다. 판이 거듭될수록 책이 완성도가 높아지고 있습니다.

의사, 물리치료사, 건강운동사, 요가, 필라테스 등 근육을 연구 치료하시는 분들께는 필수 서적이므로 추천합니다.

정형외과 전문의, 시리악스 정형의학연구회 회장, 장훈재

역자소개

■ 역자: 시리악스정형의학연구회

회장: 장훈재 (M.D, 정형외과)

부회장: 김일환 (M.D, D.C), **최재익** (M.D, 재활의학과)

총무: 장두혁 (K.M.D, 한의학)

학술이사: 강준한 (D.C, 미국 카이로프랙터)

계장근 (D.C, 호주 카이로프랙터)

고경석 (M.D, D.C 정형외과)

공근오 (M.D, D.C 외과)

김성환 (D.C, 미국 카이로프랙터)

김지웅 (D.C, Barral Institute Instructor)

김혜은 (D.C, 미국 카이로프랙터)

서창민 (M.D, 마취통증의학과, D.O.M.T.P)

윤용현 (M.D, 정형외과, D.O.M.T.P)

이규진 (M.D, 마취통증의학과)

이종진 (M.D, K.M.D, D.O.M.T.P)

이춘옥 (M.D, K.M.D)

정대관 (M.D, 마취통증의학과)

정혜정 (D.C, 호주 카이로프랙터)

조일행 (M.D, K.M.D)

(가나다 순)

제6판 머리말

FOREWORD TO THE SIXTH EDITION

Kendall의 자세와 통증치료에 있어서 근육의 기능과 검사(Kendalls Muscles: Testing and Function with Posture and Pain), 6판에 서문을 작성하도록 요청받게 된 점을 영광으로 생각한다. 이 작품과 Florence P. Kendall과의 인연은 꽤 깊은 편이다.

Florence와 그녀의 남편인 Henry O. Kendall, PT는 1939년에 미국 물리치료협회[American Physical Therapy Association(APTA)] 메릴랜드 지부의 창립 회원이었으며, Florence가 초대 회장을 역임했었다. 그들은 1949년에 이 책의 초판을 출판하여 물리치료 근육 검사의 표준을 설정했다. 1956년에 그들은 메릴랜드 대학교에서 물리치료 프로그램을 시작하는 것을 도왔으며, 그 프로그램은 물리치료와 재활의학의 학문 분야가 되었으며 창립 이래 Florence의 학문적 근거지가 되었다.

내가 학과장으로 재직한 15년간 성취한 하이라이트 중 하나는 이 텍스트의 5판을 Florence와 함께 작업한 것이다. 나는 자주 Florence가 살았던 메릴랜드 주 Severna Park에 있는 그녀의 딸 Susie의 집에서 Florence와 함께 책 작업을 했다. Florence는 쿠키와 차, 또는 식사와 아이스크림을 제공하는 것으로 업무 세션을 시작하였고, 그 다음 바로 업무에 착수했다. 그녀는 나를 그녀의 가족처럼 느끼게 해 주었고, 나 또한 그녀와 함께 일하는 것을 좋아했다.

그녀의 마지막 출판물에서 Florence Kendall과 긴밀히 협력한 결과 새로운 공동 저자(우리 프로그램에서 가르치는 사람 중 한 명)가 그녀가 그토록 열정적이었던 작업을 계속해서 개선하는 것을 매우 기뻐할 것이라는 것을 나는 알고 있다. 개정 6판은 몇 가지 새로운 향상된 기능을 도입하면서도 기본을 사용하는 Kendall의 원래 철학을 그대로 유지하고 있다. 이 책의 구조는 이전 판의 명료하고 쉽게 접근할 수 있는 접근 방식을 유지하면서 더 나은 연속성과 흐름을 제공하도록 재구성되어 있다. 그림과 설명의 중복을 제거하기 위해 내용이 수정되었으며 새로운 그래프와 표, 그리고 완전한 칼러판의 사진, 그림, 임상 진단 및 치료 중재에 대한 근거를 기반으로 한 사례가 추가되었다.

나는 Florence를 기리고 새로운 공동 저자들의 훌륭한 공헌을 인정하여 이 서문을 쓰게 된 것을 영광으로 생각한다. 이 최신판은 지속적으로 학생, 임상의 및 교수진을 위한 근골격계 검사, 평가 및 진단 과정에 대한 포괄적인 텍스트로 사용될 것을 기대해 본다.

Mary M. Rodgers, PT, PhD, FAPTA, FASB, FISB
Professor Emerita
메릴랜드 의과대학 물리치료 & 재활의학과

KENDALL의 가족력

KENDALL FAMILY HISTORY

Kendall의 '근육: 자세와 통증에 대한 검사 및 기능(Muscles: Testing and Function with Posture and Pain)' 이 책은 텍스트 북 그 이상의 것으로 본다. 이 책은 평생에 걸쳐 이룬 실습 연구의 정점이자 이제 막 시작된 물리치료 분야의 표준을 설정하는 것이 된다. 이 책은 17년 만에 출판된 초판이자, 저자인 Florence P. Kendall이 없는 첫 번째 판이다. 그녀의 경력은 75년 이상으로 물리치료의 어머니로 칭송받았다.

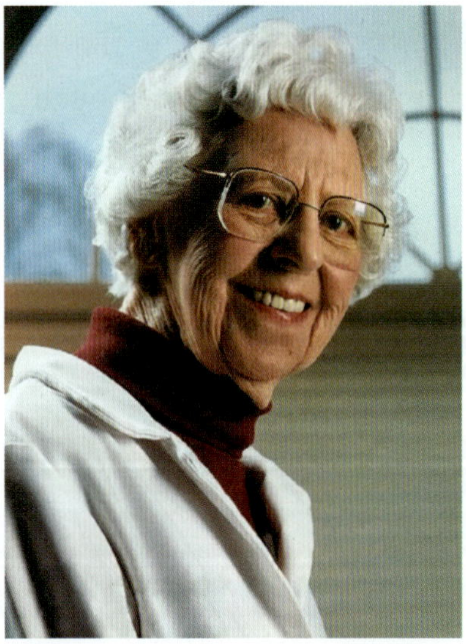

Florence P. Kendall

1910년 5월 5일 미네소타 주 워먼(Minnesota Warman)에 있는 농장에서 스웨덴 이민자 사이에서 델라 메이 안나 플로렌스 피터슨(Della May Anna Florence Peterson) 이름으로 태어났으며 그녀는 살아남은 11명의 자녀 중 한 명이었다. Florence는 1930년 미네소타 대학교에서 체육학 학사 학위를 받았다. 졸업 후 1년 동안 미네소타 고등학교에서 체육을 가르쳤다. 이듬해 그녀는 물리치료를 공부하기 위해 1931년 월터 리드(Walter Reed) 육군의료센터에 취업을 하였으며 그 자리에서 물러난 후 그녀는 메릴랜드 주 볼티모어에 있는 아동병원에 취업하게 되었다.

1933년 5월 5일, Florence는 아동병원에 재직하고 있는 물리치료사 Henry Otis Kendall이 진행하는 강의에 참석하였는데 그날이 그들의 첫 만남이었다. 그녀는 그날 네잎 클로버를 발견했고 그 순간이 특별하다는 것을 짐작했다고 가족들에게 말했다. 그녀는 모든 일에는 다 이유가 있다고 믿고 있었다. Florence는 같은 해 Kendall과 함께 일하기 시작했으며 1935년에 Florence와 Henry는 결혼을 했다.

Henry O. Kendall이 물리치료를 받게 된 일련의 사건은 제1차 세계 대전에서 군인으로 복무하면서 시작되었다. 젊은 군인으로서 그는 전진하는 군대에 앞서 전장을 달리고 지뢰를 터뜨리는 업무에 파견되었다. 그는 제 시간에 피하지 못하였고 그로 인해 지뢰 파편에 눈이 멀게 되었다. 그는 한쪽 눈을 잃은 상태에서 다른 한쪽 눈도 제거할 예정이었지만 프랑스 전투병원의 한 간호사가 다른 쪽 눈은 예비용으로 남겨 둘 것을 요청했다. 시간이 지나면서 그는 남은 눈의 시력을 20% 회복했지만 법적으로는 실명 상태였다.

Kendall은 전쟁으로 인해 눈이 먼 많은 군인 중 한 명이 되었다. 시력 없이도 수행할 수 있는 기술을 이들 남성에게 훈련시키기 위한 프로그램이 유럽과 미국 전역에서 개발되어 있었다. Kendall은 메릴랜드 주 볼티모어에 있는 미육군 제7종합병원인 에버그린(Evergreen)으로 이송되었다. 에버그린은 나중에 적십자 맹인연구소가 되었고, 국내 최초의 맹인 재향군인재활센터를 설립하였다. 그곳에서 그는 해부학과 마사지를 배웠으며 이를 통해 새롭게 진화하는 물리치료 분야에 대비할 수 있었다(다음 페이지 참조).

1930년대와 1940년대에 Florence와 Henry는 소아마비 환자 치료에 관한 자료를 집필하고 출판했다. 그들은 메릴랜드 주에서 물리치료 자격증을 갖춘 직업인으로 활동하였

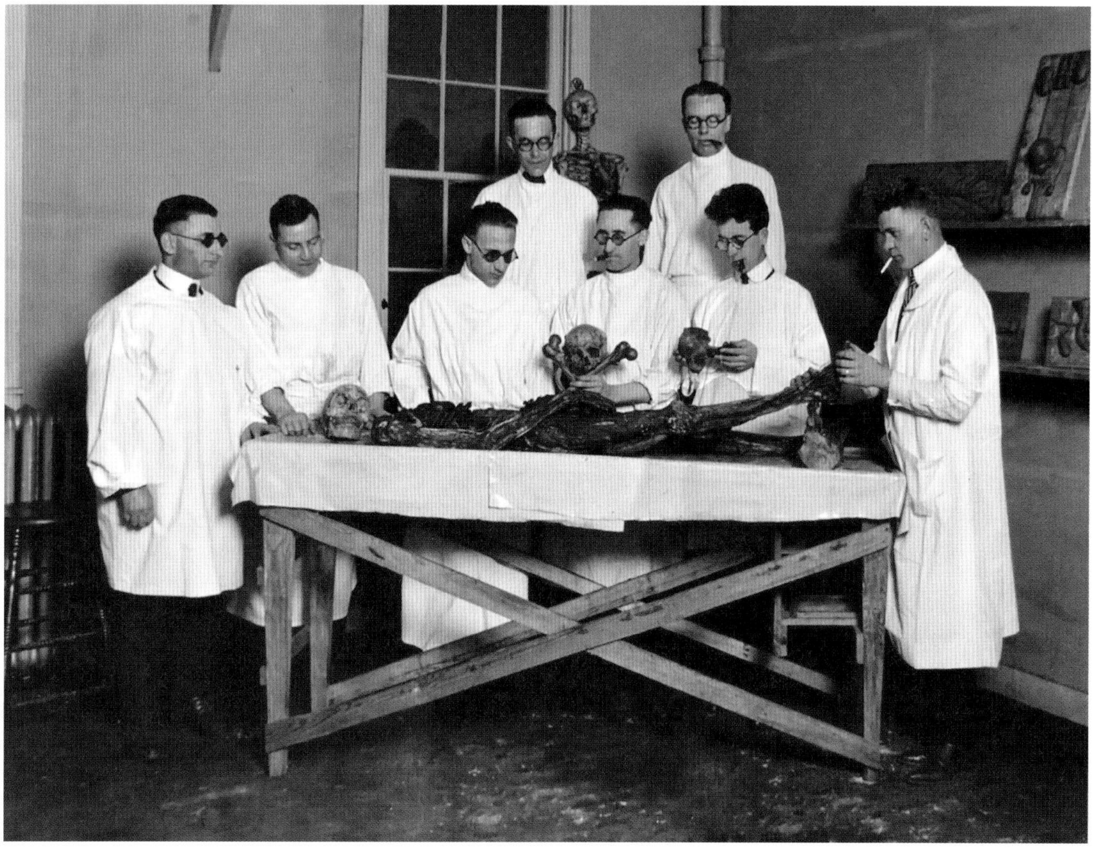

Henry O. Kendall은 왼쪽에서 세 번째 학생이다. 1918년경 미육군종합병원(이후 시각장애인을 위한 적십자연구소로 알려짐) 에버그린의 해부학 수업. Florence Kendall의 허락하에 게재.

고, 미국 물리치료협회(American Physical Therapy Association; APTA)를 창립하는 데 중요한 역할을 했다. 이때 Florence는 메릴랜드 지부의 초대 회장직을 역임했다.

1949년 Kendall 부부는 '근육: 검사 및 기능(Muscles: Testing and Function)' 초판을 출판하였고, 자세와 통증(Posture and Pain)은 1952년에 출판하였다. 같은 해 Kendall 부부는 미국 최초의 개인 물리치료실을 개원하였다. 그들의 책은 질병과 신체의 부정렬로 인해 발생하는 통증의 상태를 평가하고 치료하기 위한 표준을 설정해 놓고 있다. 이 기간 동안 그들은 존스 홉킨스대학과 메릴랜드대학에서 학생들에게 해부학과 적합한 생체역학을 교육하는 교수직에 종사했다.

Henry는 1971년에 자세와 통증의 자료가 포함된 '근육: 검사 및 기능'의 두 번째 판을 출판한 후 은퇴하였으며, 1979년에 사망했다. Florence는 물리치료의 기초를 가르치는 교육 워크숍을 제공하기 위해 전국을 여행하면서 계속해서 연구와 강의를 진행했다.

Florence는 평생 동안 '근육: 검사 및 기능(Muscles: Testing and Function)'의 에디션을 세 번이나 더 저술했다. 그녀는 자신의 95번째 생일을 맞이하는 해인 2005년에 출판된 제5판을 매우 자랑스러워했다. 물리치료계 전체가 그녀와 함께 이 이정표를 축하해 주었다. 완벽주의자인 그녀는 최신판이 출시되기 전에 이미 수정을 하고 있었다.

Florence Kendall은 나의 할머니였으며, 우리 가족은 그녀를 Amma라고 불렀다. '근육: 검사 및 기능(Muscle: Testing and Function)'은 오늘날까지 "그 책(The Book)"으로 알려져 있다. "그 책(The Book)"에 등장하는 모델의 대부분이 그녀의 자녀와 손자들이기 때문에 마치 가족 앨범과도 같다. 그러나 그녀의 모델 중 일부, 특히 질환으로 인한 고통스러운 상태와 근골격계 부정렬 상태의 예에서는 그 대상이 친인척이 아니었다. 그녀는 매번 해변에 있는 완전히 낯선 사람들에게 다가가 "그 책(The Book)"을 위해 사진을 찍는 데 동의하는지 물었다. 그녀의 딸들은 절망에 빠졌는데 플로렌스가 휴가 중에도 세상 보는 눈을 물리치료사 세상으로 보는 시각을 멈추지 않았기 때문이다.

그녀는 Henry가 시력 없이 평가하는 방법을 배웠기 때문에 Henry의 초기 교육에는 매우 중요한 실습 위주의 방식으로 가르쳤다. 물리치료에 대한 면허 요건에는 더 높은 수준의 교육이 필요하기 때문에 Florence는 "기본의 중요" 필요성을 강조했다. 환자를 효과적으로 치료하려면 항상 환자와 함께 시작해야 한다. 최상의 개별화된 환자 치료를 결정하기 위해서는 자체 평가를 수행해야 한다.

임종하는 마지막 날까지 그녀는 도움이 필요한 환자들을 계속해서 치료했다. 하루는 그녀의 간호사 중 한 명이 자기 남편이 심각한 허리통증을 겪고 있다고 말하였고, 그 간호사의 남편은 그녀가 도와 줄 수 있는지 알아보기 위해 찾아왔다. Florence는 침대에서 그의 부정렬 상태를 교정하고 통증을 줄이기 위해 신발 한쪽의 높이를 올려야 한다는 판단도 해 주었다.

Florence P. Kendall은 어떻게 마무리를 장식해야 하는지 그 방법을 알고 있었다. 그녀는 2006년 1월 28일 미국 물리치료협회 대회가 끝난 후 사망했다. 그녀의 장례식은 물리치료학계가 조의를 표할 수 있도록 하기 위해 연기되었다. 그녀는 전체 장례식을 계획하였고, 그녀의 놀라운 경력에 Henry O. Kendall이 이룬 역할을 기리기 위해 그의 사진을 전시해 줄 것을 요청했다.

혹시라도 시간을 내어 "그 책(The Book)"의 이 작은 부분을 읽어보았다면 우리 가족은 진심으로 감사를 드린다. 여러분에게 이 텍스트 북은 환자의 삶의 질을 향상시키고, 전문성의 기준을 만들어가기 위해 함께 모인 두 사람이 남긴 유산이다.

Quinn Tyler Alexopulos, MSN, RN, CNL

서문

PREFACE

'근육: 자세와 통증에 대한 검사 및 기능(Muscles: Testing and Function with Posture and Pain)'은 '근육: 검사 및 기능(1949)(Muscles: Testing and Function)' 및 '자세와 통증(1952)(Posture and Pain)'이 처음 출판된 이래로 의료 분야의 학술 및 임상 영역에서 많은 기여를 해왔다. 근육의 성능 평가와 자세, 통증, 손상 및 기능적 움직임과의 관계는 도움이 필요한 사람들과 상호작용을 할 때 임상의의 문제 해결 과정을 지속적으로 형성시켜 준다. 해설의 솔직한 단순성과 실용적인 접근 방식은 이 텍스트 북을 계속해서 해당 분야의 표준으로 만드는 것이다. 해설과 사진의 대부분은 6판 전체에 걸쳐 그대로 유지되어 있으며, 이는 Kendall 부부와 다른 작가들이 기여한 획기적인 작품의 지속적인 품질을 반영한 것으로써 새 판은 이러한 목적을 계속해서 고수하고 있다.

구조와 조직 STRUCTURE AND ORGANIZATION

이번 판에서는 이전 판의 원래 목적을 유지하면서 독자에게 논의되는 내용의 연속성과 흐름을 향상시키기 위해 기본 형식을 수정했다. 각 장은 5~6개의 섹션으로 구성되어 있으며 1장과 2장은 기본 개념과 자세에 대한 섹션제목이 제공되어 있으며 3장, 6장, 7장은 신경 분포, 근육 및 근육 검사를 설명하는 두 개의 지역 섹션, 임상 결과 및 치료 중재라는 섹션제목으로 일관되게 구성되어 있다. 4장은 신경 분포, 추간관절과 동작, 근육 및 근육 검사, 임상 결과 및 치료 중재라는 섹션제목으로 구성되어 있다. 5장은 3장, 6장, 7장과 유사한 구성을 따르고 있으며 골반 전용 섹션이 추가로 포함되어 있다.

마지막으로, 근육 및 근육 검사에 대한 내용은 이전 버전의 명확성과 접근성의 핵심이면서 이번 버전에도 계속되고 있으며 관련 사진을 가장 쉽게 설명할 수 있도록 최적의 위치에 신중하게 잘 제시해 놓고 있다. 모든 정보와 이를 반영하는 도해와 사진의 레이아웃과 균형에도 각별히 신경을 쓰고 있다.

이번 에디션의 새로운 점 NEW TO THIS EDITION

강조가 필요한 경우 콘텐츠를 유지하고 적절한 경우에는 중복을 제거했다. 전체 구조 외에도 각 장에 대한 구체적인 수정 사항은 다음과 같다.

- **그래프 및 표:** 새로운 그래프, 차트, 표
- **풀 컬러 아트:** 새로운 완전한 컬러판의 사진과 그림
- **근거기반 실습(Evidence-Based Practice):** 임상 진단 및 치료 중재의 구체적인 근거를 기반으로 한 사례이다.
- **참고자료:** 근거를 기반으로 한 모범 사례가 강조된 다양한 신규 참고자료 및 업데이트된 참고자료
- **Kendall의 전통 학습 지침 및 병력 노트:** 이러한 설명 부분을 더 추가했다. 이를 통해 지속적으로 내용을 더욱 조명할 수 있고 독자가 Henry와 Florence Kendall의 지식과 선구적인 경험으로부터 혜택을 얻을 수 있다.

특별한 변화가 있는 장은 다음과 같다.

- 이전 판 2장에 있던 관련이 있고 기초적인 정보를 **1장**에 옮겨 놓고 계속해서 후속 장에서 확장되는 기본 개념을 다루고 있다. 추가 콘텐츠, 새로운 컬러 사진, 표, 그리고 업데이트된 근거들을 기반으로 한 참고자료가 제공되어 있다.
- **2장**의 성인 자세, 샘플 진단, 치료 중재에 초점을 맞춘 내용과 어린이 자세에 관한 섹션이 부록 A에 게재되어 있다.

- **3장**에는 이야기를 뒷받침하는 새로운 컬러 사진들이 포함되어 있다.
- **4장**은 목과 등 부위에 대한 설명이 기술되어 있으며 이전 판 5장의 내용을 해부학적 및 임상적 조직에 맞게 포함시켜 놓고 있다.
- 5판 4장의 내용이 **5장**에 추가되어 있다. 추가된 내용은 골반기저부와 이에 작용하는 근육에 대해 자세히 설명해 놓은 점이다.
- **6장**과 **7장**에서는 신규 및 업데이트된 완전한 컬러판 사진을 실어 놓았다. 임상 결과 및 치료 중재 섹션은 관련 사례와 연관시켜 확대해 놓았다.

부록에는 다음의 사항을 포함하고 있다.

- **부록** A는 어린이 자세 평가 및 치료 중재에 대한 업데이트된 논의를 내포하고 있다.
- **부록** B는 이전 판에서 강조되었던 고전적인 진단에 대한 업데이트된 정보를 담고 있다.
- **부록** C는 임상에서 유용할 수 있는 표준화된 평가 기법의 예를 독자에게 제공하는 새로운 표이다.
- **부록** D의 신경 및 근육에 대한 척추 분절 분포 차트는 텍스트 북 전체에서 척추 레벨 분포가 근육에 어떻게 기여하는지에 대한 통찰력과 지침을 제공해 준다.

감사의 글

ACKNOWLEDGMENTS

이 교과서와 Florence Kendall로부터 받은 지침은 30년 넘게 임상의로서 나의 진료의 일부로 자리 잡아왔습니다. Kendall 가족 여러분의 신뢰에 감사드립니다! 이 판의 공동 집필자로 초대받은 것은 제가 평생토록 기뻐할 영광이며, 이 프로젝트에 참여하게 된 것을 진심으로 감사하게 생각하고, 모든 프로젝트는 재능 있는 팀의 헌신을 통해서만 결실을 맺는다고 생각합니다. 저의 진심 어린 감사 인사가 여러 사람에게 전달되지 않았다면 매우 서운할 것입니다. Quinn과 Jordon은 그들의 영원한 깨우침으로 Kendall의 철학이 이 에디션에 뿌리내리는 데 많은 도움이 되었습니다. Brian, 세부사항에 대한 그대의 관심은 변함이 없으며 즉각적인 귀하의 대처 능력에 항상 감사드립니다. 앞으로의 협력을 더욱 기대하며 이 프로젝트 기간 동안 높은 학식을 공유해 준 Meg, BJ, Mackenzie, Maddie, Mia에 감사드리며 나와 함께 해 준 재치 있는 Brian에게도 감사한 마음을 전합니다. Wolters Kluwer 직원들 – Matt, Robin, Amy, Sean, Fred, Julie 등 – 여러분의 지도와 인내심에 감사드립니다. 이 출판물을 시작하고 지속할 수 있도록 도와주신 이전 저자들에게도 감사드립니다. 그리고 이 프로젝트 기간 동안 아내 Susan과 딸 Julia 그리고 대소가족 구성원 여러분들의 사랑과 지원, 이해에 깊은 감사드립니다.

— Vinnie

몇 년 전 이 팀이 첫 번째 회의에 모였을 때 제가 어떤 상황에 처하게 되었는지 전혀 몰랐으며, 그것은 우리 삶과 우리가 지금까지 해왔던 일에 큰 영향을 미칠 전염병의 만연에 적응해야 하기 전이었습니다. 그러나 지난 몇 년간의 작업은 나의 아내 Mag의 지지와 격려가 없었다면 불가능했을 것입니다. 내가 이 도전을 감당할 수 있도록 이른 아침과 늦은 시간의 많은 모임에서 지지와 인내심을 보여 주신 어머니와 우리 자녀들에게 감사의 말씀을 전합니다. Vinnie Conroy에게 시간, 경험, 지식을 공유해 주신 점 감사드리며 Conroy 가족들에게도 Vinnie와 함께 할 수 있도록 해 준 점에 대해 감사의 말씀을 드립니다! 어머니와 자매들에게 이 과정에서 꼭 필요한 귀가 되어주셔서 감사합니다. Wolters Kluwer 팀과 Robin Richman 팀에게 모범 사례에 대해 실시간으로 교육해 주신 지도와 의지에 감사드립니다. 나에게 이런 독특한 기회를 준 Laura Schmitt에게 특별한 감사의 말을 전합니다. 특히 나를 이 특별한 일의 일부로 받아들인 Florence Kendall, Quinn Alexopulos, Jordan McCreary 및 Kendall 가족에게도 감사드립니다.

— Brian

무엇보다도 이 책은 Florence Peterson Kendall(Amma)에게 바칩니다. 원본 작업을 존중하고 물리치료 분야에서 더욱 강력한 자료가 될 수 있도록 텍스트를 주의 깊게 재구성한 Vinnie와 Brian(및 Robin)에게 감사의 말씀을 전하고자 합니다. 또한 Wolters Kluwer 팀, 특히 Matt에게 이 책을 읽을 독자가 여전히 있다는 끈기와 믿음에 감사드립니다. 나는 Amma가 새 판을 보면 "기뻐 죽겠어"라고 말할 것이라고 믿어 마지않으며 마지막으로 Kendall의 유산을 유지하고 존중하는 놀라운 가족에게 이 책을 바치고 싶습니다. "그 책(The Book)" 작업을 하는 것은 평생의 꿈이었고 Jordan과 나에게 기회가 주어졌다는 사실에 감사드립니다. 나는 내 딸인 Daphne와 Freya가 이 책이 앞으로도 오랫동안 출판되는 것을 볼 수 있기를 바라는 마음입니다.

— Quinn

목차

CONTENTS IN BRIEF

세부 목차

DETAILED CONTENTS

기본 개념

FUNDAMENTAL CONCEPTS

1

CHAPTER

목차

개요 Introduction

이 책에서 계속해서 요구되고 있는 주요 철학은 "기본으로 돌아가기(get back to basics)"가 필요하다는 것이다. 이러한 철학은 제한된 시간 내에 치료해야 하고 기술이 연구 발전되고 있는 현시대에 특히 적합하다.

신체역학인 근육 기능과 단순한 치료 과정은 변하지 않는다. 근골격계의 문제점들을 감안하면 치료의 근본 목적은 적절한 관절가동범위, 건강한 정렬 상태와 근육 균형을 복원하고 관리하기 위해 유지해 왔으며 계속 지속되어야 한다.

진단하거나 치료 과정을 계획 또는 변경하거나 기능을 개선하거나 통증을 경감시키기 위해 시술자가 문제점들을 해결하는 데 도움이 되는 검사를 선택하고 효과적으로 수행하는 것은 본질적인 사항이다. 학생과 임상의에게 있어서 가장 중요한 점은 비판적으로 생각하고 객관성과 주의를 요하며, 적절한 치료와 정확하고 의미 있는 검사와 측정을 구사하는 능력이다.

골격계 질환에 대한 예방의 역할은 미래에 점점 더 증가되는 중요한 이슈로 자리 잡고 있다. 건강을 담당하는 치료사가 근육의 불균형과 부정렬 상태, 그리고 부적절한 운동의 악영향을 숙지할 수 있다면 건강증진에 효과적인 역할을 담당할 수 있다.

치료사는 잘못된 자세로 인해 발생하는 근육 문제와 통증 상태에 대한 철저한 이해를 하게 되면 환자가 집에서 할 수 있는 안전하고 효과적인 프로그램을 개발할 수 있다. 요통의 경우와 같은 흔한 문제들에 대한 사회적 비용은 심각한 수준에 이르고 있다. 요통의 많은 경우는 자세와 관련성이 있는데, 그것은 우리가 충분히 접근이 가능하고, 교정할 수 있으며 또한 경감시킬 수 있다.

도수근육검사 Manual Muscle Testing

근육 검사는 신체검진에서 필요불가결한 요소이며 신경근육계나 근골격계에 있어서 유용한 감별진단과 예후 그리고 그 치료법까지 제공해 준다.

근육 길이 검사(muscle length testing)는 근육 길이에 제한이 있는지 아니면 그 길이가 과도한지를 알기 위해 사용되는 검사 방법이다. 너무 단축된 근육은 정상 관절가동범위에 제한을 일으키고 과도한 길이는 과가동성을 일으키면서 주변 관절이나 연부조직에 불안정성을 야기한다. 경직된 근육을 스트레칭시킬 때 그 조직에 손상이 가지 않도록 하거나 몸 전체에 가해지도록 해야 한다. 움직임의 제한이 안정성을 위한 것이 아닌 한 관절의 정상적인 기능을 할 수 있도록 가동범위를 증가시켜야 한다(1,2).

근력 검사는 동작 시 안정성이나 지지를 제공하는 근육의 능력이나 기능을 확인하기 위한 검사 방법이다(3).

근육의 약화 및 불균형 Muscle weakness and Muscle imbalance

근육 약화. 근육이 약한 상태는 많은 조건들로 특성화되어 있다. 일부는 명확히 근육이 관련된 것으로 밝혀져 있으나 그 외는 명확한 패턴은 아니면서 일부 약한 근육이 관련된 것으로 보인다. 일부 사례에 있어서는 근육의 약화가 대칭을 이루는 반면, 또 다른 일부에서는 비대칭적으로 나타나기도 한다. 병변으로 인해 근육 원위부가 약해지거나 마비 증상이 나타나는 것을 판단으로 하여 말초 병변의 위치나 수준을 쉽게 알아낼 수 있다. 주의 깊은 검사와 그 결과의 정확한 기록은 결과를 특성화할 수 있으며 또한 진단을 내리는데 많은 도움이 된다.

근육이 약해지고 다시 강해지기도 하는데 이는 여러 많은 요소들에 의해 영향을 받는다. 근육 약화는 주로 신경 관련성이 있거나 염좌, 위축, 통증, 만성피로 또는 사용 부족으로 나타나는 경우가 많다. 근육이 재강화되는 요인에는 외상 후 회복으로 신경이 제기능을 하게 되거나 사용하지 않아서 생긴 근육 위축이 운동으로 발달하게 되거나 혹은 스트레치나 스트레인(strain)과 같은 원인의 해결을 들 수 있다.

근육 약화는 약화하게 된 근본 원인에 맞는 치료가 이루어져야 한다. 근육 약화의 원인이 만약 사용 부족으로 인한 경우에는 운동하고, 과사용으로 인한 피로인 경우에는 휴식을 스트레치나 스트레인(strain)으로 인한 경우에는 약화된 근육에 더 이상의 운동으로 인한 스트레스가 가해지기 전에 이완시켜 주는 것이 좋다.

근육 불균형. 근육 상태는 흔히 근육 불균형의 패턴을 보여주는데 일부 패턴은 손잡이(왼손잡이, 오른손잡이)와 관련이 있을 수 있고 그 외는 일상적인 나쁜 습관으로 인한 자세 이상으로 나타날 수 있다. 또한 근육 불균형은 직업상 혹은 레크리에이션 활동에 있어서 특정 근육만 지속적으로 사용하고 그 반대 근육은 적절한 운동을 하지 않음으로써 발생하기도 한다. 자세의 정렬에 영향을 미치는 근육 불균형은 많은 통증을 일으키는 상태에서 중요한 요소가 되기도 한다(4–6).

근육 불균형은 자세 정렬 상태를 파괴시킬 뿐만 아니라 관절이나 인대 혹은 근육에 과도한 스트레스와 스트레인(strain)을 줄 수 있다. 도수근육검사는 근육 불균형의 정도를 알아내기 위한 방법 중의 한 가지이다.

근육의 기능 Muscle Functions

어떤 특정 동작에 있어서는 모든 근육들이 다 일차적인 움직임의 주된 근육이 될 수 있다. 어떤 한 근육에 마비가 일어나면 그 부근의 관절과 조직들의 안정성이 침해되면서 정상 가동성을 잃게 된다. 근육 기능의 가장 극적인 근거 중 일부는 마비된 근육에서 볼 수 있는 수축 능력 상실에 의한 영향이나 또는 근육의 구축 및 그에 따른 기형에서 나타나는 과도한 단축에 의한 영향을 관찰하면서 찾아볼 수 있다.

이 책에서 기술되고 있는 근육 검사는 각 개별 근육에 대한 실용적인 차원의 직접적인 검사 방법이다. 동작 부분에서 근육의 독립성과 마찬가지로 근육 활동에 있어서 중첩되는 점은 근육 검사와 관련해서 잘 알려져 있다. 기능면에 있어서 긴밀한 상호 연관성이 있기 때문에 개별 근육들에 대한 정확한 검사를 위해서는 근육 검사의 기본 원리와 절차에 엄격한 규칙이 요구된다.

도수근육검사의 기본 요소는 검사 실행(performance)과 근육의 강도(strength) 및 길이(length)에 대한 평가이다. 이러한 절차에 능숙하기 위해서는 인체해부학과 근육 기능에 대해 깊은 이해와 구체적인 지식을 갖추어야 한다. 근육의 길이와 근력 검사는 관절의 움직임과 위치의 용어로 기술되기 때문에 이러한 지식에는 관절의 움직임에 대한 충분한 이해가 있어야 한다. 또한 그것에는 근육의 신경분포, 작용근과 길항근, 그리고 고착(fixation) 상태와 보상작용(compensation)의 역할까지 포함되어야 한다. 게다가 근육의 정상 상태와 위축 상태를 구별하고 비정상적인 위치나 움직임을 파악하기 위해서 근육이나 건을 촉진할 수 있는 능력이 요구된다.

근거에 기반한 근육 검사의 객관성과 신뢰성

Evidence-Based Objectivity and Reliability in Muscle Testing

근육 검사는 객관적으로 측정되어야만 한다. 과다하게 치료비를 지출한 경우 변제를 받기 위해서는 치료 효과가 있었다는 사실을 입증할 수 있는 서류가 필요하며, 숫자로 정확히 명시된 것만이 증거로 채택될 수 있다. 효과가 적으면 적을수록 숫자는 더욱 중요하므로 사소한 변화라도 기록하는 것이 좋다.

많은 사람들이 도수근육검사의 주관적인 요소를 제거하기 위해 도구의 사용을 옹호하고 있다(7). 그러나 몇 가지의 의문점에 대한 충분한 설명이 되지 않는 점이 있는데 도구를 사용함으로써 근육 검사의 정확성, 타당성, 정당성의 문제점들을 어떻게 해결할 것인가 하는 것이다. 데이터화하기 위한 것에는 여러 많은 상충되는 모순점들이 존재하고 있다.

도구, 기계, 장비 Instrumentation, Machine, Device

오늘날 기계 사용으로 얻은 객관적 측정치의 가치는 반드시 한정된 유용성과 비용, 그리고 복잡성을 감안하여 고찰되어야 한다. 각도를 측정하는 각도기와 근육 길이를 정확하게 측정하기 위해 거리를 측정하는 자나 줄자와 같은 간단한 장비들을 사용하여 객관적인 자료를 얻을 수 있다. 근력 측정의 경우에는 다양한 문제들이 발생하므로 단순한 기구로는 측정이 어렵다. 근력 측정의 객관성은 약화된 근육에서 나타나는 근육이나 건의 반응을 촉진하고 관찰할 수 있는 검사자의 능력에 달려 있다. 게다가, 검사자는 두드러진 상태의 건(경미한 상태), 수평면에서 분절의 움직임(심각한 상태), 중력에 대항한 자세 유지(정상인 상태)를 눈으로 확인이 가능하다. 최상의 상태는 검사자가 아주 약간의 압력을 가했을 때 중력에 대항하여 유지하는 것으로 쉽게 확인된다. 이러한 근력 등급 측정에서 역학적 장비들은 객관성을 보장하는 도구로써 적용성이나 필요성이 없을 수 있다. 그러나 측정 장비들은 근육이 양호(good)한지 정상(normal)인지 아니면 정상을 뛰어넘는 강한 상태인지를 평가해 주는 역할을 하기는 한다.

등속성(isokinetic) 기계 및 근전도검사(Electromyography; EMG). 통제된 연구 상태에서 등속성 기계는 중요한 정보를 얻는데 도움을 주나 현재 임상에서 그것의 유용성은 제한되어 있다. 문제점들은 근력 검사와 동작이 양쪽 모두에서 발생한다. 기계들과 관련된 하나의 문제는 변수들을 제어하고 검사 기법의 표준화를 확실하게 하기 위해서 충분한 안정화를 제공하는 것이다. 기계에 의한 검사들은 특이성이 결여되어 있을 뿐만 아니라 보상작용이 일어날 수 있는 점도 있다. 기계는 가격이 비싸고 환자에게 세팅해야 하는 시간적 소비가 발생할 수 있으며 숙달된 도수근육검사와 비교해 볼 때 두 가지 모두 다 중요한 요소이다.

근전도검사(Electromyography; EMG)은 또 다른 중요한 검사 도구이기는 하나 근력 검사에 있어서 그것의 유용성은 의심스럽다. Gregory Rash에 의하면, "한 근육이 다른 근육보다 더 강한 경우와 근육의 수축이 구심성(concentric)인지 원심성(eccentric)인지 혹은 개별적으로 자발적 통제하에 움직이는 경우에 EMG 자료는 검사자에게 근육이 얼마나 강한지 말해 줄 수 없다"고 말한다(8).

휴대용 장비(Handheld Devices). 악력계와 같은 휴대용 장비는 검사자가 힘을 가하고 피검사자가 반박하는 힘의 양을 측정하는 것이다. 휴대용 장비는 오늘날 임상에서 더 쉽게 사용할 수 있으며, 도수근육검사에서 사용되는 힘의 양에 관한 객관적인 데이터를 제공한다. 휴대용 장비의 문제점은 검사자와 검사하고자 하는 관절 사이에서 나타나기도 하고 검사자의 손의 사용에 의해 간섭을 받기도 한다. 관절의 위치를 정하거나 힘의 특정 방향을 조절하거나 혹은 필요에 따라 손가락이나 손바닥 또는 손 전체를 사용해 힘을 가하는 상황에서 검사자의 손이 절대 방해가 되지 않도록 하여야 한다.

악력계에 관련한 문헌을 살펴보면, 이러한 장비 사용과 관련된 몇 가지 문제점들이 있다는 것을 알 수 있는데 휴대용 악력계를 사용함에 있어서 검사 기기 간의 교차 신뢰성, 검사자 힘의 강도 그리고 성별의 차이에 따라 검사 기기 간의 신뢰성에 한계가 있는 것으로 나타났다. 검사 기기 간의 신뢰성에 대한 연구에서도 "휴대용 악력계는 두 개나 그 이상의 검사 기기를 사용할 때 신뢰성에 한계가 나타난다"고 결론을 내리고 있다(9). 휴대용 악력계의 사용 부문에서 검사 기기 간의 좋은 신뢰성을 보여주는 두 개의 연구 자료도 있기는 하다(10,11). 그러나 "휴대용 악력계는 장비의 안정성에 대한 어려움으로 인해 환자의 진실된 최대 등척성 근력이 과소평가되고 있는지도 모른다"(12). Bahannon은 휴대용 악력계에 대해 최소한 임상적으로 중요한 차이에 대한 공식적 결정은 보고되지 않았지만 관련 정보는 제공되었다고 보고하고 있다.

검사자의 근력은 손에 쥐는 악력계의 신뢰성에 있어 또 다른 변수의 요인으로 나타난다. Marino와 그의 동료에 의해 이루어진 연구에서 고관절 외전근 근력 차이에 대한 적절한 이유로써 두 검사자 간의 근력을 입증하여 보였는데 (13) 검사자의 근력은 좀 더 강한 것을 쓸 때 휴대용 악력계의 안정성에 영향을 미치는 것으로 나타내고 있다(11). 이 문제는 또한 Mulroy와 그 동료에 의해 성별 차이에도 관련이 있는 것으로 밝혀졌는데 휴대용 악력계로 측정했을 때 무릎 신전의 최대 힘은 남성 검사자가 여성 환자를 검사했을 경우에만 정확했다(14). 휴대용 압력계로 얻은 측정치의 정확성은 신뢰성과 마찬가지로 검사자가 검사하는 각 대상자마다 저항하는 힘에 안정되게 적절한 힘으로 대했는지에 달려 있다. 그러한 힘의 강도로 하지 않으면 검사자가 측정할 수 있는 최대 힘은 자신의 근력에 의해 제한된다.

손, 선호하는 측정 도구 Hands, the Preferred Tools of Measurement

Newton과 Waddell은 과학적 연구를 10년 동안 한 후에 다음과 같이 결론을 내렸다. "임상의의 판단은 기계로부터 얻은 결과보다 환자의 노력 결정에 의해 얻은 결과를 평가하는 것이 더 정확하다"(15).

우리의 손은 연장처럼 아주 민감하고 미세하며 잘 조율된 사용 가능한 도구이다. 검사자의 한 손은 위치를 잡아주어 검사받을 부위를 안정화시키는 역할을 하고, 또 다른 한 손은 통증 없이 관절가동범위를 정하여 검사받을 부위를 정확한 검사 위치로 인도하며 강도를 결정하기 위한 적절한 양의 압력을 정해 준다. 그동안 우리가 손이라 부르는 이 도구는 검진과 치료가 이루어지는 판단의 기초에 값어치 있고 유용한 정보를 담을 수 있는–인간의 마음조차–창조 가능한 가장 가공할 만한 컴퓨터에 접속하는 것과 같은 것이다. 그러한 정보는 객관성을 위한 도수근육검사의 예술성과 과학성의 희생 없이 얻을 수 있는 객관적 자료를 가지고 있다.

역사적 고찰

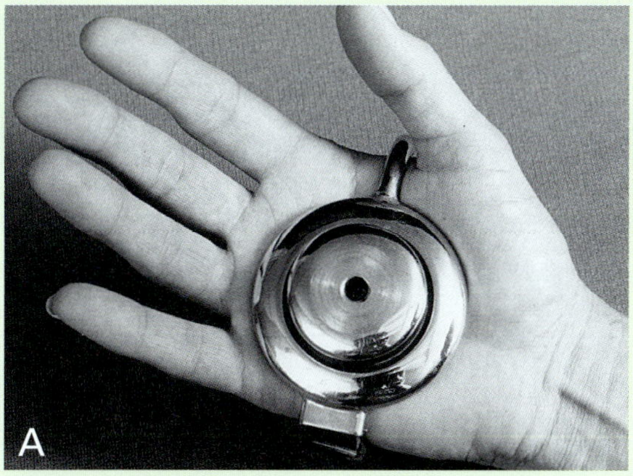

A

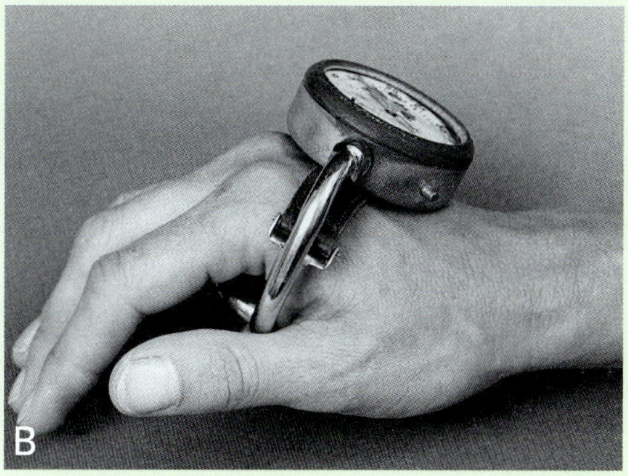

B

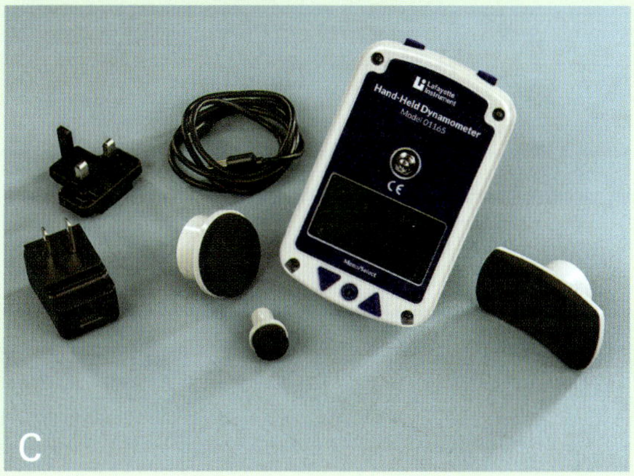

C

1941년 소아마비재단에서 조사 연구를 시작할 때 이 책의 선임 저자가 도수근육검사를 하는 동안 검사자에 의해 가해지는 힘을 측정하기 위해 휴대용 장비를 고안했다. 재단은 워싱턴시에 거주하고 있는 Dr. W. Beasley에게 디자인을 넘겼는데, 그는 시제품(prototype)을 만든 사람이다. 일 년 후에 소아마비 토론회에서 소개되었다. 그림 A는 그림 B(Lippincott, Williams & Wilkins, © Copyright 2005)에서 보이는 것처럼 손등에 있는 계기에 힘이 전달되도록 고안되어 있는 손바닥 안의 압력 감각판을 보여주고 있다. 이것은 아마 최초의 휴대용 악력계 중의 하나일 것이다. 그림 C는 최근 도수근육검사 기기이다(C/O Lafayette Instrument Company, Inc.).

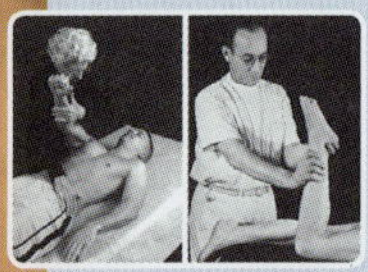

Kendall의 전통 학습지침

이 책의 독특한 특징 중의 하나는 반세기 이상 기능과 통증에 관련된 근육 균형의 주의 깊은 평가와 자세 분석의 보존이다. 많은 사진은 의도적으로 자세를 취한 것이 아닌 진짜 잘못된 자세의 현저한 역사적 예를 제공하고 있다.

모든 임상의와 치료사들은 성공적인 치료 계획을 세우고, 의미 있는 자료를 제공하기 위해 적절하고 정확한 검사를 선택하여 실행하는 기술을 발전시키는 것은 필수적인 것이다. 해부학은 변하지 않았지만 일부 현재 진료 환경에서 시간 제약으로 인해 발생하는 손쉬운 검사가 잘못된 진단으로 이어질 수 있다.

Kendall은 통증 상태와 관련하여 근육이 어떻게 신장되고 약해지는지에 관련된 지식에 관한 임상적 연구와 조사를 한 초기의 선구자이다. 1950년도 초에 실행된 연구는 수백 명의 정상인 대상–사관생도, 의사, 물리치료사, 간호사(18~40세 사이)–과 요통 환자를 비교한 것이다. 이 연구는 정상인과 요통 환자를 비교함으로써 일반적으로 근육의 불균형에 대한 더 나은 이해를 이끌어 주었을 뿐만 아니라 부가적으로 남성과 여성의 이러한 불균형 차이점을 규정짓는 데 많은 도움을 주었다. 이런 임상적 연구로부터 얻은 자료는 아래 표에 기술되어 있다.

남성(% [n])				여성(% [n])		
100 LBP Patients	36 Physicians	275 Cadets	Case Findings	307 Student Nurses	50 Physical Therapists	100 LBP Patients
58% (58)	25% (9)	5% (14)	Weakness in "upper" anterior abdominals	44% (135)	52% (26)	81% (81)
69% (69)	31% (11)	33% (91)	Weakness in "lower" anterior ab–dominals	79% (243)	72% (36)	96% (96)
71% (71)	45% (16)	10% (28)	Limitation of forward flexion	5% (15)	10% (5)	48% (48)
71% (71)	77% (28)	26% (72)	Right gluteus medius weakness	40% (123)	76% (38)	90% (90)
15% (15)	3% (1)	5% (14)	Left gluteus medius weakness	5.5% (17)	10% (5)	6% (6)
0% (0)	0% (0)	0.3% (1)	Bilateral gluteus medius weakness	5.5% (17)	0% (0)	12% (12)

섹션 I

체간계 BODY SYSTEM

위치별 기준 POSITIONAL REFERENCE

체간 분절 Body segments

자세는 주어진 모멘트(moment)에서 신체의 모든 관절 위치의 합성으로 볼 수 있으며 정적 자세 정렬은 다양한 관절 및 신체 부분의 위치로 가장 잘 설명된다. 이 장에서는 해부학적 자세, 축, 면(plane), 그리고 관절의 움직임에 관한 기초 정보를 제공하고자 한다. 이러한 정보는 자세 정렬 상태를 분석하는데 필수적인 요소가 된다(그림 1–1).

해부학적 자세 Anatomical Position

체간의 해부학적 자세는 선 자세에서 이루어져야 하는데 얼굴은 정면을 바라보고, 팔은 몸 양옆에 두고, 손바닥은 정면을 향하며, 손가락은 모두 편 상태를 유지하도록 해야 한다. 이것이 체간 면과 축(body plane and axes)의 정의 및 표현을 위한 자세 기준(reference)이 된다(그림 1–2).

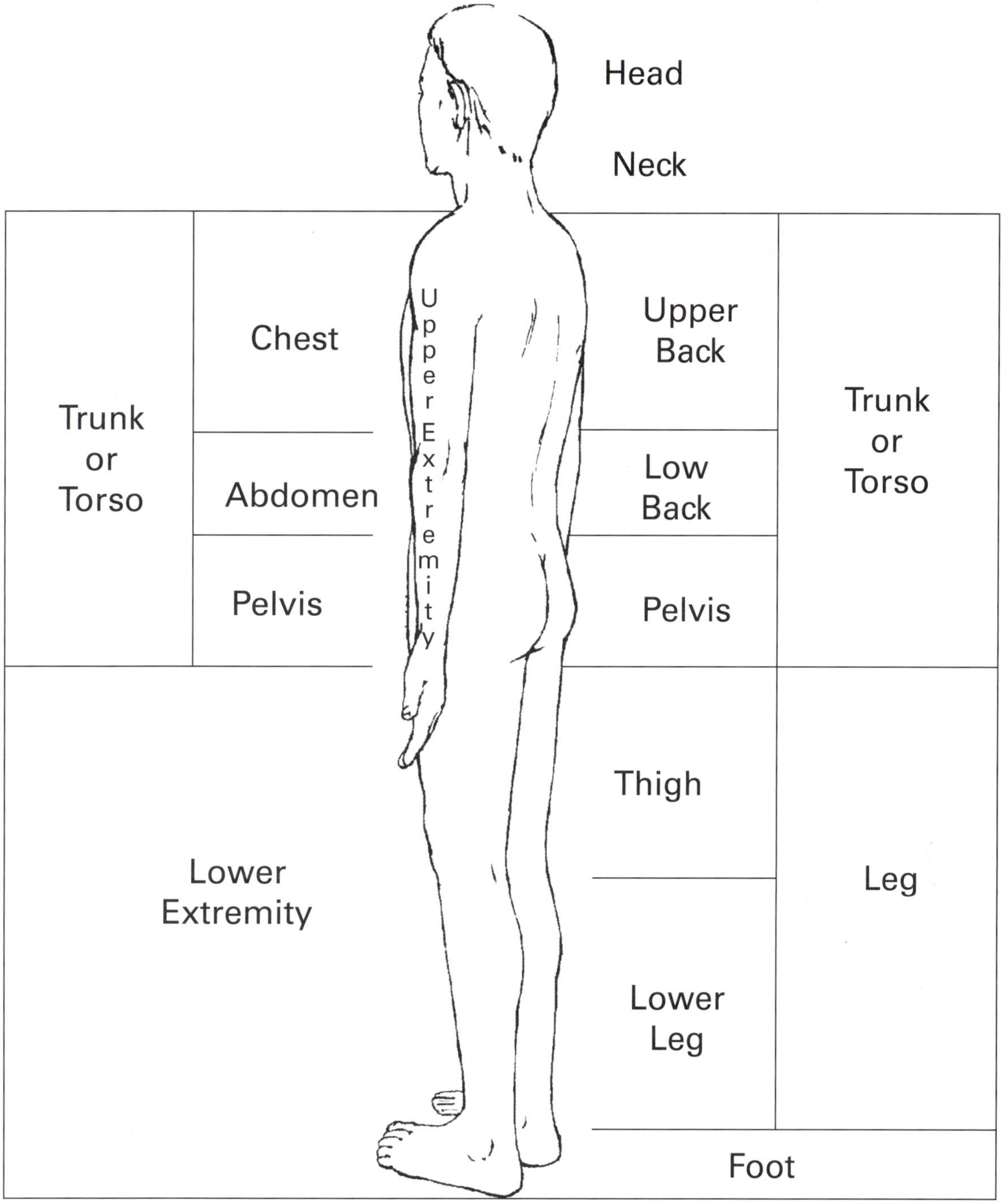

그림 1-1 해부학적 자세, 축, 면, 그리고 관절의 움직임을 묘사하기 위한 일반적인 용어.

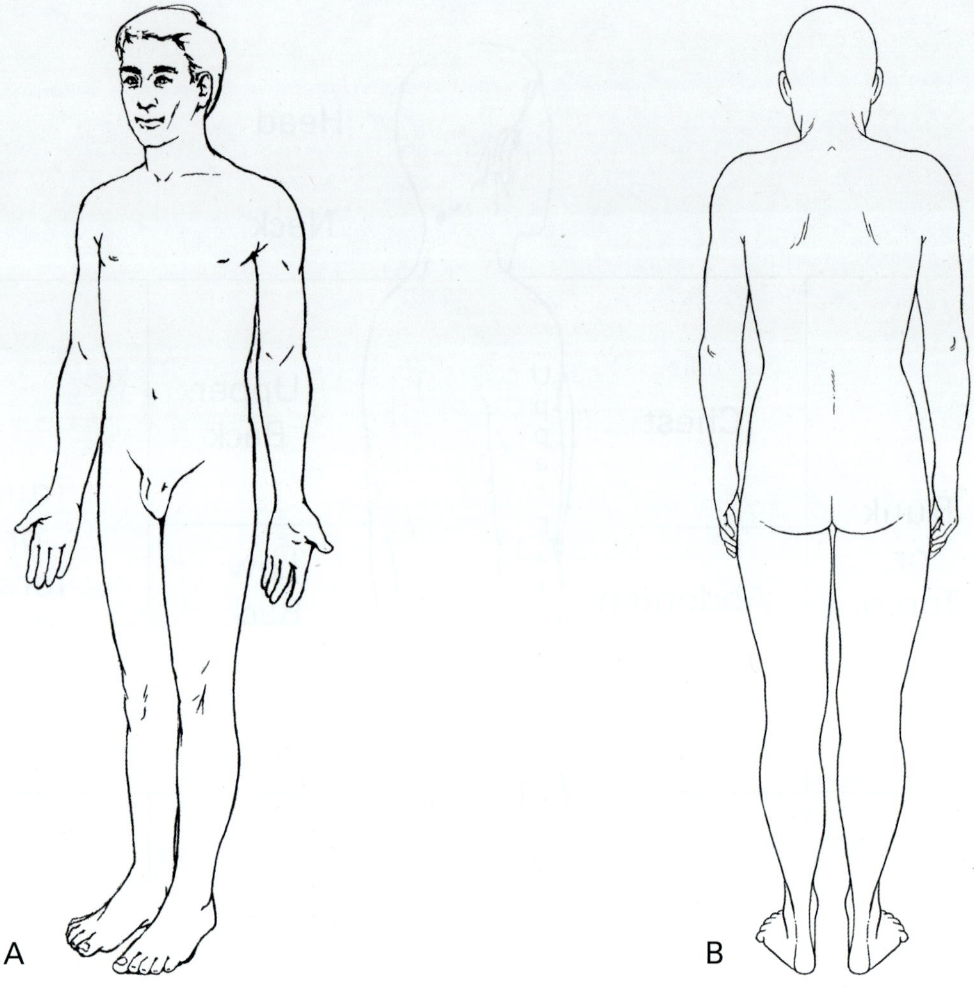

그림 1-2 체간의 면과 축의 정의 및 표현을 위한 해부학적 자세 기준: **A**, 전면; **B**, 영점 자세(후면).

축 Axes

축은 움직임에 관한 실제이거나 혹은 가상의 선을 말한다. 아래의 교재 내용과 관련된 면(plane)의 기준은 서로 90도 각도에서 축을 이루고 있는 세 개의 기본적인 타입이다(16).

1. 시상(전-후)축은 시상면에 놓여 있으며 전방에서 후방으로 수평으로 뻗어 있다. 외전과 내전의 움직임이 관상면에서 이 축을 중심으로 일어난다.
2. 관상(내-외)축은 관상면에 놓여 있으며, 양 측면으로 수평으로 뻗어 있다. 굴곡과 신전 움직임이 시상면에서 이 축을 중심으로 일어난다.
3. 종(수직 혹은 상-하)축은 머리-다리 방향으로 뻗어 있다. 내회전과 외회전 움직임이 횡단면에서 이 축을 중심으로 일어난다.

이러한 일반적인 정의에 예외의 경우가 있는데 견갑골, 쇄골, 엄지가 이에 해당된다.

면 Planes

세 개의 기본 면 기준(plane reference)은 공간의 크기에서 파생되며 서로 직각을 이룬다(**그림 1-3**)(16).

1. 시상면은 수직으로 전방에서 후방으로 뻗어 있으며 그 이름은 두개골의 시상 봉합선의 방향에서 유래된 것이다. 그것은 또한 전-후면으로 불리기도 한다. 중간 시상면(median sagittal or midsagittal)은 몸을 오른쪽과 왼쪽으로 나눈다.
2. 관상면은 수직으로 양 측면으로 뻗어 있으며 그 이름은 두개골의 관상 봉합선 방향에서 유래된 것이다. 그것은 또한 전면 혹은 측면으로 불리기도 하며 몸을 전방과 후방으로 나눈다.

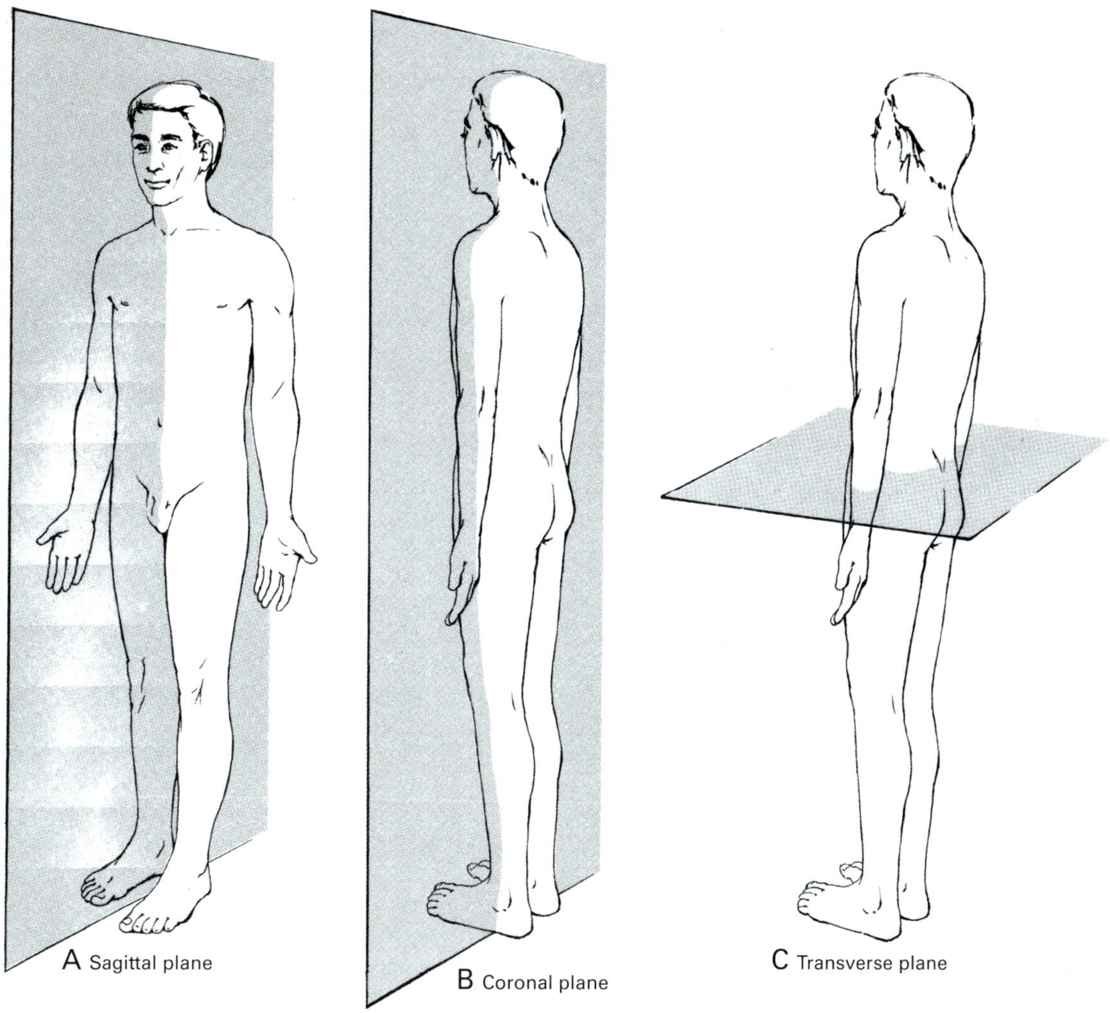

그림 1-3 세 개의 기본 면 기준(plane reference): A, 시상면; B, 관상면; C, 횡단면.

3. 횡단면은 수평을 이루고 있으며 몸을 상(머리), 하(다리)로 나눈다.

움직임 Movements

관상면에서의 움직임 Movements in the Coronal Plane

외전과 내전 그리고 측면 굴곡의 움직임은 시상축을 중심으로 관상면에서 일어나며 시상축은 관상면에 직각을 이루고 있다.

외전 및 내전. 외전은 몸의 중간 시상면(midsagittal plane)에서 멀어지는 움직임이고 내전은 가까워지는 움직임이다. 엄지 및 손가락과 발가락을 제외한 모든 팔다리 관절이 여기에 해당된다(그림 1-4, 1-5) (16). 엄지는 손바닥의 면에 그 기준을 두고 있다. 두 번째부터 다섯 번째 손가락과 발가락의 외전과 내전 움직임은 세 번째 손가락으로 뻗어 있는 축을 중심으로 멀어지고 가까워지는 움직임이다. 발가락은 두 번째가 그 중심축이 된다.

외측굴곡. 외측굴곡은 척추에서 외전과 내전 움직임이 일어나는 것이며 그 결과 머리, 목, 몸통의 위치 변화가 발생된다.

시상면에서의 움직임 Movements in the Sagittal Plane

굴곡과 신전 움직임은 관상축을 중심으로 시상면에서 일어나며 관상축은 시상면에 직각을 이루고 있다.

굴곡 및 신전. 초기 단계에서 태아의 팔다리는 복측(ventrally)으로 굴곡근의 표층은 내측으로, 엄지발가락과 엄지손가락은 두개골로 향한다. 계속 발달해 감에 따라 팔다리는 거들관절(girdle articulation)을 향해 90도 회전하면서 엄지는 외측으로, 상지의 굴곡근 표층은 배측으로 향하는 반면, 엄지발가락은 내측으로, 하지 굴곡근의 표층은 배측으로 향한다. 이와 같이 팔다리가 반대 방향으로 90도 회

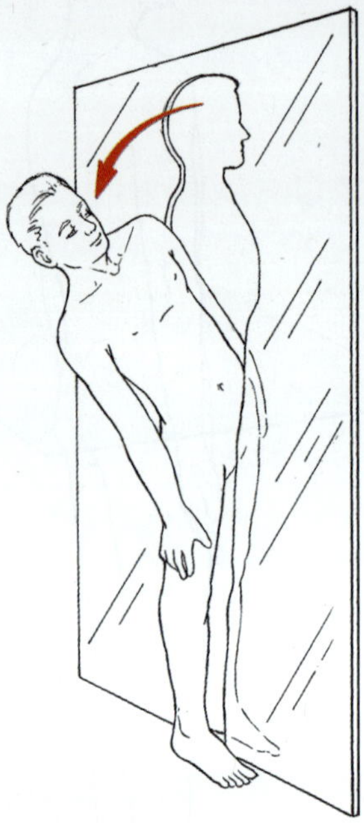

그림 1-4 관상면에서의 체간 굴곡.

전된 결과 손과 전완의 전방 표층에 근접한 움직임은 굴곡근에 의해 수행되기 때문에 굴곡이라고 명명한다. 발과 다리의 전방 표층에 근접한 움직임은 신전근에 의해 수행되기 때문에 신전이라고 명명한다. 그림 1-6, 1-7 참조.

굴곡은 척추, 상지, 고관절에서는 앞쪽으로 굽히는(예: 전방) 움직임이고, 무릎과 발목 그리고 발가락에 있어서는 후방으로 움직임이 된다.

신전은 척추, 상지, 고관절에서는 굴곡과는 반대 방향(예: 후방)으로의 움직임이고, 무릎과 발목 그리고 발가락은 전방으로의 움직임이 된다. 이렇게 상지와 하지가 달리 나타나는 이유는 하지의 발달 패턴이 상지와 다르기 때문이다.

과신전은 무릎관절에서의 과신전처럼 신전 방향에서 나타나는 과도한 움직임을 표현할 때 사용되는 용어이다. 또한 그것은 골반이 전방으로 기울어지면서 허리 커브의 증가로 인해 과만곡이 되거나 혹은 거북목(전방 돌출된 머리)이 되면서 목의 만곡이 증가된 경우에도 사용되기도 한다. 그러한 경우 요추와 경추의 가동성은 과하게 나타나지 않지만 신전은 바람직한 자세 관점 이상으로 크게 나타난다.

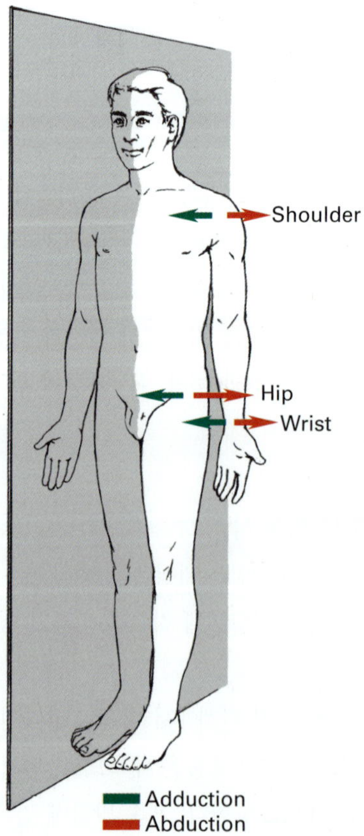

그림 1-5 시상면에서의 체간 외전과 내전 포인터.

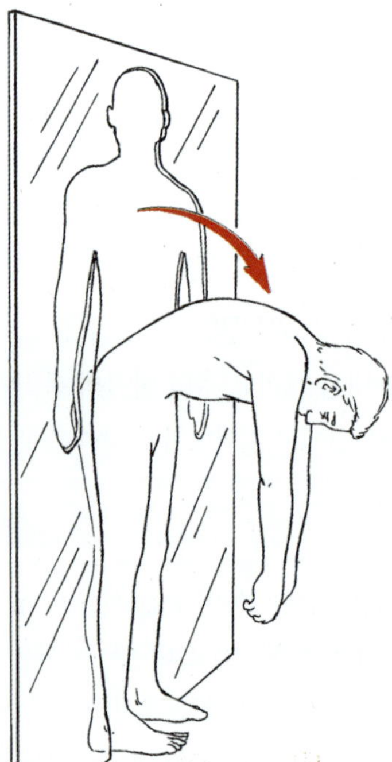

그림 1-6 시상면에서의 체간 굴곡.

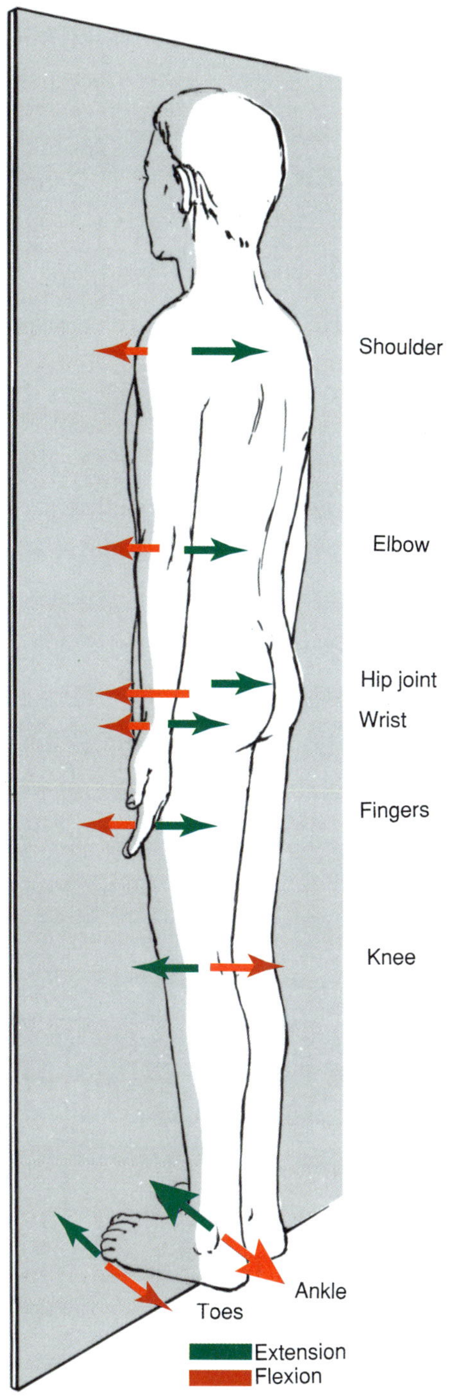

그림 1-7 관상면에서의 체간 굴곡과 신전 포인터.

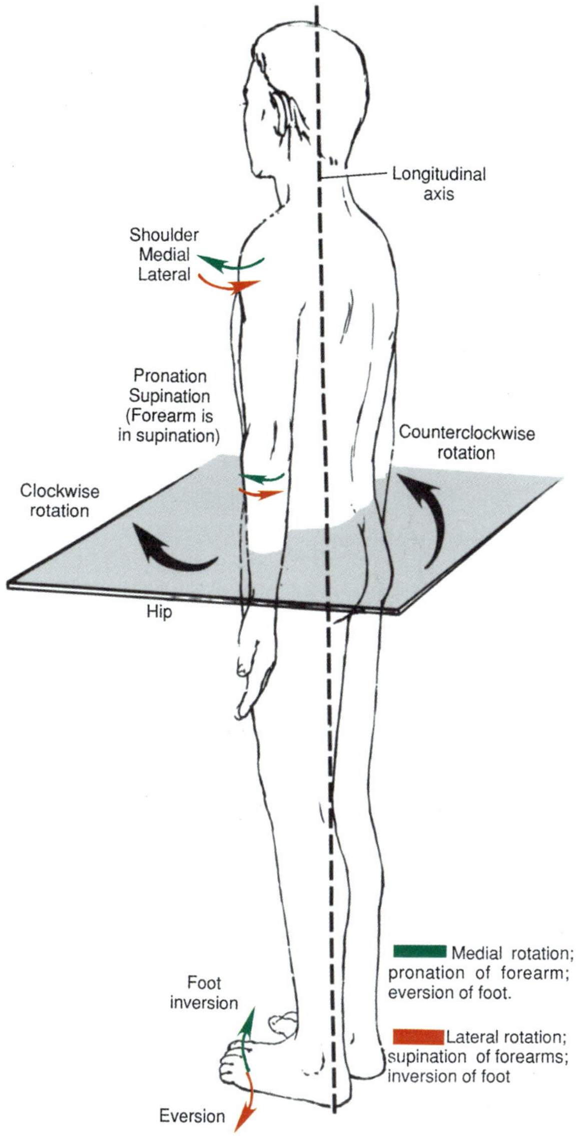

그림 1-8 횡단면에서의 종축 중심 회전 포인터.

횡단면에서의 움직임 Movements in the Transverse Plane

회전. 회전은 횡단면에서 종축을 중심으로 움직이는 것을 말하는데 견갑골과 쇄골을 제외하고는 인체의 모든 곳에서 일어난다. 종축은 수직이며 머리에서 발쪽으로(cranial-caudal) 향해 뻗어 있다.

팔다리에서 회전은 해부학적 축을 중심으로 일어나는데 기계학적 축을 중심으로 일어나는 대퇴골의 경우는 예외이다. 팔다리의 경우, 팔다리의 전방 표층은 레퍼런스 영역(reference area)으로 사용된다. 몸체의 중간 시상면(midsagittal plane)으로 향하는 전방 표층의 회전을 내회전이라 하고 그것으로부터 멀어지는 것을 외회전이라고 한다(그림 1-8).

머리, 목, 가슴, 골반은 중간 시상면에서 종축을 중심으로 회전을 일으키기 때문에 중간 시상면에서 일어나는 회전이라고 말하지 않는다. 머리와 흉부는 우회전 좌회전으로 표현되며, 골반 회전 또한 시계 방향 시계 반대 방향으로 표현된다. 횡단면 전방 중간 12시 지점에서 흉부나 골반의 왼쪽 부위가 오른쪽보다 더 앞으로 나아가 있을 때 시계 방향 회전이 일어나고 시계 반대 방향 회전은 오른쪽 부위가 전방으로 더 나아가는 경우이다.

기울기. 기울기는 견갑골과 골반에서 일어나는 어떤 특정 움직임을 말한다. 골반은 관상축을 중심으로 전방이나 후방으로 기울어진다. 골반이 전방으로 기울어지면 요추는 신전하게 되고, 후방으로 기울어지면 요추는 굴곡(편평)하게 된다.

골반은 시상축을 중심으로 외측으로도 기울어질 수 있다. 골반이 외측으로 기울어진 것을 보고 한쪽이 높다거나 다른 쪽이 낮다고 표현하는데 이때 요추는 동측 혹은 이측으로 외측굴곡을 일으킨다.

골반은 때때로 단위로 움직이기 때문에 골반의 기울기는 전방, 후방, 측방 기울기로 나타나 보이게 된다. 골반의 전방 혹은 후방 기울기는 시상면에서 일어나고, 측방 기울기는 관상면에서 일어나며 회전은 그림 1-8에 나타나 있는 바와 같이 횡단면에서 일어난다.

견갑골은 중립 위치에서 전방 기울기는 일어날지라도 후방 기울기는 일어나지 않는데 전방 기울기에서 제자리로 되돌아가는 경우는 그 예외가 된다.

결합 움직임(combination movement)

휘돌림(Circumduction). 휘돌림 동작은 굴곡, 외전, 신전, 내전을 연속적으로 결합한 움직임으로 움직이는 분절이 원뿔을 형성한다. 팔다리의 근위부 끝은 원뿔의 정점을 형성하여 축의 역할을 담당하며, 원위부 끝은 원을 형성한다. 이러한 움직임은 볼과 소켓(ball and socket)관절, 관상관절, 안장관절 타입에서만 가능하다.

근골격계 MUSCULOSKELETAL SYSTEM

근골격계는 줄무늬 **근육**과 다양한 타입의 **결합조직** 그리고 그 외 **골격**으로 구성되어 있다. 이 시스템은 힘, 유연성 그리고 체중이 실린 상태에서 안정성과 같은 필수적인 구성요소를 제공해 준다.

골격을 구성하고 있는 뼈는 섬유밴드의 결합조직으로 아주 강한 **인대**에 의해 서로 연결되어 있다. 유연성은 있으나 신장성은 거의 없기 때문에 관절의 움직임을 제한하지만 일부 인대는 움직임을 허용하기도 한다. 인대는 **캡슐(capsular)**, **외캡슐(extracapsular)**과 **내캡슐(intracapsular)**로 분류되며 중요한 점은 일부 신경 공급으로 인하여 기계적인 반응(reflex mechanism)을 일으키고 움직임과 위치를 지각하게 된다. 인대는 기계적인 기능과는 다른 점이 있다. 예를 들면, 무릎관절에서 측부인대는 외캡슐 유형인데 관절의 가동성 전반에 거쳐 긴장된 형태를 유지하고 있는 반면 십자인대는 일부 움직임에서는 느슨하고 그 외 다른 움직임에서는 긴장 상태가 된다.

골격근 섬유는 일차적으로 타입 Ⅰ(red slow twitch)과 타입 Ⅱ(white fast twitch) 두 개의 타입으로 분류할 수 있는데 이 두 개 타입의 섬유는 거의 대부분의 근육에 고루 섞여 있다. 그러나 보통은 한 타입이 우세적으로 나타나며 그 우세한 타입은 근육 전체의 수축성에 달려 있다. 타입 Ⅰ 섬유는 자세와 관련된 근육에 우세성을 보이며 척주기립근과 가자미근이 이에 해당하고, 타입 Ⅱ 섬유는 종종 팔다리 근육에서 우세함을 보이며 빠른 속도와 강력한 힘이 요구된다. 그러나 이러한 비율은 인종에 따라 다양하게 나타나는데 특히 성장기나 연령에 따라 더욱 그러하다. 골격근은 체중의 약 40%를 차지하고 있으며, 건막과 근막 그리고 건에 의해 골격에 부착해 있다.

건막(aponeuroses)은 치밀한 결합조직의 얇은 판(sheet)이며 반짝이는 흰색 물질로써 광배근에 광범위한 기시부를 제공하고 있다. 외복사근과 내복사근은 건막에 의해 백색선(linea alba)에 부착해 있다.

근막(fascia)에는 두 개의 타입이 있는데 피부 바로 밑에 위치해 있으면서 피부의 원활한 움직임을 도와주는 **표면근막**과 근육을 감싸고 분리시키는 기능을 하는 **심부근막**으로 구성되어 있다. 일부 심부근막은 근육에 부착점을 제공해 주기도 하는데, 예를 들어, 장경인대는 심부근막의 아주 강한 밴드로써 대퇴근막장근을 경골에 부착시켜 주고 또 대둔근을 대퇴골과 경골에 연결시켜 주기도 한다. 흉요추근막(thoracolumbar fascia)은 복횡근의 부착점을 제공해 준다.

건(tendon)은 흰색의 섬유밴드로써 근육을 뼈에 부착시켜 주는 기능을 한다. 건은 아주 큰 인장 강도를 가지고 있으나 비탄력적이고 스트레치에 큰 저항성을 지니고 있다. 건에 혈관은 아주 미세하게 분포되어 있으나 감각신경섬유는 근건접합부(musculotendon junction) 부근의 골지건

(Golgi tendon)에 공급되어 있다. 심각한 스트레치로 인한 부상은 대부분의 근육에 영향을 미치고 때로는 뼈에 있는 건의 부착점에도 영향을 미치기도 한다. 예를 들어, 다섯 번째 중족골의 기저부에 부착해 있는 단비골근은 발의 내번(inversion) 부상에 의해 손상을 입게 되는데, 건에 파열이 일어날 수도 있다. 아킬레스건에 파열이 일어나면 비복근과 가자미근에 경련과 함께 움츠림 현상이 일어나면서 급성 통증이 발생하게 된다.

관절: 정의 및 분류 Joints: Definition and Classification

관절은 두 개 혹은 그 이상의 뼈가 서로 결합 혹은 연결되어 있는 것으로 정의할 수 있으며, 세 개의 일반적 형태학상 타입, 즉 섬유관절, 연골관절, 윤활관절로 분류해 볼 수 있다(17, 18). 관절은 섬유, 연골, 윤활조직에 의해 지지되고 있으며 일반적으로 주어진 관절을 구성하는 뼈에 따라 그 이름이 지정된다.

일부 관절은 뼈가 서로 매우 가까이 연결되어 있어 움직임이 거의 일어나지 않는 굉장히 안정화되어 있는 상태를 유지하고 있는 반면, 한 방향으로는 매우 안정적으로 되어 있고 반대 방향으로는 동작이 자유로운 형태의 관절도 있다. 또 다른 형태의 관절에서는 모든 방향의 동작이 다 자유로운 것을 볼 수 있다.

미세하거나 혹은 전혀 움직임이 없는 관절은 몸의 양쪽 면을 서로 붙들어 매고 있는 것이다. 두개골 시상봉합선은 움직임이 없는 관절로 간주되어 있으며 아주 강한 섬유막으로 서로 엮여 있다. 치골섬유결합 관절은 미세한 움직임이 있는 것으로 간주되고 있으며 서로 강한 **섬유연골막**에 의해 유지되고 있는 것으로 간주된다.

대부분의 관절은 활액막에 의해 구성되어 있고 움직임이 자유로운 관절로 분류된다. 팔꿈치관절과 무릎관절은 경첩관절(hinge joint)이다. 관절 표면과 강한 내·외측 인대조직은 측면 움직임을 제한하고 전방인대(팔꿈치) 및 후방인대(무릎)와 근육은 신전 동작을 제한한다. 더군다나, 신전된 자세에는 안정성과 강한 힘이 있다. 반대로, 어깨관절은 모든 방향으로 움직임이 자유로운 반면에 안정감이 약하다(표 1-1).

표 1-1 관절의 분류

조직	관절		움직임	예시
섬유질	섬유관절	인대결합관절	부동	경비관절(원위부)
		봉합관절	부동	두개골 봉합선
		정식관절	부동	뼈 소켓 안의 이빨
연골성	복합관절	연골결합관절	미동	첫 번째 흉늑골관절
		결합관절	미동	치골결합
윤활막	가동관절	구상관절, 볼 소켓관절	완전 관절 움직임	어깨관절, 고관절
		경첩관절	굴곡, 신전	팔꿈치관절
		수정된 경첩관절	굴곡, 신전, 약한 회전	무릎, 발목관절
		융기관절, 타원형관절	회전과 대립동작을 제외한 모든 움직임	중수지관절, 중족지관절
		중쇠관절	회외, 회내, 회전	환축추관절(C1/C2)
		상호관절, 안장관절	회전동작을 제외한 모든 움직임	종입방관절, 수근중수관절
		평면관절, 활강관절	활강	경골의 외측과가 있는 비골두
		경첩과 활강의 혼합관절	굴곡, 신전, 활강	악관절

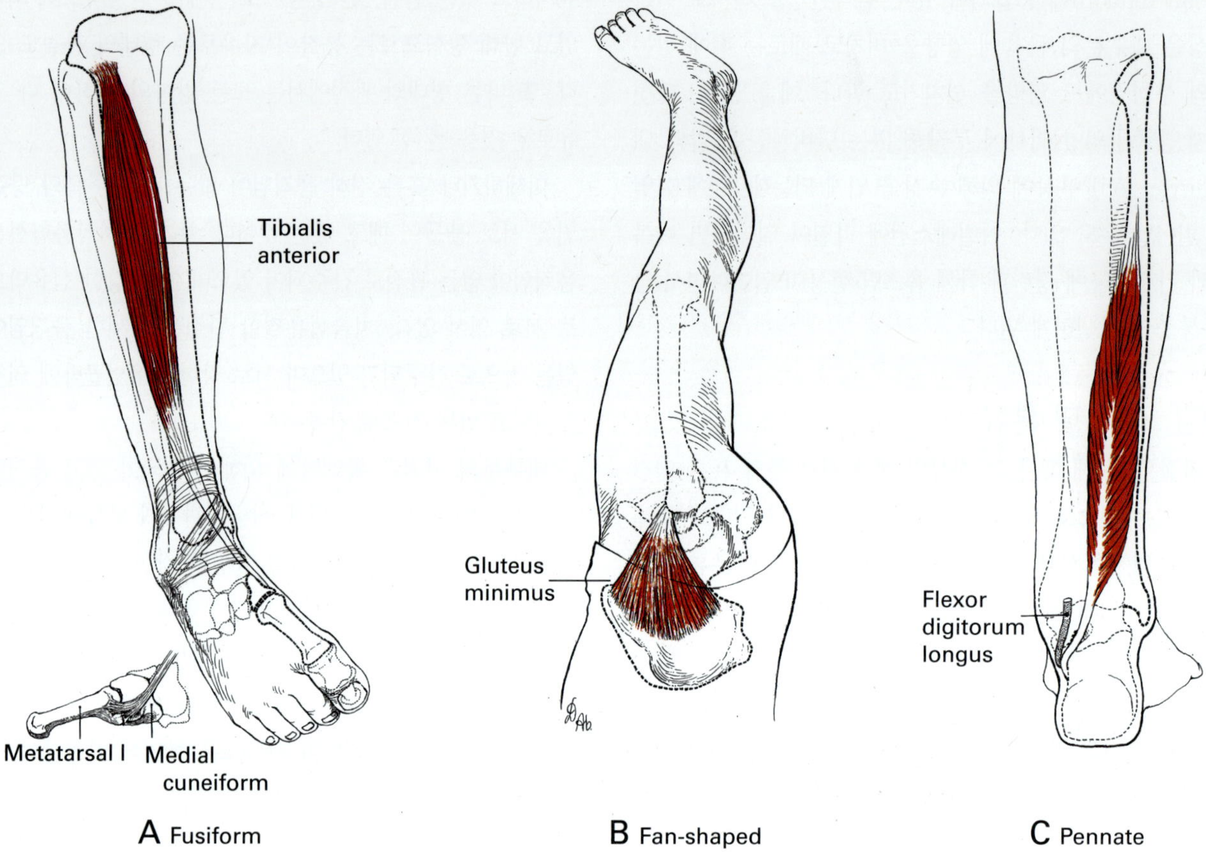

그림 1-9 근육의 구조: **A,** 방추상(fusiform); **B,** 부채꼴 모양(fan-shaped); **C,** 깃털 모양(pennate)

근육의 구조 Gross Structure of Muscle

근육의 전체 구조가 근육의 작용을 결정지으며 스트레칭에 대한 근육의 반응 방식에 영향을 준다. 근섬유는 **섬유속(fasciculi)**이라는 작은 다발 형태로 이루어져 있는데 해부학적으로 볼 때 섬유속의 정렬 상태와 건에 대한 연결 상태는 일정하지 않다. 근육의 형태는 크게 방추상(fusiform 또는 spindle)과 깃털 모양(pennate)으로 구별된다. 그 외 세 번째 유형으로 부채꼴 모양(fan-shaped)이 있는데 이 유형은 위의 두 개 유형의 변형 구조로써 임상학적으로 상당히 중요한 의미를 지니고 있다. 그림 1-9 A-C 참조.

방추상의 경우, 섬유는 기본적으로 기시부(origin)에서 정지부(insertion)까지 평행 상태를 유지하며 섬유속은 편평한 건 안의 근육 양쪽 끝 지점에서 차단되어 있다. **깃털** 모양의 경우에는 섬유가 두꺼운 근육층(예: bipennate)을 통과하거나 한쪽 근육(예: unipennate)을 따라 뻗어 있는 건이나 건 다발 안으로 비스듬하게 삽입되어 있다.

그 외 다른 구조적 형태의 예로는 편평형(예: 외복사근), 원형(예: 안륜근), 사각형(예: 대퇴방형근), 다두형/팽창형(예: 상완이두근)을 들 수 있다.

근육을 스트레칭시킬 때 가장 상하기 쉬운 근육은 아마도 긴 방추상일 것이다. 관절 움직임은 섬유의 길이와 같은 방향으로 이루어지며, 각각의 종적 구성 요소(longitudinal component)들은 그 밖의 모든 구성 요소들에 영향을 받는다.

깃털 모양은 아마도 근육이 신장되었을 때 가장 영향을 적게 받는 근육으로 근섬유가 관절의 움직임 방향과 사선 방향이며 섬유(fibers)와 섬유속(fasciculi)은 짧고 평행을 이루기 때문에 다른 구성 요소들에 예속되지 않은 상태에서 지속적으로 활동할 수 있다.

부채꼴 형태의 근육은 위의 두 근육의 장단점을 모두 지니고 있다. 근육군이 나란히 늘어서 부채꼴 형태를 이루고 있는 것으로 각각의 기시부와 정지부가 다르다는 면에서 서로 독립적이라고 할 수 있다. 예를 들면, 부채꼴 모양을 한 대흉근의 경우, 척수가 손상되었을 때 쇄골 부분은 아무 이상을 보이지 않는 반면 흉골 부분은 마비 증상이 나타난다. 그레이 해부학(Grays Anatomy)에 의하면, "섬유속의 정렬 상태는 근력과 상호 관련성이 있다. 비교적 섬유속이 적게 분포되어 있어 최대한 신장될 수 있는 근육은 관절가동범위가 큰 반면 근력은 그다지 크지 않다. 건을 따라 많은 섬유 속에 분포되어 있는 깃틀 모양의 근육들은 강한 힘을 지니고 있지만 관절가동범위는 작다"(17).

근육 수축의 타입 Type of Muscle Contraction

근육 수축의 모든 타입은 도수근육검사의 절차 전반에 거쳐 활용되고 있다. 근육과 근육 그룹의 정상적인 토닉 페이스(tonic phase)를 이해하는 것은 자세를 검사하고 평가하는데 매우 유용하다. 근육의 토닉 페이스는 그 근육의 휴지기에 비유할 수 있는데 이 시기에서의 근육은 미세한 수축 상태에서 휴식을 취하고 있는 것으로 표현된다.

페이직 수축(phasic contraction)은 등장성 수축과 등척성 수축을 포함하고 있다. **등장성** 근육 수축은 관절의 활동으로 인해 근육의 길이에 변화가 발생하면서 움직임이 생성된다. **등척성** 근육 수축은 관절에 활동이 발생하지 않으므로 근육의 길이 변화는 거의 일어나지 않는다. 기능적 작업 중에 근육 활동은 주어진 작업을 완료하기 위해 조율된 방식으로 각 유형의 수축을 활용하여 이러한 단계를 통해 전환함으로써 움직임을 생성하게 된다.

신경계 NERVOUS SYSTEM

신경계 기능은 독립적으로 작업 수행을 완료할 수 있도록 하는 근육의 제어 및 활성화에 필수적이다. 신경계는 신체에 영향을 미치는 내외부적인 환경 변화를 감지하고 그에 따라 순조롭게 반응하기 위해 다른 시스템들과 함께 활동한다.

신경계는 두 개의 일차성 분할(primary divisions)로 구성되어 있는데 이는 중추신경계(CNS)와 말초신경계(PNS)이다. 말초신경계의 하부 분할에는 체성(somatic)신경계, 자율(autonomic)신경계, 장(enteric)신경계가 있다. 전자 두 개는 아래에서 구체적으로 다루게 된다.

체성신경계는 움직임을 의식적으로 제어할 수 있는 자발적인 시스템으로 간주된다. 운동신경세포(motor neuron)는 골격근을 지배하고, 감각신경세포(sensory neuron)는 피드백(feedback) 및 피드포워드(feedforward) 메커니즘을 통해 피부, 건 및 관절의 수용체를 거쳐 환경으로부터 받은 피드백을 제공한다.

자율신경 운동신경계는 내장 기능을 완화시키는 비자발적 시스템이다. 운동신경세포는 심장근, 땀샘, 혈관 및 신체의 다른 기관에서 발견되는 평활근을 자극한다. 자율신경계는 좀 더 세부적으로 부교감신경과 교감신경으로 분류된다. 부교감신경은 교감신경이 스트레스에 반응하여 활성화될 때 항상성의 레벨을 정상치로 유지시켜 주는 기능을 한다.

이 텍스트는 중추신경계(CNS)에서 말초신경계(PNS)로 전환 및 근육 기능과의 통합에 초점을 맞춘다. 말초신경 타입에는 척추신경과 뇌신경도 포함된다.

척추신경 Spinal Nerve

척추신경은 31쌍으로 구성되어 있으며 척수에 기원을 두고 있는 혼합 신경이다. 31쌍의 각 척추신경은 두 개의 척추**신경근**을 구성하며 척수로부터 발생되고 있다. **복측 신경근(ventral root)**은 운동신경원으로 구성되고, **배측 신경근(dorsal root)**은 감각신경원으로 구성된다. 이 신경근들은 척추신경을 형성시키기 위해 추간공에 이르러 하나로 합쳐진다. 척추**분절**은 각 쌍의 척추신경을 발생시키는 척수의 구성 요소이다. 각 척추신경은 한 개의 척추분절에서 운동신경과 감각신경 모두를 포함하고 있다.

척추신경은 추간공을 빠져 나오자 말자 **배측 일차가지(dorsal primary ramus)**와 **복측 일차가지(ventral primary ramus)**로 나뉜다. 배측가지는 후방으로 직행하며 그 감각과 운동신경섬유는 피부와 함께 목과 체간의 신전근을 지배한다. 흉부 영역을 제외한 배쪽가지는 신경총을 형성하는 신경섬유를 포함한다.

신경총: 정의 Nerve Plexuses: Definition

'신경총(plexus)'이라는 용어는 끈(braid)을 의미하는 라틴어에서 파생된 것으로써 신경의 분할(dividing), 재결합(reuniting), 뒤얽힘(intertwining) 때문에 발생하여 복잡한 망을 이루고 있다. 신경총의 기시부, 구성 요소, 말단가지를 설명할 때, **'신경(nerve)'**, **'근(root)'**, **'삭(cord)'**이라는 단어는 두 가지 의미로 사용된다. 다시 말하면, 척추신경(spinal nerve)과 말초신경(peripheral nerve), 척추신경의 근(root)과 신경총의 근, 척수(spinal cord)와 신경총의 삭(cord)이 있다. 혼동을 피하기 위해서 아래의 설명에서는 적절히 수정된 단어가 사용되어 있다.

신경총에 적절하게 잘 포함되어 있는 것을 살펴보면 목을 포함한 경추, 상지를 포함한 상완, 그리고 하지를 포함한 요추와 천골이 해당된다. 체간 근육은 흉추신경으로부터 직접적으로 공급받고 요추신경총의 가지로부터도 공급을 받는다.

다양한 위치의 신경총에서 나온 말단가지들이 '말초신경'이다. 신경총 내에서 섬유조직이 교차한 결과 말초신경은 최소 두 개에서 최대 다섯 개까지 척추분절을 가진 섬유를 보유한다.

'척수(spinal cord)'는 경추 1번에서 요추 2번까지 척주(vertebral column) 내에 놓여 있다

척추분절의 분포 Segmental Distributions

해부학자와 임상학자들에게 말초신경과 근육에 대한 척추분절 분포의 결정은 어려운 작업이라고 인식되어 왔다. 척추신경의 경로는 신경섬유조직이 신경총을 통과하면서 서로 얽힘으로써 분명하지 않게 된다. 신경총의 미로를 통과하는 개별 신경섬유 조직의 과정을 추적하는 것은 거의 불가능하기 때문에 척추분절 분포에 관한 정보는 주로 임상적 관찰에서 추론되었다. 이러한 경험적인 방법의 사용은 신경과 신경지배를 받는 근육의 분절적 기원에 관한 다양한 결과물을 낳게 되었다. 변이의 가능성에 대한 인지는 진단과 신경 손상의 위치 결정에 중요하다. 존재하는 변이의 범위에 주목하여 Kendall은 널리 알려진 여섯 가지 자료를 이용한 정보 차트를 만들었다(부록 D에 있는 차트 시리즈 참조).

그 외 신체 시스템 OTHER BODY SYSTEMS

근골격계 및 신경계가 도수근육검사 및 자세 평가의 주요 초점이기는 하지만, 기민한 임상의는 다른 시스템도 정상적인 근육 기능에 역할을 한다는 것을 인식하고 있다. 이러한 시스템들은 순환기, 호흡기, 외피, 소화기, 림프, 내분비, 신장(renal)에 관한 시스템을 포함한다. **표 1-2**는 이러한 시스템들이 근육에 어떤 영향을 미치는지에 관한 내용을 한정된 예로 나타내 보여주고 있다.

표 1-2 신체 시스템과 그들의 근육 기능에 미치는 영향

시스템	요소	근육 기능의 잠재적 영향	현상
순환기	심장, 대동맥, 동맥, 모세혈관, 정맥	영양, 신진대사 및 산소 공급 감소, 혈행 감소	근육 약화, 근육 위축, 통증
호흡기	폐, 기도, 폐혈관	산소 공급 감소, 이산화탄소 배출 한계	근육 약화, 근육 위축, 통증
외피	피부, 모발	흉터생성	가동성 제한
소화기	소화관	영양부족, 근육 글리코겐 저장 손상	근육 약화, 만성피로
신장	신장, 방광, 요도, 요관	부종, 팔다리 체중 증가	부종
림프	림프혈관, 샘, 지라	부종, 팔다리 체중 증가	부종
내분비	췌장, 갑상선, 부신	혈당변화, 근육 글리코겐 감소, 갑상선항진/저하, 근육 근위부 약화, 근병증, 쿠싱증후군 등	근육 약화, 근육 위축, 협응성 감소

섹션 II

도수 검사(과정, 객관성, 등급) MANUAL TESTING (PROCEDURE, OBJECTIVE, GRADING)

근력 검사 MUSCLE STRENGTH TESTS

Kendall의 근육 분류 Kendall Classification for Muscles

근력 검사 Test for Strength

클래스 Ⅰ. 관절운동의 완전한 범위를 통하여 능동적으로 단축된(가령, 중심적 수축) 단일관절 근육은 완전한 관절 가동범위(가령, 짧고 강한)에서 최대의 근력을 보여 준다.

예: 삼두근의 내측두와 외측두(triceps med. and lat. head); 삼각근(deltoid); 대흉근(pectoralis major); 단일관절을 지나가는 세 개의 엄지 근육들; 대둔근(gluteus maximus); 장요근(iliopsoas); 그리고 가자미근(soleus).

클래스 Ⅱ. 이중관절과 복합관절을 지나가는 근육은 두 개의 관절 혹은 여러 개의 관절을 동시에 능동적으로 단축시키고 가동범위의 완성된 위치(가령, 짧고 강한)에서 최대의 힘을 보여줌으로써 한 개의 관절을 지나는 근육과 같이 작용한다.

예: 봉공근(sartorius), 전경골근과 후경골근(tibialis ant. post.), 장비골근(peroneus longus), 단비골근(peroneus brevis), 제3비골근(peroneus tertius)

클래스 Ⅲ. 이중관절 근육은 최대한의 수축과 근력을 위한 전체 근육 길이의 중간 가동범위를 제공하기 위하여 단일관절위에서는 단축되고 다른 관절위에서는 길어진다(길이-장력곡선에 의해 묘사되었듯이).

예: 대퇴직근(rectus femoris), 슬와부근(hamstrings), 비복근(gastrocnemius).

클래스 Ⅳ. 이중관절 혹은 복합관절 근육은 생리학적으로 한 방향으로 움직인다. 그러나 공동작용 근육의 협력작용에 의한 과단축으로부터 방해를 받게 된다.

이중관절 근육의 예: 상완이두근(biceps)은 어깨와 팔꿈치관절을 굴곡시킨다. 만약에 두 개의 관절을 동시에 굴곡시킨다면 근육은 과단축된다. 이것을 방지하기 위하여 공동작용 근육인 어깨 신전근은 어깨관절을 신전시키며, 그것에 의해서 팔꿈치가 상완이두근에 의해 최대한 굴곡될 때에 상완이두근은 어깨관절에서 길어진다.

복합관절 근육의 예: 손목과 손가락이 동시에 한 방향으로 움직인다면 수지굴근과 신근은 과단축되고 능동적으로 무력하게 된다. 그러나 자연적으로 이것이 일어나는 것이 방지된다. 가령, 우리가 주먹을 쥘 때와 같이 손가락의 강력한 굴곡 시 굴근은 손가락관절에서 단축된다. 그러나 이것은 과신전 상태에 있는 손목 신근의 공동작용에 의한 전체길이에 의해 방해를 받으며, 그것에 의해서 손가락관절에서 강력한 단축을 일으키기 위해 손목관절에서 굴곡근이 길어진다.

수동적 불충분 Passive Insufficiency

O'Connell과 Gardner의 정의:

근육의 수동적 불충분은 관절가동성의 제한은 관절 자체의 구조나 인대의 정렬 때문이 아니라 근육의 길이에 의해 제한된다(20).

Kendall에 의한 정의:

수동적 불충분. 이중관절(혹은 여러 관절) 근육의 단축; 근육의 길이는 단축된 슬와부근과 같이 두 개의 관절에 동시에 정상적인 신장을 허용하기에는 불충분하다.

> **주의:** 두 개의 정의에 의하면, **수동적 불충분**의 용어는 근육 길이의 부족으로 볼 수 있는 반면에, **능동적 불충분**의 용어는 근력의 부족으로 볼 수 있다.

능동적 불충분 Active Insufficiency

O'Connell과 Gardner의 정의:

둘 또는 그 이상의 관절에 작용하는 근육이 연관된 모든 관절에서 동시에 움직임을 발생시키면 근육은 곧 쓸 수 있을 만큼의 힘을 더 이상 만들어 낼 수 없게 된다. 이러한 상황의 근육을 '능동적 불충분'이라고 말한다. 이러한 예로, 어떤 사람이 무릎을 최대한 굴곡시킨 채 고관절을 완전히 신전시키려고 할 때, 이 관절 근육인 슬와부근은 동시에 이중관절의 완전한 관절가동범위를 만들어 내기에 충분할 만큼 짧아지지는 않는다(20).

Kendall에 의한 정의:

능동적 불충분. 완전히 단축된 자세가 되었을 때 효과적인 힘을 발생시키기 위한 클래스(class) Ⅲ 혹은 Ⅳ(혹은 다관절)에 속하는 이중관절(혹은 여러 관절) 근육의 장애이다.

상기의 두 정의는 단지 두 개의 관절 혹은 여러 관절을 지나는 근육의 경우에만 적용된다. 그러나 한 개의 관절을 지나가는 근육은 완성된 관절가동범위가 Kendall 근육검사와 기능, 5판 모두에서 나타났듯이 가장 강한 힘을 나타낸다. 관절가동범위와 관련하여 근육이 가장 큰 힘을 나타내는 곳을 아는 것은 검사 자세를 정하기 위해 매우 중요하다. 주의 깊게 분석하면 네 가지의 분류가 있다는 것을 알 수 있다.

근력 검사 절차 Strength Testing Procedure

근육을 검사하는 순서는 대개 선택의 문제이지만 일반적으로 환자에게 불필요한 자세의 변화를 주지 않기 위해 조절된다(**박스 1-1**). 자세나 동작과 밀접하게 관련되어 있는 근육은 검사의 차이를 구별할 수 있도록 순차적으로 이루어진다. 일반적으로, 길이 검사는 근력 검사보다 우선한다. 검사의 특별한 순서가 중요할 때는 본문의 내용에 표시해 두었다.

근력 검사 기재에 사용되는 용어 Terms Used in Description of Muscle Strength Tests

4장부터 7장까지 근력 검사의 기재는 환자, 고정(fixation), 압력(pressure)의 제목으로 표시된다. 이 장은 정확한 근력 검사와 관련된 그것의 특별한 중요성을 지적해 내기 위한 각 주제별 세부사항에 대해서 논의하고 있다.

환자 Patient

이 단락에서는 각 근육 검사에 대해 원하는 검사를 수행할 수 있도록 환자의 배치에 대해 잘 기술될 것이다. 자세는 검사와 관련하여 두 가지 측면에서 중요하다. 첫째로, 실습 시 중력은 등급의 중요한 요인이 되므로 신체의 위치는 모든 근육에 대해 중력에 대항하여 기능하도록 해야 한다. 둘째로, 검사받지 않는 부위는 가능한 한 안정된 위치로 놓여야 한다[이 점은 고정(fixation) 부분에서 좀 더 논의된다].

모든 근육 검사에 있어서 환자는 편안해야 하고 손상된 근육을 다루는 능숙한 스킬이 매우 중요한 요소가 된다. 몇몇의 경우에는 환자의 편안함이나 손상된 근육의 상태로 인한 검사의 자세를 약간 수정할 수도 있다. 예를 들면, 중력에 대항한 자세를 원하는 강력한 주장은 때로 이치에 맞지 않는 환자의 자세를 초래하기도 한다. 몇 개의 근육을 검사하기 위한 최상의 자세인 옆으로 누운 자세는 환자에게는 불편할 수 있으며 다른 근육에 스트레인을 가져올 수도 있다.

박스 1-1

근력 검사 적용 절차의 기본 규칙

1. 대상자에게 신체가 고정이 가장 잘되는 자세를 잡게 한다(일반적으로는 바로 누운 자세, 엎드려 누운 자세, 옆으로 누운 자세).
2. 검사하고자 하는 분절의 근위부를 안정화시키도록 하는데 손인 경우에는 검사하는 분절 인접한 부분이 된다. 안정화는 검사에서 특성화를 위해 필요한 것이다.
3. 원하는 근육 동작을 유도하고 등급을 매기는 데 도움이 되도록 적절할 때마다 검사할 분절을 정확한 반중력 검사 자세에 배치한다.
4. 검사하고자 하는 근육이 너무 약해서 반중력 기능을 할 수 없을 때에는 검사 동작을 수평면(horizontal plane)에서 사용하도록 하고, 체중이 충분한 저항을 제공해 줄 수 있는 대부분의 체간 근육 검사에서는 반중력 검사 자세에서 검사 동작을 사용하도록 한다.
5. 압력은 검사 중인 근육 분절 또는 근육을 당기는 선과 정반대 방향으로 적용한다. 반중력 자세와 마찬가지로 압력의 방향은 원하는 근육 활동을 유도하는 데 도움이 된다.
6. 압력은 서서히 가하되 너무 천천히 적용하지는 않도록 하며 피검사자가 "준비하고 유지할(get set and hold)" 수 있도록 해야 한다. 가하는 압력의 정도는 한결같아야 하며 지엽적인 압력은 불편함을 주기 때문에 피하도록 한다.
7. 가능하다면 긴 레버(lever)를 사용하도록 해야 하는데 그렇지 않은 경우는 금기사항이다. 레버의 길이 팔의 레버를 따라 압력의 위치에 의해 결정된다. 긴 레버를 사용하면 등급을 매길 목적에서 강도를 더 잘 식별할 수 있다.
8. 중재하는 근육이 긴 레버를 사용하기에 충분한 고정을 제공하지 못하는 경우에는 짧은 레버를 사용하는 것이 좋다.

고정 Fixation

이 용어는 신체나 신체 부위의 단단함이나 안정성에서 인용된 것인데 그것은 근육이나 근육군의 정확한 검사를 입증하기 위해 필요하다. 안정성(가령, 고정시키거나 아래로 유지), 지지(가령, 위로 유지), 그리고 반대 압력(가령, 동등한 혹은 반대 압력)은 단단하게 고정하는 것을 수반하는 고정이라는 것에 포함된다. 고정은 테이블의 단단함, 환자의 체중, 임상의의 자세와 테크닉/스킬, 그리고 몇 가지의 검사, 고정시키는 근육에 의해 영향을 받게 된다.

적절한 고정(fixation)은 환자의 위치와 다양한 기능을 갖춘 검사 테이블의 견고성에 크게 좌우된다. 근력 검사와 등급은 환자가 누워 있는 테이블이 검사자가 가하는 압력과 같은 정도로 두껍거나 푹신한 깔판이거나 혹은 매트리스라면 정확한 검사 결과를 기대하기 힘들다.

환자의 체중은 필요한 고정을 제공하는데 도움이 될 것이다. 왜냐하면 체중은 수평적 자세, 엎드려 누운 자세, 바로 누운 자세 혹은 옆으로 누운 자세에서 안정성과 수평적 자세를 제공하고 모든 검사에서 가장 확실한 고정을 제공해 준다. 팔다리(extremity)에 있어서 검사 받을 신체 부위에서 가까운 부위는 안정되어야 한다.

손가락이나 손목, 발가락, 그리고 발 근육을 검사할 때는 검사자가 그 부위의 가까운 곳을 안정화시켜야 하지만 다른 곳의 검사에 있어서는 체중이 검사 부위의 근위부를 안정화시키는데 도움을 준다. 일부의 경우, 검사 근위부를 체중으로 안정화시키는 것 외에는 검사자가 고정시킨다. 검사할 곳의 원위부에 가해지는 압력(그 부위의 무게까지 합해)이 근위부의 무게가 제 위치에서 벗어나지 않게 하기 위해 신체 부위를 아래로 단단하게 고정시킬 필요가 있다. 회전 검사에 있어서 검사자가 정확한 검사를 하기 위해서 반대 압력을 가하는 경우에 그것이 필요하다.

몇 가지 검사에서 근육들이 고정시키는 것을 볼 수 있는데, 이 근육들은 같은 관절이나 검사 중인 근육의 관절을 가로지르지 않는다. 팔을 움직일 때는 견갑골을 다리를 움직일 때는 장골을 안정화시키는 근육을 **고정 근육(fixation muscles)**으로 간주한다. 그들은 바로 검사 동작으로 들어가지 않고 가동성 있는 견갑골을 체간에 혹은 장골을 흉추에 안정화시킴으로써 검사하는 근육이 당겨지는 것으로부터 근육의 단단한 기시점을 가지게 하는 것을 가능하게 한다. 같은 방법으로, 바로 누운 자세에서 전방 목 굴곡근의 작용으로 머리를 들어 올릴 때 복근은 흉부를 장골에 고정시키게 된다.

길항작용을 하는 근육들은 과도한 관절 움직임을 막음으로써 고정시키는 기능을 하게 된다. 이 원리는 손가락이 신전되는 동안 충양근(lumbricales)과 배측골간근(interossei)이 중수지(metacarpophalangeal) 관절에서 과신전을 막는 고정에 의해 잘 설명된다. 충양근과 배측골간근이 약하면 강한 지신근(extensor digitorum)의 당김은 이러한 관절들의 과신전과 지절간(interphalangeal)관절의 수동적 굴곡을 가져온다. 과신전은 일어나지 않지만 만약 검사자가 충양근 및 배측골간근과 동일한 고정에 의해서 중수지관절의 과신전을 막는다면 손가락들은 정상적으로 신전될 수 있다.

고정시키는 근육들이 너무 약하거나 너무 강할 때 검사자는 문제가 있는 근육 부분의 움직임을 보조하거나 제한함으로써 정상적인 안정화를 기할 수 있다. 검사자는 이러한 근육들이 고정된 상태에서 일어나는 정상적인 동작과 보상작용이나 근육 불균형 상태에서 일어나는 비정상적인 동작의 차이점을 구별해 낼 수 있어야 한다.

검사 Test

근육 검사에서 약한 근육과 관절가동범위의 제한과는 구별되어야 한다. 종종 근육은 정상 관절가동범위를 달성할 수 없다. 그것은 아마도 근육이 동작을 하기 너무 약하거나 혹은 근육이나 관절낭 혹은 인대 조직의 단축으로 인한 관절가동범위의 제한일 가능성이 있다. 검사자는 어떤 저항이 존재하는지 알기 위해서 동작의 가동범위를 통해 그 부위를 수동적으로 움직여 보아야 한다. 만약 저항이 없다면, 피검사자가 검사 자세를 유지하지 못하고 관절이나 건의 이완이 존재하지 않는 한 근육의 약화로 볼 수 있다.

완전한 관절가동범위가 이루어지는 한 부위를 유지할 수 있는 단일관절 근육을 검사할 때 검사자는 근육 약화와 건의 불충분한 상태를 구별해야 한다. 예를 들어, 대퇴사두근(quadriceps)은 강한 근육이지만 무릎을 완전히 신전시키지 못한다. 왜냐하면 슬개건(patellar tendon)이나 대퇴사두근의 건이 신장되었기 때문이다.

근육 검사는 근육의 이완(relaxed)과 관절의 불안정

(unstable joint) 이 두 가지 요소를 모두 고려해야 한다. 실제로 약한 근육의 등급은 어떤 경우에는 판단하기가 힘들다. 기능적인 관점에서 볼 때 근육이 약해지면 그에 따른 등급이 매겨진다. 근육이 강한 수축을 나타낼 때 그것은 진전을 위한 잠재력이라고 인지하는 것이 중요하다. 근육 그 자체의 약함보다 관절의 불안정성 때문에 기능을 못하는 근육의 경우, 치료는 문제의 관절 부위와 근육의 긴장 부위에 직접적으로 적용해야 한다. 삼각근과 같이 팔을 들어 올리지도 않았는데 근육 중간 부분이 수축으로 인한 "풍만함"을 보여주는 예는 흔하지 않다. 그러한 근육은 정상 자세를 유지하기 위해서 관절 구조를 단축시키고자 하는데 이를 위해서는 적절한 보조대를 적용함으로써 긴장을 예방해야 한다. 관절의 불안정성으로부터 초래되는 진짜 약한 근육과 외견상 약한 근육에 대한 구별의 실패는 환자의 적절한 후속 치료를 놓칠 수 있다.

검사 자세(Test Position). 검사 자세는 검사를 위해 검사자에 의해서 이루어지거나 환자 자신이 유지하는(가능하다면) 자세이다. 이는 대부분 근육의 근력을 평가할 목적으로 사용하는 자세로써 분절과 관련 근육계가 잘 정렬되어 있어야 해당 근육의 근력을 정확하게 측정할 수 있다.

최적의 검사 위치는 단일관절 근육의 관절가동범위가 완전히 이루어진 지점이며 이중관절 혹은 복합관절 근육도 단일관절 근육과 마찬가지이지만 그 외 이중관절 혹은 복합관절 근육의 최적의 검사 위치는 근육 총 길이의 중간 범위 이내이며 길이-장력(length-tension)의 원리에 따른다.

검사자는 검사 자세를 보고 보상작용에 의한 움직임을 발견할 수 있다. 근육에 약한 증상이 있으면 다른 근육이 검사 자세와 유사한 자세를 유지하기 위해 즉각적으로 작동하게 된다. 검사 자세에서 눈에 보이는 이동(shift)이 일어나는 것은 보상작용에 의한 움직임이다.

분절(segment)을 검사 자세로 놓는 것은 근력의 등급을 정하는데 도움이 된다. 검사 자세를 유지하려고 노력하면 중력에 대항해 그 자세의 유지 가능성 여부가 즉각적으로 드러난다. 환자가 검사 자세를 유지할 수 있다면 검사자는 보통(fair) 등급 이상의 압력을 가한다. 반면, 검사 자세

표 1-3 근육 등급 설정을 위한 기호

	근육의 기능	근육 등급의 상징				
정지 상태	근육에 어떠한 수축도 느껴지지 않고 볼 수도 없음	제로 Zero	0	0	0	0
	건(tendon)이 눈에 보이는 움직임 없이 근육에서 현저하거나 약한 수축 발생	미약 Trace	T	1	T	
수평면상에서의 지지*	관절가동범위 내에서 부분적으로 움직임	불충분 Poor−	P−	2−	1	+
	검사 근육의 완전한 관절가동범위의 움직임	불충분 Poor	P	2	2	
	약간의 압력에 저항하면서 검사 자세 유지**	불충분 Poor+	P+	2+	3	
반중력 자세에서의 검사	반중력 상태에서 부분적인 관절가동범위 움직임	불충분 Poor+	P+	2+	3	
	검사 자세와 관계 없이 점차적으로 움직임이 일어남	보통 Fair−	F−	3−	4	
	검사 자세 유지(압력이 가해지지 않았을 때)	보통 Fair	F	3	5	++
	약간의 압력에 대항해 검사 자세 유지	보통 Fair+	F+	3+	6	
	약/중등도의 압력에 대항해 검사 자세 유지	양호 Good−	G−	4−	7	
	중등도의 압력에 대항해 검사 자세 유지	양호 Good	G	4	8	+++
	강/중등도의 압력에 대항해 검사 자세 유지	양호 Good+	G+	4+	9	
	강한 압력에 대항해 검사 자세 유지	정상 Normal	N	5	10	++++

*검사하는 부위를 지지하고 있는 테이블의 상태는 파우더 보드(powder board) 같이 수평면에서 동작에 대한 저항을 최소화하는 고정된, 부드러운 표면이어야 한다.

**수평면에서 근력 등급이 불충분+(poor+)인 근육 검사는 (1) 저항 없이 근육의 관절가동범위를 통해 그 부위를 움직일 수 있어야 하고(poor grade), (2) 가장 강한 힘을 보여주는 검사 자세에서 약간의 압력에 대항하여 유지할 수 있는 상태여야 한다(가령 등급 I 과 II의 근육들은 가동범위의 완전한 범위에서 검사되어야 하는 반면, 등급 III과 IV의 근육들은 근육 총 길이의 중간 범위에서 검사되어야 한다.

기호에 의하면, 반중력 자세에서 가장 큰 검사의 동작 등급은 3 혹은 불춘분+(poor+)이다. 체간의 외측굴곡, 상하 복근, 등 신전근을 위한 검사 동작은 예외이다. 이러한 근육들의 근력 등급을 위한 개별 검사 참조.

손가락, 발가락 근육 검사는 중력에 의존하지 않는다. 6장 참조.

를 유지하지 못한다면 검사자는 보통 이하의 근력 검사를 적용한다(표 1-3).

검사 동작(Test Movement). 검사 동작은 특정한 호를 그리는 운동을 통해 특정 방향으로 신체의 일부를 움직이는 것이다. 하지의 근력 검사에서 너무 약해 중력에 대항해 작용할 수 없는 근육(즉, 불충분 등급의 근육)을 검사하는 데 사용된다. 또한 검사 동작은 체간의 측면 굴곡근, 상복부 굴곡근, 허리 신전근, 요방형근, 전거근(선 자세), 비복근과 같은 근육을 검사할 때 사용한다.

검사 동작은 또한 경첩관절(hinge joint)을 교차하는 일부 근육에도 적용되지만 검사에서 두 개 이상의 관절 위치 또는 움직임의 조합을 필요한 경우에는 실용적이지 않다. 환자에게 말로 설명하거나 검사자가 시범을 보이는 것으로는 환자가 정확한 자세를 취하기 어렵다. 검사를 정확하게 하려면 검사자는 환자에게 요구되는 검사 자세에서 신체의 일부를 정확하게 위치시켜야 한다.

압력 Pressure

이 책 전체에 사용된 **압력**이란 용어는 근력을 측정하기 위해 검사자가 가한 외부의 힘을 나타낸다(즉, F+ 또는 좀 더 양호한 등급에서).

저항(resistance)이란 용어는 검사 동작에 반하는 외부적인 힘을 일컫는다. 저항은 중력의 힘이나 검사자에 의해 공급되는 힘이다. 저항은 체중(가령, 허리 신전근 검사), 팔의 자세(가령, 상복부 검사) 혹은 다리의 자세(가령, 하복부 검사)에 따라 다양하게 변화한다. 가끔 검사자가 저항을 제공하기도 한다. 이것의 예로는 검사자가 요방형근을 검사할 때 시행하는 견인이다.

위치, 방향, 압력의 양은 보통(fair) 등급 이상의 근력을 검사할 때 중요한 요인이 된다. 근육 검사의 설명에서, 압력은 '대항'이나 '방향'이라는 용어로 표기했다. '대항'이라는 용어는 환자의 움직임에 대항하기 위한 검사자의 손의 위치를 말하는 반면, '방향'이라는 용어는 근육이나 건의 움직임이 이루어지는 선상에 반대로 가해진 힘의 방향을 말한다.

근육 검사의 몇 가지 실례에서 검사자의 손은 사진상에서는 신전되어 있으며 압력의 방향은 손바닥과 직각이다. 압력은 지시하는 방향으로만 적용되어야 한다(신전된 손의 자세는 일상적인 근육 검사를 하는 동안 같아야 하는 것은 아님). 신전된 손은 회전 요소가 있는 검사에서 압력 적용 시에는 적절하지 않다.

정확한 검사를 위해 압력을 가하는 방향이 중요한 요인이 되는 것처럼 압력의 세기는 보통(fair) 이상의 근력 등급을 결정하는 데 있어 결정적인 요인이 된다(등급 참조).

압력을 가하는 위치는 근육의 정지부와 방해근의 근력, 레버작용에 따라 달라진다. 일반적으로 압력은 근육이 정지하는 부위인 원위부(distal) 끝부분에 가해진다. 예를 들어, 상완이두근을 검사할 때는 전완(forearm)의 끝부분에서 압력을 가한다. 정지부의 뼈에 가해진 압력이 등급을 결정하기 위한 레버작용을 하지 않는 경우이거나 혹은 환자가 어떤 이유에서든 그 위치에 가해지는 압력을 참을 수 없는 경우는 일반적인 원칙에서 제외된다.

레버의 길이와 압력의 세기는 보통 이상의 등급에서는 밀접한 관련이 있다. 긴 레버를 사용하는 것은 경미(slight), 중등도(moderate)의 근력에 적용할 수 있으며 강한 압력이 적용된다. 검사의 결과는 만약 검사자가 레버의 이점을 갖지 못했다면 검사 대상보다 약한 검사자의 힘을 적용해야 한다.

고관절 외전근과 같은 강한 근육을 검사할 때는 긴 레버를 사용하여 발목의 근위부에서 압력을 가하고, 내전근을 검사할 때는 무릎관절의 전방 내측에 긴장이 생기지 않도록 짧은 레버를 사용하여 무릎 바로 위쪽에 압력을 가하도록 한다.

보통(fair) 이상의 근력을 측정하기 위해서는 압력을 점진적으로 가해야 하며 환자가 검사자의 압력에 대항해 검사 자세를 잡고 유지할 수 있도록 해 줘야 한다. 만일 압력을 서서히 가하지 않으면 갑자기 적용되는 약한 압력에도 강한 근육이 당겨 중단될 수 있기 때문에 검사자는 근력의 등급을 측정할 수 없다. 근력의 등급을 정하는 것은 가해진 압력을 바탕으로 주관적으로 평가한다. 그러나 근력의 차이는 명백하나 등급을 이해하고 있는 관찰자는 검사자가 압력을 가하는 것을 지켜보면서 정확하게 근력을 평가할 수 있다.

보상작용 발현 Compensatory Presentation

보상작용은 한 개 혹은 여러 개의 근육이 다른 근육이나 근육군의 힘이 약할 때 보상을 꾀함으로써 나타나는 결과이다. 보상작용은 검사할 근육이 약한 경우 또는 고정이 적절하게 잘 이루어지지 않았거나 환자에게 어떻게 검사를 시행할 것인지에 대한 적절한 지시가 없을 때 잘 나타난다. 움직임이 일어날 때 보통 함께 작용하는 근육이 보상작용을 한다. 따라서 고정근과 주동근, 길항근이 여기에 포함된다.

고정근(fixation muscle)에 의한 보상작용은 특히 어깨관절과 고관절의 움직임과 관련하여 발생한다. 견갑골을 움직이는 근육은 팔의 이차적 움직임을 유발하는 반면, 골반을 움직이는 근육은 대퇴부의 이차적 움직임을 발생하게 한다. 이러한 보상작용에 의한 움직임은 어깨관절과 고관절의 움직임과 유사한 것 같지만 실제로는 어깨와 고관절의 움직임은 아니다.

근육 간의 밀접한 연관성은 개개의 근육들을 검사하는 동안 보상, 보조, 안정화를 결정하는 것이다. 6장과 7장의 차트에서 볼 수 있듯이 관절 작용에 따른 근육의 그룹화(muscle grouping)는 검사자가 근육의 연합작용을 이해하는 데 도움이 된다.

실제 고관절의 외전은 측방 체간근육의 정상적인 고정으로 고관절 외전근에 의해 이루어진다. 고관절 외전근이 약하면 측방 체간근육의 보상작용으로 외전이 일어난다. 골반은 한 측면에서 올라가고 다리도 테이블 위에서 올라가지만 실제 고관절의 외전 움직임은 아니다.

길항근(antagonists)은 검사 동작과 유사한 움직임을 만들어내는데 예를 들면, 수지굴근이 약하면 손목신근의 작용으로 수지굴근을 당겨 수동적으로 손가락을 굴곡시킨다.

다른 **주동근**(agonists)의 보상작용은 다음과 같은 결과를 발생하게 한다. 강한 주동근 쪽으로 검사 부위를 움직이거나 그러한 주동근의 움직임에 도움이 되는 방향으로 신체의 편위를 일으킨다. 예를 들면, 옆으로 누운 자세에서 중둔근을 검사할 때 대퇴근막장근이 중둔근의 보상작용을 하는 경우는 대퇴가 굴곡되거나 체간이 뒤로 회전되어 대퇴근막장근 검사 자세를 유지하려는 경향이 발생한다.

정확한 근육 검사를 위해서는 어떠한 보상작용도 일어나서는 안 된다. 검사를 할 때의 움직임 외에 다른 부위의 신체 움직임이 일어나지 않도록 해야 한다. 그러한 이차적인 움직임이 생기면 약하거나 마비된 근육을 대신하여 보상작용이 일어나기 때문이다.

정상적인 근육 검사 수행 과정을 잘 알고 있는 능숙한 검사자는 보상작용을 바로 찾아낼 것이다. 그러나 검사 동작 대신 검사 자세가 적용될 때 경험 없는 검사자라도 근육의 약화를 보완하기 위해서 생기는 신체나 검사 부위의 갑작스런 이동(shift)을 발견해 낼 수 있다.

약화, 단축 및 구축의 발현 Presentation of Weakness, Shortness, and Contracture

이 책에서는 근육에 대한 설명과 더불어 약화나 단축으로 인해 발생하는 운동력 상실 또는 기형적 자세에 대해 설명하고 있다.

약화(weakness)는 체중 부하가 없는 근육의 경우 제로(zero)에서 보통(fair)까지 근력을 포괄하는 용어로 사용하고 있으며 무게가 가해지면 보통+(fair+) 등급에 포함되어야 한다. 근육의 약화로 관절가동범위 내에서 완전하게 또는 일부를 움직일 만큼 수축할 수 없다면 운동력 상실을 가져올 것이다.

구축 또는 단축은 관절가동범위 내에서 근육이 늘어날 수 없어서 생기는 운동력의 상실이다. **구축(contracture)**은 관절가동범위의 대부분을 움직일 수 없는 정도의 근육 단축을 말하며, **단축(shortness)**은 관절가동범위의 약간 또는 중간 정도로 움직일 수 있는 근육의 단축을 말한다.

보통 강한 대립근이 구축으로 발전하지 않는다면 약화로 인한 고정된 기형은 나타나지 않는다. 예를 들어, 손목에서 대립근인 손목 굴근이 구축되지 않는다면 손목신근의 약화로 인한 고정된 기형은 발생하지 않는다.

근육이 너무 약하거나 길항근이 강하면 **근육의 불균형** 상태가 발생하게 된다. 두 대립근 중 강한 것은 짧아지려는 경향이 있고 약한 것은 늘어나려는 경향이 있다. 약화나 단축은 잘못된 정렬 상태를 유발하게 되는데 약화는 자세가 기형으로 되는 것을 방치하는 반면 단축은 기형적인 자세를 유발시킨다.

신체의 어떤 부위에서는 대립근이 수축되지 않더라도 약화로 인한 기형적인 자세가 발생되기도 한다. 중력과 체중은 반대로 작용하는 힘이다. 등 상부(upper back)의 척주후만 자세는 전방 체간 근육의 수축과 관계없이 등 상부근의 약화로 발생한다. 서 있을 때는 체중이 신체 정렬 상태를 변형시킬 수 있는데 만약 발의 내반근(inverter)이 약하면 발이 회내(pronation)될 것이고 대립근인 비골근이 수축된 경우에는 고정된 기형이 발생한다.

'긴장(tight)'이라는 단어에는 두 가지 뜻이 포함되어 있다. **'단축(short)'**이라는 말과 바꿔 사용되기도 하고, 짧거나 늘어난 근육에 적용되는 경우에는 **'팽팽한(taut)'**이라는 의미로도 사용된다. 촉진 시 짧고 팽팽한 슬와부근은 긴장된 것처럼 느껴질 것이고, 신장된, 팽팽한 슬와부근 역시 긴장된 것처럼 느껴진다. 치료법을 처방하는 견지에서 늘어난 근육과 단축된 근육의 차이를 인식하는 것은 매우 중요하다. 더구나 일부 근육은 단축되고 반 수축된 상태로 유지된다. 촉진을해 보면 그러한 근육은 단단한 것처럼 느껴지고 팽팽하지 않더라도 딱딱하게 느껴진다. 예를 들면, 등 상부와 머리, 어깨 부위의 자세가 나쁜 사람은 주로 목 후방 부위와 상승모근이 긴장되어 있는 경우이다.

관절의 가동범위와 근육 길이 검사

RANGE-OF-JOINT MOTION AND MUSCLE LENGTH TESTING

"관절가동범위(range of motion: ROM)" 용어와 **"근육의 길이범위(range of muscle length)"** 용어는 특별한 의미를 지니고 있다. 관절가동범위란 관절에서 일어나는 동작의 정도를 수치로 나타낸 것이다. 관절에 대한 설명과 정상적인 관절가동범위 외에 관절 측정 차트가 있다. 근육의 길이 역시 관절가동범위를 근육의 길이로 나타낸 것이다.

단일관절(one joint)에 작용하는 근육들의 경우, 관절가동범위와 근육 길이는 동일하며 둘 다 정상, 제한적, 과도하게 나타낼 수 있다. 몇 가지 경우에서 볼 때 이중관절에 걸쳐 있는 근육을 측정할 때는 근육이 단일관절 쪽으로 느슨해져 있어야(slack over) 다른 쪽 관절가동성의 총 범위를 측정할 수 있다. 예를 들면, 무릎관절 굴곡범위를 측정할 경우, 고관절을 굴곡시켜 대퇴직근(retus femoris)과 대퇴근막장근(tensor fasciae latae)이 고관절 쪽으로 느슨해져 있어야 무릎관절이 충분히 움직일 수 있다. 고관절의 굴곡범위를 측정할 때도 마찬가지로 무릎을 굽혀 슬와부근이 무릎관절 쪽으로 느슨해져 있어야 고관절을 충분히 움직일 수 있다.

관절가동성과 근육 길이 측정 Measuring Joint Motion and Muscle Length

경우에 따라서 캘리퍼(caliper)의 고정 팔(stationary arm)을 테이블 위에 놓고 검사자가 가동 팔(movable arm)을 상완골 또는 대퇴골의 축과 일직선 또는 평행하게 배치할 수 있는 측정 장치를 사용하는 것이 더 쉽고 정확할 수 있다. 받침점은 이러한 변화를 허용하도록 이동되지만 각도는 동일하게 유지된다. 마치 고정 팔이 어깨관절 또는 고관절과 일직선으로 체간을 따라 테이블과 평행하게 유지되는 것과 같다.

관절가동범위와 근육 길이의 상호관계 Correlation Between Joint Range and Muscle Length

슬와부근과 고관절 굴곡 검사를 위해 표준으로 선택된 전체 관절가동범위와 근육 길이 사이에는 유의한 상호관계가 존재한다. 각 증례에서 근육 길이의 표준은 두 개의 관절을 지나가는 근육의 총 관절가동범위의 약 81%이다. 아래의 기술 내용은 정상으로 간주되는 관절의 가동범위이다.

고관절-30° 신전, 125° 굴곡, 총 135°

무릎관절-0° (10°) 신전, 135° 굴곡, 총 135° (145°)

두 관절의 총 합-290°

표준으로 사용된 고관절 굴곡근 길이 검사: 허리와 천골을 테이블에 편평하게 하고 바로 누운 자세에서 고관절을 신전시키되 고관절 굴곡근이 고관절에서 155° 정도로 신장(elongate)되게 한다. 테이블 끝에서 무릎을 80°로 굽히고 이중관절을 지나가는 고관절 굴곡근은 무릎에서 80°로 신장되도록 하여 총 215°가 되도록 한다. 그리하여 215°를 275°로 나누면 78.18%가 되며 근육 길이 범위는 총 관절가동범위의 81%가 된다.

표준으로 사용된 슬와부근의 길이 검사: 허리와 천골을 테이블 위에 편평하게 하고 바로 누운 자세로 다리를 편 상태로 80°까지 들어 올린다. 슬와부근은 무릎의 완전한 신전으로 인해 무릎관절상에서 155° 이상 신장(elongate)되고, 다리의 직거상으로 인해 고관절상에서 80° 신장하여 총 235°가 신장된다. 그리하여 235°를 275°로 나누면 10%가 되며 근육 길이 범위는 총 관절가동범위의 81%가 된다.

근육 길이 검사 Muscle Length Tests

근육 길이 검사는 근육의 길이가 '정상(normal)인지, 제한(limit)되어 있는지, 초과(excessive)되어 있는지를 측정하기 위한 것이다. 정상 길이를 초과한 근육은 일반적으로 강도가 약하며 대립근(opposing muscle)은 단축되는 결과를 낳는 반면 단축된 근육은 일반적으로 강도가 강하고 대립근은 신장되어 있다.

근육 길이 검사는 기시부(origin)와 정지부(insertion) 사이의 거리를 증가시키는 동작을 통해 근육 움직임의 방향과 반대 방향으로 근육을 신장(elongation)시킨 상태에서 시행된다.

정확한 근육 길이 검사를 위해서는 기시부의 뼈가 고정되어 있고 정지부의 뼈가 근육이 늘어나는 방향으로 움직여야 한다. 길이 검사를 위해서는 수동적 또는 능동적 움직임을 통해 근육이 얼마나 늘어날 수 있는가를 측정한다.

근력 등급 설정 Grading Muscle Strength

등급은 근육이나 근육군의 강약에 대한 검사자의 평가이다. 도수근육검사에는 검사 부위가 중력에 대항한 자세를 유지할 수 있는 능력이 보통(fair) 또는 그와 동등한 수적 등급(사용된 등급 기호에 따라)이 된다. 중력의 당기는 힘은 일정한 요인이기 때문에 보통(fair) 등급은 가장 객관적인 등급이다.

보통(fair) 이상의 등급에서는 중력에 더해 부가적인 압력이 가해진다. **브레이크 테스트(break test)**는 환자의 노력으로 견뎌낼 수 있는 지점까지 점진적으로 압력을 증가시킴에 따라 환자가 등척성 수축을 실행함으로써 발휘되는 최대한의 힘을 결정하기 위한 근력 검사인데 이는 보통+(fair+)에서 양호+(good+) 등급을 결정하는 데 사용된다.

검사자가 근력이 정상(normal)이라고 판단되면 환자가 고정된 자세를 이겨내려는 노력은 더 이상 하지 않아도 된다. 계속 브레이크 테스트를 해서 근육에 힘을 가하는 것은 불필요할 뿐만 아니라 해로운 결과를 초래할 수도 있다.

등급에 사용되는 기호는 매우 다양하며 단어, 문자, 숫자 또는 그 밖의 기호도 사용되고 있다. 매번 등급을 결정하기 위해 그에 해당하는 대조표를 열거하는 것을 피하기 위해서 등급에 해당하는 단어와 기호를 함께 사용하고 있다.

근육 검사에서 **중력(gravity)**은 기본적인 형태의 저항이며 체간, 목, 하지를 검사할 때 사용된다. 그러나 하지 근육의 경우 약 60% 정도의 검사에만 사용된다. 손가락과 발가락 근육을 검사할 때는 중력을 저항으로 사용하지 않는데 검사 부위의 무게가 너무 적어 검사 부위에 가해지는 중력의 영향을 무시해도 무방하기 때문이다. 전완의 회외(supination)와 회내(pronation)는 중력의 영향이 중요한 요인으로 작용하지 않는 회전동작이다.

매우 약한 근육을 검사할 때는 중력에 의한 저항이 감소되는지를 지면 위의 수평면상에서의 움직임을 본다. '중력-줄어듦(gravity-lessened)', '중력-감소됨(gravity-decreased)', '중력-최소화(gravity-minimized)'라는 용어를 사용하지 않기 위해 교재와 근육 등급 설정을 위한 기호에서는 '수평면상에서의 움직임'이라고 언급할 것이다.

근력을 세분하여 등급을 정하는 것은 진단보다는 예후와 관련하여 더 중요한 부분이다. 제로(zero), 약화(weak), 정상(normal)과 같이 단순한 등급으로도 근육의 침범 정도를 결정할 수 있다. 반면, 보다 정밀한 등급은 근력의 회복 정도와 비율을 설정하는데 도움이 되며, 예후를 결정하는 데도 유용하게 사용된다. 수개월 동안 "약함(weak)"으로 나타났을지라도 기록은 그 기간 동안 불충분-(poor-)에서 보통(fair)으로 발전했음을 보여 준다.

등급의 정확성은 환자의 안정된 위치, 검사 부위의 근위부 고정, 검사 자세, 압력의 방향과 강도의 정확성 등 여러 요인에 따라 달라진다. 압력의 강도는 환자의 나이와 체형, 검사 부위, 레버의 작용에 따라 달라진다. 문제된 팔다리를 검사할 경우에 만약 한쪽 팔다리가 문제되지 않았다면 검사자는 환자의 정상 근력의 지표로서 문제되지 않은 팔다리의 근력을 사용할 수 있다.

검사자는 근육 검사의 경험을 통해 검사 결과를 비교하기 위한 기초 자료를 마련해야 한다. 마비 환자나 정상인 모두에 대해 이러한 경험이 필요하다. 그러나 많은 사람들이 근력 검사의 경험이 질병을 앓거나 손상을 입은 환자에 국한된다. 그 결과 정상적인 근력에 대한 검사자들의 생각은 약화된 기능이 회복되어 가는 것으로 측정하려는 경향이 있다.

Kendall에 의하면, 경험을 얻기 위해서는 모든 연령층과 다양한 신체 조건의 환자뿐만 아니라 잘못된 자세는 물론 올바른 자세를 가진 사람들까지도 검사하기 위해 노력할 것을 권한다.

유아와 5, 6세의 아동들을 검사할 때는 검사와 등급을 정하는 절차를 수정해야 한다. 아동의 경우 보통 등급까지의 근력 측정은 어렵지 않지만, 보통 이상의 등급은 저항이나 압력에 대항해서 검사 자세를 유지하려는 아동의 협조 여하에 따라 달라진다. 어린 아동들은 강한 검사 동작에 좀처럼 협조를 하지 않는다. 대부분의 검사에서 확신할 수는 없지만 근력이 정상인 것 같은 경우 "외견상 정상"이라고 기록하고 있다.

등급을 나타내는 심볼 Grading Symbols

Robert W. Lovett 박사는 중력을 저항으로 사용한 검사 방법과 근력 등급을 소개했다. Lovett 체계의 해설서는 1932년에 출판되었고, 아래의 정의에 따라 열거되었다.

쇠약(Gone)–수축을 느낄 수 없음.

미약(Trace)–근육이 긴장된 것은 느낄 수 있으나 움직일 수 없음.

불충분(Poor)–중력을 제거하면 움직일 수 있으나 중력에 대항해 기능할 수 없음.

보통(Fair)–중력에 대항해 검사 부위를 움직일 수 있음.

양호(Good)–중력뿐 아니라 외부의 저항에 대해서도 검사 부위를 움직일 수 있음.

정상(Normal)–양호 등급보다 더 큰 저항도 극복할 수 있음.

사용된 기호가 다양할지라도 Lovett이 설명한 움직임과 무게 요소가 대부분의 현대 근육 검사의 기초가 되고 있다. Kendall은 척수성 소아마비에서 회복 중인 환자를 대상으로 조사할 때 근력의 변화 정도를 계산하는데 숫자를 사용하기 위해서 0에서 100%로 나눈 등급을 도입했다. 숫자를 사용하기 전에는 단어와 문자 기호(key)를 사용했으며 대체로 하나의 등급 체계를 다른 체계의 등급으로 바꿔 나타냈다.

Kendall은 도수근육검사를 하는 사람들의 최대 관심사가 기호와 검사의 설명을 가능한 한 표준화하고자 노력하는 것이라고 믿는다. 근육 검사의 등급을 포함한 연구에는 숫자 기호를 사용할 필요가 있으며 숫자 기호의 사용도 증가되고 있다.

근육 등급 표시는 기본적으로 마이너스(–)와 플러스(+) 등급에 대한 정의를 추가한 Lovett의 체계와 같다. 불충분+ 등급은 수평면상에서의 동작과 중력에 대해 부분적으로 호를 그리는 동작에 매겨진다. 불충분+ 등급을 정하는 두 가지 방법 모두 흔히 사용되고 있다.

이 책에서 정상–(normal–) 등급도 제외시켰고, 등급의 범위는 0에서 10으로 이루어져 있다. 제로를 0으로, 미약(trace)을 T로 표기했으며, 단어와 문자 기호는 아래 등급 표시에 나와 있는 것처럼 바꿔 나타냈다. 근육 등급 표시에서 언급한 것과 같이 0과 T 등급에서는 어떤 움직임도 없다. 숫자 1에서 10은 검사 동작과 검사 자세의 등급을 나타낸다.

보통 이상의 등급 Grades above Fair

보통 이상의 등급에 관계된 근육 검사 기법의 표준화에는 관절가동범위 중 손으로 압력을 가할 때 환자가 유지해야 하는 특정 위치(specific place)가 있어야 한다. 근력은 가동의 전 범위에서 똑같지 않기 때문에 가동의 여러 지점에서 근력을 등급화하려는 것은 실용적이지 않다[등급 설정을 위한 자세로 사용된 호(arc)의 위치를 위한 등급 설정(Grading) 참조].

검사 받을 부위가 검사 자세에 놓여 있든 또는 환자가 능동적으로 그 위치로 움직이든 간에 보통 이상의 등급은 검사 자세를 유지할 수 있는지의 능력으로 측정한다.

검사 자세를 이용할 경우 검사자는 검사 받을 부위를 정확한 위치에 놓고 압력을 가한다. 표준화된 검사에서 검사 동작이 사용될 경우에는 검사 자세로 설정된 곳과 같은 위치에서 실행해야 한다. 이러한 이유 때문에 보통 이상의 등급을 정의할 때는 근육 등급의 중요한 점에서 움직임 요소가 생략된다.

정상 등급 Normal Grade

정상 등급은 근육이 강한 압력에 대항해 검사 자세를 유지할 수 있음을 의미한다. 이것은 환자의 최대 근력을 나타내려는 것이 아니라 '완전한' 근력인지를 알아보기 위한 최대 압력을 의미한다. 검사자는 근력의 비교 판단을 완전하게 할 수 있도록 하기 위해서 다양한 연령층 및 체형 그리고 남여 정상인들을 대상으로도 검사를 해 보아야 한다.

정상(normal)이라는 단어는 다양한 의미를 지니고 있다. 즉 '평균적인, 전형적인, 자연스러운 또는 표준적인'이란 의미이다. 근육 등급을 매길 때 사용되는 정의를 고수하면 바로 누운 자세에서 머리를 굽혀 들어 올릴 수 없는 어린이에 대해 불량 등급이 기록될 것이다. 그러나 어린이가 목 전방 근육이 약해 보이는 것은 자연스러운 일이기 때문에 검사자는 어린이의 목은 정상이라고 말할 것이다. 여러 청소년 집단을 대상으로 복근의 근력을 측정하기 위해 다리를 내리게(leg lowering) 하는 검사를 하면 보통+(fair+) 또는 양호-(good-) 등급이 평균임을 알게 되고 이러한 근력 등급이 그 나이 또래에서 정상이라고 말할 것이다. 따라서 근육 검사에서 상당히 자주 쓰고 있는 정상(normal)이라는 단어는 세 가지로 다르게 사용되고 있다. 즉, 표준(standard), 자연스러움(natural), 평균(average)이란 의미로 쓰이고 있다.

정상이라는 용어가 등급 체계에서 사용될 때는 표준으로 정의되기 때문에 근력의 등급은 표준과 관계가 있어야 하고, 해석할 때는 정상 용어보다는 좀 더 적절한 용어가 사용되어야 한다. 숫자로 이루어진 등급을 사용하는 이점 중의 하나는 정상이라는 용어의 등급 해석이 자유롭다는 점이다. 아래의 논의에서는 이러한 방법으로 사용하게 된다.

대부분의 등급이 성인을 기초로 하고 있기 때문에 일정한 나이의 어린이에게 있어서 무엇이 정상인지를 알 필요가 있다. 이는 목 전방 근육과 전방 복근의 근력에 관하여 특히 더 그러하다. 복벽의 정상적인 돌출과 전장(span)의 길이뿐 아니라 하지와 관련하여 머리와 체간의 크기는 이러한 근육의 상대적인 근력에 영향을 미친다. 목 전방 근육은 3세의 아동에게 불충분+(poor+) 정도의 등급이 정해질 것이고, 5세의 아동에게는 보통(fair) 등급이 정해질 것이다. 10~12세의 어린이는 성인이 실행할 수 있는 표준으로 점차 증가한다. 대부분의 성인들은 보통+ 이상의 근력이 나타나지 않는다. 이는 주로 등 상부와 머리의 잘못된 자세와 관련이 있기 때문에 신경학적인 문제로 해석할 필요는 없다.

표준(standard)에 해당하는 으뜸가는 예로는 성인이 아닌 유아가 실행할 수 있는 발가락 굴곡근의 근력이다. 일반적으로 아동의 발가락 굴곡근의 근력이 성인의 것보다 더 강하다. 굽이 높고 발가락 부분이 좁은 구두를 신는 여성에서 보통-(fair-) 등급이 나타나는 것은 흔히 볼 수 있는 일이다. 성인은 발가락을 굽히고 강한 압력이나 저항에 자세를 유지할 수 있는 능력을 표준으로 하여 등급을 정해야 하지만 이와 같은 발가락 굴곡근(toe flexor)의 약화가 나이에 비해 정상이라고 해석되어서는 안 된다. 성인이 무지굴근의 약화에 지나치게 익숙해지면 정상을 평균으로 한다는 점에서 약화를 정상이라고 판단할지도 모른다. 발가락 굴곡근의 현저한 약화는 발의 기능장애와도 반드시 관련이 있다. 그러나 장애 자체를 정상이라고 할 각오가 되어 있지 않다면 그러한 약화를 정상이라고 하지 말아야 한다.

발가락 굴곡근의 약화는 유년기에서 장년기에 이르기까지 근력의 상실을 나타내며, 자연스러운 현상이 아닌 후천적인 것으로 등급이 정해져야 한다. 이러한 유형의 약화는 직업적으로 또는 휴식을 즐길 때의 활동 또는 잘못된 자세와 관련하여 스트레치(stretch)과 스트레인(strain)을 일으키는 현상이 다른 근육에서도 나타날 수 있다. 후천적인 약화는 주로 보통 등급 이하로 떨어지지 않지만 그 정도의 약화가 근육이 늘어나거나 긴장을 일으키는 원인이 될 수 있음을 인식하지 못한다면 보통과 보통+ 등급은 신경학적인 문제로 해석될 수도 있다.

양호 등급 Good Grade

양호 등급은 근육이 중간 정도의 압력에 대해 검사 자세를 유지할 수 있음을 의미한다.

보통 등급 Fair Grade

보통 등급은 근육이 중력에 의한 저항에 대해 어느 정도 검사 자세를 유지할 수 있지만 조금 더 압력을 가하면 유지하지 못하는 경우를 말한다. 상완삼두근이나 대퇴사두근의 이와 같은 경우의 검사에서, 검사자는 근력이 보통 이하로 나타날 수 있는 관절이 잠기는 자세(locked; close-packed position)를 피해야 한다.

보통 등급을 고려해 볼 때 검사 자세를 유지할 수 있는 근력과 검사 위치로 움직이기 위해 가동하는 근력이 동등한지에 대해서는 의문이 제기된다. 일부 예외적인 상황도 있지만 일반적으로 검사 자세를 유지할 수 있다면 검사 동작도 실행할 수 있다.

일부 근육 검사에서 근육이 정지하는 뼈는 수직면의 현수 상태(suspension position)에서 수평면상으로 이동한다. 앉은 자세에서 검사하는 대퇴사두근, 삼각근, 고관절 회전근과 엎드려 누운 자세에서 검사하는 삼각근과 어깨관절 회전근이 이 그룹에 해당된다. 검사 받는 부위의 무게에 의한 레버작용은 검사 부위가 호를 완성하는 쪽으로 움직임에 따라 증가한다. 그리고 중력에 대항해 검사 자세를 유지하는 데 필요한 근력은 중력에 대항해 검사 동작을 수행하기에도 충분하다.

극히 일부 검사에서는 근육이 정지하는 뼈가 수평 자세에서 수직 자세로 움직이고 검사 동작을 수행하는 것보다 검사 자세를 유지하는 데 적은 힘이 드는 경우가 있는데 엎드려 누운 자세에서 무릎관절 굴곡에 의한 슬와부근 검사나 누운 자세에서 팔꿈치 굴곡근을 검사할 때 이러한 현상이 일어난다.

불충분 등급 Poor Grade

수평면상에서 부분적으로 호를 그리며 움직일 수 있는 능력은 **불충분-(poor-)** 등급에 해당한다. **불충분(poor)** 등급은 근육이 수평면상에서 관절가동범위를 완전히 이룰 수 있는 것을 의미한다. **불충분+(poor+)** 등급은 수평면상에서 저항에 대항해 완전한 관절가동범위로 움직일 수 있거나 혹은 완전한 자세를 압력에 대항해서 유지할 수 있는 능력을 의미한다. 그것은 또한 근육이 반중력 자세에서 부분적인 호(arc)의 움직임을 통해 움직일 수 있는 근육을 의미하기도 한다.

불충분 등급 내의 근력의 범위는 보다 분명한 등급을 정하기 위해 세분화시킬 만큼 의미가 있다. 수평면상에서 완전한 관절가동범위를 이루는 능력은 대부분의 근육에 있어서 특히 고관절의 경우 저항에 대항해서 검사를 수행하는 능력과 밀접한 관련은 없다. 수평면상의 움직임 요소에 압력이나 저항을 추가하는 것은 중력에 대항한 자세에서와 같이 중력에 근접한 힘을 가한다.

다양한 형태의 불충분 등급에 대한 검사는 적절하게 사용될 때 정당하고 의미가 있다. 신경계와 근골격계에 심각한 문제를 가진 사람의 경우 회복되는 데 있어서 미약하지만 회복되고 있다는 변화는 매우 중요하다. 미약하더라도 이러한 중요한 변화를 기록하는 것은 환자의 사기 면에서 또한 동기를 부여하는 측면에서 매우 중요하며 진행 경과 및 예후를 측정하고 지속적인 치료를 판단하는 데 있어서도 반드시 필요하다. 이러한 작은 변화들은 재활 후반 단계에서 회복 중인 운동선수가 달성한 이득만큼 환자에게 의미가 있을 수 있다.

불충분 등급 전체는 수평면상의 검사에서 자세의 불필요한 변화가 없는 것을 가정한 것이라고 말할 수 있다. 만약 중력에 대항한 자세에서 보통-(fair-) 이하이고 미약(trace) 등급 이상의 근육이라고 가정한다면 불충분 등급 전체는 더 이상의 검사가 필요치 않다.

실제적으로, 환자의 자세가 자주 바뀌거나 다양한 자세에서 검사가 반복되는 것은 환자를 지치게 하고 검사자의 시간을 낭비하게 한다. 밝혀진 결과가 중요한 의미를 지니지 않았다면 환자에게 불필요한 절차를 밟게 해서는 안 된다.

수평면상에서의 검사에는 다양한 변수가 포함되어 있다. 불충분-등급에 있어서 부분적인 범위의 가동은 특별한 것이 아니다. 부분적인 범위의 가동이 어디에서 시작되어야 하는지 지시가 없기 때문에 관절가동범위의 끝 또는 중간 범위나 가동범위의 시작 부분에 있을 수 있다.

반중력 자세에서 불충분+ 등급의 부분적인 호 움직임은 대퇴사두근의 경우, 현수 상태[suspended position (예: 수직 자세)]에서 시작한다. 슬와부근의 경우는 엎드려 누운 자세에서 다리를 수직으로 약간 굽힐 수 있음을 의미한다.

옆으로 누운 자세에서 고관절 신전근 또는 고관절 굴곡근을 검사할 때 관절가동범위 내에서 수평 움직임은 객관적으로 불충분 등급임을 의미한다. 그러나 테이블의 표면이 부드럽거나 거칠다면 저항이나 마찰의 양에 상당한 변화를 가져다 준다. 고관절 내전근의 힘(다리 아래를 검사 중일 때)은 굴곡근과 신전근의 검사 결과와 실질적인 차이점이 생긴다. 내전근이 마비되었을 때 하지의 전체 체중이 테이블 위에 놓이면서 굴곡과 신전 동작이 어렵게 될 것이고, 내전근이 강하면 하지를 테이블에서 들어 올려 마찰을 줄임으로써 굴곡과 신전 동작을 쉽게 할 수 있다.

미약 등급 Trace Grade

미약 등급은 근육을 촉진할 때 약간의 수축이 느껴지거나 건이 약간 돌출되긴 하지만 검사 부위의 움직임을 눈으로 확인이 불가능한 것을 의미한다. 미약 등급은 거의 모든 자세에서 측정이 가능하다.

매우 약한 근육을 검사할 때 검사자는 보통 근육의 반응을 유도하고 환자가 움직임을 느낄 수 있도록 하면서 검사 부위를 검사 자세로 움직인다. 검사자는 환자가 반드시 이완된 자세에서 움직이는지를 확인해야 한다. 만약 검사 부위가 관절가동범위의 시작점으로 옮겨지고 근육에 약간의 긴장이 생기면 능동적 움직임과 혼동될 수 있는 반동과 같이 튀어 오르는 현상이 있을 수 있다.

제로 등급 Zero Grade

제로 등급은 볼 수 있거나 촉진할 수 있는 근육 수축의 아무런 근거도 없는 것을 의미한다.

근육 등급 설정을 위한 기호 Key to Muscle Grading

표 1-3에 따르면, 반중력 자세에서 가장 높은 검사 동작 등급은 3 또는 불충분-(poor-)이다. 체간 외측 굴곡근, 상하 복근, 등 기립근을 위한 검사 동작은 예외이다. 이러한 근육들의 등급 설정을 위한 개별 검사 참조. 손가락과 발가락의 근육 검사는 중력에 의존하지 않는다.

섹션 III

신경 및 근육 차트 NERVE AND MUSCLE CHARTS

근육의 신경 분포, 척추신경 및 근육 차트

MUSCLE INNERVATIONS, SPINAL NERVES, AND MUSCLE CHARTS

근육 검진에서 검사 결과를 기록하는 것은 중요하다. 기록은 진단, 치료, 예후의 관점에서 중요하며 만일 세부사항들을 기록하지 않고 검사가 진행된다면 그 검사는 그 당시만 가치가 있는 것이 된다. 검사자는 환자 및 그가 소속되어 있는 의료기관은 물론 자기 자신에 대해서도 결과를 기록할 의무가 있다.

기록용 차트는 근육 검진 결과에 대한 완성된 목록을 적을 수 있어야 하며 이러한 정보들은 해석이 용이하도록 정리되어야 한다. Florence Kendall에 의해 제공된 카테고리 안에 두 가지 차트가 있는데 그중 하나는 목, 횡격막, 상지용이며, 다른 하나는 체간과 하지에 대한 것이다. 이 차트는 특별히 척추신경 손상의 감별진단에 보조적으로 사용되도록 고안된 것이다(**박스 1-2**). 도수근육검사에서 결정된 바와 같이 운동손상은 근(root), 신경총(plexus), 말초신경(peripheral nerve) 중 어느 곳에서 발생했는지 그 여부를 결정하는 데 도움이 된다. 또한 이 차트는 척수 병변의 위치를 결정할 때도 유용하다.

척추신경과 근육 차트(Spinal nerve and Muscle Chart) 사용에 관해서는 6장과 7장에 사례 연구로 잘 기술되어 있다.

상지와 하지의 차트에서 근육의 명칭은 왼쪽 열에 그룹화되어 나타나 있고 근육 명칭 왼쪽에 나열된 신경 분포에 따라 굵은 검은색 선으로 표시 분류되어 있다. 근육 명칭란과 신경 명칭란 사이의 공간은 근력 등급을 기록하기 위해 사용된다. 아래의 내용은 이러한 팔다리에 관한 차트에서 몇 개의 섹션을 간략히 기술해 놓은 것이다.

말초신경 Peripheral Nerves

말초신경과 그 척추분절의 기시부는 표의 중앙 윗부분에 걸쳐 나열되어 있고 가능한 한 인접해 있는 말초가지 순서를 따라간다. 상완신경총의 삭(cord)에서 발생하는 말초신경에는 적절한 표시가 되어 있다. 차트 맨 윗부분에 있는 기호(key)는 사용된 단어의 약어를 설명한다.

이 섹션 아래 차트 가운데 부분에 있는 점들은 각각의 근육에 공급되는 말초신경을 나타낸다(이 부분에 대한 자료는 부록 D 참조).

척추분절 Spinal Segment

이 영역에 나타난 숫자는 왼쪽 열에 나열되어 있는 각 근육에 분포시키는 신경섬유의 척추분절 기점을 나타낸다(이 부분에 대한 자료는 부록 D 참조).

척추신경, 근육 차트, 후속하는 텍스트에 수반하여 분포는 번호에 의해 지정되어 있다. 주된 분포는 뚜렷한 유형(bold type)에서 번호에 의해 정해져 있고 작은 분포는 보통 유형에서 번호로 정해져 있다. 그리고 가능성이 있거나 드물게 나타나는 분포는 괄호로 묶은 번호로 정해진다.

감각 Sensory

차트의 오른쪽 그림에서 하나는 상지, 다른 하나는 체간과 하지에 대한 피부분절(dermatoms)과 피부신경의 분포를 나타낸 것이다(17,22).

환자의 침범 부위 윤곽을 그리기 위해 감각 침범의 부

박스 1-2

감별진단에서 차트의 사용

- 근육 명칭의 왼쪽 칸에 근력을 기록한다. 근력은 숫자나 문자 기호로 나타낸다. 등급은 등급 심볼에 대한 기호에 표시된 대로 등급이 번역된다.
- 근력 등급이 기록된 후에 신경이 관련되어 있다면 말초신경에 의해 공급되는 근육과 상응하는 지점에 동그라미를 치고 침범된 근육의 해당 척추분절에 숫자를 표기함으로써 신경지배 분포가 표시된다(6장과 7장 참조).
- 말초신경 그리고/혹은 신경총은 원이 쳐진 점에서부터 차트의 위쪽으로 세로줄을 따라가거나 왼쪽 여백 부분까지 가로줄로 따라가면 병변 부위가 확인된다. 척추분절 위치에서 침범된 근거가 있을 경우 병변의 위치는 침범되지 않은 척추분절로부터 침범된 척추분절을 구분하기 위해서 수직으로 굵은 검은색 선으로 표시한다.
- 일반적으로 근육의 상태가 양호(가령, 8)이거나 그 이상인 경우 신경학적 관점에서 볼 때 침범되지 않은 것으로 간주할 수 있다. 이러한 약화는 비활동, 신장성 약화 또는 다른 근육들에 의해 고정되지 않음으로 인한 결과일 것이다. 그러나 양호(good) 등급이 근육에 신경을 최소한으로 분포하는 척추분절의 장애를 나타내는 것일 수도 있다는 점을 명심해야 한다.
- 보통(fair)이거나 그 이하의 등급이 매겨지는 약화는 비활동, 불용성 위축(disuse atrophy), 고정(immobilization) 혹은 신경학적 문제로 인한 결과로 발생할 수 있다. 등 상부와 어깨관절의 잘못된 자세 역시 중승모근과 하승모근의 약화를 야기할 수 있다. 보통(fair–) 또는 그 이하의 등급을 가진 양측 승모근의 약화는 흔히 발견할 수 있다. 상승모근에 어떠한 침범이 없이 독자적으로 근육이 약화될 경우에 척추부신경(spinal accessory nerve)에 신경학적 문제가 존재할 가능성은 없다.

위를 목록화하는 데 있어 빗금을 치거나 색연필을 사용한 그림을 활용하는 방법도 가능하다. 팔의 도표에서는 오른쪽 팔 그림만 사용되었지만 필요할 경우 기록된 정보는 왼쪽 팔에도 사용된다.

목, 횡격막 및 상지 Neck, Diaphragm, and Upper Extremity

목, 횡격막 및 상지의 근력 등급 설정에 관해서는 그림 1-10 참조 바람.

체간 및 하지 Trunk and Lower Extremity

체간 및 하지의 근력 등급 설정에 관해서는 그림 1-11 참조 바람.

Name Date

PERIPHERAL NERVES

KEY ⟶ D. = Dorsal Prim. Ramus; V. = Vent. Prim. Ramus; P.R. = Plexus Root; S.T. = Superior Trunk; P. = Posterior Cord; L. = Lateral Cord; M. = Medial Cord

SPINAL SEGMENT

		MUSCLE STRENGTH GRADE	MUSCLE	Cervical	Cervical	Cervical	Phrenic	Long Thor.	Dor. Scap	N. to Subcl.	Suprascap	U. Subscap.	Thoracodor	L. Subscap.	Lat. Pect.	Med. Pect.	Axillary	Musculocu.	Radial	Median	Ulnar	C1	C2	C3	C4	C5	C6	C7	C8	T1
				D.	V.	V.	V.	P.R.	P.R.	S.T.	S.T.	P.	P.	P.	L.	M.	P.	L.	P.	L.M.	M.									
			Cervical	1-8	1-8	1-4	3, 4, 5	5, 6, 7, (8)	4, 5	5, 6	4, 5, 6	(4), 5, 6, (7)	(5), 6, 7, 8	5, 6, (7)	5, 6, 7	(6), 7, 8	5, 6	(4), 5, 6, 7	5, 6, 7, 8	5, 6, 7, 8	7, 8									
			T.	1												1			1	1	1									
			HEAD & NECK EXTENSORS	●																		1	2	3	4	5	6	7	8	1
Cervical Nerves			INFRAHYOID MUSCLES			●																1	2	3						
Cervical Nerves			RECTUS CAP ANT. & LAT.			●																1	2							
Cervical Nerves			LONGUS CAPITIS			●																1	2	3	(4)					
Cervical Nerves			LONGUS COLLI		●																		2	3	4	5	6	(7)		
Cervical Nerves			LEVATOR SCAPULAE			●			●															3	4	5				
Cervical Nerves			SCALENI (A. M. P.)		●																			3	4	5	6	7	8	
Cervical Nerves			STERNOCLEIDOMASTOID			●																(1)	2	3						
Cervical Nerves			TRAPEZIUS (U. M. L.)			●																	2	3	4					
Cervical Nerves			DIAPHRAGM				●																	3	4	5				
Brachial Plexus	Root		SERRATUS ANTERIOR					●																		5	6	7	8	
Brachial Plexus	Root		RHOMBOIDS MAJ & MIN						●																4	5				
Brachial Plexus	Trunk		SUBCLAVIUS							●																5	6			
Brachial Plexus	Trunk		SUPRASPINATUS								●														4	5	6			
Brachial Plexus	Trunk		INFRASPINATUS								●														(4)	5	6			
Brachial Plexus	P Cord		SUBSCAPULARIS									●		●												5	6	7		
Brachial Plexus	P Cord		LATISSIMUS DORSI										●														6	7	8	
Brachial Plexus	P Cord		TERES MAJOR											●												5	6	7		
Brachial Plexus	L		PECTORALIS MAJ (UPPER)												●											5	6	7		
Brachial Plexus	M&L		PECTORALIS MAJ (LOWER)												●	●											6	7	8	1
Brachial Plexus	M&L		PECTORALIS MINOR													●											(6)	7	8	1
Axil.			TERES MINOR														●									5	6			
Axil.			DELTOID														●									5	6			
Musculo-cutan			CORACOBRACHIALIS															●									6	7		
Musculo-cutan			BICEPS															●								5	6			
Musculo-cutan			BRACHIALIS															●								5	6			
Radial			TRICEPS																●								6	7	8	1
Radial			ANCONEUS																●									7	8	
Radial	Lat.M		BRACHIALIS (SMALL PART)																●							5	6			
Radial	Lat.M		BRACHIORADIALIS																●							5	6			
Radial	Lat.M		EXT CARPI RAD L																●							5	6	7	8	
Radial	Lat.M		EXT CARPI RAD B																●							5	6	7	8	
Radial	Post Inter		SUPINATOR																●							5	6	(7)		
Radial	Post Inter		EXT DIGITORUM																●								6	7	8	
Radial	Post Inter		EXT DIGITI MINIMI																●								6	7	8	
Radial	Post Inter		EXT CARPI ULNARIS																●								6	7	8	
Radial	Post Inter		ABD POLLICIS LONGUS																●								6	7	8	
Radial	Post Inter		EXT POLLICIS BREVIS																●								6	7	8	
Radial	Post Inter		EXT POLLICIS LONGUS																●								6	7	8	
Radial	Post Inter		EXT INDICIS																●								6	7	8	
Median			PRONATOR TERES																	●							6	7		
Median			FLEX CARPI RADIALIS																	●							6	7	8	
Median			PALMARIS LONGUS																	●							(6)	7	8	1
Median			FLEX DIGIT SUPERFICIALIS																	●								7	8	1
Median	A Inter		FLEX DIGIT PROF I & II																	●								7	8	1
Median	A Inter		FLEX POLLICIS LONGUS																	●							(6)	7	8	1
Median	A Inter		PRONATOR QUADRATUS																	●								7	8	1
Median			ABD POLLICIS BREVIS																	●							6	7	8	1
Median			OPPONENS POLLICIS																	●							6	7	8	1
Median			FLEX POLL BREV (SUP. H)																	●							6	7	8	1
Median			LUMBRICALES I & II																	●							(6)	7	8	1
Ulnar			FLEX CARPI ULNARIS																		●							7	8	1
Ulnar			FLEX DIGIT. PROF. III & IV																		●							7	8	1
Ulnar			PALMARIS BREVIS																		●							(7)	8	1
Ulnar			ABD DIGITI MINIMI																		●							(7)	8	1
Ulnar			OPPONENS DIGITI MINIMI																		●							(7)	8	1
Ulnar			FLEX DIGITI MINIMI																		●							(7)	8	1
Ulnar			PALMAR INTEROSSEI																		●								8	1
Ulnar			DORSAL INTEROSSEI																		●								8	1
Ulnar			LUMBRICALES III & IV																		●							(7)	8	1
Ulnar			ADDUCTOR POLLICIS																		●								8	1
Ulnar			FLEX POLL BREV. (DEEP H.)																		●								8	1

SENSORY

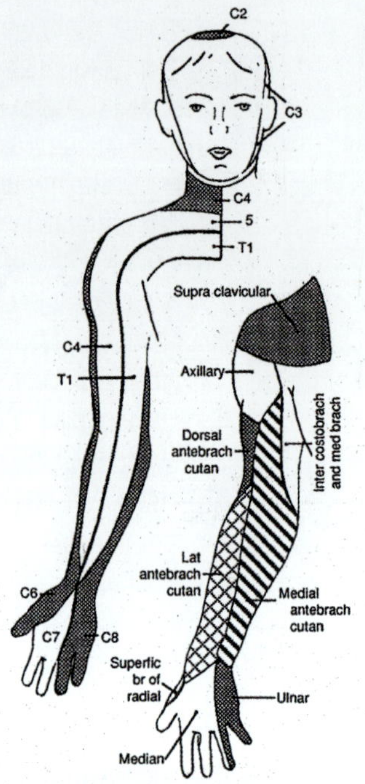

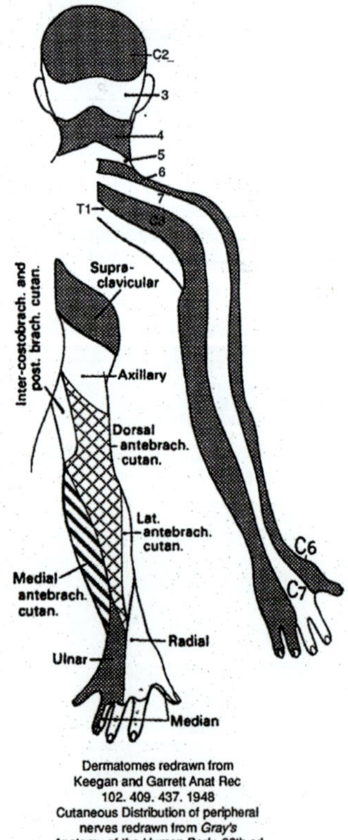

Dermatomes redrawn from Keegan and Garrett Anat Rec 102. 409. 437. 1948
Cutaneous Distribution of peripheral nerves redrawn from Gray's *Anatomy of the Human Body*. 28th ed

그림 1-10 목, 횡격막 및 상지의 근력 등급 설정. © 1993 Florence P. Kendall.

Name　　　　　　　　　　　　　　　　　　　　　　Date

PERIPHERAL NERVES

KEY: D Dorsal Primary Ramus; V Ventral Primary Ramus; A Anterior Division; P Posterior Division

		MUSCLE	MUSCLE STRENGTH GRADE	D. T1-12, L1-5, S1-3	V. T1, 2, 3, 4	V. T5, 6	V. T7, 8	V. T9, 10, 11, 12	V. Iliohypogastric T12 L1	V. Ilioinguinal T(12) L1	V. Lumb. Plex. T(12) L1, 2, 3, 4	P. Femoral L(1) 2, 3, 4	A. Obturator L(1) 2, 3, 4	P. Sup. Glut. L4, 5, S1	P. Inf. Glut. L5, S1, 2	V. Sac. Plex. L4, 5, S1, 2, 3	P. Sciatic L4, 5, S1, 2	A. Sciatic L4, 5, S1, 2, 3	P. C. Peroneal L4, 5, S1, 2	A. Tibial L4, 5, S1, 2, 3	L1	L2	L3	L4	L5	S1	S2	S3
		ERECTOR SPINAE		●																	1	2	3	4	5	1	2	3
Thoracic Nerves		SERRATUS POST SUP			●																							
Thoracic Nerves		TRANS THORACIS			●	●	●																					
Thoracic Nerves		INT INTERCOSTALS			●	●	●	●																				
Thoracic Nerves		EXT INTERCOSTALS			●	●	●	●																				
Thoracic Nerves		SUBCOSTALES			●	●	●	●																				
Thoracic Nerves		LEVATOR COSTARUM			●	●	●	●																				
Thoracic Nerves		OBLIQUUS EXT ABD				(•)	●	●																				
Thoracic Nerves		RECTUS ABDOMINIS				●	●	●																				
Thoracic Nerves		OBLIQUUS INT ABD					●	●	●	(•)											1							
Thoracic Nerves		TRANSVERSUS ABD					●	●	●	(•)											1							
Thoracic Nerves		SERRATUS POST INF						●																				
Lumb.	Plexus	QUAD LUMBORUM									●										1	2	3					
Lumb.	Plexus	PSOAS MINOR									●										1	2						
Lumb.	Plexus	PSOAS MAJOR									●										1	2	3	4				
Femoral		ILIACUS										●									(1)	2	3	4				
Femoral		PECTINEUS										●	(•)									2	3	4				
Femoral		SARTORIUS										●										2	3	(4)				
Femoral		QUADRICEPS										●										2	3	4				
Obturator	Ant.	ADDUCTOR BREVIS											●									2	3	4				
Obturator	Ant.	ADDUCTOR LONGUS											●									2	3	4				
Obturator	Ant.	GRACILIS											●									2	3	4				
Obturator	Post	OBTURATOR EXT											●										3	4				
Obturator	Post	ADDUCTOR MAGNUS											●					●				2	3	4	5	1		
Gluteal	Sup	GLUTEUS MEDIUS												●										4	5	1		
Gluteal	Sup	GLUTEUS MINIMUS												●										4	5	1		
Gluteal	Sup	TENSOR FAS LAT												●										4	5	1		
Gluteal	In.	GLUTEUS MAXIMUS													●										5	1	2	
Sacral	Plexus	PIRIFORMIS														●									(5)	1	2	
Sacral	Plexus	GEMELLUS SUP														●									5	1	2	
Sacral	Plexus	OBTURATOR INT														●									5	1	2	
Sacral	Plexus	GEMELLUS INF														●								4	5	1	(2)	
Sacral	Plexus	QUADRATUS FEM														●								4	5	1	(2)	
Sciatic	P	BICEPS (SHORT H)															●								5	1	2	
Sciatic	Tibial	BICEPS (LONG H)																●							5	1	2	3
Sciatic	Tibial	SEMITENDINOSUS																●						4	5	1	2	
Sciatic	Tibial	SEMIMEMBRANOSUS																●						4	5	1	2	
Common Peroneal	Deep	TIBIALIS ANTERIOR																	●					4	5	1		
Common Peroneal	Deep	EXT HALL LONG																	●					4	5	1		
Common Peroneal	Deep	EXT DIGIT LONG																	●					4	5	1		
Common Peroneal	Deep	PERONEUS TERTIUS																	●					4	5	1		
Common Peroneal	Deep	EXT DIGIT BREVIS																	●					4	5	1		
Common Peroneal	Sup	PERONEUS LONGUS																	●					4	5	1		
Common Peroneal	Sup	PERONEUS BREVIS																	●					4	5	1		
Tibial	Tibial	PLANTARIS																		●				4	5	1	(2)	
Tibial	Tibial	GASTROCNEMIUS																		●						1	2	
Tibial	Tibial	POPLITEUS																		●				4	5	1		
Tibial	Tibial	SOLEUS																		●					5	1	2	
Tibial	Tibial	TIBIALIS POSTERIOR																		●				(4)	5	1		
Tibial	Tibial	FLEX DIGIT LONG																		●					5	1	(2)	
Tibial	Tibial	FLEX HALL LONG																		●					5	1	2	
Tibial	Med Pl	FLEX DIGIT BREVIS																		●				4	5	1		
Tibial	Med Pl	ABDUCTOR HALL																		●				4	5	1		
Tibial	Med Pl	FLEX HALL BREVIS																		●				4	5	1		
Tibial	Med Pl	LUMBRICALIS I																		●				4	5	1		
Tibial	Lat Plant	ABD DIGITI MIN																		●						1	2	
Tibial	Lat Plant	QUAD PLANTAE																		●						1	2	
Tibial	Lat Plant	FLEX DIGITI MIN																		●						1	2	
Tibial	Lat Plant	OPP. DIGITI MIN																		●						1	2	
Tibial	Lat Plant	ADDUCTORS HALL																		●						1	2	
Tibial	Lat Plant	PLANT INTEROSSEI																		●						1	2	
Tibial	Lat Plant	DORSAL INTEROSSEI																		●						1	2	
Tibial	Lat Plant	LUMB II,III,IV																		●				(4)	(5)	1	2	

SENSORY

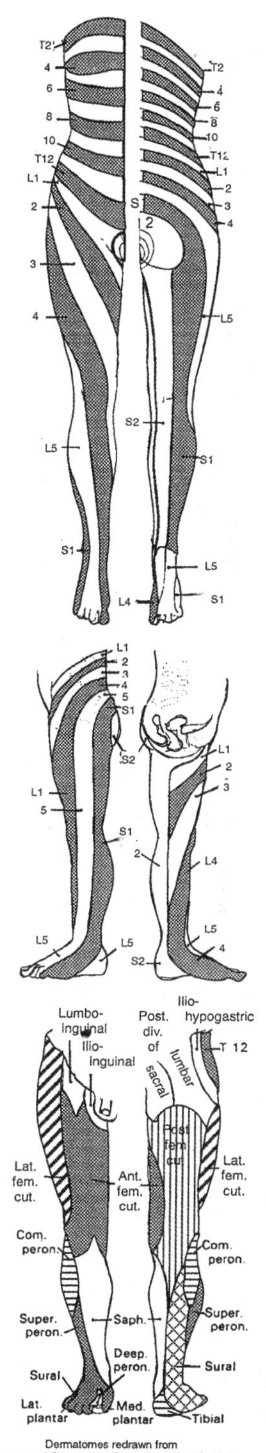

Dermatomes redrawn from Keegan and Garrett Anat Rec 102. 409. 437. 1948
Cutaneous Distribution of peripheral nerves redrawn from *Gray's Anatomy of the Human Body*. 28th ed

그림 1–11 체간 및 하지의 근력 등급 설정. © 1993 Florence P. Kendall.

섹션 Ⅳ

임상 결과 CLINICAL FINDINGS

시스템상의 병리현상 SYSTEM PATHOLOGIES

수많은 신경학적 및 근골격학적 문제들은 신경에 압박이나 긴장(견인)을 일으킬 수 있는 **비침습적인** 외상으로부터도 생길 수 있다. 외상은 유지된 자세나 반복 동작으로부터 나오는 유형과 같이 갑자기 혹은 점차적으로 일어날 수 있다. 관련된 부위는 하나의 신경지(nerve branch)로 팔다리를 통해 국소적으로 넓게 퍼져 있으므로 다양할 수 있다. 침습적이지 않은 외상은 일시적 혹은 지속적으로 손상을 일으킬 수 있다.

신체 조직은 신체의 여러 부위에서 **침습성** 외상을 입기 쉽다. 침습적 외상은 열상, 관통상, 약물주사, 수술 중 신경절단이나 손상과 같이 우발적으로 발생할 수 있으나 신경절제술이나 근절제술과 같은 필요한 절차로 인해 발생할 수도 있다.

통증의 기계적 원인 Mechanical Causes of Pain

통증은 근육이든 관절이든 또는 신경이든 상관없이 모두 신경의 반응으로부터 오는 것이다. 자극의 근원 부위에 상관없이, 통증 감각은 신경에 의해 전달된다. 따라서 통증을 유발시키는 기계적인 원인은 어떻게 해서든 신경에 직접적인 영향을 미쳐야만 한다. 잘못된 인체역학의 문제에 있어서 이 두 가지 원인을 염두에 두어야 한다.

신경근(nerve root), 신경간(nerve trunk), 신경지(nerve branches), 아니면 신경단(nerve ending)에 가해지는 **압박이나 압력(pressure or compression)**은 뼈, 인대, 근막, 흉터조직, 긴장된 근육과 같이 주위의 단단한 구조물에 의해 발생된다. 황색인대의 비대나 디스크 돌출로 인해 나타나는 통증은 신경근에 대한 압박의 좋은 예이다. 팔 통증의 경우 "전사각근증후군", 좌골신경통의 경우 "이상근증후군"은 각 근육 긴장도에 의해서 신경이 자극되는 것을 보여 준다.

근육이나 건, 인대의 스트레치(stretch)나 스트레인(strain)이 같은 변형에 민감한 신경단을 포함하고 있는 구조물에 **긴장(tension)**이 가해지면 긴장의 정도에 따라 경미하거나 심한 통증이 유발될 수 있다. 연부조직에 심한 긴장을 일으킬 수 있는 신체 내의 힘은 대체로 장시간 골격 정렬이 뒤틀려 있거나 갑작스러운 근육 수축으로 인해 생긴다.

관련된 신경 부위를 따라 일어나는 통증 및 피부감각 이상은 **손상 부위**를 판별할 수 있는 단서가 된다. 통증은 손상된 부위 아래에 국소적으로 나타날 수 있고 반사나 연관통 때문에 주위로 퍼져 있을 수도 있다. 신경근이 손상된 경우 통증은 신경의 기시점에서 시작하여 말초 부위까지, 그리고 이 피부분절(dermatome)을 기준으로 피부감각까지 이를 것이다.

말초신경이 관여된 경우 종종 손상된 부위 아래에서 통증이 나타나는 것으로 판별된다. 대부분의 말초신경은 감각신경과 운동신경을 포함하고 있다. 일반적으로 손상된 신경이 지배하는 표피층에 무감각이나 약화가 나타나기 전에 통증이나 쑤시는 느낌이 나타난다. 그러나 신경이 순수한 운동신경으로 작용하는 많은 근육에서는 통증이나 저림 증상 없이 약화 현상이 나타난다.

신경압박과 긴장 Nerve Compression and Tension

외상은 신경에 **압박을 가하는 외력(external force)**으로부터 발생한다. 그 예는 다음과 같다.

- 요골신경, 정중신경 또는 척골신경(또는 이들의 결합): "토요일 밤의 마비(saturday night palsy)"와 같이 팔을 의자와 의자 뒤에 걸치고 있는 자세로부터 발생.
- 요골신경 또는 정중신경(또는 둘 모두): 목발 마비(crutch paralysis)로부터 발생.
- 요골신경, 정중신경 또는 척골신경: 압박 붕대로부터 발생.
- 정중신경: 손을 위로하고 누운 자세나 손을 내전시킨 채 옆으로 누워 자는 등 여러 수면 자세로부터 발생(23).
- 척골신경: 팔꿈치의 외상으로부터 발생.
- 척골신경 및 정중신경: 소지구와 모지구에 가해지는 갑작스럽고 반복된 외상으로부터 발생.
- 전골간신경: 전완의 팔걸이(arm band sling)로부터 발생(24).
- 상완신경총: 어깨에 맨 가방끈(strap)으로부터 발생.
- 비골신경: 깁스(cast)나 스타킹 밴드 또는 접착 붕대

에 의한 비골 부위의 압박 또는 장시간 다리를 교차하여 한쪽 무릎을 다른 쪽 무릎 위에 얹은 자세 등으로 발생.

- 척골신경: 외부의 일시적인 압력은 팔꿈치에 혹을 예로 들 수 있는데 [상완골 원위부 끝에 위치해서 "척골(funny bone)"로 명명] 이는 팔꿈치에 가해지는 충격으로 나타난다. 타박상은 약지와 소지에 저림 증상을 유발하지만 오래 지속되지는 않는다.
- 신경에 긴장(tension)이 가해지는 외력에 의한 외상은 상완신경총에서 발생할 수 있다. 예를 들면, 사고나 신경총을 과도하게 견인시키는 도수치료의 결과로 발생한다. 장흉신경(long thoracic nerve)은 어깨에 끈이 있는 무거운 가방을 메는 경우에 발생하는 스트레치(stretch)에 민감하다.
- 신경에 영향을 미치는 내압 또는 긴장은 일반적으로 단단한 골격 구조와 연결되어 있어 신경이 취약한 곳에서 발생한다. 구(groove)나 터널이 보호 역할을 하지만 조직에 부종이나 흉터를 동반한 손상 또는 염증이 있다면 이곳이 문제 발생의 원인이 된다.

내압은 아래의 부위에 압력이 가해지는 것으로 볼 수 있다.

- 추간공(foramen)에 축적된 석회화에 의한 척수신경근.
- 견갑절흔(scapula notch)을 통과하여 인대 아래를 지나는 견갑상신경(25-28).
- 경늑골(cervical rib)에 의한 상완신경총(경늑골과 연관된 자세 참조).
- 오훼돌기와 소흉근 긴장에 의한 상완신경총(23, 29).
- 장방형 외측(quadrilateral) 공간의 액와신경(27, 30).
- 수근관증후군(carpal tunnel syndrome)에서의 정중신경.
- 몰톤 신경종(Morton's neuroma)에서 무지신경(대개) 네 번째 발가락.

신경에 가해지는 내부 긴장(internal tension)의 예는 다음과 같다.

- 견갑절흔(scapula notch)을 통과하는 견갑상신경은 어깨나 견갑골의 편위에 의해 신장된다(31).
- 장경인대(비골두 아래 부착)의 견인으로 대퇴근막장근(tensor fasciae latae)에 경련이 생겨 발생하는 이차적인 비골신경의 긴장.
- 발의 내반(inversion)으로 다리가 견인되어 생기는 이차적인 비골신경의 긴장(23,28).

신경충돌 Nerve Impingement

여기에서 **"충돌"**의 의미는 근육과 관련된 신경자극을 의미한다.

1930년대는 뼈나 다른 신체의 단단한 구조는 말할 것도 없고 근육이 신경을 자극할 수 있다는 가능성을 말하기는 매우 힘든 상황이었다. 1934년 Albert H. Freiberg는 이상근(piriformis)과 관련하여 다음과 같이 언급했다. "좌골신경의 신경에 가해지는 근복의 압력은 통증과 긴장을 유발할 수 있으나 압통의 원인은 현재로는 정확히 밝혀지지 않고 있다"(32). Freiberg는 근육이 주된 원인 중의 하나일 수도 있다는 것을 조심스럽게 암시했다.

같은 시기, 『Muscles, Testing and Function』의 원저자 중의 한 사람인 Henry O. Kendall은 좀 더 용기 있게 몇몇 임상증례에 대한 해석을 내렸다. 대부분의 증례는 말초신경이 통과하는 근육과 관련이 있으며 여기에서 근육 길이의 변화가 신경을 자극하는 원인 중의 하나이다. 통증이나 불편한 증상은 근육을 능동적으로 수축시키거나 이완시키는 등의 반복적인 동작에 의해 경감될 수 있다.

위의 저자들은 말초신경의 통증을 근육의 압박이나 마찰로 설명하는 것이 아직은 논쟁의 대상이 될 수 있다는 것을 알고 있었다(특히 이상근과 관련하여). 그러나 수많은 근육에 신경이 관련되어 있다는 것에 대해서는 인지하고 있었다.

컨디션이나 관절가동범위가 정상인 상태에서, 근육은 그 근육을 통과하거나 인접한 신경을 자극하지 않는다. 그러나 긴장된(taut) 근육이 경직되면 압박이나 마찰을 유발할 수 있다. 근육에 적응성 단축(adaptive shortness)이 발생하면 근육의 관절가동범위가 줄어들고 정상적인 길이로 되돌아가기 전까지 팽팽해지며, 신장된(stretched) 근육은 팽팽해지기 전까지 정상범위 이상으로 움직인다. 팽팽해진 근육, 특히 무게가 가해진 근육은 반복 가동 시 신경과의 마찰을 유발할 수 있다.

경미한 경우에는 근육이 수축되거나 이완되었을 때 예리한 통증보다는 불편하고 둔한 통증이 나타난다. 예리한 통증은 격렬한 움직임에 의해 상쇄될 수 있지만 일반적으로 환자는 통증을 유발하는 움직임을 피하려고 하기 때문에 이러한 움직임을 하지 않는다.

이와 같은 현상을 초기 단계에서 인지하는 것은 통증과 기능저하 후에 나타날 수 있는 상황의 약화를 방지하는 데 중요하다. 스트레칭이나 근력강화 운동을 다루어 본 물리치료사들은 환자들에게서 충돌의 초기 징후가 나타나는 것을 관찰할 수 있다.

액와신경(axillary nerve)은 상완휘돌림동맥과 함께 대원근, 소원근, 상완삼두근의 장두, 그리고 상완골에 의해 형성된 사각공간(quadrangular space)을 통해 나타난다. 긴장된(tight) 대원근을 스트레칭할 때 환자는 액와신경이 분포된 상외측 피부 감각신경(upper lateral cutaneous nerve)에 쑤시는 듯한 통증이 나타난다고 호소한다. 이러한 증상은 대원근의 긴장으로 액와신경이 압박받거나 신장으로 인해 발생하는 것으로 가정된다. 신경에 가해지는 직접적인 자극으로 인한 통증은 긴장된 근육의 스트레칭에 의해 불편함과는 차이를 보인다(피부신경 분포와 대원근증후군 참조).

대퇴신경(femoral nerve)은 대요근을 지나간다. 장요근이 긴장되어 있는 환자는 스트레칭 운동에서 복재신경(saphenous nerve)의 피부감각신경이 분포되어 있는 다리의 전방 내측에 나타나는 통증을 호소한다(피부신경 분포 참조).

대후두신경(greater occipital nerve)은 후두하삼각(suboccipital triangle)에서 나타나서 승모근과 근막을 뚫고 지나간다. 승모근을 수축시키거나 이완시키는 방향으로 머리나 팔을 움직이면 머리 뒷부분과 경부 부위의 통증을 경감시킬 수 있다(후두통증 참조). 그 외 해당되는 예시들은 다음과 같다.

- 회외근과 요골신경(27,34).
- 회내근과 정중신경(27,31,34).
- 척측수근 굴근(flexor carpi ulnaris)과 척골신경(23).
- 삼두근의 외측두와 요골신경(27,34).
- 승모근과 대후두신경(23).
- 중사각근(scalenus medius)과 C5, C6 신경총 및 장흉신경(23).
- 오훼완근과 근피신경(musculocutaneous nerve)(27,31).

근육 경련 Muscle Spasm

근육 경련(muscle spasm)은 고통스러운 신경자극 때문에 근육이나 근육분절에서 일어나는 불수의적인 수축이다. 신경근이나 신경총 또는 말초신경지에서의 자극은 다수 근육에 경련을 야기하는 반면 근육 내에 있는 신경단의 자극에 의한 경련은 그 근육에 국한되어 나타나거나 반사통증 메커니즘에 의해 보다 더 광범위하게 퍼져 나갈 수도 있다.

근육 경련의 치료는 경련이 어떤 종류인가에 달려 있다. 신경근, 신경간 또는 말초신경지의 자극이 원인이 된 경련의 완화는 신경자극의 원인이 되는 문제를 완화시켜야 가능하다. 경련 중인 근육들을 과도하게 치료하면 오히려 증상을 악화시킬 수 있다. 예를 들면, 급성 좌골신경통인 경우 온열치료를 하거나 마사지 또는 슬와부근을 스트레칭하는 것과 같은 치료 방법은 피해야 하고 팔다리를 단단히 고정시키는 것 또한 금기사항이다.

보호성 경련(protective spasm)은 인대나 골격 같은 기본 구조가 손상된 뒤 이차적으로 발생한다. 허리 손상 시 자주 나타나는 이런 보호성 방어 대책은 손상된 조직이 더 이상 자극받지 않고 손상 부위의 움직임을 예방하는 역할을 한다. 보호성 경련이 일어날 경우 지지대(support)를 적용하여 치료하면, 이와 같은 비정상적인 근육 기능을 완화시켜 줄 수 있다. 지지대를 착용하면 증상이 신속히 호전되고 통증도 줄어드는 경향을 보인다. 근육이 이완됨에 따라 지지대는 보호 기능을 유지하여 보호 근육 반응을 일으킨 근본적인 손상을 치유할 수 있도록 한다(36).

지지대를 사용하여 동작의 제한으로 인해 근육이 완화되는 것 이외에도 경련이 있는 근육에 직접 압력을 가함으로써 한층 더 완화시킬 수 있다. 이와 같이 근육에 가해지는 직접적인 압력에 긍정적인 반응을 보이는 것으로 초기 신경자극에 의한 경련 유형과 구별된다. 보호성 근육 경련이 자주 발생하는 허리의 경우 허리 패드가 있는 보조기(brace)나 허리 모양의 코르셋(corset)을 이용하여 고정과 압박을 가할 수 있다.

대부분의 경우 근원적인 문제가 너무 심한 관계로 치유를 위해서는 지지대를 최소한 며칠간 사용하는 것이 필요하다고 생각한다. 그러나 갑작스럽게 이루어진 과도한 움직임 때문에 통증이 나타난 경우, 이런 경직된 자세(rigid posture)는 실제적인 보호작용으로써 움직임이 없는 것이 아니라 움직이는데 두려움이 있기 때문에 이런 자세를 취하게 된다는 것을 쉽게 찾아볼 수 있다. 이러한 가능성 때문에 보호적 반응 여부를 결정하기 위해 온열 요법이나 가벼운 마사지 요법을 적용시켜 볼 수도 있다.

분절성 근육 경련(segmental muscle spasm)은 근육의 손상에 의해 손상되지 않은 부분에 불수의적 수축 현상이 일어나는 것을 말한다. 이 부분의 수축은 손상된 부위에 긴장을 가져오며 긴장과 같은 형태로 나타난다. 근육 내의 장력에 의한 통증은 근육의 경계 부위 내에서 발생하거나 반사나 연관통 메커니즘에 의하여 확산되어 나타날 수도 있다. 치료를 위해서는 손상된 근육의 긴장이 완화되도록 고정시켜야 한다. 이것 또한 경련 부위를 부드럽게 마사지하면 긍정적인 반응을 보일 수도 있다.

건의 손상으로 인한 근육 경련의 경우는 위의 경우와는 달리 긴장이 근육 부위가 아닌 건에서 일어난다. 건은 스트레칭에 민감한 신경단을 다수 포함하고 있으며 건의 손상에 의한 통증은 일반적인 경우보다 훨씬 더 심한 경향을 나타내 보인다.

적응성 단축 Adaptive Shortening

적응성 단축은 근육의 단축 자세가 지속되어 긴장(tightness)된 상태를 의미한다. 대립근이 단축된 부위를 중립 자세로 되돌리거나 외부적인 힘으로 그 단축된 근육을 신장시키지 않는 한 그 부위는 단축된 상태를 유지하게 될 것이다.

단축(shortness)이나 긴장(tightness)된 상태라는 것은 근의 길이가 경미하거나 중등도 정도로 짧아진 것을 의미하고 따라서 관절가동범위가 제한된 것을 의미한다. 이러한 상태는 되돌릴 수 있지만 근육에 손상을 입히지 않기 위해서는 점진적인 스트레칭 운동을 진행시켜야 한다. 근육이 중등도 정도로 단축되어 있는 경우 근육의 가동성이 원래의 상태를 회복하기 위해서는 보통 몇 주간의 기간이 필요하다.

휠체어 사용자나 거의 대부분의 일상생활을 앉아서 지내는 사람은 단일관절을 지나는 고관절 굴곡근(장요근; iliopsoas)이 이에 대한 적응으로 인해 단축이 일어날 수 있다. 무릎을 부분적으로 신전시키고 발을 족저굴곡시킨 채 장시간 앉아서 생활하면 가자미근(soleus)의 단축을 초래할 수 있다. 많은 시간 굽 높은 신발을 신는 여성도 가자미근이 단축될 수 있다. 그러한 근육의 단축은 몸의 균형(balance)과 선 자세에서의 정렬(alignment) 상태 모두에 영향을 미친다.

신장성 약화 Stretch Weakness

신장성 약화는 적응성 단축과는 달리 근육에 신장된 상태가 지속됨에 따라 발생하는 근육의 약화 현상이다. 이때 근육은 생리학적 중립 자세보다는 조금 더 신장되어 있는 것으로 근육이 정상적 신장 범위를 초과한 것은 아니다. 따라서 잘못된 근육의 정렬 상태가 얼마나 오래 지속되었는가를 의미하는 것이지 이 상태의 심각성 정도를 의미하는 것은 아니다(이것은 근육이 정상 신장 범위를 초과한 과도한 스트레칭을 의미하는 것은 아니다).

신장성 약화의 많은 경우 장기간 근육이 약화되어 있었거나 부분적으로 마비되어 있었다 할지라도 심지어 첫 증상의 시작으로부터 몇 년이 지난 경우에도 근육을 편한 자세로 받쳐주는 식의 치료에 긍정적인 반응을 보였다. 이러한 근력의 회복 증례는 신장성 약화가 치유될 수 있는 것임을 의미하고 있다.

정상 근육에서 나타나는 신장성 약화로 잘 알려져 있는 예로는 침대 생활을 하는 환자의 발이 이불에 의해 족저굴곡(plantar-flexion)된 상태로 눌려 족하수증(foot-drop)을 유발하는 경우이다. 신경학적인 연관이 없어도 이 근육의 지속적인 신장으로 인해 배측 굴곡근이 약화된다.

전각세포(anterior horn cell)에 의해 영향을 받는 근육에 겹쳐 있는 신장성 약화는 회백수염(poliomyelitis) 질환을 가진 환자에게서 수없이 많이 보인다(예: 부록 B 참조).

중추신경계(CNS)의 병변에 겹쳐 있는 신장성 약화는 다발경화증(multiple sclerosis) 환자, 특히 손목 굴곡근과 발목 배측 굴곡근에서 관찰되었다. 반대 근육들의 신장은 단축되며 손목에 휘어 올라간(cock-up) 유형의 부목이나 발목에 보조기(orthosis) 착용은 근력 강화와 기능의 능력을 향상시키는 결과를 가져왔다.

위의 증례보다 심하지 않은 신장성 약화는 직업이나 자세에서 오는 긴장에 의한 경우에서 자주 찾아볼 수 있다. 이때 단일관절 근육(중둔근, 소둔근, 장요근, 고관절 외전근, 복근, 중·하승모근)이 제일 많이 영향을 받는다.

신장성 약화를 보이는 근육을 치료할 때는 근육을 신장시키는 방법이나 약화된 근육의 신장이 유발될 수 있는 전체 관절가동범위의 움직임을 적용해서는 안 된다. 이러한 증상은 근육의 지속적인 신장에서 유발된 것이므로 근육의 회복을 위해서 생리학적 중립 자세로 충분한 시간을 가지고 고정시켜 놓아야 효과가 나타난다. 치료에는 재정렬과 중립 자세로의 복귀, 그리고 약화된 근육이 근력을 회복할 때까지 정상 자세를 유지시켜 줄 수 있는 지지대를 사용해야 한다. 제대로 된 정렬에서 벗어나도록 잡아당기고 있는 부분은 약한 근육의 긴장도를 줄이기 위해서 제대로 자리 잡아야 하며 이 근육에 지속적인 긴장을 유발하는 작업장에서의 자세도 교정되어야 한다. 또한 이렇게 장시간의 긴장성 스트레스(prolonged tension stress)를 받고 있는 근육이 너무 많은 일을 하지 않도록 주의해야 한다. 근육이 점점 근력을 찾아가고 유지할 수 있게 될 때 환자는 올바른 근육 균형과 정렬 상태를 유지할 수 있도록 노력해야 한다.

임상의를 위한 가이드라인 박스 1-3 참조.

섹션 V

치료의 핵심 TREATMENT FUNDAMENTALS

안정성 혹은 가동성 STABILITY OR MOBILITY

관절과 근육의 비정상적인 상태를 치료하는 데 있어서 임상의는 **안정성**과 **가동성**이 최적의 기능을 위해서 요구된 결과에 기초를 둔 치료에 대하여 전체적인 객관성을 결정해야만 한다. 관절 구조는 더 큰 가동성과 더불어 적은 안정성이 있고 더 큰 안정성과 더불어 적은 가동성을 가지도록 디자인되어 있다.

유년기에서 장년기의 성장 과정에서 인대 조직은 견고해지고 근육의 유연성은 줄어든다는 것은 일반적으로 받아들여진 사실이다. 이 변화는 유년기보다는 장년기에 더 큰 안정성과 강한 힘을 제공한다.

인대가 느슨한 사람은 유연성이 부족한 사람보다 안정성이 떨어지는 것으로 나타난다. 예를 들면, 무릎이 과신전되는 것은 인체공학적으로 실리는 체중을 안정화하기 위한 것이 아니라 정상적인 신전을 유지하고 있다는 것에서 알 수 있다.

굴곡 상태에서 척추의 안정성 부족은 장시간 앉아서 일하거나 서서 일할 경우 혹은 물건을 들어 올리거나 옮길 경우에 문제를 야기할 수 있다. 근육은 인대가 제공하는 움직임(movement)과 지지대(support) 역할 모두를 수행하지는 못한다. 증상으로는 먼저 피로해지고 곧이어 통증으로 나타난다. 가끔은 신체는 강건하지만 척추가 과도하게 유연한 성인의 경우에 통증을 완화시키기 위해 허리 보조대가 필요할 때가 있다.

인체공학적 관점에서 볼 때 정렬성과 가동성에 관련하여 두 가지 잘못이 있다. 관절 표면에 지나친 압박과 뼈와 인대 혹은 근육에 지나친 긴장이다. 결국, 뼈에 대한 변화가 두 가지 유형으로 나타날 수 있다. 과도한 압박은 관절 표면에 침식 효과를 일으키는 반면에 견인은 붙어 있는 부위에서 뼈의 성장을 증가시키는 결과를 가져온다.

가동성의 부족은 지나친 압박을 가하는 요소로서 지속적으로 잘못된 정렬 상태의 형성에 밀접한 관련성을 가지고 있다. 가동성이 없어지면 관절에 경직이 발생하고 어떤 정렬 상태로 지속적으로 남아 있다. 이것은 긴장된 근육에 의한 움직임의 제한이나 또는 움직임의 호(arc)를 통해 분절을 움직일 수 없는 약한 근육에 의한 결과일 수 있다. 근육의 경직성은 지속적으로 존재하는 요소로서 몸의 자세를 고려하지 않고 잘못된 정렬 상태에서 일부분을 그대로 유지하려는 경향이 있다. 근육 약화는 지속성이 좀 덜한 편인데 자세를 변화시키는 것은 한 부분의 정렬 상태에 변화를 가져올 수 있기 때문이다. 관절의 정상적인 동작에 있어서는 관절 표면의 마모와 파열이 고루 분포되는 경향이 있으나 관절가동범위(ROM)가 제한적일 경우에는 단지 사용되는 범위 내에 있는 관절의 표면에만 마모가 생긴다. 만

박스 1-3

임상의를 위한 가이드라인

- 옛날 속담에 "해롭게 하지 말라"는 조언을 명심한다.
- 환자의 신뢰와 협조를 얻어라.
- 환자의 말에 주의를 기울여라.
- 진단에 도움이 되는 단서를 제공하는 자세, 신체 언어(body language), 그리고 자연 발생적인 움직임을 관찰하라.
- 근골격계(musculoskeletal)의 평가와 치료에 해부학, 생리학, 그리고 인체공학적 기본 지식을 적용하라.
- 환자의 직업 활동 및 여가 활동이 현재의 상태를 경감시키는지 악화시키는지를 검토하라.
- 환자를 교육하라. 즉, 환자 자신이 가지고 있는 문제의 본질을 이해할 수 있도록 도와주라.
- 앞서 했던 치료에 대한 환자의 반응을 잘 주시하라.
- 인내심을 가지고 환자를 대하라. 불안과 통증을 극복하는데 한 번 이상의 치료 시간을 필요로 할 때도 있다.
- 첫 시작 치료는 부드럽게 하라.
- 손상이나 질병으로 약해진 근육은 보통의 근육보다 더욱 조심스럽게 다뤄야 한다.
- 긴장된 근육에 대해 스트레칭을 시도하기 전에 이완시키는 것이 필수적이라는 것을 기억하라. 너무 심한 스트레칭은 오히려 악영향을 미칠 수 있다.
- 견인할 때는 견고하면서도 부드럽게 하라. 잡은 부위의 피부가 꼬집히거나 비틀리거나 당겨지지 않도록 하라.
- 치료에 대한 좋은 반응의 기대는 환자의 통증이나 불편함의 내성에 기초하여 점점 좋아질 것이다.
- "더 많은 것이 더 좋은 것이다"라는 자세를 피하라. 앞서 했던 치료에 대한 반응을 그 다음 날이 되어서야 알 수 있을 정도로 늦게 나타날 수 있다.
- 감각이나 혈액 순환에 문제가 있는 경우에는 열 치료는 피해야 한다. 과다했을 때는 신장성 약화(stretch weakness)를 보인다.
- 만일, 다음의 증상이 나타나는 경우 지속적인 치료를 금해야 하는데 부종 (swelling), 홍조(redness), 비정상적인 열이 있거나, 현저하게 민감하거나, 가동범위가 감소한 경우 또는 통증이 지속되는 경우이다.
- 치료의 목적을 설정하고 자가 치료 프로그램을 계획하는 데 환자를 참여시켜라.
- 타당한 이유를 설명할 수 있어야 한다. 평가, 검사, 치료 계획, 그리고 추가 치료 절차를 문서화하라.

약 관절의 일부분이 근육의 경직으로 인해 제한을 받는다면 긴장의 원인이 되는 동작이나 그러한 제한이 긴장을 대신하여 보상이 나타나는 다른 부위의 어떤 동작에 대항하여 보호를 받는다.

과도한 관절가동성은 정상적으로 관절가동범위에 제한이 있는 인대에 긴장을 가져오며 과도한 관절가동범위가 오래 지속될 때에는 관절 표면의 가장자리에 지나친 압박을 가하는 결과를 가져올 수 있다.

골격 지지 차원의 근육의 역할 ROLE OF MUSCLES IN SUPPORTING THE SKELETON

근육은 움직임 외에 골격을 지탱하는 주요한 역할을 한다. 근육은 관절이 정상적인 활동을 할 수 있을 만큼 길어야 하며 관절의 안정성을 효과적으로 유지할 수 있을 만큼 짧아야 한다.

긴장된(tight) 근육 때문에 관절가동범위가 제한되면 근육 이완을 증진시키고 최적의 근육 상태로 회복할 수 있는 다양한 종류의 치료를 실시해야 한다. 스트레칭은 아주 중요한 치료 과정 중의 하나인데 양은 점진적으로 증가시켜 가도록 하며 약간 불편함을 느낄 정도는 상관없으나 통증은 느끼지 않게 해야 한다.

과가동성이 있는 경우에는 과도한 스트레칭을 피하는 것이 좋다. 환자가 과도한 가동성은 있지만 통증과는 상관없는 경우에는 그 부위를 "단단히 고정시키는" 지지대의 사용을 신중히 검토해 볼 필요가 있다. 이 경우에 특정 운동은 필요할 수도 혹은 필요치 않을 수도 있는데 스트레칭으로 인해 약해진 근육은 과도한 스트레칭만 피하면 일상 활동으로도 회복이 가능할 수 있기 때문이다.

치료의 종류 TREATMENT OPTIONS

다음은 자세 이상과 통증이 있는 환자를 돌보기 위해 사용할 수 있는 치료 옵션에 관한 내용을 기술한 것이다(표 1-4). 이것은 완전하고 포괄적인 목록은 아니며 더 자세한 내용은 이후 장에서 적절하게 제공될 것이다.

표 1-4 자세 이상과 통증 치료를 위한 치료의 종류

치료	정의	효과
견인	•관절 그리고/혹은 근육을 치료 목적으로 늘리거나 스트레치시키기 위해 사용하는 힘. 적절하게 적용 시 견인의 힘은 관절 표면에 직각 방향으로 잡아당기게 된다. 견인은 다음과 같이 적용된다. •손으로(manually) •기계적으로 견인하는 장비를 통해 •고정된 상태의 무게 혹은 자세를 이용한 견인이 있다.	•통증 및 근육 경직 이완 •유착 예방 및 치료 •긴장된 근육 스트레칭
마사지	**도수치료 테크닉**은 관절과 연부조직을 숙달된 솜씨로 능수능란하게 가동시켜 주는 것이다. 아래의 테크닉이 포함된다. •매뉴얼 림프 배출 •매뉴얼 견인(traction) •마사지 •가동술/도수치료 •수동적 관절가동범위	•순환 호전 •근육 이완 촉진 •흉터 감소 •긴장된 근육/근막 스트레칭 •부종(edema/swelling) 완화 •조직 탄력성 호전 •관절가동범위 증가 •관절과 연부조직 가동술/도수치료 •통증 조절 •가동성 제한 감소
운동(19,31)	치료 운동은 환자가 손상된 신체 기능과 구조를 치료나 예방을 해서 일상 활동을 강화하고 부상 위험을 감소시키며 건강 상태를 최적화하여 몸을 강건하게 함으로써 웰빙 삶을 추구하기 위해 계획된 신체적 움직임이나 활동을 수행하는 것이다. 치료 운동에는 에어로빅과 조절 및 재조절, 지구력 및 민첩성 훈련, 생체역학적 훈련, 호흡운동, 협응력 운동, 발달활동 훈련, 근육 이완, 동작 패턴 훈련, 신경운동(neuromotor) 발달 활동 훈련, 관절가동범위 운동 및 연부조직 스트레칭 이완 운동, 힘과 지구력 강화 운동이 있다.	•신체 밀도 증대 •호흡력 증대 •신체 기능 유지/증대 •안정성 향상 •에어로빅 능력/지구력 증대 •근육 강화 및 지구력 증대 •자세 조절 및 이완 향상 •감각 인지 증대 •활동 인내성 증대 •손상된 신체의 기능 및 구조, 활동성 제한, 그리고 신체 기능 향상을 위한 참여 제한 치료 및 예방 •헬스, 웰니스, 피트니스 향상 •합병증, 통증, 가동성 제한, 부종 감소 •일상 활동에서 위험성 감소, 안전성 증대 •약한 근육 강화 •정상 근육의 탄력성 회복을 위한 단축 근육 이완 •지구력 증대 •기능 회복 •순환기계 자극
지지대	•보호 조치가 필요한 약한 근육과 관련된 부정렬 상태 교정기구이다. •자세와 기능을 호전시키기 위한 보장구/보철기에 관한 자세학이다.	•고정 •통증 최소화 •부정렬 상태 교정 •약한 근육에서 스트레인(strain) 제거 •기능 촉진 •가동성 제한
	물리치료 종류	
전기 자극	• 전기 자극으로 근육 수축을 이완시키는 테크닉	•통증 완화 •근육 재교육 •부종 관리 •염증 감소
온열요법(32)	•발열체에서 신체 부위로의 열에너지 전달 형태	•통증, 근육 긴장성 이완 •관절 경직성 감소 •콜라겐 조직의 탄력성 증대 •혈행 증대 •염증성 침윤물 해소(32) •스트레치 촉진
냉각요법(32)	•신체 부위에서 냉각체로 열에너지 전달 형태	•통증, 부종(swelling, edema) 감소 •경직 억제 •신경학적으로 약화된 다양한 형태의 근육의 수축 촉진 •근육 재교육

REFERENCES

1. Page P. Current concepts in muscle stretching for exercise and rehabilitation. Int J Sports Phys Ther. 2012;7(1):109-119.
2. Weppler, CH, Magnusson, SP. Increasing muscle extensibility: A matter of increasing length or modifying sensation? Phys Ther. 2010;90(3):438-449, doi: 10.2522/ptj.20090012.
3. Henricson EK, Abresch RT, Cnaan A, et al. The cooperative international neuromuscular research group Duchenne natural history study: glucocorticoid treatment preserves clinically meaningful functional milestones and reduces rate of disease progression as measured by manual muscle testing and other commonly used clinical trial outcome measures. Muscle Nerve. 2013;48(1): 55-67. doi: 10.1002/mus.23808.
4. Morton DP, Callister R. Influence of posture and body type on the experience of exercise-related transient abdominal pain. J Sci Med Sport. 2010;13(5):485-488. doi: 10.1016/j.jsams.2009.10.487. PMID: 20022301.
5. Alizadehkhaiyat O, Roebuck MM, Makki AT, Frostick SP. Postural alternations in patients with subacromial impingement syndrome. Int J Sports Phys Ther. 2017;12(7):1111-1120. doi: 10.26603/ijspt20171111.
6. Lee SP, Souza RB, Powers CM. The influence of hip abductor muscle performance on dynamic postural stability in females with patellofemoral pain. Gait Posture. 2012;36(3):425-429. doi: 10.1016/j.gaitpost.2012.03.024. Epub 2012 May 16. PMID: 22607792.
7. Dunn JC, Iversen MD. Interrater reliability of knee muscle forces obtained by hand-held dynamometer from elderly subjects with degenerative back pain. J Geriatr Phys Ther. 2003;26(3):23-29. Accessed September 17, 2021. https://search-ebscohost-com. proxy-hs.researchport.umd.edu/login.aspx?direct=true&db=rzh&AN=106734482&site=eds-live
8. Rash G. Electromyography Fundamentals. http://www.gcmas.org.Accessed 8/03, 2003.
9. Rheault W, Beal J, Kubick K, Novack T, Shepley J. Intertester reliability of the hand-held dynamometer for wrist flexion and extension. Arch Phys Med Rehabil. 1989;70:909.
10. Surburg P, Suomi R, Poppy W. Validity and reliability of a handheld dynamometer applied to adults with mental retardation. Arch Phys Med Rehabil. 1992;73(6):535-539.
11. Wadsworth C R K, Sear M, Harrold J, Nielsen D. Intrarater reliability of manual muscle testing and hand-held dynametric muscle testing. Phys Ther. 1987;67(9):1342-1347.
12. Brinkman JR. Comparison of a hand-held to a fixed dynamometer in tracking strength change. [Abstract R226] In: Abstracts of papers accepted for presentation at 67th Annual Conference of American Physical Therapy Association, June 14-16, 1992. Phys Ther. 1992;72(6) Suppl.
13. Marino M, Nicholas J, Gleim G, Rosenthal P, Nicholas J. The efficacy of manual assessment of muscle strength using a new device. Am J Sports Med. 1982;10(6):360-364.
14. Mulroy SJ, Lassen KD, Chambers SH, Perry J. The ability of male and female clinicians to effectively test knee extension strength using manual muscle testing. Orthop Sports Phys Ther. 1997;26(4):192-199.
15. Newton M, Waddell G. Trunk strength testing with iso-machine. Part 1:Review of a decade of scientific evidence. Spine. 1993;18(7):801-811.
16. Norkin C, Levangie P. Joint Structure and Function. Philadelphia:F.A. Davis. 1992.
17. Goss CM, ed. Gray's Anatomy of the Human Body, 28th ed. Philadelphia:Lea & Febiger; 1966: 380-381.
18. Moore KL, Agur AMR, Dalley AF II. Clinically Oriented Anatomy, 8th ed. Wolters Kluwer; 2018. Accessed February 19, 2021. http://search.ebscohost.com/login.aspx?direct=true&db=cat01362a&AN=hshs.004959764&site=eds-live.
19. Huang, J. Dynamic activity of human brain task-specific networks. Sci Rep. 2020;10:7851. doi: 10.1038/s41598-020-64897-2.
20. O'Connell A, Gardner E. Understanding the scientific basis of human motion. Baltimore: Williams & Wilkins; 1972.
21. Legg AT. Physical therapy in infantile paralysis. In: Mock, ed. Principles and practice of physical therapy. Vol II. Hagerstown, MD: WF Prior; 1932:45.
22. Keegan J, Garrett F. The segmental distribution of the cutaneous nerves in the limbs of man. Anat Rec. 1948;102:409-437.
23. Sunderland S. Nerve and Nerve Injuries. 2nd ed. New York: Churchill Livingstone; 1978.
24. O'Neill DB, Zarins B, Gelberman RH, Keating TM, Louis D. Compression of the anterior interosseous nerve after use of a sling for dislocation of the acromioclavicular joint. J Bone Joint Surg[AM]. 1990;72-A(7):1100.
25. Post M, Mayer JM. Suprascapular nerve entrapment. Clin Orthop Relat Res. 1987;223:126-135.
26. Hadley MN, Sonntag VKH, Pittman HW. Suprascapular nerve entrapment. J Neurosurg. 1986;64:843-848.
27. Dawson DM, Hallett M, Millender LH. Entrapment Neuropathies, 2nd ed. Boston: Little, Brown; 1990.
28. Conway S, Jones H. Entrapment and compression neuropathies. In: Tollison C, ed. Handbook of chronic pain management. Baltimore:Williams & Wilkins; 1989; 433, 437, 438.
29. Kendall HO, Kendall FP, Boynton DA. Posture and Pain. Baltimore:Williams & Wilkins; 1952.
30. Cahill BR. Quadrilateral space syndrome. In: Omer GE, Spinner M. Management of peripheral nerve problems. Philadelphia: WB Saunders; 1980: 602-606.
31. Sunderland S. Nerve Injuries and Their Repair: A Critical Appraisal. London: Churchill Livingstone; 1991: 161.
32. Freiberg AH, Vinke TH. Sciatica and sacro-iliac joint. J Bone Joint Surg [AM]. 1934;16:126-136.
33. Jankiewicz JJ, Henrikus WL, Houkom JA. The appearance of the prirformis muscle syndrome in computed tomography and magnetic resonance imaging. Clin Orthop Relat Res. 1991;262:207.
34. Spinner M. Management of nerve compression lesions of the upper extremity. In: Omer G, Spinner M, eds. Management of peripheral nerve problems. Philadelphia: WB Sanders; 1980.
35. Hirayama J, Yamagata M, Ogata S, Shimizu K, Ikeda Y, Takahashi K. Relationship between low-back pain, muscle spasm and pressure pain thresholds in patients with lumbar disc herniation. Eur Spine J. 2006;15(1):41-47. doi: 10.1007/s00586-004-0813-2.
36. Jeon ET, Jung JH, Moon JH, et al. The effects of spinal support device on pain and extensibility of the hamstrings in patients with non-specific low back pain. J Phys Ther Sci. 2017;29(8):1301-1304. doi: 10.1589/jpts.29.1301.

자세

POSTURE

2

CHAPTER

목차

섹션 I

자세의 기본 FUNDAMENTALS OF POSTURE

개요 INTRODUCTION

올바른 자세는 개인의 건강에 기여하는 좋은 습관에서 나온다. 신체의 구조와 기능은 올바른 자세를 갖게 하고 유지하려는 잠재력을 제공한다. 역설적으로, 잘못된 자세는 대체 습관(alternative habit)으로 인한 것으로서 불행하게도 주위의 많은 사람들에게서 아주 쉽게 찾아볼 수 있는 것이 사실이다(1). 자세 결함은 신체에서 주어진 능력을 잘못된 사용으로 인한 것이고 정상적인 신체의 구조와 기능은 아니다. 만약 잘못된 자세가 단순히 미용적인 문제라면 이에 대한 관심은 외적인 모습에 국한된다. 그러나 지속적인 자세 결함은 불편함, 통증, 기능 손상(impaired function) 또는 장애(disability)를 유발할 수 있다(1–5). 불편함에서 무력화성 장애까지의 결과는 종종 자세 결함의 심각성과 지속성에 연관된다.

올바른 자세의 중요성에 대한 논의는 자세 문제의 파급과 그와 연관된 통증 상태로부터 나온다. 이 책에서는 올바른 자세의 개념들을 정의하고, 자세 결함을 분석하며, 치료 방법을 제시하고, 자세에 미치는 발달적 요인과 환경적 영향에 관하여 논의하고자 한다. 이 책의 목적은 통증을 초래하는 자세 결함의 발생률을 감소시키는 데 도움을 주고자 하는데 있다.

현대 문명의 문화적 패턴은 인체의 기본 구조에 스트레스를 증가시키는데 그 원인은 점점 증가하는 전문화된 활동들 때문이다. 우리의 생활방식 아래서 적절한 기능을 수행하기 위한 보상작용들을 제공하는 것이 필요하다. 성인의 경우 자세 결함의 높은 발생률은 노화의 과정과 고도로 전문화되거나 반복적인 행동 방식의 경향들과 연관되어 있다(1,3,6). 자세 결함의 교정은 기초가 되는 작용들을 이해하고 긍정적이고 예방적인 교육 프로그램을 제공하는데 달려 있다. 신체역학(body mechanics)을 이해하고 스트레스(stress)와 스트레인(strain)에 반응하는 것은 이를 위해 필요하다.

건강한 신체역학에서 정렬과 근육의 균형은 서로 떨어질 수 없는 본질적인 개념이다. 검사와 치료 방법들은 자세와 움직임에서 건강한 신체역학의 회복과 유지에 초점을 맞춘다. 약한 근육들을 강화시키고 긴장된 근육을 이완시키기 위한 교육과 운동치료법은 근육 균형을 회복시키기 위한 주요 방법이다. 이상적인 신체역학은 관절가동범위가 적절해야 하며 과하지 않아야 한다. 정상적인 유연성은 다음과 같은 특징이 있는데 과도한 유연성이 아니다. 관절운동에 관한 기본적 개념은 다음과 같이 요약할 수 있다. 보다 더 유연할수록 덜 안정적이고, 보다 더 안정적일수록 덜 유연하다. 그러나 다양한 스포츠, 댄스 그리고 곡예에서의 능숙한 수행력은 과도한 유연성과 근육 길이를 필요로 하기 때문에 문제가 발생할 수 있다. "많으면 많을수록 좋다"라는 개념을 이용하여 수행 기술의 향상에 적용할 수 있지만 이것은 수행자의 건강에 악영향을 미칠 수 있다.

자세에 대한 다음과 같은 정의는 미국 정형외과학회의 자세위원회에 의해서 결정되었다(7). 다음은 자세에 대한 정의를 잘 말하고 있다.

> 자세는 일반적으로 신체 부위의 상대적 정렬로서 자주 정의된다. 좋은 자세는 부상이나 점진적인 결함에 맞서 신체를 지지할 수 있는 구조물을 보호하는 근육과 골격 균형의 상태를 말한다. 그리고 올바른 자세는 이러한 구조물이 작동하고 휴식 자세(서고, 눕고, 앉고, 굽히는 자세)와는 관계가 없다. 이러한 상황 아래에서 근육은 가장 효율적인 기능을 할 것이고 가슴과 복부 장기에 적절한 위치를 제공한다. 나쁜 자세는 신체의 다양한 부위에 대한 불완전한 관계로 이는 지지 구조물에서 스트레인(strain)을 증가시키고 지지 기반 위에서 신체의 비효율적 균형을 발생시킨다.

자세와 통증 POSTURE AND PAIN

잘못된 신체역학(body mechanics)과 관련된 통증 호소가 너무도 흔히 나타나고 있고 대부분의 성인들은 일상생활에서 겪은 그들 나름대로의 경험을 가지고 있다. 그 가운데 요통의 발생률이 가장 높고 목, 어깨, 팔의 통증을 호소하는 사람들의 수가 급격하게 증가하고 있다(1,3,5,8,9).

자세의 결함과 연관된 통증을 논의할 때 자세 결함에 관한 많은 증례에서 통증은 뚜렷한 증상 없이 존재하는가와 표면적으로 가벼운 자세의 결함은 왜 역학적 증상과 근육의 긴장을 일으키는가에 관한 질문을 받기도 한다. 두 가지 질문에 대한 대답은 자세의 결함이 얼마만큼 지속적인가에 따라 달라진다.

자세가 상당히 불완전해 보이더라도 몸이 유연하면 자세를 쉽게 바꿀 수도 있다. 반면에 자세는 좋아 보이더라도 근육이 긴장되거나 탄력성이 부족한 경우는 유연성에 제약이 가해지므로 위치를 쉽게 바꿀 수 없는 경우도 있다. 가동성의 부족은 부정렬 상태와 같이 확연하게 나타나는 것은 아니지만 유연성과 근육 길이를 검사하다 보면 발견할 수 있는 것으로 더욱 중요한 요인이라고 할 수 있다.

잘못된 자세로 인한 통증을 이해하기 위해서는 경미한 스트레스라도 지속적이고 반복적으로 누적되면 심각한 스트레스를 받는 것과 같은 급성 장애를 일으킬 수 있다는 사실을 반드시 알고 있어야 한다. 자세로 인한 통증을 느끼는 경우에는 발병되는 방법이나 증상의 심각성 면에서 상당한 차이를 보이고 있다. 급성 증상만을 보이는 경우도 있기는 하지만 이 경우에는 보통 비정상적인 스트레스나 상처로 인해 발생하게 된다. 다른 경우에는 갑작스럽게 발병하고 만성 통증으로 발전하기도 한다. 여전히 그 외에 만성적인 증상이 급성으로 발전하는 경우도 있다.

갑작스러운 발병으로 인한 증상은 다양하며 통증을 줄일 수 있는 방법도 이미 개발되어 있다. 급성 증상이 가라앉은 이후에 정렬 상태와 근육 균형의 근본적인 장애를 알아보기 위한 검사를 할 수 있으며 특정 치료도 시행해 볼 수 있다.

급성 통증과 만성 통증 질환의 치료 사이에는 중요한 차이점이 있다. 적절한 시간에 치료를 적용할 수 있다면 주어진 방법들은 치료로써 인정되고 받아들여질 수 있다. 치료의 적용 시기에 문제가 있다면 이와 같은 방법들은 비효과적이거나 심지어 해로울 수 있다.

손상된 목, 어깨 또는 발목의 경우와 같이 허리에도 보조대가 필요하다. 보호를 제공하는 자연적인 방법은 "보호성 근육 경련(protective muscle spasm)" 또는 "근육 보호(muscle guarding)"에 의해서 이루어지는데 이 방법은 허리의 근육들이 아픈 움직임을 보호하기 위해서 허리의 강직을 유도하는 것이다. 그러나 근육은 허리를 보호하기 위해 과부하가 될 때 이차적으로 포함된다. 허리를 고정하기 위한 적절한 보조대(support)를 이용하는 것은 근육의 기능을 일시적으로 경감하는 것이고 근본적인 손상의 치유를 가능하게 한다. 치료가 적용될 때 보호성 근육 경련은 빠르게 사라지는 경향이 있고 통증은 경감된다.

고정(immobilization)은 종종 통증 경감을 위해 필요한 수단이 된다. 그러나 신체 부분의 경직은 바람직한 결과가 아니다. 급성기부터 회복기까지의 변화는 정상 범위의 고정에서 회복까지의 움직임을 필요로 한다는 것을 환자가 이해해야 한다. 더 이상 필요성이 없는 보조대를 계속 사용하면 다른 방법으로 해결해야 할 문제를 지속시키게 된다. 정렬과 관절 및 근육의 원칙에 관해서는 **박스 2-1** 참조하라.

박스 2-1

정렬, 관절 및 근육의 원칙

자세 문제를 평가하고 치료하기 위해서는 정렬, 관절 및 근육과 연관된 기본적 원칙을 이해하는 것이 필요하다.

- 잘못된 정렬은 뼈, 관절, 인대, 그리고 근육에서 발생한 과도한 스트레스와 스트레인(strain)의 결과이다.
- 관절의 위치는 근육이 길게 보이거나 짧게 보이게 한다.
- 자세가 습관성이라면 정렬과 근육 검사 사이에 연관성이 있다.
- 근육 단축은 더욱 가까운 근육의 기시부와 정지부를 포함한다.
- 적합한 단축은 단축된 상태에 있는 근육에서 발전된다.
- 근육의 약화는 근육의 기시부와 정지부의 분리를 가능하게 한다.
- 신장성 약화(stretch weakness)는 늘어나 있는 단일관절 근육에서 발생한다.

표준 자세 THE STANDARD POSTURE

자세는 어떠한 주어진 순간에서 신체의 모든 관절의 위치로부터 구성되며, 정적 자세 정렬은 다양한 관절과 신체 분절의 위치 용어에서 가장 잘 기술된다. 이 장에서는 자세 정렬을 분석하기 위한 기초적이면서도 필수적인 정보를 제공하고자 한다. 독자는 앞서 1장에서 기술한 바와 같은 해부학적 자세에 관하여 명확한 이해를 해야 한다. 자세는 또한 근육 균형의 용어로 기술할 수 있다. 이 장에서는 정적 자세 위치와 연관된 근육 균형이나 불균형에 관한 내용을 기술하고자 한다.

모든 검사에서 그렇듯이 자세 정렬을 평가하기 위해서는 표준이 있어야 한다. 표준이 되는 이상적인 골격의 정렬은 최소한의 스트레스(stress)와 스트레인(strain)이 주어진 상태로 신체를 최대한 효율적으로 활용할 수 있는가와 관련이 있다. 전체 자세 훈련시스템이 완전해지기 위해서 표준 자세는 반드시 이와 같은 요건을 충족시킬 수 있어야 한다. Basmajian과 DeLuca는 "포유동물 가운데, 인간들은 직립 보행을 한 이후로 중력에 저항하는 메커니즘을 가장 잘 활용하여 왔다. 사실 가장 서투르게 보이는 자세를 위해 근육 에너지를 소비하는 것은 가장 경제적인 것이다"라고 언급했다(10).

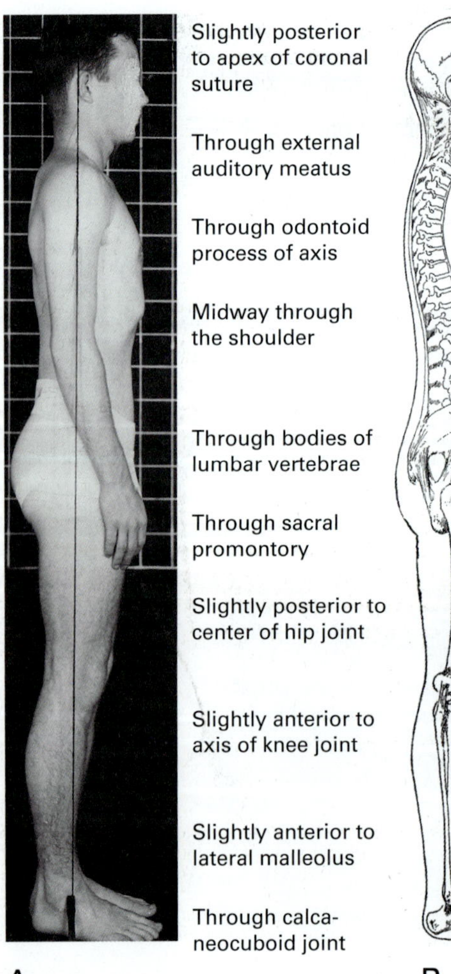

그림 2-1 자세 검진에서 랜드마크의 정렬 상태.

표준 자세(standard posture)에서 척추는 정상적인 곡선을 이루고 있고 하반신의 골격은 체중을 유지할 수 있는 이상적인 정렬 상태를 하고 있다. "중립" 상태에 놓여 있는 골반은 복부와 체간, 그리고 그 아래에 놓인 하지가 올바른 정렬이 되도록 도와준다. 가슴과 등 상부는 호흡기가 가장 활성화되기 좋은 상태를 유지하며, 머리는 바로 서 있고 균형이 잘 잡힌 상태에서 목 근육의 스트레스는 최소화된다(그림 2-1).

전체적인 표준 자세 신체 윤곽은 이상적으로 정렬된 골격 구조와 관련이 있다. 신체의 유형과 크기는 매우 다양하며 신체의 모양과 비율은 체중을 분산시키는 요인이 된다. 신체 윤곽은 골격의 배열 상태와 어느 정도 관련이 있으며(11,12), 이것은 체격과 상관없이 모두에게 적용된다. 노련한 관찰자는 신체 윤곽만 보고도 골격계 상태를 평가할 수 있다(13,14).

신체의 시상 중심면과 관상 중심면이 교차함에 따라 중력선(gravity line)과 유사한 한 선이 형성된다(15). 신체는 이 선 내에서 가상의 평형 상태에 놓인다. 평형 상태란 체중이 골고루 분산됨을 의미하며 각 관절이 안정된 상태에 놓이게 됨을 말한다.

다양한 장비들은 자세 정렬을 평가하는데 사용된다. 대부분의 클리닉에서 막대한 비용이 소요될 수 있는 이러한 복잡한 기계는 종종 제어하기 어려운 변수가 나타난다. Whitmore와 Berman(1996)은 "상업적으로 이용 가능한 움직임/자세 평가체계에는 광범위한 자료 수집 절차, 엄격한 카메라 보정 및 기준점이 필요하다"고 언급했다(16). 다행히 정확한 자세 검사기들은 최소의 가격으로 간단한 장비를 갖출 수 있다. 신체 부위, 자세 관찰, 참조 라인(reference line)에 관하여는 표 2-1 참조한다.

표 2-1 신체 부위와 자세 관찰 및 참조 라인

신체 부위	시상면	후면
	참조 라인	참조 라인
머리, 목	• 귓불(외이도 통과)	• 머리의 중간선 경추 극돌기
흉추		• 흉추 극돌기
상지	• 상완와관절 중간 통과	
골반, 요추	• 고관절 축의 후방부	• 천골능선, 요추 극돌기
고관절, 무릎관절	• 무릎관절 축의 전방부	

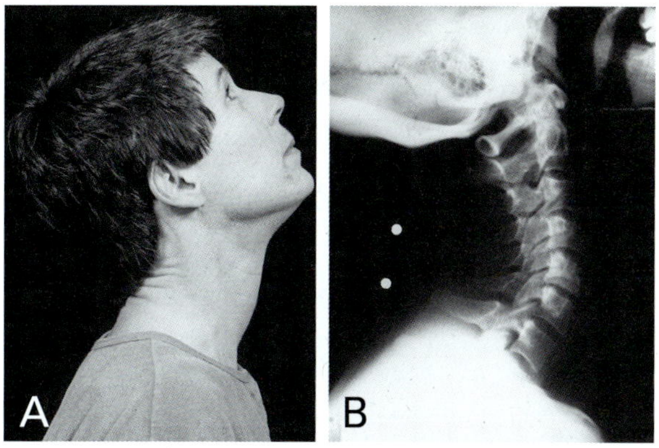

그림 2-2 정상 유연성을 가진 피검사자의 목을 사진과 x-ray를 다섯 가지의 위치에서 촬영했다. 마크는 머리카락 아래 라인과 C7에 위치시켜 두었다. 사진은 머리를 뒤로 기울여 경추가 신전된 상태를 보여주고 있다. x-ray 상에서 두 개의 마크가 서로 가까워져 있는 것에 주목한다.

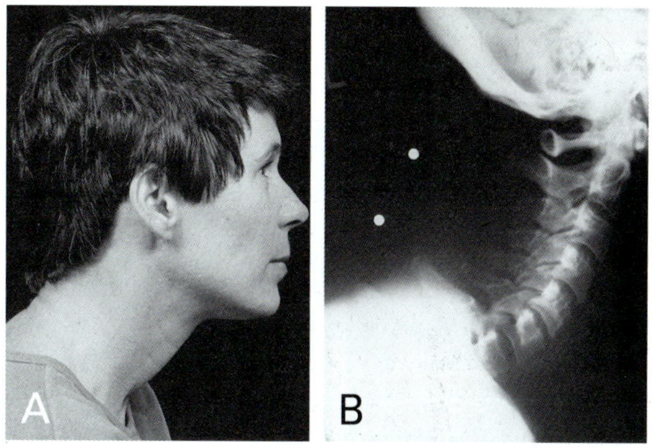

그림 2-3 머리를 앞으로 내민 전형적인 자세에서 경추가 신전된 상태. 목의 곡선 상태와 마크의 위치가 그림 2-2의 것과 유사함에 주목한다. 구부정한 자세는 하부 경추는 굴곡되고, 상부 경추는 신전되는 것으로 잘못 알려져 있다. 그러나 상부 경추보다 하부 경추에서 신전이 더 두드러지게 나타난다.

머리와 목 Head and Neck

이상적인 정렬 상태의 머리와 목을 보면 머리의 균형이 잡힌 상태에서는 최소한의 근육 작용만으로도 유지할 수 있다. 측면에서 보면, 기준선이 귓불과 일치하고 목은 전방으로 완만한 곡선을 이룬다. 후방에서 보면, 기준선이 머리 중심선과 경추 극돌기와 일치한다. 머리는 상하좌우 어느 쪽으로도 기울지 않음은 물론 회전도 없으며 턱은 후인(retract)되지 않은 상태이다.

머리와 목의 바른 정렬을 유지하기 위해서는 반드시 흉추의 정렬 상태가 좋아야 하는데 그렇지 않으면 머리와 목의 자세에 나쁜 영향을 미친다. 서거나 앉은 자세에서 등이 움츠러진 자세로 구부정하면(slump into a rounded position) 그로 인한 보상작용으로 머리와 목의 위치도 변한다.

등 상부는 굽었는데 목이 정상 상태이고 머리가 고정되어 있다면 머리는 전하방으로 기울게 된다. 그러나 이렇게 되면 "눈은 항상 눈높이를 유지하려고 하기 때문에" 경추를 신전시킴으로써 머리는 위로 더 들어 올려야 한다. 정상적인 경추 신전에서는 후두부와 7번째 경추가 근접해 있지만, 이 경우는 눈높이를 유지하기 위해 머리를 들면서 후두부와 7번째 경추 사이의 거리가 상당히 좁혀진다. 이상적인 정렬 상태의 거리와 비교해 본다면 약 2~3인치 정도 차이를 보인다.

머리를 전방으로 내민 자세는 경추 신전근이 짧아지고 강해진 상태로 이 근육이 적응성 단축이 일어날 가능성이 있다. 전방 경추 굴곡근이 늘어나면 근력 검사에서 약해지는 것을 알 수 있다. 그림 2-1에서 2-7까지 참조.

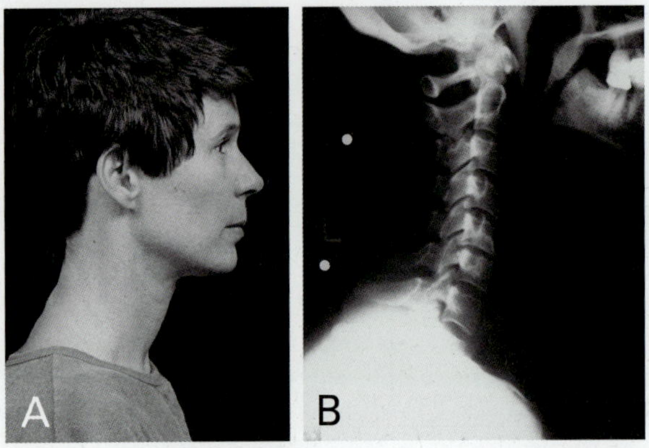

그림 2-4 경추의 올바른 정렬 상태.

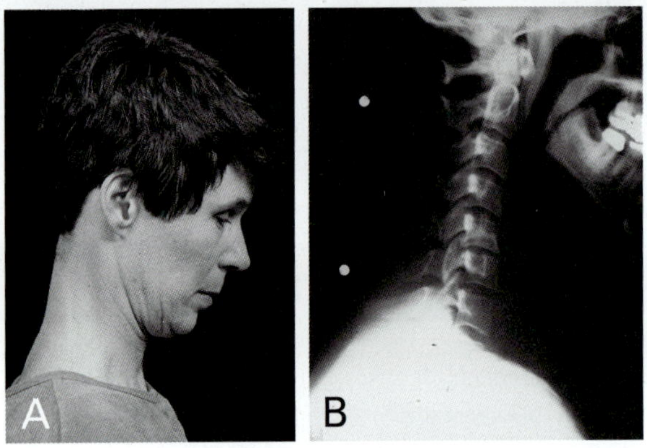

그림 2-5 머리를 앞으로 숙여 경추가 굴곡된(편평한) 상태.

흉추 Thoracic Spine

흉추에서의 이상적인 정렬은 후방으로 약간 곡선(후만)이 되어 있는 상태이다. 머리와 목이 흉추의 위치에 따라 영향을 받듯이 흉추는 골반과 요추의 위치에 의해 영향을 받는다. 골반과 요추가 이상적인 정렬 상태에 있을 때 흉추는 이상적인 자세를 이룬다. 정상적인 유연성을 가진 사람이 요추 전방 곡선이 증가하면(즉, 전만 곡선이 심하다면) 후방으로 곡선이 형성되어 있는 흉추의 정상 곡선이 감소하면서 펴진다. 달리 말하면, 습관적인 자세와 반복적인 활동은 척주전만증(lordosis)과 척주후만증(kyphosis) 자세를 일으키는데 이 두 자세는 서로 보상작용을 한다. 그러므로 굽은등(sway-back) 자세의 경우, 골반의 전방 변위로 흉추의 후방 곡선이 더 심해진다.

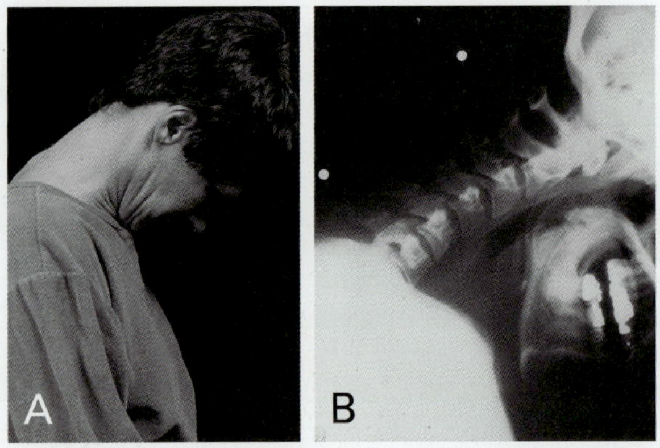

그림 2-6 경추와 상부 흉추가 함께 굴곡되기 위해서는 턱이 가슴에 닿도록 머리를 숙여야 한다.

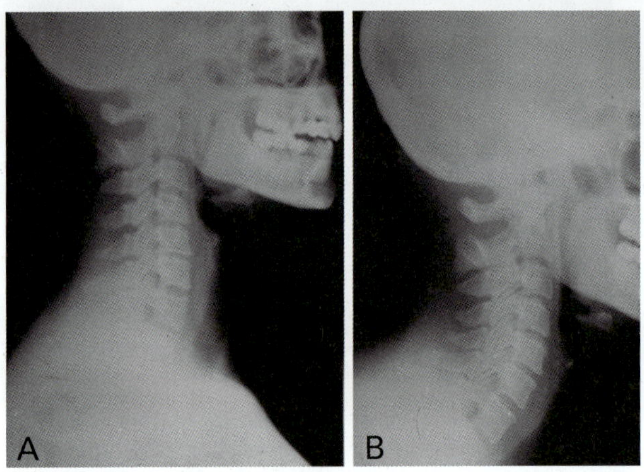

그림 2-7 경추의 올바른 자세와 잘못된 자세. A, x-ray 사진은 피검사자가 머리와 체간 상부를 올바른 정렬 상태로 바로 세운 자세. x-ray 사진 B에서는 같은 피검사자인데 등을 움츠리고 머리를 앞으로 내민 전형적인 구부정한 자세를 보여주고 있다. 사진에 나타난 바와 같이 경추는 신전되어 있는 상태이다.

상지 Upper Extremity

팔과 어깨관절의 위치는 견갑골의 위치에 따라 달라진다. 이상적인 정렬에서 견갑골은 등 상부에서 편평하게(flat) 놓여 있고, 2번 흉추와 7번 흉추 사이에 약 10cm(10cm 내외 개인차 있음) 정도의 크기이다. 견갑골의 위치는 어깨관절에 영향을 미치며 상완와관절(glenohumeral joint)의 정렬이 잘못되면 손상을 입거나 만성통증에 시달리게 된다. 팔꿈치는 전형적으로 약간 굴곡된 상태이고, 요척관절(radioulnar joint)은 약간 회내되어 있으며, 손목은 중립 위치에 놓여 있으며, 손가락(중수지관절과 지골간관절)은 약간 이완된 굴곡 상태를 하고 있다.

골반과 요추 Pelvis and Lumbar Spine

기준선(line of reference)과 골반의 관계는 상당 부분 고관절과 골반의 관계에 의해 결정된다. 시상면에서의 기준선은 고관절 축의 약간 뒤쪽을 지나기 때문에 골반은 관골구(acetabula)에서 교차하게 된다. 그러나 골반은 고관절 축 주위에서 전방과 후방으로 기울기 때문에 이러한 기준선들은 골반의 위치를 설정하는데 충분하지 않다.

따라서, 표준 자세에서 **골반의 중립 위치**를 규명하는 것이 필요하다. 이 책에서 표준으로 사용되는 중립 자세는 전상장골극(anterior superior iliac spines)이 하나의 수평면 안에 존재하며 전상장골극과 치골결합(symphysis pubis)이 동일한 수직면 내에 위치하는 것을 말한다. 전상장골극과 치골결합에 연결되어 있는 근육의 운동으로 볼 때 대립근육군은 서로 당기는 작용에 있어 동일한 역학적 이점을 가지고 있다. 치골에 부착된 복직근(rectus abdominis)은 골반을 흉골을 향해 위쪽으로 잡아당기고, 장골극에 부착해 있는 대퇴직근(rectus femoris), 봉공근(sartorius), 대퇴근막장근(tensor fasciae latae)은 골반을 허벅지를 향해 아래쪽으로 잡아당긴다.

동일한 수평면에 위치하고 있는 특정 전방 기준점과 후방 기준점을 기초로 골반의 중립 위치를 설명하는 것은 골반 구조의 다양성 때문에 의미가 없다. 그러나 전상장골극과 후상장골극은 거의 동일면에 위치하고 있다. 골반이 중립 위치에 놓여 있는 경우 요추는 정상적인 전만 곡선을 형성한다. 골반이 전방으로 기울면 요추는 과전만(hyper-lordosis)이 나타나고 후방으로 기울면 편평등(flat back)이 된다.

보조대(support)의 기반이 되는 발 위치의 중요성을 과소평가하지 않는다 해도 골반의 위치는 올바른 자세 정렬과 잘못된 자세 정렬을 결정짓는 열쇠가 된다. 전후면과 측면 모두에서 골반을 올바른 정렬 상태로 유지하는 근육들은 전체적으로 바른 정렬 상태를 유지하는 데 있어 가장 중요한 역할을 한다. 서 있는 자세에서 서로 마주 보고 있는 근육들 사이에 불균형이 발생하면 골반의 정렬에 변화가 일어나고 그 근육을 중심으로 신체의 상하 부위에 좋지 않은 영향을 미친다.

고관절과 무릎 Hips and Knee

하지를 통과하는 표준 시상면 기준선은 고관절의 중심에서 약간 뒤쪽, 무릎관절 축의 약간 앞쪽을 통과하는 것이 안정적인 관절 정렬 상태로 볼 수 있다.

체중을 지탱하는 관절의 중심이 중력선과 일치하게 되면 관절이 굴곡이나 신전은 거의 동일하게 일어난다. 이와 같이 관절이 중앙에 오는 것은 체중을 유지하기에는 안정적이지 못하다. 지속적인 근육 작용으로 안정이 유지되지 않는다면 어느 쪽이든 한쪽 방향으로 약간의 힘이 가해지고 이 경우 관절은 중심에서 벗어난다. 만약 균형을 유지하기 위한 근육 작용이 필요하다면 불필요하게 에너지를 낭비한다.

고관절과 무릎관절이 신전이나 굴곡 방향으로 자유롭게 움직인다면 안정성이 불가능하며 양 방향으로 일어나는 동작에 저항하기 위해 근육의 지속적인 노력이 필요하다. 관절이 중심에서 벗어난 안정적인 위치는 한 방향의 가동 제한에 따라 달라지는데 고관절과 무릎관절의 경우 신전 동작이 제한된다. 인대 구조, 근육, 건 등은 과신전을 방지하는 저항 세력으로 작용한다. 서 있는 자세에서 안정성이란 이와 같이 정상적인 관절 동작의 제한에 의해 가능해진다.

고관절, 무릎관절을 과신전시키거나 슬와부근(ham-strings)과 같은 근육을 지나치게 신장(stretch)시키는 운동이나 도수치료는 면밀히 검토해야 한다. 근육이나 인대가 적절한 보조대 역할을 해주지 못한다면 관절은 정상 범위를 넘어서고 고관절과 무릎관절의 과신전으로 잘못된 자세가 발생한다.

발목 Ankle

표준 기준선은 외복사과의 약간 앞쪽을 지나가며 종입방관절(calcaneocuboid joint)에 의해 형성된 아치(arch)의 정점을 통과한다. 무릎이 신전된 상태에서 발목의 정상적인 족배굴곡 각도는 10° 정도이다. 이것은 양 발끝 사이를 벌려 놓고(out-toeing) 무릎을 편 상태에서 신발을 벗고 서 있는 경우 하지가 10° 이상 굴곡되지 않는다는 것을 의미한다. 신체가 전방 변위되는 정도(발목에서의 족배굴곡)는 강한 후방 근육과 인대의 긴장 정도에 따라 결정된다. 그러나 이러한 제한 요소들은 구두 굽의 높이에 따라 발목의 족저굴곡 상태가 변화되며 무릎이 굴곡된다면 상당히 많이 변한다.

발 Feet

표준 자세에서 발의 위치는 발뒤꿈치 사이가 약 3인치(7cm) 정도 벌어진 상태에서 발끝이 중앙선에서 양쪽으로 약 8~10° 정도 벌어져서 양 발끝이 총 20° 정도로 벌어진 상태를 말한다. 이러한 자세는 신발을 벗은 상태에서 움직이지 않고 서 있는 자세일 경우에 해당되며 발뒤꿈치가 거상되거나 움직일 경우에는 발의 위치가 변한다.

발의 표준 위치를 정하고 어디에서 발끝이 밖으로 향하는지를 정해야 할 경우 발과 하지와의 관계를 잘 생각해 볼 필요가 있다. 무릎은 신전 상태에서 회전되지 않으므로 발끝이 밖으로 향하는 것은 무릎에 의해 일어나는 것이 아니다. 이상적인 정렬에서 신전된 무릎관절의 축은 전두면(frontal plane)에 놓여 있다. 무릎관절이 이 면에 놓인다는 것은 발끝이 밖으로 향하는 것이 고관절에서 일어나는 것이 아니다. 고관절의 외회전으로 발끝이 밖으로 향할 수도 있지만 하지 전체가 외전되어야 하고 그럴 경우 발끝이 밖으로 향하는 각도(양발 사이의 거리)는 지나치게 벌어진다. 결국 발끝이 밖으로 향하는 것은 발과 발목관절과의 관계에 의해 발생한다는 의문점이 생긴다. 그러나 발목관절은 굴곡과 신전만 가능할 뿐 회전은 불가능하다. 해부학자들에 따르면, 발목관절은 무릎관절과는 달리 전두면에 위치하지 않고 약간 경사진 면을 이루고 있다. 경사면은 내복사과는 약간 전방으로, 외복사과는 약간 후방으로 기울어져 있다. 발목관절 축의 각도가 전두면에서 벗어나는 것은 발이 일반적으로 아래쪽 다리에 비해 약간 바깥쪽으로 향하는(out-toeing) 위치에 있음을 나타낸다.

발은 구조상 견고하게 고정되어 있는 상태가 아니다. 거골하관절(subtalar joint)과 횡족근관절(transverse tarsal joint)의 움직임은 발의 회내와 회외 움직임, 그리고 전족(forefoot)의 내전과 외전의 움직임을 가능하게 해준다. 발의 회내와 전족의 외전이 결합되면 발의 외반(eversion)으로 나타나고 회외와 전족의 내전이 결합되면 발의 내반(inversion)으로 나타난다. 발이나 발목의 수동 또는 능동 동작은 발이 상방과 외측으로 동시에 움직이고 하방과 내측으로 동시에 움직인다는 것을 알 수 있다.

서 있는 자세에서 발은 일반적으로 완전한 족배굴곡도 되지 않고 완전한 외반도 되지 않는다. 그러나 무릎이 굴곡되고 발끝이 밖으로 향한 사람은 족배굴곡되고 외반도 되며, 이는 발에 스트레스와 스트레인(strain)을 유발하는 자세이다. 발의 내반과 외반 각도는 족배굴곡 및 족저굴곡 정도에 따라 달라지는 것으로 측정하기는 불가능하다. 위의 두 가지는 서로 연관성이 없기 때문에 정확한 관계를 규명하기는 힘들지만 족배굴곡 상태에서 외반이나 족저굴곡 상태에서 내반은 비교적 일정하다고 가정할 수 있다. 굽이 있는 신발을 신을 경우 굽의 높이에 따라 발의 족저굴곡 정도는 다양하게 나타난다. 굽의 높이가 높아질수록 양 발가락이 안으로 향하거나(in-toeing) 양발이 서로 평행해지는 경향이 증가한다.

양발 사이의 각도가 증가하거나 줄어드는 상관관계는 서 있거나 걷거나 달리는 상태에서 발의 위치와 유사하다. 신발을 벗고 서 있는 상태에서는 발이 약간 바깥쪽으로 벌어지는 것이 자연스럽다. 굽 높은 신발을 신고 서 있거나 빨리 걸을 때는 두 발이 평행을 이룬다. 걷기에서 달리기로 속도가 빨라지면 발뒤꿈치가 바닥에 닿지 않게 되면서 발의 앞부분에 체중이 실려 전족이 안쪽을 향하는(in-toeing) 양상이 발생한다

섹션 II

정렬 ALIGNMENT

신체역학 연구에서 **추선(plumb line)**은 수직면을 나타낸다. 기본적으로 신체의 해부학적 자세에서 위치와 움직임은 이러한 면들에 연관지어 정의 내릴 수 있다. **신체역학**은 인체에 작용하는 정적이고 동적인 힘과 연관된 과학을 말한다. 이것은 정확한 과학이 아니다. 그러나 가능성 있고 의미심장한 범위에서 표준과 정확성이 이 연구에서 통합되어야 한다. 신체의 이상적인 정렬은 표준을 의미한다.

선 자세에서 관찰할 때 추선은 기준선(line of reference)으로 사용되어야 한다. 추선은 절대적인 수직선을 제공하는 추(plumb bob)와 일치한다. 추선에 매달려 있는 선의 점은 표준 고정점(standard fixed point)이어야 한다. 표준 자세에서 고정점은 발이 바닥을 접촉하는 기본이 되며 이 지시점은 기본이 되어야만 한다. 움직이는 점은 표준으로 받아들이지 못한다. 머리의 위치는 고정되어 있지 않다. 그러므로 추선에 매달린 선의 점과 같이 귓불을 이용하는 것은 적절하지 않다.

추선(plumb line) 검사는 검사를 받는 사람의 기준선이 표준 자세에서와 같은 정렬을 보이고 있는가를 검사하기 위한 것이다. 각 부위별 추선과 기준선 사이의 편차는 피검사자의 자세가 잘못된 정도를 나타낸다.

검사를 받기 위해 피검사자는 추선 가까이에 선다. 뒤쪽에서 보았을 때 피검사자는 선을 중심으로 하여 두 발을 양쪽으로 똑같이 벌리고 선다. 측면에서, 외복사과 바로 앞의 점이 추선과 일직선을 이루게 된다.

추선 정렬의 편위는 인치(inches)나 각도(degrees)와 같은 단위보다는 '경미, 보통, 심각'으로 표현된다. 일상적인 검사의 경우 각 기준점이 추선에서 얼마나 이탈했는가 하는 것을 정확하게 측정하려고 하는 것은 무모한 일이다.

이상적인 정렬을 표준으로 하였을 때 허리, 골반, 하지, 머리, 목, 흉추, 견갑대의 위치에 관해서는 다음 페이지에 잘 설명되어 있다.

이상적인 정렬: 전면 IDEAL ALIGNMENT: ANTERIOR VIEW

그림 2-8은 이상적인 정렬 자세의 전면를 보여주고 있다.

머리: 중립 위치, 기울기 및 회전 없는 상태.

경추: 바른 위치, 외측굴곡 및 회전 없는 상태.

어깨: 균등, 거상 및 하강 없는 상태.

팔꿈치: 약간 운반 각도(carrying angle)가 형성된 상태.

흉추: 바른 위치, 외측굴곡 및 회전 없는 상태.

요추: 바른 위치, 외측굴곡 및 회전 없는 상태.

골반: 균등, 양 전상장골극이 같은 횡단면 상에 존재해 있는 상태.

고관절: 중립 위치, 내전, 외전 및 회전 없는 상태.

무릎관절: 중립 위치, 외반슬 및 내반슬 없는 상태.

발목관절: 중립 위치, 과도한 내번과 외번 없는 상태

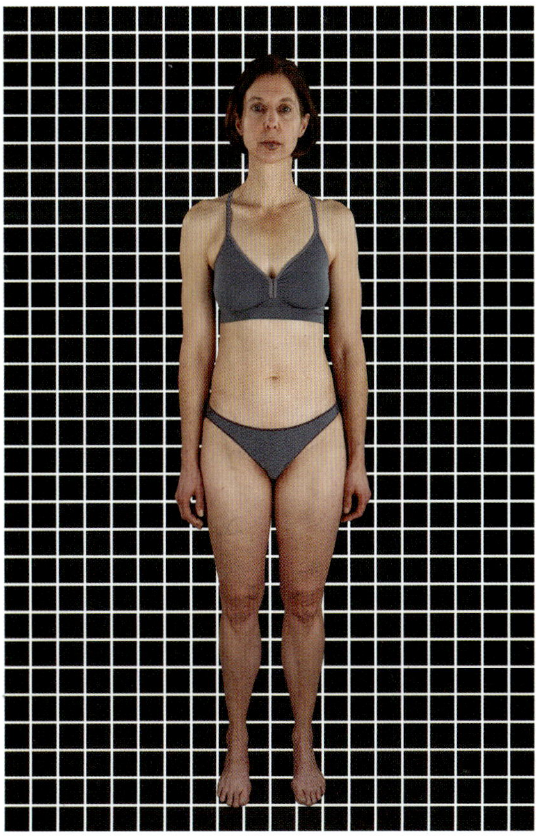

그림 2-8 이상적인 정렬 자세, 전면.

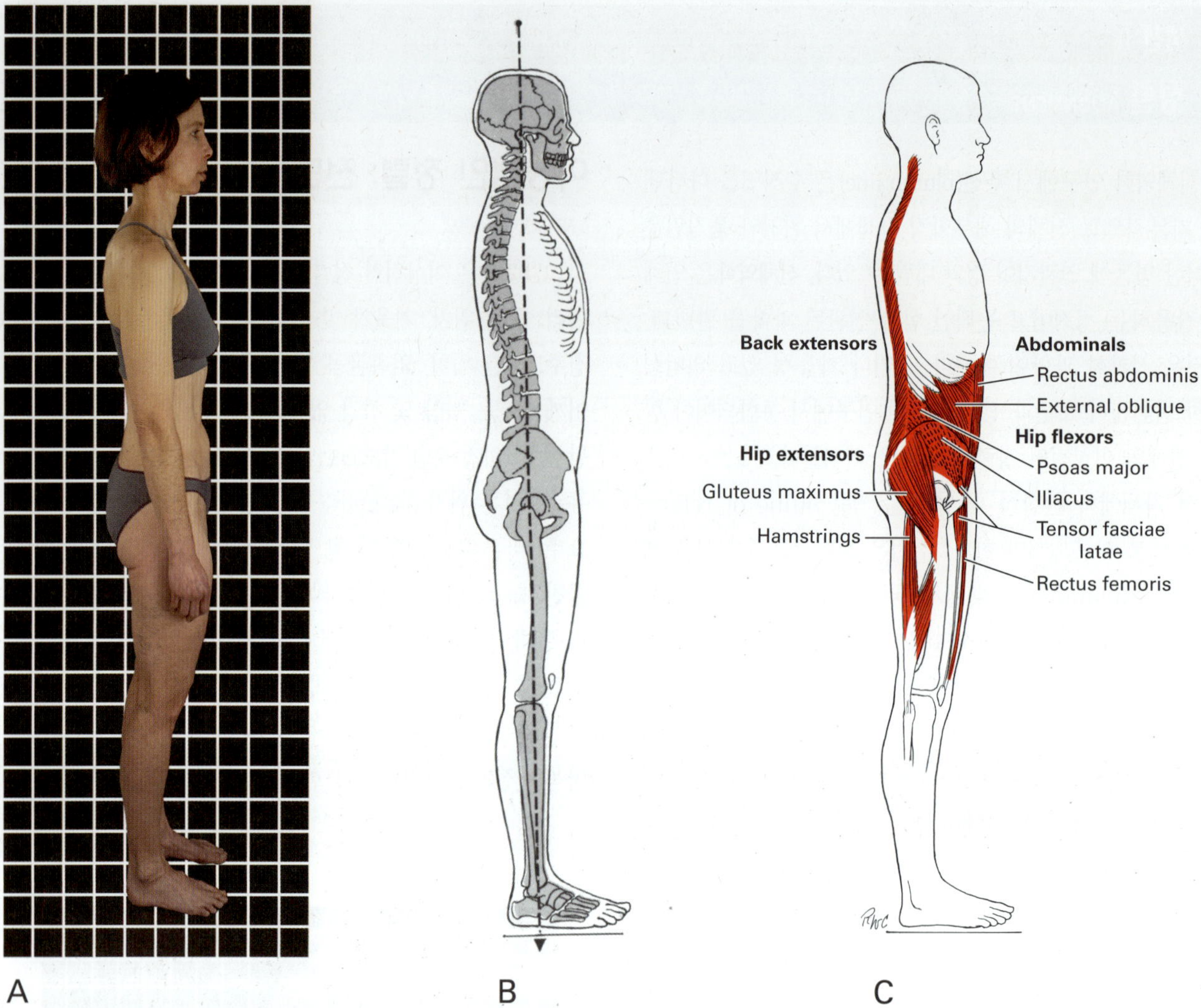

그림 2-9 이상적인 정렬 자세, 시상면.

이상적인 정렬: 시상면

IDEAL ALIGNMENT: SAGITTAL VIEW

시상면(그림 2-9)에서 그림상의 표준 기준선(line of reference)과 사진상의 추선(plumb line)은 관상면에서의 중력선을 나타내 보이고 있다. 이 선은 가설적으로 신체를 같은 체중으로 전방과 후방 섹션으로 나눈다. 이러한 섹션은 대칭을 이루지 않으며 선의 분할이 해부학적 구조를 기반으로 한 것도 아니다.

머리: 중립 위치, 전후방 기울기 없는 상태.

경추: 정상 곡선, 약간 전방으로 만곡된 상태.

견갑골: 후방 흉부에 대해 편평한 상태.

흉추: 정상 곡선, 약간 후방으로 만곡된 상태.

요추: 정상 곡선, 약간 전방으로 만곡된 상태.

골반: 중립 위치, 양 전상장골극이 치골접합부와 함께 같은 수직면상에 존재해 있는 상태

고관절: 중립 위치, 굴곡 및 신전 없는 상태

무릎관절: 중립 위치, 굴곡 및 과신전 없는 상태

발목관절: 중립 위치, 다리와 수직, 발바닥과는 직각을 이룬 상태

시상면에서 골반 전후방에 부착해 있는 근육들은 이상적인 정렬 자세를 유지하는 기능을 한다. 전방에서 살펴보면, 복근은 골반을 위로 당겨 올리고 고관절 굴곡근은 아래로 당겨 내린다. 후방의 경우에는 허리 근육은 골반을 위로 당겨 올리고 고관절 신전근은 아래로 당겨 내린다. 따라서 전방 복근과 고관절 신전근은 골반을 후방으로 기울이는 협업을 하는 반면 허리 근육과 고관절 굴곡근은 전방으로 기울이는 협업을 한다.

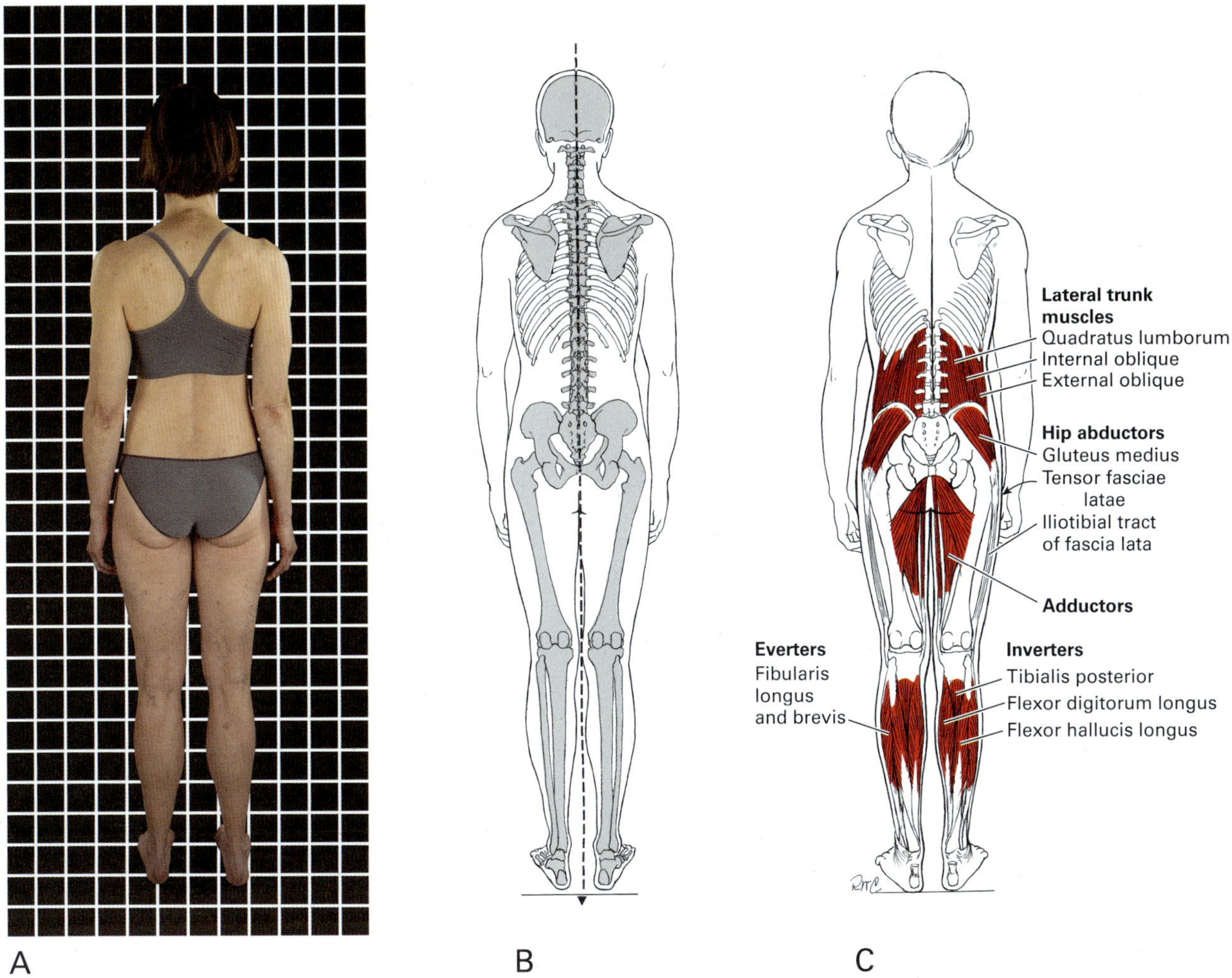

그림 2-10 A, B, C, 이상적인 정렬 자세, 후면.

이상적인 정렬: 후면

IDEAL ALIGNMENT: POSTERIOR VIEW

그림 2-10에 나타난 바와 같이 후면에서 그림상의 표준 기준선과 사진상의 추선은 중간시상면(midsagittal plane)에서의 중력선을 나타내 보이고 있다. 이 선은 가설적으로 신체를 같은 체중으로 전방과 후방 섹션으로 나눈다. 이러한 섹션은 대칭을 이루지 않으며, 선의 분할이 해부학적 구조를 기반으로 한 것도 아니다. 발뒤꿈치 사이 중간에서 시작해서 하지의 정 중간을 따라 위로 확장되어 올라가서 천골 능선과 척추 극돌기, 흉골, 그리고 두개골을 지나간다. 골격 구조의 왼쪽과 오른쪽의 각 반은 반드시 대칭이어야 하고 가설에 의하면, 신체의 각 두 개의 반은 정확하게 균형을 이루어야 한다(17).

머리: 중립 위치, 기울기 및 회전 없는 상태.

경추: 올바른 상태.

어깨: 균등, 거상 및 하강 없는 상태

견갑골: 중립 위치, 양 내측 경계면은 반드시 서로 평행해야 하고 3~4인치 거리 유지.

흉추 및 요추: 바른 위치 상태.

골반: 균등, 양 후상장골극이 같은 횡단면상에 존재해 있는 상태.

고관절: 중립 위치, 내전, 외전 없는 상태.

하지: 바른 위치, 외반슬 및 내반슬 없는 상태.

발: 평행 혹은 발가락이 약간 외향된 상태. 외복사과와 발바닥의 외측 가장자리가 같은 수직면에 있으며 회내(pronation)와 회외(supination)가 존재하지 않은 상태. 종골건은 후면에서 볼 때 수직을 이루고 있어야 한다.

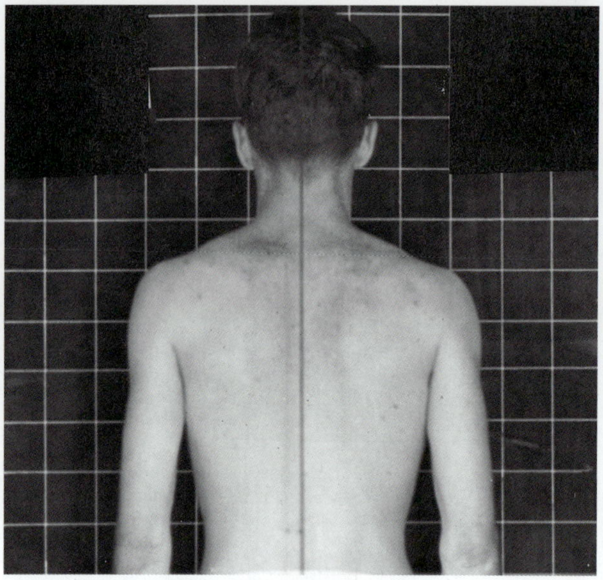

그림 2-11 어깨와 견갑골의 올바른 위치.

어깨와 견갑골 Shoulders and Scapulae

어깨와 견갑골의 올바른 위치: 그림 2-11에 있는 피검사자는 올바른 위치의 어깨와 견갑골을 지니고 있다. 견갑골은 흉부에 대해 편평하게 존재해 있으며 각(상각 및 하각)이나 경계면이 과도하게 돌출되어 있지도 않다. 그것의 위치 또한 특이한 근육 발달이나 잘못된 자세 교정으로 인한 비틀림 현상도 찾아볼 수 없다.

앉은 자세 SITTING POSTURE

앉은 자세에서 신체의 올바른 정렬을 유지하는 것은 자세로 인한 문제와 연관된 통증을 줄이거나 심지어 예방할 수 있다(그림 2-12). 파트 A는 근육 에너지의 최소 소비량을 요구하는 올바른 정렬을 보여주고 있다. 파트 B는 척주전만증이 있는 것으로 보이는데 이 자세는 올바른 자세로 잘못 간주되곤 한다. 이 자세를 유지하기 위해서는 등 근육들이 많은 노력이 필요하기 때문에 쉽게 피로해진다. 파트 C는 허리를 지탱하지 못해 스트레인(strain)을 초래하고 등 상부와 목, 그리고 머리의 잘못된 자세를 초래하는 구부정한 자세(slumped position)를 나타내고 있다.

사람들은 발을 바닥에 평평하게 해서 앉도록 자주 충고를 받는다. 다리를 꼬아 앉는다면 같은 패턴으로 교차되지 않게끔 다리를 번갈아 가며 교차시켜야 한다. 다리에 혈액 순환이 잘 안되는 사람은 다리를 꼬아 앉는 자세를 피해야 한다.

일부 사람들은 의자에 앉을 때 허리에 패드를 대면 편안함을 느끼고, 그 외 다른 사람들은 그러한 허리 보조대를 대면 불편해 하거나 심지어 통증을 느끼는 경우도 있다. 어떤 사람들은 천장관절(sacroiliac joint) 부위에 윤곽이 있는 패드나 그 부위에 적합하게 둥근 형태로 디자인된 의자는 앉을 때 편안함을 줄 수 있다.

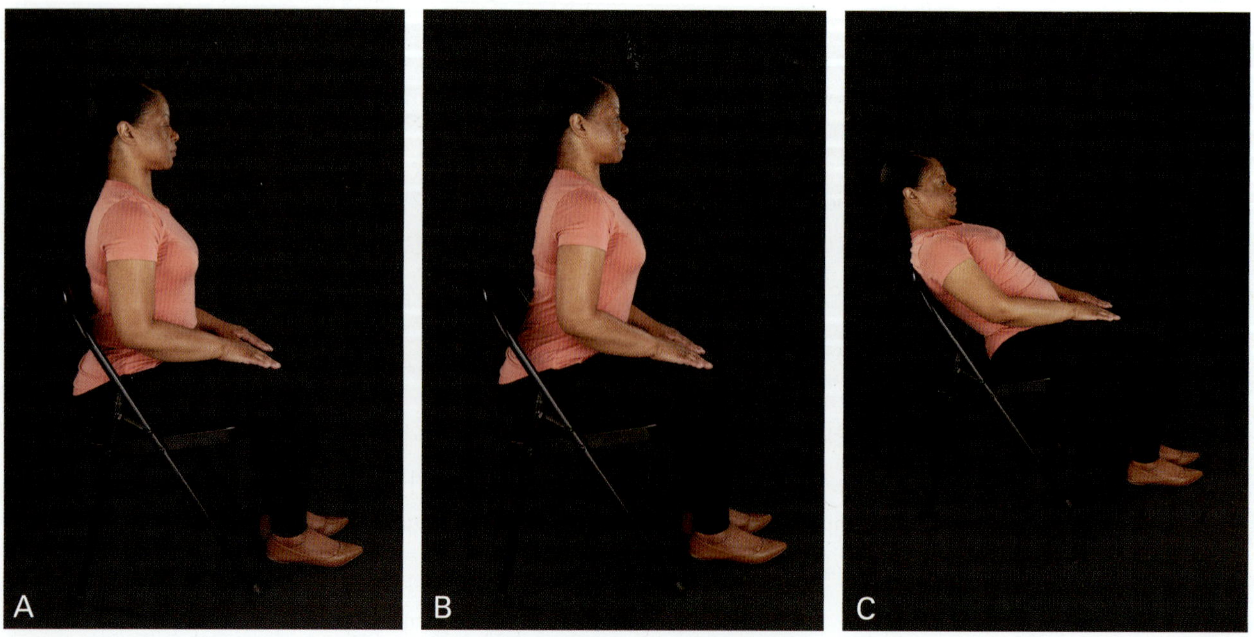

그림 2-12 앉은 자세와 정렬 상태: A, 올바른 정렬 자세; B, 허리 곡선 형성 자세; C, 구부정한 자세.

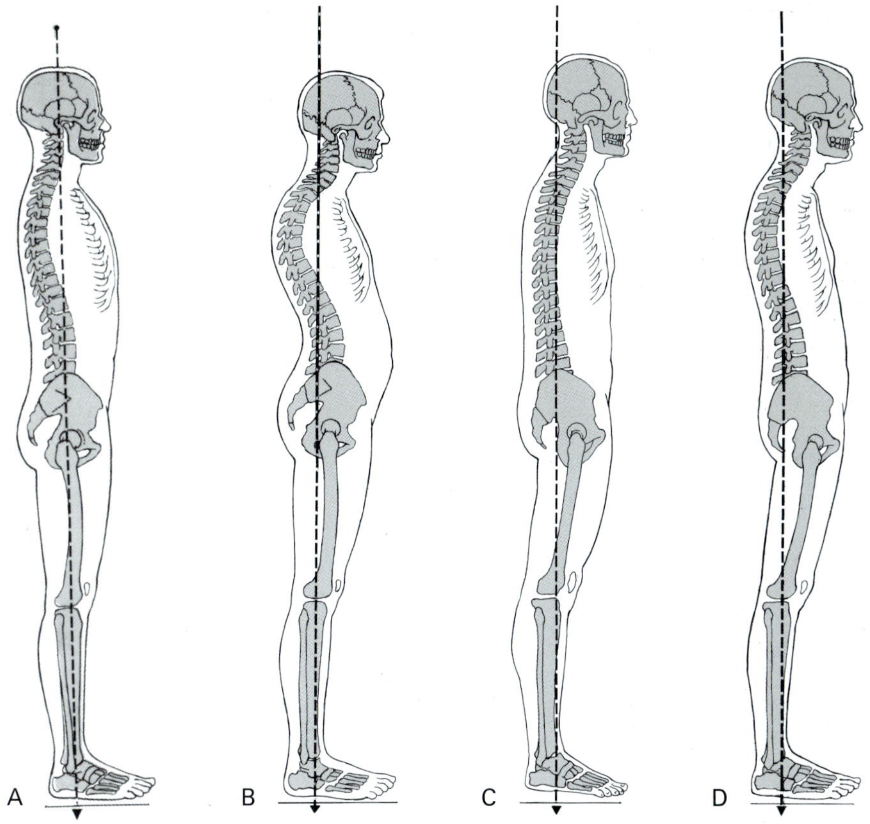

그림 2-13 자세 정렬의 네 가지 타입: **A,** 이상적인 정렬 자세; **B,** 후만, 전만된 자세; **C,** 편평등 자세; **D,** 굽은등(Sway-back) 자세.

교정할 수 있는 의자는 없다. 의자의 높이와 깊이가 각 개인에게 유용하게 해야 한다. 의자의 높이는 발이 바닥에 편하게 놓여 있을 수 있는 높이여야 한다. 그리고 허벅지 후방 부위에 압력이 가해지지 않아야 한다. 의자의 바닥 뒷부분이 너무 깊게 패인 경우는 등이 지지되지 않고 하지에 과도한 압력이 가해지게 될 것이다. 고관절과 무릎은 약 90° 정도 유지되는 것이 좋고, 의자의 등은 약 10° 정도 경사지는 것이 바람직하다.

모든 의자가 올바르게 앉는 자세를 취하게 해 줄 수는 없다. 단지 허리 부위만을 지지하는 소위 말하는 "자세교정의자(Posture Chairs)"는 허리 곡선을 증가시키는 경향이 있으며 이는 바람직하지 않다. 너무 큰 각도로 등이 경사지는 회전의자에서 오랜 시간 동안 앉아 있는 생활은 등 상부와 머리에 잘못된 자세를 가져올 수 있다.

만약 의자의 팔걸이가 너무 높으면 어깨가 위로 들어 올라가게 될 것이고 팔걸이가 너무 낮다면 팔은 보조대에 적절하게 기댈 수 없다. 적절한 팔걸이가 있다면 책상 가까이로 의자를 당길 수 있는 가능성이 있다. 실제적으로 문구류와 책상 용품들은 신체의 과도한 스트레치나 비틀림을 피하기 위해 책상 위 손이 닿는 가까운 곳에 비치해 두어야 한다.

수 시간 동안 앉아 있을 때 앉은 자세가 고관절, 무릎, 그리고 등을 굴곡된 상태로 유지하기 때문에 자세의 이동이 필요하다. 간단한 신전 운동과 간간이 일어서는 행동은 장시간 앉은 자세로 인해 생긴 스트레스와 스트레인(strain)을 줄일 수 있다(18).

자동차에서 가장 중요한 것은 의자의 편안함이다. 운전을 하는 동안 종종 머리를 전방 또는 외측으로 기울어진 자세를 유지해야 할 경우가 있기 때문에 목과 어깨 부위에 통증과 피로가 발생할 수 있다.

다양한 자세 정렬의 타입 TYPES OF VARIABLE POSTURAL ALIGNMENT

그림 2-13 참조. 척추의 정상 곡선은 경추는 전방으로 곡선을 형성하고 있고(척주전만), 흉추는 후방으로 곡선을 형성하고 있으며(척주후만) 요추는 전방으로 곡선을 형성하고(척주전만) 있는 경우이다. 이것은 척추의 중립 위치를 묘사하는 것이다. 요추가 정상적인 곡선을 유지하는 경우 골반은 중립 자세를 이룬다. 파트 A의 경우 골반의 돌출된

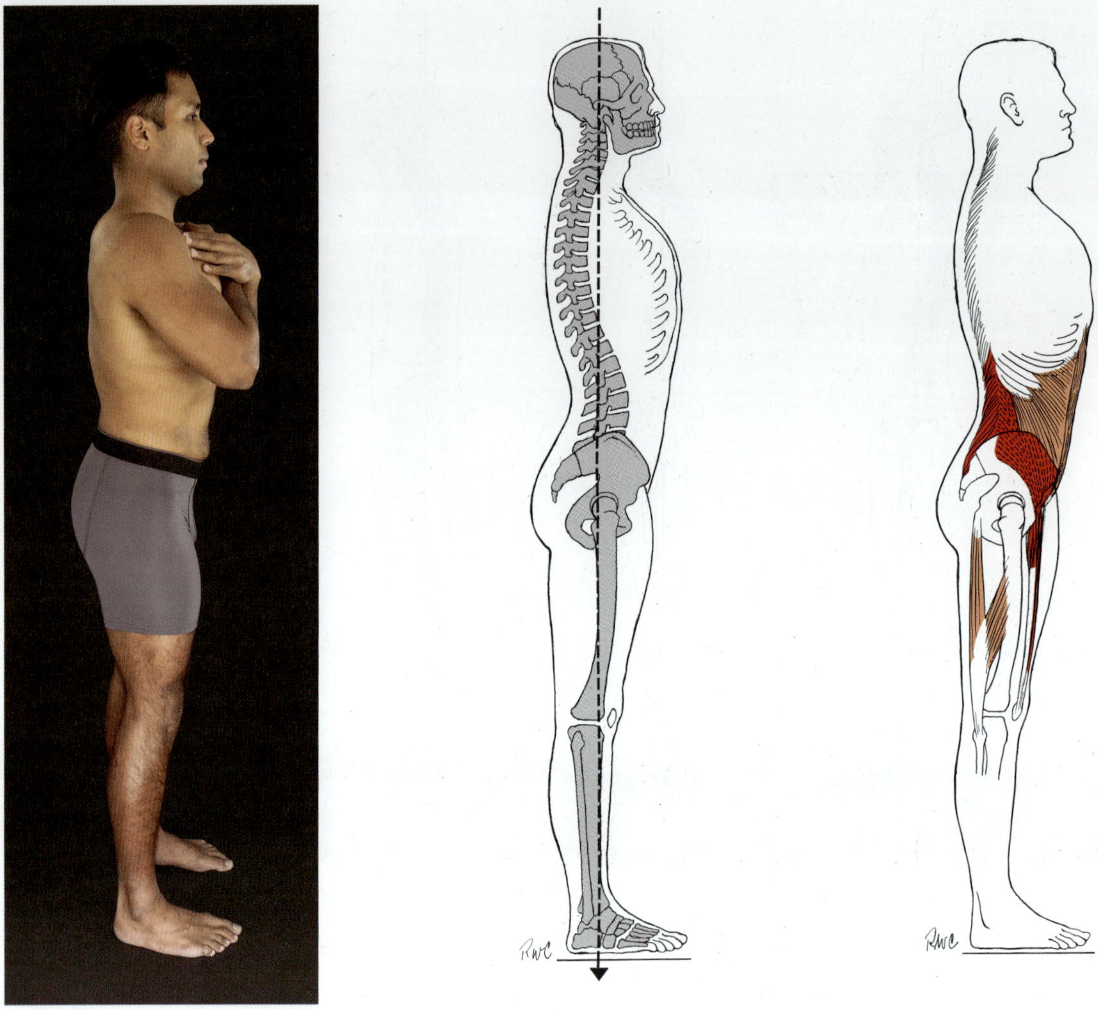

A B C

그림 2-14 A, B, C, 전만된 자세.

부분이 동일한 면에 존재하는 것으로 보아 골반이 중립 자세임을 알 수 있다.

자세가 잘못되면 골반이 전방, 후방, 측면으로 경사지게 되며 골반의 경사에는 요추와 고관절의 움직임이 동시에 작용한다. 파트 B와 같이 **골반이 전방으로 경사**지게 되면 골반과 허벅지 사이의 각도가 줄어드는 고관절 굴곡 현상이 발생하며 요추의 곡선이 전방으로 더 심해진다(과전만). 파트 C나 D에서처럼 **골반이 후방으로 경사**지면 고관절이 신전되며 요추는 편평해진다. **골반의 측면경사**에서는 한쪽 고관절이 다른 쪽보다 더 높게 위치해 있고, 척추는 골반이 낮은 쪽에서 볼록하게 휜다.

전만된 자세 Lordotic Posture

전만된 자세에 관해서는 그림 2-14 참조.

머리: 중립 위치 상태.

경추: 정상 곡선 상태(전만).

흉추: 정상 곡선 상태(후만).

요추: 과신전된 상태(과전만).

골반: 전방 경사된 상태.

무릎관절: 약간 과신전된 상태.

발목관절: 약간 족저굴곡된 상태.

신장 및 약화(elongated and weak): 전방 복근과 슬와부근은 약간 신장된 상태이지만 근력은 약해질 수도 있고 약해지지 않을 수도 있다.

단축 및 강화(short and strong): 허리 근육, 고관절 굴곡근

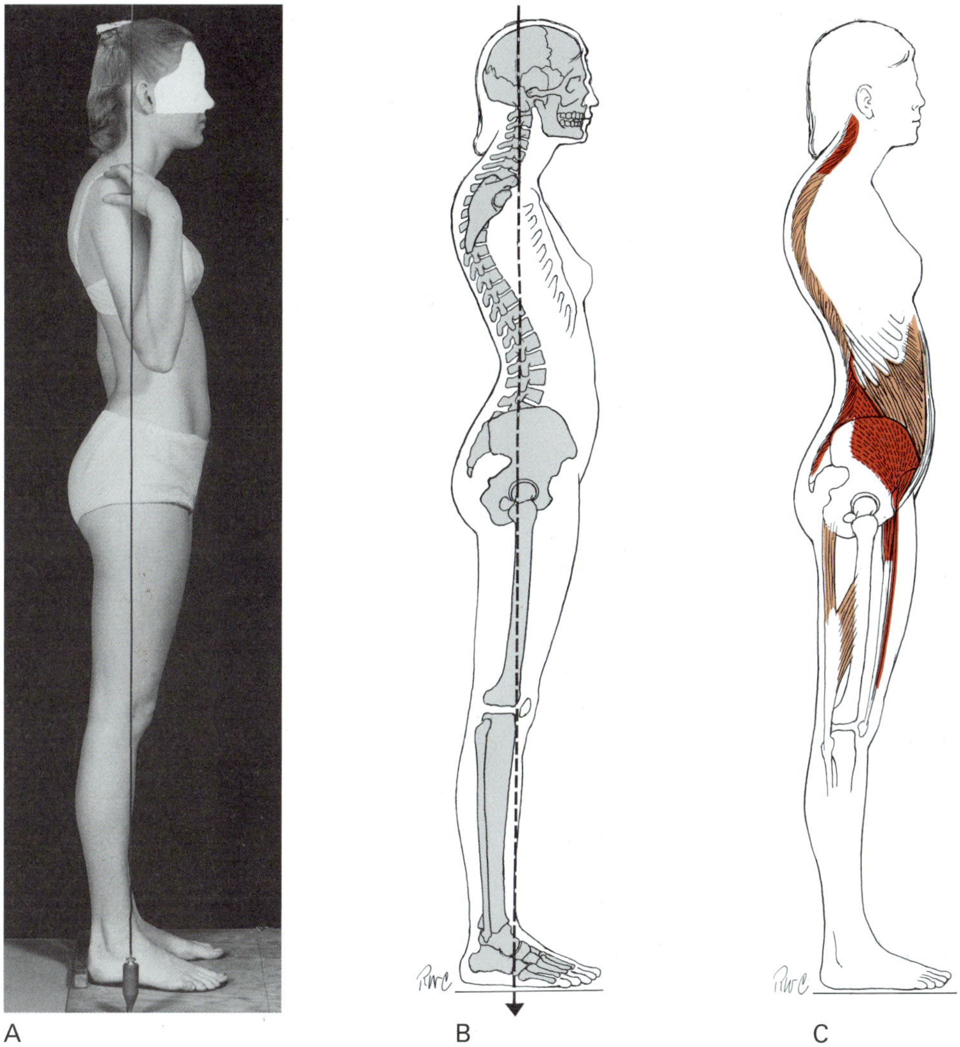

그림 2-15 A, B, C, 후만-전만된 자세.

후만-전만된 자세 Kyphotic-Lordotic Posture

그림 2-15는 후만-전만된 자세를 보여주고 있다.

머리: 전방 돌출된 상태.

경추: 과전만된 상태.

견갑골: 회외된 상태.

흉추: 굴곡이 증가된 상태(**과후만**).

요추: 과신전된 상태(과전만).

골반: 전방으로 경사진상태.

고관절: 굴곡된 상태.

무릎관절: 굴곡된 상태.

발목관절: 다리가 후방으로 기울어진 것과 관련하여 약간 족저굴곡된 상태.

신장 및 약화: 목 굴곡근, 흉추기립근, 외복사근. 슬와부근은 약간 신장된 상태이지만 근력은 약해질 수도 있고 약해지지 않을 수도 있다.

복직근(rectus abdominis)은 특별하게 신장되지 않는데 그 이유는 흉추의 과후만으로 인해 가슴이 아래로 내려오는 현상이 골반의 전방 경사로 인해 나타나는 효과를 상쇄해 버리기 때문이다.

고관절 굴곡근은 앉은 자세에서 양쪽 모두 단축된 것으로 나타나고 선 자세에서는 허리가 만곡된 자세가 된다(위 그림에서 처럼). 그러나 허리 근육의 긴장은 있을 수도 있고 없을 수도 있다. 앉으면 등은 편평해질 수도 있다. 이러한 상황의 조합은 이러한 유형의 자세에서 허리 근육의 단축이 고관절 굴곡근의 단축보다 덜 흔한 이유를 잘 설명해 준다.

단축 및 강화: 목 신전근, 고관절 굴곡근. 허리 근육은 강하며 근육의 단축은 될 수도 있고 되지 않을 수도 있다.

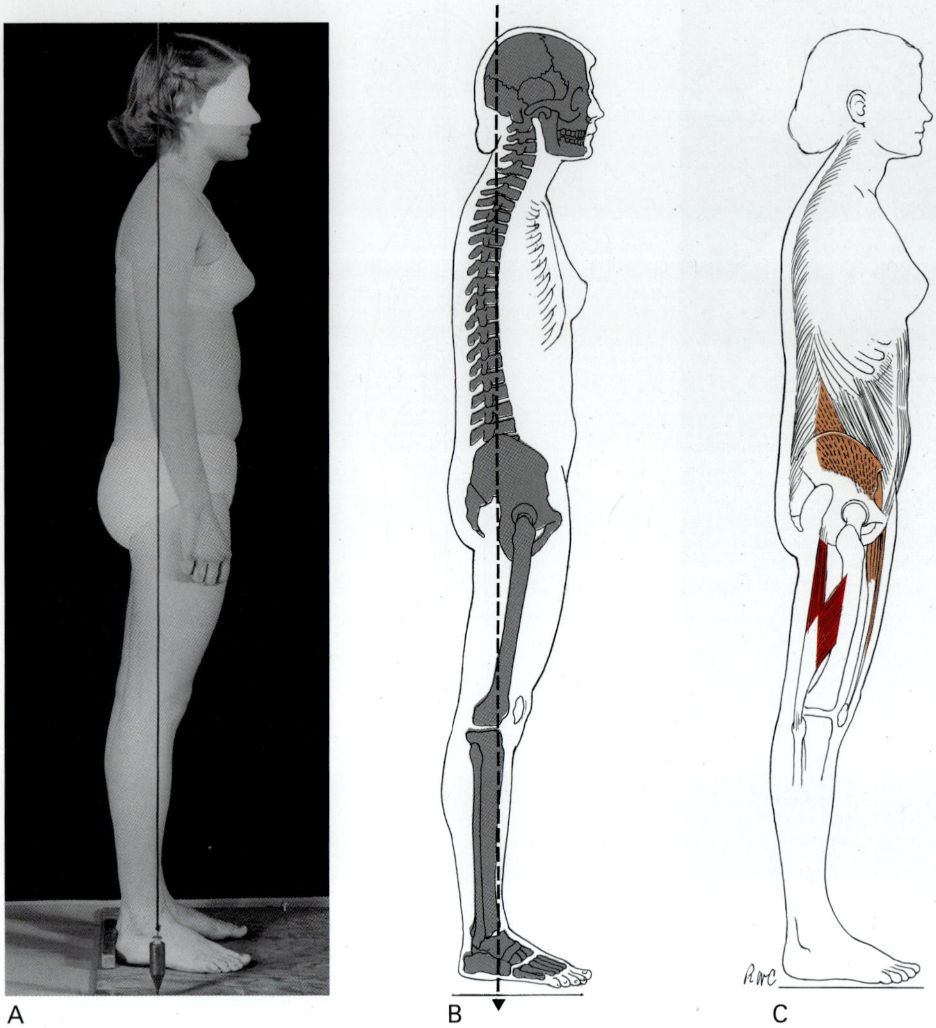

그림 2-16 A, B, C, 편평등 자세.

편평등 자세 Flat-Back Posture

편평등 자세는 그림 2-16에 잘 묘사되어 있다.

머리: 전방으로 돌출된 자세.

경추: 경추 상부는 신전, 하부는 굴곡된 상태.

흉추: 상부는 굴곡이 증가된 상태이고 하부는 똑바른 상태.

요추: 굴곡된 상태(똑바른).

골반: 후방으로 경사된 상태.

고관절: 신전된 상태.

무릎관절: 신전된 상태.

발목관절: 약간 족저굴곡된 상태.

신장 및 약화: 단일관절의 고관절 굴곡근.

단축 및 강화: 슬와부근(hamstrings).

복근은 대체적으로 강하다. 등 근육은 정상적인 전방 곡선이 감소되었을 때 약간 신장은 되지만 약해지지는 않는다. 무릎관절은 편평등 자세에서 때때로 과신전보다는 오히려 약간의 굴곡 현상이 나타난다.

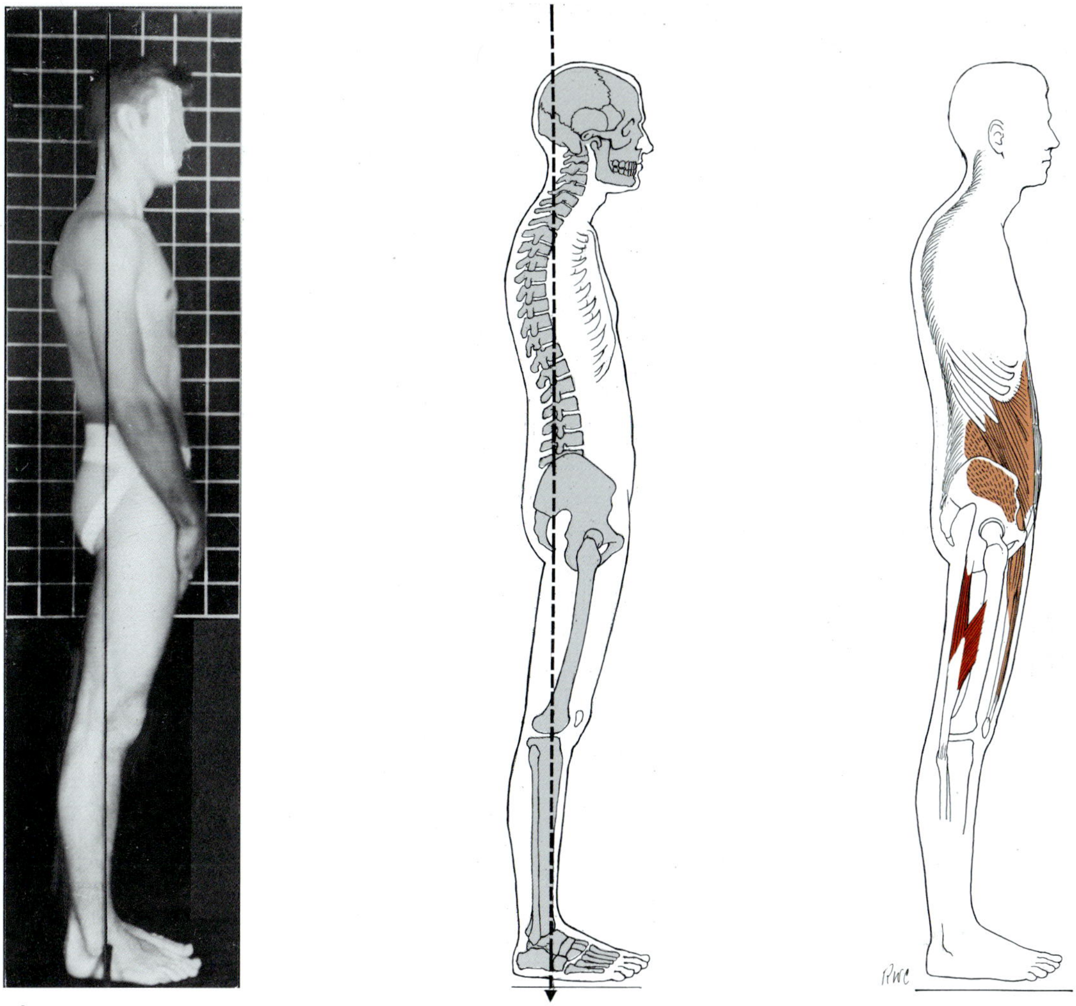

A B C

그림 2-17 A, B, C, 굽은등 자세(Sway-Back posture).

굽은등 자세 Sway-Back Posture

머리: 전방으로 돌출된 자세.

경추: 약간 신전된 상태.

흉추: 체간 상부가 후방으로 밀려난 형태로 굴곡이 증가된 상태(긴 형태의 후만).

요추: 허리 하부가 굴곡된(편평한) 상태.

골반: 후방으로 경사된 상태.

고관절: 전방으로 밀려나면서 과신전된 상태.

무릎관절: 과신전된 상태.

발목관절: 중립 위치 상태. 원래 무릎관절의 과신전은 발목관절의 족저굴곡을 일으키지만 이 경우는 골반과 허벅지가 전방으로 변위가 생기면서 족저굴곡이 일어나지 않는다.

신장 및 약화: 단일관절의 고관절 굴곡근, 외복사근, 등 상부기립근, 목 굴곡근.

단축 및 강화: 슬와부근(hamstrings), 내복사근(internal oblique)의 상부섬유.

강화와 비단축: 허리 근육.

그림 2-17에서 살펴보면, 골반은 후방 경사가 일어나 있고 안정된 두 발에 비해 체간이 전방으로 흔들림이 발생하면서 고관절이 신전되는 원인을 제공하게 됨을 알 수 있다. 그 효과는 골반을 고정한 상태에서 다리를 뒤로 뻗는 것과 같다. 따라서 요추에 전만은 일어나지 않지만 흉요추 부위에 긴 곡선(체간 상부의 후방 변위에 의한)이 형성되는데 가끔 이것을 요추 전만으로 오해를 불러일으키기도 한다(굽은등 자세라는 용어는 적절한 표현이며 스웨이-백이라는 단어가 전만과 동의어로 사용되지 않아야 한다).

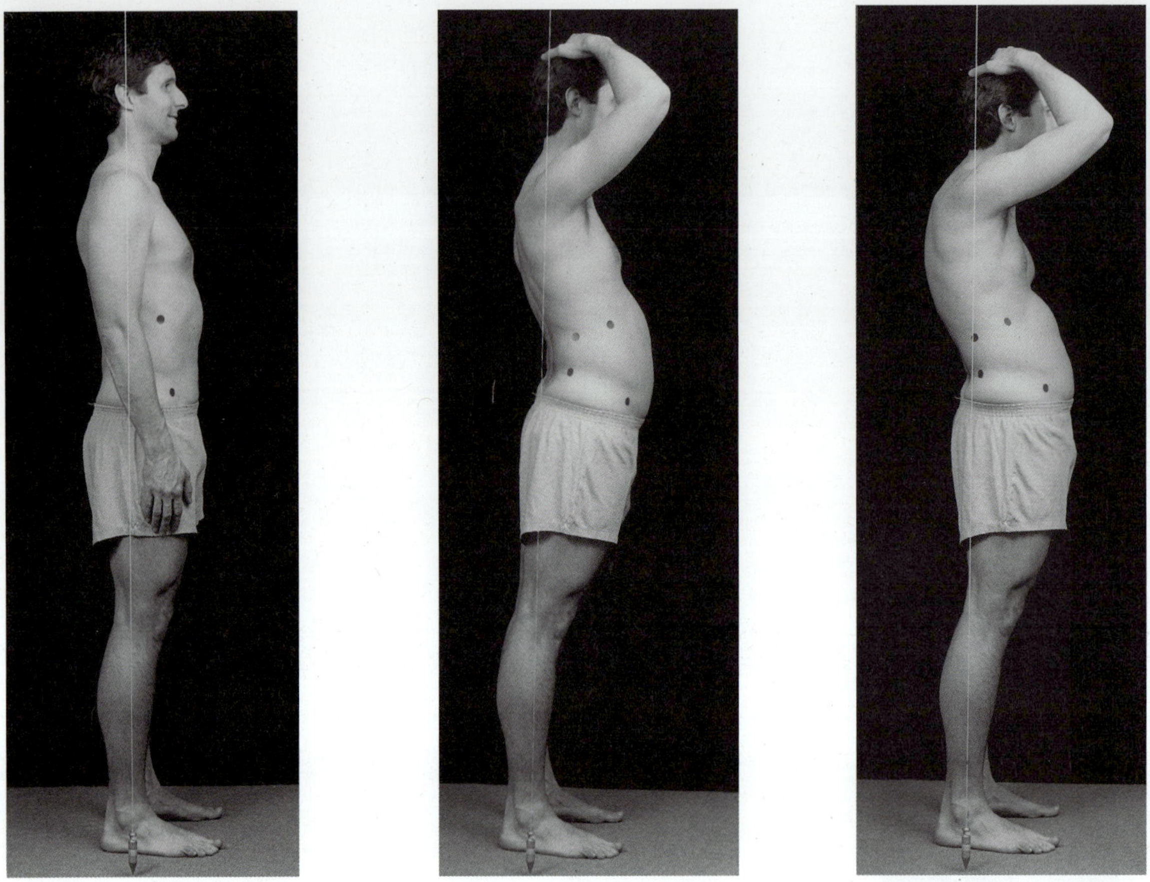

A Good posture alignment B Lordotic posture C Sway-back posture

그림 2-18 자세 정렬의 측정: **A,** 올바른 정렬 자세에서 외복사근은 서로 6인치의 거리를 두고 있는 것을 두 개의 점으로 보여주고 있다. **B,** 전만된 자세에서 외복사근은 서로 7인치의 거리를 두고 있는 것을 두 개의 점으로 보여주고 있다. **C,** 굽은등 자세에서 외복사근은 서로 7 1/2인치의 거리를 두고 있는 것을 두 개의 점으로 보여주고 있다.

자세와 관련한 복근 ABDOMINAL MUSCLES IN RELATION TO POSTURE

자세와 관련한 복횡근 Transversus Abdominis in Relation to Posture

복횡근(transverse abdominis)은 고립된 관절 움직임을 생성하는 제한된 역할에도 불구하고 앉기, 들어 올리기 및 일어서기를 포함한 여러 작업을 수행하는 중에 요추를 지지하는 중추적인 역할을 한다. 이 근육은 흉요근막(thoracolumbar fascia)에서 기원하므로 이러한 안정화가 가능하다. 척주기립근(erector spinae muscle), 횡격막, 골반저근과 함께 이 근육의 정상적인 길이와 긴장도는 척추 분절의 고립된 부하를 줄이고, 앉은 자세에서의 굴곡 움직임을 조절하고, 체간과 팔다리가 움직이고 있는 동안 코어(core)를 촉진시켜 준다(19).

복횡근 활성화 감소의 결과로 발생할 수 있는 잘못된 자세에는 서거나 앉은 자세에서 흉추 후만이 증가하거나 요추 전만이 감소한 자세 또는 이 두 형태가 조합된 자세가 포함된다. 복횡근의 활성화에 대한 검사와 트레이닝에 관해서는 5장에서 좀 더 깊이 있게 논의하게 된다.

자세와 관련한 외복사근 External Oblique in Relation to Posture

다리를 내리는 과정에서 후방 경사된 골반을 유지하는 근육은 복직근(rectus abdominis)과 외복사근(external oblique)이 주로 담당한다. 많은 경우, 복근의 강도는 상체 들어 올리기 검사(trunk-raising test)에서는 정상을 보였으나 다리 내리기 검사(leg-lowering test)에서는 매우 약하게 나타났다. 그 이유는 복직근은 상체 웅크리기(trunk curl)를 수행하기 위해 강해야만 하므로 다리를 내리는 동안 허리를 편평하게 유지할 수 없는 것을 그 근육 때문이라고 할 수 없다. 이것은 복직근이 아니라 외복사근의 강도 결핍에 기인한 것이라고 보는 것이 논리적이다. 더구나 다리 내리기 검사에서 약하게 나타나는 사람이 가지고 있는 자세 편위는 외복사근의 신장과 연관이 있다.

자세의 두 가지 유형은 이러한 약함을 나타내는데 전방 경사(척주전만 자세)와 등의 후방 편위가 동반한 골반의 전방 편위(굽은등 자세)가 그 예이다. 외복사근의 외측 섬유는 흉곽의 후방 외측 부위에서 골반의 전방 외측 부위까지 대각선으로 뻗어 있다. 이러한 선의 당김에 의해서 외복사근의 외측 섬유는 골반과 연관된 가슴의 올바른 정렬을 유지하는 데 도움을 주거나 편위될 때 정렬을 회복하는 위치에 있다. 그림 2-18 A, B, C 참조.

상체 들어 올리기 검사와 다리 내리기 검사 사이에서 등급의 차이는 종종 매우 분명하게 나타난다. 검사는 상체 웅크려 일으키기(curled trunk sit-ups)를 많이 수행하는 사람에서 단지 적정함(5)에서 적정함+(6)으로 다리 내리기 등급을 종종 나타낸다. 이것은 상체 들어 올리기 동작이 다리를 내리는 동안 편평해진 허리를 유지하기 위한 능력을 향상시킬 수 없다는 상황에서 보면 매우 분명해진다. 실제로 반복적이며 지속적인 체간 굴곡 운동에서 외복사근의 외측 섬유가 지속적으로 약화되는 것이 나타난다.

자세 편위의 유형은 연관된 근육의 약화가 심한 정도에 따라 발생한다. 전방 경사 또는 척주전만 자세에서 복부 근육의 약화와 함께 종종 고관절 굴곡근 긴장이 존재한다. 굽은등 자세(sway-back posture)에서 특히 장요근(iliopsoas)과 같은 고관절 굴곡근 약화가 존재한다.

그림 2-18 A, B, C 참조. 등에서 전만(lorditic)과 굽은등 곡선(Sway-Back curve) 사이의 유사성에 주목하라. 추 정렬(plumb alignment)과 골반 경사(pelvic tilt)에서 그 차이점을 주의 깊게 분석하지 않으면 굽은등 곡선은 척주전만(lordosis)처럼 간주될 수도 있는데 이 곡선은 척주전만이 아니다.

올바른 자세의 정렬 상태: 골반이 중립 위치에 있다.

전만 자세: 골반이 전방으로 경사진상태이다.

굽은등 자세(Sway-Back posture): 골반이 후방으로 경사진상태이다.

발, 무릎, 다리의 이상적인 자세 IDEAL POSTURE OF FEET, KNEES, AND LEGS

발과 무릎의 이상적인 자세 Ideal Posture of Feet and Knees

발과 무릎의 이상적인 자세: 슬개골의 앞면이 정면을 향해야 하고 두 발은 내번도 외번도 아닌 상태여야 한다(그림 2-19).

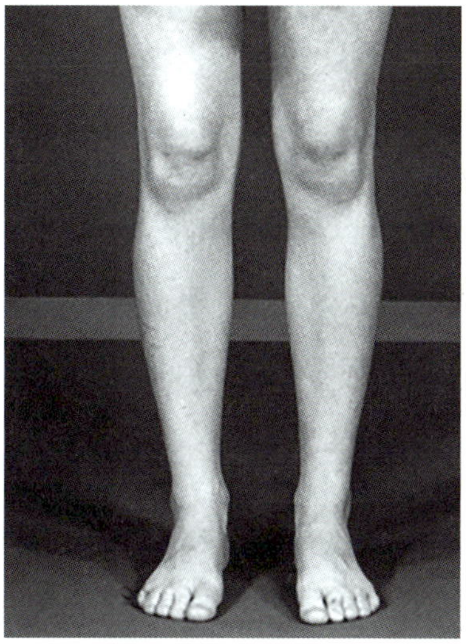

그림 2-19 발과 무릎의 이상적인 정렬 상태.

무릎과 다리의 일반적인 자세 Common Posture of Knees and Legs

무릎의 이상적인 자세: 측면(그림 2-20)에서 무릎의 올바른 자세는 추선이 무릎관절의 축 전방을 약간 지나야 한다.

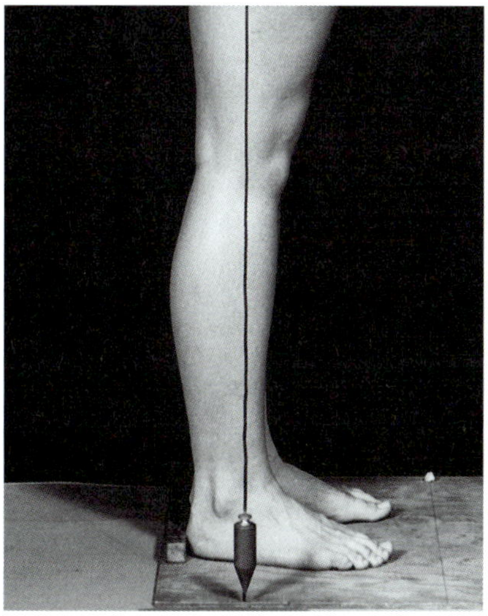

그림 2-20 무릎의 이상적인 정렬 상태.

발과 다리의 이상적인 자세: 정상 높이의 아치(arch)를 형성하고 있고, 거골하관절은 중립을 유지하고 있으며, 거골이 횡단 위치에 정렬을 이룬 상태이다. 그리고 발의 앞부분은 약간(정상=약 4~7°) 벌어져 있는 상태(out-toeing)가 올바른 자세이다 (그림 2-21).

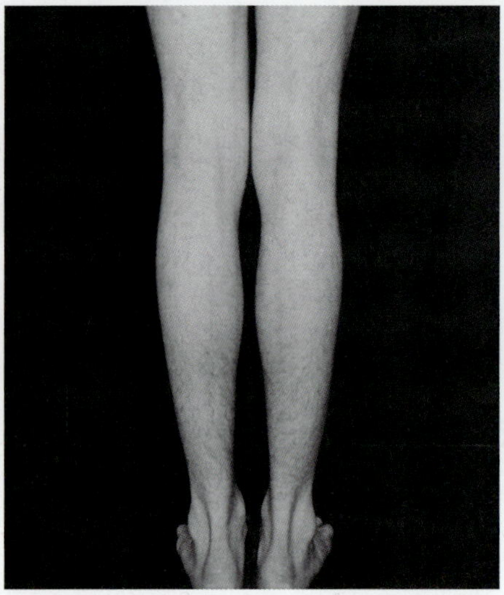

그림 2-21 다리와 발의 이상적인 정렬 상태.

섹션 III

자세 검진 POSTURAL EXAMINATION

자세 검진은 선 자세 혹은 앉은 자세에서 정렬 상태를 평가하는 것이다. 초기 평가를 기반으로 유연성, 근육 길이 및/또는 근력에 대한 검사가 해당된다.

자세 검진을 위한 절차 PROCEDURE FOR POSTURAL EXAMINATION

장비 Equipment

자세 검진을 위해 필요한 장비는 적절한 공간, 조명, 기준 프레임, 표준 자세를 위한 질문지를 들 수 있다. 평가를 받는 피검사자는 편안하고 정숙함을 유지하면서 기준점과 정렬에 필요한 신체에 해부학적인 랜드마크가 노출되는 의복을 갖추는 것이 좋다.

수직 기준 Vertical Reference

클리닉에서 수직 기준으로 사용되는 항목에는 문틀의 수직 부분, 치료실의 모서리, 그리드 포스터(grid poster), 레이저 레벨 및 추선(plumb line)이 포함되어 있다.

수평 기준 Horizontal Reference

클리닉에서 수평 기준으로 사용되는 항목에는 유리창 틀의 수평 부분, 높낮이 조절이 가능한 치료 테이블, 그리드 포스터(grid poster), 그리고 레이저 레벨이 포함되어 있다. 수직 기준(vertical reference)에 직각으로 정렬된 바닥 회반죽 라인(grout line) 또는 테이프는 자세 검진 중에 발 위치를 표준화하는 저렴하고 유용한 방법 중의 하나이다.

표준 발 자세 Standard Foot Position

검사 환경 안에서 발의 위치를 표준화하는 것은 세션 간의 신뢰도의 오류를 최소화하는 데 중요하다. 수직 기준(vertical reference)에 직각으로 정렬된 바닥 회반죽 라인(grout line) 또는 테이프는 자세 검진 시 발의 위치를 표준화시켜 주기 위한 저가의 유용한 도구가 된다.

그 외 다른 장비 Other Equipment

눈금자, 수성 마커, 각도계, 중력 의존 경사계는 해부학적 랜드마크 사이의 정상 위치 및 변형 위치를 정량화하는 데 유용한 도구이다. 거울, 정지 사진, 비디오 녹화 및 휴대폰의 영상 캡처 응용 프로그램 사용은 자세 검진 및 후속 훈련 세션 동안 피검사자에게 실시간 피드백을 제공해 줄 수 있다.

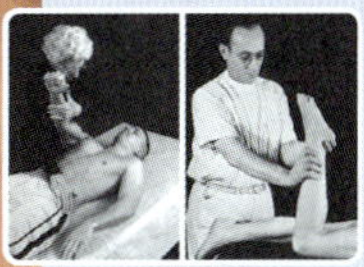

Kendall의 전통 학습지침

Kendall이 사용한 도구

Kendall이 사용한 도구에는 자세 판, 추선, 수평 측정용 접자 기포 수준기, 여섯 개의 블록 세트, 마킹용 연필, 그리고 검사에 필요한 적절한 의복이 포함되어 있다.

자세 판(Posture Board)

자세 판은 족문(foot print)이 그려진 판이다. 족문은 검사실 바닥에 그려 놓을 수도 있지만 자세 판을 사용하면 이동이 자유롭다는 이점이 있다.

추선(Plumb Line)

머리 위의 막대에서 추선을 늘어뜨린다. 추는 표준 기준점을 나타내는 자세 판의 한 지점과 일직선이 되도록 매달아야 하는데, 옆에서 보았을 때 외복사과 전방과 후방에서 보았을 때 양 발뒤꿈치의 중간에 놓여야 한다.

수평 측정용 접자 기포수준기(Folding Ruler with Spirit Level)

후상장골극의 높이를 측정하기 위한 것으로 어깨높이의 측정에도 사용된다. 밑에 사각형의 판이 달려 있는 것이 어깨높이를 측정하는 데 훨씬 도움이 된다.

여섯 개의 블록 세트(Set of Six Blocks)

크기는 4×10인치, 두께는 1/8, 1/4, 3/8, 1/2, 1인치로 구성되어 있다. 측면에서 보았을 때 골반의 높이를 수평으로 만드는 데 필요하다.

마킹용 연필(Marking Pencil)

측면 편위의 경우 척추의 위치를 측정하기 위한 것으로 극돌기를 표시하는 데 사용된다.

검사에 필요한 적절한 의복(Appropriate Clothing)

자세 검진을 받는 피검사자는 여학생은 투피스 수영복, 남학생은 트렁크 수영복을 착용한다. 학생들의 자세를 검사할 경우 평소 입고 다니는 체육복을 착용한 상태에서는 정확한 검사가 이루어지지 않는다. 병원에서는 가운이나 그 외 적절한 검사용 의복이 제공된다.

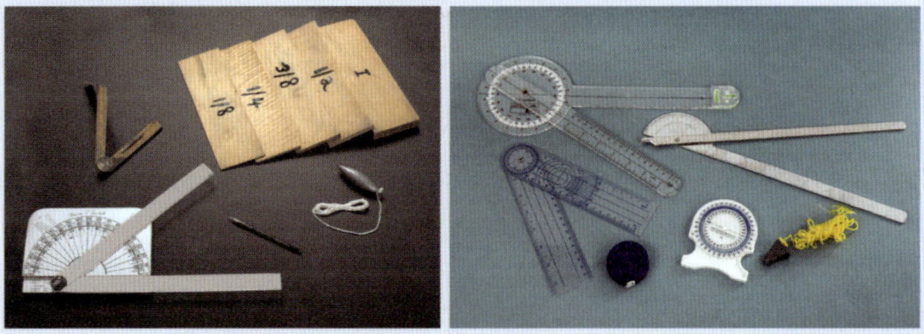

A B

그림 2-22 자세 검진에 필요한 도구: **A,** Kendall의 전통 도구; **B,** 현대식 도구.

그림 2-22A의 도구는 왼쪽에서 오른쪽으로 각도계(protracter)와 측경기(caliper), 수평 측정용 접자, 기포 수준기, 추선, 그리고 마킹용 연필로 구성되어 있다. **그림 2-22B**는 현대식으로 최근에 쓰이고 있는 도구들이다. 제일 상단 왼쪽에서 오른쪽으로 대 각도계, 대 메탈 각도계이고, 하단 왼쪽에서 오른쪽으로는 소 각도계, 줄자, 버블 경사계, 추선(노란색 줄의 봉추)으로 나열되어 있다.

그림 2-23은 정렬 상태를 검사하기 위해 피검사자의 발 위치를 족문으로 그려 놓은 자세 판을 보여주고 있다.

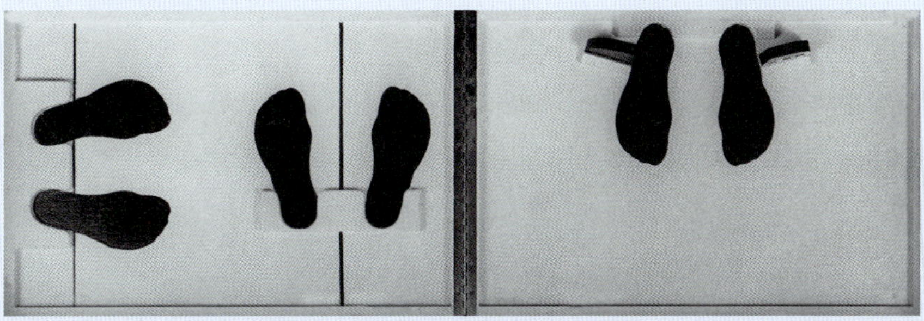

A B C

그림 2-23 상태를 검사하기 위해 피검사자의 발 위치를 족문으로 그려 놓은 자세 판: **A,** 시상면; **B,** 후면; **C,** 전면.

자세 평가를 위한 접근 Approach to Postural Assessment

피검사자는 발판의 족문에 맞춰 선다. 만약 자세 판이 준비되어 있지 않다면, 일관성 있는 성공적인 평가를 얻기 위해서 클리닉에 발의 위치를 표준화시켜 두어야만 한다.

전면 Anterior View

발, 무릎, 다리의 위치를 관찰한다. 발가락의 위치, 중족궁의 형태, 발의 회내와 회외를 감안한 정렬 상태, 슬개골의 위치로 본 대퇴골의 회전, 내반슬 또는 외반슬을 살펴보아야 한다. 머리의 회전과 늑골의 비정상적인 모습도 검사 대상이다. 검사한 내용을 의무 차트에 기록한다.

시상면 Sagittal View

외복사과 바로 앞에 추선을 늘어뜨린 상태에서 전체 몸과 추선(plumb line)과의 관계를 관찰하여 추 정렬(plumb alignment)란에 기록한다. 잘못된 회전을 발견하기 위해서는 왼쪽 오른쪽 양쪽에서 관찰해야 한다. 발견한 내용을 "발목의 족배굴곡으로 몸이 전방 경사", "골반과 머리의 전방 변위", "요추 전만을 제외하고는 양호", "체간 상부와 머리의 후방 경사" 를 같이 기록한다.

분절 정렬의 문제점들은 추선을 이용하거나 추선 없이도 측정이 가능하다. 무릎이 올바른 정렬 상태인지, 과신전인지 아니면 굴곡된 상태인지 관찰한다. 시상면에서 본 골반의 위치를 확인하고 척추의 전후 곡선이 정상인지 혹은 과도한지 검사인지 또한 머리 위치가 앞을 향하고 있는지 또는 위쪽이나 아래쪽으로 기울어져 있는지, 가슴의 위치가 정상인지, 함몰 또는 거상되어 있는지, 그리고 복벽의 윤곽 등을 검사한다. 검사한 내용은 차트의 분절 정렬(segmental alignment)란에 기록한다.

후면 Posterior View

추선이 발뒤꿈치 사이 중앙 부위의 점을 가진 선과 걸려 있을 때 추선으로 향한 신체나 신체 부위의 관계는 양호(good)로 표현되거나 오른쪽이나 왼쪽으로 향한 편위로 표현된다. 이러한 결과는 차트(그림 2-24)의 참고(Note)란에 기록되어야 한다.

분절 정렬의 관점에서 보면 종골건의 정렬, 고관절의 내전 또는 외전, 후상장골극의 상대적 높이, 골반 외측 경사, 척추 외측 편위, 어깨와 견갑골의 위치 등을 검사해야 한다. 예를 들면, 골반 외측 경사는 한쪽 발이 회내되거나 한쪽 무릎이 습관적으로 굴곡된 경우로 같은 쪽의 골반이 내려간 상태로 서 있게 된다.

검사와 해석 TESTS AND INTERPRETATION

유연성과 근육 길이 검사 Test for Flexibility and Muscle Length

유연성과 근육 길이에 관한 결과는 제공된 차트에 기록되어야 한다. 전방 굴곡(forward bending)은 발가락에서부터 인치의 숫자와 함께 "정상(Normal)", "제한(Limited)" 또는 "정상+(Normal +)"으로 표시되고 또한 기록되어야 한다(다양한 나이를 감안한 정상에 관한 차트 참조). 자세 검진 차트에서 Bk는 등(back)을 가리키고 H.S.는 슬와부근(hamstring)을 가리키며 GS는 비복근-가자미근(gastroc-soleus)을 가리킨다.

전방 굴곡 자세는 서 있는 자세나 앉은 자세에서 검사가 가능하지만 저자는 앉은 자세에서의 전방 굴곡 검사가 유연성을 더 잘 나타낸다고 생각한다. 만약 앉은 자세에서는 유연성이 정상이지만 서있는 자세에서 부족한 것으로 나타난다면, 이것은 골반 회전이나 골반 외측 경사가 있음을 의미하는 것으로 요추 회전이 발생해 서 있는 자세에서 유연성이 제한된다.

팔을 머리 위로 들어 올리는 검사는 정상 또는 제한으로 기록하며 제한되는 경우에는 경미, 보통, 심각 등으로 자세하게 기록한다.

체간 신전은 체간을 후방 굴곡(backward bending)시키는 움직임으로, 서 있는 자세에서 실시하는 것이 좋은데, 이것은 엎드린 자세에서 상체를 들어 올려 등 근력을 측정하는 것과 유연성을 구별하기 위해서이다. 정상적으로는 허리 부분에서 아치가 형성되어야 한다. 만약 과신전이 제한되면 피검사자는 무릎을 굽힌 상태에서 몸을 뒤로 기울이려 한다. 이 검사 중에는 무릎은 반듯이 편 상태를 유지해야 한다.

외측 굴곡 움직임은 체간의 측면 유연성을 검사하기 위한 것이다. 왼쪽 측면 체간 근육 길이의 변화는 오른쪽으로 굽히는 것을 가능하게 하며 오른쪽은 그 반대이다. 즉, 오른쪽의 유연성이 부족하다는 것은 인대나 관절의 긴장으로

Name .... Doctor ....

Diagnosis .... Date of 1st Ex. ....

Onset .... Date of 2nd Ex. ....

Occupation .... Height .... Weight ....

Handedness .... Age .... Sex .... Leg length: Left .... Right ....

PLUMB ALIGNMENT

Side view: Lt .... Rt. ....

Back view: Deviated lt. .... Deviated rt. ....

SEGMENTAL ALIGNMENT

Feet	Hammer toes	Hallux valgus	Low ant. arch	Ant. foot varus
	Pronated	Supinated	Flat long. arch	Pigeon toes
Knees	Med. rotat.	Lat. rotat.	Knock-knees	
	Hyperext.	Flexed	Bowlegs	Tibial torsion
Pelvis	Leg in postural add.	Rotation	Tilt	Deviation
Low back	Lordosis	Flat	Kyphosis	Operation
Up. back	Kyphosis	Flat	Scap. abducted	Scap. elevated
Thorax	Depressed chest	Elevated chest	Rotation	Deviation
Spine	Total curve	Lumbar	Thoracic	Cervical
Abdomen	Protruding	Scars	....	....
Shoulder	Low	High	Forward	Med. rotated
Head	Forward	Torticollis	Lateral Tilt	Rotation ....

TESTS FOR FLEXIBILITY AND MUSCLE LENGTH

Forward bending .... Bk. .... H.S. .... G.S. ....

Arm overhead elevation: Lt. .... Rt. ....

Hip flexors: Lt. .... Rt. ....

Tensor fas. lata.: Lt. .... Rt. ....

Trunk extension: ....

Trunk lat. flex.: To lt. .... To rt. ....

MUSCLE STRENGTH TESTS

L		R
	Mid. trapezius	
	Low. trapezius	
	Back extensors	
	Glut. medius	
	Glut. maximus	
	Hamstrings	
	Hip flexors	
	Tib. posterior	
	Toe flexors	

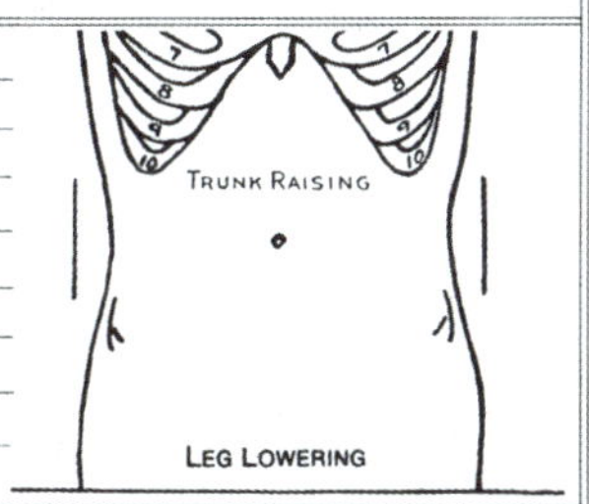

SHOE CORRECTION

Left		Right
	(Wide Heel) Inner wedge (Narrow heel)	
	Level heel raise	
	Metatarsal support	
	Longitudinal support	

NOTES: ....

TREATMENT

....

Exercises:

Bk. Lying	Pel. tilt and breath.	....
	Pel. tilt and leg sl.	....
	Head and sh. raising	....
	Shoulder add. stretch	....
	Straight leg-raise	....
	Hip flex. stretch	....
Sd. Lying	Stretch .... tensor	....
Sitting	Forward bending	
	To stretch low bk.	....
	To stretch h. s.	....
	Wall-sitting	
	Middle trapezius	....
	Lower trapezius	....
Standing	Foot and knee ex.	....
	Wall-standing	....

Other Exercises: ....

Support: ....

그림 2-24 자세 검진 차트.

척추 동작에 제약이 가해진 경우가 아니라면 왼쪽 체간 근육의 긴장 때문으로 해석해야 한다.

그 외의 경우는 늑골과 장골능 사이의 거리나 체간의 길이에서 개인차를 보이므로 유연성에도 차이가 발생한다. 외측 굴곡의 정도를 측정하는 것은 현실적이지 않다. 외측 굴곡에서 늑골과 장골능이 가까워진 경우에는 정상 관절가동범위(ROM)로 간주되기 때문이다. 대부분의 사람들은 정확한 외측 굴곡을 했을 경우 손가락 끝이 무릎까지 내려오게 된다.

근력 검사 Muscle Strength Test

자세 검진 시 해야 하는 필수적인 근력 검사에 관해서는 5~7장에 기술되어 있다. 필수 근력 검사에는 상부, 하부, 그리고 복사근뿐만 아니라 체간 외측 굴곡근, 등 신전근, 중, 하승모근(middle and lower trapezius), 전거근(serratus anterior), 중둔근(gluteus medius), 대둔근(gluteus maximus), 슬와부근(hamstrings), 고관절 굴곡근, 가자미근(soleus), 그리고 지굴근(toe flexors)이 포함된다.

자세 정렬에서 전후방 편위의 문제가 있을 때 복근, 등 근육, 고관절 굴곡근과 신전근, 그리고 가자미근을 반드시 검사해야 하며 척추의 외측 편위나 골반의 외측 경사 문제가 있을 때는 외복사근, 체간 외측 굴곡근, 그리고 중둔근을 검사하는 것이 특히 중요하다.

검사 결과에 대한 해석 Interpretation of Test Findings

일반적으로 자세에 문제가 있는 경우, 자세 정렬 검사를 통해 찾은 잘못된 신체 구조를 근육 검사를 통해 다시 재확인하게 되는데, 이때 두 검사 모두 정확해야 한다. 때때로 두 검사 결과가 일치하지 않는 경우가 발생한다. 이러한 차이는 다음과 같은 결과로 발생한다.

- 왼손/오른손잡이(handedness) 유형과 관련해 오래전에 입은 상처나 질병이 신체 정렬을 변화시킨 경우;
- 최근 앓았던 질병이나 상처가 기존의 불균형 양상을 악화시킨 경우.
- 척추측만증 어린이가 C형 곡선에서 S형 곡선으로 옮아가는 과도기에 있는 경우.

유연성이 좋은 어린이를 제외하고는 검사 시 발견되는 자세상의 문제점은 주로 그 개인의 잘못된 습관에서 유래하는 것으로 보아야 한다. 어린이는 주기적으로 정렬 검사를 받고 항상 접하는 선생님이나 부모님으로부터 자세 습관에 대한 정보를 얻는 것이 바람직하고 또한 필요한 요소이기도 하다. 그리고 성장기에 있는 어린이의 자세 변화를 제대로 평가하기 위해서는 자세를 촬영하여 보관하는 것이 바람직하다. 그림 2-24 참조.

섹션 IV

임상 결과 CLINICAL FINDINGS

왼손/오른손잡이: 자세에 미치는 효과

HANDEDNESS: EFFECT ON POSTURE

그림 2-25에 있는 파트 A와 B는 왼손/오른손잡이와 연관된 전형적인 자세 패턴을 보여주고 있다. 파트 A에서는 오른쪽 어깨가 왼쪽보다 처져 있고, 골반이 약간 오른쪽으로 편위되어 있으며, 오른쪽 고관절이 왼쪽보다 약간 올라가 있다. 이러한 유형은 오른쪽 손을 주로 사용하는 사람들에게서 많이 나타나는 것으로 척추가 추선에서 약간 왼쪽으로 편위되어 있고 왼발이 오른발보다 약간 더 회내되어 있으며 오른쪽 중둔근이 왼쪽보다 더 약한 상태이다.

자세와 관련된 왼손/오른손잡이 유형은 어린 나이 때부터 발생할 수 있는데 8~10세가 되면 척추가 고관절이 낮은 쪽으로 약간 휘어지는 변위 현상이 나타난다. 고관절이 높은 쪽의 어깨는 그것을 보완하기 위해 상대적으로 낮아지는 경향이 있다. 대부분의 경우, 처진 어깨보다는 높은 고관절이 더 중요하다. 일반적으로 골반 외측 경사를 교정하면 어깨도 교정되는데 그 반대의 경우는 반드시 그렇게 된다고 할 수는 없다.

파트 B에서는 정반대인 전형적인 왼손잡이의 경우를 보여주고 있다. 하지만 어깨는 대체로 오른손잡이만큼 현저

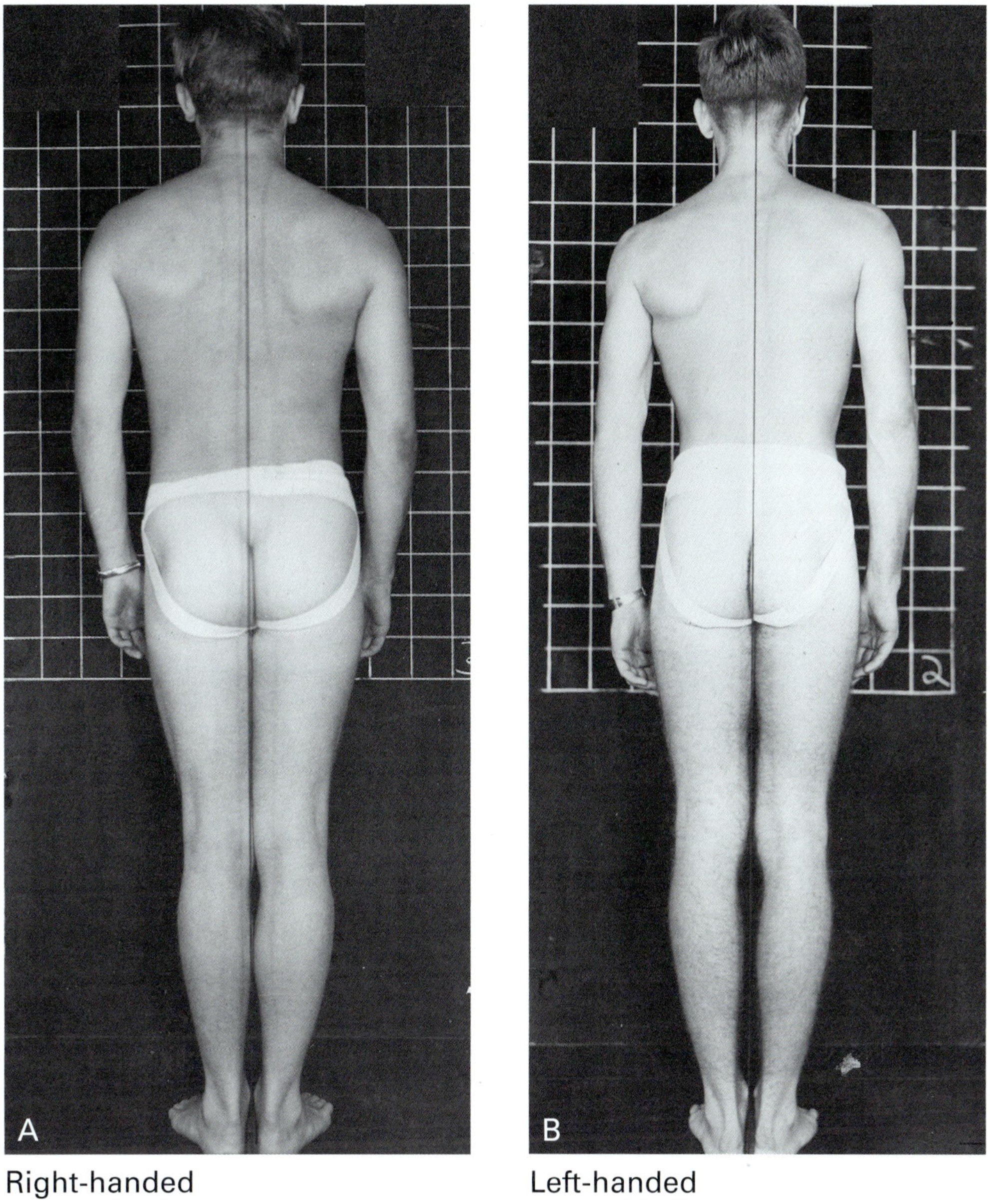

그림 2-25 왼손/오른손잡이 패턴: A, 오른손잡이; B, 왼손잡이

하게 내려가 있지는 않다. 왼손/오른손잡이로 인해 후천적으로 나타나는 자세성 약화에 대해 잘 설명되어 있는 '자세로 인한 후천성 약화' 부분을 참조 바란다.

시상면과 후면 SAGITTAL AND POSTERIOR VIEWS

그림 2-26 파트 A의 경우, 후면에서 본 자세는 정상으로 나타나 보이나 시상면에서는 잘못된 자세로 나타난 경우이다. 시상면 자세에서는 심각한 분절성 문제를 보이지만 전방과 후방 편위는 서로 보완 상태에 있어 추 정렬(plumb alignment)은 상당히 좋은 예이다. 복벽의 윤곽선이 요추의 곡선과 거의 일치한다.

파트 B는 측면과 후면 모두에서 잘못된 자세를 보여주고 있다. 후면에서 몸이 추선(plumb line)에서 오른쪽으로 편위되어 있으며 오른쪽 고관절이 높고 오른쪽 어깨는 낮게 나타난다. 시상면에서 추 정렬은 더 심각한 상태이다. 무릎은 후방으로, 골반, 체간, 머리는 심하게 전방으로 편위되어 있다. 분절상으로 볼 때 척주전만 및 후만 곡선은 다소 과도한 상태이나 무릎은 심하게 과신전된 상태이다.

이 피검사자에 대한 결과는 체간과 머리가 전방으로 심하게 편위되어 있기 때문에 자세가 안정적이지 못하며 균형

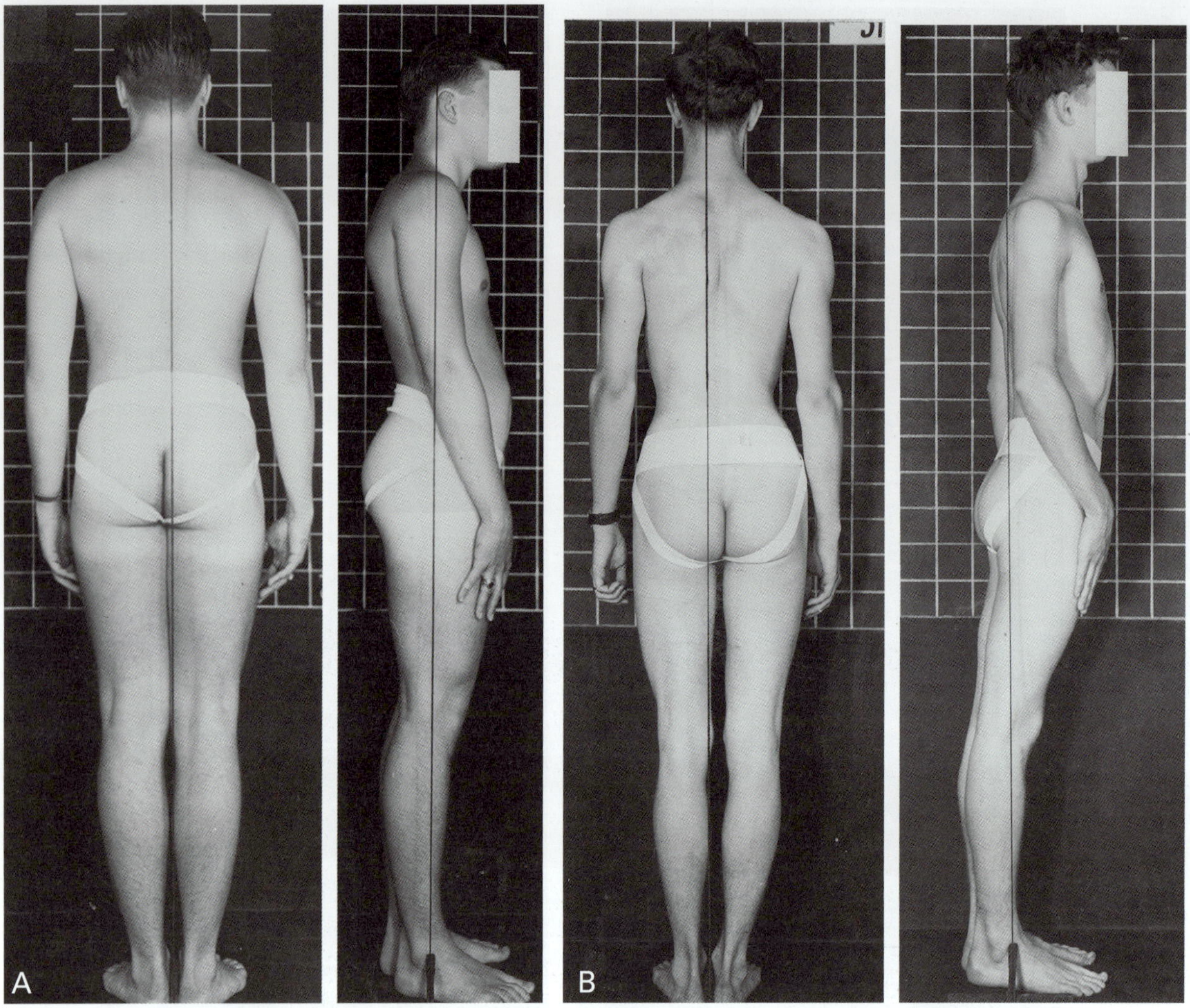

Back Side

그림 2-26 잘못된 자세(측면, 후면): A, 후면에서는 올바른 자세로 나타나 있으나, 측면에서는 잘못된 자세로 나타나 있다; B, 후면와 측면 모두 다 잘못된 자세로 나타나 있다.

을 유지하기 위해서는 상당한 근육 작용이 필요할 것으로 본다. 이러한 결점을 지니고 있는 사람이라도 완전 복장을 갖추었을 때는 아주 올바른 자세로 나타나 보일 수 있다.

어깨와 견갑골 Shoulder and Scapula

견갑골, 외전 및 약간 상승된 상태: 그림 2-27을 살펴보면 피검사자는 양쪽 견갑골이 모두 외전되어 있으며 왼쪽이 오른쪽보다 더 심각한 것을 알 수 있다. 견갑골은 양쪽 모두 약간 거상된 상태이며 견갑골이 거상되면 어깨와 등 상부가 둥글고 구부정한 자세가 형성된다.

어깨 거상, 견갑골 내전: 그림 2-28에서는 피검사자의 양쪽 어깨가 거상되어 있고 오른쪽이 왼쪽보다 조금 더 높다. 견갑골은 양쪽 모두 내전되어 있으며 상승모근과 다른 어깨 거근들은 긴장된(tight) 상태임을 알 수 있다.

어깨 하강, 견갑골 외전: 그림 2-29에서 피검사자는 양쪽 어깨가 심하게 처져 있다. 견갑골이 심하게 외전된 것도 이러한 이유에서이다. 어깨의 잘못된 자세를 바로잡기 위해서는 승모근(trapezius), 그중에서도 특히 상부 부위 강화를 위한 운동이 필요하다.

견갑골, 내전 및 거상: 그림 2-30에서 피검사자는 견갑골이 완전히 내전된 상태에서 상당히 거상되어 있다. 이 자세는 의도적으로 취한 것처럼 보이지만 이러한 습관이 계속되다 보면 어깨를 이완시키려 해도 견갑골이 제자리로 돌아오지 않는다. 이러한 자세는 턱을 들어 올리고 가슴을 열며 양어깨를 뒤로 젖히는 군사 훈련 같은 자세에서 비롯된다.

견갑골, 비정상적 형상: 그림 2-31에서 피검사자는 견갑

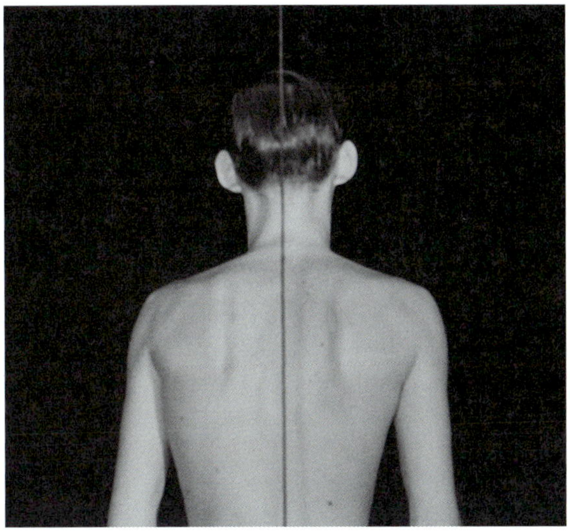

그림 2-27 견갑골이 외전되고 약간 신전되어 있는 상태.

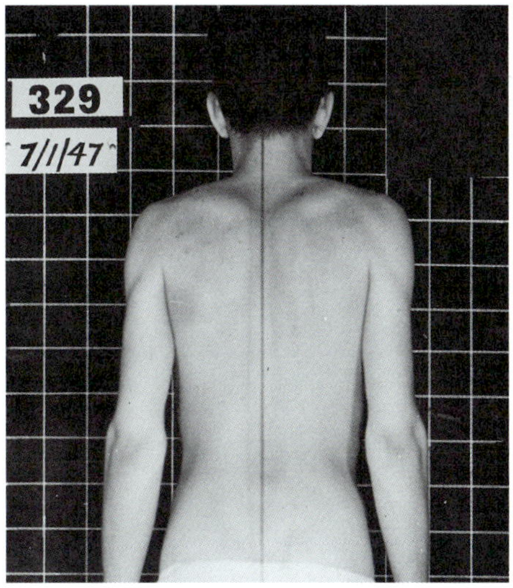

그림 2-28 어깨는 상승되어 있고, 견갑골은 내전되어 있는 상태.

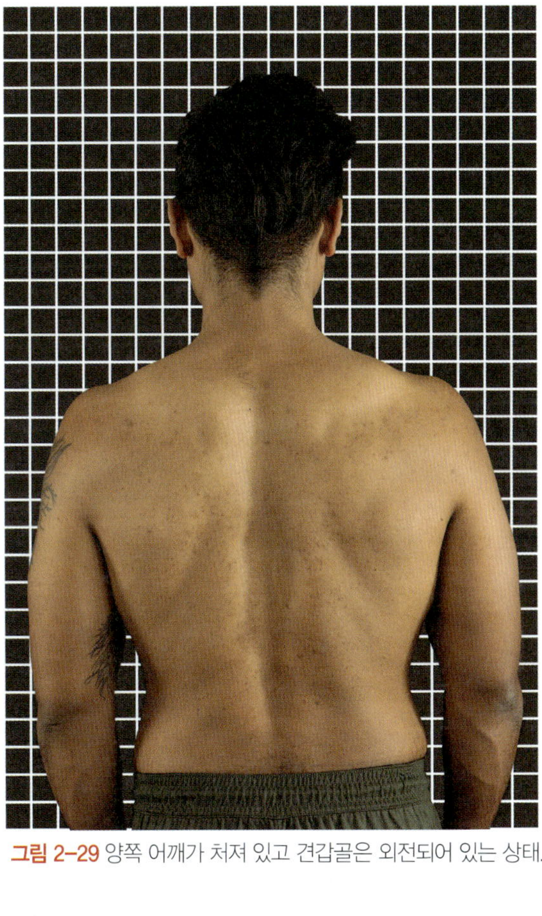

그림 2-29 양쪽 어깨가 처져 있고 견갑골은 외전되어 있는 상태.

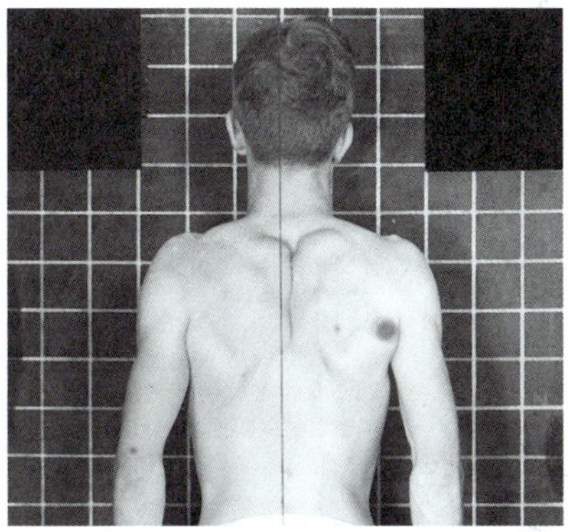

그림 2-30 견갑골이 내전되고 거상되어 있는 상태.

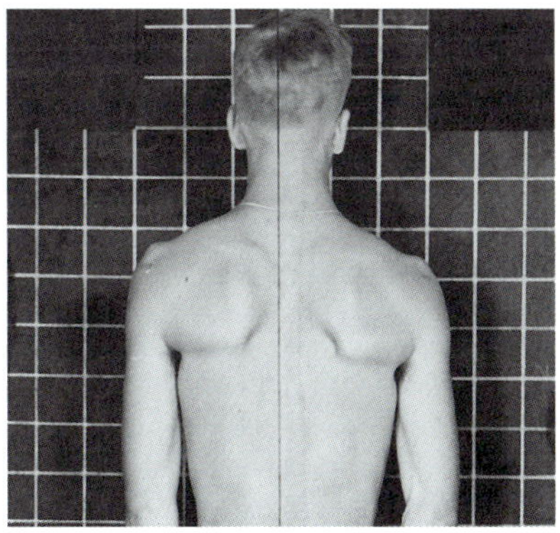

그림 2-31 견갑골의 비정상적인 상태.

근의 일부가 비정상적으로 발달하여 견갑골의 위치가 잘못 잡힌 형상을 하고 있다. 대원근(teres major)과 능형근(rhomboid)은 V형의 하각(inferior angle)에서 선명하게 드러난다. 견갑골의 회전으로 액와연(axillary border)이 정상 위치에서 벗어나 거의 수평에 가까운 형상을 하고 있다. 외형만으로도 전거근(serratus anterior)이나 승모근 또는 둘 모두 약화되어 있음을 알 수 있다.

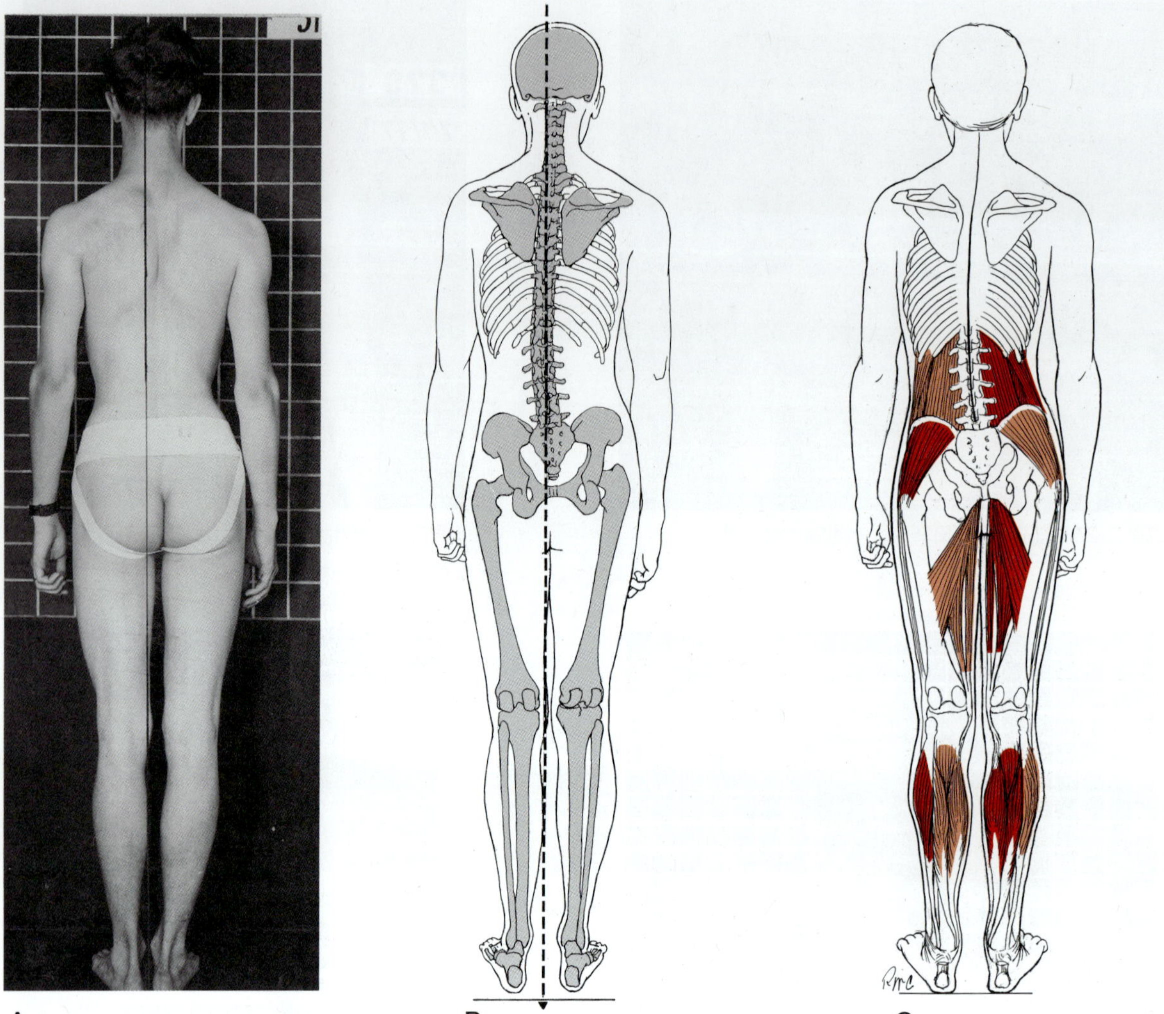

A B C

그림 2-32 A, B, C, 잘못된 정렬 자세, 후면.

잘못된 정렬: 후면 Faulty Alignment: Posterior View

머리: 기울거나 회전되지 않고 바로 세워져 있음. (그림 2-32에는 오른쪽으로 약간 기울고 회전되어 있는 것으로 나타나 있는데 이는 흉추의 변위로 인한 것이다.)

경추: 일직선 상태.

어깨: 오른쪽이 낮음.

견갑골: 내전된 상태, 오른쪽이 약간 하강(depressed)된 상태.

흉추와 요추: 흉요추 곡선 왼쪽에 볼록함.

골반: 외측 경사, 오른쪽이 올라간 상태.

고관절: 오른쪽은 내전과 약간 내회전, 왼쪽은 외전되어 있는 상태.

하지: 일직선, 내반슬이나 외반슬은 보이지 않음.

발: 파트 A에서 종골건의 정렬에서 볼 수 있듯이 오른발이 약간 회내된 상태. 왼발은 신체의 오른쪽 변위로 인해 자세성 회내 존재.

신장 및 약화: 왼쪽 측면 체간 근육, 오른쪽 고관절 외전근(특히 후방 중둔근), 왼쪽 고관절 내전근, 오른쪽 장비골근(peroneus longus)과 단비골근(peroneus brevis), 왼쪽 후경골근(tibialis posterior), 왼쪽 장무지굴근(flexor hallucis longus), 왼쪽 장지굴근(flexor digitorum longus). 오른쪽 대퇴근막장근(tensor fascia latae)은 경우에 따라 약화 현상을 보일 수 있다.

단축 및 강화: 오른쪽 측면 체간 근육, 왼쪽 고관절 외전근, 오른쪽 고관절 내전근, 왼쪽 장비골근과 단비골근, 오른쪽 후경골근, 오른쪽 장무지굴근, 오른쪽 장지굴근. 왼쪽 대퇴근막장근은 보통 강화되는 데 장경인대(iliotibial band)의 긴장이 발생할 수도 있다. 오른쪽 다리는 내전 자세를 하

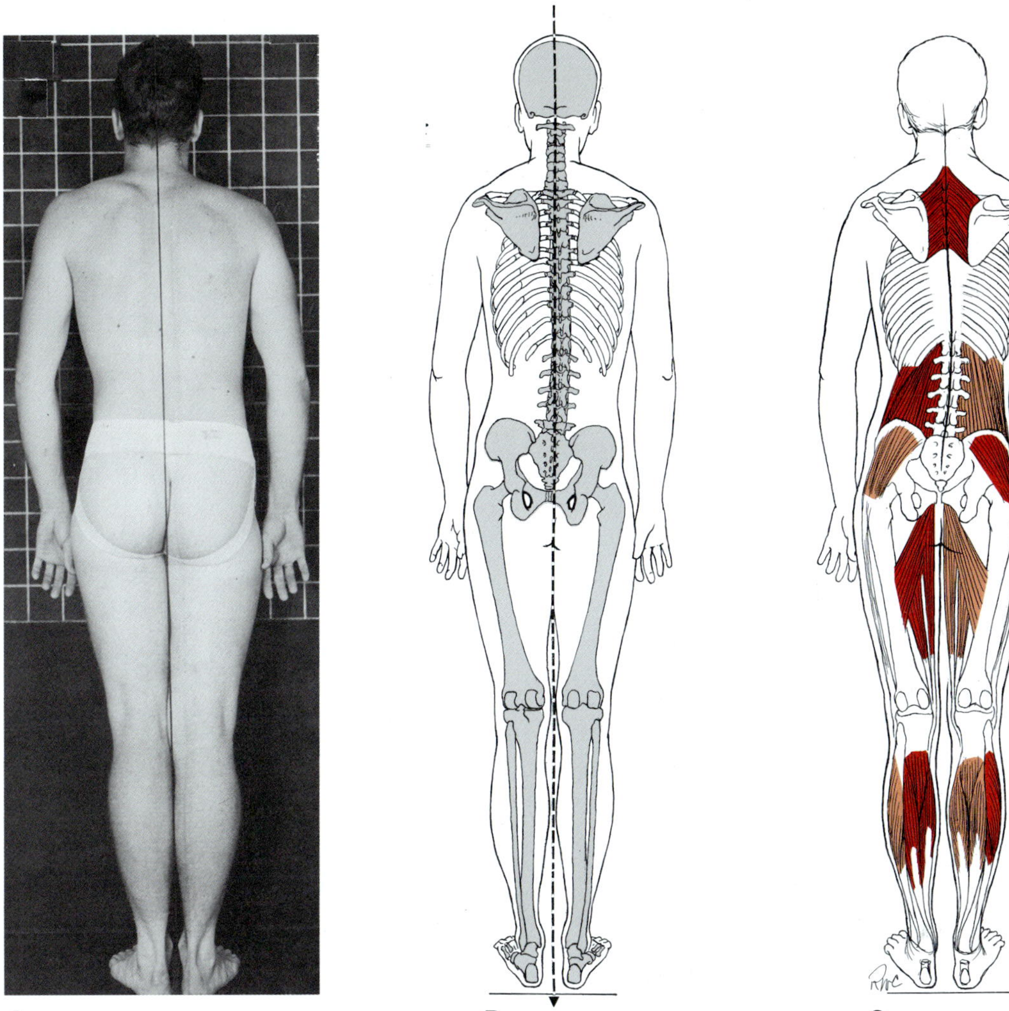

A B C

그림 2-33 A, B, C, 잘못된 정렬 상태. 발의 회내와 대퇴골의 내회전된 상태를 보여주는 후면.

고 있으며 고관절의 위치상 오른쪽 다리가 더 길어 보일 수 있다. 이러한 자세는 오른손잡이의 전형적인 자세 패턴이다.

그림 2-33은 발의 회내와 대퇴골의 내회전된 상태를 보여주고 있다.

머리: 똑바른 상태, 기울거나 회전되지 않았음.

경추: 일직선 상태.

어깨: 거상(elevate)되고 내전된 상태.

어깨관절: 손바닥이 후방을 향한 것으로 보아 내회전된 상태.

견갑골: 내전되고 거상된 상태.

흉추와 요추: 흉요추 곡선이 오른쪽으로 약간 볼록한 상태.

골반: 외측 경사, 왼쪽 거상된 상태.

고관절: 왼쪽은 내전 및 약간 내회전, 오른쪽은 외전된 상태.

하지: 일직선, 내반슬이나 외반슬이 보이지 않음.

발: 약간 회내된 상태.

신장 및 약화: 오른쪽 측면 체간 근육, 왼쪽 고관절 외전근(특히 후방 중둔근), 오른쪽 고관절 내전근, 오른쪽 후경골근, 오른쪽 장무지굴근, 오른쪽 장지굴근, 왼쪽 장비골근과 단비골근

단축 및 강화: 왼쪽 측면 체간 근육, 오른쪽 고관절 외전근, 왼쪽 고관절 내전근, 왼쪽 후경골근, 왼쪽 장무지굴근, 왼쪽 장지굴근, 오른쪽 장비골근과 단비골근. 견갑골의 거상 및 내전과 함께 능형근이 단축되어 있다.

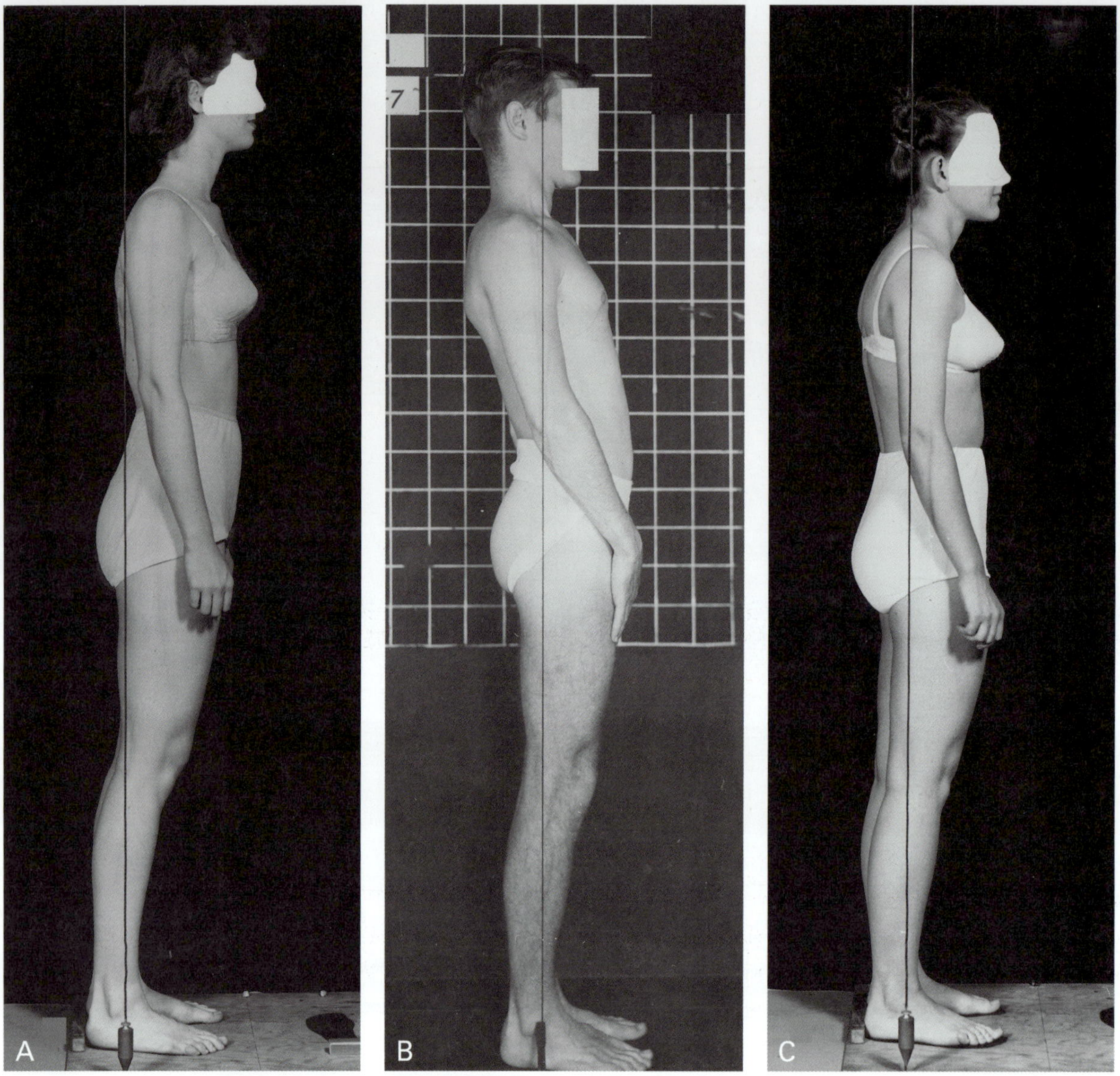

그림 2-34 잘못된 추 정렬, 측면

잘못된 추 정렬: 시상면 Faulty Plumb Alignment: Sagittal View

그림 2-34 파트 A는 추선(plumb line)에 대해 신체가 전방으로 심하게 편위된 상태를 보여주고 있다. 이 자세는 주로 키가 크고 마른 사람들에게서 많이 나타나는데 이런 경우 체중은 발 앞쪽에 실린다. 습관적으로 이러한 자세를 취하는 사람은 발 앞부분에 힘이 가해져서 발바닥의 볼(ball)과 엄지발가락의 밑면에 굳은살(calluses)이 형성된다. 전체적인 자세 교정과 함께 중족골 궁(medial arch)을 유지하기 위한 보조 장비가 필요하다. 발목관절이 약간 족배굴곡되는 것은 다리가 앞쪽으로 기울고 무릎이 약간 굴곡된 상태이기 때문이다. 체간 후방 근육과 하지는 계속해서 수축된 상태인데 이러한 근육들을 효과적으로 이완시키기 위해서는 자세 정렬을 교정해야 한다.

파트 B는 체간 상부와 머리가 후방으로 심하게 편위된 상태를 나타내고 있다. 뒤로 젖혀진 상부 체간에 대해 균형을 잡기 위해 무릎과 골반이 전방으로 편위되어 있다.

파트 C는 발목부터 경추까지 신체가 시계 반대 방향으로 회전된 모습을 나타내 보이고 있다. 피검사자의 왼쪽과 오른쪽 부분의 편위된 정도가 추선을 기준으로 다르게 나타난다는 것을 알 수 있다. 오른쪽에서 보면 몸이 추선을 기준으로 앞으로 약간 기울어져 있지만 왼쪽에서 보면 상당히 바른 정렬 상태를 하는 것으로 보인다. 그러나 머리는 양쪽에서 보았을 때 모두 전방으로 돌출되어 있다.

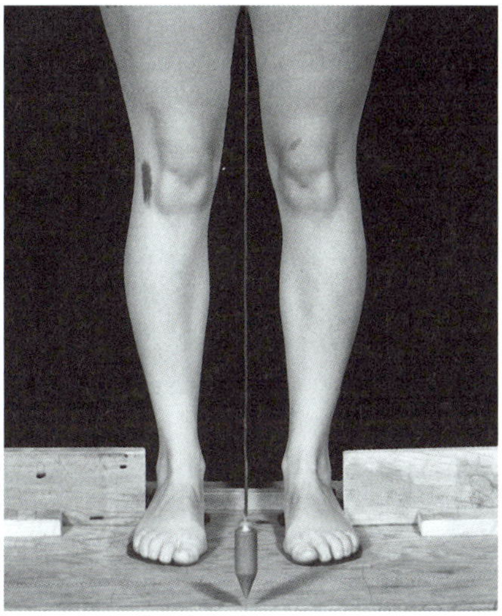

그림 2-35 발의 회내와 고관절의 내회전.

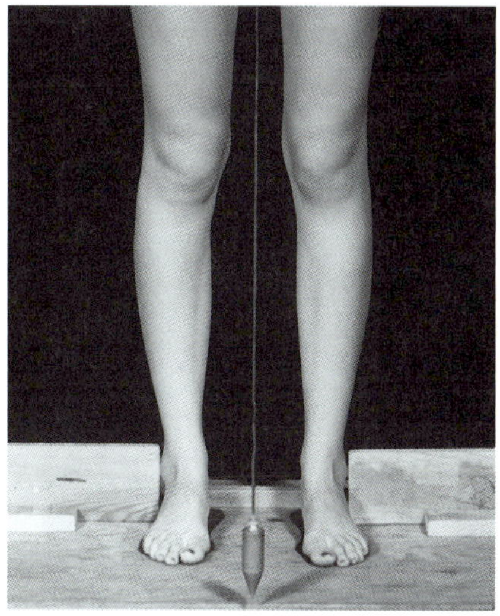

그림 2-37 올바른 발과 잘못된 무릎.

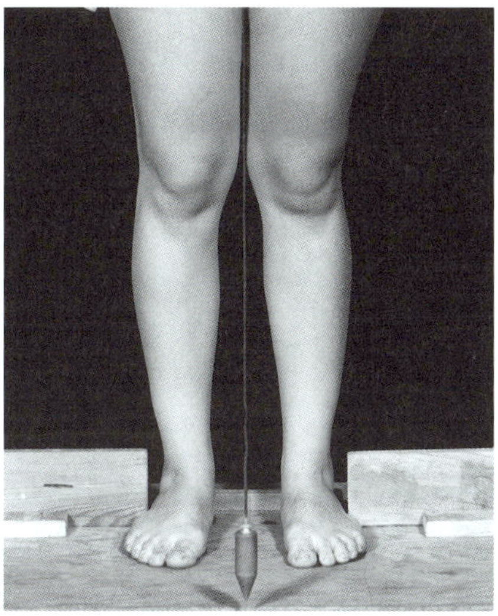

그림 2-36 발의 회내와 외반슬.

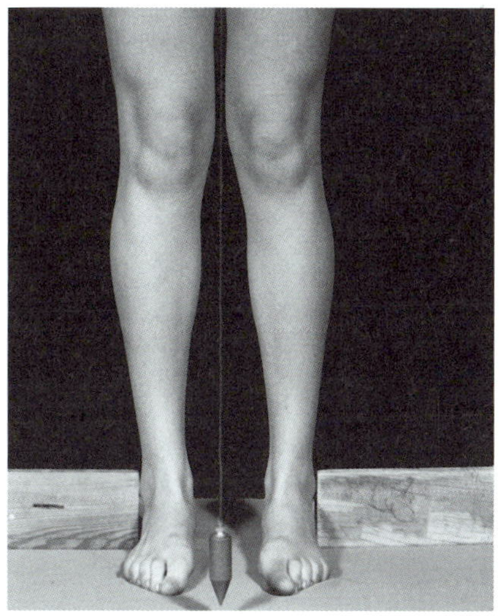

그림 2-38 회외된 발.

발, 무릎, 다리의 잘못된 자세 FAULTY POSTURE OF FEET, KNEES, AND LEGS

발과 무릎의 잘못된 자세 Faulty Posture of Feet and Knees

발의 회내와 고관절의 내회전: 외복사과와 발판 사이의 거리로 판단하건데 발이 약간 회내되었음을 알 수 있으며 슬개골의 위치로 보아 고관절이 내측으로 약간 회전되었음을 알 수 있다(그림 2-35).

발의 회내와 외반슬: 양발이 약간 회내되어 있다. 약간 외반슬은 있으나 고관절의 회전은 발견할 수 없다(그림 2-36).

올바른 발과 잘못된 무릎: 발은 매우 올바른 정렬을 보이나 슬개골의 위치(내측을 가리킴)로 보아 고관절이 내측으로 회전되어 있음을 알 수 있다. 이러한 결점은 내회전이 동반된 회내의 경우보다 신발을 이용하여 교정하기가 더 어렵다(그림 2-37).

회외된 발: 발의 외측연(laterl borders)에 체중이 실리게 되면 정상보다 족궁이 높아진다. 발판의 세워진 부분이 외복사과(lateral malleolus)에는 닿지만 발바닥 가장자리에는 닿지 않는다. 전경골근(tibialis anterior)의 윤곽이 너무 드러나 있어 마치 발을 내반시키는 것처럼 보이지만 이 자세는 피검사자가 발을 중립 위치에서 편안히 한 상태이다(그림 2-38).

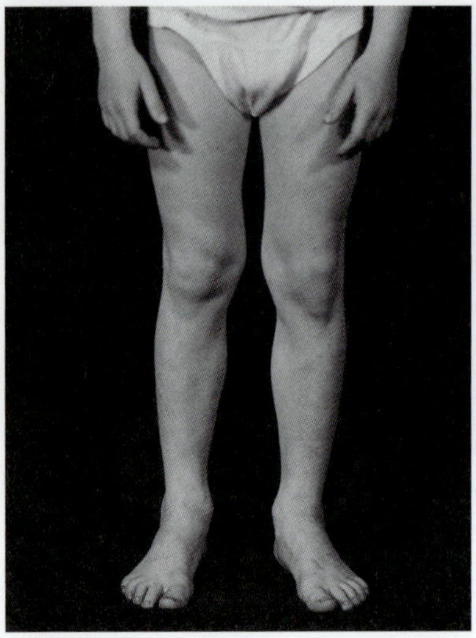

그림 2-39 외회전된 다리.

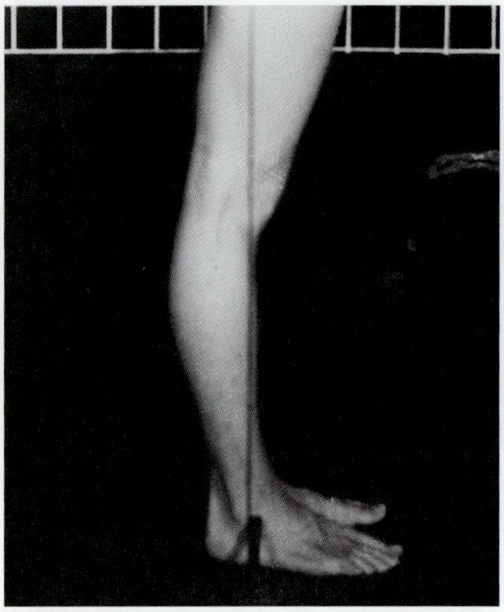

그림 2-41 과신전된 무릎.

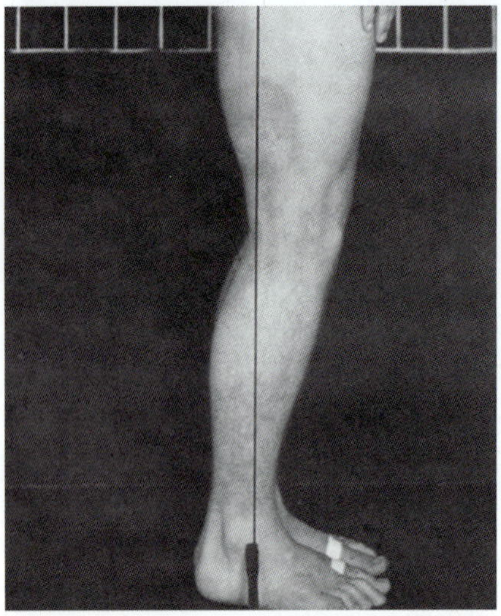

그림 2-40 굴곡된 무릎, 중증도.

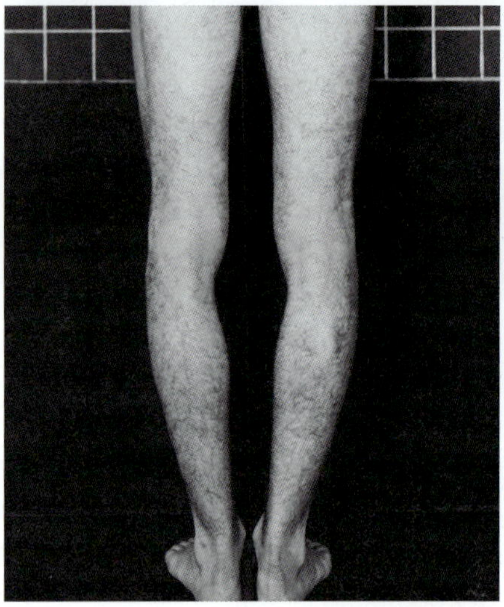

그림 2-42 무릎 내반슬.

무릎과 다리의 잘못된 자세 Faulty Posture of Knees and Legs

다리 외회전: 그림 2-39에 나타나 있는 바와 같이 다리가 외회전된 것은 고관절의 외회전 때문이다. 이러한 자세는 소녀보다는 소년에게서 더 많이 발생한다. 그러한 자세로 걷거나 서 있으면 종족궁(longitudinal arche)에 불필요한 힘을 주지만 심각한 결과를 유발하지는 않는다.

굴곡된 무릎, 중증도: 무릎의 잘못된 자세에서는 굴곡보다는 과신전이 자주 발생한다(그림 2-40). 굴곡된 자세에서는 대퇴사두근에 계속해서 힘이 가게 된다. 서있는 자세에서의 무릎 굴곡은 고관절 굴곡근의 긴장(tightness)에 의해 발생할 수 있다. 고관절 굴곡근이 긴장되면 보상작용으로 무릎이나 요추 또는 두 군데 모두 정렬상의 결함이 발생한다. 서 있는 상태에서 무릎을 굽혀 요추 전만을 감소시키려는 것은 고관절 굴곡근의 스트레칭이 필요한 경우에는 적당한 해결책이 될 수 없다.

무릎 과신전: 무릎이 지나치게 과신전된 경우에는 발목관절이 족저굴곡 상태에 놓인다(그림 2-41). 무릎에 가해지는 지면 반작용 힘(ground reaction force)을 줄이기 위한 보상작용으로 체간이 전방으로 기울어져 있는 것을 알 수 있다.

무릎 내반슬: 그림 2-42는 경미한 무릎 내반슬(구조적 휜

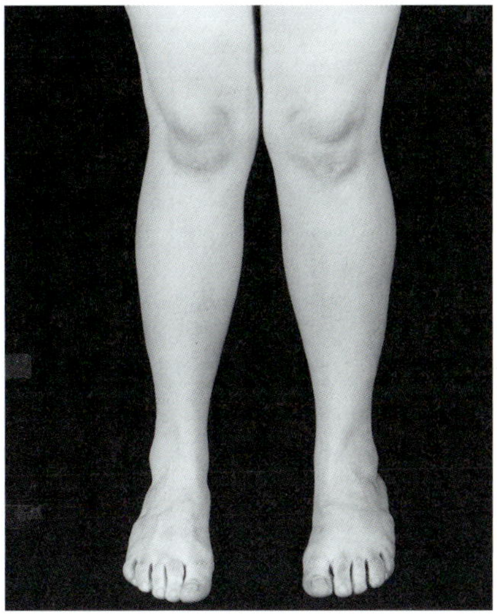

그림 2-43 무릎 외반슬.

다리)을 보여주고 있다. 임상적으로 이미지화하는 것은 구조적인 내반슬과 자세성 내반슬을 구별하는데 도움이 된다.

무릎 외반슬: 그림 2-43은 중증도 무릎 외반슬(구조적 충돌무릎; knock-knee)을 보여주고 있다. 임상적으로, 이미지화하는 것은 구조적인 외반슬과 자세성 외반슬을 구별하는데 도움이 된다.

자세성 휜다리와 무릎 충돌 Postural Bowlegs and Knock-knees

자세성 휜다리와 무릎 충돌에 관한 사진과 그림에 관해서는 그림 2-44와 2-45 참조.

이상적인 정렬: 이상적인 정렬(A)은 고관절이 중립 위치에 있고 슬개골이 정확하게 전방을 향해야 한다. 무릎관절의 축은 관상면 내에 있고 시상면 내에서 굴곡과 신전이 이루어진다. 두 발은 올바른 정렬을 하고 있다.

자세성 내반슬(Postural Genu Varum): 자세성 내반슬(B)은 고관절의 내회전, 양발의 회내, 무릎의 과신전이 복합적으로 작용하여 발생한다. 고관절이 내회전을 하면 굴곡과 신전의 축은 관상면에서 비스듬하게 위치하게 된다. 이 축에서부터 후방 외측으로 과신전이 발생하며 그 결과 무릎이 벌어지고 하퇴가 심하게 기울게 된다.

자세성 외반슬(Postural Genu Valgum): 자세성 외반슬은 고관절의 외회전, 양발의 회외, 무릎의 과신전이 복합적으로 작용하여 발생한다. 외회전으로 인해 무릎의 축이 관상면에서 기울어지며 과신전으로 인해 무릎이 내전된다.

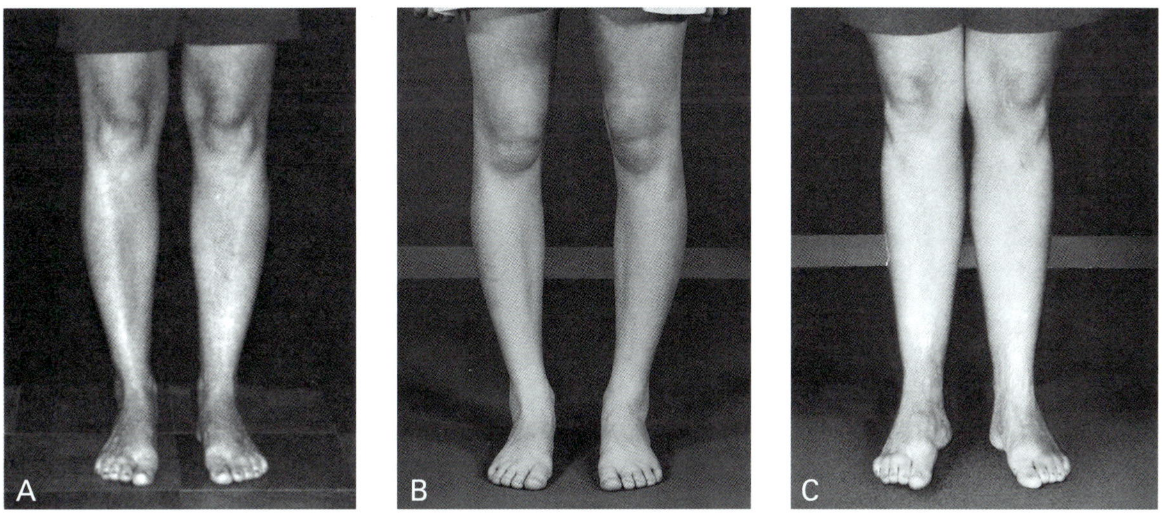

Ideal Alignment　Postural Genu Varum (Bowlegs)　Postural Genu Valgum (Knock-Knees)

그림 2-44 자세성 휜다리와 무릎 충돌에 대한 사진: A, 이상적인 정렬; B, 자세성 무릎 내반슬(휜다리); C, 자세성 무릎 외반슬(무릎 충돌).

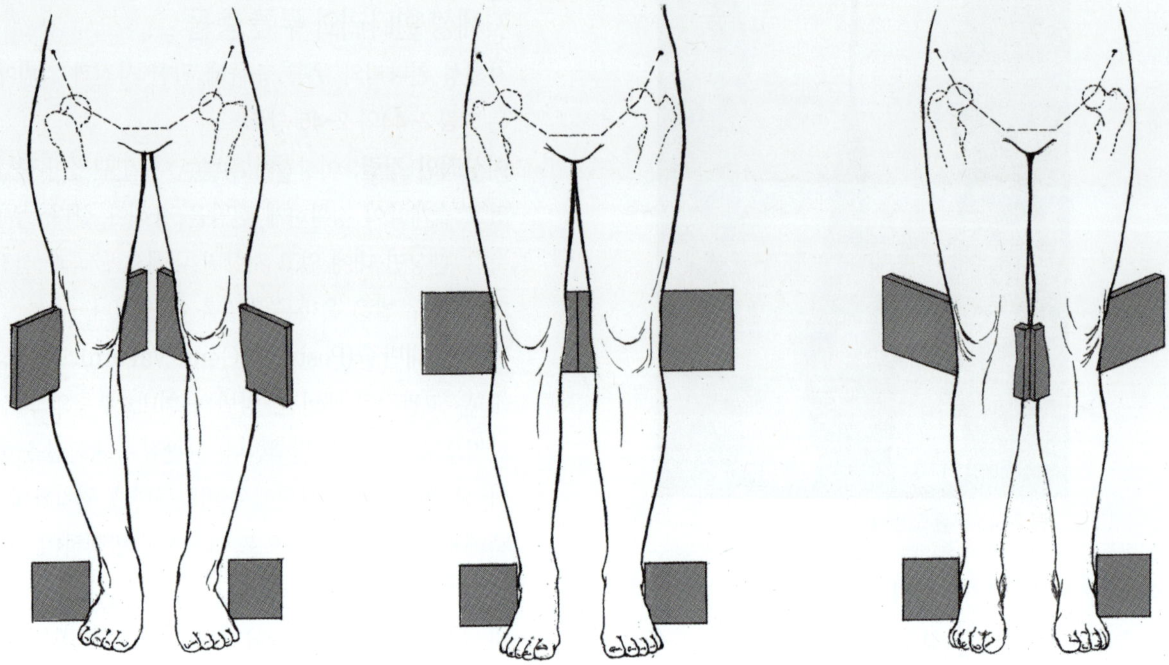

그림 2-45 자세성 휜다리와 무릎 충돌에 대한 그림(그림 2-44 참조).

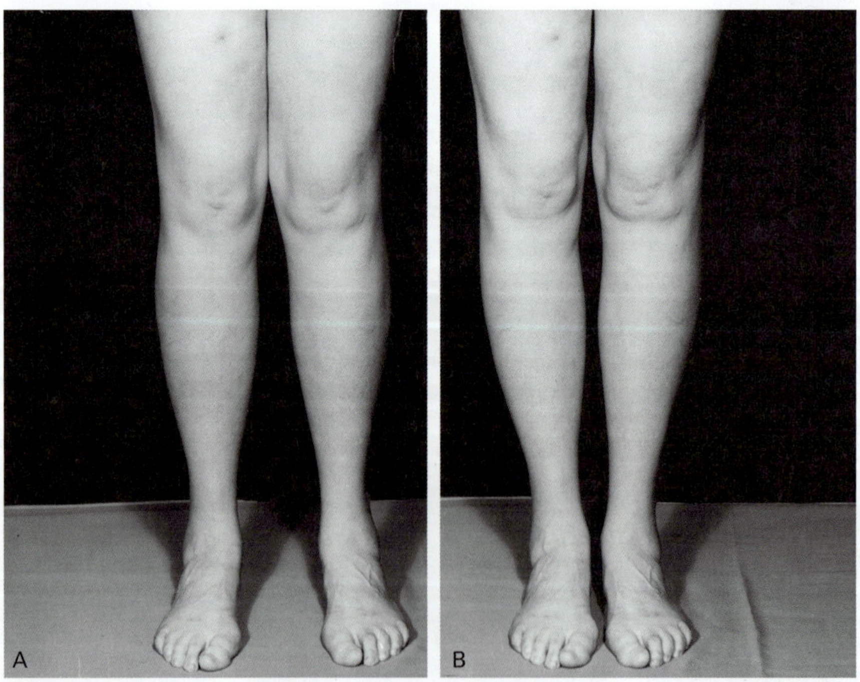

그림 2-46 무릎 외반슬(무릎 충돌; knock-knee)을 보상하기 위한 자세성 휜다리의 메커니즘.

무릎 외반슬을 보상하기 위한 자세성 휜다리

Postural Bowing Compensatory for Genu Valgum

무릎 외반슬을 보상하기 위한 자세성 휜다리의 메커니즘: **그림 2-46** 파트 A는 전후 정렬 상태는 올바르지만 무릎에 외반슬(knock-knee)이 있는 자세를 나타내 보이고 있다. 파트 B는 무릎을 과신전시킴으로써 파트 A에서와 같이 양발 사이가 4인치 정도 벌어진 것을 교정하려고 내반슬 자세를 취하고 있다.

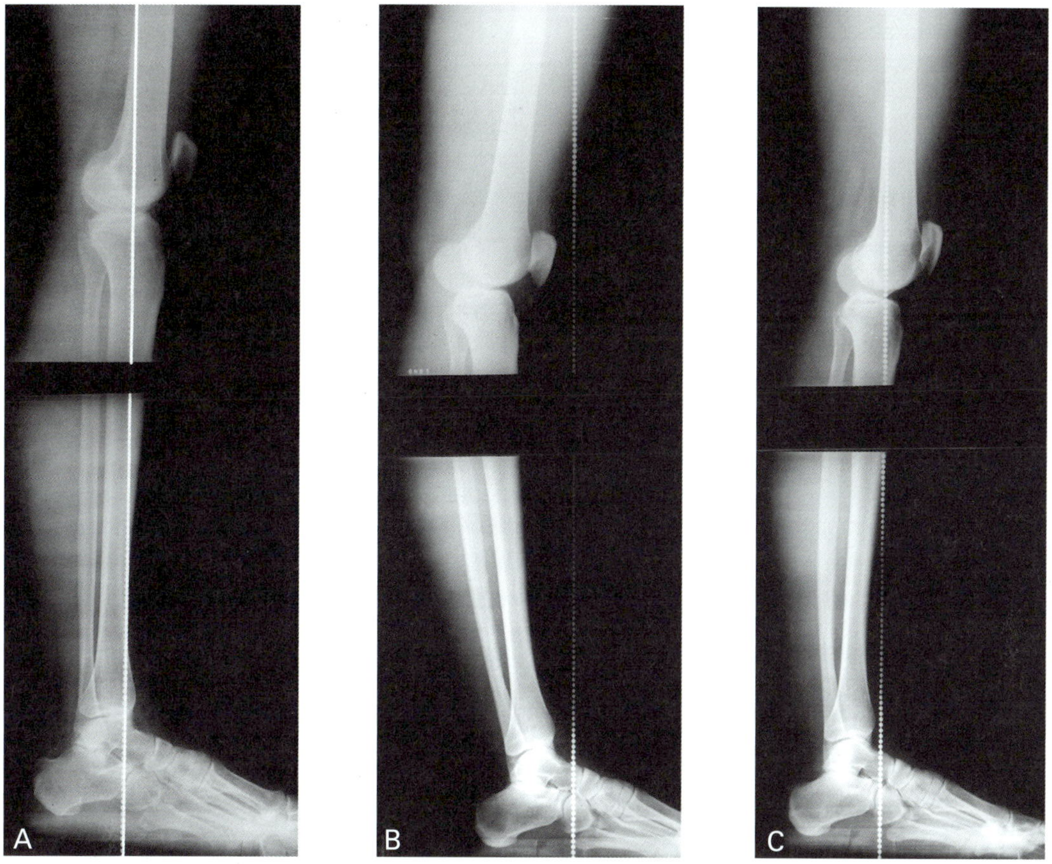

그림 2-47 다리의 올바른 정렬과 잘못된 정렬 상태에 대한 방사선 사진.

무릎 외반슬 없이 과신전에 의해 발생할 수 있는 자세성 휜다리(postural bowing)의 정도에 대해서는 그림 2-46B를 참조하길 바란다.

외반슬이 있을 때 보상작용이 일어나는 것을 흔히 관찰할 수 있다. 종종 한쪽 무릎을 굽히고 다른 쪽 무릎을 과신전시키는 방법으로 양쪽 무릎이 더 가까워지도록 하여 외반슬 상태를 감추고자 한다. 습관적으로 한쪽 무릎을 굽히고 다른 쪽 무릎을 과신전시키면 잘못된 회전이 발생하는 문제가 있다.

자세성 내반슬과 외반슬은 무릎의 굴곡과 함께 회전이 복합적으로 작용해 발생할 수 있다(관련 사진은 준비되어 있지 않음). 외회전과 약간의 굴곡으로 외반슬처럼 보이며 내회전과 약간의 굴곡으로 인해 외반슬로 나타나기도 한다. 굴곡과 관련된 변화는 과신전과 관련된 것에 비해 문제가 덜 되는데 굴곡은 정상적인 움직임에 속하지만 과신전은 비정상적인 움직임이기 때문이다.

다리의 바른 정렬과 잘못된 정렬의 방사선 사진

Radiographs of Legs in Good and Faulty Alignment

그림 2-47의 각 파트는 구슬 모양의 금속 추선을 피검사자의 옆에 매달아 둔 채 방사선 촬영을 한 것이다. 두 장의 사진은 동일한 자세에서 촬영한 것으로써 피검사자가 바로 섰을 때 하퇴 및 발의 뼈와 추선과의 관계를 보여주고 있다.

방사선 사진 B는 과신전 상태가 습관이 되어 있는 피검사자를 촬영한 것이다. 추선을 표준 기준점(base point)에 매달아 둔 채 촬영했다. 슬개골의 위치 변화와 무릎관절의 전면에 압박이 가해지는 모습에 주목하길 바란다.

방사선 사진 C는 가운데 사진의 피검사자를 촬영한 것으로써 성인인 그녀는 자신의 과신전을 교정하려고 시도한 사진이다. 무릎관절과 고관절은 올바른 정렬을 보이지만 경골과 비골은 후방으로 경사져 있다(방사선 사진 A에 나타나 있는 바른 정렬 상태의 뼈와 비교해 보라).

표 2-2에서 올바른 자세와 잘못된 자세에 대한 요약을 참조하길 바란다.

표 2-2 올바른 자세와 잘못된 자세에 대한 요약

올바른 자세	부위	잘못된 자세
서 있을 때 종족궁은 돔의 절반 정도의 모양을 지닌다. 굽이 없는 신발을 신거나 맨발일 때 발가락이 약간 바깥쪽으로 향한다. 발뒤꿈치의 높이가 있는 신발에서는 평행하다. 발뒤꿈치와 상관없이 보행에서 발은 평행하다. 그리고 체중은 발두덩의 바깥 면을 따라 발뒤꿈치로 전달된다. 부목이 있을 때 발은 평행하게 있거나 발가락은 약간 안쪽으로 향한다. 발뒤꿈치가 지면에 닿지 않기 때문에 체중은 발두덩과 발가락으로 전달된다.	발	낮은 종족궁이나 편평발. 발두덩 아래 가골(calluses)에 의해 중족골(metatarsal) 아치가 낮아 보인다. 무게가 발의 안쪽 면에 전달(회내: pronation). "발목이 안으로 돈다". 무게가 발의 바깥 면에 전달(회외 : supination). "발목이 바깥으로 돈다". 보행하거나 굽이 있는 신발을 신고 서 있는 동안 발가락이 바깥으로 향한다 "(뒤틀린 발"). 보행하거나 서 있는 동안 발가락은 안으로 향한다("비둘기 발가락").
발가락을 곧게 해야 한다(예: 아래로 비틀거나 위로 구부려서는 안 된다). 발가락은 발에 있는 선에서 앞쪽으로 신전은 하지만 서로 함께 조여지거나 겹쳐지지는 않는다.	발가락	발가락이 첫 번째 관절에서 위로 구부러지고 중간 관절에서 아래로 구부러진다. 그 결과 체중이 발가락 끝에 실린다(망치 발가락: hammer toes). 이 결함은 종종 너무 작은 신발을 신는 것과 연관되어 있다. 엄지발가락은 발의 내측을 향해 휘어진다(무지외반증: hallux valgus). "엄지발가락 안쪽의 염증(Bunion)". 이 결함은 종종 발가락 부분이 너무 좁고 뾰족한 신발을 신는 것과 연관이 있다.
다리는 위와 아래로 곧아 있다. 발이 올바른 위치에 있을 때 슬개골도 똑바르게 정면을 향한다. 측면에서 무릎은 곧아 있다(앞으로 굽히거나 뒤로 잠겨서는 안 된다).	무릎과 다리	발이 멀리 떨어졌을 때 무릎이 접촉된다(외반슬: knock-knee). 발이 접촉될 때 무릎이 멀리 떨어진다(내반슬: bowlegs). 무릎이 약간 뒤로 굴곡된다(과신전된 무릎). "Back-knee". 무릎이 약간 앞으로 굴곡된다. 실제보다 더 똑바르지 않다(굴곡된 무릎). 슬개골이 서로를 향해 약간 마주 본다[내측으로 대퇴골(femurs)이 회전된다]. 슬개골이 약간 바깥을 향한다[외측으로 대퇴골(femurs)이 회전된다].
이상적으로 체중은 양발에 균등하게 지지되어야 한다. 그리고 고관절은 같은 높이에 있어야 한다. 전후방 면에서 봤을 때 모두 균등해야 하며, 측면에서 보는 양쪽 고관절 굴곡, 신전 정도가 동일하다. 척추는 왼쪽이나 오른쪽으로 굽힘이 없다(오른손잡이인 경우 왼쪽으로, 왼손잡이인 경우 오른쪽으로 약간 편위되는 것은 일반적이다. 또한 오른쪽 어깨는 약간 밑으로 그리고 고관절은 약간 위로 향하는 경향은 종종 오른손잡이인 경우에 보인다. 그리고 역으로 왼손잡이인 경우에도 같다)	고관절, 골반, 척추(후면)	한쪽 고관절은 다른 쪽보다 높다(외측 골반경사). 때때로 실제보다 더 높은 것이 아니라 단지 그렇게 보이는 것이다. 왜냐하면 몸이 한쪽으로 기우는 것을 보다 더 두드러지게 만들기 때문이다(재단사와 양재사는 종종 외측으로 경사진 상태를 파악한다. 왜냐하면 스커트의 단 끝선이나 바지의 길이가 이러한 차이를 맞춰야만 하기 때문이다). 고관절은 한쪽이 다른 쪽보다 더 전후방으로 회전된다.
골반과 허벅지의 전면은 수직선상에 놓여 있다. 엉덩이는 볼록하게 돌출되어 있지 않고 아래로 처져 있다. 척추는 4개의 곡선을 가지고 있다. 목과 허리에서 곡선은 앞으로 향한다. 등 상부와 척추의 가장 밑부분(천골 부위)에서 곡선은 뒤로 향한다. 천골 곡선(sacral curve)은 고정된 곡선이다. 반면, 다른 세 개는 유동성이 있다.	척추, 골반(시상면)	허리가 심하게 전방으로 아치를 이룬다(과전만증). 골반이 심하게 전방으로 기울어진다. 경사가 있을 때 허벅지의 전면은 골반과 함께 각을 형성한다. 허리에서 정상적 전만증이 곧게 펴진다. 골반은 굽은등 자세와 편평등 자세처럼 뒤로 기운다. 등 상부의 후만증이 증가된다(둥근 상부 등). 목에서 과전만증이 증가된다. 거의 대부분의 경우 둥근 등이 동반되고 머리가 앞으로 향한다. 허리의 측면 곡선(척주측만증)이 한쪽 방향(C형 곡선)이나 양쪽 방향(S형 곡선)을 형성한다.
약 10세 이상의 어린이에서는 보통 복부가 다소 튀어나와 있다. 청소년과 성인의 복부는 편평해야 한다.	복부	복부 전체가 튀어나와 있다. 하복부가 튀어나와 있다. 상부는 안으로 당겨진다.
가슴의 올바른 자세는 다소 전상방으로 향하고 있다(올바른 정렬을 유지하는 등과 함께). 가슴은 최대 흡기와 강제 호기의 약간 중간 지점에 위치해 있다.	가슴	함몰된 자세("움푹 꺼진 가슴"). 등이 아치형이 되면서 너무 들어 올려져 있다. 늑골이 다른 쪽보다 한쪽이 더 두드러진다. 하부 늑골은 불룩하거나 튀어나온다.

표 2-2 올바른 자세와 잘못된 자세에 대한 요약(계속)

올바른 자세	부위	잘못된 자세
팔은 몸 옆에 편안하게 늘어뜨리고 손바닥은 몸을 향해 옆에 놓는다. 팔꿈치는 약간 굽혀 있고 전완은 약간 앞으로 향해야 한다. 양어깨는 수평을 이루어야 하고 옆에서 볼 때 한쪽이 다른 쪽보다 앞이나 뒤로 더 튀어나와서는 안 된다. 견갑골은 흉곽에 편평하게 놓여야 한다. 그리고 견갑골은 서로 너무 가깝거나 너무 멀어서도 안 된다. 성인의 경우 평균적인 거리는 약 4인치(약 10cm) 정도이다.	상지, 어깨	앞이나 뒤로 또는 몸으로부터 멀리 떨어진 위치에서 팔을 뻣뻣하게 유지한다. 손바닥이 뒤로 향하도록 팔을 돌린다. 한쪽 어깨가 다른 쪽보다 높다. 양어깨는 위로 올라간다. 하나 또는 양어깨는 앞으로 처지거나 경사진다. 어깨가 오른쪽이나 왼쪽으로 회전되어 있다. 견갑골이 너무 세게 내전된다. 견갑골이 서로 너무 멀리 떨어진다. 그리고 견갑골이 매우 두드러지고 흉곽으로부터 튀어나온다[견갑골 날개(winged scapulae)].
머리는 똑바로 유지되어 있고 균형이 잘 잡혀 있다.	머리	턱이 심하게 들어 올려져 있다. 머리가 전방 돌출된다. 머리가 한쪽으로 기울어지거나 회전되어 있다.

섹션 V

치료 중재 INTERVENTION

잘못된 자세: 분석과 치료 FAULTY POSTURE: ANALYSIS AND TREATMENT

잘못된 자세의 분석과 치료에 관해서는 **표 2-3**을 참조하길 바란다.

표 2-3 잘못된 자세에 대한 분석과 치료

자세 결함	관절의 해부학적 자세	단축된 위치의 근육	길어진 위치의 근육	치료 절차
머리 전방 돌출	경추 과신전	경추 신전근 상승모근, 견갑거근	경추 굴곡근	만약 경추 신전근이 단축되었다면 경추를 편평하게 하여 경추 신전근을 신장시킨다. 경추 굴곡근이 약해져 있다면 강화시켜야 한다. 전방으로 돌출된 머리는 잘못된 등 상부 자세의 결과이다. 흉추기립근을 강화한다. 상복근과 늑간근 신장에 도움을 주기 위해 심호흡을 한다. 소흉근을 신장시킨다. 어깨 내전근과 어깨 내회전근이 짧아졌다면 이 근육들을 신장시킨다. 중하승모근을 강화시킨다. 중부와 하부 승모근의 긴장을 덜어 주고 소흉근을 신장시키도록 도와주는 것이 적응증이 되었을 때 어깨 보조대를 사용하도록 한다(운동과 보조대 참조 PP.73, 143, 306). 허리 근육이 긴장되었다면 신장시킨다. 적응증이 된다면 체간 들기와 골반 후방 경사 운동으로 복근을 강화시킨다. 윗몸일으키기 운동은 피하도록 한다. 왜냐하면 복근은 고관절 굴곡근을 단축시키기 때문이다. 고관절 굴곡근이 단축되었을 때는 신장시킨다. 고관절 신전근이 약해졌다면 강화시킨다. 적절한 몸 정렬에 관해서 교육을 한다. 척주의 전만과 근육 약함과 통증의 정도에 따라서 척주전만증 교정을 도와주고 복근 긴장을 덜어주기 위해서 보조대(코르셋)를 이용하도록 한다.
척주후만과 가슴 하강	흉추 굴곡 늑간 공간 감소	내복사근의 상부와 외측 섬유 어깨 내전근 소흉근 늑간근	흉추기립근 중승모근 하승모근	
둥근 등	견갑골 외전과(통상적) 거상	전거근 소흉근 상승모근	중승모근 하승모근	
과전만 자세	요추 과신전 골반 전방 경사 고관절 굴곡	허리기립근 내복사근(상부 섬유) 고관절 굴곡근	복근 특히 외복사근(외측 섬유) 고관절 신전근	

(계속)

표 2–3 잘못된 자세에 대한 분석과 치료(계속)

자세 결함	관절의 해부학적 자세	단축된 위치의 근육	길어진 위치의 근육	치료 절차
편평등 자세	요추 굴곡 골반 후방 경사 고관절 신전	전방 복근 고관절 신전근	요추기립근 고관절 굴곡근(단일관절)	허리 근육은 좀처럼 약해지지 않는다. 그러나 만약 허리 근육이 약해진다면 정상 전만을 회복하고 강화시키기 위해 운동을 한다. 허리가 전만을 유지하도록 골반을 앞으로 기울이도록 한다. 엎드려 누운 자세에서 과신전은 피한다. 왜냐하면 이것은 골반 후방 경사를 증가시키고 고관절 굴곡근을 신장시킨다(P.49 참조). 올바른 자세 정렬에 관한 교육을 한다. 허리에 통증이 있고 보조대가 필요하다면 정상 요추 전만이 형성될 수 있도록 허리 코르셋을 이용한다. 정상 요추 곡선이 생성되도록 돕기 위해서 고관절 굴곡근을 강화시킨다. 슬와부근이 긴장되어 있으면 스트레치시킨다.
굽은등 자세 (골반 전방 변위, 등 상부 후방 변위)	요추의 위치는 등 상부 후방 변위의 정도에 달려 있음 골반 후방 경사 고관절 신전	전방 상복근, 특히 상복직근과 내복사근 관절 신전근	전방 하복근, 특히 외복사근 고관절 굴곡근 (단일관절 근육)	하복근(외복사근을 자극시키는)을 강화한다. 머리 위에서 팔을 신전시키고 긴장된 늑간근과 상복근을 신장하기 위해서 깊은 호흡을 한다. 올바른 몸 정렬에 관해서 교육을 한다. 벽에 기대고 서서 하는 운동은 특히 효과적이다. 슬와부근이 긴장되었다면 신장시킨다. 고관절 굴곡근이 약해졌다면 강화시키는데, 바로 누운 자세에서 번갈아 다리를 올리거나 앉은 자세에서 번갈아 고관절을 굴곡시키는 운동을 한다. 복근의 긴장 때문에 양다리 올리기 운동은 피한다.
가벼운 왼쪽 C-곡선 흉요추 척주 측만증	흉요추 척추: 외측 굴곡, 왼쪽 곡선형 척주측만증 오른쪽 C-곡선인 경우는 그 반대이다.	오른쪽 외측 체간 근육 왼쪽 대요근	왼쪽 외측 체간 근육 오른쪽 대요근	오른쪽 외측 체간 근육이 짧고 외측 골반 경사가 없다면 오른쪽 외측 체간 근육을 신장시킨다. 그리고 만약 왼쪽 외측 체간 근육이 약하다면 강화시킨다. 골반 외측 경사가 있다면 밑에 추가적인 치료 방법을 살펴본다. 외측 곡선을 증가시키려는 나쁜 습관을 교정한다. 왼쪽으로 척추를 밀어내는 방법으로 왼쪽 발 위에 앉는 것을 피한다. 팔꿈치로 지지한 채 읽거나 쓰기 위해서 왼쪽 면으로 눕는 것은 피한다. 만약 오른쪽 장요근이 약하다면 앉은 자세에서 운동한다(P.438 참조)
오른쪽 골반 돌출 혹은 거상	골반 외측 경사, 오른쪽 거상 오른쪽 고관절 내전 오른쪽 C-곡선이고 왼쪽 고관절이 높은 자세인 경우는 그 반대이다.	오른쪽 외측 체간 근육 왼쪽 고관절 외전근과 대퇴근막장근 오른쪽 고관절 내전근	왼쪽 외측 체간 근육 오른쪽 고관절 외전근, 특히 중둔근 왼쪽 고관절 내전근	오른쪽 외측 체간 근육이 짧다면 신장시킨다. 왼쪽 외측 체간 근육이 약하다면 강화시킨다. 왼쪽 외측 허벅지 근육과 근막이 짧다면 신장시킨다. 오른쪽 중둔근을 강화시키기 위한 특별한 운동은 자세적 약화를 교정하기 위해 요구되지 않는다. 만약 정렬이 교정되고 유지된다면 기능적 활동은 충족될 것이다. 피검사자가 지켜야 할 수칙: 골반 높이에서 양발에 균등하게 체중을 지탱해 서도록 한다. 오른쪽 고관절이 자세적 내전을 일으키기 때문에 오른쪽 다리에 체중을 지탱하는 것은 피하도록 한다. 일시적으로 왼쪽 신발의 뒤꿈치를 직접 높이거나 (보통 3/16인치) 신발 뒤꿈치 안쪽 및 실내 슬리퍼 뒤꿈치 안쪽에 패드를 부착한다.

잘못된 다리, 무릎, 그리고 발의 위치: 분석과 치료 FAULTY LEG, KNEE, AND FOOT POSITIONS: ANALYSIS AND TREATMENT

잘못된 다리, 무릎, 그리고 발 위치의 분석과 치료에 관해서는 **표 2-4**를 참조하길 바란다.

표 2-4 잘못된 다리, 무릎, 그리고 발 위치의 분석과 치료

자세 결함	관절의 해부학적 자세	단축된 위치의 근육	길어진 위치의 근육	치료 절차
과신전된 무릎	무릎 과신전 발목 족저굴곡	대퇴사두근 가자미근	슬와근 무릎 부위의 슬와부근, 단두	무릎 과신전을 피하도록 강조하면서 자세 교정을 교육한다. 편마비를 가진 사람의 경우 직각으로 굽힌 짧은 다리 고정기(short leg brace) 를 이용한다.
굴곡된 무릎	무릎 굴곡 발목 족배굴곡	슬와근 무릎 부위의 슬와부근	대퇴사두근 가자미근	무릎 굴곡근이 긴장되었다면 신장시킨다. 전체적으로 자세 교정을 수행하도록 한다. 무릎 굴곡은 이차적으로 고관절 굴곡근을 짧게 만들 것이다. 고관절 굴곡근의 길이를 검사한다. 만약 짧다면 신장시킨다.
내회전된 대퇴골(종종 발의 회내와 관련 아래 참조)	고관절 내회전	고관절 내회전근	고관절 외회전근	고관절 내회전근이 긴장되었다면 신장시킨다. 고관절 외회전근이 약해졌다면 강화시킨다. 어린이들은 W형 자세로 앉는 것을 피하도록 한다(회내를 동반한 교정에 관해서는 아래 참조).
충돌된 무릎(knock-knee: 무릎 외반슬)	고관절 내전 무릎관절 외전	대퇴근막장근 무릎관절 외측 구조	무릎관절 내측 구조	발이 회내되었다면 발뒤꿈치 내측에 웨지(wedge)를 사용하도록 한다. 적응증이 된다면 대퇴근막장근을 신장시킨다.
자세성 휜다리	고관절 내회전 무릎관절 과신전 발 회내	고관절 내회전근 대퇴사두근 발 외반근	고관절 외회전근 슬와근 후경골근과 장지굴근	발, 무릎 그리고 고관절 자세의 전체적 교정을 위해서 운동을 수행한다. 무릎 과신전을 피한다. 고관절 외회전근을 강화시킨다. 발 회내를 교정하기 위해 발뒤꿈치 내측에 웨지(wedge)를 사용한다.
		발을 전방으로 정렬해서 약 2인치 정도 떨어지게 선다. "편한" 위치에서 무릎을 느슨하게 한다. 발을 바깥쪽으로 향해 무게를 떠받치면서 발의 아치를 올리는 근육을 강화하도록 한다. 다리를 약간 바깥쪽으로 회전하기 위해 엉덩이 근육들을 강화하도록 한다(슬개골이 직접 전방으로 향할 때까지).		
회내된 발	발 외반	비골근과 지신근	후경골근과 장지굴근	발뒤꿈치 내측에 웨지(wedge)를 이용한다(보통 넓은 발뒤꿈치에 1/8인치, 내측 발뒤꿈치에 1/16인치). 발과 무릎에서부터 자세의 전체적 교정을 하도록 한다. 내반근을 강화 운동 치료를 한다. 적절한 기립 자세와 보행 방법을 지도한다.
회외된 발	발 내반	경골근	비골근	발뒤꿈치에서 바깥쪽으로 웨지(wedge)를 이용한다.
망치 발가락 중족 아치 감소	중족지관절 과신전 근위지골간관절 굴곡	지신근	충양근	중족지관절을 굴곡시켜 신장시킨다. 지골간관절을 신전시켜 신장시킨다. 중족지관절을 굴곡시켜 충양근을 강화한다. 중족 패드(타원 형태)나 바(막대 형태)를 이용한다.

후천적인 자세성 약화 ACQUIRED POSTURAL WEAKNESS

후천적인 자세성 약화에 대해 근육이 증명해 보이는 방법에 관한 정보에 관해서는 **박스 2-2**를 참조하길 바란다.

박스 2-2

후천적인 자세성 약화에 대한 근거

다음 근육들은 후천적 자세의 약함을 보여주는 근거이다.

- 지굴근(Toe flexors)[단지굴근과 충양근(brevis and lumbricales)]
- 중승모근과 하승모근(Middle and lower trapezius)
- 등 신전근 상부(Upper back extensors)
- 전복근(Anterior abdominal muscles) [다리 내리기 검사(leg-lowering test)로 검진)]
- 전경근(Anterior neck muscles)

오른손잡이 :

- 왼쪽 외측 체간 근육(Left lateral trunk muscles)
- 오른쪽 고관전 외전근(Right hip abductors)
- 오른쪽 고관절 외회전근(Right hip lateral rotators)
- 오른쪽 장비골근과 단비골근(Right peroneus longus and brevis)
- 왼쪽 후경골근(Left tibialis posterior)
- 왼쪽 장모지굴근(Left flexor hallucis longus)
- 왼쪽 장지굴근(Left flexor digitorum longus)

왼손잡이(그러나 오른손잡이만큼 그 형태가 일반적이지 않다) :

- 오른쪽 외측 체간 근육(Right lateral trunk muscles)
- 왼쪽 고관절 외전근(Left hip abductors)
- 왼쪽 고관절 외회전근(Left hip lateral rotators)
- 왼쪽 장비골근과 단비골근(Left peroneus longus and brevis)
- 오른쪽 후경골근(Right tibialis posterior)
- 오른쪽 장모지굴근(Right flexor hallucis longus)
- 오른쪽 장지굴근(Right flexor digitorum longus)

교정 운동 CORRECTIVE EXERCISE

밑에 있는 운동들은 몇 가지 일반적인 자세 결함을 교정하는 데 도움을 주도록 만들어졌다. 추가적인 교정 운동은 마지막 장에 정리해 놓았다. 특별한 운동은 근육의 균형을 향상시키고 올바른 자세를 회복시킬 수 있게 되었다. 수 주 동안 매일 완전하게 시행하고, 게다가 올바른 자세를 유지하고 취하도록(**그림 2-48**) 습관화하기 위해서 매일 운동해야 효과를 볼 수 있다(**그림 2-49 A-E**).

근육 불균형을 교정하는 동안 다음 운동들은 피해야 한다.

- 바로 누운 자세에서 양다리를 펴서 들어 올리는 행위
- 다리를 길게 뻗고 두 발을 고정시켜 누운 자세에서 상체 들어 올리는 행위
- 상부 등에 모든 체중을 싣고 바로 누운 자세에서 자전거 타는 행위
- 무릎을 완전히 뻗고 앉거나 선 자세에서 발가락을 만지기 위해 앞으로 뻗는 행위
- 척추의 과전만이 있는 사람이 엎드려 누운 자세에서 상체를 들어 올리는 행위

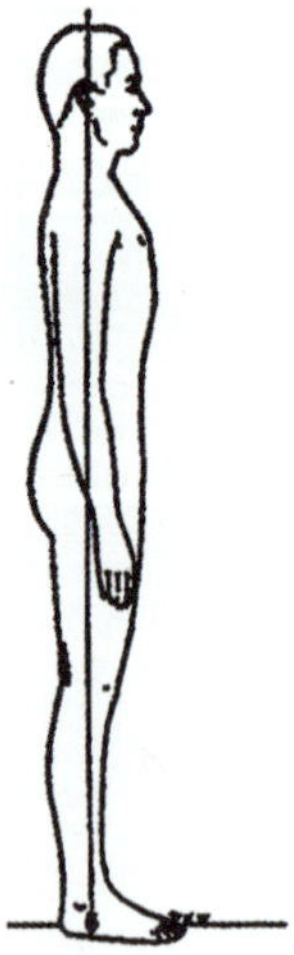

그림 2-48 이상적인 자세 (교정 운동의 목표)

목 후방 스트레칭

바로 누운 자세에서 무릎을 굽히고 발바닥을 테이블 바닥에 댄다. 두 손을 머리 밑에 받치고 허리가 편평해지도록 골반을 기울인다. 머리를 바닥으로 누르고 턱을 내측 하방으로 잡아당겨 목이 편평해지도록 한다.

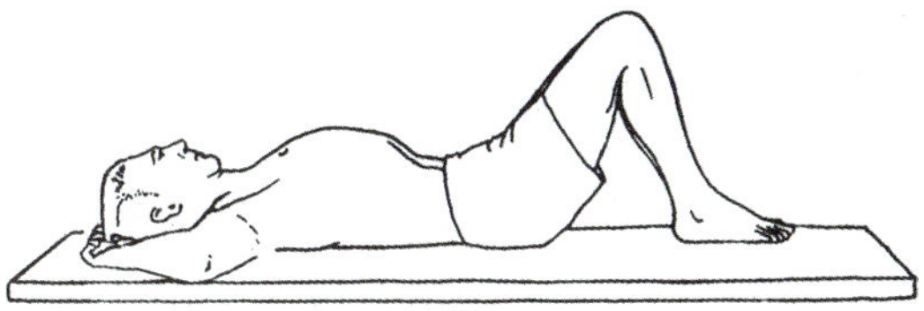

A

어깨 내전근 스트레칭

무릎을 굽히고 발바닥을 테이블 바닥에 붙인 상태에서 허리가 편평해지도록 골반을 기울인다. 허리를 바닥에 댄 상태에서 양팔을 머리 위로 뻗어 올리고 팔꿈치가 펴진 상태에서 테이블 위에 닿게 한다. 양팔의 상완이 최대한으로 머리에 가까워지도록 한다(등이 굽지 않도록 조심한다).

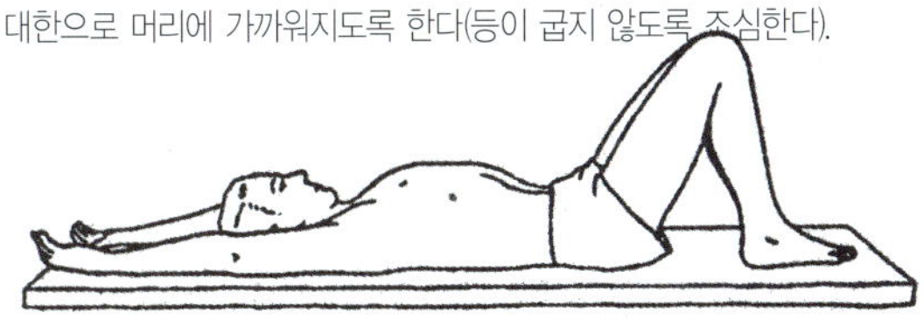

B

벽에 기대고 서 있는 자세 운동

벽으로부터 3인치 정도 떨어진 채 벽에 맞서 등을 대고 선다. 양손을 머리를 지나 위로 올리고 팔꿈치를 벽에 댄다. 필요하다면 밑에 운동처럼 무릎과 발을 교정한다. 그다음에 하복근을 내측 상방으로 당겨 올려 허리를 벽에 편평하게 기울이게 한다. 양팔을 벽에 접촉하고 서서히 대각선으로 비스듬하게 머리 위로 움직여 올라간다.

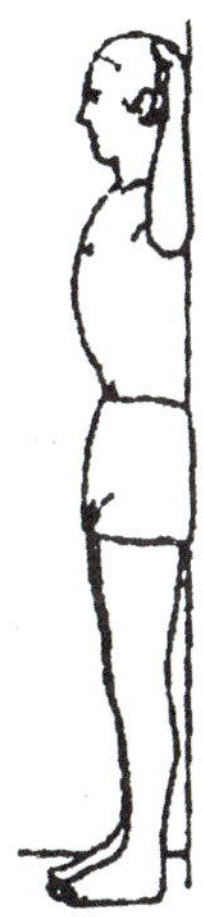

C

의자에 앉아 벽에 기대고 하는 운동

등을 벽에 기댄 채 등받이가 없는 의자에 앉는다. 양손을 머리 옆에 올려 둔다. 등 상부를 쭉 펴고, 턱을 내측 하방으로 당긴 상태에서 머리를 벽에 대고 누르고 팔꿈치를 벽 쪽으로 민다. 하복근을 잡아당겼다 폈다 하는 동작을 함으로써 허리가 벽에 닿도록 한다. 양팔을 머리 위로 뻗어 올린 상태에서 팔이 벽에서 떨어지지 않도록 조심하면서 팔을 옆으로 비스듬하게 천천히 내린다.

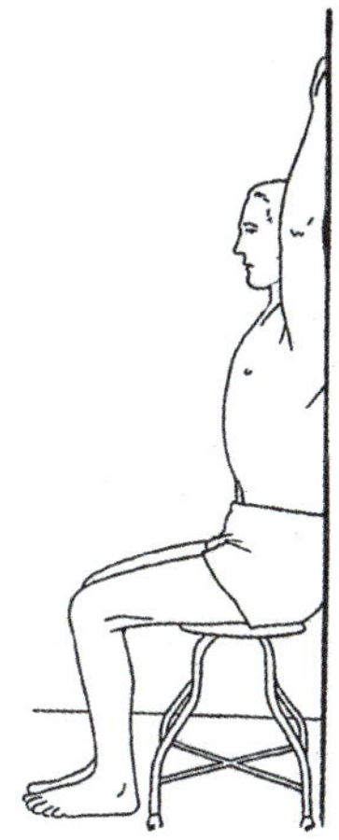

D

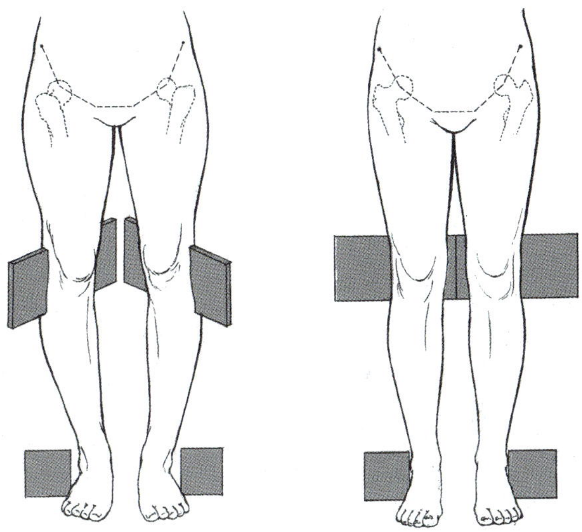

E

회내, 과신전, 내회전 교정

발을 4인치 정도 벌리고 발가락을 약간 벌리고 선다. "편한(easy)" 자세에서 무릎을 편하게 한다. 예로, 경직이나 굴곡 상태가 일어나지 않게 한다. 약간 바깥으로 다리를 돌리기 위해서 엉덩이 근육을 긴장시킨다(슬개골이 앞을 직접 마주볼 때까지). 다리의 아치를 이루는 근육을 긴장시키고 발의 바깥 면에 체중을 약간 싣는다.

그림 2-49 A-E는 몇 가지 일상적인 자세 결함을 교정하기 위한 운동이다. © 2006 by Florence P. Kendall and Patricia G. Provance.

복근 약화를 위한 치료 중재 Interventions for Abdominal Weakness

복사근 강화를 위한 운동 유형은 관련된 다른 근육 그리고 약화와 관련된 자세 문제에 따라 다르다. 운동에서 움직임이 결합되는 방식은 운동이 개인에게 치료적일지 여부를 결정한다. 예를 들어, 골반 경사 운동과 함께 다리를 번갈아 들어 올리는 것은 고관절 굴곡근이 짧은 경우에는 금기이지만 약한 경우에는 권장되는 운동이다.

골반 전방 경사를 교정하기 위해서는 골반 후방 경사 운동이 필요하다. 움직임은 복직근(rectus abdominis)이나 고관절 신전근이 아닌 외복사근(external oblique)에 의해 이루어져야 한다. 복근을 내측 상방으로 당기는 효과를 내야 하며 특히 외복사근 섬유 영역에서 복근을 매우 단단하게 만들어야 한다.

굽은등(sway back) 자세의 경우 외복사근 운동을 하기 위해서는 하복근을 내측 상방으로 당기는 것과 같은 노력을 해야 하지만 골반 경사는 강조되지 않는다. 이러한 유형의 잘못된 자세는 이미 고관절 굴곡근 약화와 함께 골반 후방 경사를 가지고 있다. 서 있을 때 외복사근의 외측 섬유의 수축은 등 상부를 굽히지 않고 곧게 펴고 있어야 한다. 왜냐하면 이 근육들이 대각선으로 당겨 흉곽을 앞으로 이동시키고 골반을 뒤로 이동시키는 역할을 하기 때문이다. 제대로 수행되면 이 움직임은 가슴을 전상방으로 가져오고 허리의 정상적인 전방 곡선을 복원한다. 복근 강화 운동에 관한 부가적인 예는 5장에서 찾아볼 수 있다.

벽대고 앉기와 벽대고 서기 운동을 제대로 하면 하복근과 외복사근의 외측 섬유의 사용이 강조된다. "하복부를 함몰시켜라" 혹은 "배를 가슴 아래로 숨겨라", 군용어로 "장기을 밀어 넣으라" 등의 표현은 모두 피검사자가 운동에 힘을 쏟도록 격려하는 데 사용된다.

복근의 적절한 운동은 예방의학 및 체력 단련 프로그램의 일부가 되어야 한다. 이 근육의 좋은 힘은 좋은 자세를 유지하는 데 필수적이지만 체간 굽히기(예: 상체 들어 올리기 초기 단계)와 골반 경사 운동을 모두 과도하게 사용하는 것은 피해야 한다. 허리의 정상적인 전방 곡선은 서 있는 자세에서 사라지지 않아야 한다.

REFERENCES

1. Karahan A, Bayraktar N. Determination of the usage of body mechanics in clinical settings and the occurrence of low back pain in nurses. Int J Nurs Stud 2004; 41:67-75.
2. Sharma L, Song J, Felson D, Cahue S, Shamiyeh E, Dunlop D. The role of knee alignment in disease progression and functional decline in knee osteoarthritis. J Am Med Assoc 2001; 286(2): 188-195.
3. Hales T, Sauter S, Peterson M, et al. Musculoskeletal disorders among visual display terminal users in a telecommunications company. Ergonomics 1994; 37(10): 1603-1621.
4. Elahi S, Cahue S, Felson D, Engelman L, Sharma L. The association between varus-valgus alignment and patellofemoral osteoarthritis. Arthritis Rheum 2000; 43(8): 1874-1880.
5. Marcus M, Gerr F, Monteilh C, et al. A prospective study of computer users: II. Postural risk factors for musculoskeletal symptoms and disorders. Am J Ind Med 2002; 41: 236-249.
6. Zhang Y, Brenner E, Duysens J, Verschueren S, Smeets JBJ. Effects of aging on postural responses to visual perturbations during fast pointing. Front Aging Neurosci 2018; 10: 401. Published 2018 Dec 4. doi:10.3389/fnagi.2018.00401.
7. American Academy of Orthopaedic Surgeons. Posture and its relationship to orthopaedic disabilities. A report of the Posture Committee of the American Academy of Orthopaedic Surgeons 1947.
8. Matheson G, Clement D, McKenzie D, Taunton J, Lloyd-Smith D, Macintyre J. Stress fractures in athletes: A study of 320 cases. Am J Sports Med 1987; 15(1): 46-58.
9. Macintyre J, Taunton J, Clement D, Lloyd-Smith D, McKenzie D, Morrell R. Running injuries: A clinical study of 4173 cases. Clin J Sport Med 1991; 1(2): 81-87.
10. Basmajian J, DeLuca D. Muscles Alive. 5th Ed. Baltimore: Williams & Wilkins, 1985, pp. 255, 414.
11. Levine D, Whittle MW. The effects of pelvic movement on lumbar lordosis in the standing position. J Orthop Sports Phys Ther 1996; 24(3): 130-135.
12. McLean I, Gillan G, Ross J, Aspden R, Porter R. A comparison of methods for measuring trunk list. Spine 1996; 21(14): 1667-1670.
13. Fedorak C, Nigel A, Marshall J, Paull H. Reliability of the visual assessment of cervical and lumbar lordosis: How good are we? Spine 2003; 28(16): 1857-1859.
14. Griegel-Morris P, Larson K, Mueller-Klaus K, Oatis C. Incidence of common postural abnormalities in the cervical, shoulder, and thoracic regions and their association with pain in two age groups of healthy subjects. Phys Ther 1992; 72(6): 425-431.
15. Soderberg G. Kinesiology: Application to Pathological Motion. Baltimore: Lippincott Williams & Wilkins, 1997.
16. Whitmore M, Berman A. The Evaluation of the Posture Video Analysis Tool (PVAT). NASA Technical Paper 3659. Lockhead Martin Engineering & Science Services, Houston Texas. 1996.
17. Norkin C, Levangie P. 1992; Philadelphia. Posture. Joint Structure & Function. Baltimore: Williams and Wilkins; 1992: 428-432.
18. Tsuboi Y, Oka T, Nakatsuka K, Isa T, Ono R. Effectiveness of workplace active rest programme on low back pain in office workers: a stepped-wedge cluster randomised controlled trial. BMJ Open 2021; 11(6): e040101. Published 2021 Jun 25. doi:10.1136/bmjopen-2020-04010119.
19. Gaudreault N, Benoit-Piau J, van Wingerden JP, Stecco C, Daigle F, Leonard G. An investigation of the association between transversus abdominis myofascial structure and activation with age in healthy adults using ultrasound imaging. Int J Sports Phys Ther 2021; 16(4): 1093-1103. Published 2021 Aug 1. doi:10.26603/001c.25168.

두개부와 안면

HEAD AND FACE

3

CHAPTER

목차

개요 INTRODUCTION

그림 3-1은 왼쪽 안구의 정중앙선에서의 시상 단면을 보여주고 있다. 전체적인 모습을 보여주는 안구는 제외되어 있다. 표시된 근육은 심부근막(deep fascia)과 머리 근육들이며 주로 인후부와 안구, 혀와 관계된 근육들이다.

왼쪽의 대뇌반구는 뇌신경근(cranial nerve roots)을 보여주며 아래에서 위로 본 그림이다. 선과 번호는 해당하는 뇌신경을 의미하며 신경근(nerve roots)과 신경간(nerve trunks)을 연결해 주고 있다. 뇌신경 Ⅰ, Ⅱ, Ⅷ 신경은 주로 감각신경이며 그림에서 흰색으로 나타내고 있다. 운동신경과 혼합신경은 노란색으로 나타내고 있는데 예외적으로 Ⅴ번 신경인 삼차신경의 운동신경가지만 노란색으로 표시되고 나머지 삼차신경은 흰색으로 나타내고 있다.

측면 두경부의 표면 근육은 그림 3-2에서 나타내 보이고 있으며, 뇌신경과 근육 공급에 관해서는 그림 아래 기술되어 있다. 안면 근육은 표정을 나타내는 근육이라고 불린다. 안면신경은 많은 분지를 통해 안면 근육의 대부분에 분포되어 있다. 여러 근육이 함께 작용하여 동작을 만들어 내기도 하고(예: 얼굴을 찌푸리는 동작), 일부분에서만 주로 일어날 수도 있다(예: 눈썹을 올리는 동작). 안면 근육의 기능 상실은 표정을 통한 감정의 교류나 명확한 대화를 힘들게 할 수 있다.

미소나 찌푸리는 동작 혹은 놀란 표정과 같은 동작은 피부에 직접적으로 작용하는 근육의 움직임에 의해서 만들어진다. 안면 근육의 특이한 부착으로 인하여 안면 근육 검사는 피검사자에 대한 검사 자세, 고정 및 검사자의 압력 또는 저항이 필요한 다른 근육 검사와 차이가 있다. 안면 근육 검사는 검사 동작에 대한 사진이나 또는 검사자가 검사의 동작을 보여주면 그것을 보면서 표정을 지으면 된다. 근육의 힘에 대한 평가는 영점(zero)에서부터 미약(trace), 불충분(poor), 보통(fair), 양호(good), 정상(normal)까지 검사자의 주관적 판단에 따라 평가한다. 통상의 실습에 있어서는 이러한 근육의 등급을 간단하게 무반응(absent), 손상됨(impaired), 온전함(intact)으로 매긴다. 안면과 안구 주변 근육 검사에 관해서는 다음 페이지에 잘 기술되어 있다.

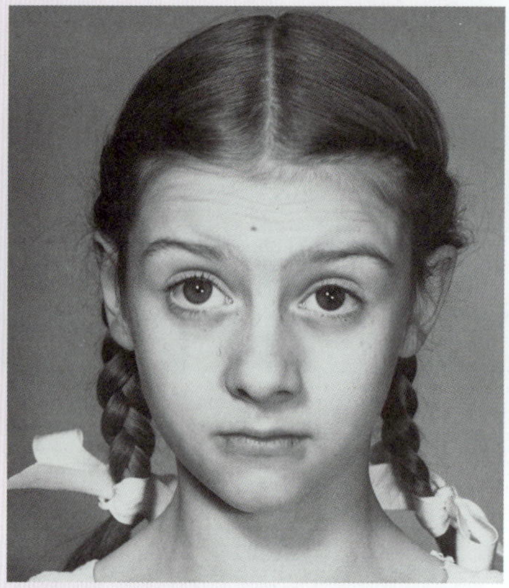

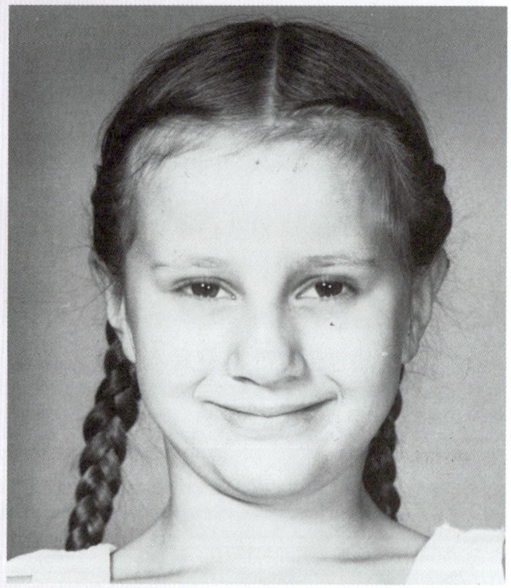

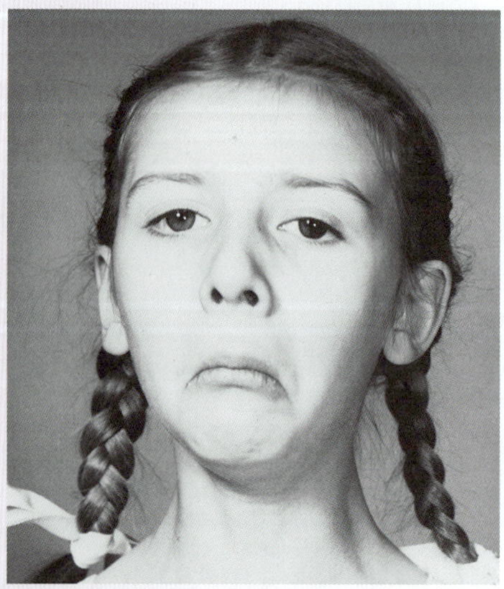

섹션 I

신경지배 INNERVATION

뇌신경과 심부 안면 근육 CRANIAL NERVES AND DEEP FACIAL MUSCLES

뇌신경과 심부 안면 근육은 그림 3-1에 잘 나타나 있다.

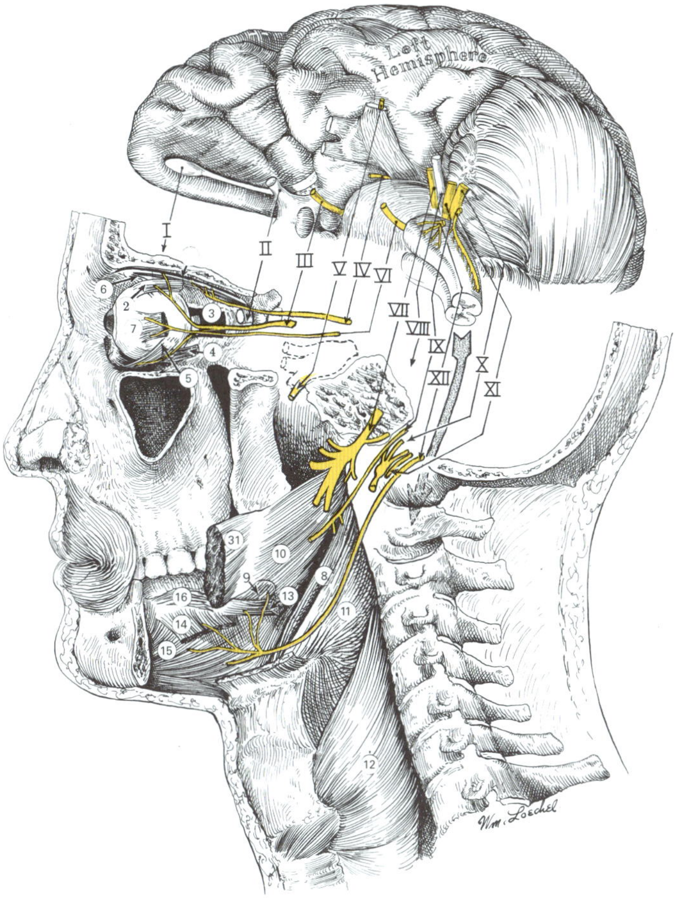

그림 3-1 뇌신경과 심부 안면 근육

I **후신경(Olfactory nerve)(감각)**

II **시신경(Optic nerve)(감각)**

III **동안신경(Oculomotor nerve)**
- 상안검거근(Levator palpebrae superioris) (1)
- 상직근(Rectus superior) (2)
- 중직근(Rectus medialis) (3)
- 하직근(Rectus inferior) (4)
- 하사근(Obliquus inferior) (5)

IV **활차신경(Trochlear nerve)**
- 상사근(Obliquus superior) (6)

V **삼차신경, 하악신경지(Trigeminal nerve, mandibular branch)**
- 교근(Masseter) (17)
- 측두근(Temporalis) (18)
- 전이복근(Anterior digastric) (19)

VI **외전신경(Abducens nerve)**
- 외직근(Rectus lateralis) (7)

VII **안면신경(Facial nerve)**
- 후두근(Occipitalis) (20)
- 후이개근(Auricularis posterior) (21)
- 후이복근(Posterior digastric) (22)
- 경돌설골근(Stylohyoid) (23)
- 상이개근(Auricularis superior) (24)
- 전이개근(Auricularis anterior) (25)
- 전두근(Frontalis) (26)
- 추미근(Corrugator supercilii) (27)
- 안륜근(Orbicularis oculi) (28)
- 상순거근(Levator labii superioris) (29)
- 대관골근과 소관골근(Zygomaticus major and minor) (30)
- 협근(Buccinator) (31)
- 소근(Risorius) (32)
- 구륜근(Orbicularis oris) (33)

경추신경, 표면 안면 근육, 목 근육 CERVICAL NERVES AND SUPERFICIAL FACIAL AND NECK MUSCLES

경추신경과 표면 안면 근육과 목 근육은 그림 3-2에 잘 나타나 있다.

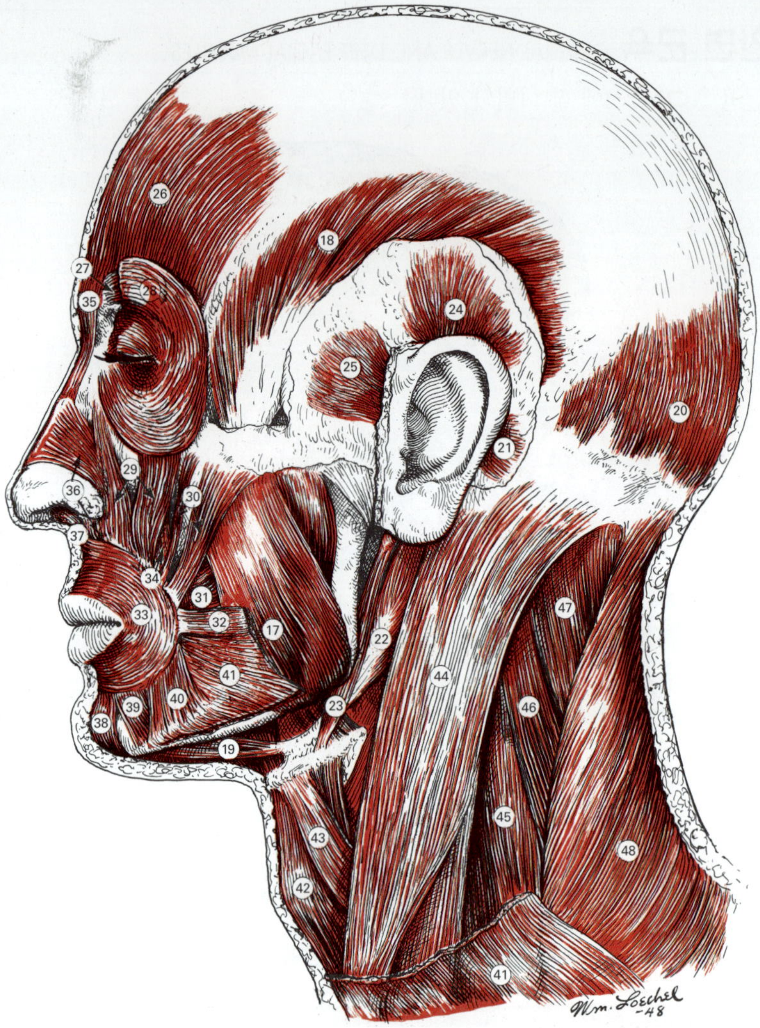

그림 3-2 경추신경, 표면 안면 근육과 목 근육

구각거근(Levator anguli oris) (34)
비근근(Procerus) (35)
비근(Nasalis) (36)
비중격하체근(Depressor septi nasi) (37)
이근(Mentalis) (38)
하순하체근(Depressor labii inferioris) (39)
구각하체근(Depressor anguli oris) (40)
활경근(Platysma) (41)

Ⅷ 내이신경(Vestibulocochlearis nerve)(sensory)

Ⅸ 설인신경(Glossopharyngeal nerve)

경돌인두근(Stylopharyngeus) (8)

Ⅹ 미주신경(Vagus nerve)

XI 부신경(Accessory nerve)(spinal portion)

흉쇄유돌근(Sternocleidomastoid) (44)
승모근(Trapezius) (48)

XII IX, X, and XI 인두신경총(Pharyngeal plexus)

구개설근(Palatoglossus) (9)
상인두수축근(Constrictor pharyngis superior) (10)
중인두수축근(Constrictor pharyngis medius) (11)
하인두수축근(Constrictor pharyngis inferior) (12)

XIII 설하신경(Hypoglossal nerve)

경돌설근(Styloglossus) (13)
설골설근(Hyoglossus) (14)
이설근(Genioglossus) (15)
내재설근(Tongue intrinsics) (16)

경추신경 미세분지(Miscellaneous from cervical nerves)

흉골설골근(Sternohyoid) (42)
견갑설골근(Omohyoid) (43)
중사각근(Scalenus medius) (45)
견갑거근(Levator scapulae) (46)
두판상근(Splenius capitis) (47)

뇌신경과 근육 CRANIAL NERVES AND MUSCLES

그림 3-3은 모든 뇌신경과 그것이 지배하는 특정 근육을 표기한 것이다. 빈칸에는 검사한 근육의 강도를 표기하도록 되어 있으며 페이지의 오른쪽에 있는 그림은 표피신경의 분포를 보여 준다.

이 차트는 1차적으로 참고하는 데에 의의가 있으며, 2차적으로는 안면 근육을 포함한 근육 검사와 관련된 결과를 기록한 양식으로 만들어졌다. 이 차트는 이러한 두 가지 목적에서 검사 결과만을 기록하는 양식과는 다른 참고의 자료가 포함되어 있다. 모든 뇌신경(감각신경, 운동신경, 혼합신경)이 표기되어 있고, 수의적 움직임으로 검사할 수 없는 일부 근육(개별적이든 집단적이든)도 포함되어 있다.

CRANIAL NERVE AND MUSCLE CHART

Name Date

		MUSCLE STRENGTH GRADE	SENSORY OR MOTOR TO:		I Olfactory S	II Optic S	III Oculomotor M	IV Trochlear M	V Trigeminal S & M	VI Abducens M	VII Facial S & M	VIII Vestibulocochlear S	IX Glossopharyngeal S & M	X Vagus S & M	XI Accessory M	XII Hypoglossal M
I	NOSE	S	SENSORY—SMELL		●											
II	EYE	S	SENSORY—SIGHT			●										
III	EYELID		LEVATOR PALPEBRAE SUPERIORIS				●									
	EYE		RECTUS SUPERIOR				●									
			OBLIQUUS INFERIOR				●									
			RECTUS MEDIALIS				●									
			RECTUS INFERIOR				●									
IV	EYE		OBLIQUUS SUPERIOR					●								
V	⟶	S	SENSORY—FACE & INT. STRUCTURES OF HEAD						●							
	EAR		TENSOR TYMPANI						●							
	PALATE		TENSOR VELI PALATINI						●							
	MASTI-CATION		MASSETER						●							
			TEMPORALIS						●							
			PTERYGOIDEUS MEDIALIS						●							
			PTERYGOIDEUS LATERALIS						●							
	S. HYOID		MYLOHYOIDEUS						●							
			ANTERIOR DIGASTRIC						●							
VI	EYE		RECTUS LATERALIS							●						
VII	TONGUE	S	SENSORY—TASTE, ANTERIOR ⅔ TONGUE								●					
	⟶	S	SENSORY—EXTERNAL EAR								●					
	EAR		STAPEDIUS								●					
	S. HYOID		POSTERIOR DIGASTRIC								●					
			STYLOHYOIDEUS								●					
	SCALP		OCCIPITALIS								●					
	EAR		INTRINSIC EAR MUSCLES	POST. AURICULAR BRANCH							●					
			AURICULARIS POSTERIOR								●					
			AURICULARIS ANTERIOR								●					
			AURICULARIS SUPERIOR	TEMPORAL BRANCH							●					
	SCALP		FRONTALIS								●					
	EYEBR.		CORRUGATOR SUPERCILII	TEMP. & ZYGO. BRANCH							●					
	EYELID		ORBICULARIS OCULI								●					
	NOSE		PROCERUS								●					
			DEPRESSOR SEPTI								●					
			NASALIS TRANSVERSE & ALAR								●					
	MOUTH		ZYGOMATICUS MAJOR & MINOR								●					
			LEVATOR LABII SUPERIORIS	BUCCAL BRANCH							●					
			BUCCINATOR								●					
			ORBICULARIS ORIS								●					
			LEVATOR ANGULI ORIS								●					
			RISORIUS								●					
			DEPRESSOR ANGULI ORIS								●					
			DEPRESSOR LABII INFERIORIS	MANDIBULAR BRANCH							●					
	CHIN		MENTALIS								●					
	NECK		PLATYSMA	CERVICAL BRANCH							●					
VIII	EAR	S	SENSORY—HEARING & EQUILIBRIUM									●				
IX	TONGUE	S	SENSORY—POSTERIOR ⅓ TONGUE										●			
	PHARYNX	S	SENSORY—PHARYNX, FAUCES, SOFT PALATE										●			
			STYLOPHARYNGEUS										●			
		—	STRIATED MUSCLES - PHARNYX										●			
X	⟶	—	STRIATED MUSCLES—SOFT PALATE, PHARYNX & LARYNX											●		
	⟶	—	INVOLUNTARY MUSCLES—ALIMENTARY TRACT											●		
	⟶	—	INVOLUNTARY MUSCLES—AIR PASSAGES											●		
	⟶	—	INVOLUNTARY CARDIAC MUSCLE											●		
	⟶	S	SENSORY—AURICULAR											●		
	⟶	S	SENSORY—ALIMENTARY TRACT											●		
	⟶	S	SENSORY—AIR PASSAGES											●		
	⟶	S	SENSORY—ABDOMINAL VISCERA & HEART											●		
XI	NECK		TRAPEZIUS & STERNOCLEIDOMASTOID												●	
	PALATE		LEVATOR VELI PALATINI												●	
	⟶		STRIATED MUSCLES—SOFT PALATE, PHARYNX, & LARYNX												●	
XII	TONGUE		STYLOGLOSSUS													●
			HYOGLOSSUS													●
			GENIOGLOSSUS													●
			TONGUE INTRINSICS													●

SENSORY

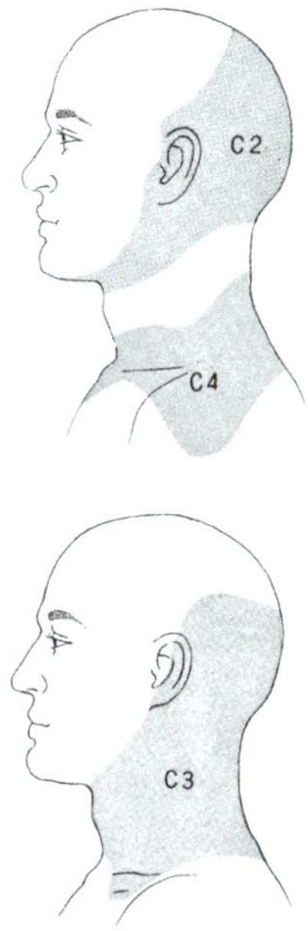

DERMATOMES

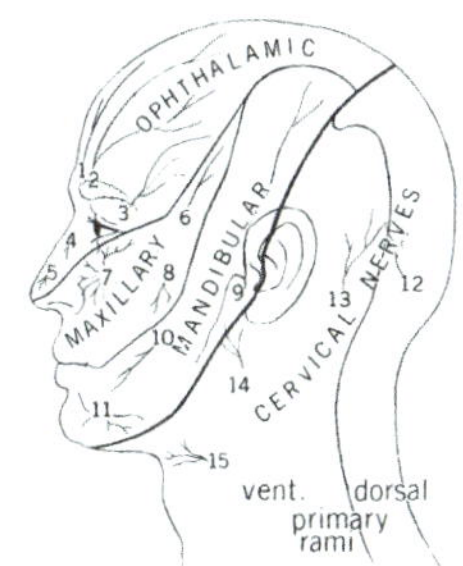

CUTANEOUS DISTRIBUTION OF CRANIAL NERVES

Ophthalamic
1. Supratrochlear N.
2. Supraorbital N.
3. Lacrimal N.
4. Infratrochlear N.
5. Nasal N.

Maxillary
6. Zygomatico-temporal N.
7. Infraorbital N.
8. Zygomatico-facial N.

Mandibular
9. Auriculotemporal N.
10. Buccal N.
11. Mental N.

Cervical Nerves
12. Greater Occipital N.
13. Lesser Occipital N.
14. Great Auricular N.

Redrawn from *Gray's Anatomy of the Human Body*, 28th ed.

© HENRY O. & FLORENCE P. KENDALL Revised 1970 HENRY O. & FLORENCE P. KENDALL & GLADYS E. WADSWORTH

그림 3-3 뇌신경과 근육 차트. © 1993 Florence P. Kendall.

섹션 II

안면 근육과 안 근육 FACIAL AND EYE MUSCLES

안면 근육과 안 근육 FACIAL AND EYE MUSCLES

안면 근육과 안 근육은 **표 3-1**에 잘 나타나 있다.

표 3-1 안면 근육과 안 근육(Facial and Eye Muscles)

근육/신경	기시부	정지부	작용 및 참고문헌
협근/안면신경	상악골의 치조돌기, 하악의 협근 돌출부 및 익상하악인대	입의 각 부위에 있는 안륜근	볼 압박
추미근/안면신경	눈썹궁의 내측 끝 부위	안와 아치 중간 상부 피부의 심부 표면	이마 수직 주름과 함께 눈썹 하방내측으로 내림; "찌푸리는 근육"
구각하제근/안면신경	하악골의 사선	입의 각, 주변 근육과 혼합	입꼬리 내림
하순하제근/안면신경	하악골의 사선	아랫입술의 외피 안륜근과 혼합	아이러니한 표정을 지을 때처럼 아랫입술을 하방 외측으로 내림
비중격하체근/안면신경	상악골의 예리한 와(fossa)	비익과 중격	비익을 코에 가깝게 아래로 내림
전두근/안면신경	모상건막	눈썹의 근육과 피부 그리고 비근(root of nose)	놀라움이나 두려움이 있을 때 눈썹을 올리고 이마에 주름 형성
구각거근/안면신경	상악골의 견치 와(fossa)	입의 각, 안륜근과 혼합	멸시나 무시하는 표정을 지을 때처럼 비순의 골을 깊이 형성
상순거근/안면신경	안와 하부연	상순의 구륜근	상순을 상방과 전방으로 움직임
상순비익거근/동안신경	상악골의 비부근	대익연, 코의 피부, 상순의 외측 부위	상순의 거상 및 돌출
안검거근/동안신경	접형골의 소익 하부면	안검 피부, 상안검판, 안와벽, 건막의 내외측 확장 정지부	상안검 거상
교근/삼차신경	표면측: 상악골의 관골돌기, 관골 아치의 하부연 심부층: 관골 아치의 내측 부위와 후방 하부연의 1/3 부위	하악골의 가지 및 각. 하악골 가지의 상부 1/2 부위와 구상돌기의 외측 표면	악관절 거상
이근/안면신경	하악골의 절치와	턱의 피부	하순의 거상 및 돌출 그리고 토라져 입을 내민 것 같이 턱에 주름 형성
비근, 비익 부위/안면신경	상악골	비익	비공 확장
횡비근/안면신경	상악골 절치와의 상부와 외측	반대쪽의 비근과 건막	코 부위의 연골 하강
하사근/동안신경	상악골의 안와판	공막의 외측 부분, 상직근과 외측직근 사이, 안구적도의 후반부	각막을 하방과 외측방으로 이동
상사근/활차신경	시신경공의 내측연 상부	상직근과 외측직근 사이의 공막 안, 안구적도의 후반부	각막을 하방과 외측방으로 이동
구륜근/안면신경	전두골의 비부, 상악골의 전두돌기, 내측 안검인대의 전방 표면	안와 둘레를 싸고 있는 근육 섬유, 하방으로 턱에 퍼져 있으며 주변 근육과 인대 조직과 융합	안검 부분: 눈을 부드럽게 감게 함 안와 부분: 눈을 강하게 감게 함
광경근/안면신경	대흉근과 삼각근의 상부 부위를 덮고 있는 근막	하악골의 하부 경계면, 구각(mouth angle)과 하부 부위의 근육과 융합되어 있는 후방 섬유	구각(mouth angle)을 후인 및 하강
비근근/안면신경	비골의 하부 부분과 외측 비연골의 상부 부분을 덮고 있는 근막	눈썹 사이의 이마 하부 부분의 피부	눈썹의 내각(inner angle)을 하방으로 당김, 콧등의 횡 주름 형성

표 3-1 안면 근육과 안 근육(Facial and Eye Muscles)(계속)

근육/신경	기시부	정지부	작용 및 참고문헌
외익근/삼차신경	상두: 접형골의 대익과 측두하능선의 외측 표면 하두: 외익돌근의 외측 표면	하악골 관절융기의 전방 부위, 악관절 디스크의 전방 부위	입을 벌려 악관절을 하방으로 내리고 외측으로 편위시키며 전방으로 돌출시킴
내익근/삼차신경	접형골의 외측 익돌판의 내측 표면, 구개골의 추체돌기, 상악골의 융기	하악골 가지 내측 표면의 내부와 후방 부위	입을 다물고 악관절을 들어 올림
상, 중, 하직근/동안신경 외측직근/외전신경	시신경공의 상, 중, 하의 모서리를 둘러싸고 있는 섬유 링(ring)	공막 안, 각 이름이 암시하는 위치에 있는 안구적도의 전방	근육의 이름에 따른 방향으로의 안구 움직임
소근/안면신경	교근 상부를 덮고 있는 근막	구각(mouth angle)에 있는 피부	구각의 후인
측두근/삼차신경	측두와 및 근막	하악골의 오훼돌기와 하악골 가지의 전방 경계면	입을 다물고 악관절을 들어 올림
대관골근/안면신경	측두돌기 전방의 관골	구각(mouth angle), 주변 근육과 융합	미소 짓듯이 구각을 상방 외측으로 당김
소관골근/안면신경	관골 표면	상순의 구륜근	슬픔을 표현할 때처럼 비순의 고랑을 깊게 만듦

안면 근육과 안 근육 검사 FACIAL AND EYE MUSCLES TESTS

전두근 Frontalis

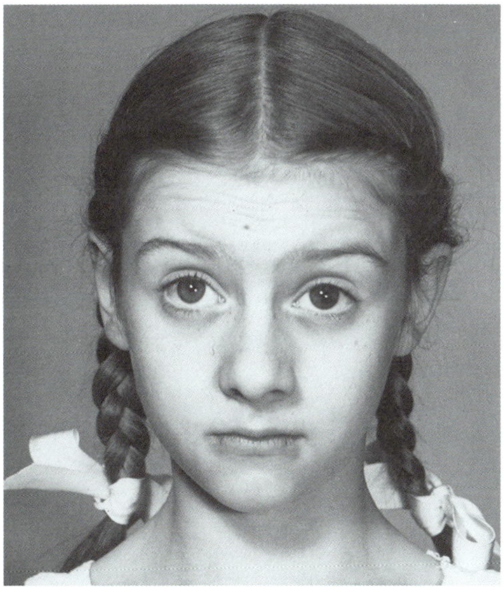

그림 3-4

검사: 눈썹을 들어 올리고 이마를 찌푸린다. 마치 놀란 표정과 흡사한 표정을 짓게 한다.

비근 Nasalis, 익부 Alar Portion

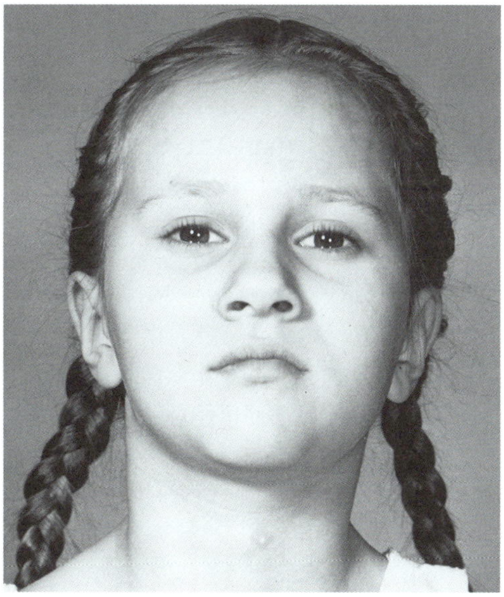

그림 3-5

검사: 숨쉬기 힘들 때나 힘을 주어 코로 공기를 들이마시는 것처럼 콧구멍을 넓히게 한다.

추미근 Corrugator supercilii

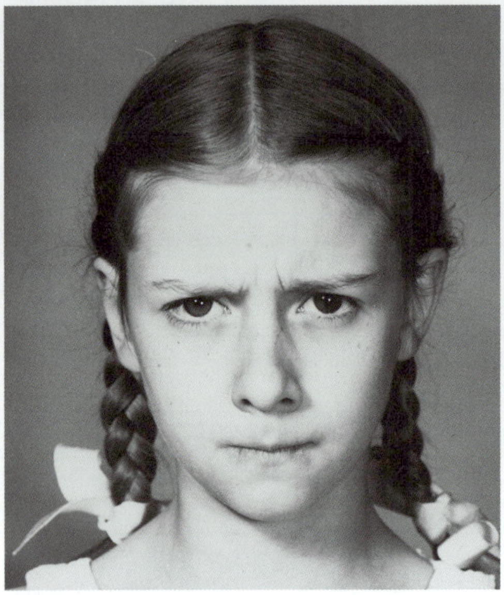

그림 3-6

검사: 찡그리는 것처럼 양미간을 모으게 한다.

비근근(눈살근) Procerus (Pyramidalis Nasi)

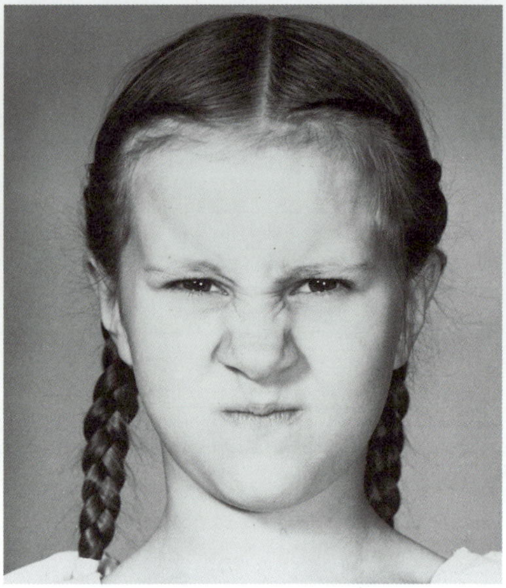

그림 3-8

검사: 코의 피부를 위로 끌어올리듯이 콧대 위로 주름을 만들게 한다.

비중격하체근(코중격내림근)과 횡비근

Depressor Septi and Transverse Portion Nasalis

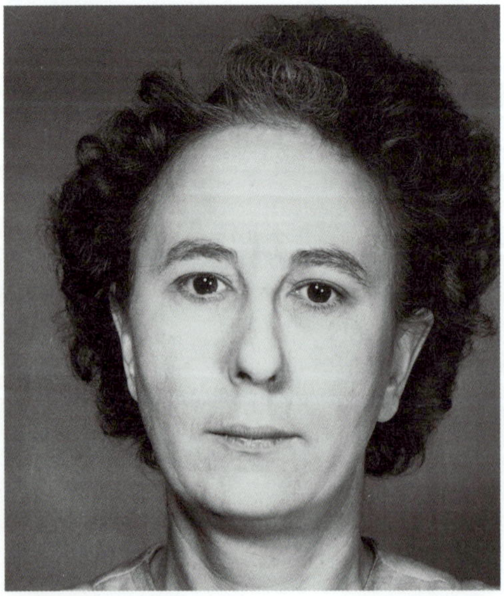

그림 3-7

검사: 콧구멍을 좁게 하듯이 코끝을 내리게 한다.

소근(입꼬리당김근) Risorius

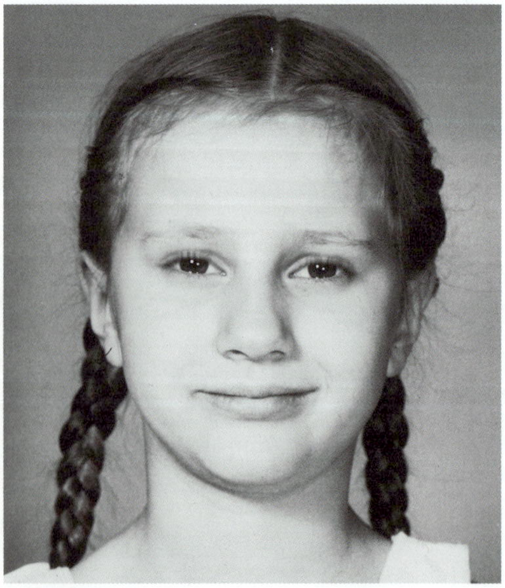

그림 3-9

검사: 구각 부위를 뒤로 잡아당기게 한다.

구각거근(입꼬리올림근) Levator Anguli Oris

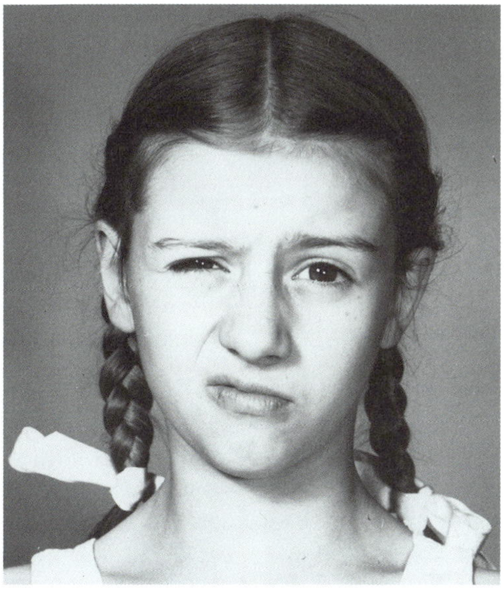

그림 3-10

검사: 구각 부위를 위로 당긴다. 코와 입을 연결하는 주름을 깊게 만들게 한다. 마치 비웃는 표정과 흡사하다. 환자로 하여금 송곳니가 보이게끔 표정을 유도하도록 하는데, 한쪽을 먼저 시도하고 나서 다른 쪽을 시도하게 한다.

상순거근 Levator Labii Superioris

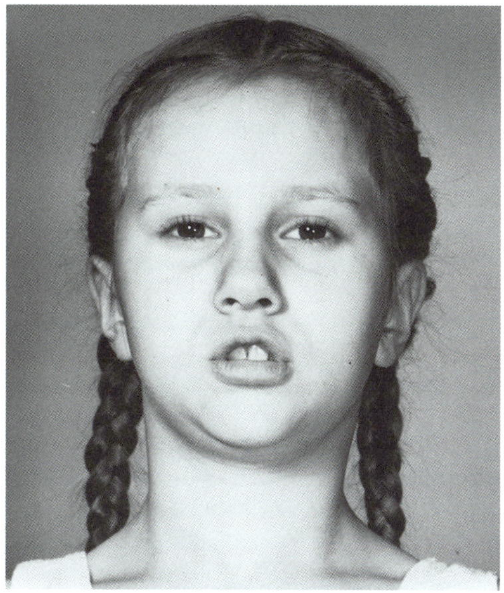

그림 3-12

검사: 위쪽 잇몸이 보이도록 윗입술을 들어 올려 돌출시키게 한다.

대관골근 Zygomaticus Major

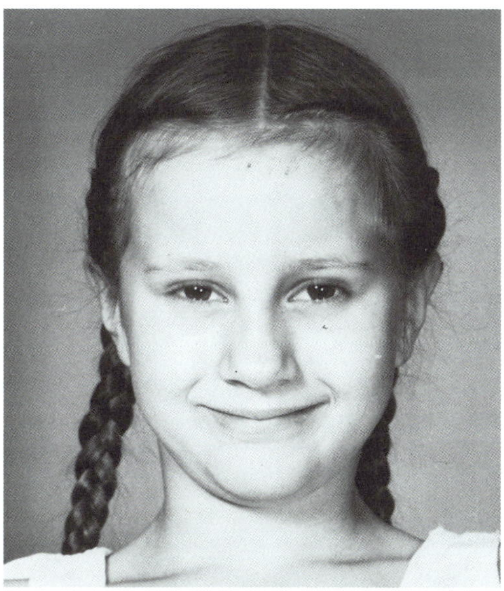

그림 3-11

검사: 미소를 지을 때처럼 구각을 상방과 양쪽 외측으로 당기게 한다.

구륜근 Orbicularis Oris

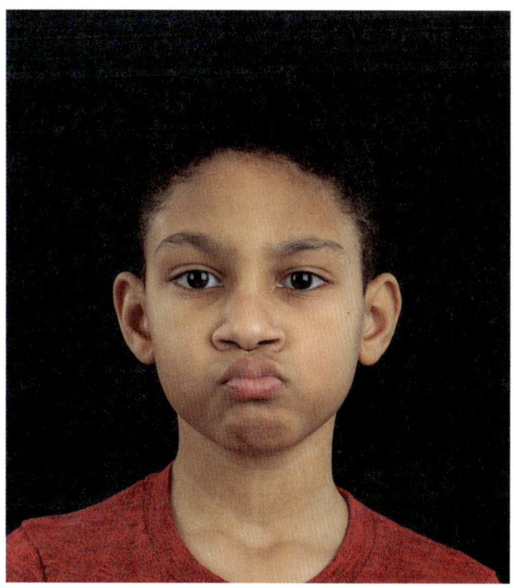

그림 3-13

검사: 휘파람을 불 때처럼 입술을 오므려 앞으로 내밀게 한다.

하순하체근, 활경근 Depressor Labii Inferioris and Platysma

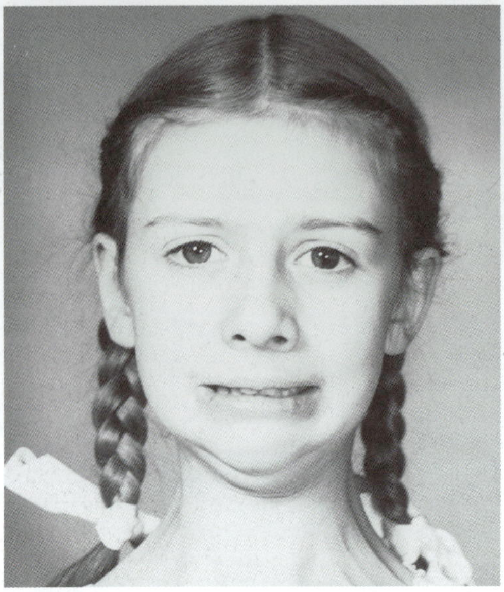

그림 3-14

검사: 아랫입술을 당겨 구각이 하방과 양쪽 외측으로 당겨지게 하고 목의 피부에 긴장을 만들게 한다.

협근 Buccinator

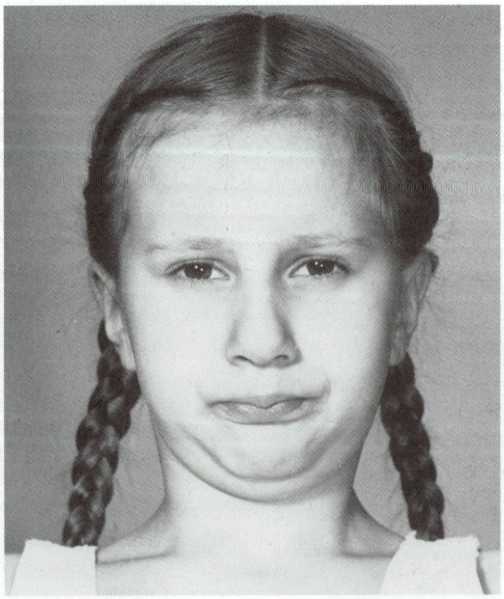

그림 3-15

검사: 트럼펫을 불 때처럼 양볼이 팽팽해지도록 압력을 가하게 한다(그림에서 턱이 당겨진 것은 협근의 작용에 의한 것이 아니다).

이근 Mentalis

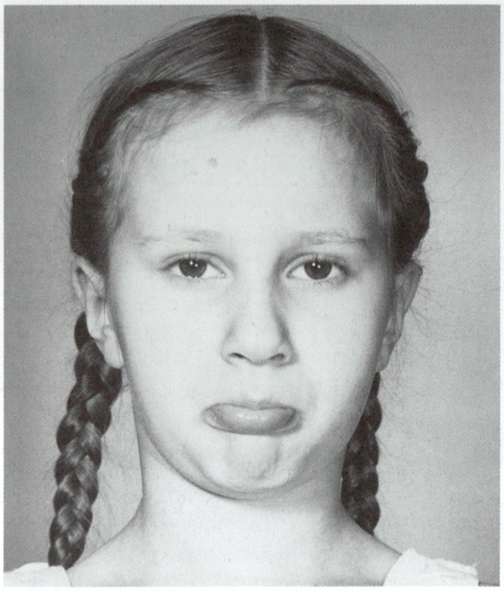

그림 3-16

검사: 턱의 피부를 들어 올리게 한다. 결과적으로 아랫입술이 어느 정도 튀어나오게 된다.

외익상근 Lateral Pterigoid

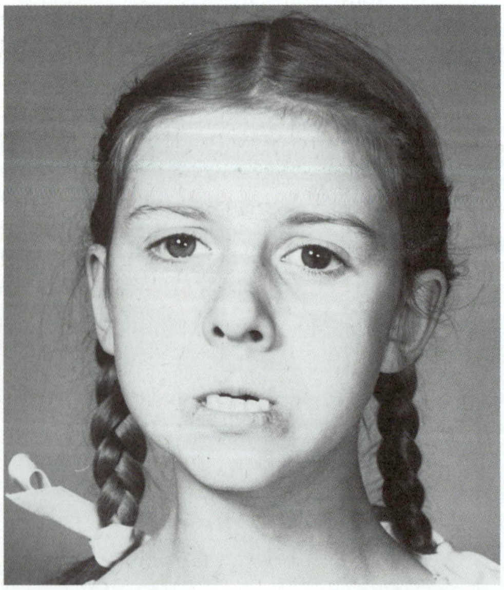

그림 3-17

검사: 입을 약간 벌린다(외익상근은 턱을 아래로 내리는 역할을 한다). 턱을 앞으로 내밀고 외측으로 움직인다.

구각하체근 Depressor Anguli Oris

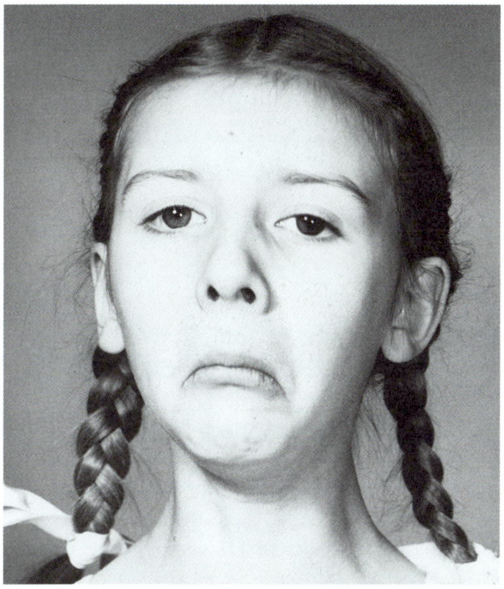

그림 3-18

검사: 구각(angle of the mouth)을 아래로 당겨 내리게 한다.

측두근, 교근, 내익상근 Temporalis, Masseter, and Pterygoideus Medialis

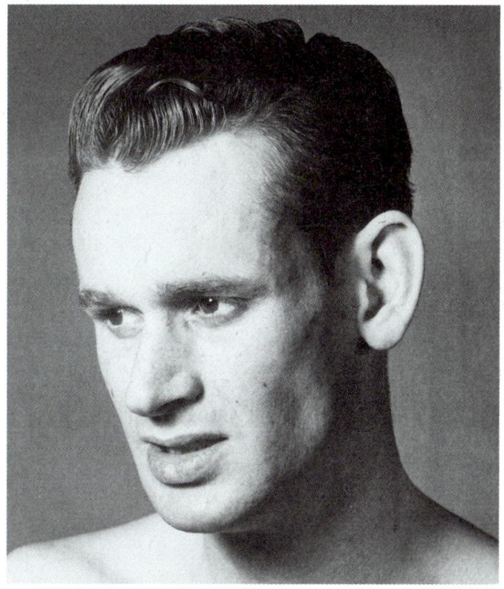

그림 3-19

검사: 턱을 위로 들어 올리고 치아를 꽉 깨문 채 입술을 약간 벌린 상태를 취하게 한다.

상설골근 Suprahyoid Muscles

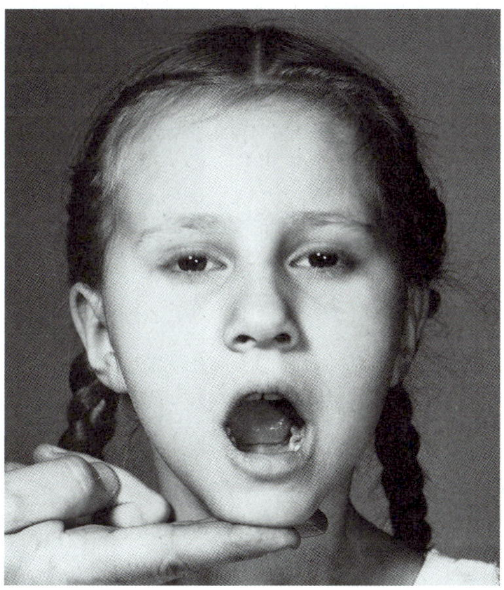

그림 3-20

검사: 검사자의 저항에 대항하면서 아래턱을 내리게 한다. 상설골근이 작용하는 동안 하설골근이 설골을 고정하게 된다(이 근육의 기시부, 정지부, 작용 및 신경지배와 묘사에 대해서는 4장 참조).

하설골근 Infrahyoid Muscles

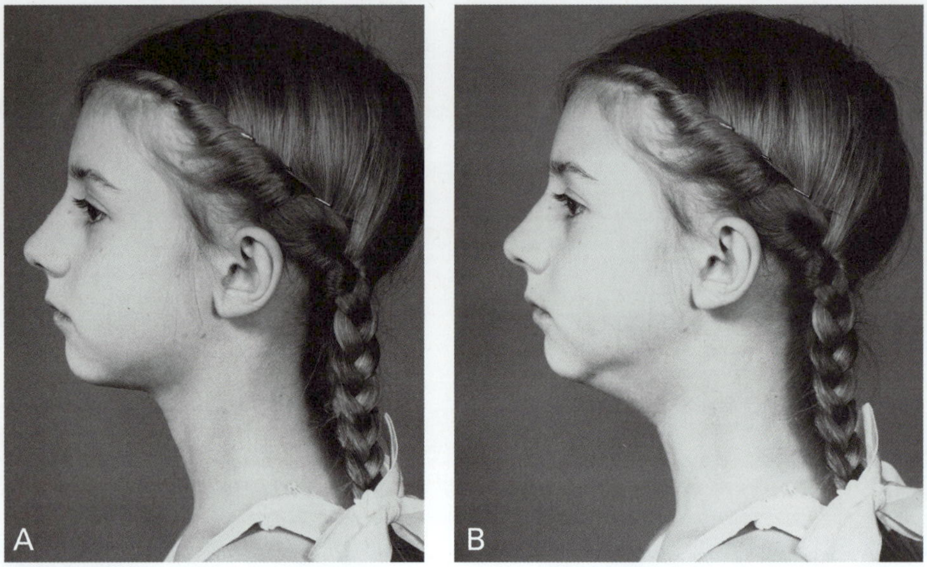

그림 3-21

검사: 왼쪽 사진에서와 같이 긴장을 풀고 시작한다. 그다음에 오른쪽 사진과 같이 설골을 밑으로 내린다(이 근육의 기시부, 정지부, 작용 및 신경지배와 묘사에 대해서는 4장 참조).

안륜근 Orbicularis Oculi

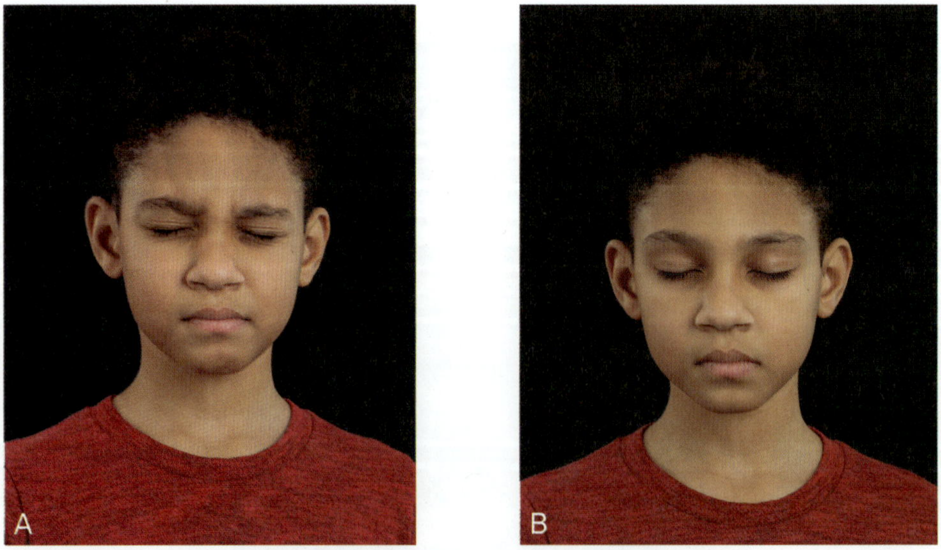

그림 3-22

검사: A. 안구부: 눈을 꽉 감아 눈가에 주름이 지게 한다. **B. 안검부**: 눈을 살짝 감게 한다.

안구 내직근과 외직근 Rectus Medialis Oculi and Rectus Lateralis Oculi

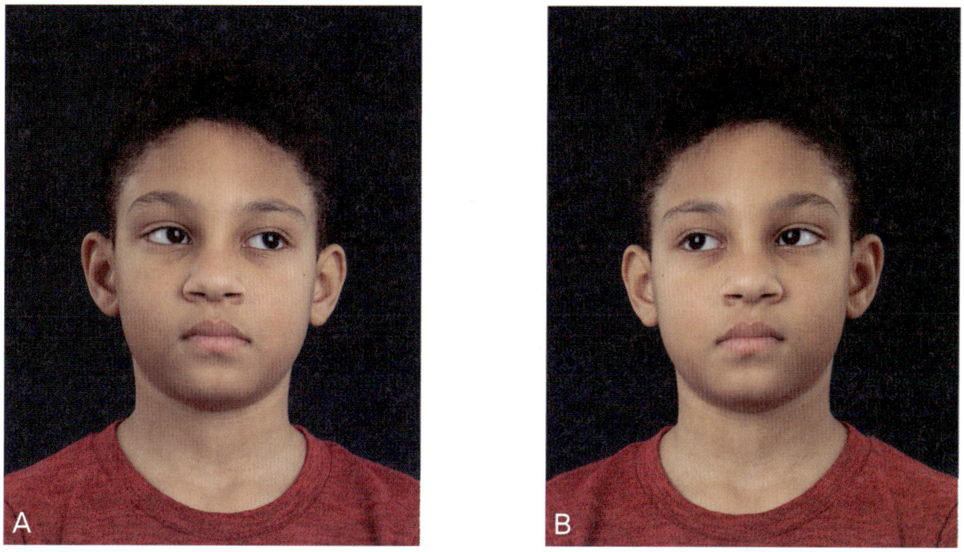

그림 3-23

검사: A. 오른쪽 내직근과 왼쪽 외직근: 눈을 왼쪽 수평 방향으로 보게 한다. **B. 왼쪽 내직근과 오른쪽 외직근:** 눈을 오른쪽 수평 방향으로 보게 한다.

상안검거근 기타 Levator Palpebrae Superioris et al.

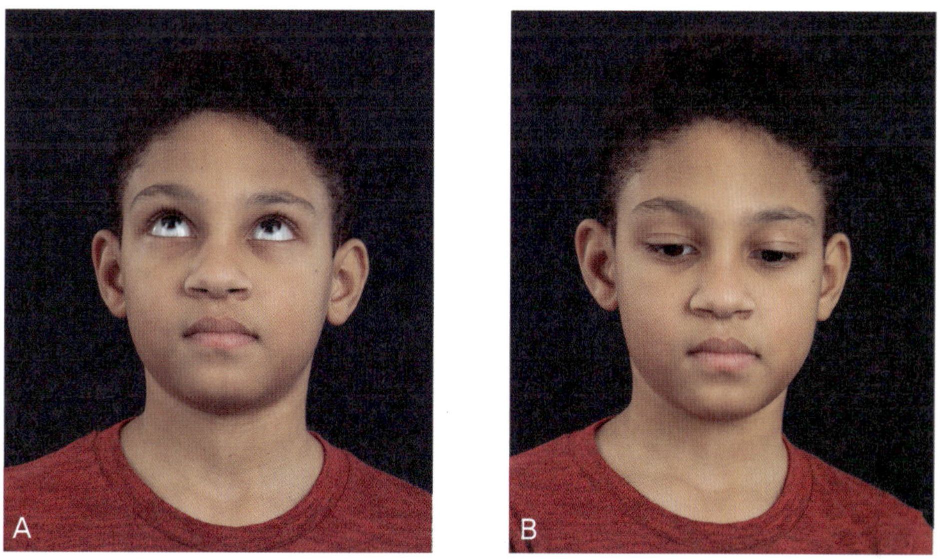

그림 3-24

검사: A. 상안검거근: 위 눈꺼풀을 위로 들어 올리게 한다. **상직근과 하사근:** 눈썹 쪽으로 눈동자를 움직이게 한다. **B. 하직근과 상사근:** 입 쪽으로 눈동자를 움직이게 한다.

섹션 III

저작근, 혀, 인두 MUSCLES OF MASTICATION, TONGUE, AND PHARYNX

연하 근육 MUSCLES OF DEGLUTITION

연하작용에 관련된 근육에는 혀, 연구개, 인후, 설골상근, 설골하근, 후두, 그리고 인두가 여기에 속한다. 그 근육들의 기시부, 정지부, 작용, 신경지배(운동과 감각), 그리고 그 역할에 관해서는 표 3-2에 잘 기술되어 있다.

표 3-2 연하근육

Muscle	Origin	Insertion	Action	Innervation		Role in Deglutition
				Motor	Sensory	
TONGUE						
Sup. longitudinal	Intrinsic	Intrinsic	Shortens tongue Raises sides and tip of Tongue	Hypoglossal XII (Sup. longitudinal–Inf. longitudinal)	General sensation: Ant. $^2/_3$ — Trigeminal V Post $^1/_3$ — Glossopharyngeal IX Base—Vagus X Special sensation (taste) Ant. $^2/_3$ — Facial VII Post. $^1/_3$ — Glossopharyngeal IX Base—Vagus X	음식덩이 제제 단계 이 단계에서는 음식물을 혀와 협근(buccinator)을 사용하여 어금니 사이에 두고 저작근의 작용으로 음식물을 잘게 부수고 으깬다. 경돌설근(styloglossi)과 심부근의 일측성 작용으로 턱을 양옆으로 교대로 움직이고 혀를 돌려가며 움직여서 음식물을 침과 잘 섞이게 하고, 덩어리로 말아서 삼킬 상태로 충분히 분쇄된 부분에서 더 큰 입자를 분류한다.
Transverse	Intrinsic	Intrinsic	Lengthens and narrows tongue			
Vertical	Intrinsic	Intrinsic	Flattens and broadens tongue			
Inf. longitudinal	Intrinsic	Intrinsic	Shortens tongue Turns tip of tongue downward			
Genioglossus	Mental spine	Tongue and body of hyoid	Depresses tongue; protrudes and retracts tongue; elevates hyoid	Hypoglossal XII (Genioglossus–Styloglossus)		
Hyoglossus	Greater horn of hyoid	Tongue	Depresses and pulls tongue posteriorly			
Styloglossus	Styloid process	Tongue	Elevates and pulls tongue posteriorly			
Palatoglossus	Aponeurosis of soft palate	Tongue	Elevates and pulls tongue posteriorly, narrows fauces	Pharyngeal plexus IX, X, XI		
SOFT PALATE						
Tensor veli palatini	Scaphoid fossa, spine of sphenoid, lateral auditory tube	Aponeurosis of soft palate	Tenses soft palate	Trigeminal V	Trigeminal V Glossopharyngeal IX	수의적 단계 혀내림근(tongue depressor)을 수축시켜서 혀 등쪽(dorsal) 후방 부위에 홈을 형성하여 음식덩이를 홈에 안착시킨다. 심부근으로 혀의 앞부분을 들어 올리고 차례로 뒷부분을 경구개까지 올린다. 이러한 순차적인 움직임은 음식덩이를 목구멍으로 이동하게 한다. 이어서 경돌설근(styloglossi muscle)으로 혀의 기저부를 들어 올리고 후방으로 당겨서 음식덩이를 목구멍을 통해 인두로 밀어 넣는다. 혀의 기저 부분의 거상과 동시에 설골과 인두도 약간 거상된다.
Levator veli palatini	Petrous portion, temporal bone: medial auditory tube	Soft palate	Elevates soft palate	Pharyngeal plexus IX, X, XI (Levator veli palatini–Uvulae)		
Uvulae	Posterior nasal spine: aponeurosis of palate	Uvula	Shortens soft palate			
FAUCES						
Palatoglossus	See above			Pharyngeal plexus IX, X, XI (Palatoglossus–Palatopharyngeus)	Glossopharyngeal IX	
Palatopharyngeus	Aponeurosis of soft palate	Posterior thyroid cartilage:	Narrows fauces:			
		Posterolateral pharynx	Elevates larynx and pharynx			
SUPRAHYOID						
Digastric Ant. belly	Inferior border of mandible near symphysis	Intermediate tendon to body and cornu of hyoid	Elevates and pulls hyoid anteriorly	Trigeminal V		비수의적(반사) 단계 음식덩이가 목구멍을 지나 인두로 넘어가면서 뇌신경 V, IX, X이 자극되고 연하 반사작용의 구심신경지(afferent limb)에 신호를 전달한다. 뇌간에 도달하면 이 신호는 시냅스를 통해 뇌신경 IX, X, XI의 원심신경지(efferent fibers)에 도달하여 반사궁(reflex arc)을 이루고 자율적인 움직임이 일어난다.
			Assists in depressing the mandible			
Post. belly	Mastoid process		Elevates and pulls hyoid posteriorly	Facial VII		
Mylohyoid	Mylohyoid line of mandible	Body of hyoid and median raphe	Elevates hyoid and tongue: depresses mandible	Trigeminal V		
Geniohyoid	Median ridge of mandible	Body of hyoid	Elevates hyoid and tongue: depresses mandible	Ansa cervicalis C1, 2		
Stylohyoid	Styloid process of temporal bone	Body of hyoid	Elevates and pulls hyoid posteriorly	Facial VII		

Muscle	Origin	Insertion	Action	Innervation		Role in Deglutition
				Motor	Sensory	
INFRAHYOID						
Thyrohyoid	Oblique line of thyroid cartilage	Greater horn of hyoid	Elevates the thyroid cartilage; depresses the hyoid	Ansa cervicalis C1, 2		연구개가 거상되고 구개범장근과 구개범거근(tensor and levator veli palatini)의 수축에 의해 인두의 후방 벽과 접촉된다. 이러한 작용은 비강인두를 닫아서 음식덩이가 인후두 공간으로 통과할 수 있게 해 준다. 인두 벽의 거상과 설골과 후두가 전상방으로 움직이기 때문에 공간이 확장되면서 이러한 작용은 더욱 촉진된다. 음식덩이의 마지막 남은 양이 구강을 지나면서, 구개인두근(palatopharyngeal muscle)의 수축과 연구개의 하강에 의해 구강 인두의 입구가 닫힌다.
Sternohyoid	Manubrium sterni; medial end of clavicle	Body of hyoid, inf. border	Depresses hyoid	Ansa cervicalis C1, 2, 3		
Sternothyroid	Manubrium sterni; costal cartilage of 1st rib	Oblique line of thyroid cartilage	Depresses thyroid cartilage			
Omohyoid–Sup. belly	Superior border of scapula near scapular notch	Intermediate tendon by fascia to clavicle	Depresses the hyoid			
Inf. belly	Intermediate tendon by fascia to clavicle	Body of hyoid, inf. border				
LARYNX						
Aryepiglottic	Apex of arytenoid cartilage	Lateral margin of epiglottis	Assists in closing inlet of larynx	Vagus X Mainly accessory XI, cranial rootwa	Vagus X	갑상연골이 설골을 향하여 상방으로 움직이고, 또한 이 두 개의 구조가 순차적으로 설근을 향하여 상방으로 움직임으로써 후두개(epiglottis)가 후방으로 기울게 된다. 음식덩이는 후두개의 전방 부위에 접촉하게 되고 음식덩이의 무게로 인해 후방 기울기가 더욱 증가하게 된다. 후두개 위치의 변화는 후두 주위의 음식덩이가 이상동(piriform sinuses)을 통해 후두개의 끝을 지나 하인두(hypopharynx)로 넘어가는 것을 용이하게 하면서 또한 후두로 넘어가는 것을 방지한다. 그럼에도 불구하고 후두를 보호하는 주요한 메커니즘은 전정으로 가는 괄약근처럼 생긴 후두 입구의 빠른 폐쇄와 전정과 성문(glottis)의 성대주름 폐쇄에 기인한다.
Thyroepiglottic	Medial surface of thyroid cartilage	Lateral margin of epiglottis	Assists in closing inlet of larynx			
Thyroarytenoid	Medial surface of thyroid cartilage	Muscular process of arytenoid cartilage	Assists in closing glottis; shortens vocal folds			
Arytenoid–Oblique	Base of one arytenoid cartilage	Apex of opposite arytenoid cartilage	Assist in closing glottis by adducting arytenoid cartilages			
Transverse	Posterior surface and lateral border of one arytenoid cartilage	Posterior surface and lateral border of opposite arytenoid cartilage				
Lat. cricoarytenoid	Upper border of arch of cricoid cartilage	Muscular process of arytenoid cartilage	Adducts and medially rotates arytenoid cartilage assisting in closing glottis			
Vocalis	Medial surface of thyroid cartilage	Vocal process of arytenoid cartilage	Regulates tension of vocal folds			
Post. cricoarytenoid	Posterior surface of lamina of cricoid cartilage	Muscular process of arytenoid cartilage	Abducts arytenoid cartilage widening glottis			
Cricothyroid–Straight Oblique	Anterior and lateral part of arch of cricoid cartilage	Anterior border, inferior horn of thyroid cartilage Lower border of lamina of thyroid cartilage	Elevates cricoid arch and elongates vocal folds			
PHARYNX						
Salpingopharyngeus	Auditory tube	Pharyngeal wall	Elevates pharynx	Pharyngeal plexus IX, X, XI	Pharyngeal plexus IX and X	위와 같은 작용들과 거의 동시에 후두를 따라 발생하는 상, 중, 하괄약근의 순차적인 수축은 음식덩이를 식도로 넘어가도록 도와주는 기능을 한다. 하괄약근과 식도 사이에 있는 수평 방향의 섬유는 윤상인두근(cricopharyngeus muscle)이라 불린다. 이 근육은 괄약근처럼 작용하고 있으나 기능적으로는 인두보다 식도와 더욱 연관되어 있다. 음식물을 식도로 넘어가게 하는 하인두(hypopharynx)의 끝부분에 음식덩이가 도달하면 이 근육은 이완한다.
Palatopharyngeus	See above					
Stylopharyngeus	Styloid process	Posterior border of thyroid cartilage; posterolateral wall of pharynx	Elevates pharynx and larynx	Glossopharyngeal IX		
Superior constrictor	Medial pterygoid plate; pterygomandibular raphe; mandible	Pharyngeal tubercle pharyngeal raphe	Constrict, sequentially, nasopharynx, oropharynx, laryngopharynx	Pharyngeal plexus IX, X, XI		
Middle constrictor	Horns of hyoid	Pharyngeal raphe				
Inferior constrictor	Thyroid and cricoid cartilages	Pharyngeal raphe				
Cricopharyngeus	Arch of cricoid cartilage	Arch of cricoid cartilage	Acts as sphincter to prevent air entering esophagus; relaxes during swallowing			

악관절의 움직임 TEMPOROMANDIBULAR JOINT MOVEMENTS

악관절의 움직임에는 회전과 병진을 들 수 있다. 회전 움직임은 하악골의 **거상** 및 **하강**(입 열고 닫음)과 외측 동작(외측 변위)을 포함하고 있고 병진 움직임에는 하악의 **전인**(protrusion)과 **후인**(retrusion)이 포함되어 있다(1). Bourban에 의하면, 악관절의 일차적인 두 가지 움직임은 내외측 축(mediolateral axis)을 중심으로 한 회전 움직임과 전후 및 상하 축(anteroposterior and superoinferior axes)을 중심으로 움직이는 병진 움직임이라고 한다(2). 하악골의 관절돌기가 측두골에서 전하방으로 움직이면서 먼저 회전이 일어나고 그 다음에 병진 움직임이 일어난다. 입을 다무는 동작은 최대한 벌린 입의 약 2/3 지점에서 하악골을 후방으로 병진시키면서 시작된다. 입을 벌릴 때 일어나는 병진 움직임과 회전 움직임의 조합은 입을 다물 때는 그 반대 기전의 움직임을 일으킨다(3).

정상적으로 입을 열고 닫는 동작에 있어서 각 악관절은 매우 조화롭게 움직이기 때문에 어느 한편으로도 편위되지 않는다(4). 그러나 중립적인 저작작용에는 씹는 작동을 완전하게 하기 위해서 비대칭적인 편위가 요구되기도 한다.

뇌신경 선별/검사 CRANIAL NERVE SCREENING/TESTING

뇌신경 선별/검사에 관해서는 **표 3-3** 참조 바란다.

표 3-3 뇌신경 선별/검사

뇌신경	기능	검사 절차
I – 후각신경	냄새	여러 다른 향 인지
II – 시각	시력	시력/시야 검사
III – 동안신경	눈동자 움직임, 동공반사	눈동자의 상, 하, 내측 움직임; 동공 불빛 반응
IV – 활차신경	눈동자 움직임	눈동자의 내측하방, 내측상방 및 경사 움직임
V – 삼차신경	안면 감각 저작(씹기)	안면감각 검사(V1, V2, V3); 악관절 움직임과 근력(V3); 각막반사
VI – 외전신경	눈동자 움직임	눈동자의 외측 움직임
VII – 안면신경	안면 표정근육	입 벌리고 닫기, 눈 뜨기, 웃기
VIII – 전정와우신경	균형과 청각	균형검사; 청각 검사
IX – 설인신경	미각, 연하	구역반사; 연하능력
X – 미주신경	미각, 인두와 후두 조절	구역반사; 연하능력; "아~~~"
XI – 척수더부신경	흉쇄유돌근과 승모근 작용	흉쇄유돌근과 승모근 등척성 저항
XII – 설하신경	혀 작용	혀 내밀기 – 정상 혹은 왼쪽, 오른쪽 편위 발생

Sternocleidomastoid (SCM)

섹션 IV

임상 결과 CLINICAL FINDINGS

증례 CASE STUDIES

다음에 소개되는 두 개의 차트는 두 가지 구안와사에 관한 근육 검사의 결과에 대한 기록이다.

증례 1, 구안와사 Bell`s Palsy

이 증례의 발병 시기는 첫 번째 검사 날짜로부터 1주 전이다. **그림 3-25**에 나와 있는 것처럼 3개 근육 등급이 제로 상태였고, 10개 근육이 미약에 해당되었으며, 2개 근육이 불충분 등급으로 측정되었다. 3주 후 두 번째 검사에서는 모든 근육이 양호한 상태였다. 다시 3주 후의 검사에서는 3개 근육이 양호한 상태였고, 나머지 근육들은 모두 정상으로 돌아왔다.

이 경우는 매우 빠른 회복을 보인 구안와사 환자에 해당한다. 종종 회복은 수일에서 일주일 정도가 걸리기도 하고 그 외, 다른 경우는 2개월 이내에 회복된다(5).

첫 번째 검사에서 안륜근(orbicularis oculi)–눈을 감는 동작–의 등급이 불충분이었고, 전두근(frontalis)–눈썹을

CRANIAL NERVE AND MUSCLE CHART

Name *Case #1* Date 1 week after onset

		MUSCLE STRENGTH GRADE (Feb. 27)	SENSORY OR MOTOR TO: Left		Mar. 20	Apr. 13	I Olfactory S	II Optic S	III Oculomotor M	IV Trochlear M	V Trigeminal S & M	VI Abducens M	VII Facial S & M	VIII Vestibulocochlear S	IX Glossopharyngeal S & M	X Vagus S & M	XI Accessory M	XII Hypoglossal M
I	NOSE	S	SENSORY—SMELL				●											
II	EYE	S	SENSORY—SIGHT					●										
III	EYELID		LEVATOR PALPEBRAE SUPERIORIS						●									
	EYE		RECTUS SUPERIOR						●									
			OBLIQUUS INFERIOR						●									
			RECTUS MEDIALIS						●									
			RECTUS INFERIOR						●									
IV	EYE		OBLIQUUS SUPERIOR							●								
V	→	S	SENSORY—FACE & INT. STRUCTURES OF HEAD								●							
	EAR		TENSOR TYMPANI								●							
	PALATE		TENSOR VELI PALATINI								●							
	MASTI-CATION		MASSETER								●							
			TEMPORALIS								●							
			PTERYGOIDEUS MEDIALIS								●							
			PTERYGOIDEUS LATERALIS								●							
	S. HYOID		MYLOHYOIDEUS								●							
			ANTERIOR DIGASTRIC								●							
VI	EYE		RECTUS LATERALIS									●						
VII	TONGUE	S	SENSORY—TASTE, ANTERIOR ⅔ TONGUE										●					
	→	S	SENSORY—EXTERNAL EAR										●					
	EAR		STAPEDIUS										●					
	S. HYOID		POSTERIOR DIGASTRIC										●					
			STYLOHYOIDEUS										●					
	SCALP		OCCIPITALIS	POST. AURICULAR BRANCH									●					
	EAR		INTRINSIC EAR MUSCLES	POST. AURICULAR BRANCH									●					
			AURICULARIS POSTERIOR	POST. AURICULAR BRANCH									●					
			AURICULARIS ANTERIOR	TEMPORAL BRANCH									●					
			AURICULARIS SUPERIOR	TEMPORAL BRANCH									●					
	SCALP	T	FRONTALIS	TEMPORAL BRANCH	G	N							●					
	EYEBR.	T	CORRUGATOR SUPERCILII	TEMP. & ZYGO. BRANCH	G	N							●					
	EYELID	P	ORBICULARIS OCULI	TEMP. & ZYGO. BRANCH	G	N							●					
	NOSE	P	PROCERUS	BUCCAL BRANCH	G	N							●					
		-	DEP. SEPTI & NAS, TRANS	BUCCAL BRANCH	-	-							●					
		T	NASALIS, ALAR	BUCCAL BRANCH	G	N							●					
	MOUTH	T	ZYGOMATICUS MAJOR	BUCCAL BRANCH	G	N							●					
			LEVATOR LABII SUPERIORIS	BUCCAL BRANCH	G	N							●					
		T	BUCCINATOR	BUCCAL BRANCH	G	N							●					
		T	ORBICULARIS ORIS	BUCCAL BRANCH	G	G							●					
		T	LEVATOR ANGULI ORIS	BUCCAL BRANCH	G	G							●					
		T	RISORIUS	MANDIBULAR BRANCH	G	N							●					
		T	DEPRESSOR ANGULI ORIS	MANDIBULAR BRANCH	G	N							●					
		O	DEPRESSOR LABII INFERIORIS	MANDIBULAR BRANCH	G	N							●					
	CHIN	T	MENTALIS	MANDIBULAR BRANCH	G	G							●					
	NECK	O	PLATYSMA	CERVICAL BRANCH	G	N							●					
VIII	EAR	S	SENSORY—HEARING & EQUILIBRIUM											●				
IX	TONGUE	S	SENSORY—POSTERIOR ⅓ TONGUE												●			
	PHARYNX	S	SENSORY—PHARYNX, FAUCES, SOFT PALATE												●			
			STYLOPHARYNGEUS												●			
		—	STRIATED MUSCLES - PHARYNX												●			
X	→	—	STRIATED MUSCLES—SOFT PALATE, PHARYNX & LARYNX													●		
	→	—	INVOLUNTARY MUSCLES—ALIMENTARY TRACT													●		
	→	—	INVOLUNTARY MUSCLES—AIR PASSAGES													●		
	→	—	INVOLUNTARY CARDIAC MUSCLE													●		
	→	S	SENSORY—AURICULAR													●		
	→	S	SENSORY—ALIMENTARY TRACT													●		
	→	S	SENSORY—AIR PASSAGES													●		
	→	S	SENSORY—ABDOMINAL VISCERA & HEART													●		
XI	NECK		TRAPEZIUS & STERNOCLEIDOMASTOID														●	
	PALATE		LEVATOR VELI PALATINI														●	
	→		STRIATED MUSCLES—SOFT PALATE, PHARYNX, & LARYNX														●	
XII	TONGUE		STYLOGLOSSUS															●
			HYOGLOSSUS															●
			GENIOGLOSSUS															●
			TONGUE INTRINSICS															●

SENSORY

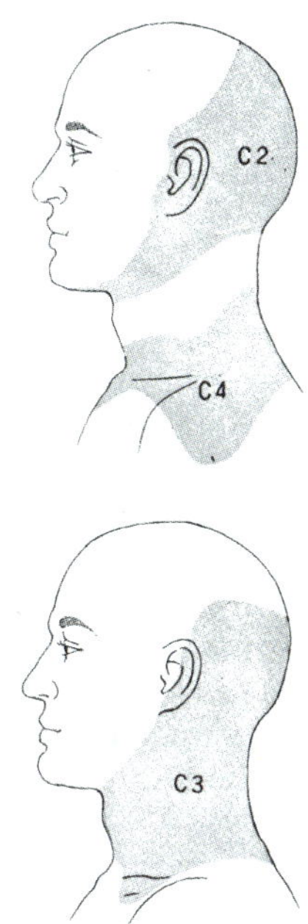

DERMATOMES

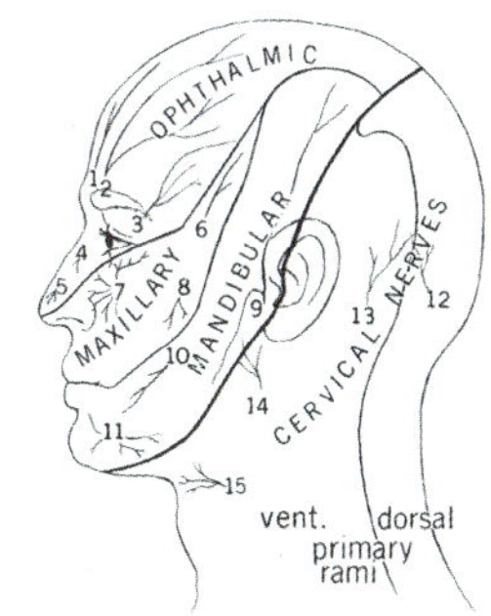

CUTANEOUS DISTRIBUTION OF CRANIAL NERVES

Ophthalmic
1. Supratrochlear N.
2. Supraorbital N.
3. Lacrimal N.
4. Infratrochlear N.
5. Nasal N.

Maxillary
6. Zygomatico-temporal N.
7. Infraorbital N.
8. Zygomatico-facial N.

Mandibular
9. Auriculotemporal N.
10. Buccal N.
11. Mental N.

Cervical Nerves
12. Greater Occipital N.
13. Lesser Occipital N.
14. Great Auricular N.

Redrawn from *Gray's Anatomy of the Human Body*, 28th ed.

그림 3–25 증례 1: 구안와사, 1. © 2005 Florence P. Kendall.

올리고 이마에 주름을 만드는-의 등급은 미약에 해당되었다. 구안와사의 일부 경우에 있어서는 안륜근의 반응이 전두근에 비해 느리다. 이 경우 전두근의 운동은 바람직하지 못하다. 그 이유는 전두근과 안륜근은 서로 반대로 움직이기 때문이다. 다음과 같은 동작으로 그 이유가 설명된다. 전두근을 수축시켜 눈썹을 들어 올리게 한다. 그 다음에 손끝을 눈썹 혹은 눈썹 바로 위에 놓고 천천히 눈썹을 내려 보게도 하고 세게 조여 보게도 한다. 이러한 동작들은 실행하기가 매우 어려울 것이다(특히, 눈썹을 세게 조이는 동작).

증례 2, 구안와사 Bell`s Palsy

증상이 있은 후 3주일 후에 처음 검사를 받은 구안와사 환자의 경우이다. 추미근(corrugator)이 약간 움직이는 것을 제외하고는 다른 근육의 움직임은 거의 없었다(그림 3-26). 이 경우에는 약 3개월 반이 지나 미약한 회복 증세를 보였고, 6개월이 지난 후에야 어느 정도(보통, 양호) 회복세를 보였다. 8개월이 지난 후 증상이 더욱 호전되었고 9개월 반이 지난 후에는 근육의 1/3 정도만 양호한 상태를 보였고 대부분의 근육은 정상으로 돌아왔다. 이 경우처럼 근육의 회복이 점진적으로 이루어지는 증례들도 있다(5).

이 환자에게 매우 작은 플라스틱으로 된 갈고리를 입가에 고정시켜 놓고 고무 밴드로 안경다리에 연결시켜 두었다. 환자에게는 환측을 위로 올리고 건측은 입을 향해 아래로 내리는 가벼운 마사지에 대한 정보도 주었다. 때로는 투명 스카치테이프(Scotch tape)를 사용하여 입과 볼을 안정시키기도 했다. 갈고리 또는 테이프를 사용하지 않을 때는 앉은 자세에서 오른쪽 팔꿈치를 테이블이나 의자 손잡이에 올린 후 오른손으로 오른쪽 턱과 볼을 받쳐 위로 고정시키는 습관을 들일 것을 권유했다. 또한 말하거나, 미소를 짓거나, 웃을 경우에는 손을 사용하여 손상된 부위를 위로 받치게 하여 약화된 근육 작용을 상쇄하도록 하고 정상적인 부분에서도 입의 모양을 왜곡시키는 현상을 방지하게 했다. 그녀는 약한 쪽을 보완하고 강한 쪽을 억제시켜 주는 안면 근육 운동법을 배웠다.

악관절의 부정렬 TEMPOROMANDIBULAR DISORDERS

악관절에 부정렬이 발생하면 두통, 안면통과 함께 입 벌리기가 힘들어진다. 이러한 부정렬 상태와 관련되는 통상적인 근육으로는 익상근(pterigoids), 교근(masseters), 측두근(temporalis)을 들 수 있다(6). 관련 인대 및 관절 디스크를 포함하는 비수축성 조직과 함께 이복근(digastric)과 설골하근(infrahyoid) 및 설골상근(suprahyoid)의 완전성과 기능도 평가해야 한다. 보존적 물리치료로 통증을 완화시키는 데는 충분하다(7-12). 이러한 근육들을 재 정렬시키거나 운동시키기 위해 다양한 치과 도구들이 사용될 수도 있다(13).

Name *Case #2* Date 3 weeks after onset

		MUSCLE STRENGTH GRADE	SENSORY OR MOTOR TO: Right		I Olfactory (S)	II Optic (S)	III Oculomotor (M)	IV Trochlear (M)	V Trigeminal (S & M)	VI Abducens (M)	VII Facial (S & M)	VIII Vestibulocochlear (S)	IX Glossopharyngeal (S & M)	X Vagus (S & M)	XI Accessory (M)	XII Hypoglossal (M)
I	NOSE	S	SENSORY—SMELL		•											
II	EYE	S	SENSORY—SIGHT			•										
III	EYELID		LEVATOR PALPEBRAE SUPERIORIS				•									
	EYE		RECTUS SUPERIOR				•									
			OBLIQUUS INFERIOR				•									
			RECTUS MEDIALIS				•									
			RECTUS INFERIOR				•									
IV	EYE		OBLIQUUS SUPERIOR					•								
V	⟶	S	SENSORY—FACE & INT. STRUCTURES OF HEAD						•							
	EAR		TENSOR TYMPANI						•							
	PALATE		TENSOR VELI PALATINI						•							
	MASTICATION		MASSETER						•							
			TEMPORALIS						•							
			PTERYGOIDEUS MEDIALIS						•							
			PTERYGOIDEUS LATERALIS						•							
	S. HYOID		MYLOHYOIDEUS						•							
			ANTERIOR DIGASTRIC						•							
VI	EYE		RECTUS LATERALIS							•						
VII	TONGUE	S	SENSORY—TASTE, ANTERIOR ⅔ TONGUE								•					
	⟶	S	SENSORY—EXTERNAL EAR								•					
	EAR		STAPEDIUS								•					
	S. HYOID		POSTERIOR DIGASTRIC								•					
			STYLOHYOIDEUS								•					
	SCALP	[8-22-61]	OCCIPITALIS	POST. AURICULAR BRANCH	[11-3-61]	[12-11-61]	[2-28-62]	[4-17-62]	[6-6-62]		•					
	EAR		INTRINSIC EAR MUSCLES								•					
			AURICULARIS POSTERIOR								•					
			AURICULARIS ANTERIOR	TEMPORAL BRANCH							•					
			AURICULARIS SUPERIOR								•					
	SCALP	O	FRONTALIS		T	T	P+	F	F		•					
	EYEBR.	P	CORRUGATOR SUPERCILII	TEMP. & ZYGO. BRANCH	P	–	G–	G	G		•					
	EYELID	O	ORBICULARIS OCULI								•					
	NOSE	O	PROCERUS	BUCCAL BRANCH	O	P	G–	F	G		•					
		O	DEP. SEPTI & NAS, TRANS.		–	–	–	–	–		•					
		O	NASALIS, ALAR		O	?	F	F	F		•					
	MOUTH	O	ZYGOMATICUS MAJOR		P–	P	G–	G	G		•					
		O	LEVATOR LABII SUPERIORIS		?	?	F	F	G		•					
		O	BUCCINATOR		–	–	F–	F	F		•					
		O	ORBICULARIS ORIS		–	T	F	F–	F		•					
		O	LEVATOR ANGULI ORIS		T	?	G–	G	G		•					
		O	RISORIUS	MANDIBULAR BRANCH	P–	P	F+	G	G		•					
		O	DEPRESSOR ANGULI ORIS		?	–	F	F–	F		•					
		O	DEPRESSOR LABII INFERIORIS		?	–	P+	F–	G		•					
	CHIN	O	MENTALIS		O	?	F+	G	N		•					
	NECK	O	PLATYSMA	CERVICAL BRANCH	T	–	F+	G	G		•					
VIII	EAR	S	SENSORY—HEARING & EQUILIBRIUM									•				
IX	TONGUE	S	SENSORY—POSTERIOR ⅓ TONGUE										•			
		S	SENSORY—PHARYNX, FAUCES, SOFT PALATE										•			
	PHARYNX		STYLOPHARYNGEUS										•			
		—	STRIATED MUSCLES - PHARYNX										•			
X	⟶	—	STRIATED MUSCLES—SOFT PALATE, PHARYNX & LARYNX											•		
	⟶	—	INVOLUNTARY MUSCLES—ALIMENTARY TRACT											•		
	⟶	—	INVOLUNTARY MUSCLES—AIR PASSAGES											•		
	⟶	—	INVOLUNTARY CARDIAC MUSCLE											•		
	⟶	S	SENSORY—AURICULAR											•		
	⟶	S	SENSORY—ALIMENTARY TRACT											•		
	⟶	S	SENSORY—AIR PASSAGES											•		
	⟶	S	SENSORY—ABDOMINAL VISCERA & HEART											•		
XI	NECK		TRAPEZIUS & STERNOCLEIDOMASTOID												•	
	PALATE		LEVATOR VELI PALATINI												•	
	⟶		STRIATED MUSCLES—SOFT PALATE, PHARYNX, & LARYNX												•	
XII	TONGUE		STYLOGLOSSUS													•
			HYOGLOSSUS													•
			GENIOGLOSSUS													•
			TONGUE INTRINSICS													•

SENSORY

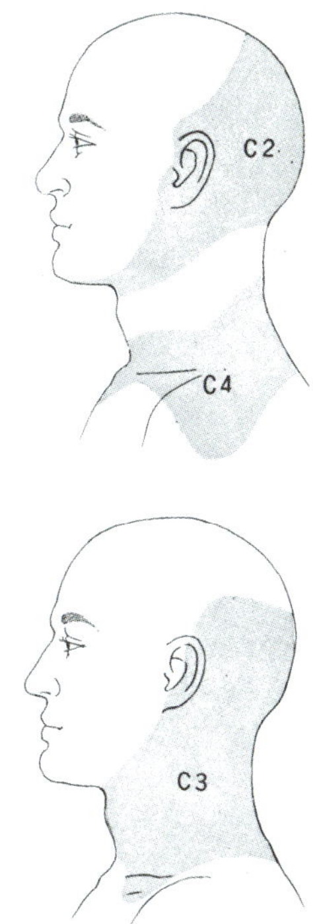

DERMATOMES

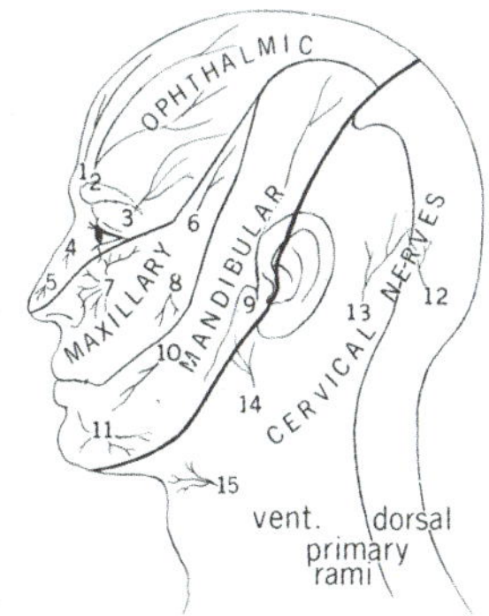

CUTANEOUS DISTRIBUTION OF CRANIAL NERVES

Ophthalmic
1. Supratrochlear N.
2. Supraorbital N.
3. Lacrimal N.
4. Infratrochlear N.
5. Nasal N.

Maxillary
6. Zygomatico-temporal N.
7. Infraorbital N.
8. Zygomatico-facial N.

Mandibular
9. Auriculotemporal N.
10. Buccal N.
11. Mental N.

Cervical Nerves
12. Greater Occipital N.
13. Lesser Occipital N.
14. Great Auricular N.

Redrawn from *Gray's Anatomy of the Human Body*, 28th ed.

그림 3-26 증례 2: 구안와사, 2. © 2005 Florence P. Kendall.

섹션 V

치료 중재 INTERVENTION

구안와사 BELL S PALSY

구안와사로 진단된 환자의 대다수가 어떠한 치료 중재 없이도 정상적인 기능을 회복할 것이라는 점에 대해서는 문서화가 잘 되어 있다(14,15). 나머지 환자의 경우 비스테로이드성(nonsteroid) 항염증제 또는 코르티코스테로이드(corticosteroid)를 사용한 약물 관리, 치료 운동, 마사지, 침술, 레이저 요법, 전기 자극과 각막 합병증 예방을 위한 안과 치료를 포함한 다양한 치료 옵션을 사용할 수 있다(14). 이 진단에 의해 영향을 받는 근육의 기능을 회복하는 이러한 치료 중재의 효능을 뒷받침해 주는 최소한의 근거가 있다(16).

악관절의 부정렬 TEMPOROMANDIBULAR DISORDERS

악관절의 부정렬을 위한 치료 중재는 나타나는 증상과 의심되는 원인에 달려 있다(17). 치료 중재는 의료 분야 내에서 다양한 직업을 통하여 독립적으로 또는 전문가 간의 협력을 통하여 제공된다. 악관절 부정렬은 비보존적이거나 보존적 수단을 통해 치료할 수 있고 혹은 두 가지를 조합한 형태로 관리할 수도 있다. 수술과 같은 비보존적 치료 중재가 필요한 경우도 있지만 대부분의 환자가 보존적 치료 중재를 통해 만족스러운 결과를 얻을 수 있다는 점을 뒷받침해 주는 많은 근거가 있다. 이러한 치료 중재의 예로는 자세 재훈련, 도수치료, 능동적 및 수동적 관절가동범위, 그리고 치과적 장치를 들 수 있다.

REFERENCES

1. Neumann DA. Kinesiology of the Musculoskeletal System: Foundations for Physical Rehabilitation. St. Louis: Mosby, 3rd edition; 2017. pp. 443-449.
2. Bourban B. Musculoskeletal analysis: The temporomandibular joint and cervical spine. In: Scully R, Barnes M, eds. Physical Therapy. Philadelphia: JB Lippincott; 1989.
3. Rocabado M. Arthrokinematics of the temporomandibular joint. Dent Clin North Am. 1983; 27: 573-594.
4. Yustin D, Rieger M, McGuckin R. Determination of the existence of hinge movements of the temporomandibular joint during normal opening by cine-MRI and computer digital addition. J Prosthodont. 1993; 2: 190-195.
5. Baugh RF, Basura GJ, Ishii LE, Schwartz SR, Drumheller CM, Burkholder R, Deckard NA, Dawson C, Driscoll C, Gillespie MB, Gurgel RK, Halperin J, Khalid AN, Kumar KA, Micco A, Munsell D, Rosenbaum S, Vaughan W. Clinical practice guideline: Bell's palsy. Otolaryngol Head Neck Surg. 2013; 149(3 Suppl): S1-S27. doi:10.1177/0194599813505967. PMID: 24189771.
6. Travell J. Temporomandibular joint pain referred from muscles of the head and neck. J Prosthet Dent. 1960; 10(4): 745-763.
7. Urban´ski P, Trybulec B, Pihut M. The application of manual techniques in masticatory muscles relaxation as adjunctive therapy in the treatment of temporomandibular joint disorders. Int J Environ Res Public Health. 2021; 18(24): 12970. doi:10.3390/ijerpH182412970. PMID: 34948580; PMCID: PMC8700844.
8. De Resende CMBM, de Oliveira Medeiros FGL, de Figueiredo Rego CR, Bispo ASL, Barbosa GAS, de Almeida EO. Short-term effectiveness of conservative therapies in pain, quality of life, and sleep in patients with temporomandibular disorders: A randomized clinical trial. Cranio. 2019; 15: 1-9.
9. Pessoa DR, Costa DR, Prianti BDM, Delpasso CA, Arisawa ELS, Nicolau RA. Association of facial massage, dry needling, and laser therapy in temporomandibular disorder: Case report. Codas. 2018; 30: e20170265.
10. De la Serna PD, Plaza-Manzano GP, Cleland J, Fernandez-De-Las-Penas C, Martin-Casas P, Diaz-Arribas MJ. Effects of cervico-mandibular manual therapy in patients with temporomandibular pain disorders and associated somatic tinnitus: A randomized clinical trial. Pain Med. 2019; 21: 613-624.
11. Tuncer A, Ergun N, Tuncer AH, Karahan S. Effectiveness of manual therapy and home physical therapy in patients with temporomandibular disorders: A randomized controlled trial. J Bodyw Mov Ther. 2013; 17: 302-308.
12. Wieckiewicz M, Boening K, Wiland P, Shiau Y-Y, Paradowska-Stolarz A. Reported concepts for the treatment modalities and pain management of temporomandibular disorders. J Headache Pain. 2015; 16: 106.
13. Grace E, Sarlani E, Reid B, Read B. The use of an oral exercise device in the treatment of muscular TMD. J Craniomandib Pract. 2002; 20(3): 204-208.
14. Marson AG, Salinas R. Bell's palsy. West J Med. 2000; 173(4): 266-268. doi:10.1136/ewjm.173.4.266.
15. Holland NJ, Bernstein JM. Bell's palsy. BMJ Clin Evid. 2014; 2014: 1204. Published 2014 Apr 9.
16. Burelo-Peregrino EG, Salas-Magana M, Arias-Vazquez PI, Tovilla-Zarate CA, Bermudez-Ocana DY, Lopez-Narvaez ML, Guzman-Priego CG, Gonzalez-Castro TB, Juorez-Rojop IE. Efficacy of electrotherapy in Bell's palsy treatment: A systematic review. J Back Musculoskelet Rehabil. 2020; 33(5): 865-874. doi:10.3233/BMR-171031. PMID: 32144972.
17. Wright EF, North SL. Management and treatment of temporomandibular disorders: A clinical perspective. J Man Manip Ther. 2009; 17(4): 247-254. doi:10.1179/106698109791352184.
18. Butts R, Dunning J, Pavkovich R, Mettille J, Mourad F. Conservative management of temporomandibular dysfunction: A literature review with implications for clinical practice guidelines(Narrative review part 2). J Bodyw Mov Ther. 2017; 21(3): 541-548. doi:10.1016/j.jbmt.2017.05.021.
19. Shaffer SM, Brismee JM, Sizer PS, Courtney CA. Temporomandibular disorders. Part 2: Conservative management. J Man Manip Ther. 2014; 22(1): 13-23. doi:10.1179/204261861 3Y.0000000061.

경부와 후방 체간

NECK AND BACK

4
CHAPTER

목차

개요 INTRODUCTION

경추와 목의 근육들은 머리를 모든 방향으로 움직일 수 있게 하고 또한 다양한 위치에서 안정성을 유지하게 할 수 있는 뛰어난 구조를 갖고 있다. 목은 직립 자세에서 머리의 무게를 지탱한다.

머리의 표준(정상이라 지칭하기도 함) 자세는 눈 위치에 시선을 고정한 상태가 머리 위치의 기준이 된다. 경추는 약간 전방으로 만곡된 상태이며 상부 흉추는 약간 후방으로 만곡된 상태이다.

전형적인 잘못된 자세에서 머리의 위치는 변화하지 않으면서 상부 흉추의 위치가 변화되어 그 영향으로 경추의 배열이 흐트러진다. 만약 상부 흉추의 만곡이 일자로 되면 경추의 만곡도 따라서 일자가 된다. 또한 상부 흉추의 후만이 더욱 심해지면 머리의 정렬은 변화하지 않으면서 상부 흉추의 만곡 정도에 따라 경추의 신전 정도가 결정된다(이 장 뒤에 나오는 그림 4-25 B와 D 참조). 경추의 만성적인 문제는 상부 흉추의 잘못된 자세에서 기인한다. 그림 4-25의 영상 사진에서 보는 것처럼 신전은 하부 경추에서 일어나며 상부 경추는 머리를 지탱하기 위하여 바른 위치를 유지하고 있다.

경추는 구조적 특성상 스트레스나 심각한 손상에 영향을 받기 쉽다. 직업이나 레저활동 시 요구되는 목의 특정 자세는 근육 불균형이나 정렬 이상을 초래한다. 정서적인 스트레스는 목의 근육을 긴장시켜 급성 통증을 야기할 수 있다(뒤에 나오는 그림 4-68 작업장에서의 잘못된 자세와 교정된 자세의 사례 참조).

이 장에서는 잘못된 자세, 근육 불균형, 그리고 목 통증 및 등 통증에 관련하여 기본적인 평가와 치료 절차를 살펴보고자 한다. 추가적으로, 목과 등을 움직이게 하고 또 지지하는데 역할을 하는 근육을 검사하고 또한 고관절, 골반, 등, 목과 관련하여 기능적, 협응적 움직임을 일으키기 위해 서로 시너지 작용을 하는 근육들을 탐구하게 된다. 체간은 두 개의 파트로 정의되는데: 상부를 구성하고 있는 흉추와 흉곽, 하부를 구성하고 있는 요추와 골반을 들 수 있다(골반에 관해서는 5장과 7장에서 더 구체적으로 논의한다).

바른 자세를 지지하는데 있어서 근육이 서로 조화롭게 작용(협동작용)하기도 하고 반대로 작용(길항작용)하기도 하는 것을 살펴보면 흥미롭기도 하다. 예를 들어, 엎드려 누운 자세에서 척추를 신전시키는 동안에 고관절 신전근은 골반을 대퇴골에 안정화시켜 주면서 이 움직임을 보조해 주지만, 바로 누운 자세에서 척추를 굴곡시키는 동안에는 고관절 굴곡근이 골반을 안정화시켜 주는 작용을 한다. 반면에, 선 자세에서 좋은 자세 정렬을 지지하기 위해서는 고관절 신전근이 복근과 함께 작용하고 고관절 굴곡근은 등 신전근과 함께 작용한다.

사진과 선을 긋는 작업은 검사 중에 발생하는 정상적인 움직임과 일반적으로 일제히 작용하는 근육 사이에 불균형이 있을 때 발생하는 변화의 차이를 명확하게 보여 준다. 많은 경우에 일부 체간 근육의 상호작용 때문에 그룹 근육 검사가 개별 근육 검사보다 더 유용하다.

체간과 관련하여 주요 관심사 중 하나는 요통이다. 성인 인구의 높은 비율이 요통을 한두 번 앓은 경험을 가지고 있다. 좋은 자세 정렬과 근육 균형을 회복하는 것이 많은 사람들에게 선택되는 치료법이다[불가해한 허리(The Low Back Enigma) 섹션 참조].

섹션 I

신경지배 INNERVATION

목 NECK

척수 및 신경근 Spinal Cord and Nerve Roots

그림 4-1은 척수와 신경근을 나타내 보이고 있다.

목과 횡격막의 척추신경과 근육 Spinal Nerve and Muscles of the Neck and Diaphragm

그림 4-2는 목과 횡격막의 척추신경과 근육에 관하여 기술해 놓고 있다.

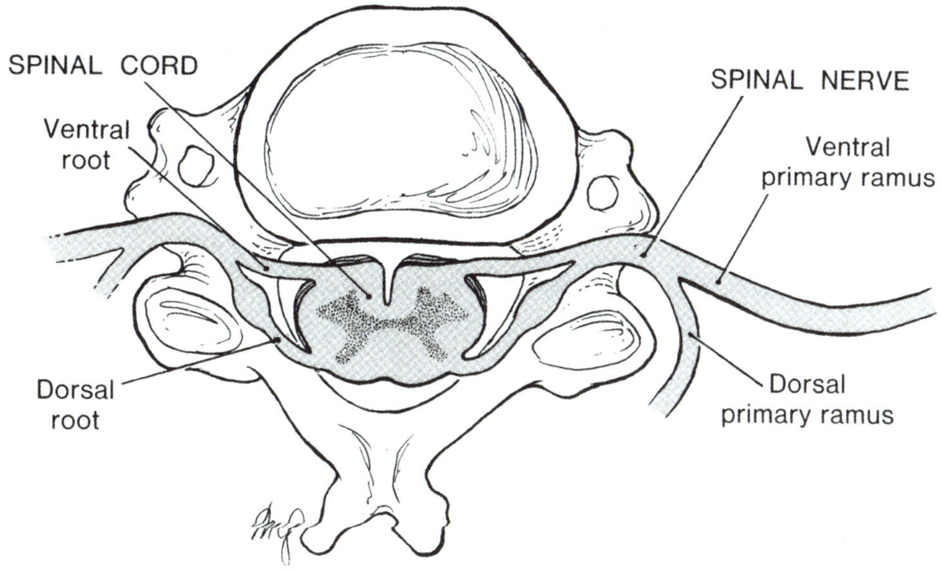

그림 4-1 척수와 신경근.

Name　　　　　　　　　　　　　　　　　　　　　　　　　　　　　Date

	MUSCLE STRENGTH GRADE	MUSCLE	Cervical	Cervical	Cervical	Phrenic	Long Thor.	Dor. Scap	N. to Subcl.	Suprascap	U. Subscap.	Thoracodor	L. Subscap.	Lat. Pect.	Med. Pect.	Axillary	Musculocu.	Radial	Median	Ulnar
		PERIPHERAL NERVES	D.	V.	V.	V.	P.R.	P.R.	S.T.	S.T.	P.	P.	P.	L.	M.	P.	L.	P.	L.M.	M.
		T.	1												1			1	1	1
		Cervical	1-8	1-8	1-4	3, 4, 5	5, 6, 7, (8)	4, 5	5, 6	4, 5, 6	(4), 5, 6, (7)	(5), 6, 7, 8	5, 6, (7)	5, 6, 7	(6), 7, 8	5, 6	(4), 5, 6, 7	5, 6, 7, 8	5, 6, 7, 8	7, 8
		HEAD & NECK EXTENSORS	●																	
Cervical nerves		INFRAHYOID MUSCLES			●															
		RECTUS CAP ANT. & LAT.			●															
		LONGUS CAPITIS			●															
		LONGUS COLLI		●																
		LEVATOR SCAPULAE			●			●												
		SCALENI (A. M. P.)		●																
		STERNOCLEIDOMASTOID			●															
		TRAPEZIUS (U. M. L.)			●															
		DIAPHRAGM				●														

KEY → D. = Dorsal Prim. Ramus
V. = Vent. Prim. Ramus
P.R. = Plexus Root
S.T. = Superior Trunk
P. = Posterior Cord
L. = Lateral Cord
M. = Medial Cord

MUSCLE	C1	C2	C3	C4	C5	C6	C7	C8	T1
	SPINAL SEGMENT								
HEAD & NECK EXTENSORS	1	2	3	4	5	6	7	8	1
INFRAHYOID MUSCLES	1	2	3						
RECTUS CAP ANT. & LAT.	1	2							
LONGUS CAPITIS	1	2	3	(4)					
LONGUS COLLI		2	3	4	5	6	(7)		
LEVATOR SCAPULAE			3	4	5				
SCALENI (A. M. P.)			3	4	5	6	7	8	
STERNOCLEIDOMASTOID	(1)	2	3						
TRAPEZIUS (U. M. L.)		2	3	4					
DIAPHRAGM			3	4	5				

그림 4-2 목과 횡격막의 척추신경과 근육. © 2005 Florence P. Kendall

경신경총 Cervical Plexus

경신경총(**그림 4-3**)은 C1에서부터 C4까지(약간의 C5 포함) 척추신경의 복측(ventral) 일차 신경가지로 이루어져 있다. 경신경총에서 파생되어 나온 말초신경은 목 근육의 전방과 외측 부위의 대부분을 지배하며, 머리와 목의 대부분에 감각신경을 공급한다.

등 근육의 신경지배 Innervation to Muscle of the BacK

체간 근육에 대한 신경지배에는 척수와 경추, 상완, 요추 및 천골신경총과 같은 말초신경 사이에 중재하는 신경총은 포함되지 않는다. 심부 등 근육에 대한 신경지배는 주어진 근육의 기시부와 정지부의 분절별 범위 내에서 상응하는 배측 일차 신경가지(dorsal primary rami)에 의해 공급된다.

전방 복벽 및 표층 등 근육과 가슴 근육은 주로 복측 일차 신경가지(ventral primary rami)에 의해 공급되며 각 5장과 6장에서 자세히 설명하고 있다.

체간의 척추신경과 근육 Spinal Nerve and Muscles of the Trunk

그림 4-4에서는 체간의 척추신경과 근육을 나타내 보이고 있다.

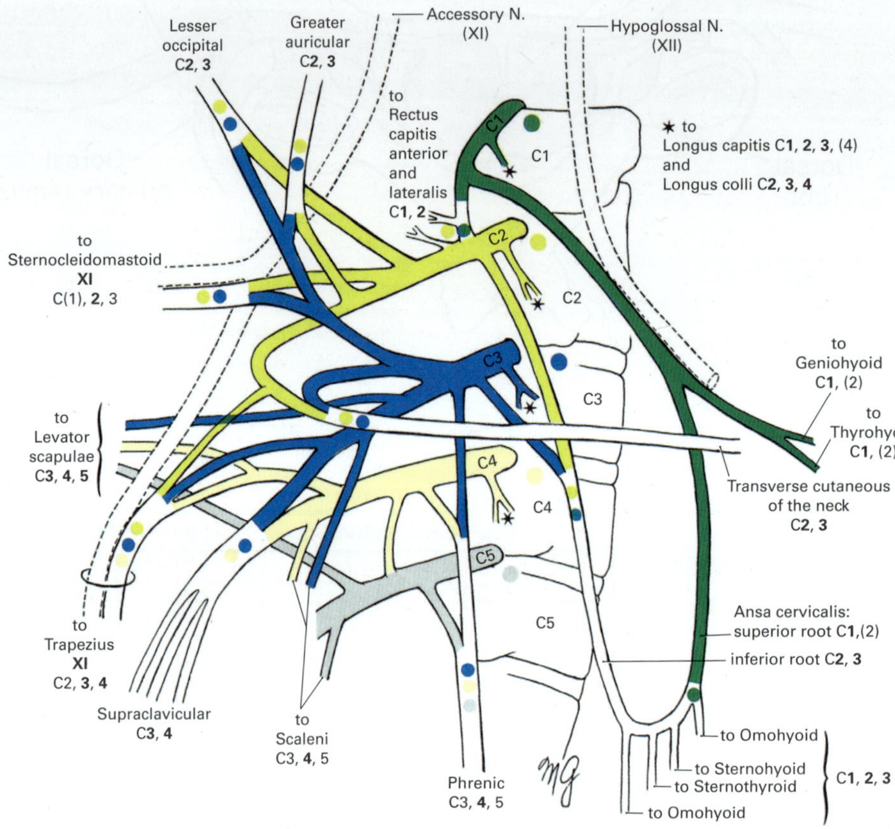

그림 4-3 경신경총.

Name Date

	MUSCLE STRENGTH GRADE	MUSCLE	D. T1-12, L1-5, S1-3	V. T1, 2, 3, 4	V. T5, 6	V. T7, 8	V. T9, 10, 11, 12	V. Iliohypogastric T12 L1	V. Ilioinguinal T(12) L1	V. Lumb. Plex. T(12) L1, 2, 3, 4	P. Femoral L(1) 2, 3, 4	A. Obturator L(1) 2, 3, 4	P. Sup. Glut. L4, 5, S1	P. Inf. Glut. L5, S1, 2	V. Sac. Plex. L4, 5, S1, 2, 3	P. Sciatic L4, 5, S1, 2	A. Sciatic L4, 5, S1, 2, 3	P. C. Peroneal L4, 5, S1, 2	A. Tibial L4, 5, S1, 2, 3	L1	L2	L3	L4	L5	S1	S2	S3
		ERECTOR SPINAE	●																	1	2	3	4	5	1	2	3
Thoracic Nerves		SERRATUS POST SUP		●																							
Thoracic Nerves		TRANS THORACIS		●	●	●																					
Thoracic Nerves		INT INTERCOSTALS		●	●	●	●																				
Thoracic Nerves		EXT INTERCOSTALS		●	●	●	●																				
Thoracic Nerves		SUBCOSTALES		●	●	●	●																				
Thoracic Nerves		LEVATOR COSTARUM		●	●	●	●																				
Thoracic Nerves		OBLIQUUS EXT ABD			(●)	●	●																				
Thoracic Nerves		RECTUS ABDOMINIS			●	●	●																				
Thoracic Nerves		OBLIQUUS INT ABD				●	●	●	(●)											1							
Thoracic Nerves		TRANSVERSUS ABD				●	●	●	(●)											1							
Thoracic Nerves		SERRATUS POST INF					●																				
Lumb. Plexus		QUAD LUMBORUM								●										1	2	3					
Lumb. Plexus		PSOAS MINOR								●										1	2						
Lumb. Plexus		PSOAS MAJOR								●										1	2	3	4				

KEY
D Dorsal Primary Ramus
V Ventral Primary Ramus
A Anterior Division
P Posterior Division

SENSORY

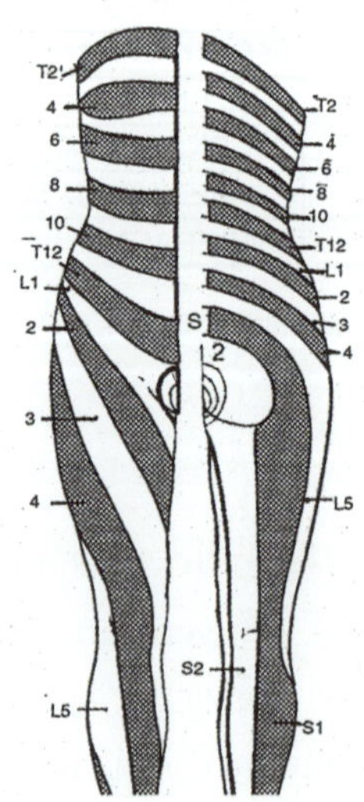

그림 4-4 체간과 하지의 척추신경과 근육. © 2005 Florence P. Kendall

섹션 II

추간관절과 동작 INTERVERTEBRAL JOINTS AND MOTIONS

정의 DEFINITIONS

다음의 정의들은 체간 근육들을 이해하기 위한 필수적인 것이다.

체간은 **흉부**, **복부**, 그리고 **골반**으로 구성되어 있으며 흉추와 요추는 각기 흉부와 복부에 위치해 있다. **'상체 일으키기(trunk raising)'**라는 용어는 엎드려 누운 자세에서 등 쪽으로 상체를 일으키기, 옆으로 누운 자세에서 체간 일으키기, 바로 누운 자세에서 상체 일으키기 등 다양한 자세에서 중력에 대항해 상체를 일으키는 것을 설명할 때 사용한다. 이 용어를 서 있는 자세에서 사용하는 예를 들자면 앞, 옆 또는 뒤로 굽힌 상태에서 똑바로 서 있는 자세로 몸을 일으키는 것을 일컫는다.

흉부(thorax)는 구부정한 자세에서 등 상부를 똑바로 펴 흉곽을 일으켜 세우면 **거상**되고(가슴이 들리고 앞으로 나옴), 구부정한 자세로 앉거나 서 있을 때 또는 어떤 복근의 작용으로 인해 상체가 아래로 당겨지면 **하강**된다.

체간은 고관절에서 대퇴부와 합쳐진다. 고관절 굴곡 움직임은 다리를 전방으로 들어 올림으로써 허벅지의 앞부분이 골반에 가까워지거나 상체 일으키기에서와 같이 골반이 허벅지를 향해 전방으로 기울어지는 경우에 이루어진다.

척주의 관절 JOINTS OF VERTEBRAL COLUMN

추간관절(intervertebral joints)에서는 한 척추 분절의 하위 면과 인접 척추의 상위 면을 연결하는 척추궁의 양면 활액관절(synovial joint)과 추체를 연속 연결하는 섬유연골 디스크에 의한 추간 섬유관절이 포함된다.

첫 두 척추의 관절은 일반적인 분류와는 차이가 있다. 후두골의 과상돌기와 환추골(atlas)의 상위면 사이의 **환추후두골관절(atlanto-occipital joint)**은 **과상관절**로 분류되며 약간의 외측 가동성과 함께 굴곡과 신전 움직임이 가능하다. **환축추관절(atlanto-axis)**은 세 개의 관절로 구성되어 있다. 외측 두 개는 척주와 관절을 이룬다. 세 번째의 내측 관절은 환추치상와(fovea dentis)와 치아(dens)의 장축이 연결되어 형성되어 있는데, 이 관절은 **활차관절(trochoid joint)**로 분류되며 회전성 움직임이 가능하다.

인접해 있는 두 개의 척추 사이의 가동성은 미약하며, 그 범위는 척추면 사이의 경사 및 추간판의 유동성에 따라 결정된다. 그러나 전체 척추의 관절가동범위는 상당하며, 굴곡, 신전, 외측굴곡, 회전 동작이 가능하다.

척주의 움직임 MOVEMENTS OF THE VERTEBRAL COLUMN

경추 부위에서 정상적인 척추 전만(lordosis)은 약간의 신전된 상태를 형성하고 있다.

굴곡 Flexion

경추의 굴곡은 머리가 가슴을 향해 전방으로의 움직임을 말하며, 이때 정상 전만 커브가 감소하게 된다. 움직임은 정상 관절가동범위의 끝, 즉 경추가 똑바로 되는 곳까지 계속되며, 어떤 경우에서는 경추가 약간 후만되는 곳까지 진행될 수 있다. Gore은 경추의 방사선 사진을 이용하여 검사한 결과 증상은 나타나지 않지만 경추의 후만 커브의 변화가 나타났다고 하였다(1). Harrison은 방사선 판독으로 목의 자세에 따라 발생되는 물리적 스트레스를 살펴본 결과, 경추가 후만(cervical kyphosis)되었을 때 받는 충격이 전만 때보다 약 6~10배까지 더 크다는 사실을 알아냈다(2).

흉추 부위에서 척추의 굴곡은 정상적인 후만을 증가시키는 방향으로의 움직임이다. 정상 굴곡에서 척추 만곡은 후방으로 볼록해져서 흉추 전체를 부드럽게 원형으로 만든다.

요추 부위에서 척추의 굴곡은 정상적인 전만을 감소시키는 방향으로의 움직임이며 이는 요추를 일자로 똑바르게 하거나 편평하게 만든다. 보통 요추는 후방으로 볼록하게 되지는 않지만 과도한 굴곡에서는 그렇게 나타날 수 있다. 일상적인 활동이나 운동(예: 무릎을 굽히고 일어나는 운동)에서 정상 범위를 넘는 굴곡이 야기될 수 있으며 무거운 물건을 들어 올리는 동작에서 허리 손상이 쉽게 일어날 수 있다.

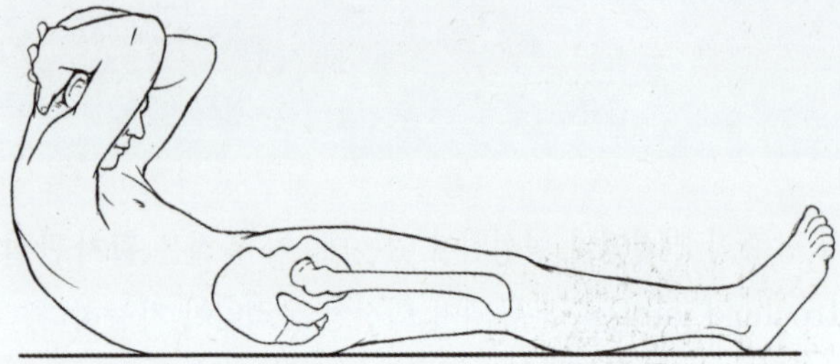

그림 4-5 바로 누운 자세에서의 정상적인 굴곡 자세.

바로 누운 자세에서 정상 굴곡은 바닥에서 견갑골을 들어서 충분한 체간 굴곡을 가능하게 한다. 7번 경추는 약 8~10인치 전방으로 들어 올려지게 된다(그림 4-5).

신전 Extension

척추의 신전은 머리와 체간이 뒤로 움직이는 동작인 반면, 척추는 전방으로 커브가 형성된다. 경추 신전은 굴곡된 위치에서 해부학적 자세로 되돌리는 것을 말한다.

흉부에서는 상부 흉추가 펴지면서 정상 곡선을 감소시키는 방향으로의 움직임이다. 신전은 흉추 후만을 바로 세워 곡선을 없앨 수도 있다.

요추에서 신전은 정상 곡선을 증가시키는 움직임이다(그림 4-6). 체간을 뒤로 굽히거나 골반이 앞으로 기울어지면서 발생한다. 그림 4-7~9에 나오는 사진에서 보듯이 신전 범위는 매우 다양하며 정상 범위를 정하기가 어렵다. 그뿐만 아니라 신전 범위의 다양함은 통증 없이 존재하므로 어느 정도의 범위가 손상을 일으키는가를 정하기가 어렵다. 대개 체간 신전 범위의 측정은 모호하고 부정확하다.

엎드려 누운 자세에서 정상적인 신전은 흉골의 검상돌기를 테이블에서 약 2~4인치 정도 들려질 만큼 머리와 가슴을 충분히 들어 올릴 수 있는 정도이다(그림 4-8).

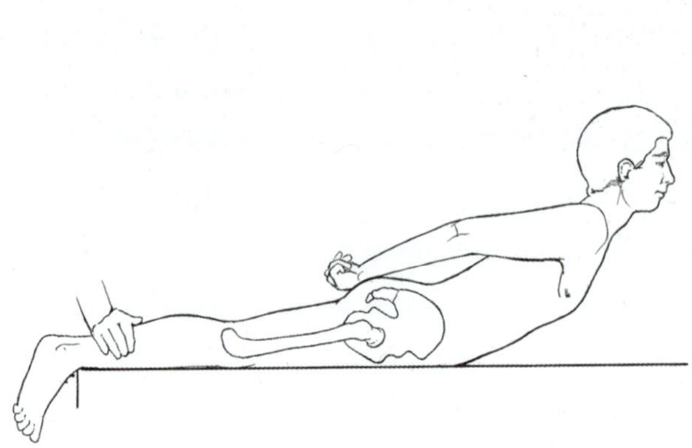

그림 4-6 허리 신전 자세.

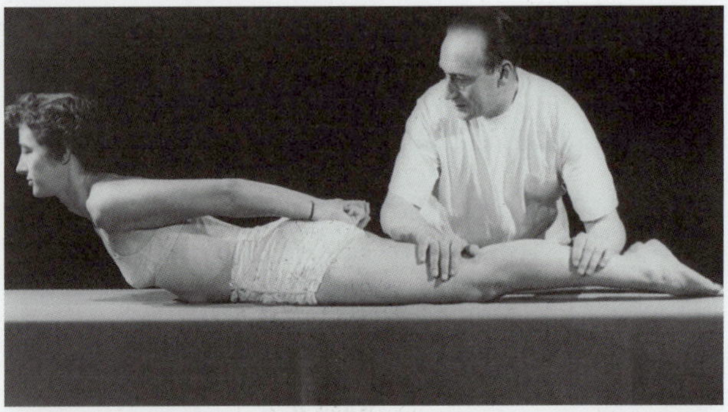

그림 4-7 평균보다 적은 등의 신전 관절가동범위이지만 근력은 정상 상태이다.

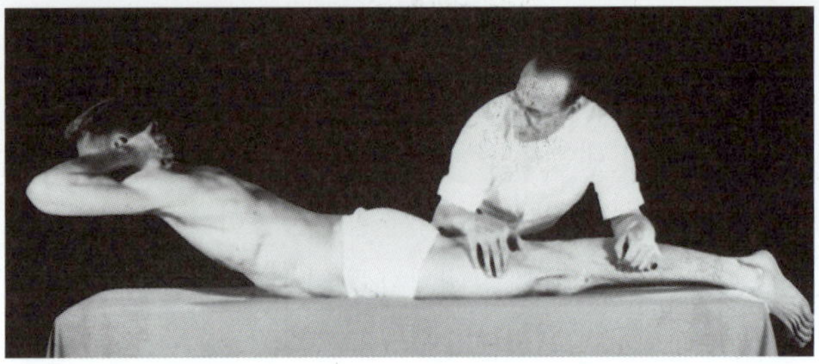

그림 4-8 전상장골극이 테이블에 닿아 있는 상태에서 평균 등의 신전 관절가동범위를 보여주고 있다.

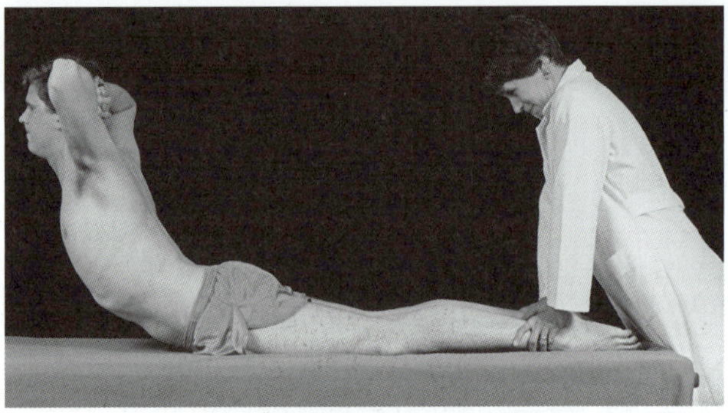

그림 4-9 전상장골극이 테이블에서 들려지고 고관절이 신전되면서 등 신전의 관절가동범위가 과도하게 나타나는 것을 보여주고 있다. 피검사자는 잠수부이며 등이 과도하게 굴곡된 상태이다.

과신전 Hyperextension

경추의 **과신전**은 정상 전만을 더 증가시키는 방향으로 움직임으로써 머리를 뒤로 기울여 후두골이 경추 7번과 가깝게 되면서 일어난다. 또한 앉거나 선 자세에서 흉추 부위를 구부정하게 하고 머리를 거북목 형태로 전방으로 내밀어 후두골이 7번 경추에 가깝게 함으로써 경추 신전을 일으킬 수도 있다.

척추의 과신전(그림 4-9)은 정상 관절가동범위를 초과한 움직임이고, 정상 전방 만곡을 넘긴 자세이며 그 범위는 다양하다. 서 있는 자세에서의 과신전은 골반의 전방 변위와 과전만 상태에서 나타난다. 검사에서 나타난 요추 신전 범위를 서 있는 자세에서 요추 전만의 정도와 동일하게 해석해서는 안 된다는 점은 매우 중요한 부분이다. 또 다른 요소는 고관절 굴곡근의 길이와 복근의 힘이 요추 위치에 관여한다.

외측 굴곡 Lateral Flexion

외측 굴곡과 외회전은 서로 연결된 과정임에도 불구하고 개별적으로 기술되며 순수한 움직임이라고 하기는 어렵다.

관상면을 중심으로 진행되는 척추의 **외측 굴곡**은 머리와 체간이 한쪽으로 굽어짐과 동시에 척추가 반대 방향으로 볼록하게 휘어지는 형태를 말한다. 즉, 오른쪽으로 볼록한 곡선은 왼쪽 굴곡을 의미한다. 발은 10cm 정도 벌리고 두 팔을 몸 양옆에 붙이고 바로 선 상태에서 정상적인 외측 굴곡(외측으로 똑바로 굽히는)이 될 경우 손가락 끝이 대략 무릎까지 내려갈 수 있다.

경추 관절면의 기하학적 구조의 일관성으로 외측 굴곡은 주로 후두골과 C1 사이, C1과 C2 사이에서 발생한다(3). 외측 굴곡을 관찰할 때 흉추와 요추가 반드시 안정화되어 있어야 하며, 관찰된 움직임이 어깨의 거상이 아니라 경추의 외측 굴곡인지 확인하는 것이 중요하다(4).

외측 굴곡은 척추 부위에 따라 다양하다. 대체로 경추와 요추에서 자유로우며, 흉추에서는 제한적이다.

회전 Rotation

회전은 횡단면에서의 움직임이고 흉추에서는 자유롭게 일어나지만 요추에서는 미약하게 일어난다. 경추 회전은 C2와 C7 사이의 수직 축을 중심으로 일어난다(5). 경추의 관절은 경사진 관상면으로 구성되어 있기 때문에 경추 회전은 외측 굴곡과 함께 동반 움직임을 일으킨다.

경추의 회전은 약 90° 정도의 머리 회전을 가능하게 하는데, 이것은 얼굴을 왼쪽과 오른쪽으로 돌리게 하는 것이다. 흉추와 요추의 회전 역시 같은 기전으로 일어난다.

목의 관절가동범위 NECK RANGE OF MOTION

정상적인 경추의 관절가동범위를 유지하는 것은 중요하다. 따라서 확립된 표준과 관련하여 목의 관절가동범위를 결정하기 위해 측정할 수 있는 수단을 확립하고 정당화하는 것이 좋다.

경추의 관절가동범위를 측정하기 위하여 다양한 방법이 사용되어 왔는데, 즉 방사선 사진, 각도계, 전기 측정기, 경사계, 줄자, 경추 관절가동범위 측정기, 초음파, 그리고 디지털 광학전자 장비뿐 아니라 관찰을 통한 단순한 평가를 들 수 있다(6). 신뢰도와 서술적 연구 모두에서 사용된 기기의 광범위한 구색과 결여된 균일한 절차는 능동적이거나 수동적인 경추 관절가동범위에 대한 광범위한 표준을 발표하는 데 기여했다. 아래의 **표 4-1**은 서로 지지하는 세 가지 근원을 소개하고 있다.

표 4-1 경추 관절가동범위: "표준"의 비교

경추 움직임	Palmer와 Appler 2판(1998)(8)	Clarkson 2판(2000)(9)	Reese와 Bandy (2002)(10)
굴곡	경추 0°에서 45°	0°에서 45°	0°에서 45°~50°
신전	경추 0°에서 45°	0°에서 45°	0°에서 45°~75°
외측 굴곡	0°에서 45°~60°	0°에서 45°	0°에서 45°
회전	0°에서 60°~75°	0°에서 60°	0°에서 80°

많은 사람을 측정한다고 해서 표준이 되지는 않는다. 왜냐하면 많은 외부 변수가 존재하기 때문이다. Dvorak과 그의 동료들은 "성별과 나이에 따라 유의한 차이가 있었다"고 발표했으며(7), 추가적으로 몸의 타입에 따라서도 차이가 존재할 것이라고 하였다.

경추의 관절가동범위를 측정하기 전에 상부 흉추와 경추를 이상적인 자세에 가깝게 유지하는 것은 필수적이다. 머리가 앞으로 돌출되어 나온 자세에서는 모든 면에서의 움직임이 제한된다.

상부 흉추가 과후만 상태에서 고정되어 있다면 경직되어 있는 경추의 신전근을 마사지하거나 부드럽게 스트레칭해 주면 일시적이지만 좋은 효과를 낼 수 있다. 상부 흉추의 자세가 습관적으로 잘못되어 있지만 정상적인 자세로 유지하려고 노력한다면 좋은 결과가 나타날 것이다. 어깨나 상부 흉추의 잘못된 자세를 교정하기 위하여 일시적인 보조기의 사용은 효과적일 수 있다.

체간의 관절가동범위 TRUNK RANGE OF MOTION

굴곡 및 신전 Flexion and Extension

전방 굴곡과 후방 신전은 척추의 굴곡, 신전의 범위를 측정하는 방법으로 쓰이며 그 측정 방법은 다양하다.

체간의 굴곡 가동범위 Range of Motion in Trunk Flexion

앉아서 시행하는 체간 전방 굴곡 동작은 등의 굴곡과 함께 고관절 굴곡 동작을 함께 일으킨다. 허리의 형태를 관찰하는 동안에는 고관절 움직임을 무시해야 한다(뒤에 나오는 정상 관절가동범위 참조).

피검사자가 서 있는 자세에서 체간을 굴곡시키면 관절가동범위와 등의 형태를 함께 관찰할 수 있으나 이러한 검사에는 몇 가지 단점이 있다. 골반이 수평을 유지하지 않거나 회전을 하게 되면 전방으로 굽힌 상태에 변형이 일어난다. 따라서 골반이 수평을 유지하여 회전을 보다 잘 조절할 수 있는 앉은 자세에서의 검사보다 만족스럽지 못하다.

고관절의 굴곡이 일어나지 않는 상태에서 등의 굴곡 가동성을 측정하기 위해서 피검사자는 팔꿈치가 직각이 되게 팔을 받치고 바로 누운 자세에서 두 팔을 몸 옆에 붙인다(그림 4-10). 만약 피검사자가 골반을 테이블에 붙인 상태에서(즉 고관절 굴곡이 없는 상태) 척추를 굽힐 수 있다면 관절가동범위가 양호하다고 보아도 된다.

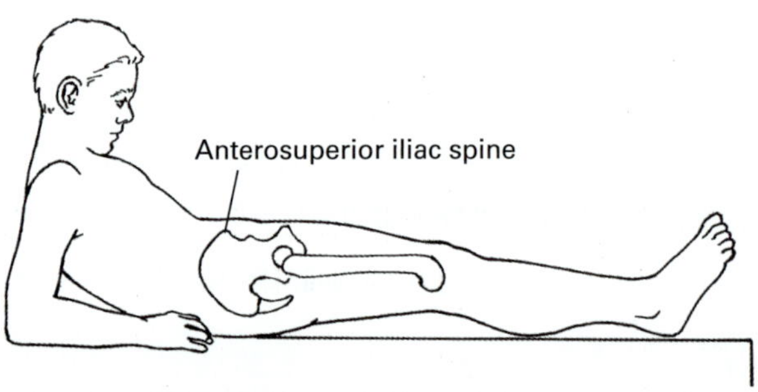

그림 4-10 고관절의 굴곡이 일어나지 않는 상태에서의 등 굴곡 가동성을 측정하고 있는 모습.

때로는 등의 굴곡 관절가동범위를 수동적으로 확인하는 것도 필요하다. 피검사자가 바로 누운 자세에서 검사자는 피검사자의 상체를 완전한 관절가동범위까지 들어 올려 주는 방법으로써 이때 피검사자는 완전한 굴곡이 이루어질 수 있도록 긴장을 풀어야 한다.

체간의 신전 가동범위 Range of Motion in Trunk Extension

허리 근육이 약한 경우는 거의 드물기 때문에 요추의 신전 가동범위의 측정은 엎드려 누운 자세에서 근력 검사를 실시한다. 정상, 제한, 초과 정도와는 상관없이, 피검사자는 현재 범위를 움직이는 능력을 갖추고 있다. 등이 신전되는 동안에는 전상장골극(ASIS)이 테이블에서 떨어져서는 안 되는데 만약 이렇게 되면 등 신전 동작에 고관절의 신전이 더해지기 때문이다(그림 4-11).

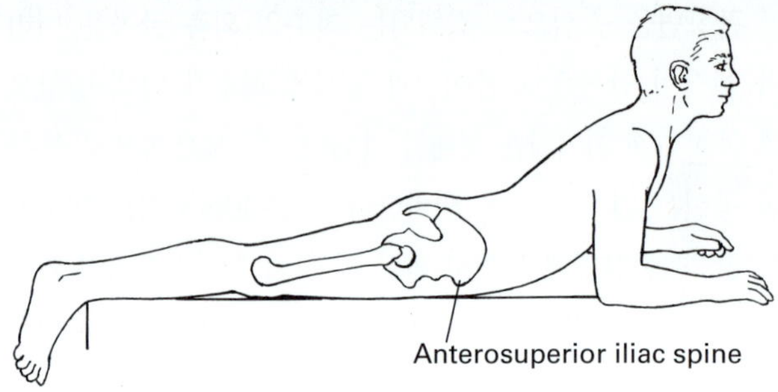

그림 4-11 엎드려 누운 자세에서 능동적인 근력 검사를 통한 등의 신전 관절가동범위를 검사하고 있는 모습.

등의 신전은 보통 서 있는 자세에서 측정하며 전체적인 평가를 하는 데 도움이 되지만 구체적이지는 못하다. 서 있는 자세에서 뒤로 굽힐(bending backward) 때 균형을 잡기 위해서는 고관절 부위가 흔들리는 것을 피하기 힘든데 이런 경우 고관절의 신전이 추가되거나 고관절이 신전되지 않을 때는 하지를 조금 굽힌다.

척추 굴곡 관절가동범위 측정 검사와 같은 방법으로 신전의 관절가동범위를 측정할 수 있다. 피검사자는 테이블 위에 엎드려 누워 양팔을 직각으로 굽혀 어깨와 수직 아래 몸 가까이 붙인다. 만약 피검사자가 골반이 테이블에서 떨어지지 않은 상태(즉, 전상장골극이 테이블 위에 닿아 있는 상태)로 양팔을 펴 척추를 신전시킬 수 있다면 신전의 관절가동범위는 양호하다고 볼 수 있다.

때로는 피검사자를 테이블 위에 엎드려 눕게 한 후 검사자가 최대한으로 들어 올려 등의 수동적 신전 가동성을 결정해야 할 필요성도 있다.

견갑골의 불안정, 특히 전거근의 약화는 그림 4-12에 나타난 사진에서 알 수 있듯이 등의 신전 검사를 방해한다.

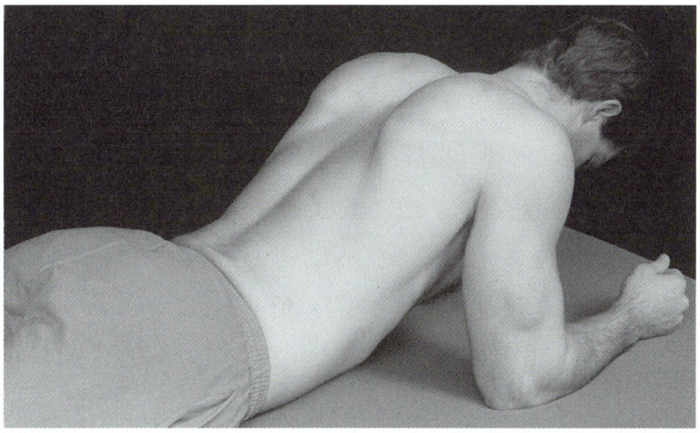

그림 4-12 견갑골의 불안정, 특히 전거근의 약화는 등의 신전 검사를 방해한다.

> **주의:** 이러한 증상을 보이는 피검사자는 엎드려 팔굽혀 펴기를 해서는 안 된다.

척추와 골반의 움직임

MOVEMENTS OF THE SPINE AND PELVIS

서 있는 자세에서 몸을 후방으로 굴곡시키는 동작(그림 4-13)에는 골반과 대퇴를 앞으로 내밀어 균형을 유지해야 한다. 척추 신전(extension)과 후방 굴곡(backward bending)은 구별해야 하는데 척추를 얼마나 신전시킬 수 있는가는 복근의 길이와 척추의 관절가동범위에 따라 결정되며 몸을 얼마나 후방으로 굴곡시킬 수 있는가는 고관절 굴곡근의 길이에 따라 달라진다.

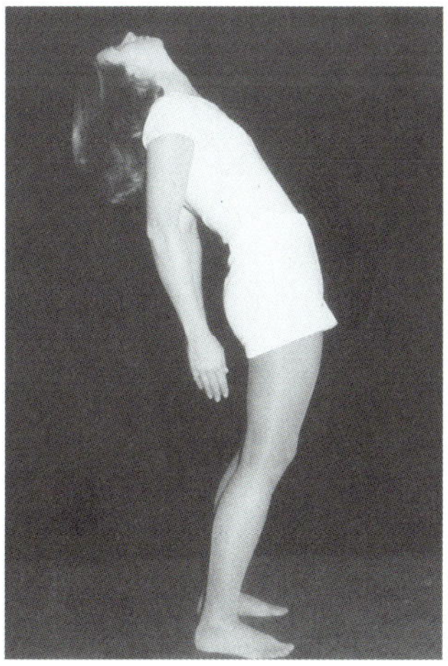

그림 4-13 선 자세에서의 후방 굴곡.

그림 4-14의 피검사자는 손끝을 바닥에 대려는 노력은 하지 않지만(손끝을 바닥에 닿게 하기 위해서는 고관절을 더 욱 굽혀야 함) 척추는 충분히 굴곡된 상태이다. 요추가 펴져(straight) 있고 흉추의 곡선이 완만하다는 사실에서 정상적인 굴곡임을 알 수 있다(과도한 굴곡과 제한된 허리 굴곡 참조).

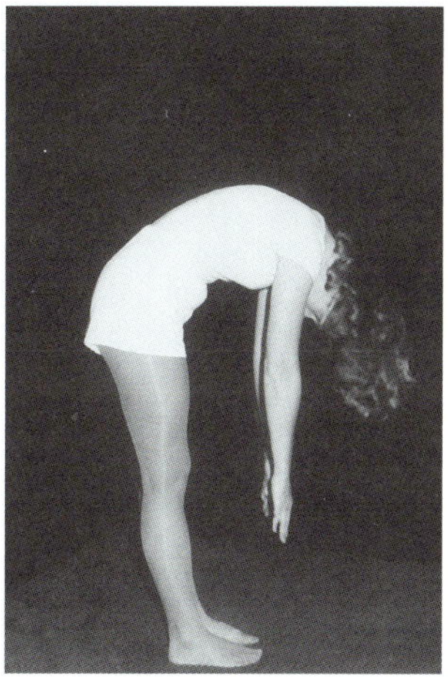

그림 4-14 손이 바닥에 닿지 못하는 상태에서의 완전한 굴곡.

척추의 외측 굴곡은 척추의 관절가동범위와 반대편 외측의 체간 굴곡근에 따라 다르다(그림 4-15). 몸의 외측 굴곡의 정도에는 위의 요소들 외에도 반대편 고관절 외전근의 길이도 영향을 미친다. 측면 굽힘(lateral bending)을 통해 외측 굴곡(lateral flexion)을 측정하고자 한다면 골반이 수평인 상태에서 양발을 일정한 간격으로 벌리고 서 있는 자세에서 검사해야 한다.

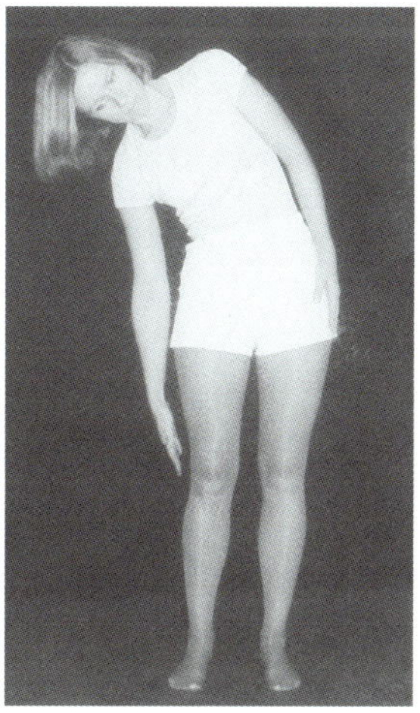

그림 4-15 척추가 외측굴곡된 상태.

그림 4-16에서 피검사자는 오른쪽 고관절이 올라간 상태이다. 이 피검사자가 측면으로 굽힌(side bending) 상태에

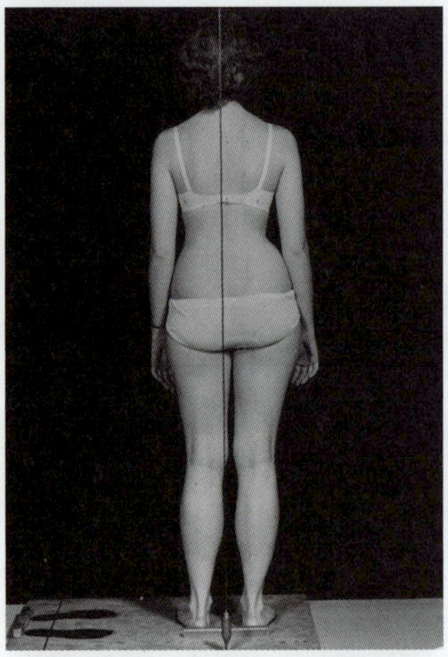

그림 4-16 오른쪽 고관절이 높고, 척추가 외측으로 굴곡된 상태.

서 손끝에서 바닥까지의 거리를 측정하면, 왼쪽보다 오른쪽의 측정치가 더 높게 나온다. 이 측정치를 기준으로 척추의 외측 굴곡(lateral flexion) 정도를 판단하는 것은 정확하지 않은 방법인데 이는 왼쪽 외측 굴곡보다 오른쪽 외측 굴곡이 더 많이 제한을 받기 때문이다. 오른쪽 고관절이 더 높기 때문에 척추는 이미 외측 굴곡 상태에 놓여 있어 골반이 수평일 때와는 다르게 어깨와 팔이 아래쪽으로 움직이지 않게 된다.

척추의 신전, 굴곡, 외측 굴곡의 정확한 측정에는 그림 4-17에서 설명된 것과 같이 체간을 굽힐 때 발생하는 고관절의 움직임이 포함되지 않아야 한다. 객관적으로 의미 있는 수치를 측정하기 위한 다양한 기구들이 개발되었다. 각도계, 경사계, 굴절 자, 줄자, 방사선 사진 등이 적절한 측정 방법을 확립하기 위해서 사용되지만 정상적인 요추의 굴곡에 관한 정의가 선행되지 않으면 측정치는 아무런 의미가 없다.

골반 Pelvis

골반의 중립 자세는 전상장골극이 동일한 횡단면에 위치한 상태이며 이들과 치골결합이 동일한 수직면에 위치해 있는 경우이다. **'골반 전방 경사(anterior pelvic tilt)'**는 전상장골극을 통과하는 수직면이 치골결합 앞에 위치해 있는 형태이다. 반면에, **'골반 후방 경사(posterior pelvic tilt)'**는 전상장골극을 통과하는 수직면이 치골결합 뒤에 위치해 있는 형태이다. 서 있는 자세에서 골반 전방 경사는 요추의 과신전 및 고관절 굴곡과 관계가 있으며, 골반 후방 경사의 경우는 요추의 굴곡 및 고관절 신전과 연관이 있다.

'골반 외측 경사(lateral pelvic tilt)'는 양쪽 골반이 동일한 높이에 있지 않으며 한쪽의 전상장골극이 반대쪽 전상장골극에 비해 높은 위치에 있는 경우이다. 서 있는 상태에서 외측 경사는 요추의 외측 굴곡, 고관절의 내전, 외전과 연관이 있다. 예를 들어, 골반의 오른쪽이 왼쪽에 비해 높은 외측 경사의 경우, 요추는 왼쪽으로 볼록한(convex) 만곡을 그리며 왼쪽으로 외측 굴곡을 일으킨다. 그리고 오른쪽 고관절은 내전되고 왼쪽 고관절은 외전된다(그림 4-18 참조).

골반은 중립 상태(neutral position)이고 요추는 정상적

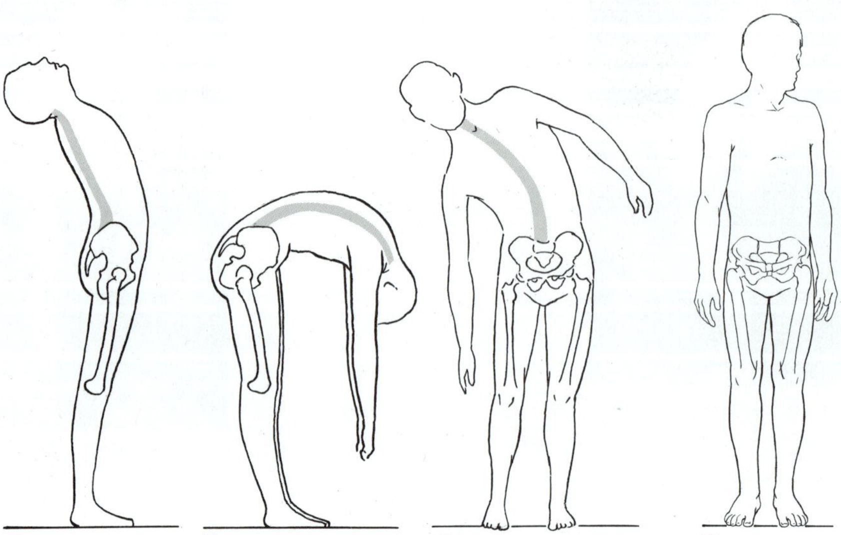

그림 4-17 **A**, 신전; **B**, 굴곡; **C**, 외측 굴곡; **D**, 회전.

인 전방 경사를 형성하고 있다(그림 4-19).

골반은 후방으로 10° 기울어져 있고 허리는 편평하지만 정상적인 굴곡 상태이다(그림 4-20).

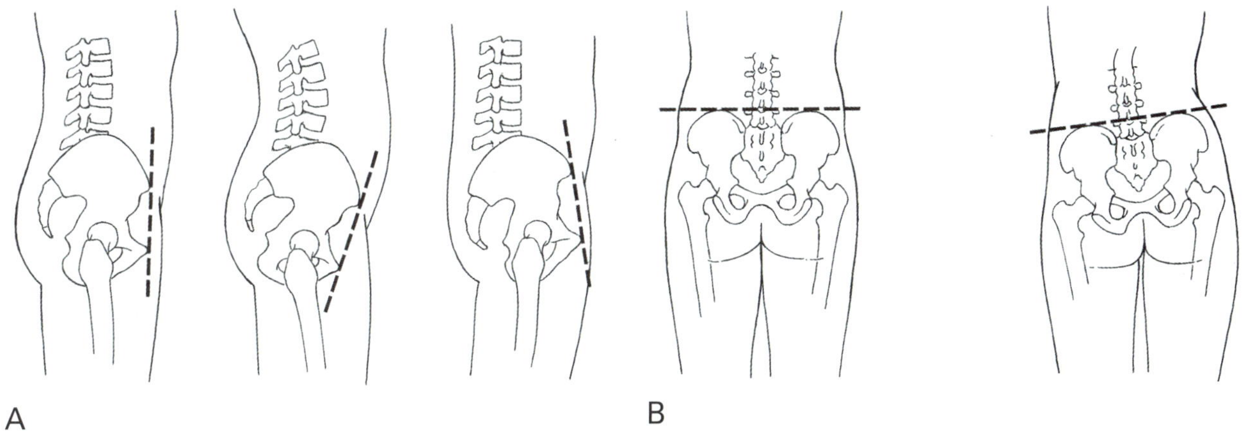

그림 4-18 A, 중립 자세, 전방 경사, 후방 경사; B, 중립 자세 및 외측 경사.

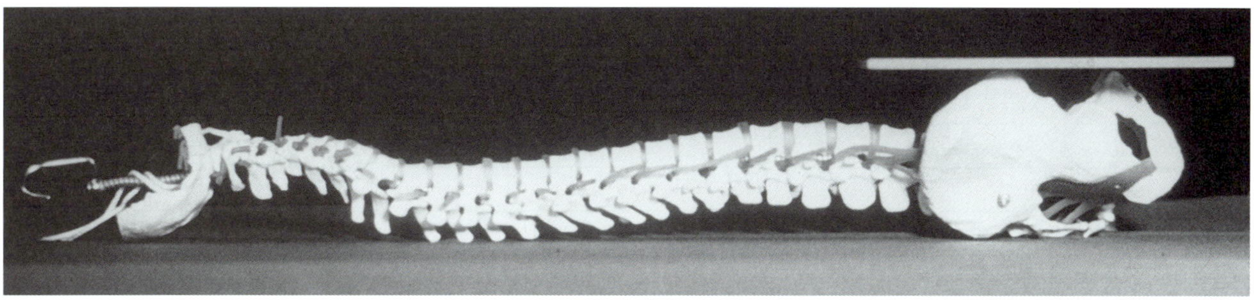

그림 4-19 골반은 중립 상태(neutral position)이고 요추는 정상적인 전방 경사를 형성하고 있다.

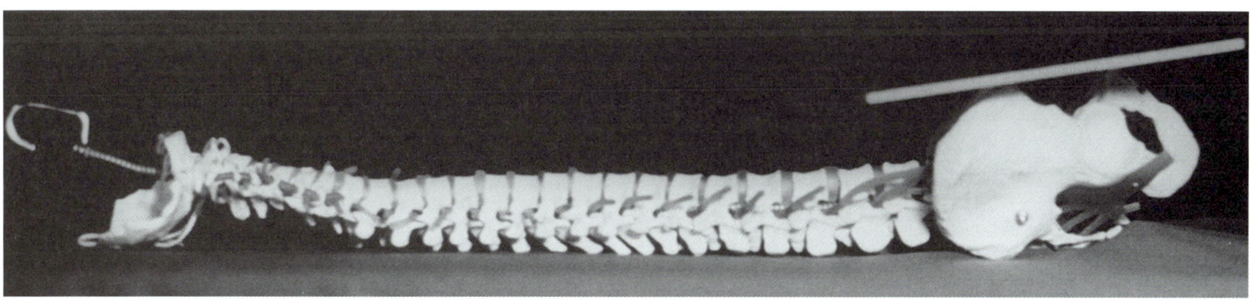

그림 4-20 골반은 후방으로 10° 기울어져 있고 허리는 편평하다(즉, 정상적인 굴곡 상태).

섹션 III

근육과 근육 검사 MUSCLES AND MUSCLE TESTS

목 근육 NECK MUSCLES

기시부 및 정지부 Origins and Insertions

표 4-2는 그림 4-21과 4-22에 묘사된 특정 근육들의 기시부와 정지부에 관한 내용을 기술해 놓고 있다.

작용과 신경 Actions and Nerves

표 4-3은 근육의 특정 작용과 신경지배에 관한 내용을 기술해 놓고 있다.

표 4-2 경추 관절가동범위: "표준"의 비교

근육	기시부	정지부
소후두직근(Rectus capiti posterior minor)	환추골의 후방 아치 결절	후두골의 하목덜미선 내측 부위
대후두직근(Rectus capitis posterior major)	축추골의 극돌기	후두골의 하목덜미선 외측 부위
상두사근(Obliquus capitis superior)	환추골 횡돌기의 상부 부위	후두골의 상목덜미선과 하목덜미선의 중간 부위
하두사근(Obliquus capitis inferior)	축추골 극돌기의 정점	환추골 횡돌기의 하후방 부위
두장근(Longus capitis)	3~6번째 경추 횡돌기의 전방 결절	후두골 기저부 하부 표면
경장근(Longus colli)	상경사 부위: 3~5번째 경추 횡돌기 전방 결절 하경사 부위: 2~3번째 흉추체의 전방 표면 수직 부위: 첫 3개 흉추체와 마지막 3개 경추체의 전방 표면	환추골의 전방 결절 5~6번째 경추 횡돌기의 전방 결절 2~4번째 경추체의 전방 표면
전두직근(Rectus capitis anterior)	횡돌기의 뿌리; 화추골의 전방 표면	후두골 기저부의 하부 표면
측두직근(Rectus capitis lateralis)	환추골 횡돌기의 상부 표면	후두골의 경정맥공 돌기의 하부 표면
광경근(Platysma)	대흉근과 삼각근의 상부 파트를 덮고 있는 근막	하악골의 하부 가장자리, 안면과 입의 코너 하부 파트의 피부
흉쇄유돌근(Sternocleidomastoid)	내측 혹은 흉골두: 흉골병의 두개골 파트(cranial part) 외측 혹은 쇄골두: 쇄골의 내측 1/3 부위	유양돌기의 외측 표면; 후두골 상목덜미선의 외측 1/2
전사각근(Scalenus anterior)	3~6번째 경추 횡돌기의 전방 결절	사각 결절과 1번 늑골의 두개골능(cranial crest)
중사각근(Scalenus medius)	2~7번째 경추 횡돌기의 후방 결절	1번 늑골, 결절과 쇄골하 골 사이의 두개골 표면
후사각근(Scalenus posterior)	마지막 2~3개 경추 횡돌기 후방 결절의 건	2번째 늑골의 외부 표면
상승모근(Trapezius upper)	외후두돌기, 상목덜미선의 내측 1/3 부위, 항인대, 7번째 경추 극돌기	쇄골 외측 1/3; 견갑골의 견봉돌기

표 4-3 목 근육의 작용과 신경지배

근육	양측 작용			일측 작용 회전 방향		신경
	신전	굴곡	외측굴곡	동측	이측	
소후두직근(Rectus capiti posterior minor)	X					하후두신경
대후두직근(Rectus capitis posterior major)	X			X		하후두신경
상두사근(Obliquus capitis superior)	X		X			하후두신경
하두사근(Obliquus capitis inferior)				X		하후두신경
두장근(Longus capitis)		X		X		경추신경, 1-3
경장근(Longus colli)		X	X	X		경추신경, 2-7
전두직근(Rectus capitis anterior)		X		X		경추신경, 1, 2
측두직근(Rectus capitis lateralis)			X			경추신경, 1, 2
광경근(Platysma)		X				안면신경
흉쇄유돌근(Sternocleidomastoid)	X	X	X		X	부신경과 경추신경, 1,2
전사각근(Scalenus anterior)		X	X		X	경추신경, 하부
중사각근(Scalenus medius)			X		X	경추신경, 하부
후사각근(Scalenus posterior)			X		X	경추신경, 6~8
상승모근(Trapezius upper)	X		X		X	뇌신경, 1 경추신경 3, 4

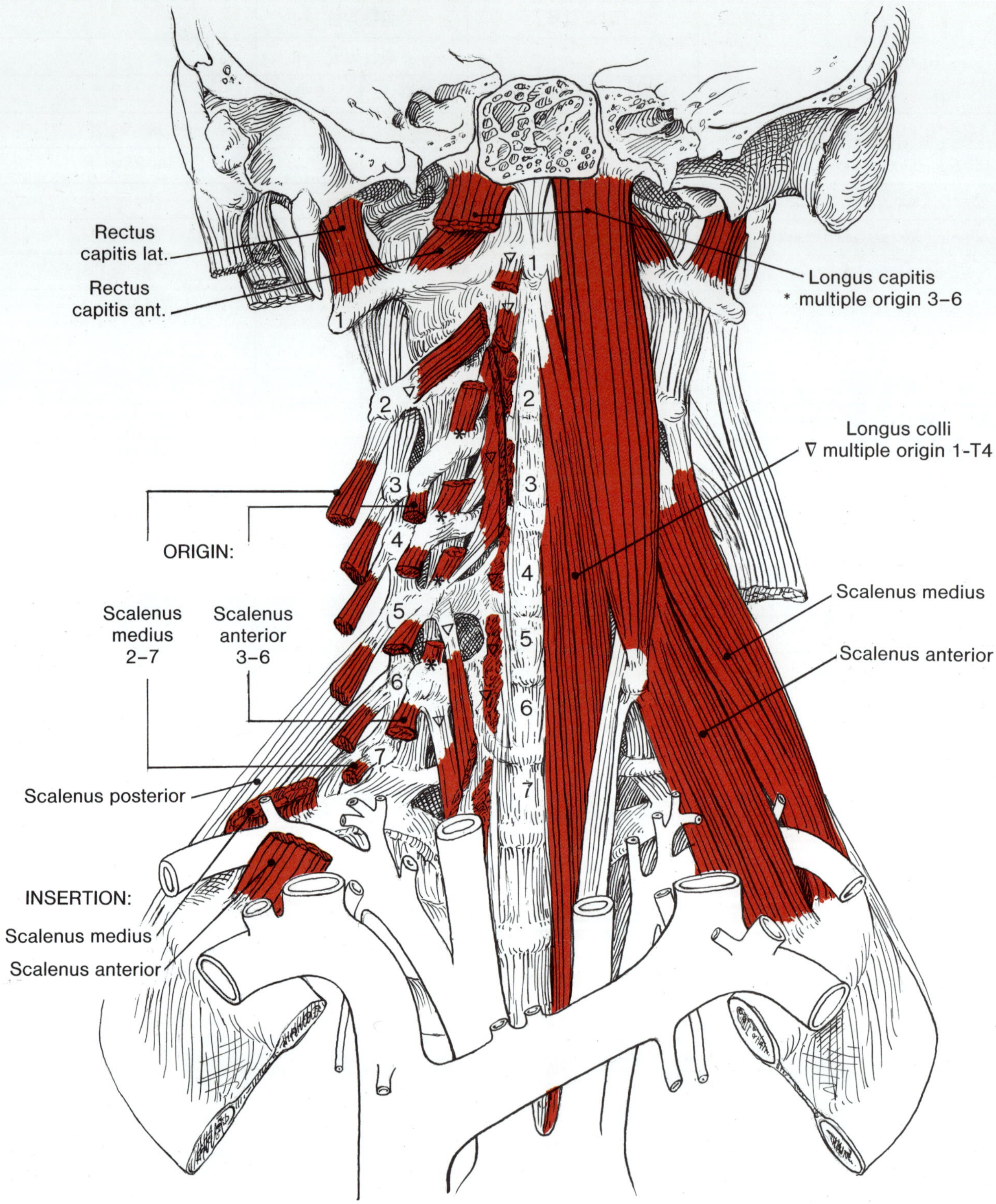

그림 4-21 목의 전방 및 외측 근육.

목의 전방 및 외측 근육 Anterior and Lateral Neck Muscles

그림 4-21에 나타나 있는 근육의 기시부, 정지부, 작용, 신경지배에 관해서는 **표 4-2**와 **4-3** 참조하기 바란다(11).

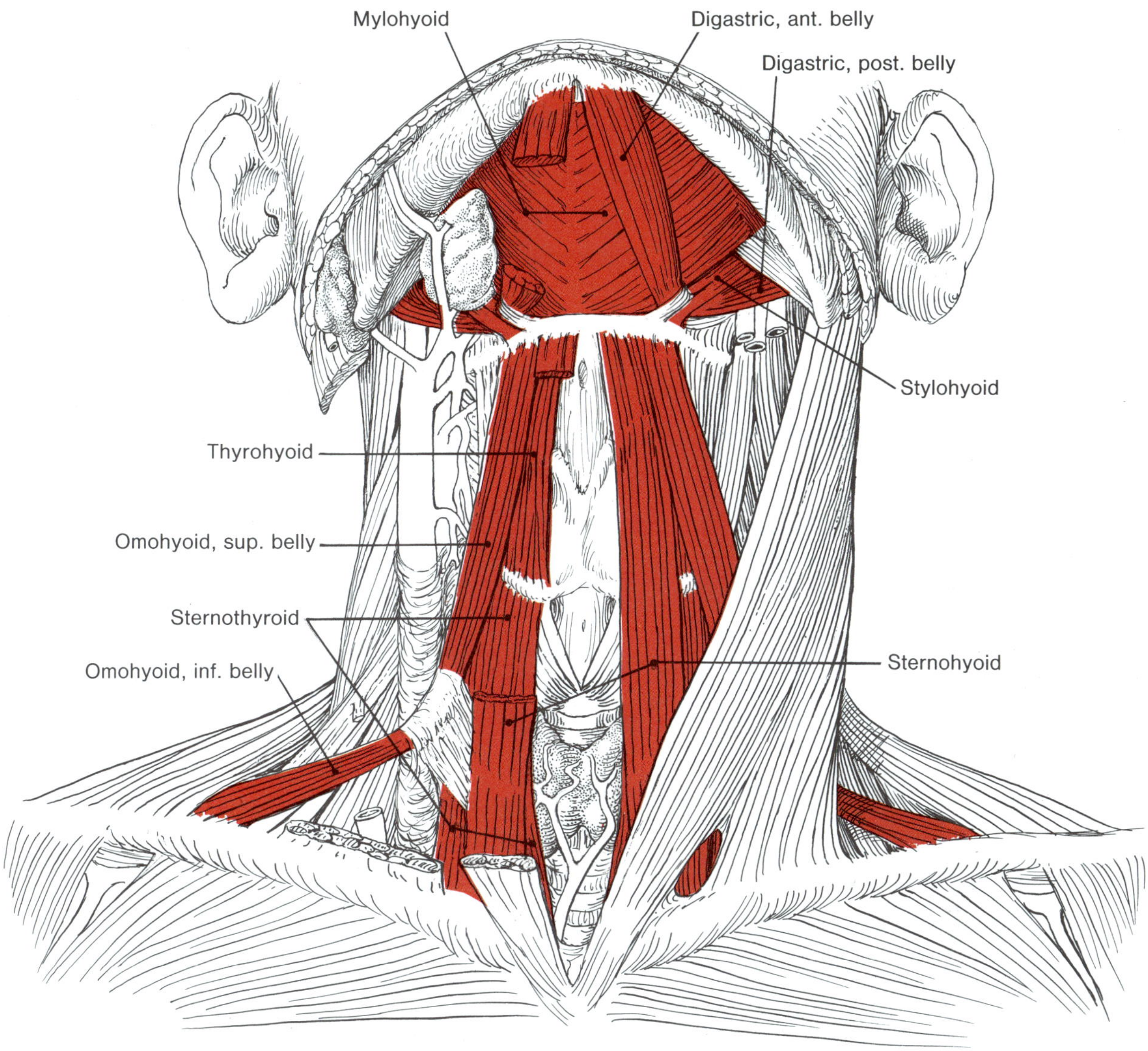

그림 4-22 설골상근 및 설골하근.

목 신전근 Neck Extensors
설골상근 및 설골하근 Suprahyoid and Infrahyoid Muscles

그림 4-22는 설골상근과 설골하근을 보여주고 있다. 또한 3장에 있는 표 3-2에는 이러한 근육들의 기시부, 정지부, 작용, 신경지배, 그리고 연하작용의 역할에 관하여 기술해 놓고 있으니 참조하기 바란다(11).

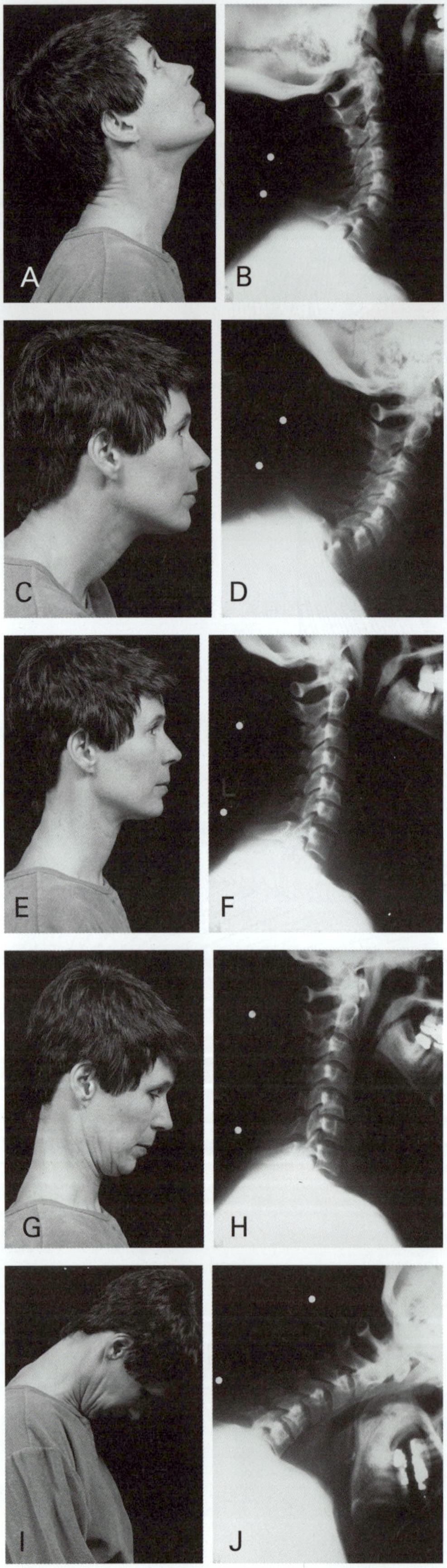

그림 4-23 경추의 굴곡과 신전.

경추의 신전 및 굴곡 Cervical Spine Extension and Flexion

다음의 사진들은 정상적인 유연성을 가지고 있는 피검사자를 대상으로 목의 형태를 다섯 차례 바꾸어 가면서 촬영한 사진과 x-ray 사진이다(그림 4-23A-J). 흰색 점들은 머리카락의 끝선과 C7의 극돌기 위에 찍은 점이다.

머리를 후방으로 기울이면서 경추가 신전된 상태(그림 4-23A). x-ray에 나타난 흰색 점들의 거리가 가까워진 점에 주목하라(그림 4-23B).

머리를 앞으로 내밀어 경추가 신전된 상태(그림 4-23-C, D). 흰색 점들의 위치나 휘어짐의 정도가 그림 4-23-A의 경우와 유사하다는 것에 주목하라. 흔히 이 구부정한 자세를 하부 경추가 굴곡되어 있고 상부 경추가 신전되어 있다고 잘못 표현하고 있다. 그러나 신전은 상부 경추보다 하부 경추 부위에서 더욱 두드러지게 나타나 있다.

그림 4-23 E, F는 경추의 올바른 정렬 상태를 보여주고 있다.

머리의 전방으로 기울여 경추가 굴곡(편평)된 상태(그림 4-23 G, H).

턱을 가슴 쪽으로 끌어당겨 경추와 상부 흉추가 모두 함께 굴곡된 상태(그림 4-23 I, J).

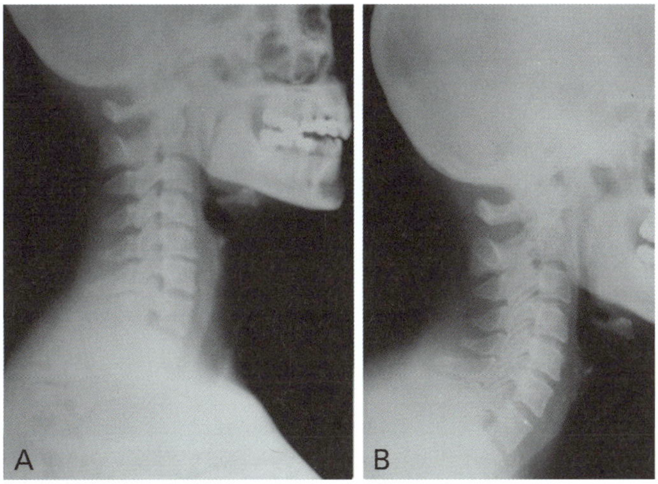

그림 4-24 경추의 올바른 자세와 잘못된 자세.

머리와 목의 잘못된 위치 Faulty Head and Neck Positions

경추의 올바른 자세와 잘못된 자세: 그림 4-24A의 경우, 똑바로 앉아 있는 피검사자의 머리와 체간 상부의 올바른 정렬 상태를 보여주고 있다. 그림 4-24B는 동일한 피검사자가 등은 굽히고 머리를 전방으로 내밀어 전형적으로 구부정한 자세를 취한 것이다. 경추가 신전되어 있다는 것을 사진을 통해 알 수 있다.

경추 신전: 그림 4-25 파트 A에서 머리는 후방으로 기울어져 있고 경추는 과신전된 되어 있고 가슴과 어깨는 거상된 상태이다.

경추가 일자로 똑바른 경우(굴곡된 상태): 그림 4-25, 파트 B에서 머리가 전방으로 약간 기울어져 있고 견갑골이 돌출되어 있으며 상부 흉추가 펴져 있다.

교정을 위해 머리를 앞으로 내민 경우: 그림 4-25 파트 C에서 피검사자는 원래 전방 돌출된 머리를 교정하고 있는 중이다. 경추 곡선은 하부 경추에서 전형적인 양상을 보이나 6번 경추에서 심하게 각을 이루고 있고, 그 윗부분에서는 만곡이 눈에 띄게 줄어들었다. 턱은 당겨져 인후부 앞쪽을 누르고 있다. 목이 교정되는 것이 아니라 이렇게 더 뒤틀리는 것은 연관되어 있는 체간 상부의 잘못된 자세를 교정하지 않았기 때문이다.

머리를 심하게 앞으로 내민 상태: 그림 4-25 파트 D에서 피검사자의 경추와 흉추의 심각한 정열 이상을 보여주고 있다. 흉추의 기형 정도는 골단염(epiphysitis)을 의심할 정도로 심각하다. 이 환자는 목 후방 부위와 후두부의 통증으로 치료를 받은 경험이 있다.

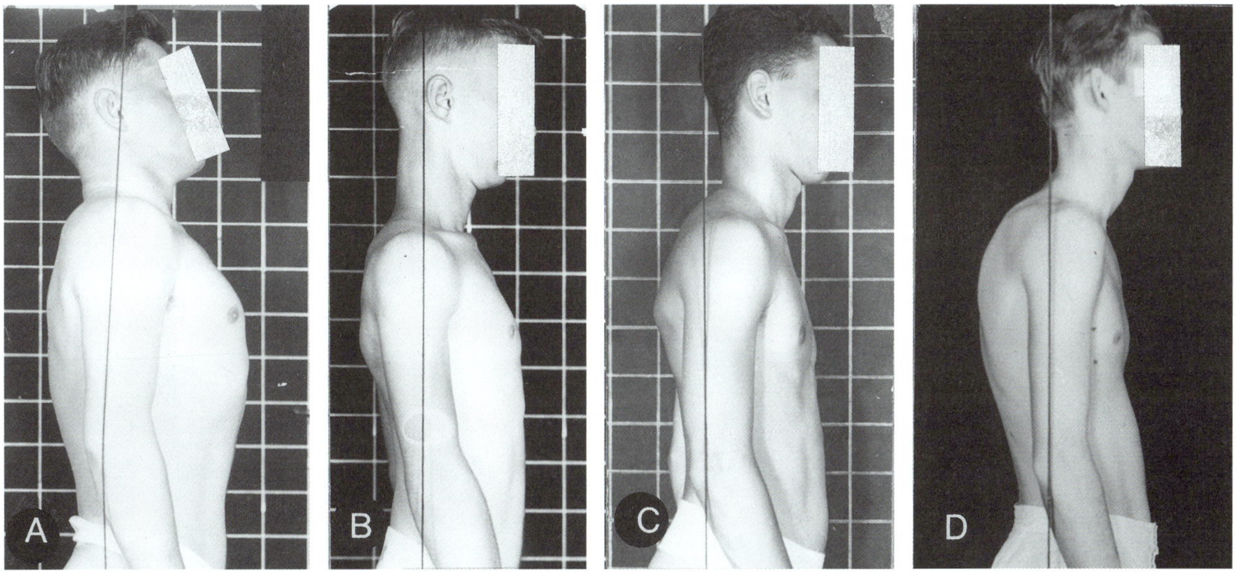

그림 4-25 머리와 목의 잘못된 자세.

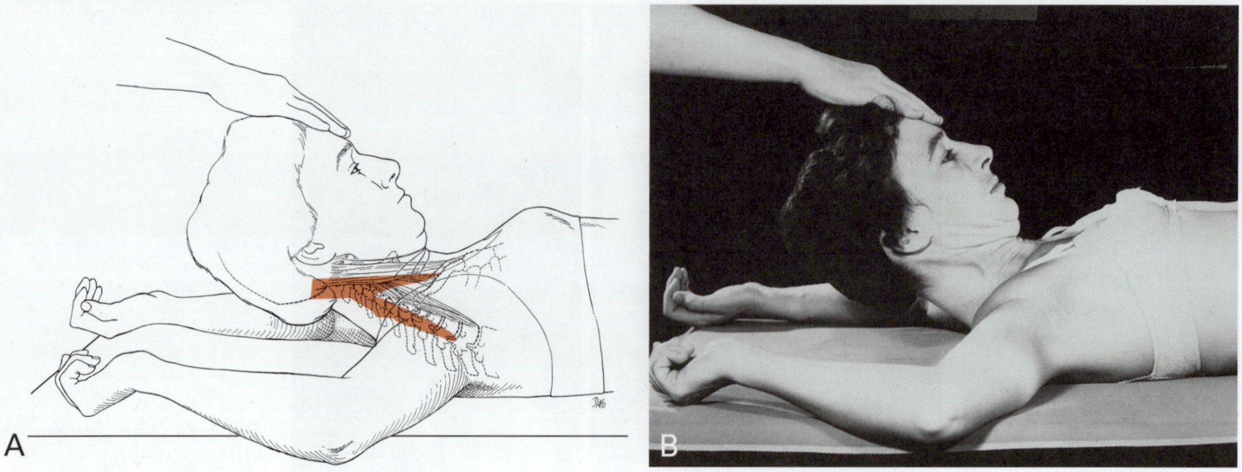

그림 4-26 A, B, 전방 목 굴곡근.

목 근육 검사 NECK MUSCLE TESTS

전방 목 굴곡근 Anterior Neck Flexors

환자: 테이블 위에 바로 누워 양 팔꿈치는 굽힌 상태로 두 팔을 머리 위로 올려놓는다(그림 4-26).

고정: 목 굴곡근 작용으로 머리를 들기 전에 전방에 위치한 복근이 충분히 강해져 흉곽과 골반을 고정할 수 있어야 한다. 전방 복근이 약한 경우 검사자는 흉곽에 압력을 가해 고정시키도록 한다. 5세 이하 어린이의 경우에는 검사자가 직접 몸을 고정시키는 것이 좋다.

검사: 턱을 흉골 쪽으로 당겨 내리는 동작으로 머리를 테이블에서 들어 올리는 동작에서 나오는 경추 굴곡.

압력: 이마에 손을 대고 후방으로 힘을 가한다(후에 기술되는 등급 설정 참조).

변형된 검사: 근육 약화가 현저한 경우에는 환자에게 테이블 위에 경추를 편평하게 펴서 턱을 흉골 쪽으로 당기게 한다.

압력: 턱에 손을 대고 목의 신전 방향으로의 힘을 가한다.

> **주의:** 경추의 전방 척추 굴곡근은 두장근과 경장근(longus capitis and colli), 전두직근(rectus capitis anterior)을 들 수 있다. 흉쇄유돌근(sternocleidomastoid), 전사각근(anterior scaleni), 설골하근(infrahyoids), 설골상근(suprahyoids)은 이 움직임을 보조하는 근육이다. 굴곡근이 약화된 경우 광경근(platysma)이 보조 역할을 하게 된다.

약화: 경추의 과신전으로 인해 머리가 전방으로 돌출하게 된다.

구축: 목이 굴곡된 구축 형태는 거의 발생하지 않으나 **'사경'**과 같이 왼쪽 혹은 오른쪽 편측으로 발생하는 예외의 경우는 있다.

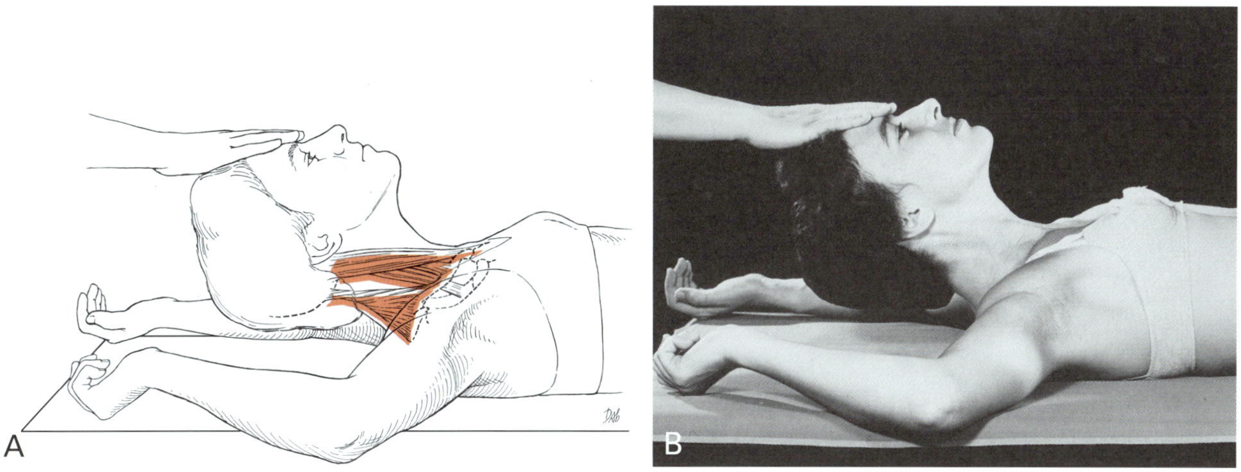

그림 4-27 목 굴곡근 검사에서의 오류.

목 굴곡근 검사에서의 오류 Error in Testing Neck Flexors

목 전방 굴곡근이 약하더라도 흉쇄유돌근이 튼튼하면 환자는 머리를 들어 올릴 수 있다(그림 4-27A, B에 묘사된 것처럼). 그러나 이것은 엄격히 말해 목 굴곡근의 검사라 할 수 없다. 이 경우 굴곡 작용은 전사각근과 상승모근의 쇄골 부위의 보조로 흉쇄유돌근에 의해 이루어진다.

등급 설정(grading): 10이라는 근력은 성인을 기준으로 한 것이기 때문에 어린이의 경우 연령에 따라 근력이 10 이하로 나타날 수 있음을 감안해야 한다. 특히 목 굴곡근과 복근의 근력에서 이러한 차이점을 찾아 볼 수 있다. 즉, 근력은 하지에 대한 머리와 체간의 관련성뿐 아니라 근육의 길이(long span)와 정상 복벽(abdominal wall)의 팽만에 상대적으로 영향을 받는다.

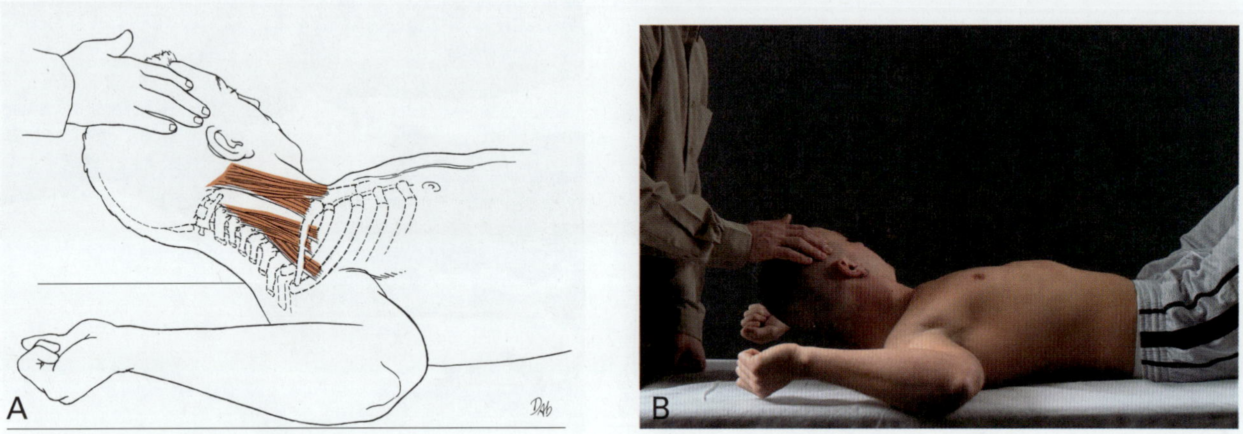

그림 4-28 전방 외측 목 굴곡근.

전방 외측 목 굴곡근 Anterolateral Neck Flexors

검사의 주동근은 흉쇄유돌근(SCM)과 사각근(scaleni)이다.

환자: 바로 누워 양 팔꿈치를 굽히고 두 손은 머리 옆 테이블 위에 올려놓는다(그림 4-28A, B).

고정: 전방 복근이 약한 경우 흉곽에 압력을 가하여 환자의 몸을 고정시킨다.

검사: 전방 외측 목 굴곡.

압력: 머리의 측두부에 후방으로 비스듬히 힘을 가한다.

> **주의:** 목의 근육이 자세를 유지하기에는 충분히 강하지만 완전한 굴곡을 할 수 있을 정도로 강하지 않은 경우에는 환자는 어깨를 올려 머리를 들려는 경향이 있다. 특히, 좌우측 굴곡근을 검사할 때 이런 경우가 발생하며 이는 어깨로 테이블을 밀기 위해 일부 체중을 팔꿈치나 손에 실으면서 나타나는 현상이다. 이를 방지하기 위해 환자의 어깨가 테이블에 밀착되게 해야 한다.

구축과 약화: 오른쪽 흉쇄유돌근이 구축되면 오른쪽에 사경(torticollis)이 발생한다. 얼굴은 왼쪽을 향하게 되고 머리는 오른쪽으로 기울게 된다. 따라서, 오른쪽 사경에 의해 목 왼쪽에 척주측만증이 나타난다. 이때 왼쪽 흉쇄유돌근은 신장되고 약화된다.

왼쪽 흉쇄유돌근이 구축되고 오른쪽이 약화된 경우 왼쪽 사경과 오른쪽 척주측만증이 발생한다.

머리를 전방으로 내민 자세를 취하거나 잘못된 자세를 습관적으로 지속하게 되면 흉쇄유돌근은 단축된 위치가 유지되면서 단축되는 경향이 있다.

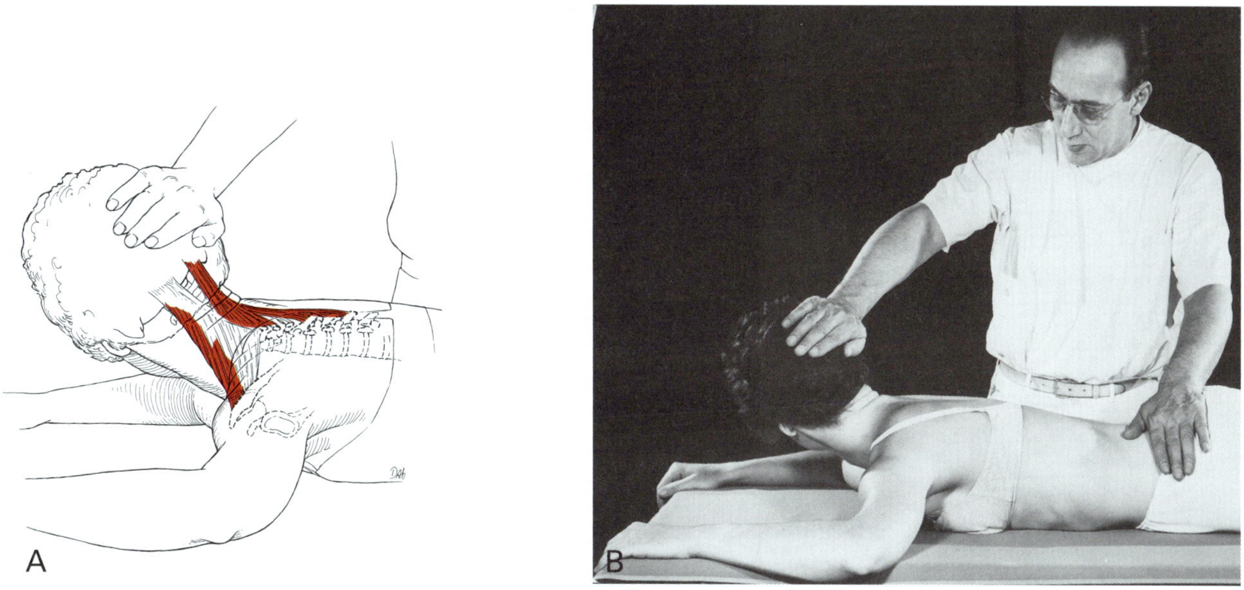

그림 4-29 후방 외측 목 신전근.

후방 외측 목 신전근 Posterolateral Neck Extensors

검사(그림 4-29A, B)에 작용하는 주요 근육은 두판상근(splenius capitis)과 경판상근(splenius cervicis), 두반극근과 경반극근(semispinalis capitis and cervicis), 경추기립근(cervical erector spinae)이다.

환자: 환자는 테이블 위에 엎드려 누워 양 팔꿈치를 굽혀 두 손은 머리 옆 테이블 위에 올려놓는다.

고정: 필요하지 않음.

검사: 후방 외측 목 신전, 이때 얼굴은 검사 받는 방향을 향한다(주의 참조).

압력: 머리의 후방 외측 근육에 대항해 전방 외측 방향으로 힘을 가한다.

단축: 왼쪽 사경(torticollis)의 경우 흉쇄유돌근과 함께 오른쪽 두판상근(splenius capitis)과 왼쪽 상승모근이 단축된다. 오른쪽 사경의 경우 반대쪽 근육이 단축된다.

> 주의: 후방 외측 목 신전근이기도 한 상승모근은 검사 받는 반대 방향으로 머리를 돌려놓고 검사한다.

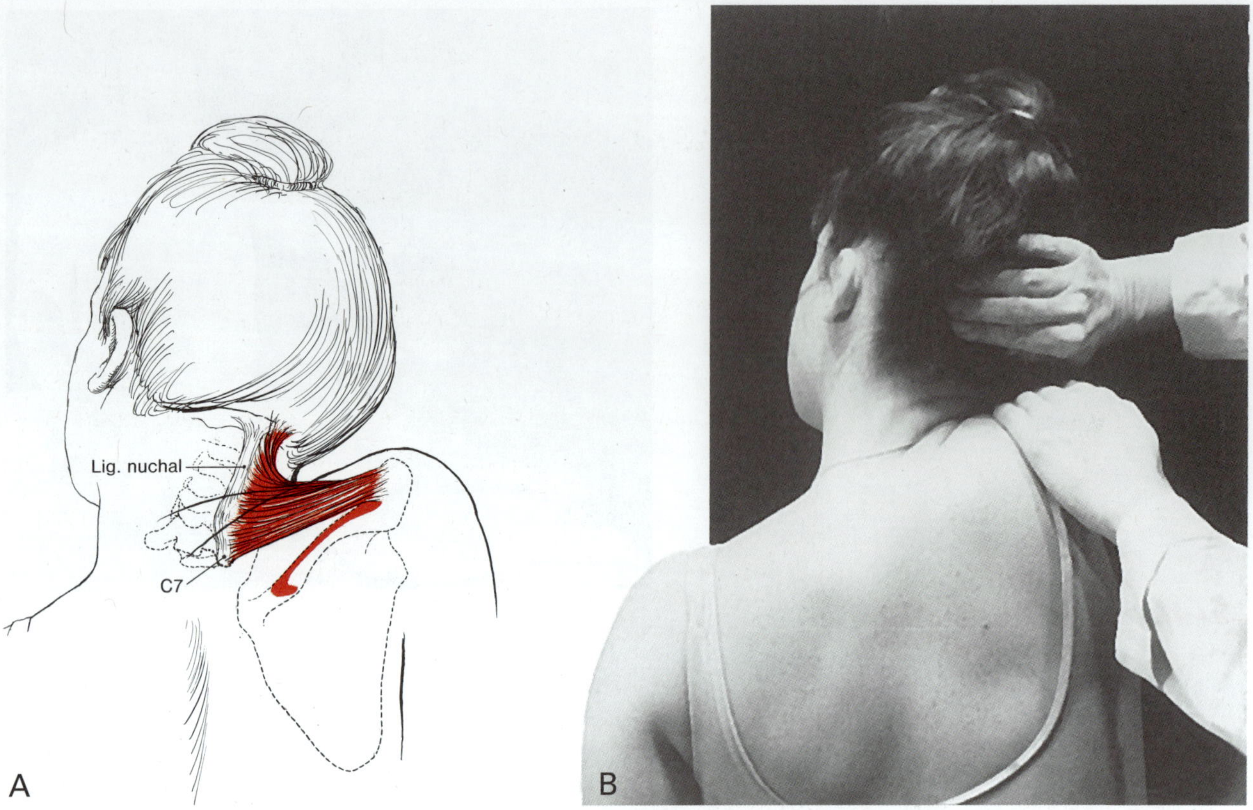

그림 4-30 A, B, 상승모근.

상승모근 Upper Trapezius

환자: 앉은 자세.

고정: 필요하지 않음.

검사: 견갑골과 쇄골의 견봉단(acromial end) 거상 및 목 후방 외측으로 신전. 후두를 거상된 어깨에 접근시키고 얼굴은 반대 방향을 향하게 한다.

상승모근은 견갑골의 여타 거상근과 구별되기도 하는데 이것은 상승모근이 쇄골과 견갑골 견봉단의 거상에 작용하는 유일한 근육이기 때문이다. 견갑골이 거상되면서 견갑골 외측 부위가 회전하게 되는데 만약 회전 없이 똑바로 거상된다면 모든 거상근이 수축하여 어깨 전체를 들어 올리게 된다(그림 4-30).

압력: 어깨는 하방으로 힘을 가하고 머리는 전방 외측 굴곡 방향으로 힘을 가한다.

약화: 일측성 약화가 있는 경우 견봉돌기와 후두를 가까이 할 수 있는 능력이 떨어진다. 양측성의 약화가 나타난다면 경추를 신전시킬 수 있는 능력이 떨어진다(즉 엎드려 누운 자세에서 머리를 뒤로 잘 들어 올리지 못함).

단축: 견갑대가 거상된다(프로 권투선수나 수영선수에게서 흔히 볼 수 있음), 머리가 전방으로 돌출되고 등이 굽은 잘못된 자세에서는 경추는 신전되고 상승모근은 단축된다.

구축: 상승모근의 한쪽이 구축된 현상에서 나타나는 사경을 자주 볼 수 있다. 예를 들면, 오른쪽 흉쇄유돌근과 사각근의 구축과 연관되어 오른쪽 상승모근이 구축되는 경우이다.

체간 근육 TRUNK MUSCLES

체간 근육은 흉추와 요추를 신전시키는 등 신전근(back extensors)과 왼쪽과 오른쪽으로 굴곡시키는 외측 굴곡근, 체간을 전방으로 굽히거나 골반을 후방으로 기울이는 전방 복근 그리고 시계 방향 혹은 시계 반대 방향으로 회전시키는 여러 근육들이 조합된 근육으로 구성되어 있다. 이 근육들은 모두 체간을 안정시키는 중요한 역할을 하지만 그 중에서도 등 신전근의 역할이 가장 중요하다. 등 근육의 마비나 심한 약화에 의해 안정성이 무너졌을 때 이 근육의 중요성이 여실히 드러난다. 다행스럽게도 이 근육이 심하게 약화되는 경우는 그리 흔하지 않다.

"약한 등(weak back)"이라는 용어는 주로 요통과 관련하여 허리 근육이 약화된 것으로 잘못 판단되어 사용되고 있다. 허리통증과 함께 생기는 약하다는 느낌은 신체의 잘못된 정렬과 관련이 있으며 가끔은 복근의 약화가 원인이 된다. 등 상부가 구부정한 형태의 잘못된 자세를 가진 사람은 등 상부 신전근은 약할 수 있으나 허리 근육은 정상적인 근력을 가지고 있다.

등 근육 검사는 복근 검사보다는 덜 복잡하며 등 근육 운동 면에 있어서도 오류가 적게 발생한다. 그림 4-31과 표 4-4 그리고 교재의 다음 부분에서 이러한 근육의 기시부, 정지부, 작용에 관한 구체적인 정보를 제공하고 있다. 이 정보는 이러한 중요한 체간 근육의 기능을 이해하는데 필수적인 내용이다.

전후 관계: 허리 근육은 전방 복근과 맞물려 있다.

외측 관계: 체간 외측에 있는 근육은 서로 맞물려 있다.

회전 관계: 시계 방향으로 작용하는 근육들은 시계 반대 방향으로 작용하는 근육과 맞물려 있다.

골반에 부착해 있는 체간 근육 Trunk Muscles Attached to the Pelvis

대퇴골을 중심축으로 골반이 선회(pivoting)하게 되면 대립 근육군은 전후방으로 작용할 뿐 아니라 대각선 방향으로 당겨져서 골반이 전방, 후방, 외측으로 기울어진다.

전후 방향의 대립 근육군을 크게 네 가지로 나누어 볼 수 있다.

1. 척주기립근, 요방형근, 그리고 다른 후방 등 근육들은 골반의 후상부(posterior superior) 파트에 연결되어 있어 후방에서 상방으로 당기는 역할을 한다.
2. 전방 복근, 특히 장골능 전면에 비스듬하게 연결되어 있는 외복사근과 치골결합에 연결되어 있는 복근은 전방에서 상방으로 당기는 역할을 한다.
3. 대둔근과 슬와부근은 장골 후면, 천골, 좌골에 부착해서 후방에서 하방으로 당겨 내리는 역할을 한다.
4. 장골의 전면 상부와 하부에 부착해 있는 대퇴직근(rectus femoris), 대퇴근막장근(tensor fasciae latae), 봉공근(sartorius)과 요추와 장골의 내측 면에 부착해 있는 장요근(iliopsoas)과 같은 고관절 굴곡근들은 전방에서 하방으로 당겨 내리는 역할을 한다.

허리 근육은 고관절 굴곡근(특히, 요추를 대퇴골로 똑바로 당겨 내리는 요근)들과 함께 골반을 전방으로 기울어지게 한다. 이 근육들은 전방에서 골반을 당겨 올리는 전방 복근과 후방에서 골반을 하방으로 당겨 내리는 슬와부근과 대둔근과는 서로 반대작용을 하면서 골반의 레벨을 유지시켜 준다.

외측에서 대립되는 근육을 크게 두 가지로 나누어 볼 수 있다.

1. 고관절 외전근(주로 소둔근과 중둔근)은 골반의 외측에서 발생하며 서 있는 자세에서 다리가 고정되어 있을 때 골반을 하방으로 당겨 내린다.
2. 외측 체간 근육은 장골능 외측에 부착되어 있으며 골반을 외측으로 당겨 올린다.

한쪽의 고관절 외전근과 다른 쪽의 외측 체간 근육들이 결합하여 골반을 외측으로 기울어지게 하는데 오른쪽 외전근은 골반의 오른쪽을 당겨 내리고 외측 체간 근육은 골반의 왼쪽을 당겨 올린다. 반대쪽은 반대로 작용한다. 이러한 움직임들은 외측 체간 근육과 같은 쪽에 있는 고관절 내전근의 도움을 받는다. 오른쪽 고관절 외전근과 왼쪽 고관절 내전근, 왼쪽 외측 체간 근육의 결합은 왼쪽 고관절 외전근, 오른쪽 고관절 내전근, 오른쪽 외측 체간 근육과 대립된다.

목과 등 신전근 Neck ans Back Extensors

그림 4-31은 목과 등의 신전근을 나타내 보여주고 있다. 표 4-4는 특정 신전근들의 기시부, 정지부, 신경지배, 그리고 작용에 관하여 기술해 놓고 있다.

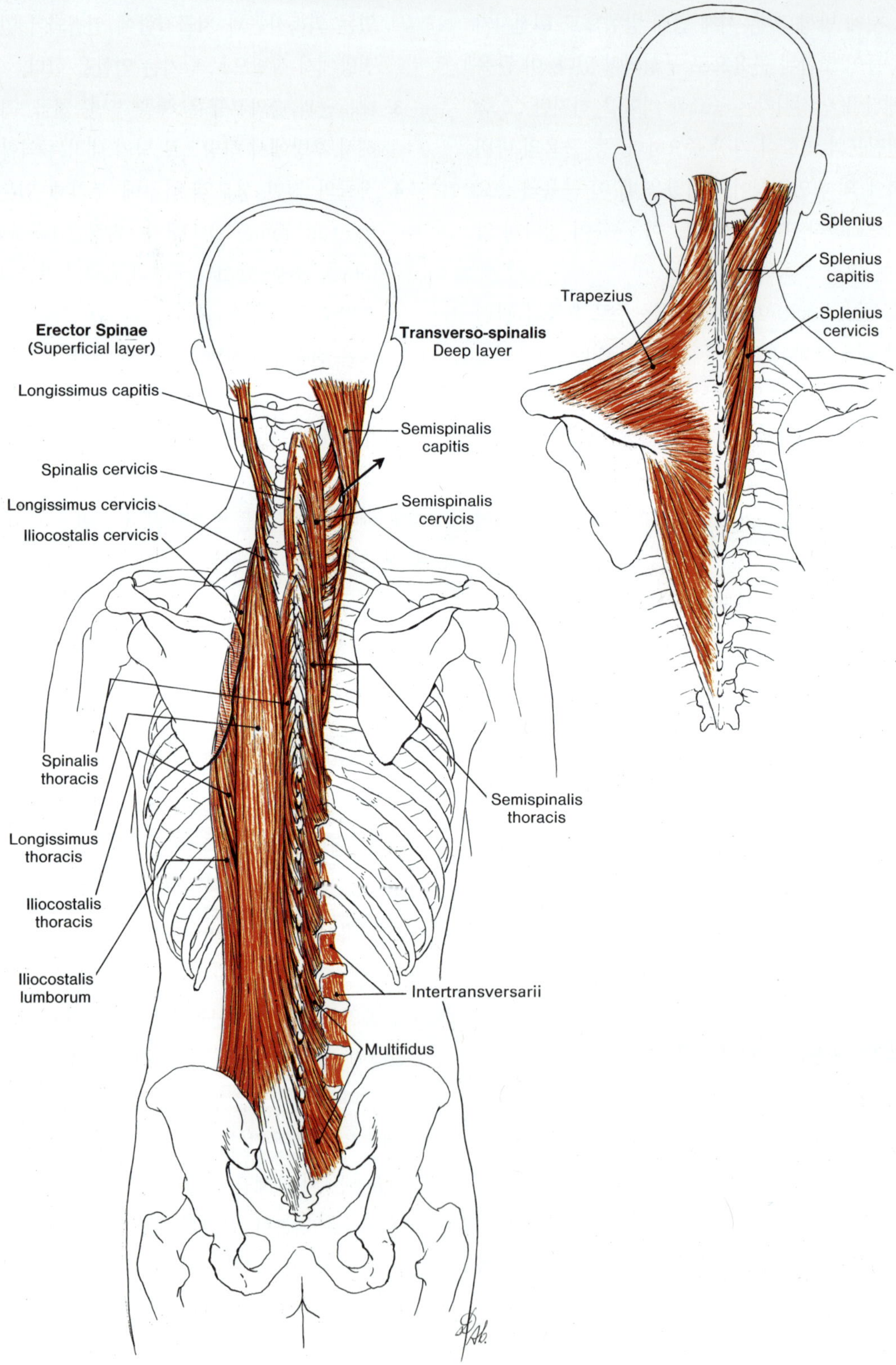

그림 4-31 목과 등 신전근.

표 4-4 심부 등 근육의 기시부, 정지부, 작용

근육/신경	기시부	정지부	작용
척주기립근 (표층) 요장늑근/ 척추신경	천골의 내측 능에 부착해 있는 건의 전방 표면, 요추와 11,12번 흉추 극돌기, 장골능 내측 순(lip)의 후방 부위, 극상인대, 천골의 외측 능	6번 혹은 7번 늑골각의 아래 부위에 있는 건	하부 흉추 영역에서 척주 기립; 늑골 하강
흉장늑근/척추신경	아래 6개 늑골 상부 표면의 건	위 6개 늑골각의 두개골면, 7번째 경추 횡돌기의 등 쪽 부위	상부 흉추 영역에서 척주의 신전과 외측 굴곡; 늑골 하강
경장늑근/척추신경	위 4~5번째 흉추 횡돌기의 건	2~6번째 경추 횡돌기 후방 결절에 있는 건	상부 흉추와 하부 경추 영역에서 척주의 신전
흉최장근/척추신경	요추 영역, 요장늑근과 융합, 요추의 횡돌기와 부돌기의 후방 표면, 흉요추근막의 전방 층	모든 흉추의 횡돌기 끝부분에 있는 건, 아래 9개 혹은 10개 늑골의 결절과 각 사이의 지상돌기	흉추 영역에서 척주의 신전과 외측 굴곡; 늑골 하강
경최장근/척추신경	위 4개 혹은 5개 흉추 횡돌기의 건	2~6번째 경추 횡돌기 후방 결절의 건	경추 영역에서 척주의 신전과 외측 굴곡; 늑골 하강
두최장근/경추신경	위 4개 혹은 5개 흉추 횡돌기와 아래 3개 혹은 4개 경추 관절돌기의 건	두판상근과 흉쇄유돌근 심부의 유양돌기 후방 부위	경추의 신전, 외측 굴곡, 회전; 동측 방향으로의 머리 회전
흉극근/척추신경	첫 2개 요추와 마지막 2개 흉추 극돌기의 건	위 4개에서 8개(변화 무쌍)까지 흉추의 극돌기	흉추 영역에서 척주의 신전
경극근/척추신경	항인대 아래 부분; 7번째 경추 극돌기, 때로는 1~2번째 흉추 극돌기	축추골 극돌기, 가끔은 C3/C4 극돌기	상부 경추 영역에서 척주의 신전
두극근/척추신경	두반극근과 불가분하게 연결	두반극근과 동일	두반극근과 동일
횡돌기극근(심부) 첫 번째 층 흉반극근/척추신경	아래 6~10개 흉추 횡돌기	첫 4개 흉추 및 마지막 2개 경추 극돌기의 건	흉추 영역에서 척주의 신전과 반대쪽으로의 회전
경반극근/척추신경	위 5개 혹은 6개 흉추 횡돌기	2~5번째 경추 극돌기	상부 흉추와 경추 영역에서 척주의 신전과 반대쪽으로의 회전
두반극근/경추신경	위 6개 혹은 7개 흉추와 7번째 경추의 횡돌기 끝부분, 4~6번째 경추 관절돌기	후두골의 상,하 목덜미선의 사이	목의 신전과 머리의 반대쪽으로의 회전
두 번째 층 다열근/척추신경	천골 영역: 천골의 후방 표면, 후상장골극의 내측 표면과 후천장인대 요추, 흉추, 경추 영역: L5~C4의 횡돌기	2~4개 척추에 퍼져 있으며, L5~C2에 걸쳐 한 분절 위 척추의 극돌기에 정지	척주의 신전과 반대쪽으로의 회전
세 번째 층 회전근/척추신경	척추의 횡돌기	한 분절 위 척추의 극돌기 기저부	척주의 신전과 반대쪽으로의 회전
극돌간근/척추신경	연속해 있는 척추 극돌간에 쌍으로 위치, 경추: 6쌍, 흉추: 2쌍 혹은 3쌍; 1~2번째 (2~3번째), 11~12번째 척추, 요추: 4쌍		척주의 신전
전방 및 후방 횡돌간근/ 척추신경	경추, 흉추, 요추 영역에서 연속해 있는 척추의 횡돌기 사이		척주의 외측 굴곡
경판상근/경추신경	3~6번째 흉추의 극돌기	첫 2개 혹은 3개 경추 횡돌기의 후방 결절	목의 신전, 외측 굴곡, 회전(동측), 양쪽 동시 작용– 목 신전
두판상근/경추신경	항인대의 아래 1/2, 7번째 경추 극돌기, 첫 3개 혹은 4개 흉추 극돌기	후두골 하방 외측 상목덜미선의 1/3; 측두골의 유양돌기	목의 신전, 외측 굴곡, 회전(동측), 양쪽 동시 작용– 목 신전

등 신전근 및 고관절 신전근 Back Extensors and Hip Extensors

등 신전근의 작용이 엎드려 누운 자세에서 체간을 들어 올리는 것이라면 고관절 신전근의 작용은 대퇴부 쪽으로 골반을 신전된 상태로 고정시키는 것이다. 정상적으로 고관절 신전과 요추 신전은 두 개가 별개로 움직이는 것이 아니라 동시에 수축한다. 다음의 그림은 두 개 근육군의 근력에 따라 생기는 다양한 변화를 보여 준다.

고관절 굴곡근에 경미한 긴장이 있다면 고관절이 더 이상 신전되지 않으며 다리를 후방으로 들어 올리는 모든 움직임은 요추의 과신전과 골반 경사에 의해서 이루어진다.

엎드려 누운 자세에서 고관절 신전근이 몇 도의 진정한 고관절 신전(약 10°)을 통해 다리를 뒤로 들어 올리려면 등 신전근이 골반을 체간에 고정시켜야 한다(그림 4-32).

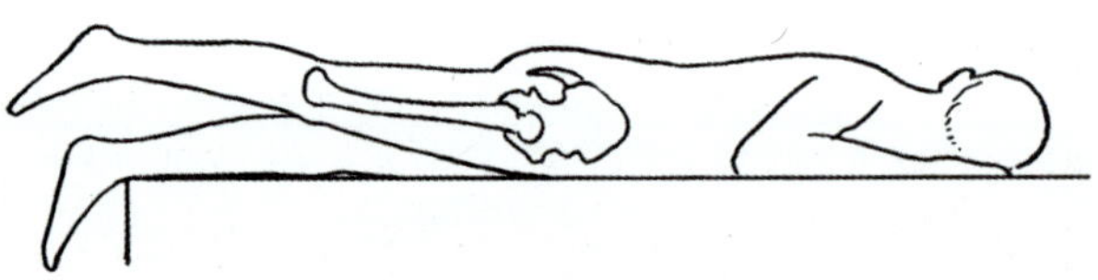

그림 4-32 고관절 신전 엎드려 누운 자세.

등 신전근과 고관절 신전근이 강한 피검사자는 체간을 신전 상태로 일으킬 수 있다(그림 4-33).

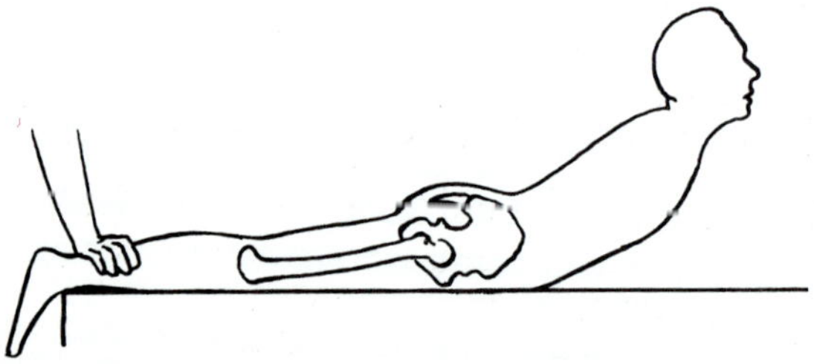

그림 4-33 강한 등 신전근과 고관절 신전근.

다리를 높이 들어 올리는 것은 요추의 과신전과 골반의 전방 경사로 이루어진다(그림 4-34). 이와 같은 움직임에서 등 신전근은 반대쪽의 고관절 굴곡근의 도움을 받아 골반의 전방 경사를 유지한다.

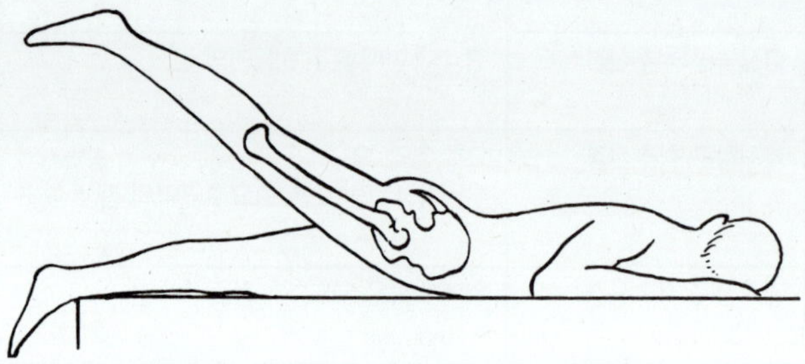

그림 4-34 다리를 높이 들어 올리는 자세.

등 신전근은 강하나 고관절 신전근이 현저하게 약화되었거나 마비된 환자는 요추를 과신전시킬 수는 있으나(그림 4-35) 체간을 테이블에서 높게 들어 올릴 수 없다.

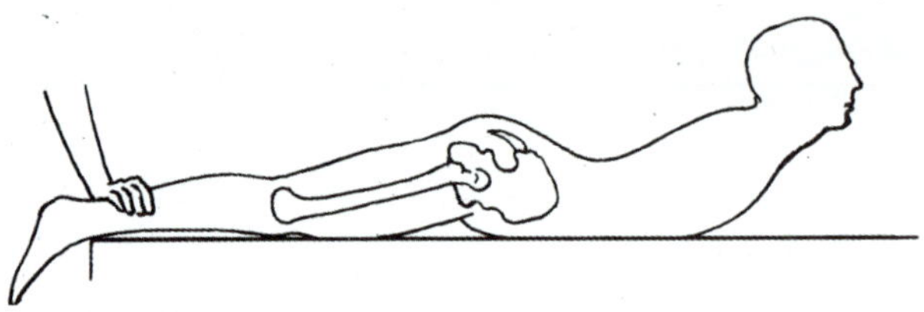

그림 4-35 등 신전근은 강하지만 고관절 신전근은 약화되었거나 마비된 상태.

다리를 올리려고 노력하면 등 근육이 수축하여 골반을 체간에 고정시킨다. 그러나 고관절 신전근의 힘이 거의 없거나 전혀 없으면 허벅지는 골반에서 신전되지 않는다(그림 4-36). 등 근육이 저항 없이 수축되어 과신전을 초래하고 신전시키려는 노력에도 불구하고 고관절은 수동적으로 굴곡되어 끌어당겨진다.

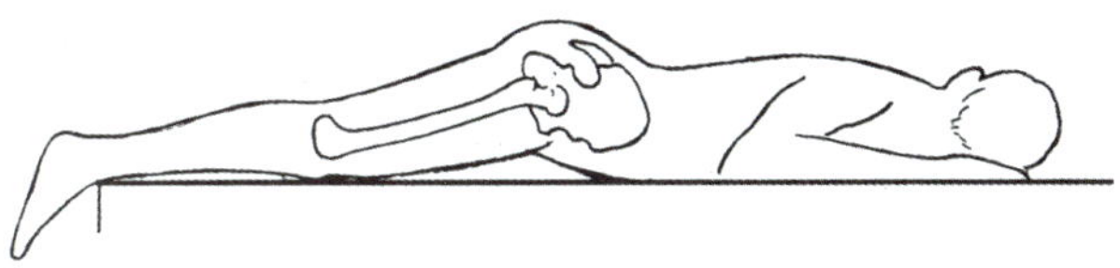

그림 4-36 다리를 들어 올리는 동작에서 고관절 굴곡근의 힘이 최소인 상태.

등 신전근이 약하거나 마비되고 고관절 신전근이 강한 피검사자는 체간을 신전시킬 수 없다(그림 4-37). 골반을 고정시키기 위한 작용에도 고관절 신전근은 저항을 받지 않아 골반은 후방으로 기울어지고 요추는 굴곡된다.

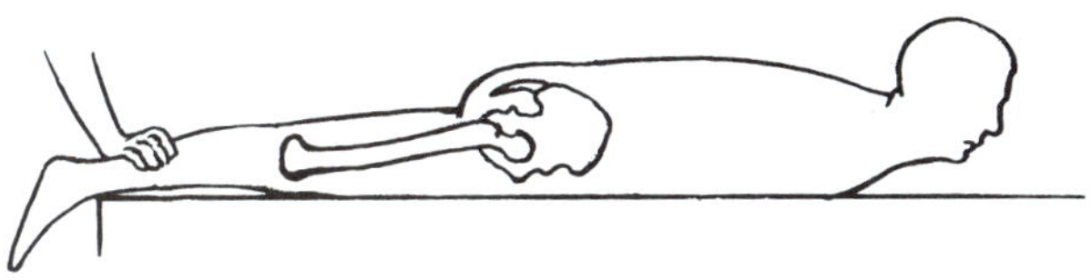

그림 4-37 등 신전근이 약하거나 마비되었지만 고관절 신전근이 강한 상태.

다리를 들어 올리려고 노력하면 고관절 신전근은 수축한다(그림 4-38). 그러나 등 근육이 골반을 안정화시킬 수 없기 때문에 다리를 들어 올릴 수 없다. 골반은 등 신전근이 정상이었을 때와 같이 전방으로 기울어지지 않고 고관절 신전근의 수축과 다리의 무게로 인해 후방으로 기울어진다.

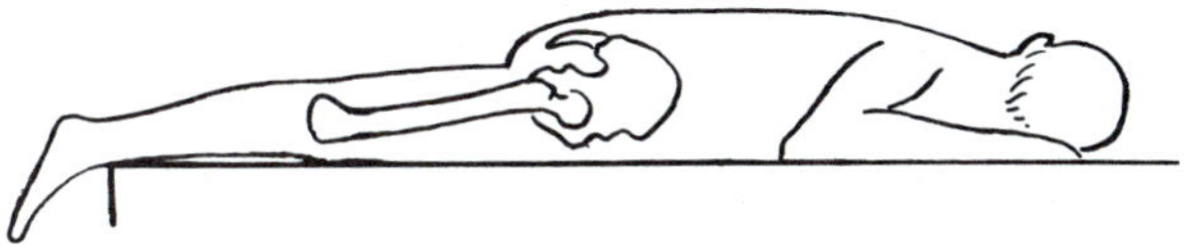

그림 4-38 다리를 들어 올리려고 노력하는 과정에서 고관절 신전근이 수축된 상태.

외측 체간 굴곡근 및 고관절 외전근

Lateral Trunk Flexors and Hip Abductors

외측 체간 근육도 강하고 고관절 외전 근육도 강한 경우

피검사자의 최대 관절가동범위를 통한 외측 체간 굴곡(그림 4-39, 왼쪽).

피검사자의 최대 관절가동범위를 통한 고관절 외전(그림 4-39, 오른쪽).

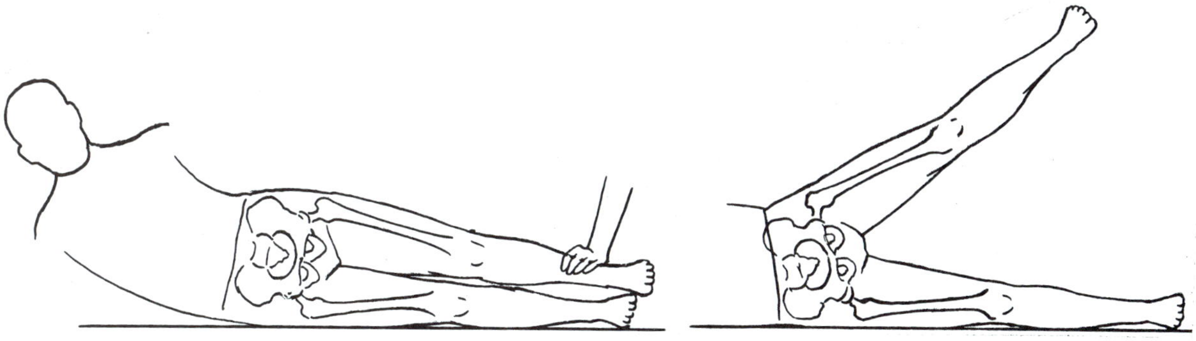

그림 4-39 외측 체간 근육과 고관절 외전근이 모두 강한 상태.

외측 체간 근육은 강하고 고관절 외전근은 마비된 경우

피검사자는 체간을 외측으로 굽힐 수는 있으나(그림 4-40, 왼쪽), 아래쪽 어깨는 테이블에서 거의 올라가지 않는다. 머리가 외측으로 올라감에 따라 골반은 상방으로 당겨지고, 장골능과 늑골연(margin)은 가까워진다.

외전된 상태로 하지를 올리려고 할 때 생기는 움직임은 외측 체간 근육에 의한 골반의 거상이다(그림 4-40, 오른쪽). 하지는 그림에 나타나 있듯이 상방으로 올라갔으나 고관절이 외전된 것은 아니다. 실제로 허벅지는 내전된 위치로 떨어지고 고관절 근육의 작용보다는 관절 구조에 의해서 유지될 뿐이다.

외측 체간 근육은 약하고 고관절 외전근은 강한 경우

피검사자는 외측 굴곡된 상태에서 체간을 일으킬 수 없다(그림 4-41, 왼쪽). 어떤 경우에는 외측 체간 근육이 매우 약할지라도 환자가 테이블에서 체간을 외측으로 들어 올릴 수도 있다. 만약 체간이 휘어지지 않게 유지될 수 있으면 강한 고관절 외전근에 의해서 허벅지를 향해 외전된 상태로 몸을 일으킨다. 그러나 외측 체간 근육이 강할 때와 같이 흉곽과 장골능은 가까워지지 않는다. 고관절 외전근을 고정하는 압력을 감소시킴으로써 검사자는 외측 복근을 움직이게 할 수 있다.

고관절이 외전된 상태로 다리를 들어 올릴 수는 있으나, 외측 복근에 의해 다리가 고정되지 않으면 테이블에서 높이 들어 올릴 수가 없다. 외측 체간 근육이 약하기 때문에 다리의 무게로 골반은 하방으로 기울어진다(그림 4-41, 오른쪽).

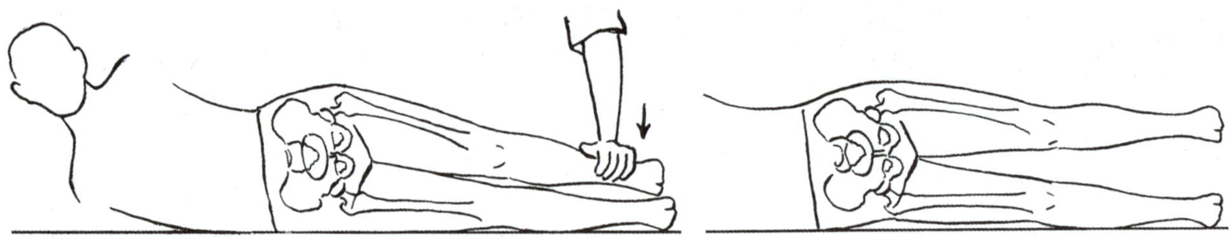

그림 4-40 외측 체간 근육은 강하지만 고관절 외전근이 마비된 상태.

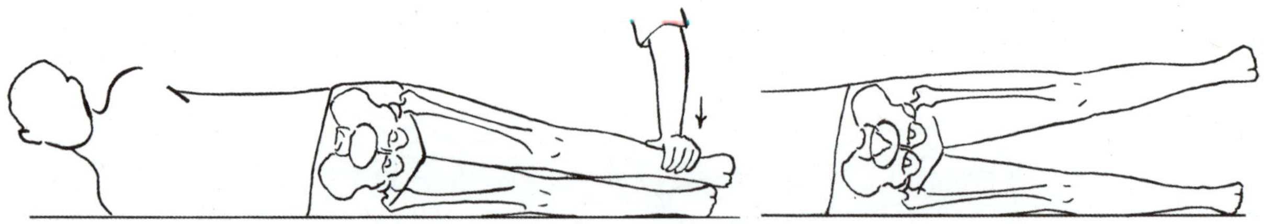

그림 4-41 외측 체간 근육은 약하지만 고관절 외전근이 강한 상태.

등 근육 검사 BACK MUSCLE TESTS

후방 근육 길이를 알아보기 위한 전방 굴곡 검사 Forward Bending Test for Length of Posterior Muscles

장비: 슬와부근의 길이 검사와 동일하며 그 외에 자(ruler)가 필요하다. 자는 손가락 끝에서 엄지발가락까지의 거리 또는 손끝이 엄지발가락을 넘어선 거리를 측정하는 데 사용된다. 이것은 체간 전방 굴곡에서 나타나는 단지 수치만을 보여 준다. 제한된 동작 또는 과도한 동작이 발생하는 곳을 표시하는 것이 아니다.

시작자세: 다리를 신전시켜 앉고(다리 펴고 앉은 자세) 발은 바닥과 직각에 가깝도록 유지한다.

근거: 발과 무릎의 위치를 표준화하기 위해서이다.

검사 동작: 피검사자는 무릎을 편 상태에서 몸을 앞으로 굽힌다. 등 근육이 허용하는 한 최대한으로 체간을 앞으로 굽혀 손가락 끝으로 발가락 끝을 잡거나 손가락 끝이 발끝을 넘어가도록 한다.

근거: 등 근육과 슬와부근이 최대한으로 늘어난다.

등(back), 슬와부근(hamstring) 및 비복-가자미근(gastroc-soleus)의 길이는 정상이다(그림 4-42).

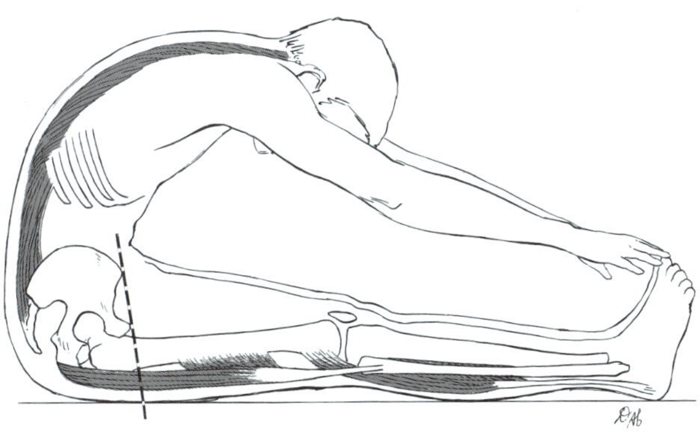

그림 4-42 정상 길이의 등(back) 근육과 슬와부근(hamstring) 그리고 비복-가자미근(gastroc-soleus).

대부분의 성인들은 별 어려움 없이 손가락 끝이 발가락에 닿는다(그림 4-43). 위의 피검사자는 정상적인 슬와부근 길이와 등의 유연성을 갖추고 있다.

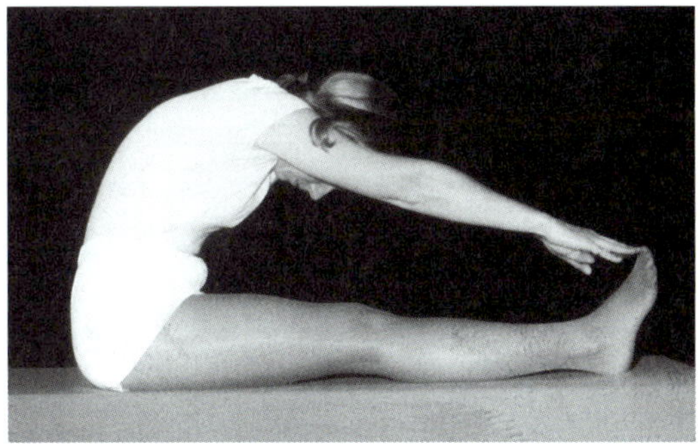

그림 4-43 손가락 끝이 발가락에 닿는 상태.

체간 전방 굴곡에서의 정상 관절가동범위: 슬와부근의 길이가 정상이면 천골과 테이블 사이의 각도가 약 80°가 될 때까지 골반이 허벅지 쪽으로 굴곡될 수 있다. 정상적인 요추 굴곡은 등을 더욱 볼록하게 만든다. 정상적인 흉추 굴곡은 후방으로 볼록한 상태가 증가하며 부드럽고 원만한 곡선처럼 보인다. 체간 전방 굴곡 동작에서 허리의 유연성과 슬와부근의 길이가 모두 정상인 일반 성인들은 손가락 끝이 발가락에 닿게 된다(그림 4-42 참조).

체간 전방 굴곡(forward bending)의 변수:

슬와부근과 등, 둘 다 정상 상태.
슬와부근과 등, 둘 다 과도하게 유연한 상태.
슬와부근은 긴장, 허리는 과도하게 유연한 상태.
슬와부근은 정상, 등 상부 근육은 과도하게 유연한 상태.
슬와부근과 등, 모두 긴장된(tight) 상태.
슬와부근은 과도한 길이, 허리 근육은 긴장된 상태.

체간 전방 굴곡(forward bending)에서 슬와부근의 유연성이 과도한 경우 골반이 허벅지 쪽으로 과도한 굴곡이 발생한다(고관절 굴곡). 위의 피검사자는 등 중간 부분(예: 흉요추)이 과도하게 굴곡되어 있다(그림 4-44).

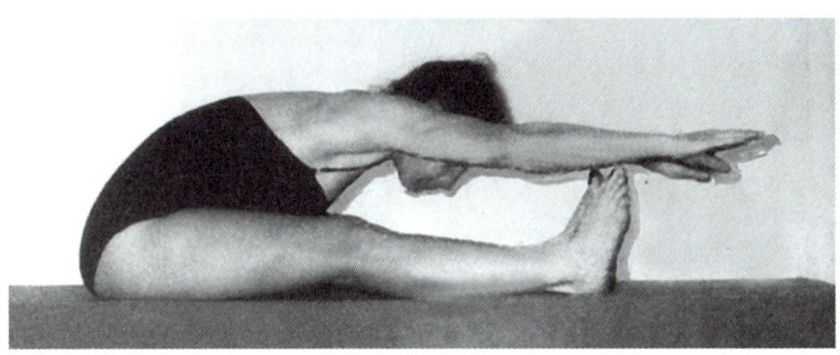

그림 4-44 슬와부근의 유연성이 과도하고 흉요추 부위(중간 등)에서 과도한 굴곡이 발생한 상태.

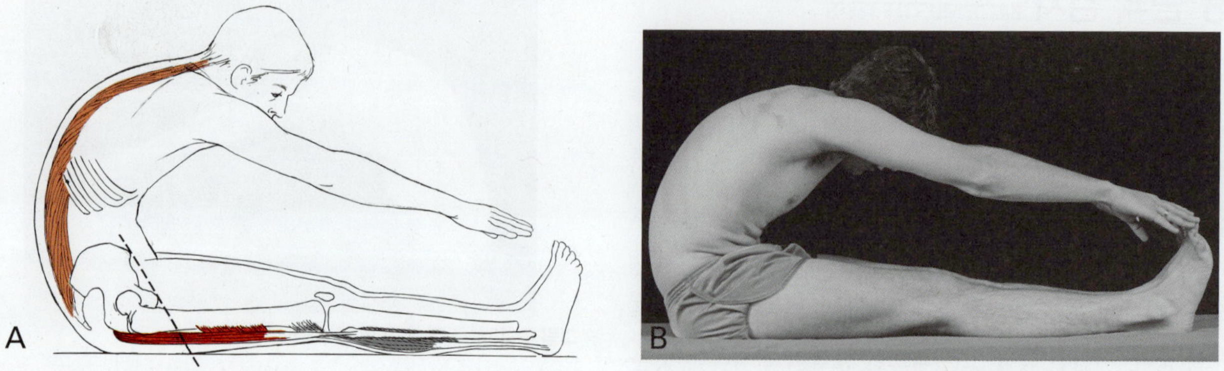

그림 4-45 슬와부근은 단축되어 있고 등 근육은 과도하게 길어진 상태.

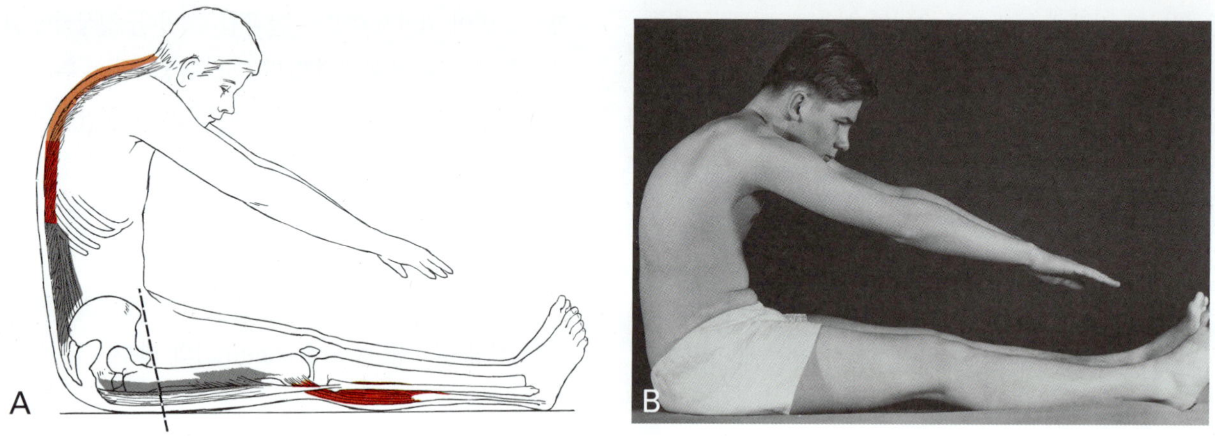

그림 4-46 비복근-가자미근은 단축되어 있고 중간 등(mid-back)의 유연성이 제한된 상태.

후방 근육 유연성의 변수 Variations in Length of Posterior Muscles

등 근육이 과도하게 유연하고 슬와부근이 단축되어 있으며 비복근-가자미근(gastroc-soleus)은 정상인 상태(그림 4-45A).

단축된 슬와부근에 대한 과 보상으로 인해 등이 과도하게 유연한 상태(그림 4-45B).

등 근육이 과도하게 유연하고 중간 허리 근육과 비복근-가자미근이 약간 단축되어 있는 상태(그림 4-46A). 슬와부근과 허리 근육의 길이는 정상이다.

위의 피검사자는 슬와부근과 비복근-가자미근이 약간 짧고, 허리의 유연성이 다소 떨어지기 때문에 발가락에 손이 닿지 않는다(그림 4-46B). 등 상부가 과도하게 굽어 있는 것을 볼 수 있다.

등 근육의 길이는 정상이며, 허리 근육과 슬와부근 그리고 비복근-가자미근은 단축된 상태(그림 4-47).

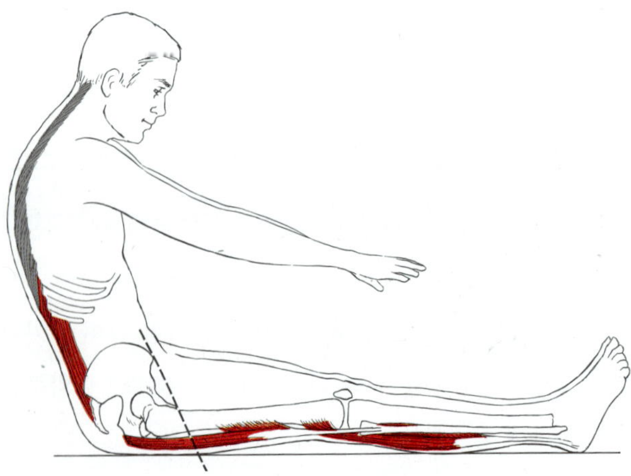

그림 4-47 등 근육 길이는 정상이고, 허리 근육과 슬와부근 그리고 비복근-가자미근은 단축되어 있는 상태.

등 근육의 길이는 정상이며 하지 근육이 기능을 상실한 상태에서 허리 근육이 구축(contracture)된 상태(그림 4-48).

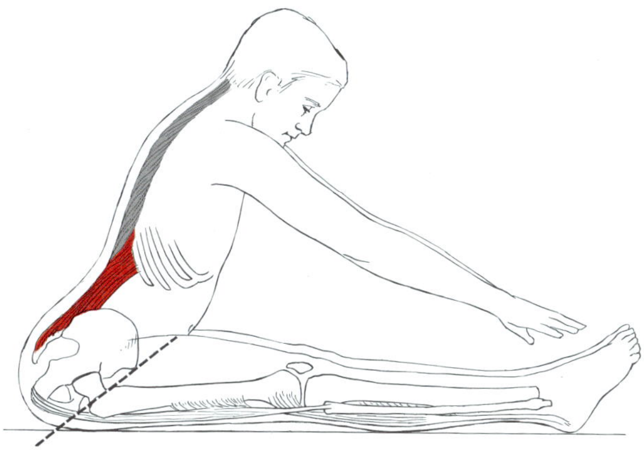

그림 4-48 등 근육 길이는 정상이고 허리 근육은 구축되어 있으며 하지 근육은 마비와 함께 과도하게 늘어나 있는 상태.

등 신전근: 검사와 등급 Back Extensors: Testing and Grading

척주기립근 검사를 위한 체간 신전 검사에서 척주기립근은 광배근(latissimus dorsi), 요방형근(quadratus lumborum), 승모근(trapezius)의 도움을 받는다(그림 4-49). 엎드려 누운 자세에서 허리는 정상적인 전방 곡선이 형성된다.

검사 결과에 대한 잘못된 해석을 피하려면 예비 검사를 거쳐야 할 필요가 있다. 환자가 체간을 신전시키는 동작과 엎드려 누워 있는 자세를 정확히 관찰하면 고관절 굴곡근의 길이와 고관절 신전근에 대한 예비 검사 여부를 결정할 수 있기 때문에 항상 검사할 필요는 없다.

환자: 손가락을 깍지 끼워 엉덩이(또는 머리) 뒤에 대고 엎드려 누운 자세를 취한다.

고정: 고관절 신전근에 의해 골반이 허벅지 쪽으로 고정되어야 한다. 검사자는 환자의 양 다리를 테이블에 단단히 고정시킨다.

검사 동작: 환자는 최대 관절가동범위로 체간을 신전시킨다.

저항: 중력. 양 손은 머리 뒤로 하든지 혹은 허리 뒤에 놓는다.

등급: 동작을 완전히 수행할 수 있고, 손을 머리 뒤나 등 뒤에 두는 자세를 유지할 수 있으면 정상적인 근력으로 평가된다. 허리 근육이 약화되는 경우는 거의 없지만 허리에 약화 증세가 나타난다면 고관절 굴곡근의 긴장 그리고/또는 고관절 신전근의 약화를 우선 고려해 보아야 한다. 실제 약화의 여부는 검사자가 피검사자의 체간을 최대 관절가동범위까지 수동적으로 신전시켜 놓고 피검사자에게 이 자세를 유지시킴으로써 강도의 등급을 결정할 수 있다. 이 자세를 유지하지 못하면 약화되었음을 의미한다. 근육의 약화는 검사자의 판단을 기준으로 경미(slight), 중등(moderate), 심각(marked)으로 분류된다.

만약 관절가동범위가 제한된다고 여겨지면 다른 사람에게 다리를 고정시키게 하고(또는 다리를 띠 등으로 고정) 검사자는 수동적으로 환자의 몸을 척추의 신전이 완전히 이루어지는 관절가동범위까지 들어 올린다.

고관절 신전근이 약하다면 검사자는 허벅지 쪽으로 골반을 고정시키거나 벨트나 다른 사람의 힘을 빌어 다리를 확실히 고정시켜 골반을 안정화시킬 수 있다. 피검사자에게 골반을 테이블 끝부분에 위치시켜 엎드려 누운 자세에서 다리를

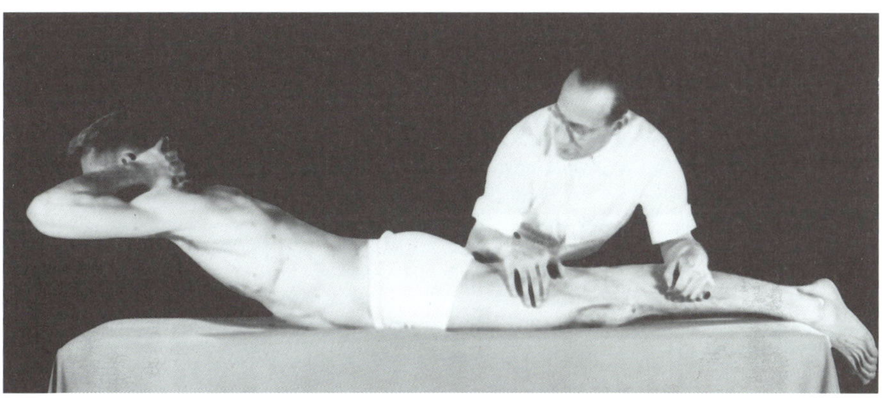

그림 4-49 등 신전근의 검사와 등급 설정.

매달리게 하고 가능하면 무릎을 굽힌 자세를 취하게 한다. 그리고 검사자는 골반을 고정하여 피검사자에게 체간을 신전시킬 것을 지시한다. 고관절 굴곡근이 긴장되었을 때(척추 전만증) 허리는 고관절 굴곡근과 비례해서 어느 정도 전만이 유발될 것이다. 체간의 신전이 시작되기 전에 허리의 신전이 먼저 진행될 수 있으며, 이와 같은 경우는 피검사자의 체간 신전 범위가 제한될 것이고, 등 근육이 약한 것으로 잘못 해석될 수 있다.

고관절 신전근이 약할 때도 유사한 상황이 발생된다. 허리의 신전이 강하게 일어날 때 고관절 신전근은 골반을 허벅지 쪽으로 안정화시켜야 한다. 만약에 그렇지 못하면 골반은 등이 신전됨과 동시에 허리 신전근에 의해 상방으로 당겨진다. 또 고관절 굴곡근이 긴장된 경우와 마찬가지로 윗몸일으키기 운동을 시작하기 전에 등이 이미 어느 정도 신전된 상태라면 골반이 허벅지 쪽으로 신전된 상태로 고정되었을 때처럼 테이블에서 상체를 높이 일으킬 수 없다.

약화: 등 신전근의 양쪽 모두 약한 경우는 요추 후만(lumbar kyphosis)과 증가된 흉추 후만(thoracic kyphosis)이 원인이 된다. 일측성 외측의 약화는 약한 쪽으로 볼록한 측만증을 초래한다.

구축: 허리 근육의 양쪽에 구축이 있는 경우에는 척주전만(lordosis)이 원인이 된다. 일측성 외측의 구축은 반대쪽으로 볼록한 측만증을 초래한다.

강한 등 신전근, 잘못 진단된 경우 Strong Back Extensors, Misdiagnosed

대둔근의 약화 Weakness of the Gluteus Maximus

테이블 위에 엎드려 누워 있는 자세에서 정상적인 허리 전방 만곡 상태를 보여주고 있다(그림 4-50).

대둔근이 약하기 때문에 등 신전이 시작되는 순간 허리의 만곡이 증가되고 있는 것을 보여주고 있다(그림 4-51).

신전이 계속되면, 환자는 최대 관절가동범위까지는 아니지만 상체를 일으킬 수는 있다(그림 4-52).

대둔근이 강하게 작용하는 것처럼 골반을 후방 경사 방향으로 고정시키면 피검사자는 최대 관절가동범위까지 완전히 들어 올릴 수 있다(그림 4-53).

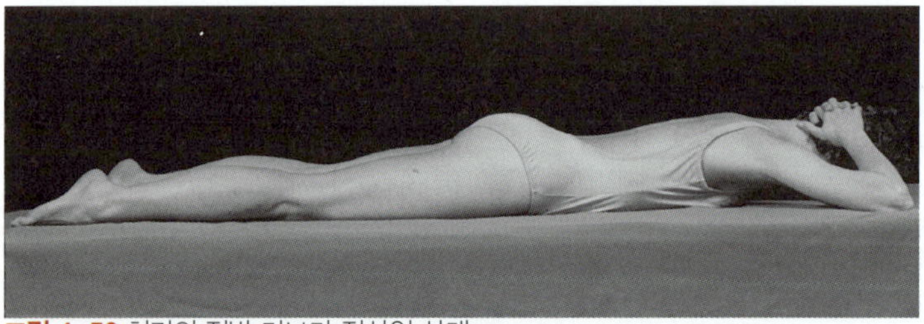

그림 4-50 허리의 전방 커브가 정상인 상태.

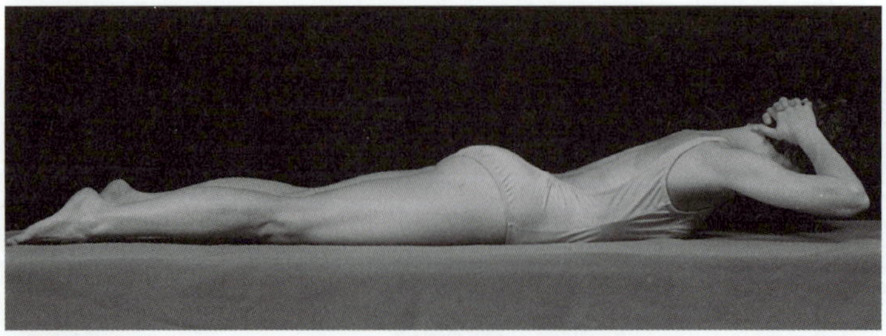

그림 4-51 대둔근이 약한 상태.

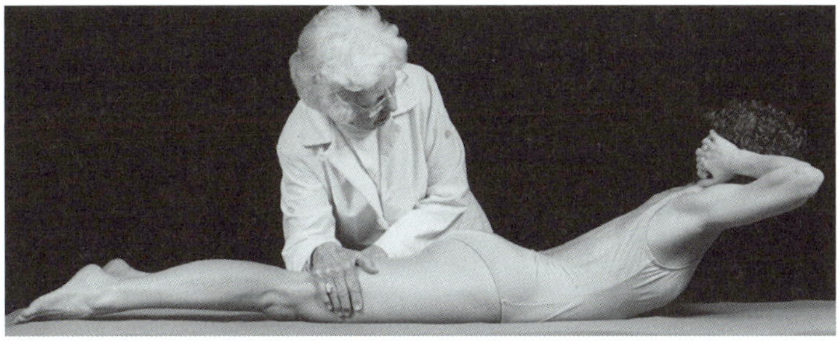

그림 4-52 등 신전이 불완전한 상태.

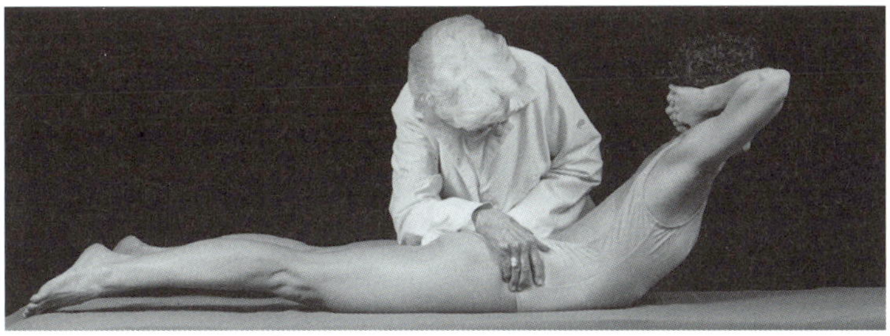

그림 4-53 대둔근이 강한 상태.

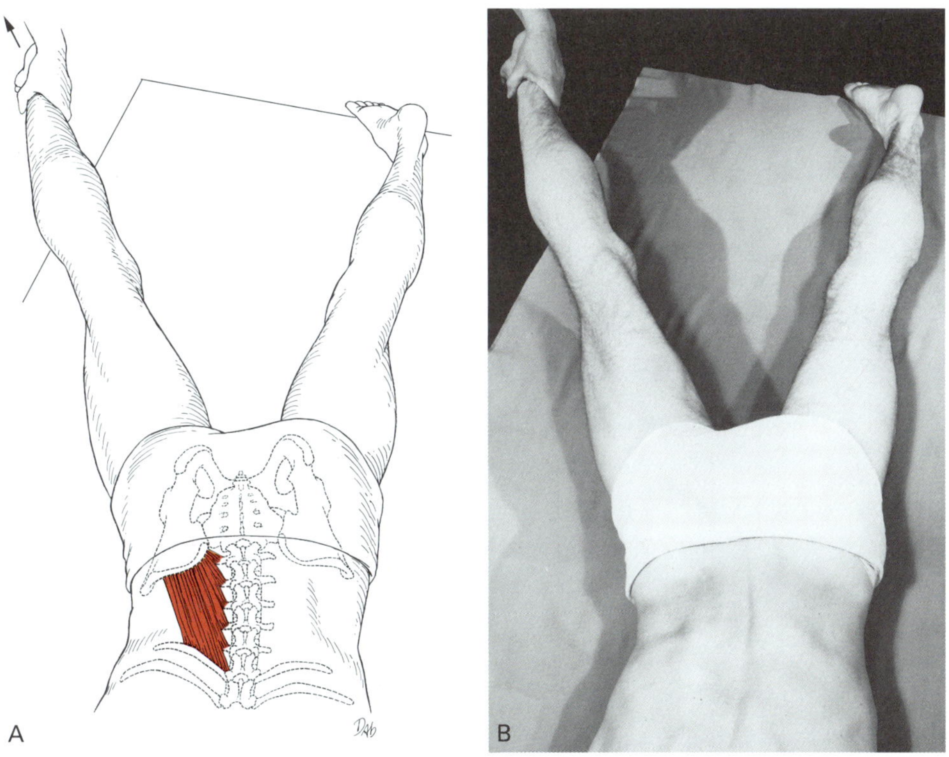

그림 4-54 A, B, 요방형근

요방형근 Quadratus Lumborum

그림 4-54는 요방형근을 검사하고 있는 모습을 보여주고 있다.

기시부: 장요인대(iliolumbar ligament), 장골능(iliac crest). 종종 아래 3, 4번 요추 횡돌기의 상연.

정지: 마지막 늑골의 하연과 상위 4개 요추의 횡돌기.

작용: 신전을 보조하고 요추를 외측 굴곡시키며 마지막 늑골을 하강시킨다. 횡격막과 함께 양쪽이 같이 작용하여 호흡할 때 마지막 두 개의 늑골을 고정시킨다.

신경: 허리신경총(lumbar plexus). T12, L1, 2, 3.

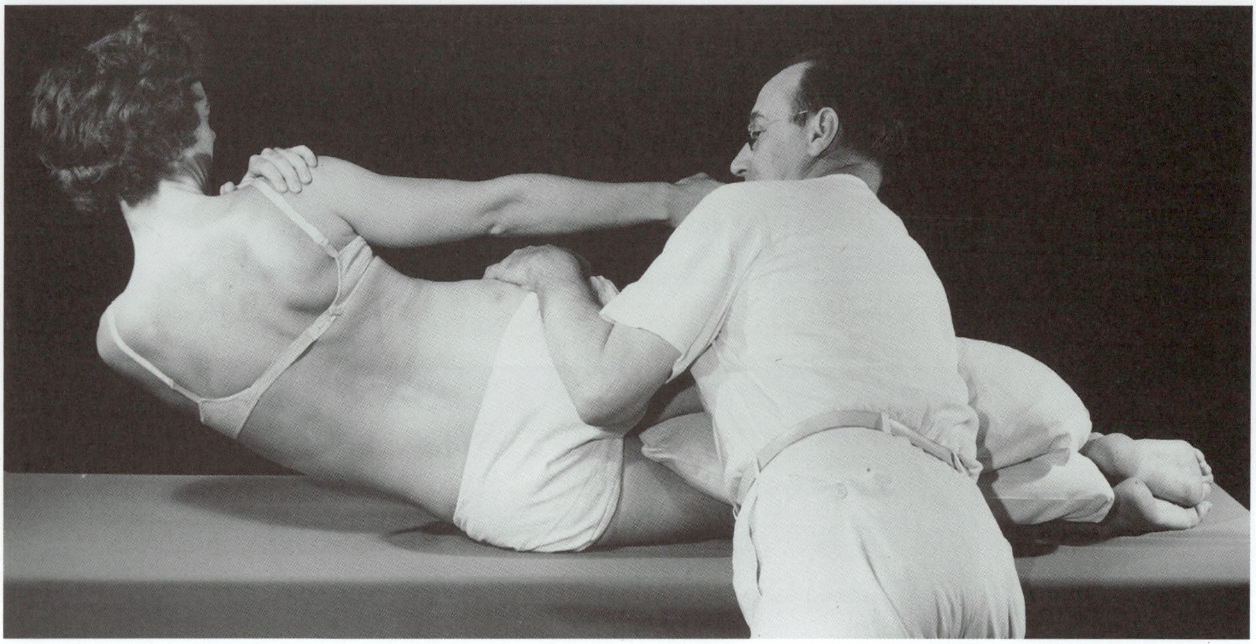

그림 4-55 외측 체간 굴곡근을 검사하고 등급을 설정하고 있는 모습.

환자: 엎드려 누운 자세

고정: 대퇴골을 관골구(acetabulum)에 견고하게 고정시키는 근육의 작용에 의해 고정된다.

검사 동작: 골반의 외측 상승, 하지가 요방형근의 섬유 방향을 따라서 약간의 신전과 외전 위치를 유지한다.

저항: 요방형근이 작용하는 반대 방향으로 다리를 당긴다(섬유의 방향과 일직선이 되도록). 고관절 근육이 약하면 압력은 근육이 당겨지는 선상과 반대로 장골능의 후외측에 가해진다.

요방형근(quadratus lumborum)은 다른 외측 체간 굴근과 함께 작용한다. 이 근육은 척주기립근의 심부에 놓여 있기 때문에 촉진이 어렵다. 요방형근은 서 있을 때나 보행할 때 골반의 거상에 관여함에도 불구하고 서 있는 자세는 검사하는데 적당하지 않다. 예를 들어, 서 있을 때 오른쪽 골반의 거상은 오른쪽 외측 복근이 상방으로 당기는 것보다 왼쪽 고관절 외전근이 아래로 얼마나 당기느냐에 달려 있다.

이 검사는 요방형근의 작용을 제한하는데 있는 것이 아니라 검사를 통해 알 수 있는 만족할 만한 차이점을 얻는다.

등급: 근력에 대해 등급을 숫자로 정하는 것은 별로 추천하지 않는다. 단순히 강한지 약한지를 기록한다.

외측 체간 굴곡근: 검사 및 등급 설정 Lateral Trunk Flexors: Testing and Grading

외측 체간 근육에 대한 검사에 앞서 고관절 외전근과 내전근, 외측 목 굴골근의 근력을 검사하고 외측 굴곡 관절가동범위를 검사해야 한다.

상체를 옆으로 일으키는 것은 외측 체간 굴곡근과 고관절 외전근(후자는 대퇴부에 대해 골반을 하방으로 기울어지게 해서 생김)의 결합에 의한 것이다. 이 움직임에 관여하는 외측 체간 근육은 검사받는 쪽의 내복사근과 외복사근의 외측 섬유, 요방형근, 광배근, 복직근, 척주기립근이다.

환자: 베개를 허벅지나 하퇴 사이에 끼워 놓고 머리와 상체, 골반, 다리를 일직선으로 편 상태로 옆으로 누운 자세를 취한다(**그림 4-55**). 위의 팔은 옆으로 뻗고 환자가 허벅지를 잡거나 다른 도움을 받지 않도록 손가락을 오므린다. 아래의 팔은 가슴을 가로질러 반대편 어깨를 잡게 하여 팔꿈치로 바닥을 밀지 못하도록 한다.

고정: 고관절 외전근은 골반을 허벅지 쪽으로 고정시켜야 한다. 반대쪽 내전근 또한 골반이 안정되게 돕는다. 검사자는 체간의 무게를 상쇄시켜 평형을 유지할 수 있도록 다리를 테이블에 고정시켜야 한다. 그러나 골반의 상부가 하방으로 움직일 수 없을 정도로 세게 눌러서는 안 된다. 만약 골반을 상방으로 밀거나 혹은 하방 경사를 일으키지 못할

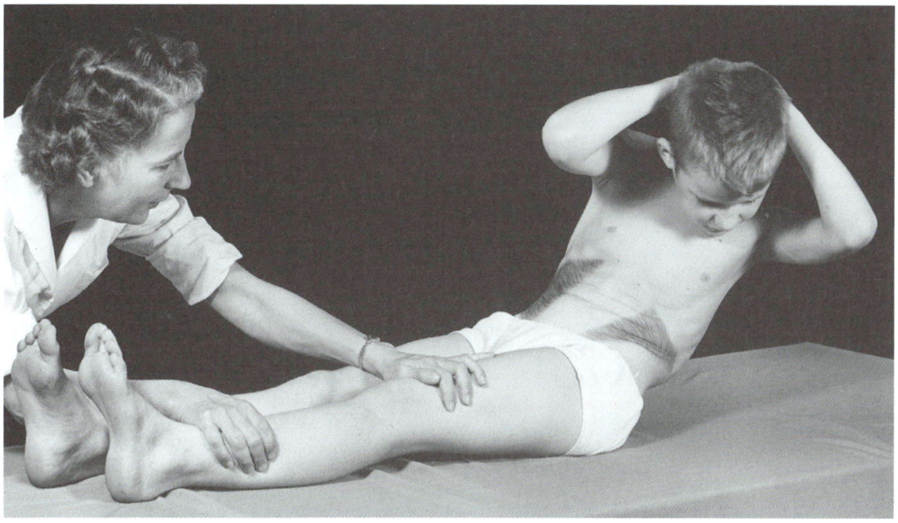

그림 4-56 체간 경사 굴곡근: 검사와 등급을 설정하고 있는 모습.

정도로 과하게 누른다면 외측 복근이 아무리 강할지라도 환자는 외측으로 상체를 일으킬 수 없을 것이다.

검사 동작: 회전 없이 외측으로 상체를 일으킨다.

저항: 체중이 충분한 저항이 된다.

정상(normal)(10) 등급[1]: 옆으로 누운 자세에서 상체를 외측으로 최대한 들어 올릴 수 있다.

양호(good)(8) 등급: 자세는 정상 등급과 같고 아래 어깨를 테이블에서 약 10cm 정도 들어 올릴 수 있다.

보통(fair)(5) 등급: 자세는 정상 등급과 같고 아래 어깨를 테이블에서 약 5cm 정도 밖에 들어 올릴 수 없다(외측 체간 근육이 심하게 약화된 경우에는 검사와 등급 참조).

> **주의:** 외측 체간 근육 검사를 통해 복사근(oblique muscle)의 불균형 상태도 알아낼 수도 있다. 상체를 외측으로 들어 올릴 때 다리와 골반이 전후방으로 뒤틀리지 않게 안정되게 하기 위하여 흉곽이 전후방으로 회전하는 경우가 있다. 흉곽이 전방으로 뒤틀리는 것은 외복사근에 의해 강하게 당겨지는 것이고, 후방으로 뒤틀리는 것은 내복사근에 의해 강하게 당겨지는 것이다. 환자가 상체를 일으키며 등이 과신전된다면, 요방형근과 광배근이 강하게 당기고 있음을 나타내는 것이고 전방 복근이 이러한 힘을 상쇄시켜 일직선이 되도록 유지할 수 없음을 나타내는 것이다.
>
> 외측 체간 굴곡근에 대한 근력 검사는 척주측만증의 경우에 매우 중요한 요소가 된다.

체간 경사 굴곡근: 검사와 등급 설정 Oblique Trunk Flexors: Testing and Grading

상체의 전방 경사 굴곡 동작은 체간의 굴곡과 회전이 합쳐진 것으로써 복직근과 회전 방향의 외복사근 그리고 반대쪽의 내복사근의 결합에 의해서 이루어진다(그림 4-56).

환자: 바로 누운 자세(상지의 위치는 아래 등급에 대한 설명 참조).

고정: 검사자가 환자의 검사 자세를 확인하는 동안 보조자는 환자의 다리를 고정시킨다(사진에는 검사자가 나와 있지 않음).

검사: 환자는 깍지 낀 손을 머리 뒤에 댄다. 검사자는 환자의 체간이 굴곡과 회전된 상태의 자세를 유지하게 한다. 만약 복근이 약하다면 이 자세를 유지하지 못할 것이다. 테이블 위에서 상체를 유지하려고 할 때 골반의 굴곡이 허벅지 쪽으로 더 증가될 수도 있다.

저항: 상체의 체중만을 이용한다. 저항은 팔의 위치에 따라 달라진다.

정상(normal)(10) 등급: 손을 머리 뒤에 깍지 낀 채로 검사 자세를 유지할 수 있다.

양호(good)(8) 등급: 가슴에서 팔을 교차시킨 자세로 위와 똑같은 과정을 수행할 수 있다.

보통+(fair+)(6) 등급: 팔을 앞으로 편 자세로 위와 똑같은 과정을 수행할 수 있다.

보통(fair)(5) 등급: 테이블에서 양쪽 견갑골 부위가 들릴 정도로 상체를 굴곡 및 회전시킨 상태를 유지할 수 있다(상체 복사근이 심하게 약한 경우는 검사와 등급 참조).

> **주의:** 복사근의 근력 검사는 척주측만증의 경우에 매우 중요한 요소가 된다.

---

1) 1장에 기술되어 있는 '등급 설정을 위한 기호(The Key to Muscle Grading)'에 사용된 단어 심볼에 대한 수치 등가물 참조.

섹션 Ⅳ

임상 결과 CLINICAL FINDINGS

목 NECK

목 후방 부위 통증과 관련된 근육의 문제는 근원적으로 두 가지 형태로 분석해 볼 수 있는데 하나는 근육의 긴장(tightness)과 관련된 것이며 다른 하나는 근육의 스트레인(strain)과 관련된 것이다. 두 유형 모두 발병률이 아주 높다. 나타나는 문제에 따라 증상과 치료 적용이 다르다. 근육의 긴장(tightness)과 관련된 것은 주로 만성적인 증상 발현을 보이며 스트레인(strain)과 관련된 것은 급성적인 증상 발현을 보인다

목 후방 근육의 긴장 Tightness of Posterior Neck Muscles

목 후방 근육의 긴장으로 인한 목통증과 두통은 머리가 전방으로 밀려 나오고(경추 과 전만) 상부 흉추가 구부정한 자세(흉추 과후만)를 가진 사람에게서 흔히 볼 수 있다. '경추 굴곡과 신전' 그리고 '머리와 목의 잘못된 자세'에서 본 것처럼 구부정한 등과 관련된 머리의 보상 자세는 경추의 과신전을 일으킨다.

이런 잘못된 자세에서는 척추의 후방 부위와 후관절에 과도한 압박을 주게 된다. 또한 목 굴곡근은 늘어나면서 약해지고 상대적으로 상승모근(upper trapezius)과 두판상근(splenius capitis), 두반극근(semispinalis capitis)을 포함하는 목 신전근은 단축이 일어난다.

이러한 근육의 단축으로 인한 두통은 후두통과 긴장성 두통의 두 가지 형태로 나타난다. 감각신경과 운동신경을 모두 포함하고 있는 대후두신경(greater occipital nerve)은 두판상근과 두반극근을 지배한다. 이 신경은 두반극근과 승모근이 뼈에 부착되는 부위 근처에서 이 근육들을 관통하여 지나가서 후두부에서 정수리까지의 후두 근육을 지배한다. 후두통의 경우에서는 거의 대부분 신경이 근육을 관통하는 부위에서 보통 촉진으로 통증과 압통점을 알 수 있고 또한 신경이 지배하고 있는 두피에서 통증을 야기한다. 긴장성 두통(tension headache)의 경우 머리와 목의 잘못된 자세와 목 후방 근육에 긴장이 있는 상태에서 추가적으로 스트레스가 주어질 때 발생한다. 이때는 스트레스의 정도에 따라 통증도 증감된다. 어떠한 경우라도 이들 단축된 근육들을 이완시켜 주면 좋은 치료 효과를 얻을 수 있다.

긴장성 두통에는 통증과 더불어 다른 증상들이 나타날 수 있는데 "가끔은 근육 수축성 두통은 흐린 시야, 오심, 구토와 같은 증상들이 동반될 수 있다. 그러나 편두통처럼 두통 전조 증상은 없다"(12). 또 다른 연구에서는 머리가 전방으로 돌출된 자세에서는 하악골의 위치가 변화되고 보조호흡근을 과 사용하는 상부 흉부 호흡을 하고 혀의 위치 변화와 더불어 구강 호흡을 하게 되고 ... 결과적으로 악관절에 관절염과 변형을 야기할 수도 있다고 말하고 있다(13).

촉진으로 목 후방 근육의 긴장 상태를 알 수 있다. 목의 움직임은 신전을 제외한 모든 방향에서 다소 제한될 수 있다. 통증은 환자가 옆으로 누워 있을 때 줄어들지만 그 외 어떠한 자세를 취하더라도 통증이 사라지지 않는 경향이 있다.

일측성 후방 외측 목 근육의 긴장은 어깨와 목을 이용하여 전화를 받는 환경에 따라 점점 더 일반화되고 있다. 이러한 자세에서는 어깨는 위로 거상되며 머리는 같은 쪽으로 기울어진다. 견갑골에 있는 근육 중 승모근의 가장 직접적인 길항근은 바로 견갑골을 후방에서 체간으로 붙여 주는 하승모근이며 전두면에서 상승모근에 대항하여 견갑대를 아래쪽으로 당겨 내리는 근육은 광배근이다. 이 근육의 근력 검사를 해보면 어깨가 올라가 있는 쪽의 근육이 약하게 나타나며 목의 외측 굴곡근을 신장시키는 운동과 더불어 약해진 이 근육을 강화시키는 운동이 필요하다(P.143 광배근의 운동과 목 외측 근육 스트레칭 운동 참조).

상승모근 스트레인 Upper Trapezius Strain

상승모근은 후두골에 기시하여 쇄골 외측 1/3 부위와 견갑골의 견봉돌기에 정지하는 근육이다. 이 근육의 스트레인은 목의 후방 외측에 통증을 유발하며 일반적으로 급성 타입이다.

이러한 상태를 발생시키는 스트레스는 종종 근육의 긴장(tension)과 수축(contraction)의 조합이다. 머리를 반대 방향으로 기울어지도록 한 채 어떤 물체를 잡으려고 옆으로

팔을 뻗는 동작으로 이러한 현상을 유발할 수 있다(대표적인 예로, 책상 아래에 떨어진 물체를 잡기 위해 손을 뻗는 동작과 차의 앞좌석에 앉아 뒷좌석의 물체를 잡으려 하는 동작). 팔의 외전 시 승모근에 의한 견갑골의 고정이 필요하며 머리를 비스듬히 기울이는 것은 동시에 이 근육에 긴장을 준다. 근육은 근육의 분절 경련으로 더 잘 설명되는 매듭(knot) 또는 경련(spasm)을 발생시킨다.

경추 신경근 압박 Cervical Nerve Root Compression

요추 디스크 탈출에 의한 좌골신경통이 신경학적인 문제인 것과 같이 경추 신경근 압박에 의한 팔의 통증도 신경학적 문제이다. 만약, 증상의 출현이 갑작스런 외상에 의한 것이 아닌 경우에는 경추의 잘못된 자세가 주된 원인일 수 있다. 전형적으로 머리가 전방으로 돌출된 자세에서 볼 수 있는 경추의 신전은 경추 관절면과 추체 후방 표면에 과다한 압박을 가하게 된다.

등 BACK

불가해한 허리 The Lower Back Enigma

많은 요통을 일으키는 원인은 아직 불분명하다. 빈발하는 요통은 전문가들을 혼란스럽게 한다. 현대 기술을 통해 알 수 있는 많은 정보에도 불구하고 대부분의 증상과 징후는 보존적 치료에 따라서 시행되고 있다. 증상과 징후가 객관적이더라도 검사자 간에 임상적 의미에 대한 정확한 해석의 차이가 자주 나타난다. 많은 경우 증상과 징후에 대한 해석은 결정적인 진단을 내리기에는 부족하다. DeRosa, Porterfield는 "현재 대부분 요통에서 정확한 조직을 확인하는 것은 사실 불가능하다"라고 기술하고 있다(14).

결정적 진단을 할 수 없게 되면서 실제적인 치료 효과에 의해 입증된 다양한 치료 방법이 제시되었다. 치료는 다양한 형태로 나타나는데 예를 들면, 침상 안정, 약물 요법, 관절가동술(도수치료), 고정을 위한 지지대, 다양한 통증 해소를 위한 물리치료기를 들 수 있다. 많은 경우(80%)는 치료와 관계없이 2주 내로 회복된다고 발표되어 있다. 이와 같은 통계학적 입장에서 치료 방법과 시스템에 관계없이 발생하는 높은 치료율은 놀랄 만한 일은 아니다. 그러나 통증이 심한 환자에게는 치료가 심리적으로 도움이 되는 것은 확실하다.

치료를 위한 접근법에 관계없이 연구 문헌에는 자세교정이 치료의 일부가 되어야 한다고 계속해서 언급되고 있다. 종종 즉각적인 치료(care)란 정렬 상태(alignment)의 교정을 의미하지만 영구적 교정과 훗날의 문제를 대비하는 예방책이야말로 치료에서 훨씬 중요한 측면이다. 이 텍스트에서 우선적으로 관심을 갖는 것이 바로 이러한 치료 영역이다.

잘못된 자세의 교정은 정렬 상태의 평가와 근육의 길이, 근력의 측정을 포함한다. 올바른 정렬 상태를 유지하는 것은 근육이 균형 잡힌 상태를 확립하고 유지하는 데 달려 있다. 이 내용은 이 텍스트의 원 저자가 요통과 좌골신경통의 증례에서 본 근육 불균형의 연구와 치료(Study and Treatment of Muscle Imbalance in Cases of Low Back and Sciatic Pain)(1936) 그리고 자세와 통증(Posture and Pain)(1952) 논문에서 언급했던 기본적인 논제였다(15, 16).

요통의 역학은 전체적인 자세와 깊은 관계가 있고 특히 골반과 하지가 중요한 역할을 한다. 결론적으로, 자세 불량에 대한 평가는 전신 검사를 포함하여야 한다. 비록 흔히 증상과 결점이 같은 부위에서 나타나지만 결점은 증상이 나타나는 곳에 한정되지는 않는다. 예를 들면, 다리의 통증은 기본적으로 허리의 문제로 나타날 수 있다. 인체 일부에서 근육 불균형으로 나타나는 역학적, 기능적 긴장은 다른 부분에서 보상적 변화를 유발할 수도 있다. 반대로, 허리에서 발생하는 증상들은 발, 다리, 골반의 잘못된 역학적 원인으로 나타날 수 있다.

근육 불균형은 복근의 약화 혹은 수술이나 비만에서 비롯된 스트레인(strain)으로부터 시작되는데 여성들 중에는 종종 임신이 그 원인이 되어 요통이 나타나는데 복근을 강화하고 잘못된 자세를 교정했을 때 통증이 완전히 사라지기도 한다.

성인의 경우 복근을 격렬하게 사용해야 하는 활동이 거의 없는 반면 등 근육을 강화시키는 활동이 대부분이다. 등 근육을 단축시키고 복근을 이완시키는 중요한 요인으로는 다수의 짧은 근육으로 구성되어 단단한 골격에 붙어 있는 척주기립근(erector spinae)이다. 그러나 복근은 길이가 길고 단단한 근막으로 된 부착물이지만 골격의 지탱을 받지 못하고 있다. 덧붙이자면, 복근은 복부 내장의 무게를 지탱하고 여성의 경우 임신과 동반된 근육의 스트레인과 긴장을 지탱한다.

이 섹션은 자세 정렬, 관절가동범위, 근육 길이, 그리고 근력에 대한 검사의 결과를 평가하는데 초점을 두고 있으며 요통을 분류하기보다는 자세 정렬의 문제와 골반의 전, 후, 외측 경사로 인한 근육 불균형의 문제점들을 다루게 될 것이다. 하지 통증의 원인으로는 경직되고 늘어난 대퇴근막장근, 장경인대, 디스크 탈출로 인한 좌골신경통, 이상근의 신장, 후방 중둔근의 통증과 약화, 잘못된 정렬과 근육 불균형으로 인한 무릎과 발의 문제 모두가 중요한 요인이 될 수 있다.

요통 Low Back Pain

이 카테고리에서 다루고자 하는 관심 종목은 요천추 스트레인(lumbosacral strain)과 척추 후관절 일탈(facet slipping)에 관한 것이다. 요천추 스트레인은 자세에 그 기원을 두고 있을 가능성이 크지만 척추 후관절 일탈은 일차적인 원인을 자세의 문제에 두고 있지는 않고 이러한 상태에 자주 영향을 미치는 잘못된 정렬이나 근육 불균형과 관련이 있는 것으로 본다.

요천추 스트레인 Lumbosacral Strain

요천추 스트레인은 요통 관련 문제 중 가장 일반적인 유형이다. 손상을 동반한 긴장 상태를 의미하는 "스트레인(strain)"이란 용어는 역학적으로 나타나는 결함까지 포함하지 않았으나 본질적으로 다음과 같은 두 가지 문제가 있다. 특히(서 있거나 앉아 있을 때) 체중 부하에 의해 나타나는 골격 구조의 **과도한 압박**과 체중 부하나 움직임에 의해 나타나는 근육과 인대의 **과도한 긴장**이 그것이다.

등이 체중 부하를 받는 상태에서 올바른 정렬 상태로 있더라도 만일 허리 근육이 긴장(tight)되어 있다면 갑작스럽거나 방심한 채 앞으로 굽혔을 때 허리 근육에 과도한 긴장이 생기고 급성 근육 스트레인이 뒤따르게 된다.

허리 근육에 긴장이 없이 척추 과전만(hyperlordosis)의 경우처럼 허리의 정렬 상태가 매우 잘못된 경우가 있다. 움직임으로 인한 긴장이 일어나지는 않지만 얼마 동안 서 있게 되면 통증을 일으킬 수 있다. 잘못된 정렬 상태에서 비롯된 압박 스트레스는 그 정도가 현저하거나 지속적이라면 고통스러운 증상을 유발한다. 이러한 자세의 유형은 남성보다는 여성에게서 보다 일반적으로 발생하는 편이다. 잘못된 정렬 상태는 종종 복근의 약화와 관련이 있고 대개 증상의 발현은 급성보다는 점진적으로 발전하여 만성화되는 경향이 있다. 가만히 서 있는 사람보다는 활동적인 사람의 경우에 통증이 덜하며 눕거나 앉은 자세에서는 통증이 경감된다.

잘못된 정렬 상태에 근육의 경직이 동반되었다면 자세와 움직임 모두 통증을 일으키는 요인이 될 수 있다. 통증은 자세의 변화에 따라 그 정도에는 차이가 있으나 지속적인 영향을 미친다. 일상적인 상황에서는 과도하지 않은 스트레스 역시 통증을 일으킬 수 있다. 갑작스럽게 일어나는 행동은 급성 통증의 발병 원인이 될 수 있다.

척추 후관절의 일탈 Facet Slipping

하나의 척추체를 다른 척추체와 연결하는 관절 또는 척추 후관절은 정렬 상태에서 비정상적으로 벗어나는데 이를 척추 후관절의 일탈이라고 부른다. 생각해 보면, 일탈이란 굴곡이나 과신전 범위의 한계치에서 발생할 수 있다. 과신전상의 문제로는 해당 방향으로의 갑작스런 움직임 때문이거나 심하고 지속적인 허리의 척추 전만 때문에 유발될 수 있다. 후자의 경우는 x-ray 사진에서 잘 보여진다(17, 18). 척추 사이의 공간은 좁아지고 척추 전만이 두드러지면 압박하는 힘에 의해 관절과 관절이 서로 겹쳐지는 현상이 발생한다.

신경근 증상의 병력이 없는 경우, 갑작스런 발병의 경우, 급성 통증의 경우에 나타나는 격심한 요통은 후관절의 일탈을 암시하는 것으로 보아야 한다. 대체로 이러한 사건은 한순간에만 지속되며 그 자체로는 x-ray에 의해 확인되지 않으며 진단은 반드시 객관적인 결과보다는 주관적인 결과를 기준으로 내려진다.

신체의 움직임과 스트레스의 방향은 잘못된 정렬 상태의 방향을 나타낸다. 일탈은 대부분 굴곡 상태에서 일어나고 환자는 몸을 펴서 일으킬 수 없었다고 얘기한다. 과신전 움직임으로 인해 스트레스가 생긴 경우에 나타나는 증상은 근육의 경련(spasm)이거나 후관절의 과도한 움직임으로 인한 것일 수 있다. 과도한 관절 움직임을 일으키는 잘못된 정렬 상태와 동작은 이러한 유형의 잘못을 교정하고 예방하는 데 있어서 기본적으로 고려해야 할 요소이다.

골반 전방 경사 Anterior Pelvic Tilt

후만-전만된 자세 Kyphotic-Lordotic Posture

전후 정렬을 이루는 상태에서 네 개의 근육군이 골반을 지지한다. 허리 신전근은 후방에서 골반을 상방으로 끌어당기고 슬와부근(hamstring)은 골반을 아래쪽으로 끌어당긴다. 복근은 전방에서 골반을 상방으로 끌어당기고 고관절 굴곡근은 아래쪽으로 끌어당긴다. 근육 간의 균형이 잘 이루어질 때 골반은 바람직한 정렬 상태로 유지되지만 불균형이 일어나면 전방이나 후방으로 기울어진다. 전방 골반 경사가 생기면 허리가 전방으로 휘게 되면서 척주전만 자세가 나타난다. 이렇게 되면 척추와 후관절(facet joint)에 과도한 압박이 발생하고 요추의 전종인대(ALL)에 과도한 긴장을 가져온다.

전방 경사와 관련이 있는 근육 불균형에는 다음과 같은 요인 중 모두가 혹은 그 일부가 포함된다. 약화된 전방 복근, 긴장된 고관절 굴곡근(주로 장요근), 긴장된 허리 근육, 약화된 고관절 신전근이 그것이다.

그림 4-57은 이러한 근육의 불균형 상태를 나타내 보여주고 있다. 그림 4-57A는 척주전만증이 두드러지며 그림 4-57B에서도 역시 환자가 서 있는 자세를 취하려 할 때 척주전만증이 두드러지게 나타나 있다. 네 개의 근육 집단이 모두 관련된 경우 전방 골반 경사를 교정하려면 전방 복근과 고관절 신전근이 강화되어야 하고 긴장된 허리 근육과 고관절 굴곡근을 신장시켜야 한다. 그 중 어느 한 근육이 중요 원인이 될 수 있으나 긴장된 허리 근육과 약화된 고관절 신전근이 주된 원인이 되는 경우는 드물다.

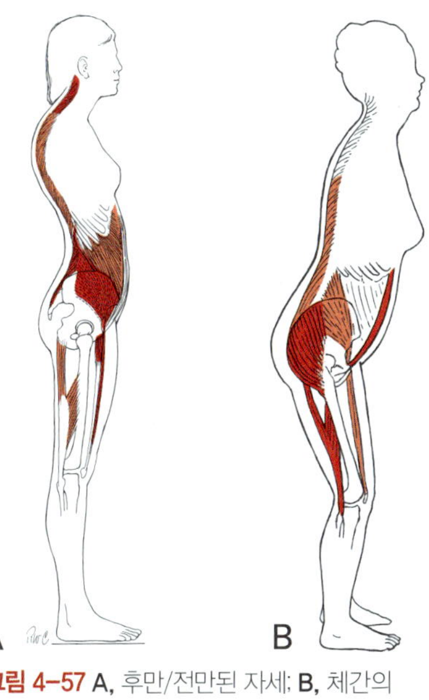

그림 4-57 A, 후만/전만된 자세; B, 체간의 전방 경사를 동반한 고관절 굴곡.

Frank Ober는 다음과 같이 언급했다. "척주전만증이 있는 척추가 통증이 있는 척추라는 것은 널리 알려진 사실이다. 하지만 이 말이 모든 증례에 들어맞는 것은 물론 아니다." Farni와 Trueman은 심한 척주전만증과 요통과의 일반적인 관계를 역설했다. 일부 척주전만증이 있는 사람은 요통을 호소하는 반면 보다 심각한 척주전만증이 있음에도 통증을 호소하지 않는 사람이 있다는 것도 사실이다. 척주전만증은 습관성일 수 있으며 수시로 자세를 바꿀 수 있을 만큼 허리 근육이 유연하다면 증상은 그 이상으로 발전하지 않는다. 그러나 허리 근육이 너무 긴장(tight)되어 척주전만 자세가 고착되면 어떤 자세에서든 통증이 발생하기 쉽다.

요통 상태를 고려하는 가장 좋은 지표는 정렬 검사에서 발견할 수 있는 역학적 결함이나 척주전만의 정도가 아니라 고정된 전후방 정렬 상태를 유지하는 근육의 긴장 정도와 잘못된 자세를 일으키고 그 자세를 지속되게 하는 근육의 약화 정도이다.

약화된 전방 복근 Weak Anterior Abdominal Muscles

전방 복근이 약화되면 골반이 전방으로 기울게 된다. 이 근육이 약화되면 골반을 위로 끌어당기는 힘을 발휘하지 못하므로 골반이 전방으로 기울게 되고 요추는 과전만(hyperlordosis)된 자세가 된다.

복근의 약화로 인한 척주전만증을 가진 사람은 대개 허리를 가로지르며 나타나는 통증을 호소한다. 초기 단계에서의 통증은 피로감(fatigue)으로 설명되지만 이후에는 격렬한 고통을 주는 통증 단계로 진행될 수 있다.

단일관절 고관절 굴곡근의 긴장(주로 장요근)

Tight One-Joint Hip Flexors(Chiefly Iliopsoas)

단일관절 고관절 굴곡근이 긴장되면 서 있는 자세에서 골반이 전방으로 경사지며 피검사자가 똑바로 서 있을 경우 허리는 과전만이 된다. 때때로 피검사자는 상체가 고관절에서부터 전방으로 기울어지는데 이는 현저한 척주전만의 결과로 바로 서 있는 자세를 피하는 것이다.

피검사자(**그림 4-58**)는 고관절 굴곡근이 긴장되어 고관절의 신전이 제한되어 있고 허리의 신전 동작에도 한계가 있는 것으로 나타난다. 테이블에서 몸을 들어 올리기 위해서는 무릎관절에서 움직임이 일어나야 한다. 운동으로써 이 동작은 이 피검사자에게는 적절하지 않다.

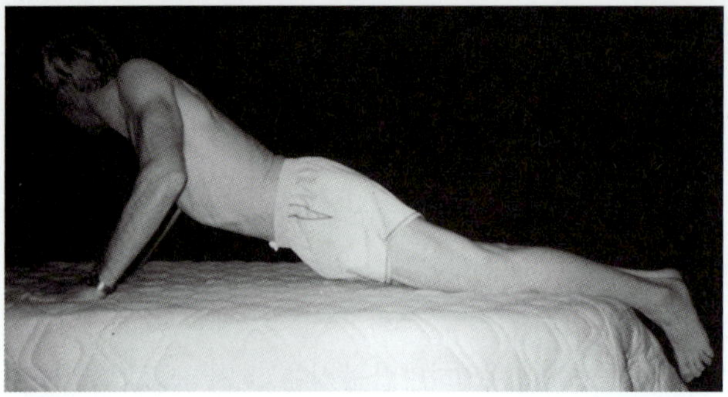

그림 4-58 고관절 굴곡근이 현저하게 긴장되어 고관절 신전이 제한된 상태.

긴장된 이중관절의 고관절 굴곡근 Tight Two-Joint Hip Flexors

굴곡근의 긴장(tightness)은 무릎을 꿇은 자세에서 척추 전만을 일으키는 원인이 된다(**그림 4-59**). 무릎을 꿇은 상태에서만 허리의 통증을 호소하는 사람이 있다면 이중관절의 고관절 굴곡근의 단축을 반드시 검사해 보아야 한다(고관절 굴곡근 길이 검사 참조). 이중관절의 고관절 굴곡근의 긴장에 관한 논의는 7장에서 찾아 볼 수 있다.

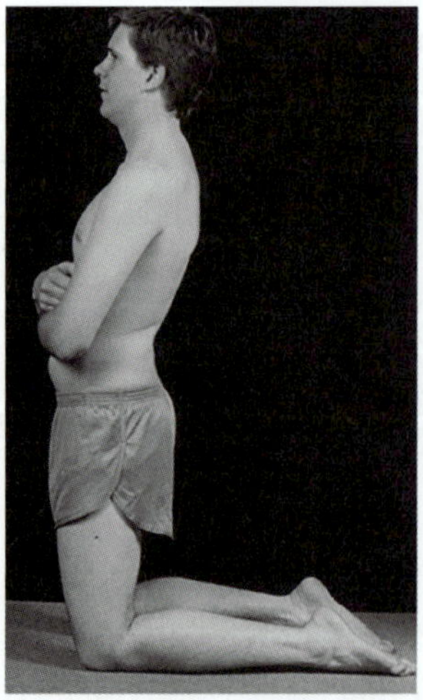

그림 4-59 긴장된 이중관절의 고관절 굴곡근은 무릎을 꿇고 앉은 자세에서 허리에 전만을 일으키는 원인이 된다.

긴장된 허리 근육 Tight Low Back Muscles

긴장된 허리 근육은 골반 전방 경사의 원인이 되고 허리를 척추 전만 자세로 유지한다. 이 근육들은 척주관절 위를 통과하는 반면 근육이 긴장될 수 있는 다른 관절은 통과하지 않는다. 몸이 어떤 자세를 취하는지에 관계없이 허리는 이러한 근육들이 긴장된 정도만큼 신전된 상태를 유지할 것이다. 전방 굴곡 시에도 허리는 똑바로 펴지지 않고 전방 커브(전만)를 그대로 유지한다.

허리 근육의 긴장이 주된 요인인 경우 일차적으로는 만성적인 통증이 나타나지만 때때로 극심한 통증도 발생한다. 서 있거나 앉은 자세보다는 움직일 때 통증이 점차 증가되기도 하고 통증이 시작되기도 한다.

골반 후방 경사 Posterior Pelvic Tilt

다음의 두 가지 유형의 자세는 골반 후방 경사와 고관절 신전 그리고 장요근(iliopsoas)의 약화를 나타낸다. 명칭이 의미하는 대로 **'편평등 자세(flat-back posture)'**는 머리가 전방으로 돌출된 자세에서 상부 흉추의 가벼운 굴곡을 제외하면, 요추와 흉추가 일직선 형태를 이루고 있는 등(back)을 의미한다. **'굽은등 자세(sway-back posture)'**는 등 상부가 후방으로 밀려나오고(후방 만곡) 골반이 전방으로 이동한(전방 편위) 자세이다. 허리 상부까지 확장된 척주 후만증이 길게 이어지고 허리는 편평하다. 외복사근의 후외측 섬유들이 길게 늘어져 있다. 두 가지 자세 모두 앞서 2장(**그림 2-17**)에서 아주 자세하게 논의된 바 있다.

과도한 굴곡 Excessive Flexion; Hyperflexion

요추의 과도한 굴곡(과굴곡; hyperflexion)은 흔히 있는 일이다. 앉은 자세에서 과도한 굴곡은 마치 요추후만증(kyphosis)처럼 보이지만 서 있는 자세에서는 척추 후만처럼 보이는 일은 거의 없다(7장 **그림 7-32B**). 허리의 과도한 굴곡과 관련된 대부분의 증례를 살펴보면 허리의 신전근은 약하지 않지만 슬와부근(hamstrings)은 매우 긴장되어 있다.

앉은 자세에서 과도한 굴곡이 있는 사람 중 일부는 선 자세에서도 척추전만 자세(lordotic position)를 유지하기도 한다. 어떤 운동은 요추의 과도한 굴곡을 유발시키는 동시에 고관절 굴곡근을 강화시키고 그 길이를 단축시키기도 한다. 특히, 무릎을 굽힌 자세에서 윗몸일으키기 운동은 요추를 포함하여 상체의 완전한 굴곡을 요하며 고관절을 굽힌 상태에서 장요근(iliopsoas)을 활성화시켜 상체의 굴곡을 최대의 관절가동범위까지 이르게 한다.

들어 올리기 LIFTING

들어 올리는 방법, 개선되어야 할 작업장의 상태, 들어 올리는 사람에게 영향을 주는 요인들에 대해서는 문헌에 많이 나와 있다. 들어 올릴 물건의 무게, 들어 올리는 동작의 빈도와 지속 시간, 물건을 들어 올려야 할 높이 등은 모두가 사람에게 어떤 영향을 미치는 것과 관련된 문제들이다. 그러나 들어 올리는 동작과 관련된 수많은 변수 때문에 물건을 들어 올리는 정확한 방법 한 가지만 있을 수는 없다. 그러나 다음과 같이 들어 올리는 사람과 물건에 따라 일치되는 몇 가지 요점이 있다.

1. 가능한 한 물건에 가깝게 선다.
2. 다리를 벌린 채 한쪽 발을 약간 앞으로 내밀고 선다.
3. 무릎을 굽힌다.
4. 갑자기 들지 말고 서서히 들어 올리기 시작한다.
5. 몸이 굽혀진 자세에서 비틀지 않는다.

바닥에서 물건을 들어 올리는 것은 많은 위험성이 있다는 사실에도 의견이 일치된다. 물건을 바닥 높이에 놓지 말고 다른 선택의 여지가 없다면 가능한 한 도움이 되는 장치를 사용하는 것이 바람직하다.

물건을 들 때 쪼그리고 앉을지(요추 전만 유지) 혹은 몸을 구부정하게 해야 할지(요추 전만 감소)에 관해서는 의견에 차이가 있다. 쪼그리고 앉은 자세(squatting posture)는 어느 정도 무릎을 굽힌 자세이고 구부정한 자세(stooping posture)는 고관절이나 허리(혹은 둘 모두)를 전방으로 굽히고 무릎은 약간만 굽힌 자세이다.

부하를 등보다는 다리에 좀 더 두고 쪼그려 앉은 자세에서 들어 올리는 것이 바람직하다는 주장이 지지를 얻고 있다. 그러나 쪼그려 앉은 자세는 대퇴사두근(quadriceps)이 역학적으로 불리하게 작용하며, 무릎에 기능장애가 있는 사람은 쪼그려 앉은 자세에서 들어 올리는 것은 불가능하다. 일부 사람은 이 자세를 견딜 수 있을지 모르나 이러한 유형의 반복적인 들어 올리기를 요구하는 작업에 필요한 대퇴사두근(quadriceps) 근력이 부족할 수 있다.

많은 경우에 쪼그려 앉은 자세에서 물건을 들어 올려야 할 때가 있다. 이러한 상황에서 볼 때 들어 올리기의 역학도 중요하지만, 들어 올리는 사람의 신체 역학은 훨씬 더 중요하다. 들어 올리는 방법에는 들어 올리는 사람의 능력이나 취약성을 반드시 고려해야 한다. 중대한 문제는 들어 올리는 사람의 가동성과 안정성, 그리고 근력이다. 일반인 중에 허리의 가동성은 과도한 상태에서 제한된 상태까지 그 정도가 다양한 범위로 폭넓게 존재한다. 과도한 굴곡과 과도한 신전은 모두가 들어 올리기와 관련하여 잠재적인 문제를 나타낸다. 허리의 경직성은 다른 곳에서의 긴장이 유발된 것이다(만약 허리 자체 문제가 아니라면).

어떤 사람들은 전방 굴곡 상태에서 요추가 후방으로 볼록해지도록 과도하게 굴곡되는 현상(과굴곡)을 보이며 요추 후만 자세를 취하게 된다. 이러한 상태는 보기 드문 경우가 아니다. 비록 허리 근육이 강하더라도 물건을 들어 올릴 때 후방의 인대가 늘어나고 등은 스트레인(strain)되기 쉽다. 이러한 현상이 생기면, 들어 올릴 때 과도한 굴곡을 방지하는 허리 지지대가 치료법으로 선택될 수 있는데 이는 등과 복근을 서로 강력하게 수축하게 함으로써 중립 자세에서 등을 유지시켜 준다.

일부의 사람들은 요추가 전방으로 볼록해지는 과도한 신전 상태를 보이고 현저한 척주전만 자세를 취하는 경우가 있다. Pope를 비롯한 일부 학자들은 또한 Fahrni의 연구를 이용하여 다음과 같이 말했다. "허리의 척주전만이 증가함에 따라 L5와 S1 디스크 면(plane)은 더욱 수직으로 되고 강한 전단력(shear)과 주기적인 염전력(torsional)을 받는 반면 척주전만이 아닌 분절은 압박력(compressive force)을 받기가 쉽다"(21,22). Pope를 비롯한 몇몇 학자들은 Farfan의 연구를 인용하여 다음과 같이 말했다. "몸의 굴곡과 뒤틀림에 의한 부하에 특별한 관심이 있는데 이는 디스크가 손상되기 쉬운 요인은 압박 부하가 아니라 뒤틀림에 의한 부하라는 것이 많은 실험 결과 밝혀졌기 때문이다"(21, 22).

물건을 들어 올릴 때 등이 정상적인 전방 만곡(혹은 약간 전만 상태)을 유지해야 한다는 주장이 나왔을 때 정확한 자세를 유지하기 위해서는 정확히 어떤 근육이 작용해야 하는지에 대한 문제가 제기되었다. 반대 의견이 없다는 가정 하에 만일 허리 근육이 수축되면 전방 만곡과 골반의 전방 경사 정도가 증가하고 근육이 과하게 작용해야 하는 잠재성과 손상 역시 증가하여 피검사자에게 이차적인 문제를 가져오는 원인이 된다. Chaffin은 Poulson, Jorgensen, Tichauer와 그 외 다른 학자들의 연구를 인용하여 다음과 같이 말했다. "허리 근육은(모든 골격과 마찬가지로) 적당한 무게나 무거운 물건을 든 상태에서 오랫동안 수축되어 있으면 허혈성 통증(ischemic pain)을 겪게 된다"(23-25).

만곡의 증가에 반대로 작용하는 힘은 전방 복근(정확하게는 하복근)에 의해 이루어진다. 이러한 근육에 대한 구체적인 검사와 운동이 적용되어야 한다. 하복근의 약화는 오히려 튼튼한 사람에게서 흔히 발견되며 이러한 약화는 물건을 들어 올리는 데 있어 잠재적인 위험성이 있음을 나타낸다. 복근의 강화는 단지 등의 안정성을 회복하는 것 이상의 큰 영향을 미칠 수 있다. Pope를 비롯한 그의 동료들은 다음과 같은 사실을 발견했다. "복부의 압박이 증가될 때 디스크 내압이 감소한다. 따라서 서 있는 자세에서 디스크 내압이 줄어들고 동시에 복근의 활동력은 증가한다"(21).

그림 4-60은 요통이 발생하여 복근을 강화시키는 동안 선수생활을 중단해야 했던 역도 선수의 사진이다. 그가 다시 역도 선수로 돌아와 바닥에서 무거운 물건을 들어 올릴 때 취했던 방식을 보여주고 있다. 복근이 약화되었지만 계속해서 역기를 들어 올려야 하는 사람의 경우 복부와 등을 안정화시켜 주는 지지대를 사용하는 것이 현명하다.

많은 사람들이 전방 굴곡 자세에서 등이 편평해지는 상태를 보인다. 요추의 굴곡은 허리를 곧게 펴는 방향으로의 동작이므로 편평한 허리는 정상적인 굴곡 상태를 나타낸다. 무릎이 과신전되지 않음으로써 안정성을 얻는 것과 마찬가지로 허리가 편평한 정도 이상을 넘지 않고 굴곡될 때 이러한 움직임의 제한에 의해 허리는 안정성을 얻게 된다.

과도한 굴곡이 이루어질 때 허리 근육과 인대에 스트레인(strain)의 잠재성이 있고 척주전만이 존재할 때 허혈성 통증(ischemic pain)의 잠재성이 있으며, 디스크 문제는 양쪽 모두에 그 원인이 있을 수 있다. 예방 관점에서 운동을 할 때는 들어 올리는 동작의 잠재적인 위험과 관련하여 신체에 어떤 역작용이 오는지 반드시 평가해야 한다. 무릎을 굽힌 자세에서의 윗몸일으키기는 과도한 허리의 굴곡을 조장하고, 고관절 굴곡근의 지나친 발달과 단축을 일으키게 된다. 체간에 비해 다리가 긴 젊은 청소년들은 슬와부근이 긴장되는 경향이 있고, 손이 발끝에 닿거나 그 이상이 되도록 몸을 전방으로 굴곡시키는 운동은 허리의 과도한 굴곡이라는 결과를 초래하게 된다. 엎드려 누운 자세에서 팔꿈치를 완전히 펴는 정도까지 등을 신전시키는 팔굽혀 펴기는 과도한 허리의 신전 관절가동범위를 조장하게 된다.

바람직한 생체역학과 근육의 균형을 유지하거나 회복하는 것 혹은 보조기와 같이 필요한 수단을 이용하여 부족함을 보상하는 것에 중점을 둔다면 물건을 들어 올릴 때 발생하는 요통을 많이 줄일 수 있게 된다.

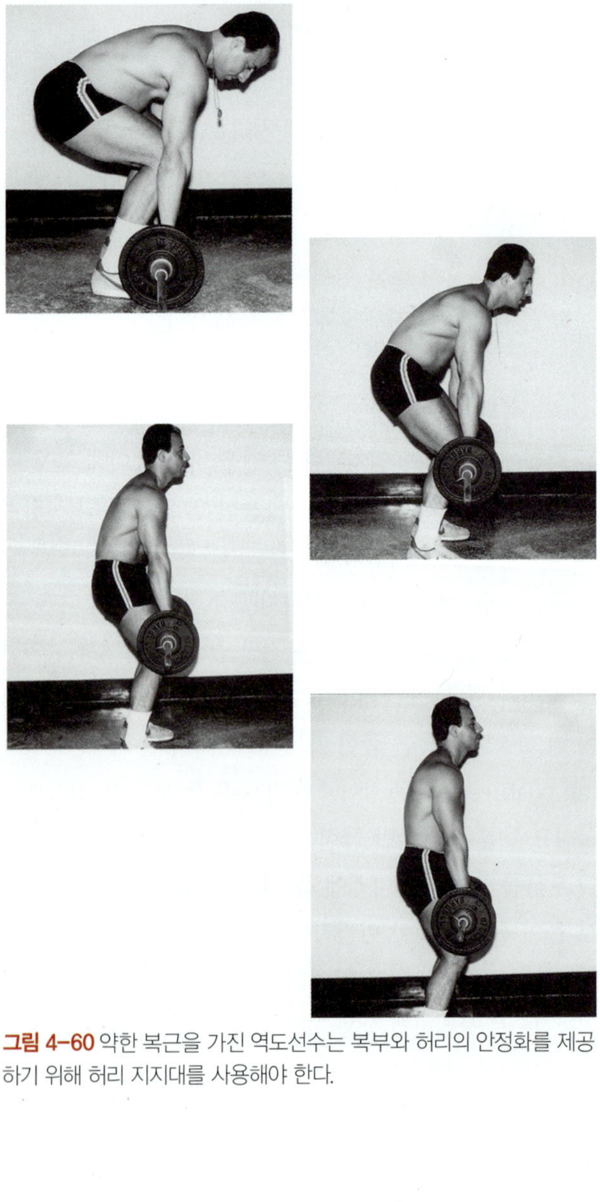

그림 4-60 약한 복근을 가진 역도선수는 복부와 허리의 안정화를 제공하기 위해 허리 지지대를 사용해야 한다.

섹션 V

치료 중재 INTERVENTION

목 NECK

긴장된 후방 목 근육 Tightness of Posterior Neck Muscles

환자는 목을 편안하게 만들어 주는 베개를 사용해야만 한다. 환자는 베개 없이 잠을 자서는 안 된다. 왜냐하면 목이 신전되면서 머리가 뒤쪽으로 젖혀질 수 있기 때문이다. 반면에 높은 베개 사용은 금해야 한다. 왜냐하면 이것은 머리가 전방으로 돌출되는 자세를 더 심하게 할 수 있기 때문이다. 상업적으로 판매하거나 집에서 만든 경추 베개는 편안함을 줄 수 있고 좋은 자세로 목을 유지시켜 줄 수 있다. 베개 중심부는 편평하고 머리의 후면과 측면을 받쳐 주는 기능을 갖추고 있어야 한다.

적극적인 치료는 열, 마사지와 스트레칭 치료로 구성된다. 마사지는 초기에는 이완될 수 있도록 부드럽게 시작하여야 하며 이완의 정도에 따라 점점 깊이 있게 진행하도록 한다. 단축된 근육에 대한 스트레칭은 능동적이면서 보조적인 목의 운동과 더불어 서서히 해야 한다. 환자는 적극적으로 경추를 편평(즉, 턱을 후하방으로 당김)하게 하도록 하여 목 뒤의 단단한 근육을 스트레칭시키려고 노력하여야 한다. 이러한 동작은 요추의 과전만 상태를 정상적인 만곡으로 만드는 노력과 비슷하며 바로 누운 자세나 앉은 자세 또는 서 있는 자세에서는 해도 되지만 엎드려 누운 자세에서는 금한다. 경추를 과신전시키는 운동은 어떠한 운동도 금해야 한다.

부적절한 머리의 위치는 흉추의 과후만을 만들고 허리나 골반 자세 변위의 원인이 되므로 치료는 이러한 잘못된 자세의 교정으로 시작된다. 목의 치료는 하복근의 강화 운동으로 시작하여 복근이 지지대 역할을 할 수 있도록 한 후 상 흉부와 가슴의 위치를 교정하는 운동을 실시하도록 해야 한다.

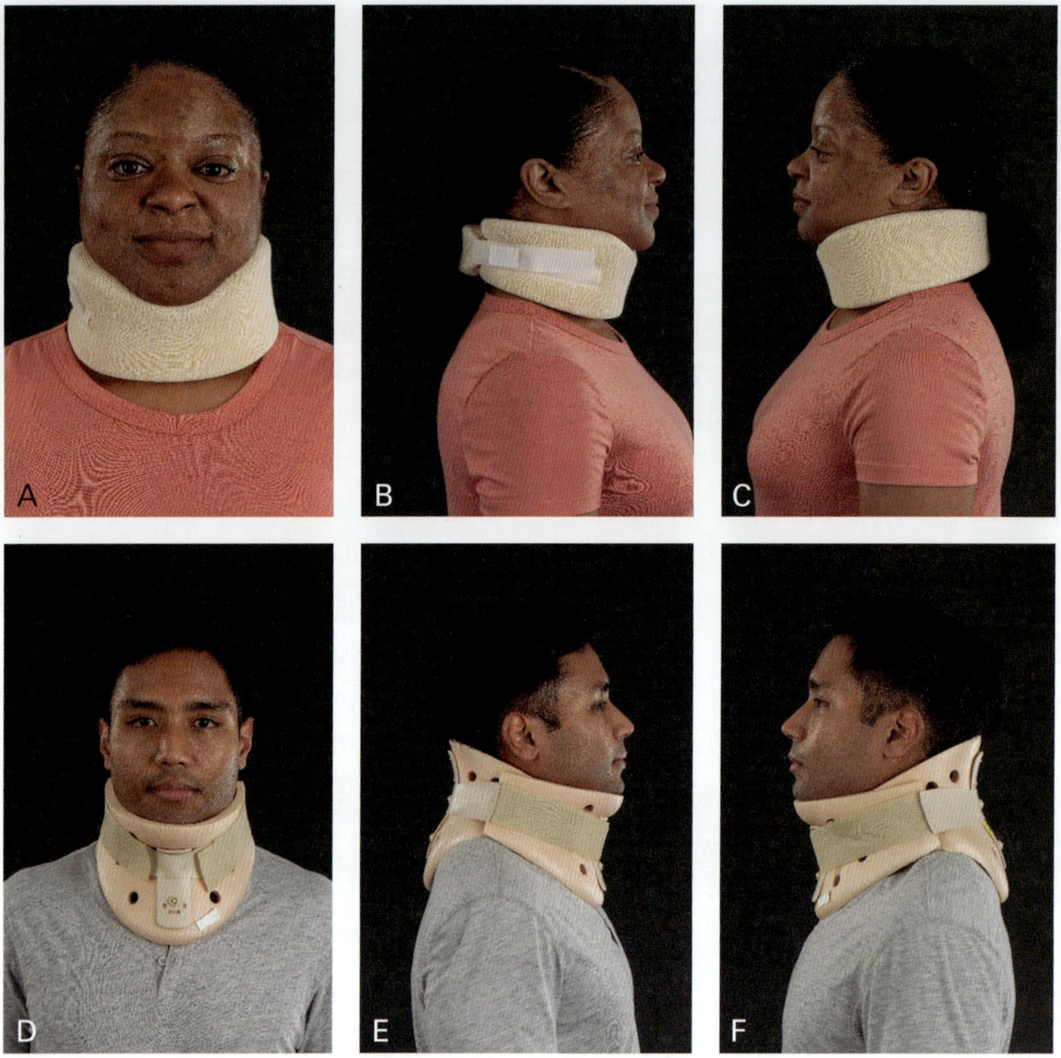

그림 4-61 부드러운 목 보호대: A, 전면; B와 C, 측면; D, Philly 보호대, 전면; E와 F, Philly 보호대, 측면.

상승모근의 스트레인 Upper Trapezius Strain

먼저 열 치료를 적용한 후 부드러운 수동적 그리고/혹은 능동적 스트레칭을 적용해 볼 수 있다. 만약 근육에 경직(spasm)이 존재한다면 그 부위는 우선적으로 치료를 해야 한다. 연부조직 가동술을 적용하도록 하는데 부드럽게 주무르는 마사지로 시작하여 견딜 수 있을 정도로 강도를 증가시켜 나간다.

즉석에서 만든 목 보호대나 팔걸이(또는 두 가지 모두) 통증이 심한 상태가 지속될 때 혹은 연부조직 가동술이 효과적이지 않을 때 사용될 수 있다(그림 4-61).

간단한 목 보호대는 작은 수건을 적합한 너비로 접고 목 주위를 단단히 둘러 강력한 테이프로 고정시키면 된다. 수건 내부에 판지를 넣으면 더욱 견고한 목 보호대를 만들 수 있다. 목 보호대는 2~3일 정도만 하면 된다.

경추 신경근 압박 Cervical Nerve Root Compression

상태가 급성이면 보호성 경련을 줄일 수 있는 온 찜질, 근육의 이완을 도와줄 부드러운 연부조직 가동술, 그리고 압박을 덜어 줄 아주 경미한 도수 혹은 기계적 견인이 효과적일 수 있다. 초기 방법으로 목 보호대를 종종 사용하는데 이것은 경추를 고정할 수 있게 해 주고 신전을 막아주며 머리의 무게를 어깨로 분산시켜 주는 역할을 한다. 증상이 아급성이나 만성적일 때 치료는 잘못된 자세나 근육의 불균형을 바로 잡을 수 있는 운동을 포함하고 있어야 한다. 보존적 치료로 충분한 경우도 있지만 수술 이후에 부가적으로 행해질 수도 있다.

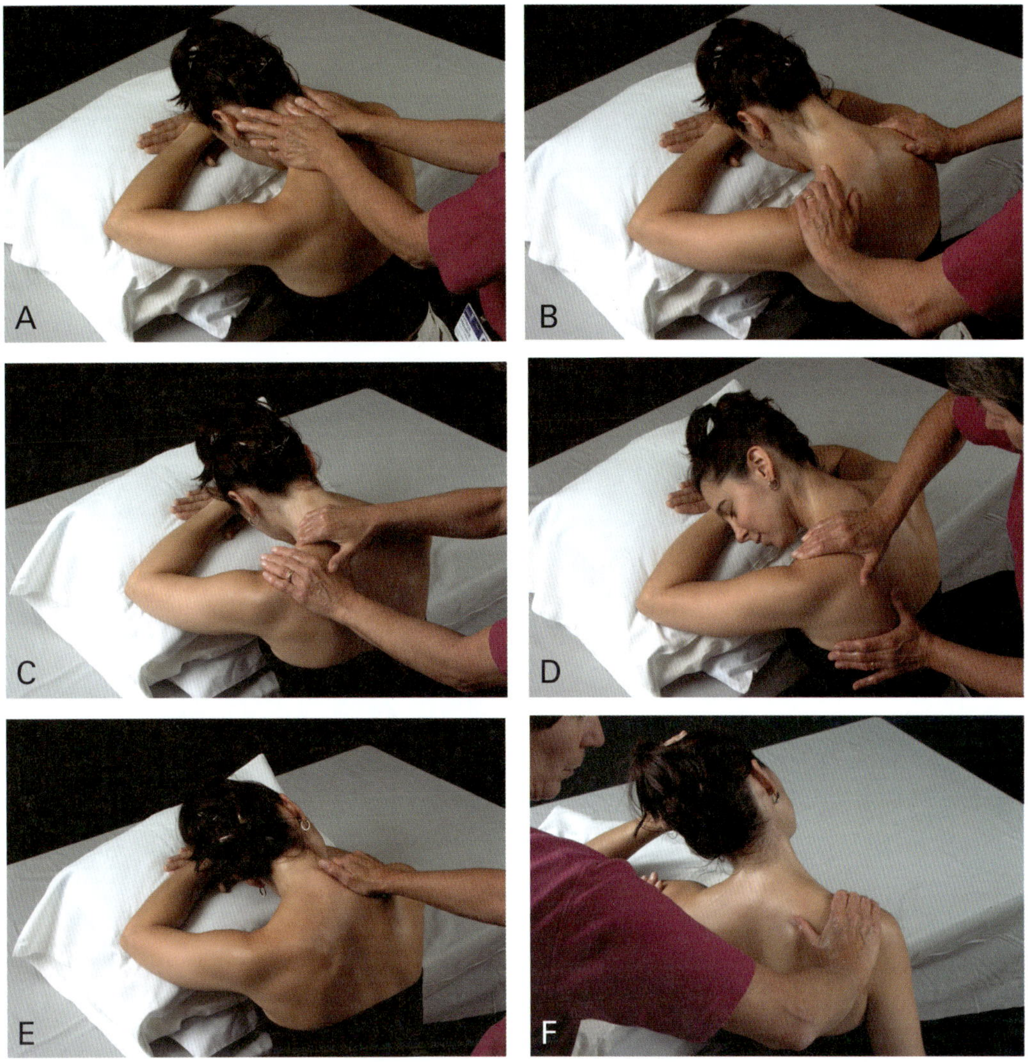

그림 4-62 목 근육 마사지를 하고 있는 모습.

목 근육의 연부조직 가동술 Soft Tissue Mobilization of Neck Muscle

연부조직 가동술(soft tissue mobilization)은 목의 통증을 덜어 줄 수 있는 좋은 치료 방법이다. 이 테크닉의 진정 효과는 긴장된 근육을 이완시키는 데 도움이 된다. 목 신전근은 머리가 전방 돌출된 자세에서는 단축되어 있다. 적절한 운동과 병행되는 연부조직 가동술 치료는 단단한 근육을 스트레치시키고 이완시켜 주어 정상적인 관절가동범위를 회복시킨다(1장 참조).

그림 4-62A-F는 목의 긴장성이나 경직성을 해결하는 데 도움이 되는 연부조직 가동술을 효과적으로 적용할 수 있는 다양한 자세를 보여주고 있다. 환자는 테이블 옆에 마련되어 있는 의자에 앉는다. 테이블 위의 베개는 머리를 앞으로 숙여 손 위에 두었을 때 편안함을 줄 수 있도록 조정되어야 한다. 연부조직 가동술은 목의 후방과 측면 근육에 하지만 주로 상승모근에 많이 적용된다(목의 굴곡과 신전, 회전과 외측굴곡 참조).

상승모근의 후방 부착부에서 연부조직 가동술을 시작한다(그림 4-62A). 유연하고도 견고한 스트로킹(stroking) 마사지(경찰법; effleurage)를 사용한다.

승모근을 따라 쇄골과 견갑골의 부착부까지 연부조직 가동술을 계속한다(그림 4-62B).

다시 한 번 좌우측 상승모근에 주무르기 기법(유날법; petrissage)를 실시한다(그림 4-62C).

목을 왼쪽으로 돌려 왼쪽 승모근을 약간 신장시켜 놓은 상태에서 스트로킹과 주무르기 연부조직 가동술을 반복한다(그림 4-62D).

오른쪽 승모근을 신장시키기 위하여 목을 오른쪽으로 돌려놓고 스트로킹과 주무르기 마사지를 반복 시행한다(그림 4-62E).

왼쪽 부위를 테이블을 향해 두고 앉는다(그림 4-62F). 테이블 위에 팔을 올리고 머리를 손 위에 편안하게 둔다. 머리를 왼쪽으로 기울여 놓고 오른쪽의 외측 목 근육에 연부조직 가동술을 적용한다. 위의 자세를 반대로 하여 왼쪽의 외측 목 근육도 시행한다.

목 근육 스트레치를 위한 운동 Exercises to Stretch Neck Muscles

목 회전근 스트레치: 의자에 앉아 양손으로 의자를 잡고 어깨를 아래로 내리고 양 어깨가 레벨을 이루게 한다(그림 4-63). 머리를 기울이지 않고 양쪽으로 돌린다(반대편 목 회전근을 사용).

목 외측 굴곡근 스트레치: 어깨를 펴고 앉아서 양손으로 의자를 잡고 어깨를 아래로 내리고 양 어깨는 레벨을 이루게 한다(그림 4-64). 머리를 똑바로 양 옆으로 숙여 반대편 외측 굴곡근을 스트레치시킨다. 이 운동을 변형하여 목을 전방 외측으로 숙이면 반대편 후방 외측 근육을 스트레치시킬 수 있다.

변형된 목 외측 굴곡근 스트레치: 앉거나 서 있는 자세에서 오른손을 왼쪽 어깨 위에 올려놓는다(그림 4-65). 왼손으로 오른팔의 팔꿈치에 가까운 전완 부위를 잡고 아래로 잡아당긴다. 머리를 오른쪽으로 숙여서 목의 왼쪽 외측 굴곡근을 스트레치시킨다. 오른쪽을 스트레치시키기 위해서는 손과 목의 위치를 반대로 한다.

목 신전근 스트레치: 바로 누운 자세를 취하다(또는 등을 벽에 대고 등받이가 없는 의자 위에 앉는다). 허리를 바닥에 붙이고 양손을 머리 옆에 올려 둔다. 머리를 바닥으로 누르고 턱을 아래로 잡아당기면서 목 전방 굴곡근을 이용하여 목을 똑바로 편다(편평하게 함)(그림 4-66).

광배근 강화에 의한 상승모근 스트레치: 테이블 위에 앉아 엉덩이 양 옆에 패드를 댄 블록을 놓는다(그림 4-67). 양 블록 사이에 어깨를 잘 정렬하고 등을 편 자세를 유지한다. 팔에 힘을 주어 팔꿈치를 펴서 엉덩이를 테이블 위로 들어 올린다.

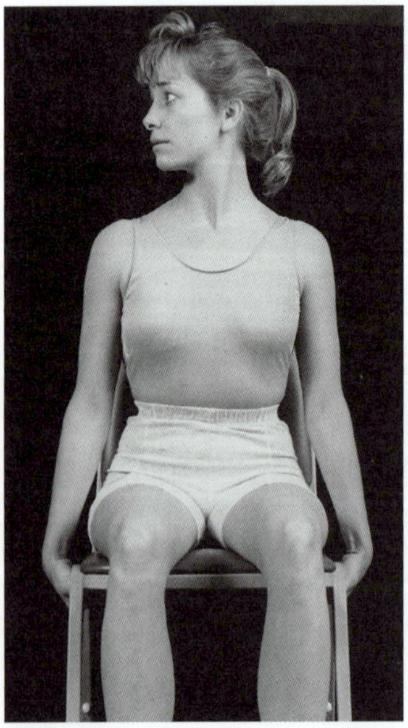

그림 4-63 목 회전근 스트레치 운동.

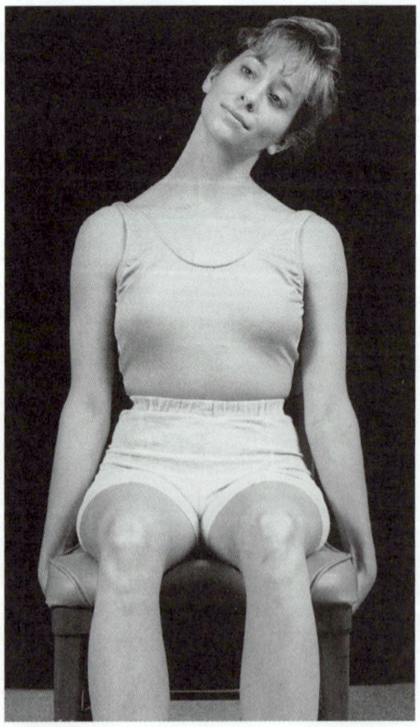

그림 4-64 목 외측 굴곡근 스트레치 운동.

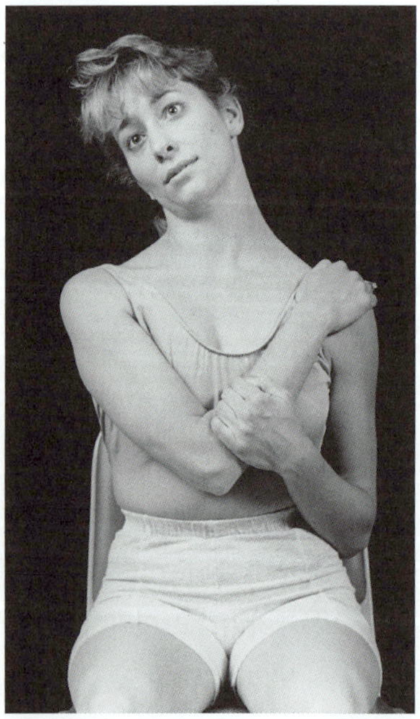

그림 4-65 목 외측 굴곡근 스트레치를 위한 변형된 운동.

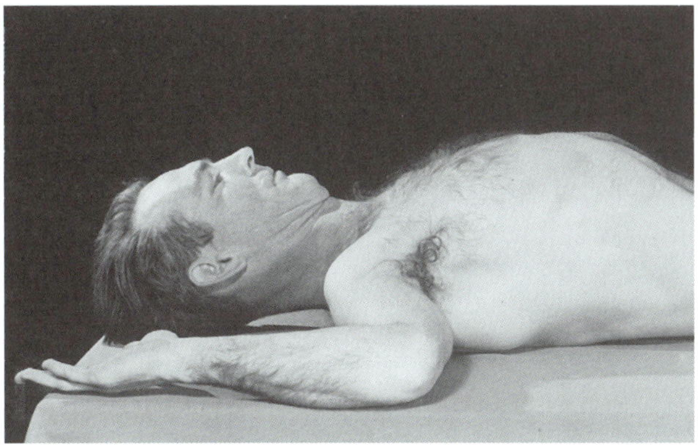

그림 4-66 목 신전근 스트레치 운동.

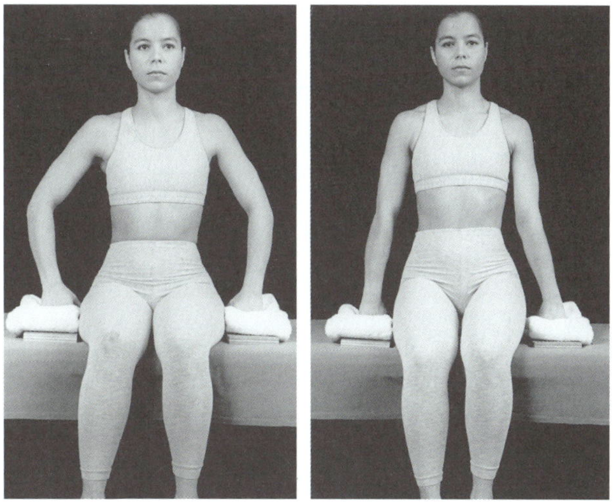

그림 4-67 광배근 강화에 의한 상승모근 스트레치 운동.

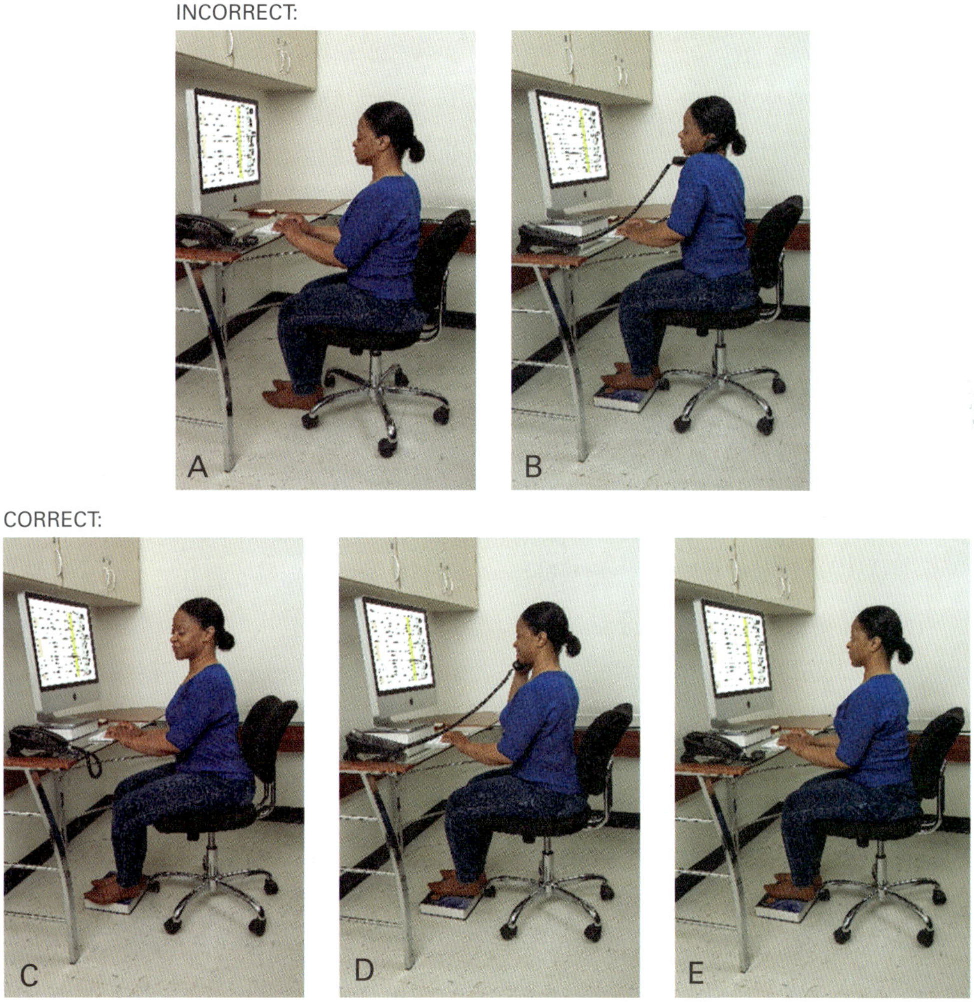

그림 4-68 컴퓨터 작업의 인체공학: **A,** 컴퓨터 작업의 잘못된 자세; **B,** 전화기 사용의 잘못된 자세; **C,** 스피커 사용으로 인한 올바른 자세; **D,** 전화기 사용의 올바른 자세; **E,** 컴퓨터 사용의 올바른 자세.

컴퓨터 인체공학 Computer Ergonomics

컴퓨터(노트북 또는 데스크톱) 작업을 할 때 기본 인체공학적 규칙을 무시하면 목과 등 위쪽이 불편하고 두통이 생기는 경우가 많다. 그림 4-68의 사무실 설정은 정렬을 수정하고 긴장을 완화하는 방법의 예로 선택되었다. 자세 교정의 핵심은 적절한 높이와 팔 지지대, 등 지지대를 조절할 수 있는 잘 맞는 의자이다. 스피커를 사용하고 전화 송수화기를 적절하게 사용하면 목의 긴장을 완화할 수 있다.

잘못된 자세: 그림 4-68A에서 팔꿈치는 손목보다 낮게 위치하며 무릎은 고관절보다 낮다. 파트 B에서 전화기는 어깨에 놓여 있고 목은 왼쪽으로 기울어져 있으면서 오른쪽으로 회전과 함께 신전되어 있다. 모니터를 보는 자세와 책상에서 타이핑하는 자세를 교정했음에도 불구하고 어깨가 거상되어 있다.

올바른 자세: 모니터는 눈높이 또는 그 아래에 위치시켜 둔다. 스피커폰 사용(파트 C) 및 전화기 핸드셋 사용으로 인한 교정된 자세(파트 D)는 경추를 중립 위치를 제공해 주면서 목의 긴장이 완화된다. 의자는 적절한 등받이가 있고 책상에 비해 높이 또한 적절하다. 책상 아래 발 지지대(책) 사용으로 다리가 잘 지지되어 있다(파트 E).

등 BACK

전방 복근의 약화 Weak Anterior Abdominal Muscles

단단한 매트리스에서 잠을 자면 등이 편평해진다. 전만자세(lordotic curve)인 경우 이러한 변화는 환자에게 안도감과 편안함을 줄 수 있다. 의자 등받이에 기대고 편히 앉는 자세를 취하고 상체를 펴서 허리에 만곡을 형성시켜 똑바로 앉는 자세를 피하면 앉아 있을 때 등이 편해질 수 있다. 잘못된 정렬을 교정하고 약한 복근의 긴장을 완화하는 데 도움이 되는 적절한 지지대를 사용하여 통증을 완화할 수도 있다(William's Flexion Brace와 Goldthwait Brace는 복부를 지지하고 전만증을 교정하도록 설계되어 있다).

현저한 약화가 있을 때는 환자는 운동 프로그램을 시작하고 근력을 키우기 위해 노력하는 동안에도 지지대를 계속 사용해야 한다. 이 조언은 지지대를 사용하면 근육이 약해질 것이라는 흔히 듣는 조언과는 상반되는 경우이다. 지지대 착용으로 인한 약화는 환자가 근육을 키우기 위해 운동을 하지 않는 경우에만 발생한다. 지지대를 사용하면 정렬 상태를 유지하고 운동을 통해 힘을 회복할 때까지 약한 근육의 스트레칭과 긴장을 완화시키는 데 도움이 된다.

등 신전근 또는 고관절 굴곡근의 긴장이 있는 경우 복부가 최적으로 기능하기 전에 정상적인 길이를 회복하기 위해 이러한 근육을 치료해야 한다. 치료 중재에서 스트레칭 운동을 참조 바란다.

긴장된 단일관절 고관절 굴곡근(주로 장요근)

Tight One-Joint Hip Flexors(Chiefly Iliopsoas)

전만증의 심각성은 고관절 굴곡근의 긴장 정도에 직접적으로 의존한다. 전만 자세에서 허리에 가해지는 스트레스는 종종 긴장된(tight) 고관절 굴곡근에 순응함으로써 완화된다. 서 있을 때는 무릎을 약간 굽히면 해결이 되고, 앉을 때는 고관절이 굽혀지면서 고관절 굴곡근이 느슨해진다. 어떤 사람들은 통증이나 불편함 없이 오랫동안 앉아 있을 수 있지만 잠시 서 있으면 통증이 바로 나타난다. 이러한 경우 환자는 고관절 굴곡근 단축에 대해 검사를 받아야 한다. 고관절과 무릎을 굽힌 상태로 등을 대고 눕거나 옆으로 누워 있으면 허리에 긴장된 고관절 굴곡근의 당김이 이완된다. 환자들은 종종 등의 통증을 완화하기 위해 스스로 이러한 방법을 찾고 있으며 급성기에는 아주 적절한 대처 방안이 된다. 그러나 문제는 이러한 다양한 자세에서 고관절을 굴곡시킴으로써 압박감에 순응하면 근본적인 문제를 악화시키고 문제를 일으키는 바로 그 근육의 적응성 단축을 더욱 악화시킬 수 있다. 적절한 운동을 통해 고관절 굴곡근을 스트레칭시킨 후에는 바로 누웠을 때 편안하게 고관절과 무릎을 굽힐 필요가 없다.

바로 누운 자세에서 등이 편평해질 수 있도록 고관절을 충분히 굽힌 상태에서 환자는 부드러운 매트리스보다 단단한 매트리스에서 더 편안함을 느낄 수 있다. 부드러운 매트리스에서는 골반이 아래로 가라앉으면서 전방으로 기울어져 허리에 과전만 자세를 유발할 수 있다.

단단한 고관절 굴곡근이 등을 전만 자세로 고정하기 때문에 엎드려 누운 자세는 용인되지 않을 수 있다. 그러나 엎드려 누운 자세는 복부 바로 아래에 단단한 베개를 놓아 허리를 편평하게 하고 고관절을 약간 굴곡시킴으로써 편안하게 만들 수 있다.

등받이는 긴장된 고관절 굴곡근에 의해 전만 상태로 유지되는 고통스러운 등을 어느 정도 완화시킬 수 있지만 긴장된 고관절 굴곡근을 스트레칭시키는 데는 도움이 되지 않는다(고관절 굴곡근 스트레치 운동 및 하복근 강화 운동 참조).

긴장된 허리 근육 Tight Low Back Muscles

긴장된 허리 근육과 관련된 통증은 누우면 완화될 수도 있고 악화될 수도 있다. 직립 자세를 유지하기 위한 움직임이나 근육 작용으로 인해 발생한 스트레인(strain)의 일부를 제거하면 누운 자세에서 통증이 완화된다. 누운 자세에서 체중으로 인해 긴장된 허리 근육에 압박이 가해지면 통증이 증가한다. 급성기에 침상에서 안정을 취하는 동안 허리 아래에 둥글게 말은 작은 수건을 놓고 허리를 굽힌 자세를 취하면 약간의 편안함을 얻을 수 있다. 이 둥글게 말은 롤 타입의 수건은 허리의 윤곽을 따라 위치시켜야 하며 또한 허리를 지지할 수 있어야 한다. 허리에 가해지는 압력은 약간의 편안함을 제공한다. 코르셋(corset)이나 보조기 형태의 허리 지지대를 사용하는 경우 체중을 싣고 있을 때뿐만 아니라 누워 있을 때도 사용하는 것이 좋다.

움직임의 제한으로 인한 통증의 경감 외에도 허리에 대한 지지대의 압력으로 인해 경감될 수 있다. 등받이의 스틸 스테이(steel sttay)는 허리 구조에 맞게 유연성을 가져야 하며 추가적인 편안함을 위해서 패드가 추가적으로 제공될 수 있다.

허리 지지대 Back Supports

고정화(immobilization)에 수반되는 통증 감소와 급성 통증을 유발하는 움직임의 반복에 대한 염려는 환자가 가동성을 회복시키기 위한 치료의 협조에 미온적일 수 있게 한다. 회복은 치료 협력에 달려 있으며 이것은 환자가 절차를 이해하지 않으면 얻을 수 없다.

통증 완화를 위해 환자가 선호하는 자세를 인정하고 그 자세에서 등을 받쳐주는 것이 치료의 목표가 되어서는 안 된다. 허리 근육을 스트레칭시켜 정상적인 유연성을 회복하고 복근의 근력을 키우는 것이 궁극적인 목표이다.

다음의 사진은 여러 형태의 복부와 허리를 지지해 주는 지지대의 예이다(각각 그림 4-69 및 4-70).

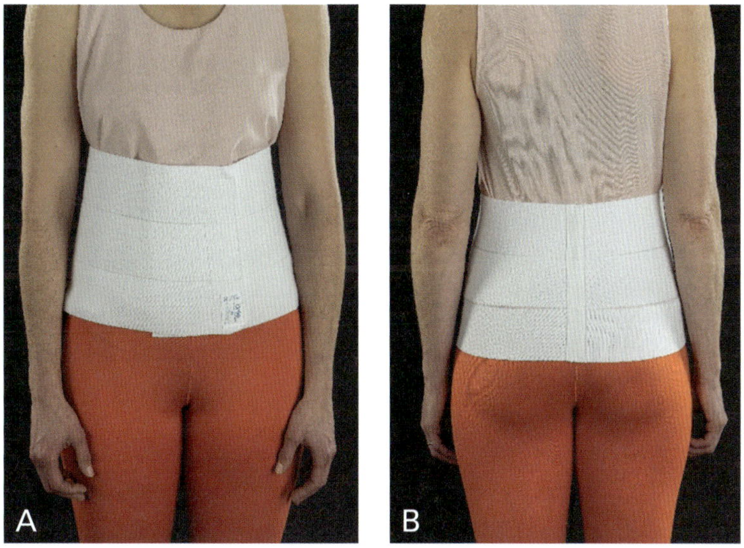

그림 4-69 복부 바인더(binder): **A**, 전면; **B**, 후면.

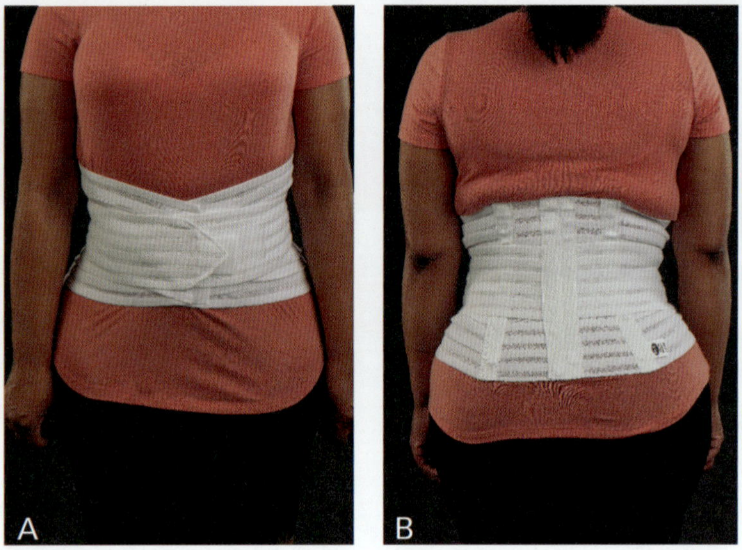

그림 4-70 허리 지지대; **A,** 전면; **B,** 후면.

과도한 굴곡(과굴곡) Excessive Flexion(Hyperflexion)

허리 통증과 과굴곡성에 대한 치료의 선택은 과도한 관절가동범위를 방지하는 지지대이다. 슬와부근이 긴장된(tight) 상태에서 스트레칭 운동을 하는 경우 전방 굴곡 동작은 피해야 하며 능동적이든 수동적이든 다리를 들어 올리는 동작을 할 때는 허리 지지대를 착용해야 한다.

약화된 허리 근육 치료 Treatment for Back Weakness

일반적인 잘못된 자세에서 허리의 약화는 거의 찾아보기 힘든 경우이다. 허리 근육은 정상 관절가동범위 이상으로 늘어난 근육이 약해지는 경향이 있다는 일반적인 규칙의 예외에 해당된다. 놀라운 예를 보려면 5장과 7장에서 과도한 굴곡을 가지고 있지만 허리의 근력은 정상인 사람의 사진을 참조 바란다.

척주기립근(erector spinae)의 현저한 약화는 신경근(neuromuscular) 문제와 관련된 경우를 제외하고는 찾아보기 힘들다. 일부 신경근 상태에 광범위하게 관여하는 경우에도 등 신전근은 종종 보존되기도 한다.

엎드려 누운 자세에서 등의 관절가동범위가 허용하는 범위까지 상체를 후방으로 들어 올릴 수 있어야 한다. 만약 이 동작을 수행할 힘이 없는 상황에서 다른 특별한 금기 사항이 없다면 등 신전 운동은 적절한 운동이 될 것이다. 등 근육의 적절한 근력은 바른 자세를 유지하는 데 매우 중요하다.

근력의 약화가 현저한 경우에는 지지대가 필요하다. 지지대의 유형, 강도 및 길이는 약화의 정도에 따라 다르다. 척주기립근이 약한 경우 전체 체간 근육계가 일반적으로 관련되며 체간의 붕괴는 전후방과 측면에서 발생한다.

신전근의 근력을 키우기 위한 운동은 환자의 참을성과 반응에 따라 측정되어야 한다. 누운 자세에서는 좋은 정렬 상태가 유지되어야 하며 앉거나 선 자세에서는 운동의 이점을 유지하는 데 도움이 되는 지지대가 제공되어야 한다.

누운 자세에서 매트리스의 견고함은 매우 중요한 고려사항 중의 하나이다. 좋은 수면 자세는 신체의 다양한 부분이 거의 동일한 수평면에 있는 것과 관련이 있다. 탄성을 잃은 스프링이나 너무 부드러운 매트리스는 신체 정렬에 부정적인 영향을 끼칠 수 있다.

자세로 인해 발생하는 요통을 경험한 많은 사람들은 매트리스의 강도를 변경함으로써 통증이 감소하거나 없어졌다는 사실을 알고 있으며 단단한 매트리스에서 자는 데 익숙한 사람들은 부드러운 매트리스에서 자면 급성 통증이 유발될 수 있음도 알고 있다. 엎드려 잘 때 허리 아래에 베개를 받치거나 옆으로 누운 자세에서 무릎 사이에 베개를 끼워 두면 등의 스트레스를 완화시켜 보다 이상적인 정렬 상태를 유지하는 데 도움이 될 수 있다.

일부 개인, 특히 척추의 과도한 커브와 같은 고정된 구조적 정렬 결함이 있는 사람의 경우에는 매트리스가 곡선에 순응함으로써 더 많은 지지력과 편안함을 제공해 주기 때문에 편안한 수면을 위해 더 부드러운 매트리스가 필요할 수 있다.

성인은 눕거나 엎드려 잘 때 베개가 없어도 편할 수 있지만 옆으로 누운 자세에서는 불편할 수 있다. 너무 단단한 베개를 사용하거나 하나 이상의 베개를 사용하면 머리와 어깨 위치가 잘못될 수 있다. 그러나 머리를 높게 하고 자는 데 익숙한 사람이 갑자기 낮은 베개를 사용하거나 전혀 사용하지 않는 것으로 바꾸면 안 된다. 머리가 전방으로 돌출되고 상부 등이 둥근(round upper back) 형태로 고정된 자세적 장애가 있는 사람은 베개 없이 자면 안 된다. 등 과후만증과 머리가 전방으로 돌출된 위치를 보상할 수 있을 만큼 베개를 높게 하는 것이 중요하다. 베개가 없거나 너무 낮으면 목이 과신전되어 머리가 뒤로 젖혀진다.

REFERENCES

1. Gore DR, Sepic SB, Gardner GM. Roentgenographic findings of the cervical spine in asymptomatic people. Spine 1986; 11: 521-524.
2. Harrison DE, Harrison DD, Janik TJ, et al. Comparison of axial and flexural stresses in lordosis and three configurations of the cervical spine. Clin Biomech 2001; 16: 276-284.
3. Soderberg GL. Kinesiology-Application to Pathological Motion. 2nd ed. Baltimore: Williams & Wilkins, 1997.
4. Magee DJ. Orthopedic Physical Assessment. Philadelphia: Saunders, 2002.
5. Norkin C, White DJ. Measurement of Joint Motion: A Guide to Goniometry. Ed. Philadelphia: F.A. Davis, 1985.
6. Sforza C, Grassi G, Fragnito N, et al. Three-dimensional analysis of active head and cervical spine range of motion: effect of age in healthy male subjects. Clin Biomech 2002; 17: 611-614.
7. Dvorak J, Antinnes J, Panjabi M, et al. Age and gender-related normal motion of the cervical spine. Spine 1992; 17: 393-398.
8. Palmer ML, Epler ME. Fundamentals of Musculoskeletal Assessment Techniques. 2nd ed. Lippincott: Philadelphia, 1998. pp. 221-224.
9. Clarkson HM. Musculoskeletal Assessment. 2nd ed. Baltimore: Lippincott Williams & Wilkins, 2000, p. 402.
10. Reese NB, Bandy WD. Joint Range of Motion and Muscle Length Testing. Philadelphia: W.B. Saunders, 2002. p. 408.
11. Sobotta-Figge. Atlas of Human Anatomy. Vol 1. Munich: Urban & Schwarzenberg, 1974.
12. Margolis S, Moses S, eds. Johns Hopkins Medical Handbook. New York: Rebus, 1992. pp. 128, 129.
13. Ayub E, Glasheen-Wray M, Kraus S. Head posture: a case study of the effects on the rest position of the mandible. J Orthop Sports Phys Ther 1984; 6: 179-183.
14. DeRosa C, Porterfield JA. A physical therapy model for the treatment of low back pain. Phys Ther 1992; 72(4): 263.
15. Kendall H, Kendall F. Study and Treatment of Muscle Imbalance in Cases of Low Back and Sciatic Pain. Baltimore: Privately Printed, 1936.
16. Kendall H, Kendall F, Boynton D. Posture and Pain. Baltimore: Williams & Wilkins, 1952. pp. 2-73, 156-159.
17. Perolat R, Kastler A, Nicot B, et al. Facet joint syndrome: from diagnosis to interventional management. Insights Imaging 2018; 9(5): 773-789.
18. Williams PC. Lesions of the lumbosacral spine. Part II. Chronic traumatic (postural) destruction of the lumbosacral intervertebral disc. J Bone Joint Surg 1937; 19: 690-703.
19. Ober FR. Relation of the fascia lata to conditions of the lower part of the back. JAMA 1937; 109(8): 554-555.
20. Fahrni WH, Trueman GE. Comparative radiological study of spines of a primitive population with North Americans and North Europeans. J Bone Joint Surg [Br] 1965; 47-B: 552.
21. Pope M, Wilder D, Booth J. The biomechanics of low back pain. In: White AA, Gordon SL, eds. Symposium on Idiopathic Lower Back Pain. St. Louis, MO: C.V. Mosby, 1982.
22. Farfan HF. Mechanical Disorders of the Low Back. Philadelphia: Lea & Febiger, 1973.
23. Chaffin DB. Occupational biomechanics of low back injury. In: White AA, Gordon SL, eds. Symposium on Idiopathic Low Back Pain. St. Louis, MO: C.V. Mosby, 1982.
24. Poulson E, Jorgensen K. Back muscle strength, lifting and stoop working positions. Appl Ergon 1971; 133-137.
25. Tichauer ER, Miller M, Nathan IM. Lordosimetry: a new technique for the measurement of postural response to materials handling. AM Ind Hyg Assoc J 1973; 34: 1-12.
26. Adams MA, Hutton WC. Prolapsed invertebral disc: a hyperflexion injury. In: Industrial Rehabilitation American Therapeutics 1989, pp. 1031-1038. Presented at the 8th annual meeting of the international society for the study of the lumbar spine. Paris, May 18, 1981.

체간 근육과 호흡 근육

TRUNK AND RESPIRATORY MUSCLES

5

CHAPTER

목차

개요 INTRODUCTION

근육이 어떤 움직임에서 적절한 정렬을 유지하기 위해 서로 조화롭게 활동하는 것은 무척 흥미로운 일이다. 체간을 외측에서 들어 올리는 동작에서 외측 체간 근육은 측면으로 굴곡시키고 이때 고관절 외전근이 골반을 안정화시킨다. 정상적인 정렬을 유지하기 위해 외측 체간 근육은 반대쪽 고관절 외전근과 같이 작용해야 한다.

사진과 실측 평가는 검사 중에 발생하는 정상적인 움직임과 일반적으로 작용하는 근육 사이에 불균형이 있을 때 발생하는 변화의 차이를 명확하게 보여준다. 많은 경우에 있어서 일부 복근은 상호작용을 하기 때문에 그룹 검사가 각 개별 근육 검사보다 더 유용하다.

호흡 근육에 대한 작용은 당연히 이 장에 속한다. 폐와 횡격막은 체간에 위치해 있다. 골격 구조의 잘못된 정렬과 근육의 불균형 문제는 호흡계통에 좋지 않은 영향을 미친다. 호흡 근육 차트(그림 5-33)는 23개 근육(각 좌우측 구성)과 호흡 근육으로서의 횡격막을 나열해 놓고 있다. 이 근육들의 대부분은 자세와 근육 균형이 관련된 기능도 가지고 있다.

섹션 I

신경지배 INNERVATION

목, 위팔, 허리, 천골신경총과 같은 말초신경들은 척수와 말초신경 간의 신경총을 형성하지만 체간 근육의 신경 분포는 신경총으로 구성되어 있지 않다. 복근들은 배측 흉부 신경에서 나오는 척추신경의 복측 분할(ventral division)로부터 신경지배를 받는다.

척추신경과 근육 차트: 체간 SPINAL NERVE AND MUSCLE CHART: TRUNK

그림 5-1은 척추신경과 체간 근육을 보여주고 있다.

SPINAL NERVE AND MUSCLE CHART
TRUNK AND LOWER EXTREMITY

Name　　　　Date

	MUSCLE STRENGTH GRADE	MUSCLE	D. T1-12, L1-5, S1-3	V. T1, 2, 3, 4	V. T5, 6	V. T7, 8	V. T9, 10, 11, 12	V. Iliohypogastric T12 L1	V. Ilioinguinal T(12) L1	V. Lumb. Plex. T(12) L1, 2, 3, 4	P. Femoral L(1) 2, 3, 4	A. Obturator L(1) 2, 3, 4	P. Sup. Glut. L4, 5, S1	P. Inf. Glut. L5, S1, 2	V. Sac. Plex. L4, 5, S1, 2, 3	P. Sciatic L4, 5, S1, 2	A. Sciatic L4, 5, S1, 2, 3	P. C. Peroneal L4, 5, S1, 2	A. Tibial L4, 5, S1, 2, 3	L1	L2	L3	L4	L5	S1	S2	S3
		ERECTOR SPINAE	●																	1	2	3	4	5	1	2	3
Thoracic Nerves		SERRATUS POST SUP		●																							
Thoracic Nerves		TRANS THORACIS		●	●	●																					
Thoracic Nerves		INT INTERCOSTALS		●	●	●	●																				
Thoracic Nerves		EXT INTERCOSTALS		●	●	●	●																				
Thoracic Nerves		SUBCOSTALES		●	●	●	●																				
Thoracic Nerves		LEVATOR COSTARUM		●	●	●	●																				
Thoracic Nerves		OBLIQUUS EXT ABD			(●)	●	●																				
Thoracic Nerves		RECTUS ABDOMINIS			●	●	●																				
Thoracic Nerves		OBLIQUUS INT ABD				●	●	●	(●)											1							
Thoracic Nerves		TRANSVERSUS ABD				●	●	●	(●)											1							
Thoracic Nerves		SERRATUS POST INF					●																				
Lumb. Plexus		QUAD LUMBORUM								●										1	2	3					
Lumb. Plexus		PSOAS MINOR								●										1	2						
Lumb. Plexus		PSOAS MAJOR								●										1	2	3	4				

KEY
D Dorsal Primary Ramus
V Ventral Primary Ramus
A Anterior Division
P Posterior Division

SENSORY

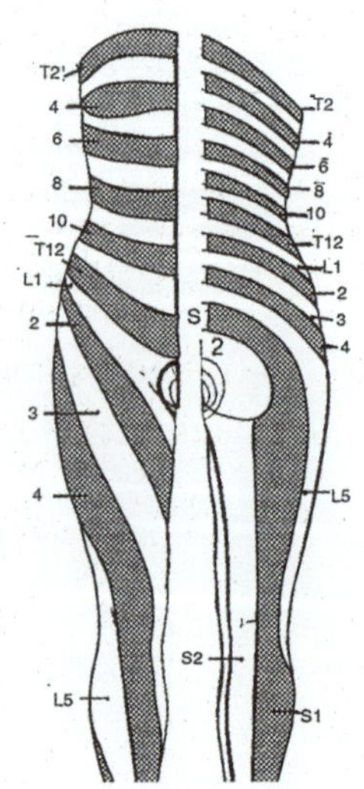

그림 5-1 척추신경과 체간 근육. © 2005 Florence P. Kendall

골반에 부착해 있는 체간 근육 TRUNK MUSCLES ATTACHED TO PELVIS

대퇴골을 중심축으로 골반이 선회(pivoting)하면 대립 근육군은 전후방으로 작용할 뿐 아니라 대각선 방향으로 당겨져서 골반이 전방, 후방, 측면으로 기울어진다. **전후 방향**으로의 대립 근육군을 크게 네 가지로 나눌 수 있다.

- 척주기립근(erector spinae), 요방형근(quadratus lumborum), 그리고 다른 후방 등 근육은 골반의 후상부(posterior superior)에 연결되어 있어 후방에서 상방으로 당기는 역할을 한다.
- 전방 복근, 특히 장골능 전면에 비스듬히 연결되어 있는 외복사근과 치골결합에 연결되어 있는 복근은 전방에서 상방으로 당겨 올리는 역할을 한다.
- 대둔근(gluteus maximus)과 슬와부근(hamstrings)은 장골, 천골, 좌골에 부착해서 후방에서 하방으로 당겨 내리는 역할을 한다.
- 대퇴직근(rectus femoris), 대퇴근막장근(tensor fascia latae)을 포함한 고관절 굴곡근과 장골의 전상장골극에 부착된 봉공근(sartorius) 그리고 요추와 장골의 내측면에 부착된 장요근(iliopsoas)은 전방에서 하방으로 당겨 내리는 역할을 한다.

허리 근육은 고관절 굴곡근(특히 요추를 대퇴골로 똑바로 당겨 내리는 요근)과 함께 골반을 전하방(전방 경사)으로 기울어지게 한다. 이 두 근육은 전방에서 골반을 당겨 올리는 전방 복근과 서로 반대작용을 하며 슬와부근과 대둔근은 후방에서 하방으로 당겨 내려 전방 경사 상태의 골반을 편평하게 만든다.

외측에서 대립되는 근육을 크게 두 가지로 나눌 수 있다.

- 하지 외전근(주로 소둔근과 중둔근)은 골반 외측에서 일어나며, 서 있는 자세에서 다리가 고정되어 있을 때 골반을 하방으로 당겨 내린다.
- 외측 체간 근육은 장골능 외측에 부착되어 있으며 골반을 외측으로 당겨 올린다.

한쪽의 고관절 외전근과 다른 쪽의 외측 체간 근육들이 결합하여 골반을 외측으로 기울게 하는데 오른쪽 외전근은 골반의 오른쪽을 당겨 내리고 외측 체간 근육은 골반의 왼쪽을 당겨 올린다. 반대쪽은 반대로 작용한다. 이러한 움직임들은 외측 체간 근육과 같은 쪽에 있는 고관절 내전근의 도움을 받는다.

오른쪽 고관절 외전근과 왼쪽 고관절 내전근, 외측 체간 근육의 결합은 왼쪽 고관절 외전근, 오른쪽 고관절 내전근, 오른쪽 외측 체간 근육과 대립된다.

섹션 II

복근 및 복근 검사 ABDOMINAL MUSCLES AND TESTS

복근 ABDOMINAL MUSCLES

복직근 Rectus abdominis

기시부: 치골능과 치골결합(그림 5-2).

정지부: 5, 6, 7번 늑연골과 흉골의 검상돌기.

섬유의 방향: 수직.

작용: 흉곽과 골반을 전방에서 서로 가깝게 접근시킴으로써 척주를 굴곡시킨다. 골반이 고정되어 있으면 흉곽이 골반 쪽으로 움직이고 흉곽이 고정되어 있으면 골반이 흉곽 쪽으로 움직인다.

신경: T5, 6, **T7~11**, T12, 신경의 복측가지(ventral rami)

약화: 이 근육이 약화되면 척주를 굴곡시키는 능력이 감소된다. 바로 누운 자세에서 골반을 후방으로 기울어지게 하거나 흉곽을 골반 쪽으로 가까이 접근시키는 능력이 감소되어 머리와 상체를 들어 올리기 어렵게 된다. 바로 누운 자세에서 전방 목 굴곡근이 작용하여 머리를 들어 올리기 위해서는 전방 복근, 특히 복직근이 흉곽을 고정해야 한다. 그러나 복근이 심각할 정도로 약한 사람은 경추 굴곡근이 아무리 튼튼하다 할지라도 머리를 들어 올릴 수 없다. 똑바로 서 있는 자세에서 이 근육의 약화는 골반의 전방 경사와 척주전만(전방으로 볼록한 요추만곡의 증가)을 유발한다.

복직근과 복직근초의 단면 Cross Section of Rectus Abdominis and its Sheath

아치형의 선 위에(1) 내복사근의 건막(b)이 분리된다. 전면 추궁판(lamina)은 외복사근의 건막(b)과 연합하여 복직근초의 복층(ventral layer)을 형성하고 후방 추궁판은 복횡근의 건(c)과 연합하여 복직근초의 배층(dorsal layer)을 형성한다.

아치형의 선 아래에서(2) 복직근초의 전방 층을 형성하기 위해 이 세 근육의 건막은 연합된다. 그리고 복횡근막(transversalis fascia)은 배층을 형성한다.

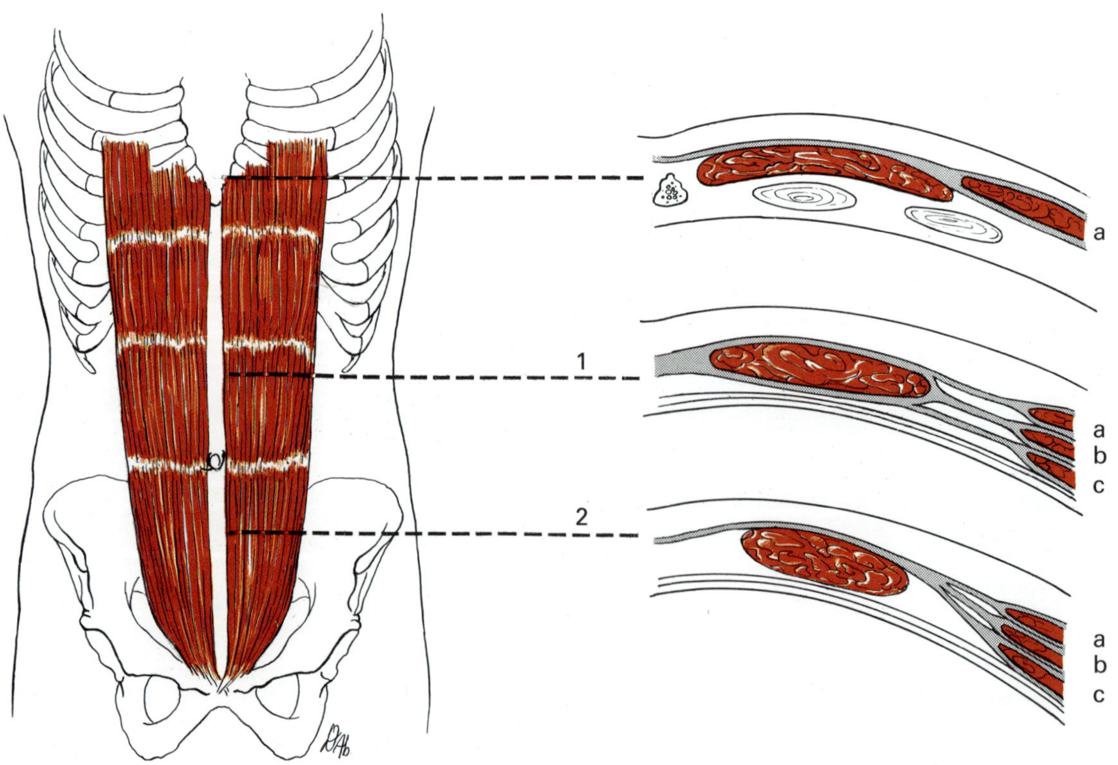

그림 5-2 복직근의 전면과 단면.

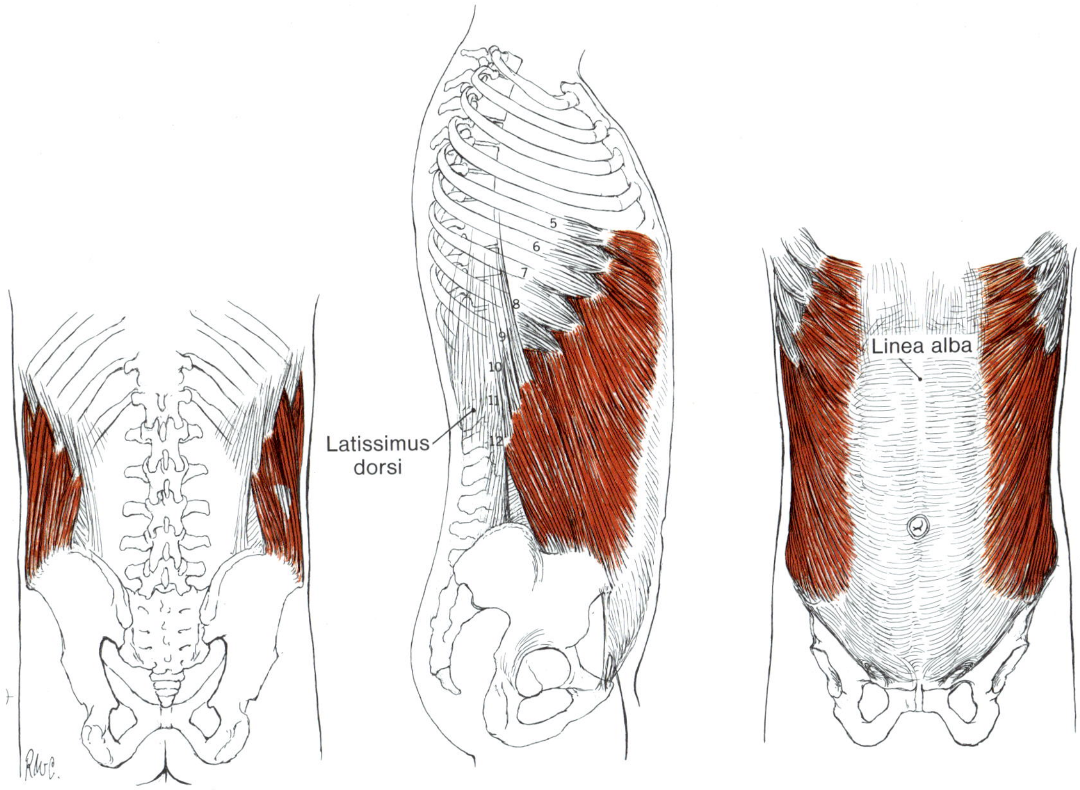

그림 5-3 외복사근.

외복사근 External Oblique

외복사근은 그림 5-3에서 잘 나타내 보여주고 있다.

외복사근, 전방 섬유 External Oblique, Anterior Fibers

기시부: 전거근(serratus anterior)과 서로 맞물려 있는 식으로 5~8번 늑골 외측 부위.

정지부: 점점 넓어져서 편평한 건막 상태로 백색선(linea alba)과 검상돌기에서 늘어난 건봉합(tendinous raphe) 부위.

섬유 방향: 섬유는 하방 내측으로 비스듬히 뻗어 있다. 외측 섬유보다 더 상방으로 향한다.

작용: 양쪽이 같이 작용하면 전방 섬유는 흉곽과 골반이 전방에서 가까워지도록 척주를 굴곡시키고 복부 내장을 보호 및 압박하며 흉곽을 당겨 내려 호흡하는 것을 돕는다. 반대쪽의 내복사근의 전방 섬유와 함께 한쪽만 작용하면 외복사근의 전방 섬유는 흉곽을 전방으로(골반이 고정되었을 때) 또는 골반을 후방으로(흉추가 고정되었을 때) 당기는 식으로 척주를 회전시킨다. 예를 들면, 골반이 고정되면 오른쪽 외복사근이 흉추를 시계 반대 방향으로 회전시키고 왼쪽 외복사근은 흉추를 시계 방향으로 회전시킨다.

전방 섬유와 외측 섬유의 신경: (T5, 6), **T7~11**, T12.

외복사근, 외측 섬유 External Oblique, Lateral Fibers

기시부: 전거근과 맞물려 있는 식으로 9번 늑골의 외측 부위와 광배근과 맞물려 있는 식으로 10, 11, 12번 늑골의 외측 부위.

정지부: 서혜인대(inguinal ligament)의 형태로 전상장골극과 치골결절(pubic tubercle), 장골능의 전방 1/2 외측 부위.

섬유 방향: 섬유는 하방 내측으로 비스듬히 뻗어 있다. 전방 섬유보다 더 아래쪽을 향한다.

작용: 양쪽이 같이 작용하면 외복사근의 외측 섬유는 척주를 굴곡시킨다. 요추에 주로 영향을 주어 골반을 후방으로 기울어지게 한다. 내복사근이 외측 섬유와 함께 한쪽만 작용하면 흉곽과 장골능을 접근시켜 척주를 외측으로 굴곡시킨다. 또한 외복사근은 반대측 내복사근과 함께 작용하여 척주를 회전시키기도 한다. 흉곽에서 외복사근의 작용은 머리에서 흉쇄유돌근(sternocleidomastoid)의 작용과 거의 비슷하다.

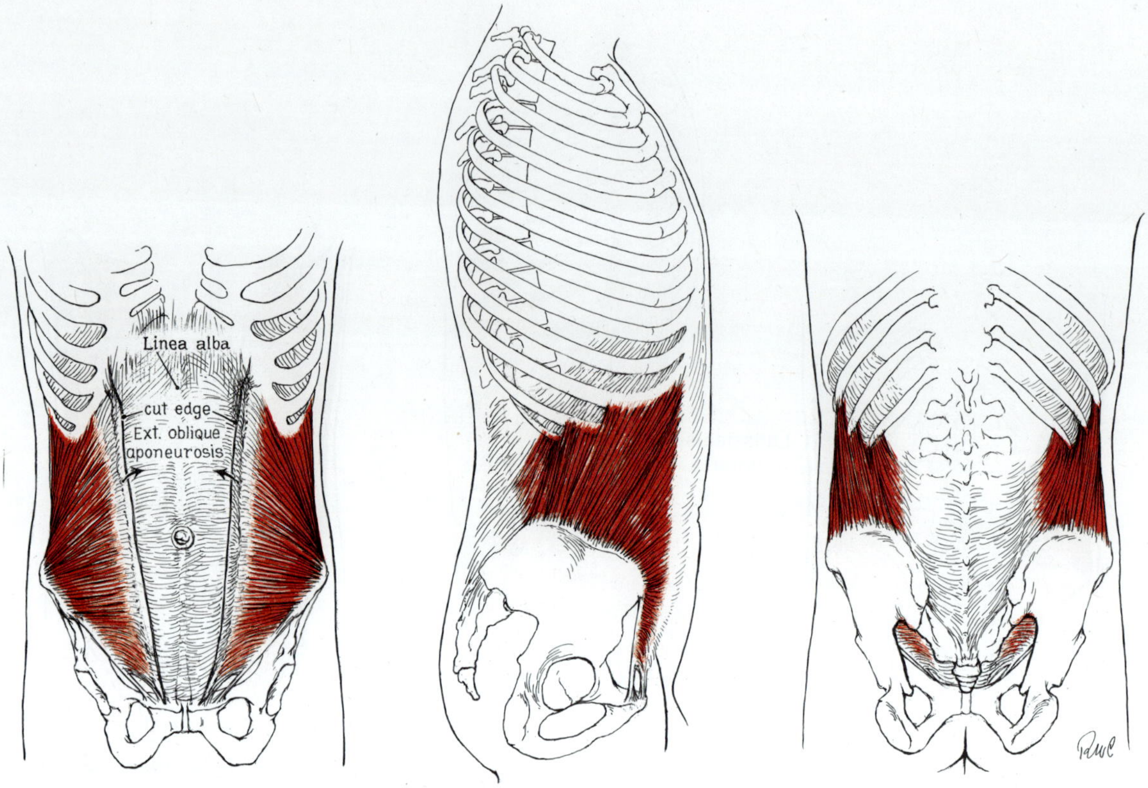

그림 5-4 내복사근.

내복사근 Internal Oblique

내복사근은 그림 5-4에서 잘 나타내 보여주고 있다.

내복사근, 하전방 섬유 Internal Oblique, Lower Anterior Fibers)

기시부: 서혜인대의 외측 2/3, 전상장골극 근처의 장골능.

정지부: 복횡근과 결합하여 치골능과 치골선(pectineal line)의 중간 부위, 건막에 의해 백색선(linea alba)에 정지.

섬유 방향: 섬유는 하복부를 수평으로 가로지르는 방향으로 뻗어 있다.

작용: 하전방 섬유는 복횡근과 결합하여 아래쪽 복부 내장을 보호하고 압박한다.

내복사근, 상전방 섬유 Internal Oblique, Upper Anterior Fibers)

기시부: 장골능 중간선상의 전방 1/3 부위.

정지부: 건막에 의해 백색선에 정지.

섬유 방향: 근섬유는 내측 상방으로 비스듬히 뻗어 있다.

작용: 양쪽 다 동시에 작용하면 상전방 섬유는 척주를 굴곡(흉곽과 골반이 전방에서 서로 가까워지게 됨)시키고, 복부 내장을 보호하고 압박하며, 흉곽을 하강시키고, 호흡을 보조한다. 반대쪽 외복사근의 전방 섬유와 함께 한쪽만 작용하면 내복사근의 상전방 섬유는 흉곽을 후방으로(골반이 고정된 경우) 당기거나 골반을 전방으로(흉추가 고정된 경우) 당겨 척주를 회전시킨다. 예를 들면, 오른쪽 내복사근은 고정된 골반에 대해 흉곽을 시계 방향으로 회전시키고, 왼쪽 내복사근은 시계 반대 방향으로 회전시킨다.

내복사근, 외측 섬유 Internal Oblique, Lateral Fibers

기시부: 장골능의 중간선 상의 중앙 1/3과 흉요근막 부위.

정지부: 10~12번 늑골 하연 건막에 의해 백색선에 정지.

섬유 방향: 상방 내측으로 비스듬히 뻗어 있으며, 전방 섬유보다 더 상방으로 뻗어 있다.

작용: 양쪽 다 동시에 작용하면 외측 섬유는 척주를 굴곡시키고(흉곽과 골반이 전방에서 서로 가까워지게 됨) 흉곽을 하강시킨다. 같은 쪽의 외복사근의 외측 섬유와 함께 한쪽만 작용하면 흉곽과 골반을 가깝게 접근시켜 척주를 외측으로 굴곡시킨다. 이 섬유는 또한 반대쪽의 외복사근과 함께 작용하여 척주를 회전시킨다.

전방 외측 섬유의 신경: T7, 8, **T9~12, L1**, 장골하복신경(iliohypogastric)과 장골서혜신경(ilioinguinal)의 복측가지(ventral rami).

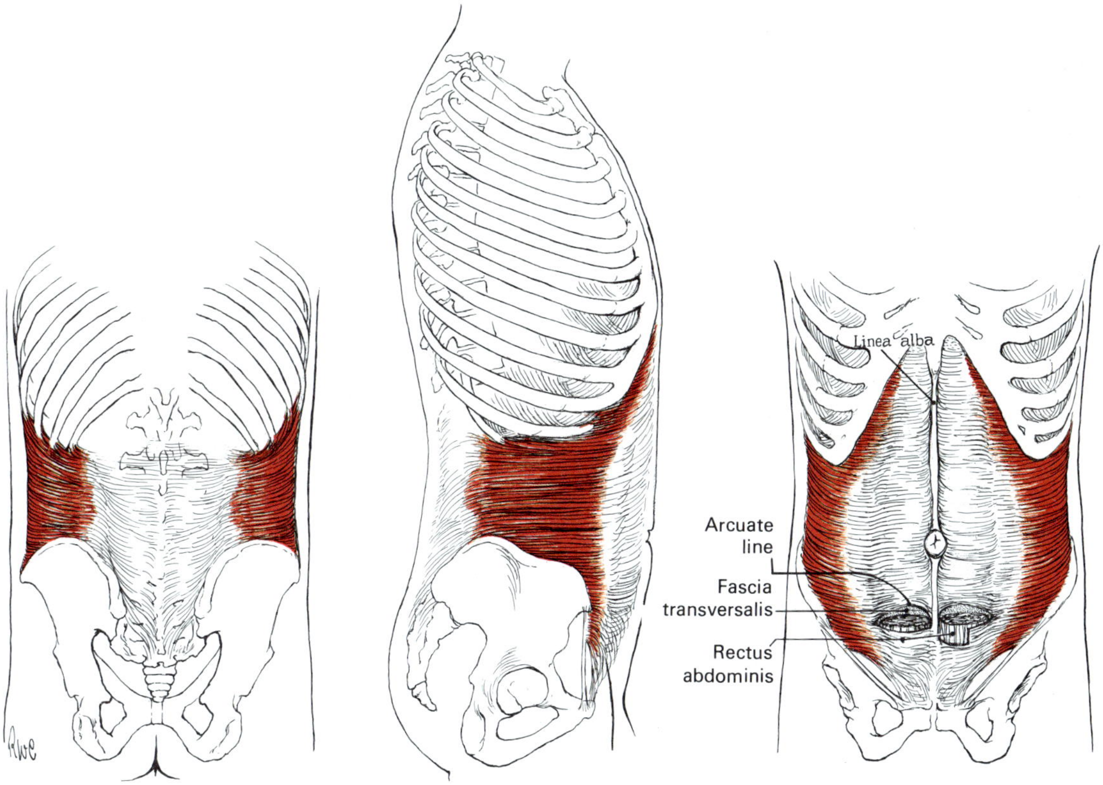

그림 5-5 복횡근.

복횡근 Transverse Abdominis

기시부: 횡격막과 맞물려 하부 여섯 개 늑연골(cartilage)의 내측면, 흉요추근막, 장골능 내측면, 서혜인대 외측(**그림 5-5**)

정지부: 넓은 건막으로 백색선, 치골능, 치골근(pecten pubis)

섬유 방향: 횡단(수평)

작용: 복벽을 편평하게 하는 대(girdle)와 같은 작용을 하며 복부 내장을 보호하고 압박한다. 상부는 호기 시 늑골의 흉골하각(infrasternal angle)을 감소시킨다. 이 근육은 전외측 체간 근육이 제대로 작용하기 위해 백색선을 안정화시키고 내장을 압박하는 작용 외에는 체간의 외측 굴곡에 어떠한 작용도 하지 않는다.

신경: T7~12, L1 장골하복신경, 장골서혜신경의 복측 분할(ventral division)

약화: 복횡근이 약하면 전방 복벽이 불룩 튀어 나오게 된다. 따라서 이것은 바로 누운 자세에서 체간의 과신전 악화에 간접적으로 영향을 미치고 측면 부위가 볼록하게 나오는 경향이 있다(**그림 5-6**).

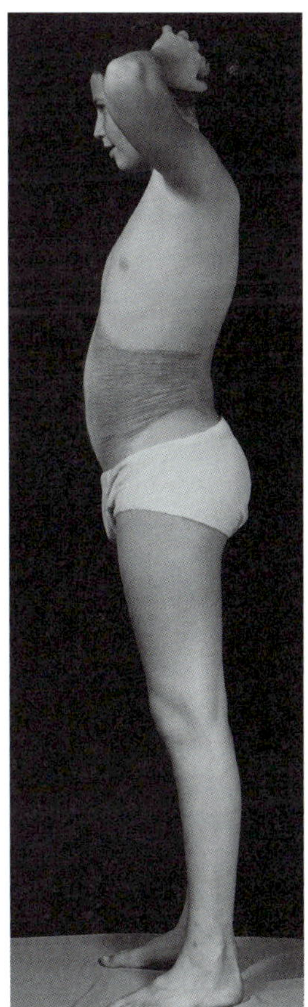

그림 5-6 돌출된 전방 복벽.

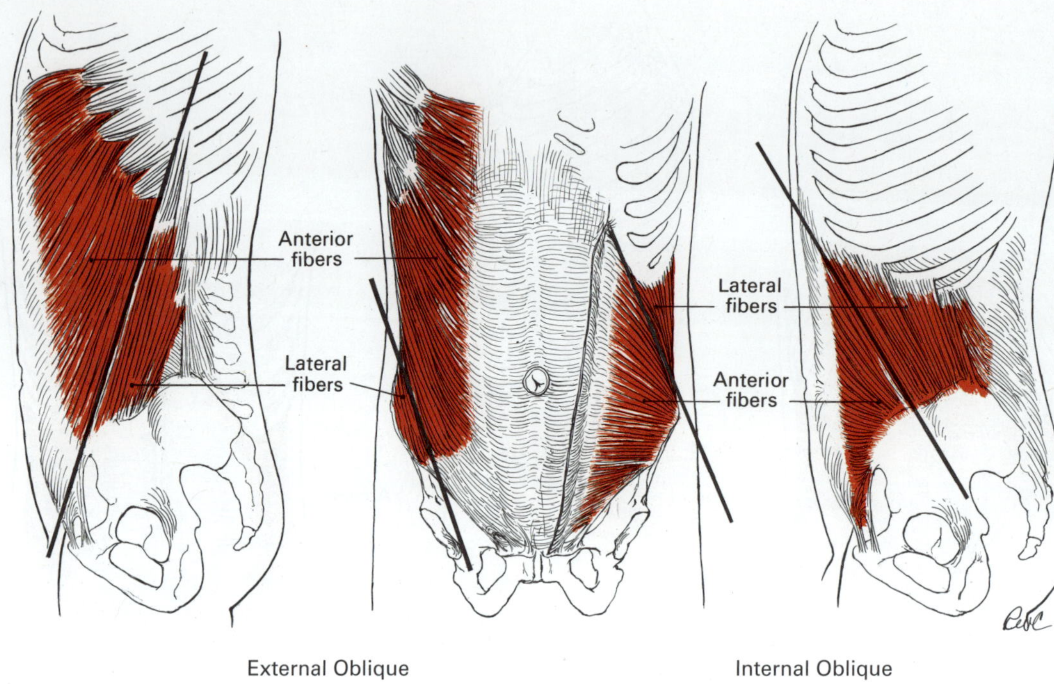

그림 5-7 외복사근 및 내복사근.

외복사근 및 내복사근: 약화와 단축

External and Internal Obliques: Weakness and Shortness

외복사근과 내복사근은 그림 5-7에서 잘 나타내 보여주고 있다.

약화: 외복사근과 내복사근의 보통 또는 심한 약화는 호흡의 효율을 떨어뜨리고 복부 내장의 보호력을 감소시킨다.

양쪽 외복사근의 약화는 척주의 굴곡 능력과 골반을 후방으로 경사지게 하는 능력을 감소시킨다. 서 있을 때 흉곽과 하지와 관련하여 골반이 전방으로 기울어져 있거나 전방 편위된다.

양쪽 내복사근의 약화는 척주의 굴곡 능력을 감소시킨다.

한쪽 외복사근과 다른 쪽의 내복사근이 약화되면 늑연골과 반대쪽 장골능이 분리되어 척주가 회전과 외측 변위가 초래된다. 왼쪽 내복사근과 오른쪽 외복사근의 약화가 있으면(흉추에서 오른쪽 만곡, 요추에서 왼쪽 만곡된 측만증에서 보듯이) 오른쪽 늑연골이 왼쪽 장골능으로부터 멀어져 흉곽은 오른쪽으로 편위되고 오른쪽이 후방으로 회전된다. 왼쪽 외복사근과 오른쪽 내복사근이 약화되어 있으면 이와 반대되는 현상이 일어난다.

외복사근과 내복사근의 같은 한쪽 외측 섬유가 약하다면 약한 부위 쪽으로 볼록한 C자형 만곡을 초래하여 흉곽과 장골능은 측면에서 멀어진다. 왼쪽 외복사근과 왼쪽 내복사근의 외측 섬유가 약화되면 왼쪽으로 볼록한 C자형 만곡을 형성시킨다.

단축: 양쪽 외복사근과 내복사근의 전방 섬유가 단축되어 있으면 척주의 굴곡으로 흉곽이 전면으로 하강된다. 이것은 서 있을 때 척주후만증인 것처럼 보이고 가슴이 하강된 것처럼 보일 수 있다. 척주후만-척주전만(kyphosis-lordosis) 자세에서는 내복사근의 측면이 단축되고 외복사근의 측면은 늘어난다. 이 같은 현상은 골반의 전방 변위, 흉추의 후방 변위와 함께 굽은등(sway-back) 자세에서도 나타난다.

한쪽 외복사근과 다른 쪽의 내복사근이 단축되어 있으면 척주는 회전과 외측 변위를 일으킨다. 흉추에서 오른쪽, 요추에서 왼쪽으로 진행된 측만증의 경우와 같이 왼쪽 외복사근과 오른쪽 내복사근의 단축은 흉곽을 왼쪽으로 회전시킨다.

내복사근과 외복사근의 같은 한쪽 외측 섬유가 단축되면 장골능과 흉곽을 가깝게 하여 반대쪽으로 볼록한 C자형 만곡을 초래한다. 오른쪽 내복사근과 외복사근의 외측 섬유가 단축된 경우에는 왼쪽으로 볼록한 C자형 만곡이 나타난다.

복근의 분할 Division of Abdominal Muscle

복근의 분할은 **그림 5-8**에서 잘 나타내 보여주고 있다.

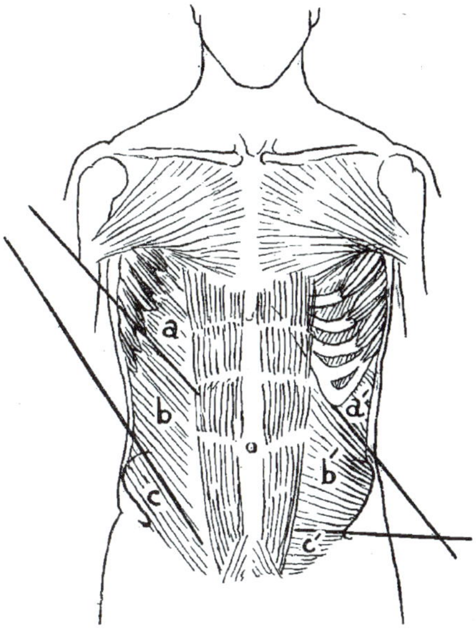

복부 전면 그림에서 a, b, 그리고 c 부분은 오른쪽 외복사근을 나타내고 있고, a', b', c' 부분은 왼쪽 내복사근을 나타내 보여주고 있다.

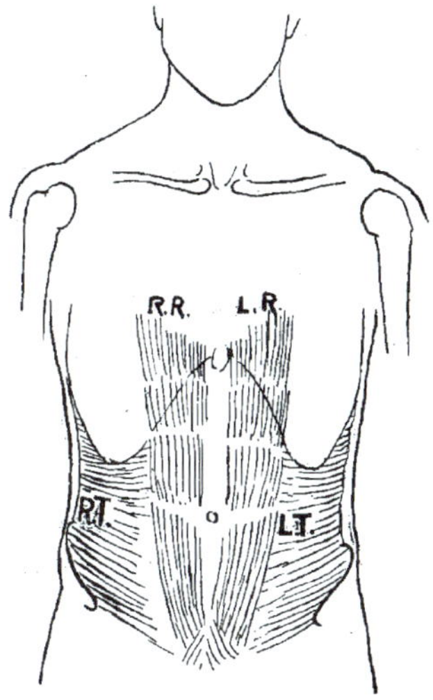

이 전면 그림은 복직근의 왼쪽, 오른쪽 부분(L. R. 그리고 R. R.)과 복횡근의 왼쪽, 오른쪽 부분(L. T. 그리고 R. T.)을 나타내 보여주고 있다.

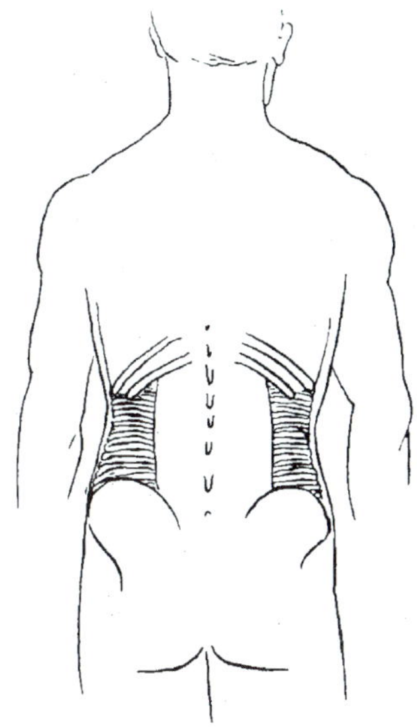

복횡근 섬유막을 나타낸 후면도이다.

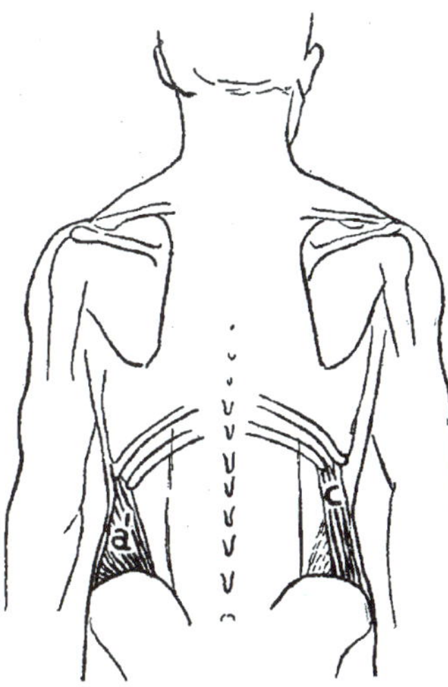

이 후면도에서 a는 왼쪽 내복사근이고, c는 오른쪽 외복사근을 나타내고 있다.

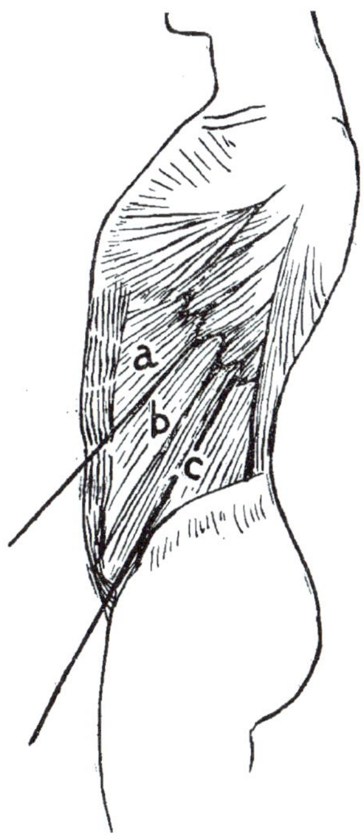

왼쪽 외복사근(a, b, 그리고 c)을 보여주는 외측 그림이다.

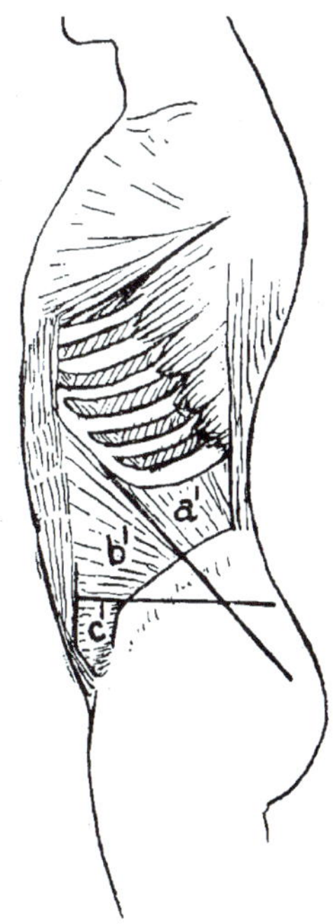

왼쪽 내복사근(a, b, 그리고 c)을 보여주는 외측 그림이다.

그림 5-8 복근의 분할.

복근 검사 ABDOMINAL MUSCLE TESTS

상하 복근 작용의 구별 Differentiating Actions of the Upper and Lower Abdominals

복근의 강화 검사는 '상부'와 '하부'라는 두 가지 용어로 나타난다. 하복부와 상복부의 근력은 등급 간에 차이가 있다.

만약 같은 근육을 가지고 두 가지 검사를 한다든지, 난해한 검사에서 일어나는 차이의 결과로 근력의 차이가 생기는 경우, 두 가지의 측정 사이에 공정하고 변함없는 비율이 있는 게 분명하다.

근력 강약이 연합된 형태를 빈도순으로 표시하면 다음과 같다.

1. 상부는 강하고 하부는 약함.
2. 상부, 하부 모두 약함.
3. 상부, 하부 모두 강함.
4. 하부는 강하고 상부는 약함.

근력의 차이는 두드러지게 나타날 수 있다. 50회 이상의 윗몸일으키기를 할 수 있는 환자가 다리 하강 검사에서는 보통보다 더 낮은 등급이 매겨질 수 있다. 이 피검사자는 외복사근을 위한 특별한 운동을 함으로써 하복부의 힘을 정상으로 강화시킬 수 있다.

복사근(oblique abdominals)은 부채꼴 모양을 하고 있기 때문에 근육의 한 부분이 같은 근육의 다른 부위보다 약간 다른 기능을 가질 수도 있다. 심하게 약화가 있는 환자뿐 아니라 정상적인 근육 조직을 가진 사람에게서도 임상 관찰과 더불어 근섬유의 움직이는 방향과 부착된 부위를 고려하여 보면 복근의 다양한 분절과 작용에 관하여 알 수 있다.

복직근(rectus abdominis)은 두 개의 검사에 모두 포함되는데 두 검사에서 보듯 내복사근(internal oblique)과 외복사근(external oblique)의 작용 사이에는 현저한 차이가 있다.

어떤 근육과 근육군이 검사에 포함되는지 분석할 때 움직임이 일어나는 곳과 움직임에 참여하는 근육들이 당기는 방향을 함께 관찰해야 한다.

바로 누운 자세에서는 머리와 어깨를 천천히 들어 올리면서 체간 굴곡이 시작될 때, 가슴 부위가 하강하며 흉곽이 골반 쪽으로 당겨지는 것을 관찰해야 한다. 동시에 골반은 후방으로 기울어지는데, 이러한 움직임은 분명히 복근의 작용으로 인해 생긴 것이다(그림 5-9).

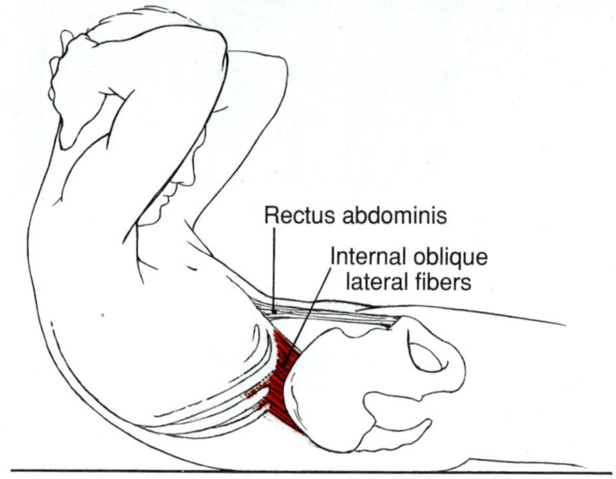

그림 5-9 복직근의 작용으로 나타난 움직임.

가슴이 하강하게 되면서 늑골은 바깥쪽으로 벌어지고 흉골하각(infrasternal angle)은 증가한다. 이러한 움직임은 내복사근의 작용과 관련이 있다.

복횡근(transverse abdominis)의 하부 섬유와 같이 내복사근의 아래쪽 횡섬유(transverse fibers)는 장골에서 장골까지 하복부를 가로질러 뻗어 있기 때문에 내복사근의 아래쪽 횡섬유가 부착되어 있는 부위를 접근시킬 수 있는 검사 동작은 없다. 그러나 골반의 후방 경사와 윗몸일으키기 운동에서 내복사근의 횡섬유는 하복부를 누르기 위해 복횡근과 함께 작용한다.

환자의 체간 굴곡이 완전히 이루어지고 움직임이 고관절 굴곡 단계에 들어감에 따라 바깥쪽으로 펼쳐진 늑골은 내측으로 당겨지고 흉골하각(infrasternal angle)이 감소하는 데 이때 외복사근의 전방 섬유가 작용한다.

내복사근과 복직근이 강하고(윗몸일으키기를 많이 할 수 있는 능력으로 나타남), 또한 외복사근의 일부가 이 움직임에 작용한다면 상복근과 하복근 검사에서 두드러진 차이를 설명할 수 있는 약한 부위는 어디일까?

외복사근의 후방 외측 섬유는 체간의 완전한 굴곡으로 인해 일어나는 흉추의 굴곡으로 늘어날(elongate) 가능성이 있다(그림 5-10). 이러한 외복사근의 섬유들은 흉곽 후방 부위를 전방 장골능 쪽으로 끌어당기게 하고 그렇게 함으로써 흉추를 굴곡시키지 않고 신전시키는 경향이 있다.

외복사근의 작용은 오른쪽과 왼쪽 외복사근 사이에 근육 불균형이 존재하는 척주측만증의 경우에서도 관찰될 수 있다. 척추의 굴곡이 다소 대칭적인 힘으로 이루어지지 않는 것을 흔히 찾아볼 수 있다. 그러나 대퇴부 쪽으로 체간을 일으키려고 하면 흉추의 신전과 함께 흉곽이 강한 외복사근 쪽으로 전방 회전하게 된다.

윗몸일으키기의 고관절 굴곡 단계에서 체간의 굴곡 상태를 유지하는데 복직근, 외복사근의 전방 섬유, 내복사근의 전방 상부 섬유가 단축되는 반면, 외복사근의 후방 외측 섬유는 길어진다. 이것은 윗몸일으키기는 가능하지만 하지 내리기 검사를 못하는 이유를 설명해 줄 수 있다.

그림 5-11은 강한 외복사근을 가진 피검사자가 체간을 일직선 상태로 유지하고 하복부가 상방 내측으로 당겨진 상태에서 윗몸일으키기를 하고 있는 장면을 보여주고 있다. 이것은 왼쪽 그림과 그림 5-35에서 보여주는 아치형 허리 상태의 윗몸일으키기(arched-back sit-up)와는 아주 상반되는 내용이다.

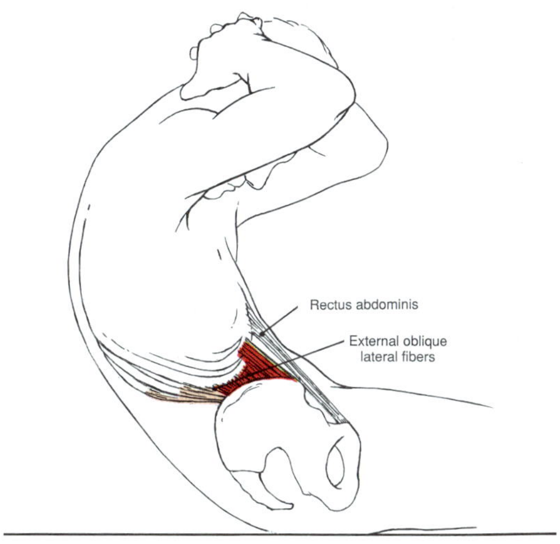

그림 5-10 윗몸일으키기 동작에서 흉추가 굴곡됨에 따라 외복사근의 후방 외측 섬유가 길어지게 된다.

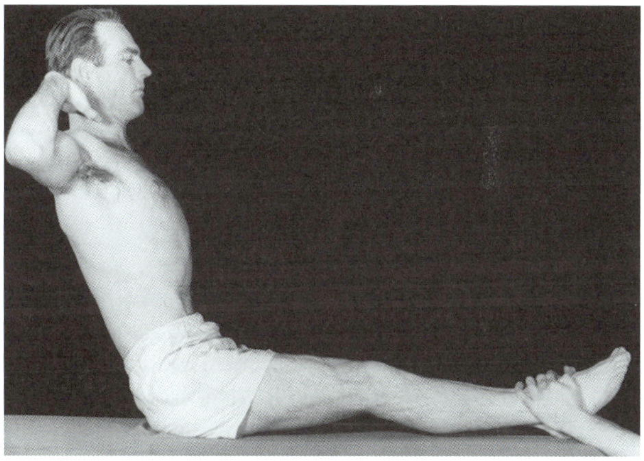

그림 5-11 강한 외복사근을 가진 피검사자가 체간을 일직선 상태로 유지하고 하복부가 상방 내측으로 당겨진 상태에서 상체를 일으키는 동작.

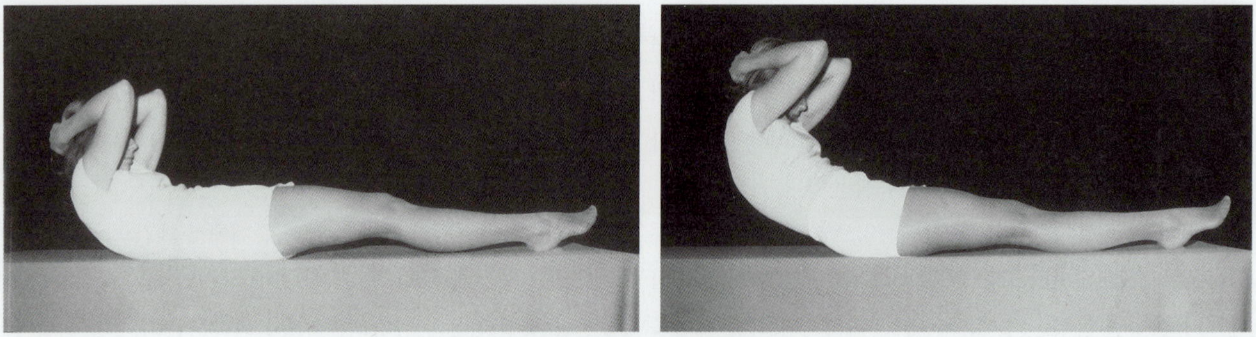

그림 5-12 다리를 신전시킨 자세에서 체간 굴곡시켜 윗몸일으키는 모습.

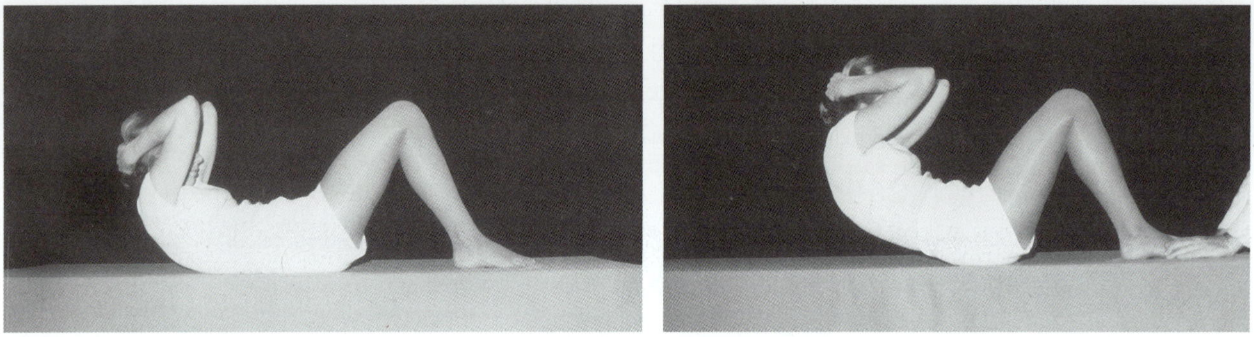

그림 5-13 고관절과 무릎을 굴곡시킨 자세에서 체간 굴곡시켜 윗몸일으키는 모습 (즉, 무릎 굴곡 윗몸일으키기).

체간 굴곡시켜 윗몸일으키기 운동에서 움직임과 근육 작용의 분석 Analysis of Movements and Muscle Actions During Curled Trunk Sit-Ups

상체 움직임의 정의와 설명 Definition and Descriptions of Trunk Movements

체간 굴곡(trunk curl)은 척추의 굴곡만을 의미한다(상부 등은 후방으로 볼록해지고 허리는 일직선이 되는 것). 복근이 강하고 고관절 굴곡근이 매우 약할 때에는 체간 굴곡은 윗몸일으키기를 할 때에만 완전하게 할 수 있다.

앉은 자세는 체간이 수직이고 고관절은 굴곡된 상태이다. 앉는다는 것은 **서 있는** 자세에서 고관절을 굴곡시켜 앉은 자세로 움직이는 것이다. 그러나 이 동작은 고관절 굴곡근의 역할이 필요하지 않다. 상체를 일으키는 동작은 고관절이 굴곡된 상태로 앉은 자세에서 고관절 굴곡이 감소되는 움직임이다. 서로 도와주지 않을 때 이 움직임은 고관절 굴곡근만으로 이루어진다. 앉는 자세는 고관절 굴곡이 연관된 것으로 의미된다.

그러므로 **윗몸일으키기 운동**은 바로 누운 자세에서 고관절을 굴곡시켜 앉는 동작으로 고관절 굴곡근에 의해서 이루어진다. 이것은 위에서 묘사된 바와 같이 상체와 다리가 정확하게 잘 조합될 수도 있고, 이 장의 뒤에 설명되어 있는 그림 5-45에서처럼 잘못 적용될 수도 있다.

무릎을 펴고 하는 체간 굴곡시켜 윗몸일으키기는 우선 복근에 의해 척추가 굴곡되고(체간 굴곡; trunk curl), 고관절 굴곡근에 의해 고관절이 굴곡된다(윗몸일으키기)(1-3)(그림 5-12).

고관절과 무릎을 굽히고 하는 체간 굴곡시켜 윗몸일으키기(무릎 굽혀 윗몸일으키기)는 고관절이 굴곡된 자세(골반을 향한 대퇴부의 굴곡)에서 시작하여 복근에 의해 척추가 굴곡(체간 굴곡)된 다음 고관절 굴곡근에 의해 고관절이 더 심하게 굴곡(대퇴부를 향한 골반의 굴곡)된다(1, 2)(그림 5-13).

그림 5-14와 그림 5-15는 체간을 굴곡하여 윗몸일으키기를 하는 동안 생기는 고관절과 척추 운동의 다양한 단계를 보여주고 있다. 다음에 그림들이 반복되어 나오는데 그 밑에는 관련 근육의 작용에 대한 설명이 추가되어 있다.

기본적인 특징은 대략적으로 그림에 나와 있으며 대퇴골과 골반의 그림과 척추를 표시하는 점선을 그려 넣었다. 전상장골극에서 치골결합까지를 이은 실선은 골반을 나타내는 선이다. 이 선과 평행하게 골반을 통해 고관절까지 점선으로 잇고 대퇴골을 통과하여 고관절의 각도, 즉 움직임의 다양한 단계에서 이루어지는 고관절 굴곡 각도를 표현하게 된다.

여기와 2장에 나와 있는 움직임의 평균적인 정상 관절가동범위를 기준으로 특정한 각도로 일어나는 움직임을 설명하고 있다. 척추와 고관절의 움직임 범위와 관련해 개인차가 있기 때문에 개인 각자가 이와 같은 움직임을 하는 방법 또한 다양할 것이다.

그래서 분석에서는 복근과 척주기립근, 고관절 굴곡근과 신전근까지 정상적인 길이와 근력을 지니고 있고 척추와 고관절이 정상 관절가동범위를 가지고 있는 것으로 가정한다.

정상적인 고관절의 신전은 10°이다. 안정성의 관점에서 볼 때 서 있는 자세에서 작은 각도로 신전이 되어야 하며, 그 이상으로 신전된 것은 바람직하지 않다. 고관절과 무릎 관절이 바로 서 있거나 누운 상태라면 10°의 골반 후방 경사는 10°의 고관절 신전을 초래하는데 이는 대퇴부가 골반 쪽으로 후방 경사되지 않고 골반이 대퇴부의 후방으로 경사되기 때문이다. 요추를 편평하게 하는 지점까지 굽히는 것은 바람직한 가동범위라는 것을 기준으로 해서 정상적인 굴곡으로 여겨진다.

무릎을 굴곡시킨 채 고관절이 대퇴부와 골반 사이 영점 자세(제로 포지션; zero position)에서 약 55°의 예각까지 약 125°를 굽힐 수 있다. 무릎을 신전하면(슬와부근의 길이 검사에서 사용되는 하지직거상 검사처럼), 다리를 테이블에서 약 80° 정도 들어 올릴 수 있다. 이와 같이 골반을 대퇴부 쪽으로 테이블에서 약 80° 정도 굴곡시키면 하지를 신전하고 윗몸을 일으키는 동작과 같은 것이 된다.

관절의 동작을 편리하게 측정하기 위해서 해부학적 자세를 영점(zero)으로 사용하는 추세이다. 따라서 고관절을 똑바로 편 자세를 영점 자세로 잡는다. 그러나 각도와 각도가 나타내는 수치를 설명하는 데는 기하학적인 용어를 사용하는 것이 필요하다.

그림 5-14와 그림 5-15의 오른쪽 열에서 "고관절"에 설명된 것은 골반을 지나는 기준선과 대퇴골을 지나는 선이 이루는 굴곡 각도를 말하고 이를 기하학적인 용어로 표시했다. 굴곡 각도의 변화는 곧 고관절 굴곡근의 길이 변화를 의미하는 것이다. "고관절" 아래 왼쪽 열은 해부학적 자세에서 고관절의 신전과 굴곡 동작의 각도 수치를 열거해 놓은 것이다.

다리를 신전시킨 채 체간을 굴곡시켜 윗몸일으키기 과정에서의 움직임

MOVEMENTS DURING CURLED-TRUNK SIT-UPS WITH KNEES EXTENDED

그림 5-14는 무릎을 신전시킨 채 체간을 굴곡시켜 윗몸을 일으키는 동작에서 움직임이 형성되는 과정을 나타내 보여주고 있다.

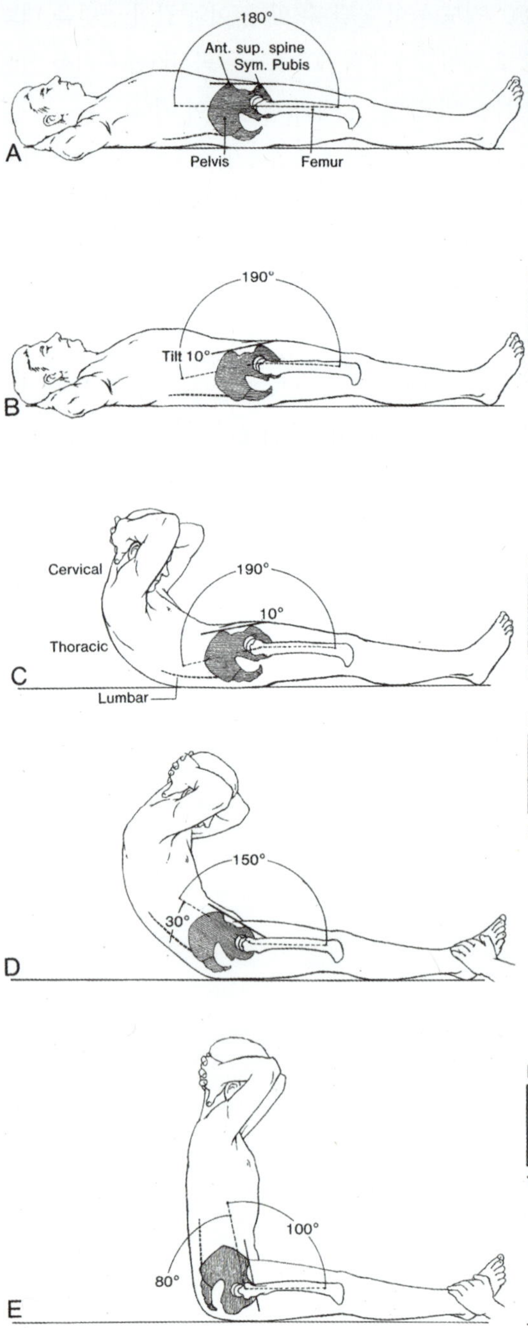

SPINE			PELVIS	HIP JOINTS	
Cervical (Neck)	Thoracic (Upper Back)	Lumbar (Low Back)		Anatomical degrees	Geometric degrees
A					
Position: Supine, hands clasped behind head.					
Zero (Normal anterior curve)	Zero (Normal posterior curve)	Zero (Normal anterior curve)	Neutral position	Zero	180°
B					
Movement: Posterior pelvic tilt, lumbar spine flexion, and hip joint extension.					
Zero	Zero	Flexed (straight)	10° posterior tilt	10° extension	190°
C					
Movement: Cervical and thoracic spine flexion. Figure C represents completion of spine flexion phase and beginning of hip flexion phase.					
Flexed (straight)	Flexed (curled)	Flexed (straight)	10° posterior tilt	10° extension	190°
D					
Movement: Hip joint flexion. The hip joint has moved from a 190° angle of flexion to a 150° angle by pelvis flexing toward femur.					
Flexed (straight)	Flexed (curled)	Flexed (straight)	Posterior tilt in relation to trunk Anterior tilt toward thigh	Flexed 30°	150°
E					
Movement: Hip joint flexion, and return toward zero position of cervical and thoracic spines.					
Toward zero	Toward zero	Flexed (straight)	Posterior tilt in relation to trunk Anterior tilt toward thigh	Flexed 80°	100°

그림 5-14 다리를 신전시킨 채 체간을 굴곡시켜 윗몸을 일으키는 과정에서 나타나는 척추와 고관절의 움직임을 나타내 보여주고 있다.

고관절과 무릎을 굴곡시킨 채 체간을 굴곡시켜 윗몸일으키기 과정에서의 움직임

MOVEMENTS DURING CURLED–TRUNK SIT–UPS WITH HIPS AND KNEES FLEXED

그림 5-15는 고관절과 무릎을 굴곡시킨 채 체간을 굴곡시켜 윗몸을 일으키는 동작에서 움직임이 형성되는 과정을 나타내 보여주고 있다.

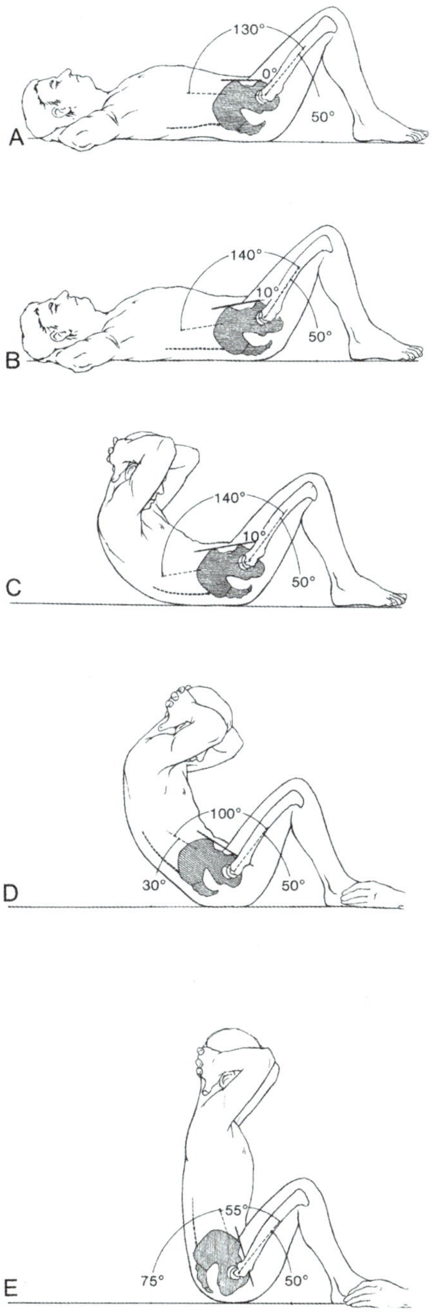

SPINE			PELVIS	HIP JOINTS	
Cervical (Neck)	Thoracic (Upper Back)	Lumbar (Low Back)		Anatomical degrees	Geometric degrees
A					
Position: Supine, hands clapsed behind head, knees bent.					
Zero (Normal anterior curve)	Zero (Normal posterior curve)	Zero (Normal anterior curve)	Neutral position	50°	130°
B					
Movement: Lumbar spine flexion and 10° decrease in hip joint flexion by virtue of posterior pelvic tilt.					
Zero	Zero	Flexed (straight)	10° posterior tilt	50° flexion of thigh	140°
C					
Movement: Cervical and thoracic spine flexion. Figure C represents completion of spine flexion and the beginning of the flexion of the pelvis toward flexed thigh.					
Flexed (straight)	Flexed (curled)	Flexed (straight)	10° posterior tilt	50° flexion of thigh	140°
D					
Movement: Hip joint flexion. The hip joint has moved from a 140° angle of flexion to a 100° angle by the pelvis flexing toward the femur.					
Flexed (straight)	Flexed (curled)	Flexed (straight)	Posterior tilt in relation to trunk Anterior tilt toward thigh	80° (50° thigh + 30° pel-vis)	100°
E					
Movement: Hip joint flexion, and a return toward zero position of the cervical and thoracic spines. On the basis of 125° being complete flexion, hip joint has reached the position of complete flexion.					
Toward zero	Toward zero	Flexed (straight)	Posterior tilt in relation to trunk Anterior tilt toward thigh	125° (50° thigh + 75° pel-vis)	55°

그림 5-15 고관절과 무릎을 굴곡시킨 채 체간을 굴곡시켜 윗몸을 일으키는 과정에서 나타나는 척추와 고관절의 움직임.

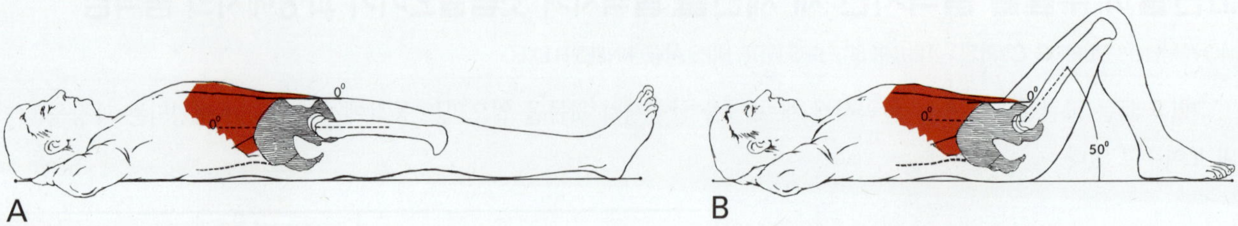

그림 5-16 A, 척추와 골반 그리고 고관절의 영점 자세(시작 자세); B, 척추와 골반 그리고 고관절 굴곡의 영점 자세.

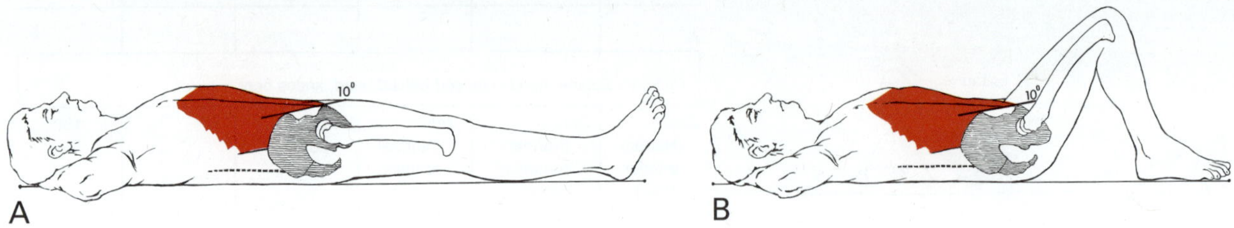

그림 5-17 A, 골반 후방 경사, 요추 굴곡 및 고관절 신전 상태; B, 골반 후방 경사, 요추 굴곡 및 고관절 굴곡 상태.

체간을 굴곡시켜 윗몸을 일으키는 과정에서의 복근과 고관절 굴곡근

ABDOMINAL AND HIP FLEXOR MUSCLES DURING CURLED TRUNK SIT-UPS

척추와 골반 그리고 고관절의 영점 자세 Zero Position of the Spine, Pelvis, and Hip Joints

그림 5-16A와 B는 시작 자세로 간주된다. 실제로 정상적인 유연성을 가진 사람이 바로 누워 특히 무릎을 굽히고 있다면 허리는 편평해지는 경향이 있다(즉, 요추가 굴곡된다).

그림 5-16A에서 고관절 굴곡근의 길이는 고관절의 해부학적 영점 자세에서와 같다.

척추와 골반 그리고 고관절 굴곡의 영점 자세

Zero Position of the Spine, Pelvis, and Flexion of the Hip Joints

그림 5-16B에서 고관절의 굴곡된 자세 때문에 단일관절(one-joint) 고관절 굴곡근은 그림 5-16A보다 길이가 단축되어 있다. 전반적인 길이와 관련하여 장골근(iliacus)은 총 범위의 중간 1/3 정도에 해당하는 40%의 가동범위를 가진다.

골반 후방 경사, 요추 굴곡 및 고관절 신전

Posterior Pelvic Tilt, Lumbar Spine Flexion and Hip Joint Extension

그림 5-17A와 B는 윗몸일으키기를 시작하기 전에 골반 후방 경사 운동의 단계를 나타낸 것이다(10° 골반 후방 경사에 주목). 검사에서 이 움직임은 주로 요추 굴곡을 확실하게 하기 위해 독립된 단계로 실행되기도 한다.

그림 5-17A와 B에서 보듯이 후방 경사를 독립된 움직임으로 하지 않고 다리를 펴고 누워 있을 때 복근이 매우 약하거나 고관절 굴곡근이 너무 단축되어서 후방 경사가 되는 것을 방해하지 않는다면 이는 윗몸일으키기 동작의 시작 단계(즉, 상체 굴곡 단계)에서 일어난다.

그림 5-17A에서 고관절의 신전에 의해 단일관절 굴곡근(장골근; iliacus)은 허용된 길이의 한계까지 신장된다. 이 근육들은 이 길이에서 골반이 더 후방으로 기울어지는 것을 막아 골반을 안정화시킨다.

골반 후방 경사, 요추 굴곡 및 고관절 굴곡

Posterior Pelvic Tilt, Lumbar Spine Flexion, and Hip Joint Flexion

그림 5-17B에서 고관절 굴곡근의 길이는 그림 5-16B보다 약간 길다. 왜냐하면 골반이 대퇴에서 후방으로 10° 정도 기울어졌기 때문이다. 골반 후방 경사 운동은 복근을 강화하기 위한 목적으로 주로 사용된다. 그러나 이 골반 후방 경사 운동은 흔히 복부에 아무런 도움이 되지 않게 잘못 시행되고 있는 경우가 많은데, 무릎을 굽혀서 하는 자세에서 골반을 후방 경사지게 하기 위해 발바닥으로 바닥을 미는 동작으로 골반을 뒤로 굴리는 잘못을 범하고 있다.

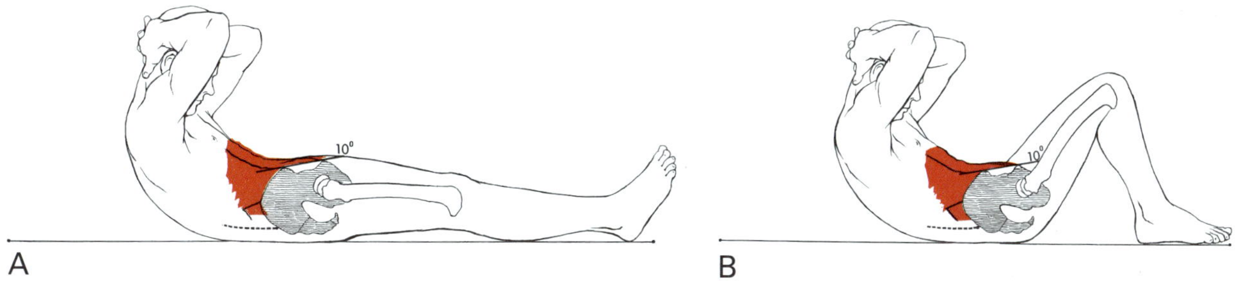

그림 5-18 척추 굴곡(체간 굴곡)의 완전한 단계.

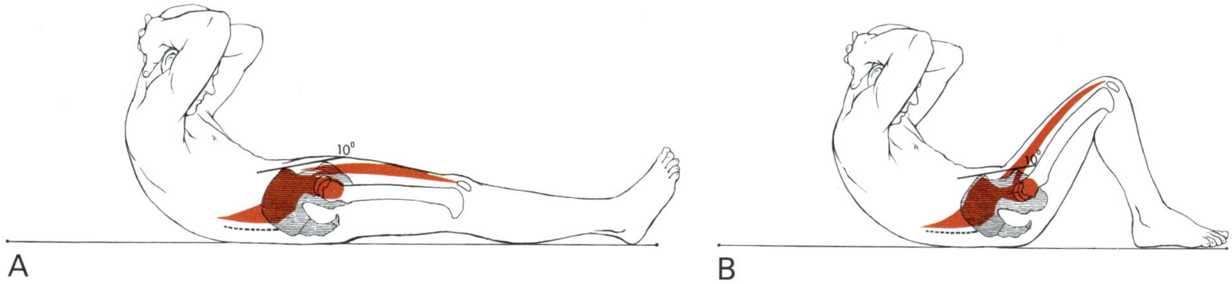

그림 5-19 고관절 굴곡(윗몸일으키기)의 시작 단계.

복근을 이용해 골반 경사를 확실하게 하기 위해서 하복부와 전방과 양 측면을 단단해지게 하면서 이 근육을 상방 내측(upward and inward)으로 당겨야 한다.

골반 후방 경사 운동을 할 때 복근의 작용에 힘을 가하기 위해 둔근(gluteal muscle)을 사용하는 것은 자제할 필요가 있다.

척추 굴곡(체간 굴곡)의 완전한 단계 Spine Flexion Phase(Trunk Curl) Completed

그림 5-18A와 B에서 경추, 흉추, 요추는 굴곡된 상태이다. 그림 5-17A, B에서 보듯이 피검사자가 최대한 굴곡한 상태지만 요추의 굴곡 각도는 변함없이 그대로 유지되어 있다.

그림 5-18A와 B에서 복근은 척추가 완전히 굴곡된 상태라 가장 단축된 상태가 된다. 그림 5-18A에서 고관절 굴곡근은 그림 5-17A에서 보여주듯이 길이에는 변화가 없다.

그림 5-18B에서 단일관절 고관절 굴곡근은 길이의 한계까지는 도달하지 않았으므로 수동적으로 후방 경사를 방해하지 않는다. 고관절 굴곡근은 골반을 안정시키기 위해 수축하고 그 근육 표면을 촉진해 보면 피검사자가 머리와 어깨를 테이블에서 들어 올리기 시작할 때 단단하게 수축하는 것을 확인할 수 있다.

고관절 굴곡(윗몸일으키기)의 시작 단계

Hip Flexion Phase(Sit-Up) Initiated

척추가 완전히 굴곡되면(그림 5-18A와 B 및 그림 5-19A와 B에서 보았듯이) 고관절 굴곡을 제외하고는 앉은 자세 방향으로 일어나는 더 이상의 움직임이 생길 수 없다.

복근은 고관절을 지나가지 않기 때문에 이러한 근육은 고관절 굴곡에 도움이 될 수 없다.

바로 누운 자세에서 고관절 굴곡은 골반을 대퇴부 쪽으로 굴곡시키는 고관절 굴곡근의 작용만으로도 이루어질 수 있다.

그림 5-19A와 B는 상체 굴곡 단계의 완성과 함께 윗몸일으키기(sit-up) 단계의 시작을 나타낸다.

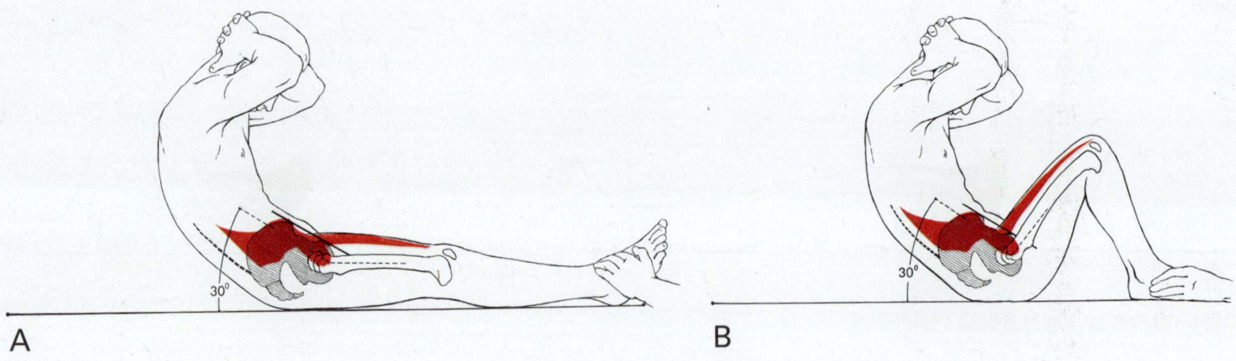

그림 5-20 고관절 굴곡(윗몸일으키기)의 지속 단계.

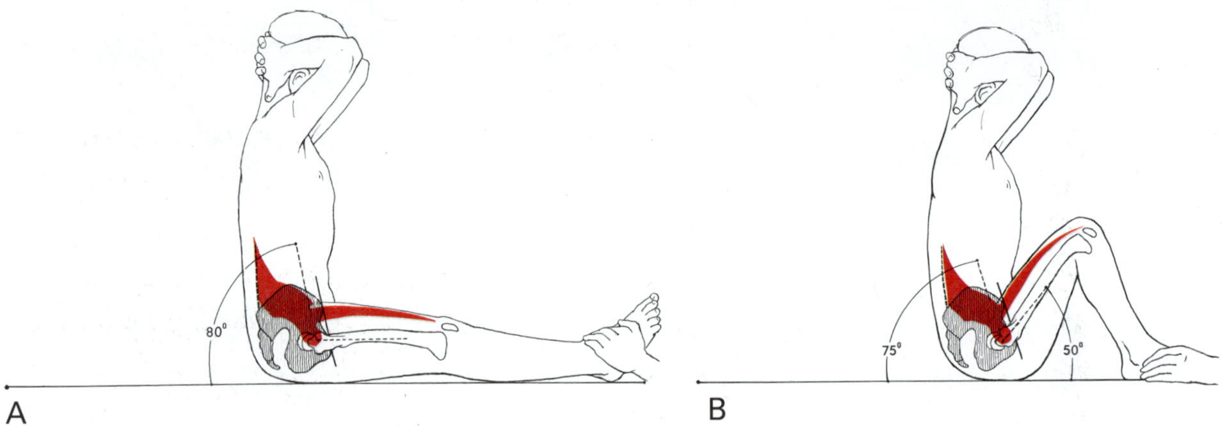

그림 5-21 고관절 굴곡(윗몸일으키기)의 완성 단계.

고관절 굴곡(윗몸일으키기)의 지속 단계

Hip Flexion Phase(Sit-Up) Continued

그림 5-20A와 **B**는 완전한 상체 굴곡(completed trunk curl)(**그림 5-18A**, **B**, **5-19 A**, **B**에서 보여준 바와 같이)과 완전한 윗몸일으키기(full sit-up) 간의 움직임의 호(arc)의 포인터를 보여주고 있다. 복근은 상체를 굴곡 상태로 유지시켜 주며, 고관절 굴곡근은 굴곡된 상체를 테이블에서 앉은 자세 방향으로 약 30° 가량 호를 그리며 들어 올린다.

필요한 경우 고관절 굴곡 단계의 시작과 도중에 발을 아래로 고정할 수 있다. 고관절 굴곡 단계 전에는 발을 누르고 있으면 안 된다.

고관절 굴곡(윗몸일으키기)의 완성 단계

Hip Flexion Phase(Sit-Up) Completed

그림 5-21A와 **B**에서 피검사자가 상체를 앉은 자세로 완전히 일으키게 되면 경추와 흉추는 더 이상 완전히 굴곡되지 않고 복근도 어느 정도 긴장이 풀린다.

그림 5-21A에서 고관절 굴곡근은 골반을 대퇴부 쪽으로 굴곡시켜 테이블에서 약 80° 정도의 호를 이루게 한다. 이 자세에서 무릎이 펴지고 요추가 굴곡되면 고관절은 슬와부근(hamstrings)의 길이가 허용되는 정도의 정상적인 범위만큼 완전히 굴곡된다. 이때 요추는 굴곡된 상태로 있는데 이는 허리가 굴곡된 자세에서 영점 자세(zero position; 정상적인 전방 만곡)로 움직이려면 골반이 대퇴부 쪽으로 10° 더 굴곡된 상태로 기울어져야 하는데 슬와부근의 길이가 이를 허용하지 않기 때문이다.

그림 5-21B에서 고관절 굴곡근은 골반을 대퇴부 쪽으로 굴곡시켜 테이블에서 약 75° 정도의 호를 이루며 움직이게 한다. 요추는 굴곡된 상태로 있는데 이는 고관절이 이미 125°로 완전히 굴곡된 상태에 도달해 있기 때문이다. 앉은 자세에서 엉덩이에서 발뒤꿈치를 더 멀어지게 함으로써 대퇴부의 굴곡을 감소시킨 경우에만 골반이 전방으로 더 기울어지고 허리가 정상적인 전방 만곡이 되도록 할 수 있다.

상부 복근: 검사와 등급 UPPER ABDOMINAL MUSCLES: TESTING AND GRADING

윗몸일으키기 동작의 분석 Analysis of the Trunk Raising Movement

이 검사를 하기 전에 움직임의 제한이 근육의 약화로 해석되지 않도록 허리의 유연성을 검사해야 한다.

검사의 하나인 윗몸일으키기 동작은 척추 굴곡(체간 굴곡)과 고관절 굴곡(윗몸일으키기)의 두 부분으로 구성되어 있다.

체간 굴곡 단계에서는 복근이 수축되어 짧아지고 척추가 굴곡된다. 등 상부는 둥글고 등 하부는 편평하며 그리고 골반은 후방으로 기울어진다. 완전히 굽혀진 상태가 되면 허리와 골반은 여전히 편평한 상태에서 척추는 완전히 굴곡된다. 복근은 오직 척추만을 굴곡시키는 작용을 한다. 이 단계에서 발뒤꿈치는 테이블에 닿아 있어야 한다.

체간 굴곡에 이은 고관절 굴곡 단계에서는 고관절 굴곡근이 수축하여 체간과 골반이 테이블에서 들어 올려지고 전방 경사되는 고관절 굴곡 단계가 이어진다. 복근은 고관절을 교차하지 않기 때문에 윗몸일으키기 운동에 관여할 수 없다. 만약 복근의 힘이 충분하다면 체간은 굽혀진 상태로 유지된다.

고관절 굴곡 단계는 복근에 대한 저항을 제공하기 때문에 이 검사에 포함된다. 검사에서 중요한 점은 움직임이 고관절 굴곡 단계에 들어가는 순간이다. 어떤 경우에는 쭉 펴진 하지에 의한 힘이 굽혀진 상체에 가해지는 힘을 상쇄하지 못하면 발이 테이블에서 떨어져 들리기 시작하거나 더 이상 상체가 들리지 않을 것이다. 발이 고정되어 있다면 몸이 굽혀진 상태를 유지하는지에 주의를 기울여야 한다. 왜냐하면 이 순간에 고관절 굴곡근에 의한 강한 저항이 복근이 굽혀진 상태를 유지하는 능력을 능가할 수 있는 순간이기 때문이다. 이런 현상이 일어나면 골반이 빠르게 전방으로 기울어질 것이고 등은 아치형으로 굽혀지며 피검사자는 발을 고정한 채 윗몸일으키기 동작을 계속할 것이다.

상부 복근에 대한 윗몸일으키기 검사는 정확하게 시행하면 임상적 의의가 크다. 그러나 윗몸일으키기를 어떻게 시행하는지와는 상관없이 능력이 좋은 복근이라고 생각한다면 이 검사의 의의가 없어진다.

무릎을 편 상태에서 체간 굴곡 윗몸일으키기에서는 먼저 골반이 뒤로 기울어지고 허리가 편평해지면서 고관절이 신전된다. 체간 굴곡이 완전히 이루어진 단계에서는 고관절이 굴곡된 상태에서 골반이 대퇴부를 향해 전방으로 기울어지게 된다. 그러나 체간은 후방으로 기울어진 상태이고 허리는 편평하게 유지된다(그림 5-18A 및 5-19A 참조).

허리에 아치가 형성된 상태로 윗몸일으키기 동작을 하는 동안 시작 단계에서 골반이 대퇴부를 향해 전방으로 기울어진 경사는 여전히 전방으로 그대로 기울어져 있는 상태이다.

상부 복근 검사 Test for Upper Abdominal Muscles

환자: 양 무릎을 편 채 바로 누운 자세를 취한다. 만약 고관절 굴곡근이 단축되어 요추를 편평하게 하고 골반 후방 경사가 방해될 정도라면 등이 편평해질 수 있도록 고관절을 충분히 굴곡시키고 이 범위가 수동적으로 유지되도록 무릎 아래에 베개나 담요를 놓는다(팔의 위치는 등급에 설명되어 있음).

고정: 척추가 굴곡되고 흉곽과 골반이 접근하는(예를 들어, 체간 굴곡) 초기 단계에서는 필요하지 않다. 즉, 체간 굴곡 단계에서는 발을 고정시키지 않는다. 발을 고정시키면 고관절 굴곡근이 대퇴부에 대해 골반을 굽혀서 윗몸일으키기를 시작하게 한다.

검사 동작: 환자가 몸을 천천히 굽혀가며 척추를 완전히 굴곡하게 한다(복근에 의해 이루어지는 가동범위). 복근에 저항을 가해 충분한 근력 검사를 할 수 있도록 피검사자는 움직임의 중단 없이 고관절 굴곡 단계(윗몸일으키기)로 바로 들어간다.

저항: 상체 굴곡 단계에서는 등급을 매기려는 목적에 맞게 머리와 어깨, 팔의 다양한 위치에 따라 저항이 가해진다. 그러나 저항을 증가시키기 위해 다양한 위치에 놓인 머리, 어깨, 팔의 무게에 의해 가해진 저항은 복근의 근력을 측정하기 위해서는 충분하지 않다.

고관절 굴곡 단계에서는 고관절 굴곡근이 골반을 아래로 강하게 당기기 때문에 골반 후방 경사를 고정하려는 복근에 강한 저항이 가해진다.

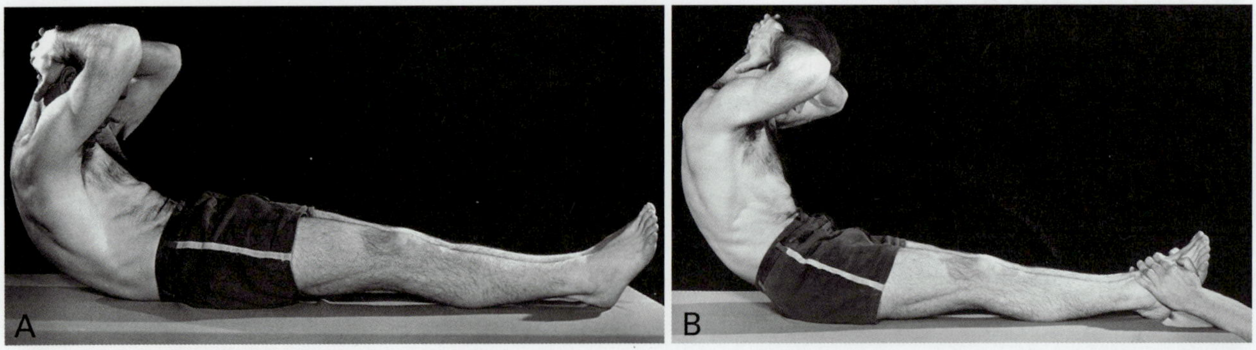

그림 5-22 상부 복근의 검사와 등급: 정상(Normal)(10) 등급.

정상(Normal)(10) 등급[1]**:** 피검사자는 손가락을 깍지 끼워 머리 뒤에 둔 자세로 척주를 굽힐 수 있고(그림 5-22A), 고관절 굴곡 단계에서 앉은 자세가 되는 동안 그 상태를 유지할 수 있다(그림 5-22B). 고관절 굴곡 단계에서는 필요하다면 발을 고정시킬 수도 있다. 그러나 피검사자가 체간의 굴곡을 유지하는지 확인하기 위해서 자세히 관찰하는 것이 필요하다.

대부분의 사람들이 손가락을 머리 뒤로 깍지를 낀 채로 체간 굽혀 윗몸일으키기를 할 수 있기 때문에 검사를 시작할 때부터 손을 이러한 자세로 두는 것이 허용된다. 그러나 이 검사가 어려울 것이라 판단되는 경우에는 먼저 팔을 전방으로 뻗은 자세로 시작한 다음 양팔을 가슴에 교차시킨 상태로 진행하고 나서 손을 머리 뒤로 놓는다.

양호(Good)(8) 등급: 피검사자는 양팔을 가슴에 교차시킨 채로 척주를 굽힐 수 있고 고관절 굴곡 단계에 들어가 앉은 자세가 되는 동안 그 상태를 유지할 수 있다. 복부에 대한 가장 큰 힘은 상체를 들어 올릴 때 고관절 굴곡근의 근력이다. 단순한 상체 굴곡은 근력 검사로는 충분하지 않다(그림 5-23).

보통+ (Fair+)(6) 등급: 피검사자는 팔을 앞으로 뻗은 자세로 상체를 굽힐 수 있고 이 굴곡된 상태를 고관절 굴곡의 시작 단계에서 앉은 자세가 되는 과정 동안 유지할 수 있다(그림 5-24).

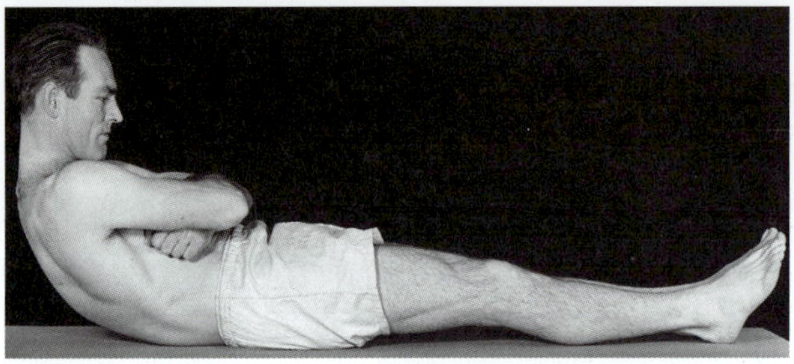

그림 5-23 상부 복근의 검사와 등급: 양호(Good)(8) 등급.

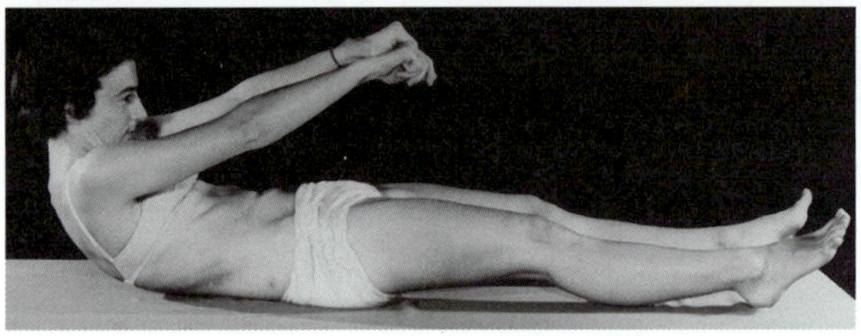

그림 5-24 상부 복근의 검사와 등급: 보통+ (Fair+)(6) 등급.

보통(Fair)(5) 등급: 피검사자는 팔을 앞으로 뻗은 채 상체를 굽힐 수는 있으나 고관절 굴곡의 시작 단계에서 이 굴곡된 자세를 유지할 수 없다.

1) 1장에 기술되어 있는 '등급 설정을 위한 기호(The Key to Muscle Grading)'에 사용된 단어 심볼에 대한 수치 등가물 참조.

하부 복근: 검사와 등급 LOWER ABDOMINAL MUSCLES: TESTING AND GRADING

전방 체간 굴곡근: 하부 복근 검사 Anterior Trunk Flexors: Lower Abdominal Muscle Test

하부 복근에 의한 전방 체간 굴곡은 하복근이 허리를 테이블 위에 편평하게 한 채 요추를 굽힐 수 있는지, 다리 내리기 동작에 의해 점차 증가하는 저항에 대해서도 편평함을 유지할 수 있는지에 초점을 맞춘다.

환자: 바닥이 딱딱한 테이블에 바로 눕는다. 담요를 접어서 사용하는 것은 괜찮으나 푹신한 패드를 사용해서는 안 된다. 팔꿈치로 테이블을 받쳐 지탱하는 동작을 방지하기 위해서 팔은 교차시켜 가슴 위에 올려놓는다.

> **주의:** 두 팔을 머리 위로 뻗어 올리거나 손가락을 머리 뒤로 깍지를 끼는 행동은 피하도록 한다.

고정: 이 검사는 다리 내리기에 의한 저항에 대해 골반이 흉곽에 접근한 상태를 얼마나 유지시킬 수 있는지에 대한 능력을 측정하는 것이므로 체간에 어떠한 고정도 가해서는 안 된다. 체간에 안정성을 주는 것은 도움을 주는 것과 같다. 환자에게 테이블을 잡고 있게 하거나 손이 팔로 테이블을 받치고 있게 하는 것도 도움이 된다.

검사 동작: 검사자는 환자가 수직으로 다리를 올리는 것을 도와주거나 무릎은 똑바로 편 채 다리를 하나씩 올리게 한다(슬와부근의 긴장은 완전한 검사 자세를 이루는데 방해가 된다).

테이블에 허리를 편평하게 하기 위해서 복근을 수축시켜 골반을 후방으로 기울게 하고 다리를 천천히 내리는 동안 허리의 편평함을 유지하도록 지시한다. 다리가 내려갈 때 허리와 골반의 위치에 주의를 기울여야 한다. 검사하는 동안 환자는 머리나 어깨를 올리면 안 된다.

저항: 고관절 굴곡근과 다리 내리기에 의해 집중된 힘은 골반을 전방으로 기울게 하는 경향이 있고, 골반의 후방 경사를 유지하는 복근에 강한 저항으로 작용한다. 고관절 굴곡근의 원심성 수축에 의해 다리가 내려감에 따라 레버(lever)의 작용은 증가하고 근력의 등급을 정하기 위해 복근에 더 큰 저항을 제공한다.

등급: 수직(90°)에서 양다리를 천천히 내리는 동안 테이블에 허리를 편평하게 유지하는 능력을 기준으로 근력의 등급을 매긴다.

골반이 전방으로 기울어지고, 허리가 테이블에서 아치형으로 굽혀지기 시작하는 순간 다리와 테이블 사이의 각도를 측정한다. 이런 현상이 일어나는 순간을 포착하기 위해 검사자는 한쪽 손을 허리에 대고 –밑이 아님– 다른 손의 엄지손가락을 전상장골극 바로 밑에 댄다. 그러나 약화와 통증이 있는 환자를 검사할 때는 전상장골극 바로 아래에 엄지손가락을 대고 등이 아치형으로 굽혀지기 시작하는 순간에 다리를 잡아줄 수 있도록 다른 한 손은 남겨 둔다.

복부의 힘을 측정하기 위한 다리 내리기 검사는 너무 어린 아이에게는 적용할 수 없다. 너무 어린 아이인 경우는 다리의 무게가 몸의 무게에 비해 너무 적어 다리를 올리거나 내릴 때 등이 아치형으로 굽혀지지 않는다. 더 이상의 구체적인 내용에 관해서는 부록 A를 참조 바란다.

1장에 기술되어 있는 '등급 설정을 위한 기호(The Key to Muscle Grading)' 에 사용된 단어 심볼에 대한 수치 등가물을 참조 바란다(그림 5-25).

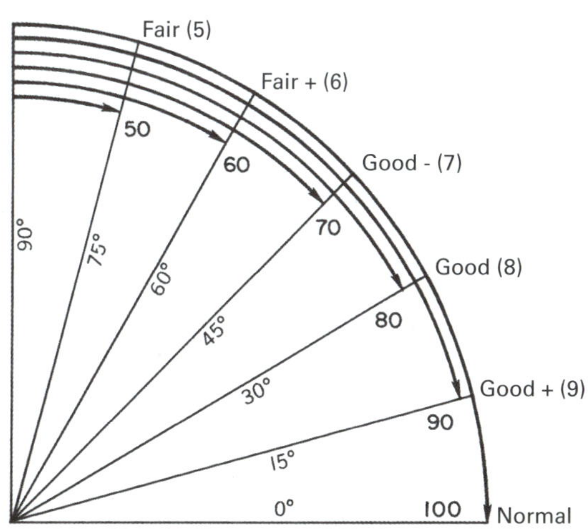

그림 5-25 1장에 기술되어 있는 '등급 설정을 위한 기호(The Key to Muscle Grading)' 에 사용된 단어 심볼에 대한 수치 등가물 참조.

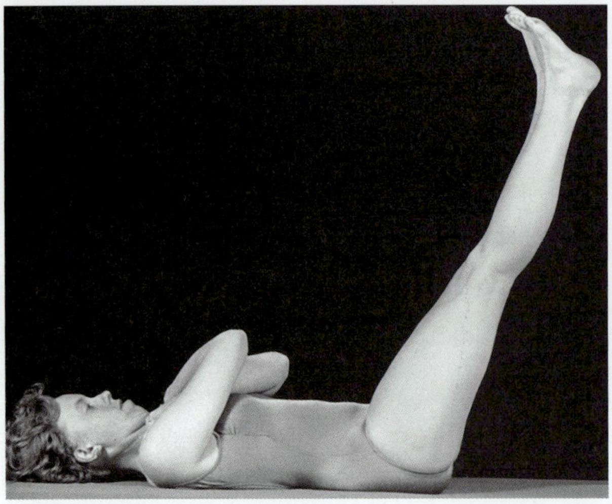

그림 5-26 하부 복근의 검사와 등급: 보통+ (Fair+)(6) 등급.

보통+ (Fair+)(6) 등급: 환자는 팔을 가슴 위에 교차시켜 놓은 채 다리를 테이블과 60° 각도까지 내리는 동안 허리를 편평하게 유지할 수 있다(그림 5-26).

양호(Good)(8) 등급: 환자는 팔을 가슴 위에 교차시켜 놓은 채 다리를 테이블과 30° 각도까지 내리는 동안 허리를 편평하게 유지할 수 있다(그림 5-27에서 다리의 각도는 20°이다).

정상(normal)(10) 등급: 환자는 팔을 가슴 위에 교차시켜 놓은 채, 다리를 테이블 바닥까지 내리는 동안 허리를 편평하게 유지할 수 있다(그림 5-28에서 다리는 몇 도 정도 올라가 있다).

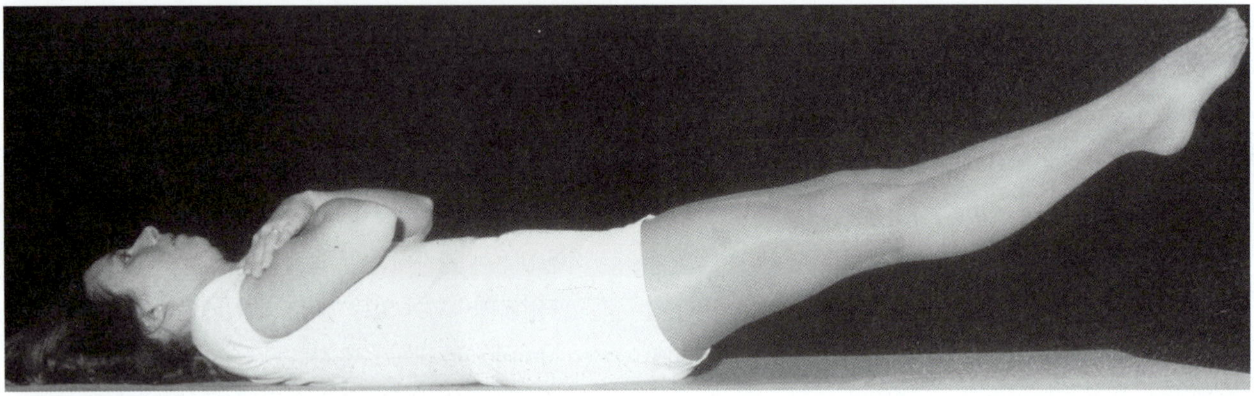

그림 5-27 하부 복근의 검사와 등급: 양호(Good)(8) 등급.

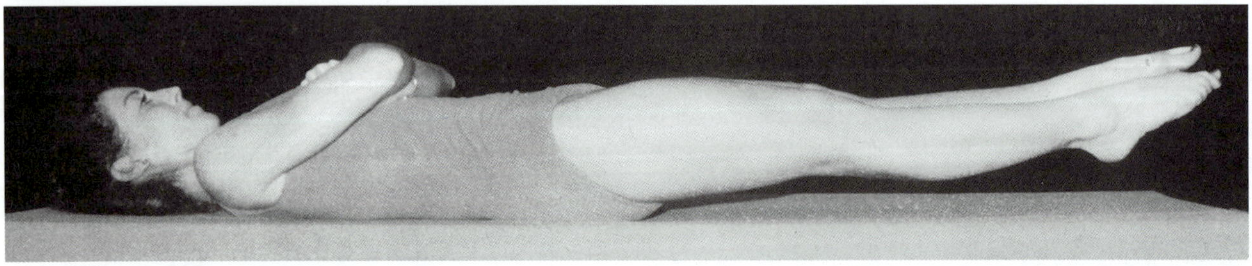

그림 5-28 하부 복근의 검사와 등급: 정상(normal)(10) 등급.

복근 약화: 다리 내리기 Abdominal Muscle Weakness: Lower Extremity Lowering

복근이 심하게 약화되고 고관절 굴곡근이 강한 피검사자는 다리를 편 상태에서 고관절이 굴곡된 상태를 유지하고 다리를 천천히 내릴 수 있지만 허리가 아치형으로 굽혀져 있어 다리를 내림에 따라 이 아치는 더 심해진다. 다리의 무게와 굴곡 상태를 고정시키는 고관절 굴곡근의 힘이 골반을 후방으로 당기려고 하는 복근의 힘보다 강하므로 골반이 전방으로 경사진다(**그림 5-29**).

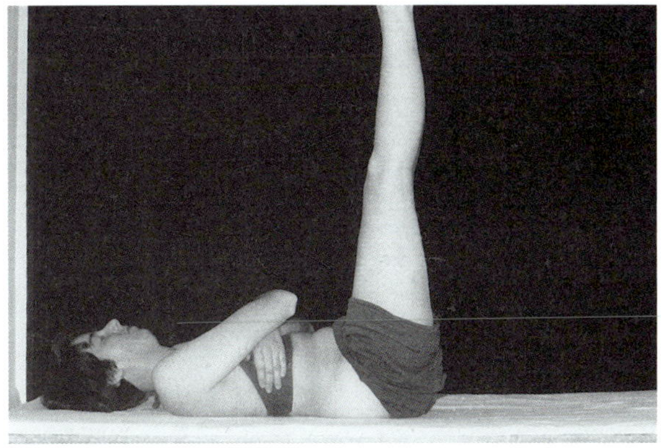

A

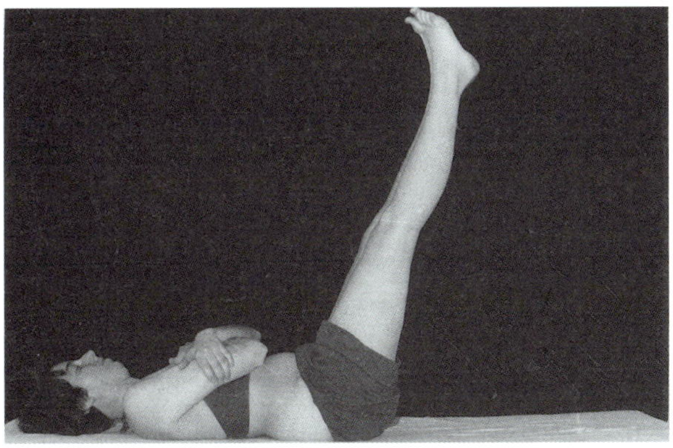

B

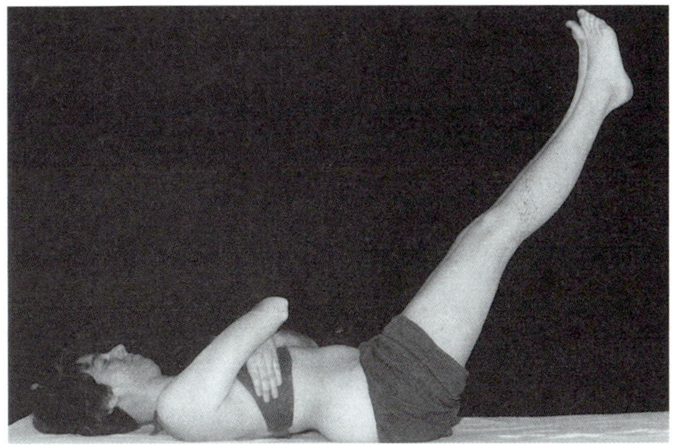

C

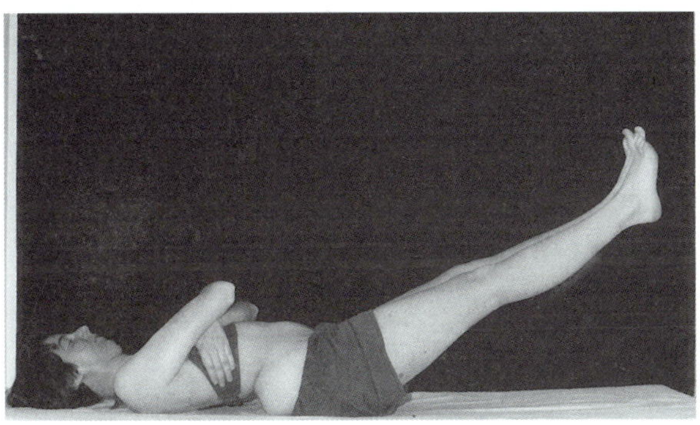

D

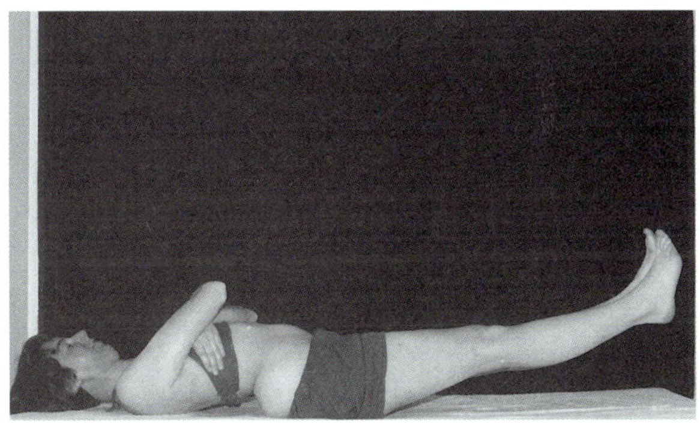

E

그림 5-29 A-E: 복근은 약하지만 다리를 내리는 과정에서 고관절 굴곡근은 강하게 나타나 보이고 있다.

현저히 약한 복근: 검사와 등급 MARKED ABDOMINAL MUSCLE WEAKNESS: TESTING AND GRADING

무릎 굴곡시켜 바로 누운 자세의 일시적 적용

Temporary Use of the Hooklying (Knee-Bent) Position

단일관절 고관절 굴곡근이 단축되면 서 있는 자세나 다리를 쭉 펴고 누워 있는 자세에서 골반은 전방으로 기울어지고 허리는 과신전된 상태가 된다. 이러한 자세에서는 복근의 강화를 위한 골반 후방 경사 움직임이 가능하다 하더라도 아주 어렵다. 머리와 어깨를 올리는 움직임은 골반 후방 경사를 수반하기 때문에 움직임에 방해가 된다.

골반을 기울이기 위해 힘을 주면 짧은 고관절 굴곡근은 팽팽해지며 이 움직임을 방해하게 된다. 이러한 방해를 줄이고 골반을 쉽게 기울이기 위해서 무릎을 굽힌 자세가 보편적으로 적용될 수 있다. 이 자세는 분명 단축되고 긴장된 고관절 굴곡근에 영향을 준다. 또한 "골반이 후방으로 굴리게(rock)" 발로 테이블을 누르는 것만으로도 골반을 쉽게 기울어지게 할 수 있다. 고관절 굴곡근이 단축되어 있으면 골반을 후방으로 기울이는데 필요한 만큼만 고관절과 무릎을 굽혀야 하며 무릎 아래에 베개를 놓아 이 자세를 수동적으로 유지해야 한다. 이 자세에서 복근을 강화시키기 위해 골반 경사나 상체 굴곡 운동을 할 수 있다.

처음에는 고관절과 무릎을 굽히는 것이 필요하고 정당화될 수 있을지라도 무한정 이 자세를 유지한 채 운동을 해서는 안 된다. 운동을 하는 정도와 기간이 중요하다. 목표는 기대하는 최종 결과를 생각해서 설정해야 하며 목표에 도달할 수 있도록 운동을 해야 한다. 최종 목표는 서 있는 상태에서 다리를 곧게 편 채 골반의 올바른 정렬을 유지하는 능력이다. 다시 말해서 고관절과 무릎관절이 올바른 정렬을 이루도록 하는 것이다. 이 목표를 이루기 위해서는 무릎을 굽힌 자세에서 고관절 굴곡의 정도를 점차 감소시키고 최소화시키며 운동을 해야 한다.

가능한 한 다리를 신전시키고 골반을 후방으로 경사지게 유도하면 복근을 강화하면서 고관절 굴곡근이 늘어나게 하는 방향으로 골반이 움직인다. 이 움직임은 고관절 굴곡근을 신장시키기에는 충분하지 않지만 서 있는 상태에서 잘못된 척주전만 자세를 교정할 때 필요한 근육의 작용 유형을 정하는 데 도움이 된다. 적절한 복근 운동을 하는 동시에 고관절 굴곡근을 신장시켜 다리를 펴고 골반을 후방으로 기울어지게 한다.

전방 외측 복근의 객관적 검사는 근력이 보통이거나 그 이상일 때는 근력을 측정하기가 어렵지 않으나 보통 이하의 근력에서는 정확하게 측정하기가 더 어렵다. 여기에 기술된 검사와 등급은 약한 근육에 대한 측정 범위를 나타내고 있다.

복근에서 현저한 불균형은 배꼽 위치의 변위를 관찰해야 하고, 촉진에도 의존해야 한다.

아래 기술된 검사를 시행하기 전에 목 전방 근육의 근력 검사가 필요하다.

전방 복근(주로 복직근) Anterior Abdominal Muscles (Mainly Rectus Abdominis)

보통− (fair−)(4) 등급: 무릎을 약간 굽히고(무릎 아래에 수건을 말아 넣고) 바로 누운 자세에서 환자는 골반을 후방으로 경사지게 할 수 있고 테이블에서 머리를 들어 올림에 따라 골반과 흉곽을 접근시켜 유지할 수 있다.

불충분(poor)(2) 등급: 위와 같은 자세에서 환자는 골반을 후방으로 경사시킬 수는 있으나 머리를 들어 올림에 따라 복근이 전방 저항을 견디지 못하게 되면서 흉곽이 골반에서 멀어지게 된다.

미약(trace) 등급: 바로 누운 자세에서 환자가 가슴을 바닥으로 누르거나 골반을 후방으로 기울이려고 할 때 전방 복근에 수축을 느낄 수는 있으나 골반과 흉곽의 접근은 일어나지 않는다.

복사근 Oblique Abdominal Muscles

보통− (fair−)(4) 등급: 바로 누운 자세에서 검사자가 팔을 대각선으로 아래로 당기는 것에 대항해 적당한 저항을 가하면 복사근의 횡단견인(cross-sectional pull) 때문에 촉진 시 단단하게 나타난다. 그리고 늑골 가장자리는 반대쪽 장골능으로 잡아 당겨진다. 팔이 약하면 압력에 대항하여 어깨를 앞으로 밀어 반대쪽 둔부 쪽으로 비스듬히 고정하는 식으로 팔의 운동이 대체될 수도 있다.

한쪽 다리를 곧게 펴고 고관절을 약 60°로 굴곡시켜 바로 누운 자세에서 검사자는 하방 외측으로 대퇴부에 중간 정도의 압력을 가한다. 복사근의 힘이 장골능을 반대편 늑골 가장자리 방향으로 당기기에 충분해야 한다(이 검사는 고관절 굴곡근의 힘이 좋을 때만 사용할 수 있다).

불충분(poor)(2) 등급: 환자는 장골능을 반대쪽 늑골 가장자리 방향으로 접근시킬 수 있다.

미약(trace) 등급: 환자가 늑골 가장자리를 반대편 장골능 쪽으로 당기려고 하면 복사근이 수축되는 것을 느낄 수 있다(예를 들면, 흉곽이 골반을 향해 약간 외측으로 이동하는데 이 부분들을 접근하지 못하게 하는 작용이다).

외측 체간 근육 Lateral Trunk Muscles

보통- (fair-)(4) 등급: 옆으로 누운 자세에서 팔은 저항에 대항해 내전시키고 다리는 능동적으로 외전시킬 때 외측에서 흉곽과 장골능이 단단하게 고정되면서 서로 근접하는 것을 알게 될 것이다.

불충분(poor)(2) 등급: 바로 누운 자세에서 환자는 저항에 대항해 팔을 내전하려 하거나 골반을 외측으로 들어 올리려는 노력을 할 때 장골능을 흉곽의 측면으로 접근시킬 수 있다.

미약(trace) 등급: 바로 누운 자세에서 저항에 대해 팔을 내전하려 하거나 골반을 외측으로 들어 올리려는 노력을 외측 복근의 수축으로 느낄 수 있다. 그러나 실질적인 외측 장골능과 흉곽의 접근은 일어나지 않는다.

복근 근력에 대한 등급 기록 Recording Grades of Abdominal Muscle Strength

복근의 등급은 근력의 정도에 따라 두 가지 다른 방법으로 기록된다.

윗몸일으키기와 다리 내리기 검사에서 근력이 보통(예: 5등급) 또는 그 이상일 때 이 검사를 기초로 해서 등급을 정하고 기록하기에 충분할 것이다(그림 5-30A). 이 검사에서 보통(5) 또는 그 이상의 등급이 나왔다면 복근이나 복사근 간의 본질적인 불균형은 따로 등급을 매길 필요가 없다.

현저한 약화나 불균형이 존재하면 특정 근육과 관련하여 검사 결과를 나타내야 한다(그림 5-30B).

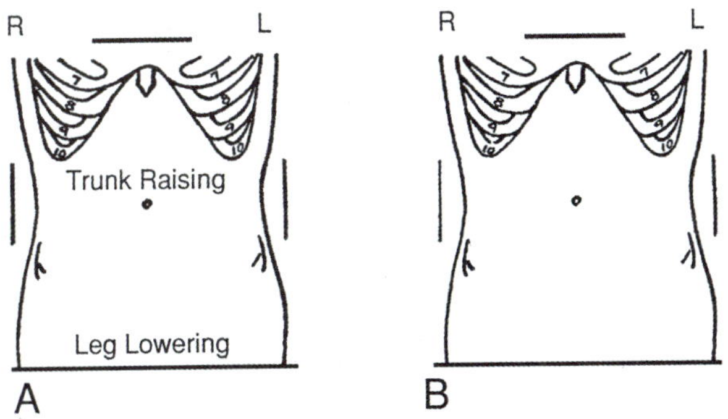

그림 5-30 A, 윗몸일으키기와 다리 내리기 검사에서 근력이 보통(예: 5등급) 또는 그 이상일 때, 이 검사를 기초로 해서 등급을 정하고 기록하기에 충분하다. B, 현저한 약화나 불균형이 존재하면 특정 근육과 관련한 검사 결과를 나타내야 한다.

복근의 불균형과 배꼽의 편위 Abdominal Muscle Imbalance and Umbilical Deviations

복근이 현저하게 약화되었거나 이의 불균형이 존재하면 어느 정도, 배꼽(umbilicus)의 편위를 관찰함으로써 불균형이 있는지의 여부를 결정할 수 있다. 배꼽은 근력이 강한 쪽으로 또는 약한 부위에서 멀어지는 쪽으로 편위될 것이다. 예를 들어, 왼쪽의 외복사근과 왼쪽 및 오른쪽 내복사근의 근력이 똑같이 보통이고 오른쪽 외복사근이 현저히 약할 경우에 배꼽은 왼쪽 내복사근 쪽으로 확실히 편위될 것이다. 왼쪽 내복사근이 강하기 때문이 아니라 오른쪽 외복사근의 저항이 없기 때문에 이러한 현상이 생기는 것이다. 이는 편위가 약한 부위에서 멀어지는 쪽으로 발생하는 것을 보여 준다.

반면에 변위가 하나의 강한 부분과 다른 세 부분이 약한 것을 의미할 수도 있고, 제일 강한 부위 쪽으로 일어난 것을 의미할 수도 있다. 그 다음 촉진과 국부적인 검사를 하는 동안 배꼽의 편위 정도로 상대적인 근력을 측정해야 한다.

능동적인 근육 수축 때문이 아니라 근육의 스트레칭에 의해서 배꼽의 편위가 일어날 때가 있다. 검사자는 강약의 지표로 배꼽의 편위 여부를 사용하기 전에 검사하려는 근육이 능동적으로 수축하는지 확인해야 한다. 배꼽의 편위를 보기 위해서는 먼저 복근이 이완된 자세로 있어야 한다. 등이 테이블 위에 이완되어 편평하게 놓이도록 무릎을 충분히 굽힌다. 그런 다음 환자에게 머리를 들어 올리거나(등이 이미 편평하다 하더라도) 골반을 후방으로 경사시키도록 지시한다. 팔, 다리 움직임에 대한 저항 검사를 할 때에는 이완된 자세에서 시작되어야 한다. 움직임은 실제로 근육이 단축되게 이루어져야 한다. 근육 약화가 분명하면 초기 검사는 부드러운 움직임에서 시작하여 점차적으로 저항을 늘리도록 한다. 제일 우선으로는 이 근육이 어느 정도로 기시부와 정지부를 접근시킬 수 있는지, 둘째는 어느 정도의 압력이 가해졌을 때 비로소 당기는 힘을 이기고 근육이 늘어나기 시작하는지 그 점을 기록해야 한다.

복근 검사에 익숙하지 않은 치료사는 배꼽의 편위를 확인하는 것이 아주 어렵다고 느낄 것이다. 검사를 할 때 테이프나 끈 종류로 배꼽을 가로지르고(횡단) 비스듬히 감아두면, 배꼽의 편위 방향을 보다 쉽게 측정할 수 있다. 상하 복근에 불균형이 생기면 배꼽이 수평으로 감은 테이프에서 위아래로 편위가 나타난다. 또한 배꼽에 사선으로 감은 테이프에서도 편위가 나타나면 이는 복사근 사이에 존재하는 불균형을 나타내는 것이다.

전상장골극, 늑골 가장자리, 치골 바로 위, 흉골 아래쪽에 잉크나 피부용 펜으로 표시선을 그리면 검사자에게 큰 도움이 된다. 검사 동작을 하는 동안 테이프로 배꼽에서 다양한 표시점을 잇게 된다. 그래서 움직임과 함께 어떤 부위가 실제로 단축되었는지 아니면 늘어나 있는지를 알아낼 수 있다.

복근 검사 시 팔의 움직임 Arm Movements in Testing Abdominal Muscles

저항을 받지 않은 팔 운동이 체간 근육의 분명한 작용을 요하지 않기 때문에 복근 검사에 사용되는 팔 움직임은 저항이 가해지거나 압력을 적용하여 검사한다.

정상적으로는 시상면에서 팔의 상방 움직임은 등 근육의 고정이 필요하며 팔의 하방 움직임은 복근의 고정을 필요로 한다. 그러나 복근이 약화되어 있으면 팔을 하방으로 당기거나 밀기 위한 고정이 등 근육에 의해 제공될 수도 있다. 예를 들어, 환자가 바로 누운 자세를 취하고 있고 양팔을 하방으로 당기는 힘으로 저항이 주어진다면 보통 흉곽을 골반 쪽으로 단단히 고정시키기 위해 복근이 수축한다. 그러나 복근이 심하게 약한 경우라면 등이 테이블에서 아치형으로 굽혀져 들려질 것이고, 흉곽은 흉추의 신전에 의해 단단히 고정될 때까지 골반에서 멀어진다. 등이 아치형으로 굽혀질 때 복근이 신장되며, 근육이 당겨져 촉진 시 단단하게 느껴진다. 검사자는 이렇게 긴장된 것을 근육의 수축에 의한 단단함으로 오인하지 않도록 주의해야 한다.

횡단적 또는 대각선 팔 운동에서 복근이 정상이면 움직이는 팔 쪽의 외복사근과 반대쪽의 내복사근은 흉곽을 골반에 고정하려고 수축하게 된다. 횡단 견인력의 약화가 있다면, 반대쪽 복사근을 고정시키기 위해 작용한다. 검사자는 정확한 검진을 하기 위해 이러한 대체작용을 이해해야 한다.

섹션 III

호흡근과 호흡근 검사 MUSCLES OF RESPIRATION AND TESTS

호흡(respiration)은 기관의 세포와 외부 환경 간의 가스 교환을 의미한다. 호흡에는 다양한 신경적, 화학적 요소와 근육 요소가 연관되지만 여기에서는 특히 근육의 역할에 대해 다루기로 한다.

호흡은 **환기**(ventilation)와 **순환**(circulation)으로 이루어진다. 환기는 가스가 폐 안팎으로 환류되는 것이고 순환은 이 가스를 각각의 세포 조직에 운반하는 것이다. 비록 폐와 조직에서 가스의 움직임은 확산(diffusion)에 의한 것이지만 가스를 운반하기 위해서는 호흡과 심장의 작용이 필요하다.

호흡을 위한 펌프 기능은 호흡근과 흉곽에 의해 구성되며 흉곽은 늑골, 견갑골, 쇄골, 흉골, 흉추로 이루어진다. 이 골격근 펌프의 압력에 의해 산소와 이산화탄소가 폐 안에서 확산되어 가스가 폐 안팎으로 교류할 수 있게 한다.

호흡근에 의해 폐와 흉벽 그리고 공기의 저항을 극복하기 위한 호흡 작용은 일반적으로 흡기(inspiration) 과정에서만 일어나는데 근육이 작용하여 흉강을 넓히고 흉강 내 압력을 낮추는 것이다. 호기(expiration)는 흡기 근육이 이완되며 폐가 상승되는 힘에 의해 이루어지지만 호흡 활동이 커질 때 호기 근육은 활발하게 활동한다. 중노동이나 운동, 기침 또는 노래를 부르는 일은 모두 호기 근육을 활발히 활성화시킨다. 또한 폐기종(emphysema) 같이 폐 조직의 탄성이 손상되었을 때 입술을 오므려 호흡하게 하는 기법은 최소한의 노력으로 호기 근육을 강화하기 위해 사용되는 방법이다.

호흡근 차트(그림 5-33)는 주 흡기 근육과 호기 근육을 기준으로 근육을 분류해 놓은 것이다. 그러나 이 근육들이 흡기나 호기의 한쪽만 작용하는 것은 아니다. 주 호기 근육인 복근은 흡기 시에도 작용하며 흡기 근육인 늑간근과 횡격막 역시 호기 시에 "제동(braking)"이라는 중요한 역할을 한다.

이 분류는 다시 주동근과 보조근으로 나뉘는데 이것은 환기를 원활하게 하기 위해 여러 근육이 작용하고 있다는 것을 보여준다. 어떤 근육이 어느 정도로 호흡에 작용하는가는 호흡의 종류에 따라 다를 뿐 아니라 개인별 호흡 습관에 의해서도 차이가 난다.

호흡이 자세의 변화, 감정 상태, 활동 정도, 질병, 심지어는 착용한 옷의 조임(tight) 정도에 따라서도 달라질 수 있다는 사실은 호흡의 유형이 대단히 다양할 수 있다는 것을 보여준다. 예를 들어, Duchenne는 19세기 중엽 여성들의 일반 호흡이 "상흉식 타입(costosuperior type)"이라고 지적했는데 이는 가슴 아래 부분이 꽉 조이는 코르셋을 착용했기 때문인 것으로 보았다(4).

Shneerson에 의하면 "호흡근은 환기의 유형, 자세, 수면 중이거나 깨어 있을 때 근력, 공기 저항, 그리고 폐와 흉벽의 상태에 따라 달라질 수 있다"고 한다(5).

전문가에 따라 호흡 시 작용하는 보조 근육의 역할에 대해 의견이 다른데 특히 상승모근과 전거근이 그러하다. 호흡 보조근에 대해 분류할 때 제외되는 근육들도 있다. 예를 들어, 능형근(rhomboid)은 그림 5-33에는 포함되지 않았으나 강제 흡기 시 견갑골을 안정시켜 전거근(serratus anterior)을 보조하는 역할을 한다.

차트에 기재된 근육들은 모두 호흡을 촉진시키는 작용을 하고 있다. 많은 근육들이 신체의 각 부위를 안정시키는 데 필수적인 역할을 하고 있으며 이들에 의해 가스를 폐 안팎으로 환기시키는 데 필요한 힘이 발생한다. 호흡작용이 격렬해질수록 필요로 하는 공기의 양이 빠르게 증가하며 보다 큰 압력이 요구된다. 환기 압력은 보다 활발하게 작용하며 보조근이 활성화되어 격렬한 호흡의 요구를 충족시키게 된다.

다음은 호흡근의 중요성을 잘 나타낸 말이다. "공기를 많이 필요로 하는 장거리 달리기 선수는 가슴을 확장시키기 위해 심지어는 활경근(platysma)까지 사용할 수 있으며 기침을 하는 환자는 체간, 흉곽, 흉근대(pectoral girdle) 등 가능한 모든 근육을 수축시켜 강제 호기를 하려고 할 것이다". 비록 여기에서는 상기도(upper airway), 특히 후두의 내재근(intrinsic)과 외재근(extrinsic)은 여기에서 논의의 대상에서는 제외되었지만 이 근육 역시 공기의 환기에 중요한 역할을 한다(표 3-2).

개인 또는 상황에 따라 보조근이 주동근으로 작용하는 경우도 있다. 특히 횡격막 또는 늑간근(intercostalis)이 마비되었을 때는 보조근이 주동근으로 대체작용을 할 수 있다. 보조근의 중요성은 영구 기관절개(tracheostomy)에 의해 횡격막과 늑간근이 작용하지 않는 환자의 사례에서 잘 드러난다. 그는 놀랍게도 경추 신경에 의한 사각근(scaleni)과 척수더부신경에 의한 흉쇄유돌근(sternocleidomastoid), 상승모근(upper trapezius) 등에 의해 매우 큰 환기량을 유지하고 있었다.

일차성 호흡근 PRIMARY MUSCLES OF RESPIRATION

그림 5-33에 기술된 거의 대부분의 일차성 근육과 보조 근육은 자세 기능을 수행하기 위한 것이다. 오직 횡격막(diaphragm)과 전거근(serratus anterior)만이 순수한 호흡근에 해당한다. 이 근육들 중 20개는 그 기시부와 정지부를 늑골이나 늑연골에 두고 있다. 흉곽에 부착해 있는 근육은 호흡에 어느 정도 영향을 미친다고 볼 수 있다. 이러한 근육들은 환기용 펌프 기능을 하는 골격 구조를 지지해 주고 폐포(alveoli)에서 지속적으로 적절한 가스를 교환시켜 줄 수 있는 압력을 생산하는 데 도움이 될 수 있어야 한다.

이러한 압력은 상당할 수 있다. 정상적이라면 공기의 흐름을 두 배로 하기 위해 네 배 이상의 압력이 필요하다. 만일 기도에서 압력이 두 배로 감소했음에도 불구하고 공기의 흐름에 변화가 없으려면 압력을 여섯 배로 증가시켜야 한다(6). 호흡기의 작용은 신경근과 골격의 정렬에 이상이 있을 때 그리고 다양한 원인의 폐쇄적(obstructive), 제한적(restrictive) 질병이 발생할 때 복잡해진다. 일단 진단이 내려지면 현재의 폐의 기능을 보호하고 호흡 기능상의 문제점을 제거하거나 완화시키기 위한 치료가 행해진다. 치료의 목적은 폐를 환기시키는 환자의 능력을 향상시키는 것이다.

치료에 있어서의 주요점은 호흡 시 과도한 운동을 감소

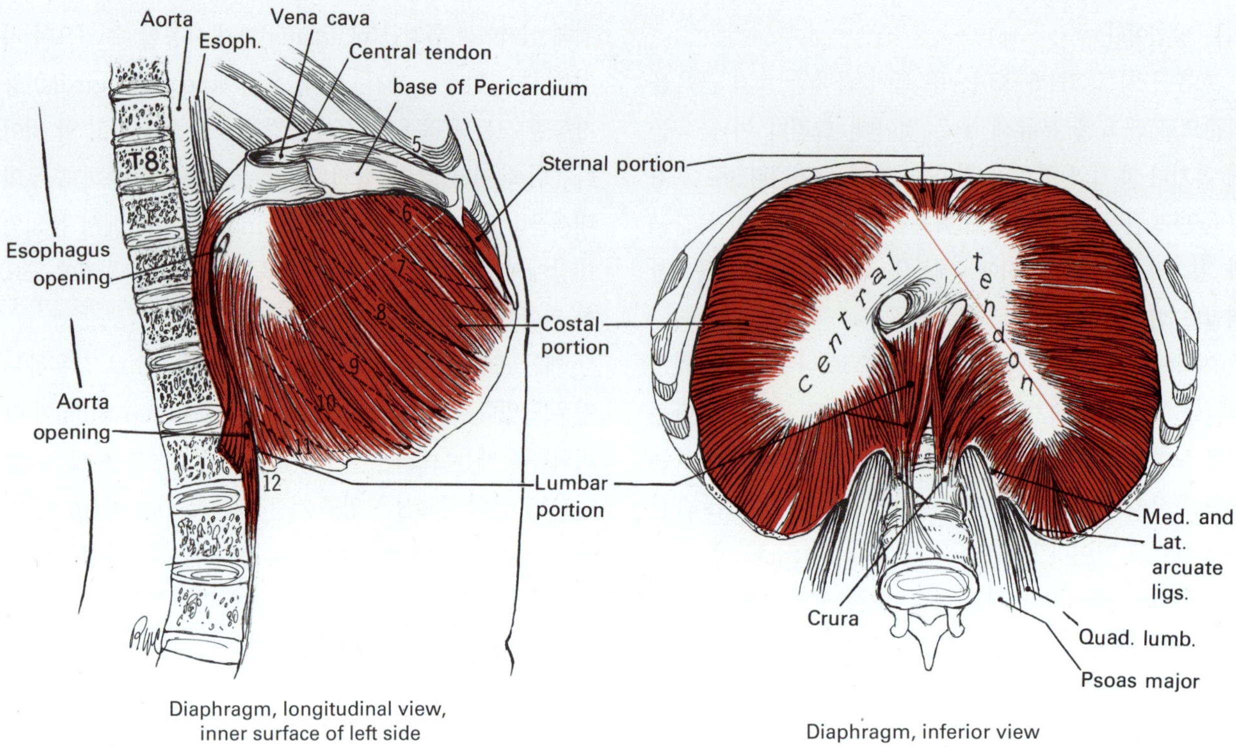

그림 5-31 횡격막: 종단면 및 하방면.

시키는 것과 호흡 근육에서의 에너지 지출(산소 소비)을 줄이는 데 있다. 어떤 호흡 이상이냐에 따라 치료의 초점이 달라질 수 있어 완화의 대상이 호흡 시 탄성이나 공기 저항 또는 역학적 측면이 될 수도 있다.

횡격막 Diaphragm

기시부, 흉골 부위: 검상돌기(xiphoid process) 배측(dorsum)의 이분가지(two fleshy slips)

기시부, 늑골 부위: 하위 여섯 개 늑연골의 내측면과 하위 여섯 개 늑골의 양 측면, 복횡근과 합류 부위.

기시부, 요추 부위: 상부 요추체에서 시작한 두 개의 근각(muscular crura)에서 횡돌기와 열두 번째 늑골에 걸친 궁형인대인 양쪽 섬유궁(fibrous arch)(**그림 5-31**).

정지부: 중앙 건(central tendon). 이 건은 가늘고 긴 건막으로 뼈에 연결되지 않는다. 횡격막의 전방 섬유근이 후방 섬유근보다 짧기 때문에 중앙 건은 흉곽의 배측(dorsal)보다는 복측(ventral)에 더 밀접하게 위치한다.

작용: 돔 모양(dome-shape)의 횡격막은 흉곽과 복강을 분리시키며 주요 호흡근으로 기능한다. 숨을 들이쉴 때 근육이 수축하여 돔이 하강하며 흉강의 부피가 증가하고 압력이 감소하는 반면 복강의 부피는 작아지며 복강의 압력은 증가하게 된다. 돔 또는 횡격막의 중앙 건은 복부 장기에 의해 제한되기 때문에 하강이 일어날 때 중앙 건은 비교적 고정되어 있다. 수축이 지속됨에 따라 늑골에 연결된 수직근 섬유는 상승하고 흉곽연(costal margin)은 외번(evert)된다. 흉곽면은 지속적으로 상하, 전후, 횡측으로 확장된다. 숨을 내쉴 때 횡격막은 이완되며 돔은 상승되어 흉강의 부피는 작아지고 압력은 증가하는 반면 복강의 부피는 커지며 압력은 감소된다.

> **주의:** 폐에 폐기종(emphysema) 같은 병리현상이 생기면 횡격막은 과도하게 하강되어 흉곽연 또는 흉곽의 기저가 확장될 수 없다.

신경: 횡격막 신경: C3, **4**, 5.

검사: 이 장 후반부 참조.

횡격막은 압력을 구분하고 힘을 전달하는 역할을 한다. 이런 기능을 감당하려면 정상적인 길이와 근력을 지녀야 한다. 횡격막의 상하운동이 제한을 받거나 지나치면 흡기와 호기의 효율이 떨어진다.

폐기종(emphysema)과 같은 특정한 호흡 상태에서는

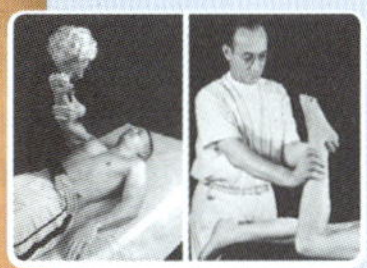

Kendall의 전통 학습지침

증례(Case Report)

회백수염(poliomyelitis) 질병에 걸려 인공호흡 장치에 의존해 있는 신생아에게서 횡격막의 극단적인 역작용의 예를 볼 수 있다. 신생아의 경우 보통 복근이 약해서 마비되어 있는 상태이다. 양압(positive pressure) 시에는 공기가 폐에서 밀려 나오고 횡격막은 위로 올라갔다. 음압(negative pressure) 시에는 일시적으로 흉곽이 확장하면서 공기가 폐로 끌려 들어가 횡격막이 복강 안으로 과도하게 하강하고 장기가 밑으로 처지면서 복부가 팽창한다. 횡격막은 흉곽 내벽에 붙어 있기 때문에 횡격막이 복강으로 하강함에 따라 늑골이 하방 내측으로 딸려가며 완전한 기능을 하지 못한다. 얼마 지나지 않아 작은 코르셋 모양의 보조대를 만들어 복부가 팽창하지 않고 과도한 횡격막 하강과 흉곽 손상을 막는 데 활용했다.

이완 시 횡격막이 돔 형태로 되돌아가지 못하고 짧고 납작한 상태로 남는다. 휴식 단계에서 폐가 부분적으로 부풀어 있으므로 압력을 발생시키는 능력과 흡기 능력이 감소된다. 또한 횡격막이 힘을 전달하여 폐를 비우도록 하는 능력이 떨어진다.

복근에 의해 보호되는 복부 장기는 흡기 시에 횡격막이 밑으로 처지는 것을 방지하고 호기 시에 위로 상승하는 움직임에 도움을 준다. 그러나 비정상적인 상태에서는 횡격막이 반대로 작용할 수 있다.

늑간근 Intercostal Muscles

외늑간근(external intercrostal muscle)은 늑골 하연에서 기시해 하부 늑골상연에 정지한다(그림 5-32). 이와 유사하게 **내늑간근**은 늑골과 늑연골 내측에서 기시해 바로 밑 늑골의 상방 가장자리에 붙는다. 흉곽의 근은 "전방의 연골 사이 부분과 후방의 늑골각(costal angle) 내측 부분을 제외한 모든 곳"에 두 개의 층으로 이루어져 있다(8).

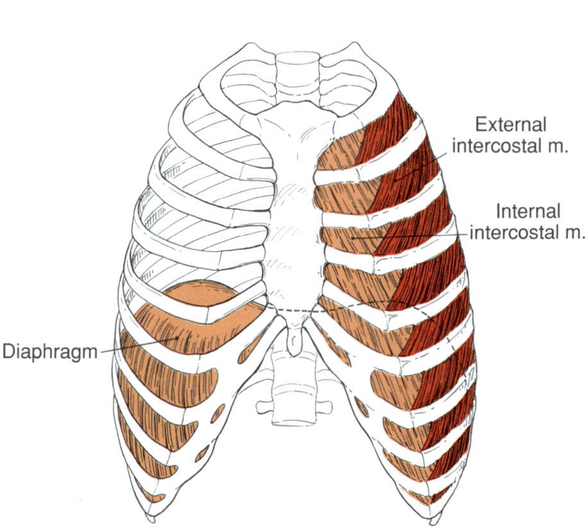

그림 5-32 호흡을 위한 일차 근육.

늑간근은 호흡뿐 아니라 형태 유지에도 중요한 역할을 한다. 흉곽의 모양과 연결 상태를 안정시키고 유지하며 해부학적으로는 외복사근(external oblique)과 내복사근(internal oblique)이 연장된 것처럼 보인다.

늑간근의 정확한 호흡 기능에 대해서는 논란의 여지가 있다. 적어도 내늑간근의 노출된 전면(예: 흉골 주변 내측 연골)은 늑골을 들어 올리고 가슴을 넓혀 외늑간근과 함께 흡기 근육으로 작용하는 것으로 보인다. 내늑간근의 후면(골간; interosseous)은 늑골을 당겨내려 호기 근육으로 작용한다.

이 근육의 기능이 폐의 용적이나 위치에 따른 호흡량과 변화를 일으키는 늑골의 경사에 따라 다르다는 의견도 제시되고 있다. 늑간근은 우리가 말하는 동안에도 항상 움직인다. 조절된 호기 시에 늑간근은 폐와 복벽의 정적인 반동(static recoil)을 최소화하는 중요한 "제어(braking)" 작용을 수행한다. 가수들은 늑간근의 이러한 호기작용을 더 많이 사용한다.

늑간근이 마비되면 호흡은 가능하나 숨을 들이 쉬고 내쉬는 능력이 감소한다. 흉곽 움직임도 제한받고 흉곽을 안정시키는 능력도 감소한다.

복근 Abdominal Muscles

복근에는 내복사근(internal oblique), 외복사근(external oblique), 복직근(rectus abdominis) 그리고 복횡근(transversus abdominis)이 있다. 이 근육들은 주로 호기 근육이지만 흡기의 끝부분에서도 작용한다. 이러한 근육은 흡기의 끝과 호기의 시작에 가장 중요한 근육으로서 굴곡근이 함께 작용하거나 아예 하지 않을 수 있다. 특히, 내복사근과 복횡근의 하부 섬유가 외복사근의 외측 섬유와 함께 가장 활동적이다.

특히, 숨을 내쉬는 동작을 할 때 숨을 늘리는 것이 필요한 상황에는 복부 내압을 높이기 위해 복근을 충분히 수축할 수 있어야만 한다. 이렇게 생긴 압력은 횡격막을 통해 흉곽으로 전달되며 폐를 비울 수 있도록 도와준다.

복횡근은 아래 여섯 개의 늑연골에서 나와 횡격막과 맞물려 있다. 요방형근(quadratus lumborum)이 열두 번째 늑골과 맞물려 흉곽을 고정하고 호기와 마찬가지로 흡기에서도 흉곽이 활동하도록 도와준다. 외복사근의 몇몇 섬유는 전거근(serratus anterior) 아래쪽 톱니 모양의 가장자리에 서로 얽힌 상태로 부착되어 아래 흉곽의 주요 부분을 덮고 있다. 복근, 특히 외복사근의 활약이 커지면 흉곽 용적의 변화가 감소되어 일정한 압력 유지에 도움이 된다.

호흡의 부속근육 ACCESSORY MUSCLES OF RESPIRATION

사각근 Scalenes

전사각근, 중사각근, 후사각근은 하나로 작용하는 보조 흡기 근육이다. 이들은 첫 번째, 두 번째 늑골을 들어 올리고 단단히 고정하여 깊은 숨을 유도한다. 사각근은 고요한 숨을 쉴 때 활동이 나타나며 학자에 따라서는 보조근이라기보다 주 호흡근으로 보기도 한다.

또한 사각근은 호기 중에도 활동한다. Egan에 의하면 "사각근의 호기 시 작용은 기침을 할 때 복근 수축에 대해 늑골을 고정시키고 폐의 정점 부위가 이탈되는 것을 막는다"고 한다(9).

흉쇄유돌근 Sternocleidomastoid

흉쇄유돌근은 많은 사람들이 흡기 시에 가장 중요한 보조근이라고 생각하는 근육이다. 흉쇄유돌근이 이런 능력을 발휘하려면 목 굴곡근과 신전근에 의해 머리가 안정된 자세로 유지되는 것이 중요하다. 흉쇄유돌근은 "두개골 연결 부위에서 당겨 흉골을 들어 올리고 흉곽의 전후 직경을 늘인다"(9). 평온하고 깊은 숨을 들이쉴 때 이 근육은 수축한다. 흉쇄유돌근은 폐가 과 흡입할 때 특히 활동적이다. 조용한 흡기 중에 전기적 활성(electrical activity)이 일어날 때가 있다(5, 10). 이 근육은 호기 중에는 활동하지 않는다.

전거근 Serratus anterior

전거근은 상위 여덟 또는 아홉 개 늑골에서 기시하여 견갑골의 내측연 늑골면에 정지한다. 전거근의 주요 작용은 견갑골을 외전과 회전을 시키고 내측연을 흉곽에 단단히 고정시켜 주는 역할을 한다.

능형근(rhomboids)이 견갑골을 외전되지 않도록 안정시키면 정지부를 고정시켜 전거근의 강제 흡기를 보조할 수 있다. 전거근은 기시부를 정지부로 당겨서 흉곽을 넓힌다. 견갑골을 움직이는 것보다 흉곽을 움직이는 데 더 강한 전거근의 근력을 필요로 하기 때문에 보통(fair) 등급을 가진 사람은 견갑골을 외전시킬 수 있지만 견갑골이 내전되도록 고정시켜서 흉곽을 넓히기는 어렵다. 따라서 이 근육이 약하면 흡기를 증가시켜야 할 경우에 어려움이 있을 수 있다.

대흉근 Pectoralis major

대흉근은 큰 부채 모양으로 흡기에 깊고 강하게 작용하며 호기에는 활동하지 않는다. Egan은 이 근육이 보조 호흡근 중 세 번째로 중요하다고 보며 다음과 같이 작용 기전을 설명했다. "만약 손으로 테이블을 잡아 팔과 어깨가 움직이지 않도록 고정시키면, 대흉근이 정지부가 기시부로 작용하여 가슴 앞부분을 강하게 끌어 당겨 늑골과 흉골을 들어 올리고 흉곽의 전후방의 폭을 넓힐 수 있다"(9).

소흉근 Pectoralis minor

소흉근은 기시부를 정지부로 끌어 당겨 늑골을 들어 올리며 강제 흡기 작용을 돕는다. 견갑골을 최적의 위치에서 안정시킴으로써 정지부를 고정시켜서 오훼돌기(coracoid process)가 전하방으로 하강하여 기울어지는 것을 방지해야 한다. 이러한 견갑골의 안정화는 중·하승모근에 의해 이루어진다.

상승모근 Upper trapezius

승모근은 6장에 구체적으로 잘 논의되어 있다. 환기에 대한 상승모근의 역할은 흉곽을 당겨 올려 강제 흡기를 보조하는 것이다. 상부 섬유의 부착 부위는 쇄골의 외측 1/3 지점으로 쇄골 호흡을 할 때마다 이 근육이 안전하게 할 수 있도록 도와준다.

광배근 Latissimus dorsi

숨을 강하게 내쉴 때 광배근의 역할이 꼭 필요하지만 숨을 깊이 들이쉴 때 역시 이 근육이 작용한다는 연구가 있다. 체간 굴곡 시 작용하는 전방 섬유는 호기를 보조하고 체간 신전 시 작용하는 후방 섬유는 흡기를 보조한다.

척주기립근(흉추) Erector spinae (Thoracic)

흉추기립근은 흉추로 뻗어 있으며 흡기 시 최대한 가슴을 확장시킬 수 있도록 흉곽을 들어 올려 주는 역할을 한다.

요장늑근 Iliocostalis Lumborum

이 척주기립근은 하위 여섯 또는 일곱 개 늑골 하각에 정지하며 호기를 보조하는 근육이다.

요방형근 Quadratus lumborum

이 보조근은 열두 번째 늑골을 아래로 당겨 횡격막의 후방 섬유를 고정시킴으로써 호흡하는 중에 거상되지 않도록 한다.

다른 부수 근육 OTHER ACCESSORY MUSCLES

다음의 근육들은 검사를 할 수 없고 촉진도 할 수 없는 곳에 위치해 있다.

후상거근(Serratus posterior superior): 이 흡기 근육은 일곱 번째 경추와 상위 두 번째, 세 번째 흉추에서 기시하여 두 번째부터 다섯 번째 늑골에서 정지한다. 능형근(rhomboid)과 승모근(trapezius) 섬유 밑에 있으며 부착된 늑골을 들어 올려서 흉곽을 확장한다.

후하거근(Serratus posterior inferior): 이 근육은 하위 두 개의 흉추와 상위 두세 개의 요추에 기시하여 하위 네 개의 늑골에 정지하여 늑골을 후하방으로 당기는 역할을 한다. 어떤 표에는 흡기 근육이라고 나오지만 대개 호기 시 작용하는 보조근으로 본다(5, 11).

늑골거근(Levatores costarum): 이 근육은 늑간 외측 후연에 평행하게 붙어 있는 부채 모양의 강한 열두 개의 근육이다. 작용은 늑골을 거상 및 외전시켜서 척주를 신전 및 외측 굴곡시킨다. 흡기 근육이며 일곱 번째 경추 횡돌기와 상위 열한 개 흉추에서 기시하여 바로 밑 척추의 늑골에 정지한다.

횡흉근(Transversus thoracis): 횡흉근과 흉곽 맨 안쪽 층의 다른 근육들은 흉곽의 용적을 줄이는 호기 기능을 한다. 횡흉근(예: 삼각 흉골각; triangularis sterni)은 복부 흉벽에 위치한 호기 근육으로 두 번째부터 여섯 번째 늑골을 당겨 내려 가슴을 좁힌다. 검상연골(xiphoid cartilage)과 흉골(sternum)에서 시작하여 이 늑연골 하연에 정지한다. 섬유의 끝부분은 복횡근과 연결한다.

이 층에는 최내늑간근(intercostales intimi)과 늑하근(subcostales)이 있다. 흉곽의 등쪽 아래 벽에 위치한 늑하근은 두세 개의 늑골간 공간을 이어주며 이들은 협동해서 늑골을 끌어당긴다.

쇄골하근(Subclavius): 견갑대(shoulder girdle)를 지지하는 근육으로써 첫 번째 늑골과 연골에서 시작해서 쇄골의 아랫면에 정지한다. 쇄골을 아래로 당겨 내리고 고정시킨다. 쇄골하근이 제 역할을 못 할 때 쇄골 호흡을 피하게 되는 것은 이 근육이 그만큼 중요하다는 것을 시사한다.

그림 5-33은 이 장에 기준으로 제시된 호흡근 차트를 나타내 보여주고 있다.

RESPIRATORY MUSCLE CHART

Patient's Name ______________________________ Clinic # __________

Left								Right
				Examiner				
				Date				
				Inspiratory Muscles Primary				
				Diaphragm				
.....	.....	.....	.....	Levator costarum (3)	.....	.....	.....	.....
				External intercostals				
				Internal intercostals, anterior (1)				
				Accessory				
				Scaleni				
				Sternocleidomastoid				
				Trapezius				
				Serratus anterior				
.....	.....	.....	.....	Serratus posterior, superior (3)	.....	.....	.....	.....
				Pectoralis major				
				Pectoralis minor				
				Latissimus dorsi				
				Erector spinae, thoracic				
.....	.....	.....	.....	Subclavius (3)	.....	.....	.....	.....
				Expiratory Muscles Primary				
				Abdominal muscles				
				Internal oblique				
				External oblique				
				Rectus abdominis				
				Transversus abdominis				
				Internal intercostals, posterior (2)				
.....	.....	.....	.....	Transversus thoracis (3)	.....	.....	.....	.....
				Accessory				
				Latissimus dorsi				
.....	.....	.....	.....	Serratus posterior inferior (3)	.....	.....	.....	.....
				Quadratus lumborum				
				Iliocostalis lumborum				

Notes: ______________________________

(1) Also called parasternal or intercartilaginous
(2) Also called interosseus
(3) Cannot be tested manually

그림 5-33 호흡근 차트.

그림 5-34A-D, 아래의 사진은 흡기와 호기에 작용하는 호흡근을 나타내 보여주고 있다.

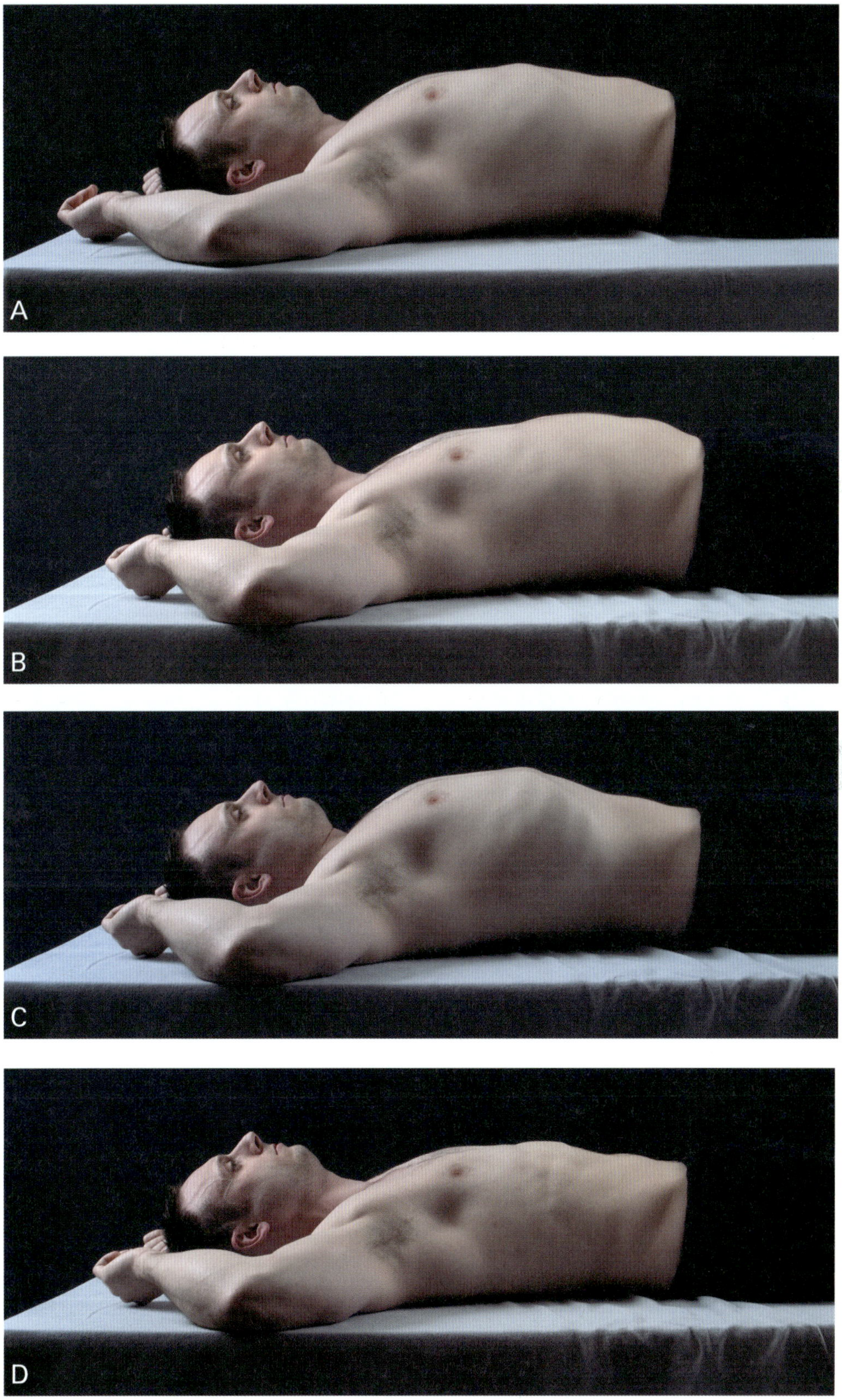

그림 5-34 **A,** 정상 흡기: 늑간근과 횡격막 호흡; **B,** 흡기: 횡격막 호흡; **C,** 흡기: 늑간근 호흡; **D,** 강제 호기: 늑간근, 복근, 부속 근육을 사용한 호흡.

섹션 Ⅳ

골반 PELVIS

골격학 OSTEOLOGY

골빈 강(pelvic cavity)은 천골과 미골 그리고 좌우측 무명골 간의 관절과 이 관절을 지지해 주는 인대와 근육 및 근막 구조에 의해 형성되어 있다. 골반 강은 말단 기관과 구조물을 포함하고 있는데 여기에는 소화기관과 비뇨생식기 그리고 이와 관련된 신경, 혈관, 림프조직이 해당된다. 골반 강의 경계면으로는 전하방 벽, 후방 벽, 좌우 측면 벽, 그리고 골반 바닥(pelvic floor)을 들 수 있다. 후방 벽 및 측면 벽과 정렬을 이루고 있는 근육에 관해서는 7장에서 더 상세하고 구체적으로 다룰 것이다.

근육 MUSCLES

골반 바닥(pelvic floor)은 골반 횡격막을 형성하고 있는 근육 군(muscle group)으로 구성되어 있다(**표 5-1**). 이러한 근육에는 항문거근-장미골근(iliococcygeus), 치골직장근(puborectalis), 그리고 치미골근(pubococcygeus)-과 미골근(coccygeus)을 들 수 있다. 이러한 근육들과 이를 지지하고 있는 근막은 골반 강을 회음부로부터 분리해 주고 있다. 이러한 근육의 역할은 복내압을 증가, 골반내압(intrapelvic pressure) 경감, 배변 자세 유지, 골반 장기 보호, 그리고 골반 출구를 통한 이탈을 방지한다(12).

검사 TESTING

관찰/촉진 Observation/Palpation

비뇨생식부, 회음부, 항문에 대한 시진은 육안으로 해부학적 변형을 배제하기 위해서는 필수적인 사항이다. 골반저근(pelvic floor muscle)의 촉진은 수축과 이완을 검사하고 통증을 평가하기 위해 사용되곤 한다. 정상적인 수축은 회음부를 상방으로 들어 올리지만 과도한 신장이나 잘못된 수축은 아래로 밀어 내린다(15).

도수근육검사 Manual Muscle Testing

환자는 머리 밑에 베개를 베고 고관절과 무릎을 60°로 굴곡시킨 채 바로 누운 자세에서 검사를 받는 것이 좋다. 그리고 요추를 중립으로 유지하기 위해서 허리 아래에 수건을 말아 받쳐두도록 한다.

질 검사는 두 개의 손가락을 사용하도록 하며 환자에게 정상 호흡을 하면서 골반저근을 최대한으로 수축시킬 것을 지시한다(12). 환자는 "소변을 보는 중에 정지시키는 것과 같이 골반저근을 조여라"라는 지시를 받게 된다.

옥스퍼드 수정 등급(Modified Oxford scale)은 골반저근의 근력을 평가하기 위해 널리 사용되고 있다. A 6-포인터 순위 등급은 다음과 같이 활용되고 있다. 0=무 수축, 1=실룩거림(flicker contraction), 2=약한 수축(weak contraction), 3=중간 수축(moderate contraction), 4-거상을 동반한 양호한 수축(good contraction with lift), 5=강한 수축(strong contraction)(16).

표 5-1 골반 횡격막의 근육, 부착점, 신경 분포

근육		부착점	신경 분포
항문거근	장미골(iliococcygeus)	좌골극/항문미골인대	골반 표면 – 복측가지(ventral rami); S2–S4 회음부 표면 – 음부신경
	치미골근(pubococcygeus)	치골체/미골/항문미골인대	
	치골직장근(puborectalis)	좌우측 치골체	
미골근(coccygeus)		좌골극/천골/미골	복측가지(ventral rami); S4–S5
내폐쇄근(obturator internus; OI)		6장에서 구체적으로 논의됨	내폐쇄근 신경; L5–S2
이상근(piriformis; P)			이상근 신경; S1–S2/가변*

* 천골총의 직접 가지: L5–S2/상둔신경: S1–S2 (13, 14).

섹션 V

임상 결과 CLINICAL FINDINGS

복부 영역 ABDOMINAL REGION

복근 약화: 윗몸일으키기 Abdominal Muscle Weakness: Trunk Raising

복근이 너무 약해 상체를 굽힐 수 없으면 몸을 일으킬 때 고관절 굴곡근은 골반을 전방으로 경사지게 하고 허리를 과신전시킨다. 윗몸일으키기를 시작할 때부터 발을 고정하지 않으면 아예 몸을 못 들어 올리는 사람도 있다. 이런 사람은 대개 복근이 심하게 약화된 사람이다. 그림 5-35에 나타난 방법으로 완전한 윗몸일으키기 동작은 피해야 하고 상체만 약간 드는 굴곡 동작만을 연습해야 한다.

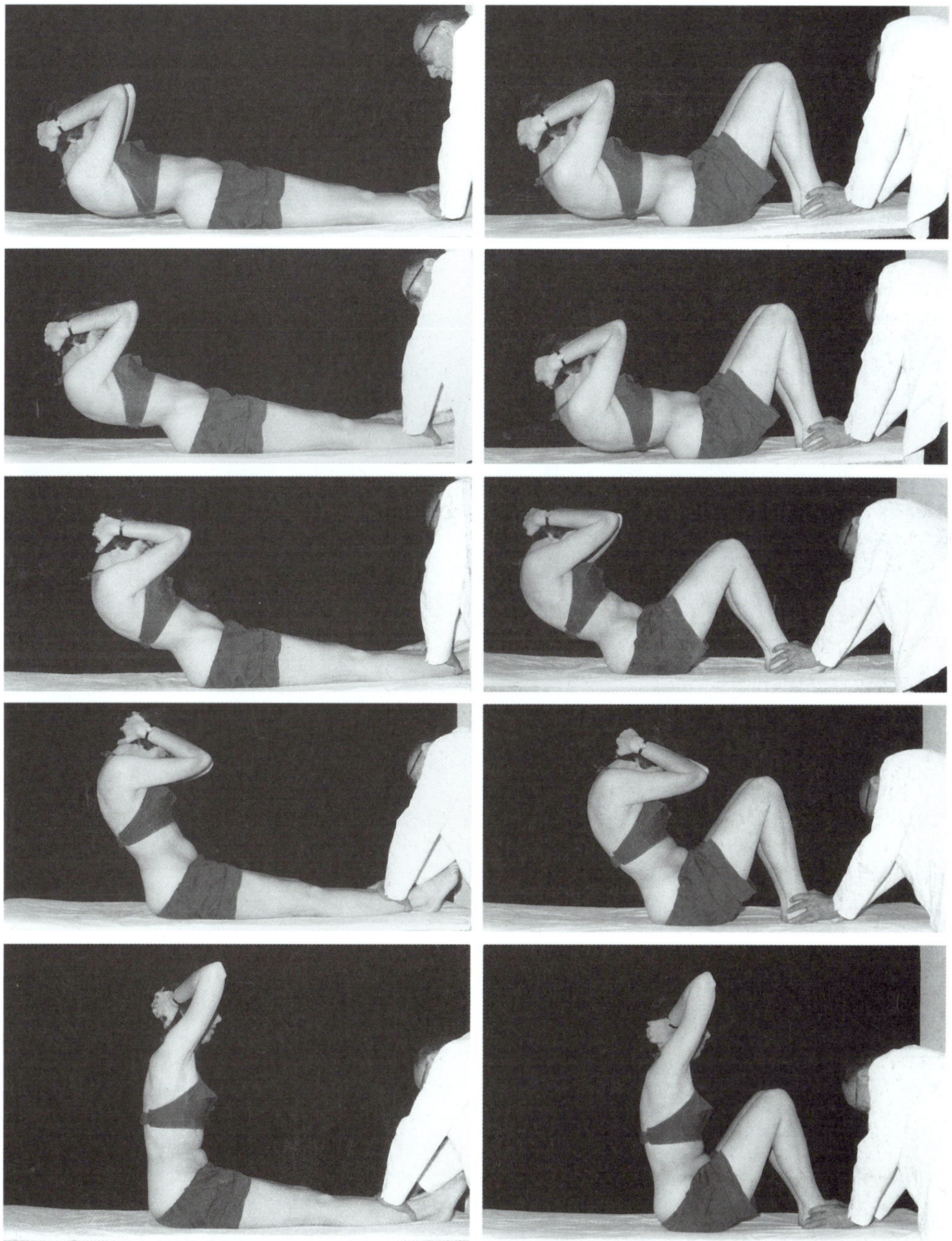

그림 5-35 복근이 약한 사람은 여기에 기술된 방법대로 윗몸일으키기를 하는 것은 피해야 하고, 상체 굴곡만을 연습해야 한다.

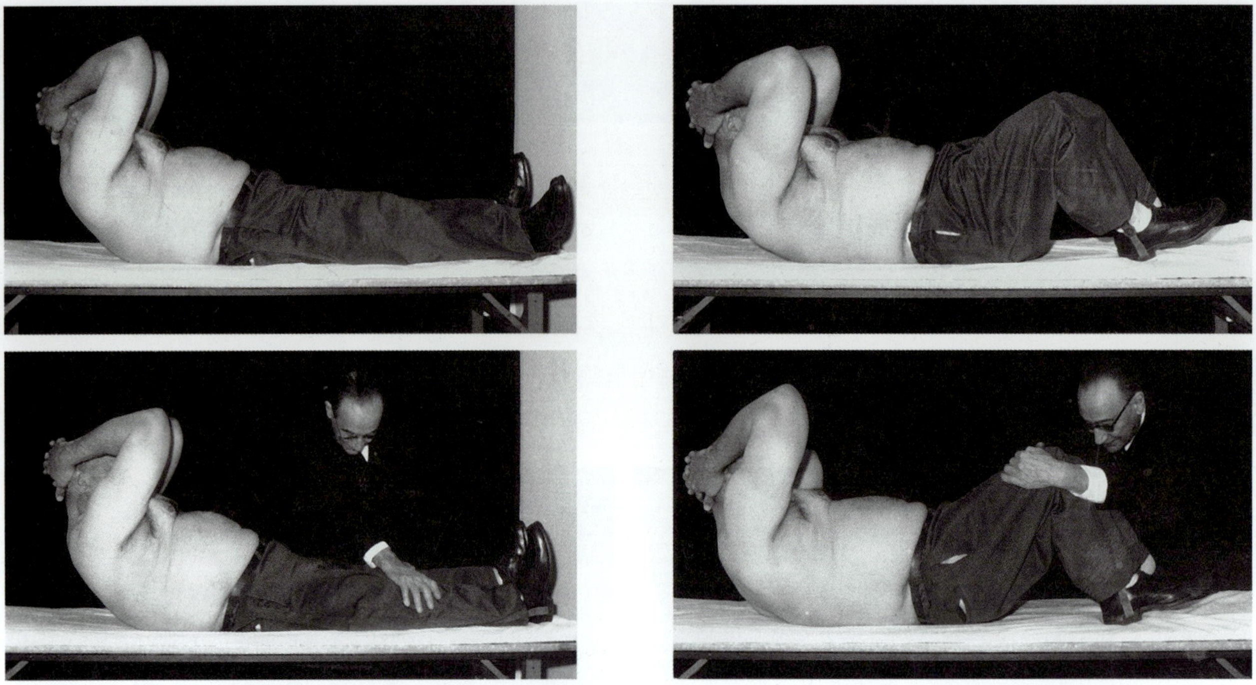

그림 5-36 복근은 강하고 고관절 굴곡근이 약한 피검사자는 상체 굴곡만 수행할 수 있다.

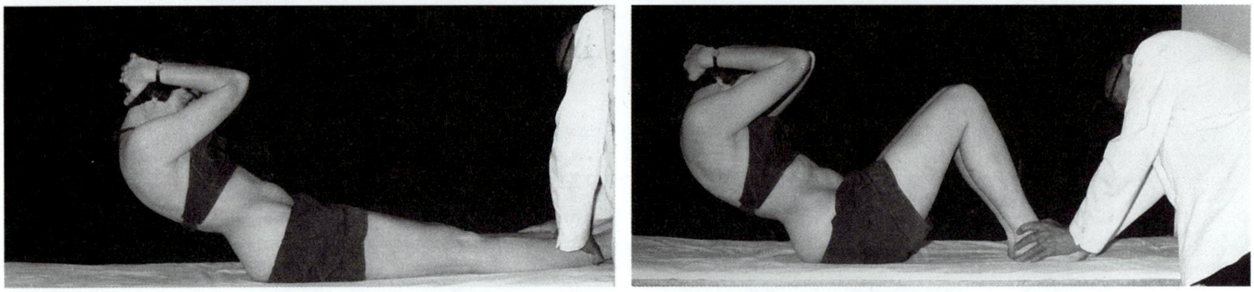

그림 5-37 허리를 아치형으로 굽히고 하는 윗몸일으키기(다리는 펴거나 굽히고)는 복근이 매우 약할 경우에 나타난다.

복근과 고관절 굴곡근 불균형 Abdominal and Hip Flexor Imbalance

강한 복근, 약한 고관절 굴곡근 Strong Abdominals, Weak Hip Flexors

복근은 강하고 고관절 굴곡근이 약한 피검사자는 상체 굴곡만 수행할 수 있다(그림 5-36). 상체를 대퇴부 쪽으로 굴곡시키는 데에는 고관절을 교차하는 근육, 즉 고관절 굴곡근의 작용을 필요로 한다. 그러나 복근은 고관절을 교차하지 않기 때문에 고관절 굴곡을 도울 수 없다.

다리를 굽혔을 때보다 다리를 폈을 때 상체를 테이블에서 더 높이 들어 올릴 수 있다는 점에 주목해야 한다. 다리를 굽힌 상태에서는 골반이 더 자유롭게 후방으로 기울어질 수 있다. 복근이 수축되고 골반과 흉곽이 함께 움직이게 되면서 다리가 신전된 상태로 골반을 고정했을 때보다 더 높이 올라가지 않는다(무릎이 굴곡된 자세에서 하지 안정성을 위해서 하지 보조기를 착용한 상태가 사진에 나타나 있다).

강한 고관절 굴곡근, 약한 복근 Strong Hip Flexors, Weak Abdominals

허리를 아치형으로 굽히고 하는 윗몸일으키기(다리는 펴거나 굽히고)는 복근이 매우 약할 경우에 나타난다(그림 5-37). 이 동작은 요추의 과신전(예: 과전만)과 함께 고관절 굴곡근의 작용에 의한 고관절 굴곡으로 이루어진다. 상체 전체를 일으키는 동작은 강한 고관절 굴곡근에 의해 수행된다(고관절 굴곡근이 작용하지 않아 굴곡이 이루어지지 않는 그림 3-35와 비교해 보라).

골반 영역 PELVIC REGION

천장관절의 스트레인 Sacroiliac Strain

천장관절 스트레인의 인식이나 치료에 관련된 논의에서는 관절의 종류와 천장관절에 의해 가능한 움직임이 논의의 중심이 된다.

천장관절 Sacroiliac Joint

Basmajian은 천장관절에서 관절의 두 가지 면에 대해 설명한다. 측면에서 보면, 천골익(wings of sacrum)은 전방과 후방 부분으로 나뉜다. 전방 부분은 귀와 모양이 비슷하여 **이개면(auricular surface)**이라고 부르고 천골과 장골이 연결되는 관절은 '**활액성 천장관절(synovial sacroiliac joint)**'이라 부른다. 후방 부분은 표면이 거칠어 **조면(tuberosity)**이라 부르고 장골과 연결을 하는 관절은 '**섬유성 천장관절(fibrous sacroiliac joint)**'이라 부른다. "섬유성 천장관절은 골격을 서로 묶어 주는 강한 골간 인대와 단단한 후천장인대(posterior sacroiliac ligament)에 의해 연결되어 최소한의 움직임만을 허용한다"(17).

이러한 차이점은 **인대결합**(고정), **연골결합**(경미한 움직임), **활액성관절**(자유로운 움직임)과 같이 관절에 대한 다양한 설명에서 오는 혼동을 명백하게 설명하는 데 도움이 된다.

해부학자들의 말에 따르면 Gray는 이 관절을 연골관절이라고 칭하고(18), Sabotta는 이 관절은 거의 움직일 수 없는 관절이며 조면의 전방 부분은 관절에 의해 연결되고 후방 부분은 인대결합에 의해 연결되어 있다고 한다(19).

단위가 인치로 이해가 쉬운 경우를 고려해 환산해 보면 1mm는 약 1/25인치이다. 분명 이러한 치수로 인해 이 관절은 의심할 여지 없이 거의 움직일 수 없는 관절이며 잘해야 경미한 움직임이 가능한 관절로 분류된다. 또한, 두개골의 시상 구조처럼 천장관절과 치골결합이 몸의 두 절반을 하나로 결합시킨다고 간주할 때 거의 움직임이 없는 관절이라는 개념이 보다 중요한 점이다.

요실금 Incontinence

요실금(urinary incontinence)은 비자발적인 소변 배출로 정의되며 매년 약 2,300만 명의 사람들에게 영향을 미치고 있다. 여성이 남성보다 높은 발병률을 나타내고 있으나 90대에 접어들면서부터는 거의 동등하게 발생한다. 요실금 발병은 임신이나 다산 혹은 자연분만의 합병증과 관련성이 있다. 또한 여성은 폐경 이후 생리적 변화 그리고 남성은 전립선 질환으로 인해 요실금이 나타나는 경우가 있다(20, 21). 그 외 요실금에 영향을 미치는 다른 요소로는 나이와 관련한 요로의 변화, 흡연, 비만, 변비, 골반저근 약화, 부상, 우울증을 들 수 있다(20). Pizzol과 그의 동료 학자들은 요실금은 빈곤한 삶과도 관련이 있다는 점을 발견했다(22).

변실금(fecal incontinence)은 고체 또는 액체 대변의 비자발적 또는 제어되지 않는 배출로 정의되며 지역사회에 거주하는 성인의 7~15% 정도로 널리 퍼져 있다. 이 부분에서도 여성이 남성보다 더 많은 영향을 받는다. 위험 요소로는 고령, 흡연, 질병 합병증, 육체적 활동 저하, 수술 트라우마, 그리고 감염을 들 수 있다(23).

골반 장기 탈출증은 골반 장기(자궁, 질, 방광, 혹은 직장)가 골반 안의 정상적인 위치로부터 이탈되는 것을 말한다. 장골에 부착점을 두고 있는 골반저근의 약화와 결합조직의 느슨함은 이러한 장기 이탈을 초래할 수 있다(24).

미골통 coccyalgia

미골통(Coccyalgia 또는 coccygodynia)은 미골이나 그 인근 부위에서의 통증을 의미하며 외상을 비롯한 수많은 요소들의 원인이 있다. 잘못된 자세 정렬은 증상의 발병과는 관계가 없지만 이차적인 결과를 초래하는 중요한 요소가 된다.

계속되는 미골통을 갖는 사람은 미골의 압박으로 인한 통증을 피하기 위해 척추를 과신전시켜 아주 똑바른 자세로 앉는 경향이 있다. 몇 해 동안 이러한 자세로 앉아 있게 되면 허리에 긴장이 오며 대둔근의 약화를 가져올 수 있다.

섹션 VI

치료 중재 INTERVENTION

윗몸일으키기 운동 SIT-UP EXERCISES

수년 동안 윗몸일으키기 운동은 다리를 편 채로 하는 것이 가장 빈번하게 이용되었다. 최근 들어, 바로 누운 자세에서 고관절과 무릎을 굽힌 자세로 운동을 하는 것에 초점이 맞춰졌다. 고관절 굴곡근의 작용을 통해 고관절이 호를 그리며 움직이는 가동범위에 차이가 있을 뿐 다리를 곧게 펴거나 굽히는 것과 관계없이 윗몸일으키기 운동은 강한 고관절 굴곡근 운동이다. 다리를 펴고 하면 고관절이 0°에서 80°까지 호(arc)를 그리며 작용하고, 고관절과 무릎을 굽히면 약 50°(시작 자세)에서 총 75° 정도 굴곡하여 125°까지 작용한다.

그러나 역설적으로 무릎을 굽히고 하는 윗몸일으키기 운동은 고관절 굴곡근의 작용을 최소화하는 수단으로 여겨졌다. 무릎 굽혀 바로 누운 자세(hooklying position)에서 고관절과 무릎을 굽히는 것은 고관절 굴곡근을 '느슨하게' 한다거나 윗몸일으키기 운동을 하는 동안 고관절 굴곡근의 작용을 배제한다는 것이 전문가들과 일반 사람들 모두가 오랫동안 생각했던 사실이다. 또한 이 자세에서 윗몸일으키기 운동을 하는 것은 복근에 의해 이루어지는 것이라고 생각했다. 이러한 생각은 사실을 근거로 한 것이 아니라 잘못된 생각이며 오해에서 비롯된 것이다. 복근은 단지 체간만 굽힐 수 있고 윗몸일으키기 운동의 고관절 굴곡 단계(예: 주요 단계)를 실행할 수는 없다(그림 5-35 참조). 게다가 장골근(iliacus)은 고관절 굴곡을 완성시키는 역할을 한다고 여겨지는 단일관절(한 관절에만 작용하는) 근육이다. 위의 생각과는 달리 느슨해지지 않는다. 이중관절(두 관절에 작용하는) 근육인 대퇴직근(rectus femoris)은 무릎관절에서 길어져 있고 고관절에서는 짧아져 있기 때문에 느슨해지지 않는다고 본다.

고관절 굴곡근이 짧지 않다면 다리를 펴고 윗몸일으키기 운동을 할 때 환자는 상체를 먼저 굽힐 것이고 고관절 굴곡 단계를 시작하기 전에 요추를 편평하게 할 것이다. 복근이 너무 약하면 상체를 굽힌 상태를 유지하지 못하고 과신전될 위험이 발생하는데 이는 더 이상 윗몸일으키기 운동을 해서는 안 되는 중요한 이유가 된다.

고관절과 무릎을 굽히고 운동을 할 때의 이점과 비교하여 다리를 펴고 윗몸일으키기 운동을 할 때의 진짜 문제점은 고관절 굴곡근이 짧은 환자들을 치료하는 데에서 발생한다. 바로 누운 자세에서 고관절 굴곡근이 짧은 환자는 요추가 과신전된 상태(예: 과전만)로 누워 있게 된다. 이 자세에서 윗몸일으키기 운동을 하게 되면 고관절 굴곡근이 요추를 더욱 과신전시켜 허리에 스트레스를 유발하고 서 있을 때 전방 과 만곡 자세를 증가시키기 때문에 피해야 한다. 반면에, 무릎 굽혀 바로 누운 자세는(hooklying position) 골반을 후방으로 기울어지게 하고 요추를 편평하게 해서 허리의 긴장을 완화시키고 고관절 굴곡근이 단축되어 아래로 당겨지는 힘이 약해진다.

단축된 고관절 굴곡근의 문제를 인식하고 치료하는 것이 아니라 고관절과 무릎을 굽힘으로써 그 해결 방안이 주어지는 것이다. 그러나 이 해결 방안 때문에 발생하는 문제들이 있다. 무릎을 굽히고도 요추가 과신전된 채로 일어날 수 있는 위험 요소는 계속 존재하고 복근이 너무 약해서 상체를 굽힐 수 없을 때도 마찬가지다. 피검사자가 몸을 일으키려고 할 때 발을 고정시키기 위해서 평소보다 더 많은 압력이 필요하거나 다리를 더 많이 신전시켜야 하거나 아니면 순간적인 힘을 이용해 빠르게 움직이면 도움이 된다. 때때로 윗몸일으키기 운동을 돕기 위해서 팔을 머리 뒤에 놓고 순간적으로 전방으로 당기기도 하는데 이렇게 순간적인 힘을 이용하면 윗몸일으키기는 할 수 있겠지만 요추뿐 아니라 복근의 긴장을 유발할 수 있는 요추의 과신전된 상태에서 행하게 된다.

적응증과 금기사항 Indication and Contraindication

이 피검사자는 무릎을 굽힌 상태에서 척주를 굽힐 수 있으나 사진에 나와 있는 것보다 테이블에서 상체를 더 높이 일으킬 수는 없다(그림 5-38).

피검사자의 발을 고정시키면 바로 고관절 굴곡 단계를 시작하여 그림 5-35에 나와 있는 이 피검사자의 연속된 사진과 같이 완전히 앉은 자세까지(그림 5-39) 상체를 일으킬 수 있다.

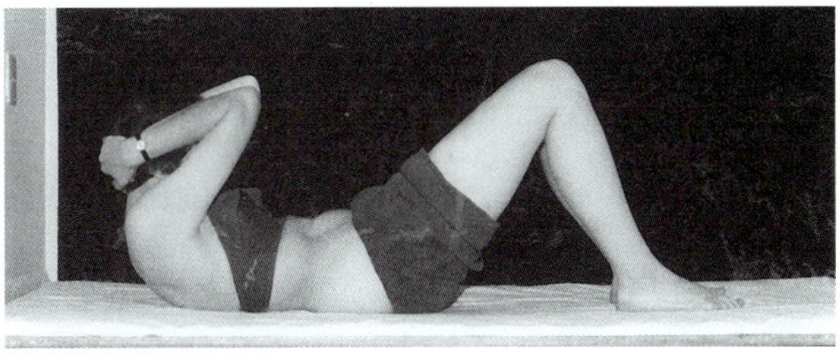

그림 5-38 피검사자는 척주를 굽힐 수 있으나 사진에 나와 있는 것보다 더 높이 일으킬 수는 없다.

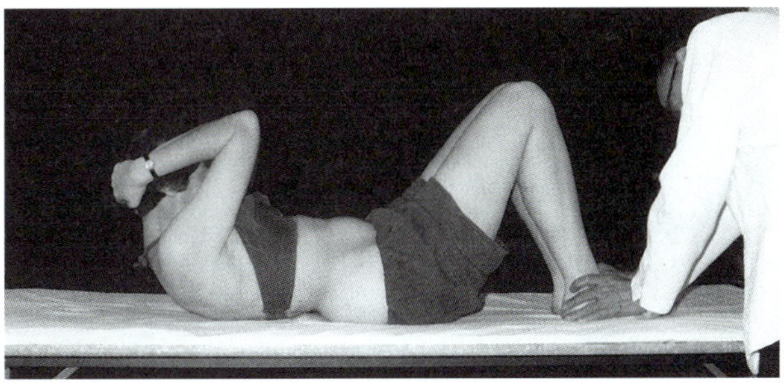

그림 5-39 발을 고정시키면 피검사자는 완전하게 앉은 자세까지 연속하여 상체를 일으킬 수 있다.

이 사진에서 피검사자는 팔을 쉬운 검사 자세로 하고 발은 고정시키지 않은 채 윗몸일으키기 운동을 시도하고 있다(그림 5-40). 피검사자는 바로 고관절 굴곡 단계로 넘어가는 것을 보여주고 있다. 하지의 중심을 더 하방으로 이동시키고 상체에 집중된 힘을 상쇄시키기 위해서 다리를 쭉 펴는 경향이 있다. 무릎을 펴거나 굽히는 것과는 상관없이 발을 고정할 때에는 같은 문제점이 나타난다.

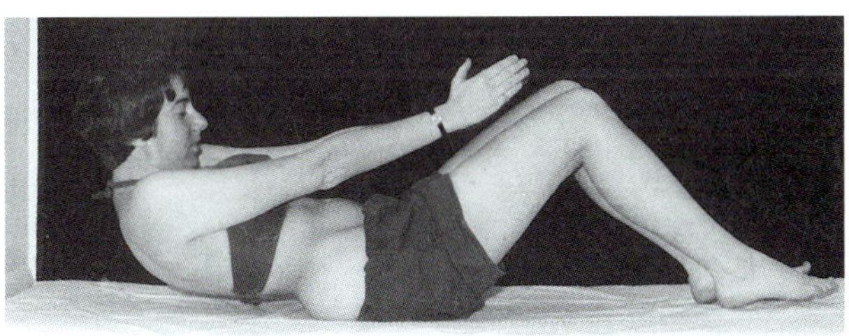

그림 5-40 피검사자는 발은 고정시키지 않은 채 윗몸일으키기를 시도하고 있다.

체간을 굽혀 윗몸일으키기를 할 수 있으면 정상으로 여겨야 한다. 보통 사람들은 바로 누운 자세에서 한쪽으로 구르거나 팔로 밀어 올리지 않고서도 쉽게 일어날 수 있을 것이다. 체간을 굽혀 윗몸일으키기와 관련된 근육 중 한쪽 또는 양쪽의 근육군(즉, 복근과 고관절 굴곡근)이 약화되어 있다면 약화를 교정하고 이 움직임을 바르게 할 수 있는 능력을 회복시키기 위해서 노력해야 한다. 고관절 굴곡근은 자세와 관련해서 약화를 보일 수 있는데 윗몸일으키기(고관절 굴곡) 동작을 하는데 방해가 될 정도로 약화되지는 않는다. 상체 굴곡 동작에는 복근의 약화가 문제가 된다. 복근이 약화되어 있다고 해서 강화 운동으로 윗몸일으키기 운동을 하면 고관절 굴곡근이 먼저 작용하여 요추가 과신전된 상태로 움직임이 일어나기 때문에 잘못된 것이라 할 수 있다.

윗몸일으키기는 무릎을 굽히거나 발을 펴는 것과 관계없이 강한 고관절 굴곡근 운동이다. 고관절과 무릎을 굴곡시킨 상태에서 완전한 범위까지 고관절을 굴곡시키는 운동이 무릎과 고관절을 펴고 윗몸일으키기 운동을 하는 것보다 장요근(iliopsoas)을 단축시킬 가능성이 높다.

정상적인 등의 유연성은 바람직한 현상이지만 지나친 유연성은 그렇지 않다. 무릎을 굽히고 윗몸일으키기 운동을 하는 것 또한 체간의 과 굴곡 위험성과 관계가 있다(예: 척추가 등 쪽으로 볼록하게 휨). 해부학적 자세나 다리를 펴고 바로 누운 자세에서 몸의 무게 중심은 천골의 첫 번째 혹은 두 번째 분절보다 약간 앞쪽에 있고 고관절과 무릎을 굽히면 무게 중심은 머리 쪽으로 이동한다. 따라서 다리를 펴는 것보다 고관절과 무릎을 굽히고 윗몸일으키기를 하는 동안 체간에 가해지는 힘을 상쇄하기 위해 하지의 힘을 더 적게 쓰게 된다.

무릎을 굽힌 자세에서 하는 윗몸일으키기 운동에는 두 가지 방법이 있다. 우선 발을 고정시키려고(다리를 펴고 윗몸일으키기를 할 때 환자가 필요한 압력보다 더 많은 힘으로) 외부의 압력을 이용하는 방법과 또는 무게 중심을 아래 쪽으로 움직이게 하기 위해 상체를 충분히(과도할 정도로) 굽히는 방법이다. 이러한 지나친 굴곡은(등 상부가 현저하게 둥근) 지나친 흉추 만곡이나 흉요추 부위의 비정상적인 굴곡(허리까지 둥글게 나타나는 굴곡)으로 묘사되기도 한다. 발을 고정시키지 않거나 발뒤꿈치를 엉덩이 쪽에 가까이 둔 채로 무릎을 굽히고 윗몸일으키기를 할 때 흉추 부위의 비정상적인 굴곡이 두드러지게 나타난다.

상체 전방 거상 동작에서 발을 고정시키는 효과

Effect of Holding Feet Down During Trunk Raising Forward

신체의 무게 중심은 일반적으로 대략 천골의 첫 번째 분절 위치에 있는 것으로 여겨지고 중심점은 고관절(hip joint) 위에 있다. 체중의 반이 이 무게 중심 위에 있다면 체중의 반 이상은 고관절 위에 있다. Basmajian에 의하면 하

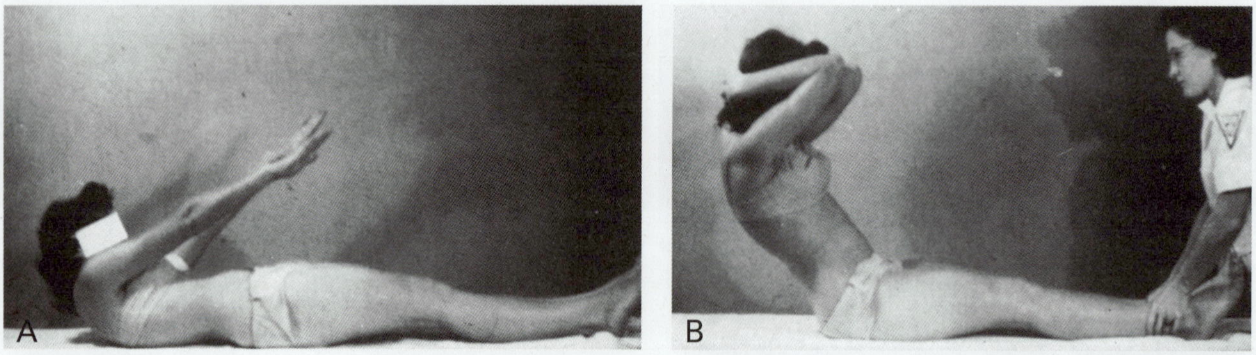

그림 5-41 A, 복근이 현저하게 약화된 사람은 발을 고정시키지 않으면 윗몸일으키기를 하지 못하는 것을 보여주고 있다. B, 발을 고정시킨 상태에서의 동일인인 경우.

지는 체중의 1/2에 해당한다고 한다(25). 대부분의 사람들에게 있어서 이것은 누웠을 때 체간에 가해지는 힘이 하지에 가해지는 힘보다 훨씬 크다는 것을 의미한다. 보통, 바로 누운 자세에서 양다리를 들어 올리는 것은(무릎을 곧게 펴고) 체간의 무게를 능가하지 않고 시작될 수 있다. 쭉 뻗은 하지에 가해지는 힘과 더불어 외부로부터 가해진 어떠한 힘(예: 발을 아래로 누르는 것과 같은 힘) 없이는 바로 누운 자세에서 앉은 자세로 상체를 곧게 펴거나 과신전된 상태로 상체를 일으킬 수 없다.

반면에 상체를 들어 올리기 시작할 때 상체가 충분히 굽혀져 있다면 신체의 중심은 아래쪽으로 또는 고관절 아래로 이동한다. 이러한 현상이 일어나면 발을 고정시키지 않고 상체를 대퇴부 쪽으로 굽혀 일으킬 수 있다. 대부분의 젊은 사람들(특히, 다리가 상체에 비해 긴 사람들)과 대부분의 성인 여성들은 발을 고정시키지 않고, 다리를 완전 신전시킨 상태에서 윗몸일으키기를 할 수 있다. 그와는 대조적으로 대부분의 남성들은 상체가 완전히 굽혀지고 고관절 굴곡 단계를 시작하는 시점에서 약간의 힘을 필요로 하는 경향이 있다(보통 아주 조금의 힘으로도 가능).

복근의 힘을 검사하는 방법으로 상체 굽혀 윗몸일으키기(curled-trunk sit-up)를 하려면 상체를 굽히는 능력이 정확하게 측정되어야 한다. 즉, 윗몸일으키기 동작에서 상체 굴곡 단계가 고관절 굴곡 단계보다 먼저 이루어져야 한다. 발이 고정되어 있지 않으면 상체를 굴곡시키기 시작할 때 머리와 어깨가 올라가면서 골반이 후방으로 기울어지게 된다. 발을 고정하고 있다면 고관절 굴곡근이 고정하는 역할을 하게 되고 이때 상체를 일으키는 동작이 고관절의 굴곡에 의해 일어나며 등이 아치형의 윗몸일으키기(arched-back sit-up)로 변할 수 있다. 그러므로 고관절 굴곡이 시작되기 전에 상체를 굽히는 능력을 정확하게 측정하기 위해서 상체를 굴곡시키는 동안에는 발을 고정시키면 안 된다.

복근의 근력이 정상이라면 윗몸일으키기를 몇 회 정도는 발을 지탱할 수 있지만 여러 번 많이 반복하지는 않도록 한다. 상체를 굽혀 윗몸일으키기를 제대로 한두 번 하는 것으로 정상적인 근력이라고 판단하지만 이것이 지구력을 결정할 수 있는 것은 아니다. 어떤 사람이 정상이라는 등급이 나왔다면 몇 차례의 윗몸일으키기를 적절한 동작으로 할 수 있을 것이다. 그러나 윗몸일으키기를 반복한 경우 복근이 피로해져서 아치형의 윗몸일으키기를 하게 될 수도 있다. 복근은 고관절 굴곡근에서 나타나는 것과 같은 지구력을 가지고 있지 않기 때문에 이런 상황은 자주 발생한다.

윗몸일으키기를 시작할 때부터 발을 고정하고 있었다면 등이 아치형의 윗몸일으키기로의 변화 과정을 알아볼 수가 없게 된다. 그러나 척추 굴곡 시작 단계에서 발을 고정하고 있지 않았다면 상체를 굽히지 못하는 것은 피로가 쌓였음이 분명하다. 어떤 경우에는 발을 고정시키고 100회의 윗몸일으키기를 할 수 있는 사람이 발을 고정시키지 않은 상태에서는 5회 이상을 하지 못하는 경우가 있다. 이는 5회 이후부터는 아치형의 등 형태로 윗몸일으키기를 하게 된다는 것을 알 수 있다.

복근이 현저하게 약화된 사람이 팔을 비교적 쉬운 검사 자세를 취하고도 요추를 굽히지 못하며 발을 고정시키지 않으면 윗몸일으키기를 하지 못한다(그림 5-41).

그림 5-41A에 나와 있는 동일인의 발이 고정되어 있기 때문에 팔을 정상 등급의 검사 자세를 취하고도 고관절 굴곡근의 작용으로 윗몸일으키기 하는 것을 보여주고 있다. 후자의 검사는 단지 고관절 굴곡근의 근력만을 측정할 수 있다.

교정 운동: 상체 굽히기 Therapeutic Exercises: Trunk Curl

윗몸일으키기 검사에서 약한 것으로 평가된 복근을 강화하기 위해서는 거의 모든 경우 상체 굽히기만을 하도록 하는 것이 바람직하다. 이렇게 하는 것이 강한 고관절 굴곡근 작동 없이 복근 운동을 하는 장점이 있다. 더구나 Nachemson과 Elfstron에 의하면 완전히 윗몸일으키기를 하는 것에 비해 상체 굴곡만 할 때 척추 디스크 내에 가해지는 압력이 더 적다고 한다.

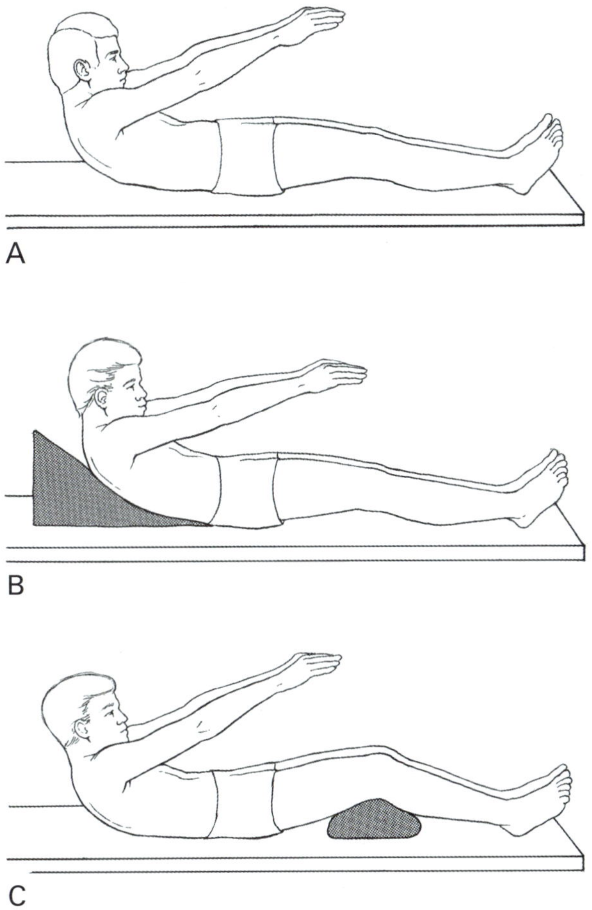

그림 5-42 복근 운동: A, 상체 굴곡; B, 보조된 상체 굴곡; C, 단축된 고관절 굴곡근.

척추가 완전히 굴곡되는 상태까지 상체를 굽힐 수 있으면 팔을 교차시켜 가슴 위에 올려놓은 자세로 저항을 더 늘리고 나중에는 양손을 머리 뒤에 두고 실시하면 더 많은 저항이 가해진다. 각 단계에서 지구력도 증진시켜야 하는데 상체를 완전히 굽힌 후 몇 초간 그 상태를 유지하게 하고 10회 정도 반복하게 한다.

복근 운동, 상체 굴곡: 바로 누운 자세에서 무릎은 신전시키되 무릎 아래에 둥글게 말은 작은 수건을 받쳐 둔다. 허리를 편평하게 하기 위해 하복근을 상방 내측으로 당겨 올려 골반을 경사지게 한다. 팔을 앞으로 쭉 펴고, 머리와 어깨를 테이블에서 일으켜 세운다. 등이 굽혀지는 높이까지 상체를 올린다. 그러나 앉은 자세까지 들어 올릴 필요는 없다(그림 5-42A).

복근 운동, 상체 굴곡 보조: 복근이 너무 약하거나 환자가 어깨를 테이블에서 들어 올릴 수 없을 때 머리와 어깨 아래에 쐐기 모양(wedge-shaped)의 베개 또는 그와 비슷한 것을 놓고 위의 운동을 한다. 이 자세는 환자가 짧은 범위 내에서 운동을 할 수 있도록 할 것이다. 환자가 완전히 굽혀진 상태를 유지할 수 있는 능력이 향상됨에 따라 더 작은 베개를 사용하고 완전히 굴곡시키게 한다(그림 5-42B).

복근 운동, 고관절 굴곡근 단축 시: 고관절 굴곡근이 짧고 골반 후방 경사 운동에 제한을 받을 때는 그림 5-42C와 같이 일시적으로 무릎 아래에 베개를 놓아 고관절의 수동적 굴곡을 유발시킨 상태에서 위의 상체 굴곡 운동을 하게 한다(그림 5-42C).

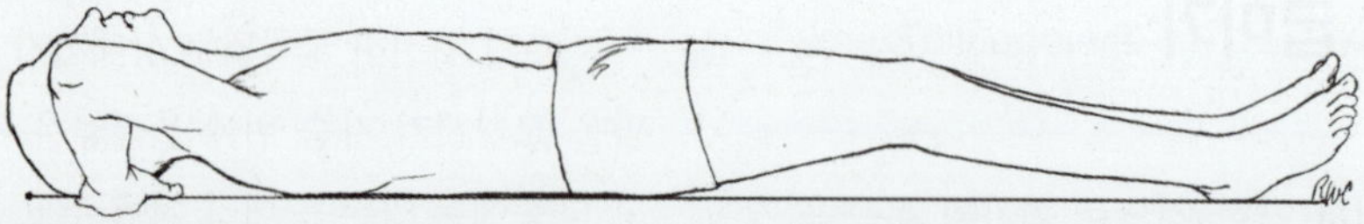

그림 5-43 복근은 강하나 고관절 굴곡근이 매우 약하거나 마비된 환자는 바로 누운 상태에서 상방으로 다리를 들어 올릴 수가 없다.

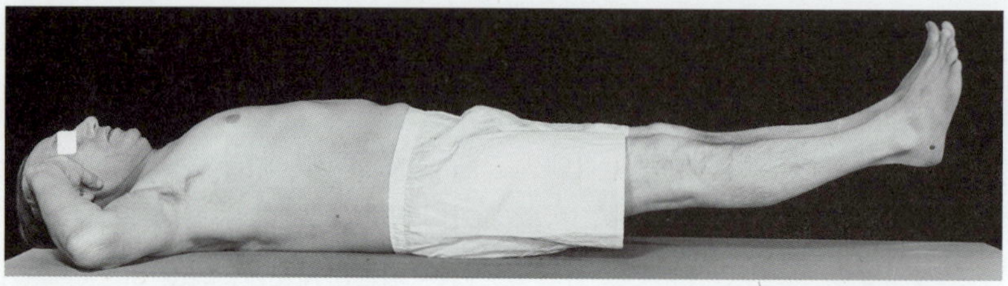

그림 5-44 피검사자의 복근이 강하다면 다리를 들어 올리는 동작에서 복근이 골반을 후방 경사 상태로 고정시킴으로써 등은 편평한 상태를 유지하게 된다.

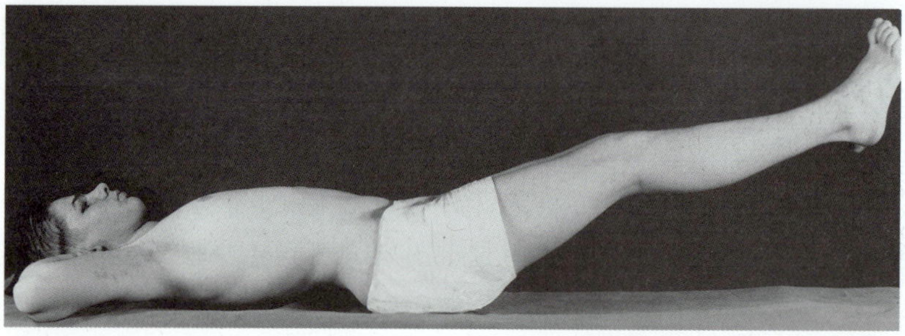

그림 5-45 복근이 약하면 다리가 거상됨에 따라 골반이 전방으로 기울어진다.

다리 하강 시의 복근 ABDOMINAL MUSCLES DURING LEG LOWERING

다리 하강 시 복근의 정의와 설명 Definition and Description of Abdominal Muscles During Leg Lowering

바로 누운 자세에서 **"양다리 들어 올리기"**는 무릎을 편 상태에서 고관절이 굴곡되는 것이다. 무릎 신전근이 무릎이 신전 상태를 유지하는 동안 고관절 굴곡근이 다리를 상방으로 들어 올린다. 복근은 고관절을 교차하지 않기 때문에, 다리를 들어 올리는 동작에 직접적인 보조를 할 수 없다. 그림 5-43과 같이 고관절 굴곡근의 역할은 고관절 굴곡근이 마비되었을 때 나타나는 기능 상실을 관찰함으로써 더욱 분명해진다.

바로 누운 자세에서 양다리를 들어 올리는 동안 골반은 어떤 방법으로든 고정된 상태여야 한다. 복근이 직접 다리를 들어 올리는 동작에 관여할 수는 없다고 하더라도 복근의 강약의 정도는 몸의 자세나 골반의 안정에 직접적으로 영향을 준다. 고관절 굴곡근의 작용으로 다리를 들어 올리는 동안 골반을 전방 경사지게 하는 방향으로 골반을 아래쪽으로 강하게 당기는 힘이 가해진다. 이때 복근은 골반을 후방 경사지게 하는 방향으로 골반을 상방으로 당긴다.

복근은 강하나 고관절 굴곡근이 매우 약하거나 마비된 경우에는 바로 누운 상태에서 상방으로 다리를 들어 올릴 수가 없다. 다리를 올리려고 노력할 때 생기는 유일한 능동적인 움직임은 골반이 후방 경사 방향으로 강하게 당겨지는 것뿐이다. 그림 5-43에 나타나 있는 것처럼 골반이 후방으로 기울어지는 것 때문에 수동적으로 대퇴부가 테이블에서 약간 들릴 수 있거나 혹은 고관절의 전면부가 이완되어 테이블 위에서 편평한 상태로 유지되어 있을 수도 있다.

만약 피검사자의 복근이 강하다면 다리를 들어 올리는 동작에서 복근이 골반을 후방 경사 상태로 고정시킴으로써 등은 편평한 상태로 유지된다(그림 5-44).

복근이 약하면 다리가 상승함에 따라 골반이 전방으로 기울어진다. 골반 전방 경사가 일어나면서 등은 과신전되고 종종 통증이 생기며 약한 복근은 신장되면서 스트레인(strain) 상태가 쉽게 발생한다(그림 5-45).

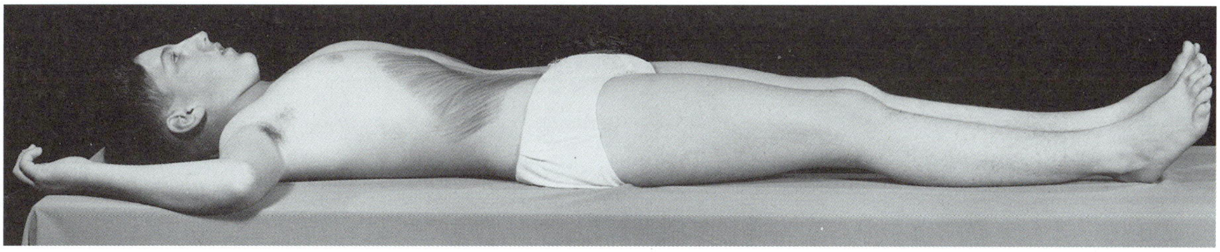

그림 5-46 외복사근의 외측 섬유는 골반을 후방 경사시키는 작용을 한다.

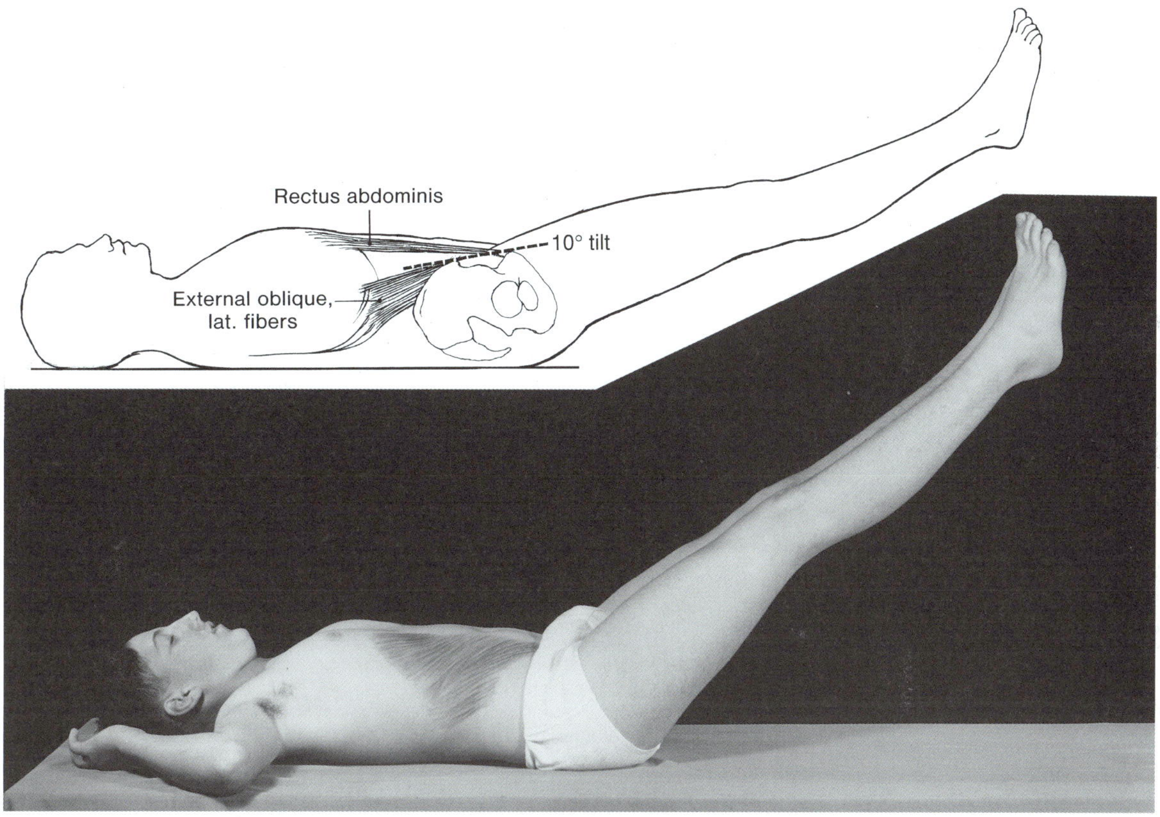

그림 5-47 다리를 올리거나 내릴 때 골반의 후방 경사를 유지하고 허리를 편평하게 유지하기 위해서는 복직근과 외복사근의 작용이 필요하다.

복근의 작용 Action of the Abdominal Muscles

복근의 작용을 논의할 때 복근의 각 부위가 밀접하게 결합되어 있고 상호 의존적인 것을 인식해야 한다. 그러나 외복사근이 부채꼴 모양이기 때문에 각각의 부위가 다른 작용을 한다. 치골을 상방으로 당기거나 전장골릉(anterior iliac crest)을 후상방으로 당기거나 혹은 좌골을 후하방으로 당김으로써 골반이 후방 경사될 수 있다. 이 당기는 힘의 방향으로 배치된 근육이나 근육군의 일부는 복근, 외복사근의 외측 섬유와 고관절 신전근이다. 이러한 근육은 피검사자가 똑바로 서 있거나 바로 누워 있을 때 골반이 후방으로 기울어지는 데 작용한다. 그러나 바로 누운 자세에서 양다리를 내리는 동안에 고관절 신전근은 요추의 굴곡과 골반의 후방 경사를 유지하는 데 도움이 되는 위치에 있지 않다. 결과적으로 양다리 내리기 운동을 하는 동안 복직근(rectus abdominis)과 외복사근(external oblique)이 허리와 골반의 위치를 유지하는 데 중요한 역할을 한다고 볼 수 있다.

외복사근의 외측 섬유는 골반을 후방 경사시키는 작용을 하며 복직근으로부터 거의 또는 전혀 도움을 받지 않고 작용한다. 피검사자의 팔은 복부를 노출시키기 위해 머리 위에 두게 한다(그림 5-46).

다리를 올리거나 내릴 때 골반의 후방 경사를 유지하고 허리를 편평하게 유지하기 위해서는 복직근과 외복사근의 작용이 필요하다(그림 5-47).

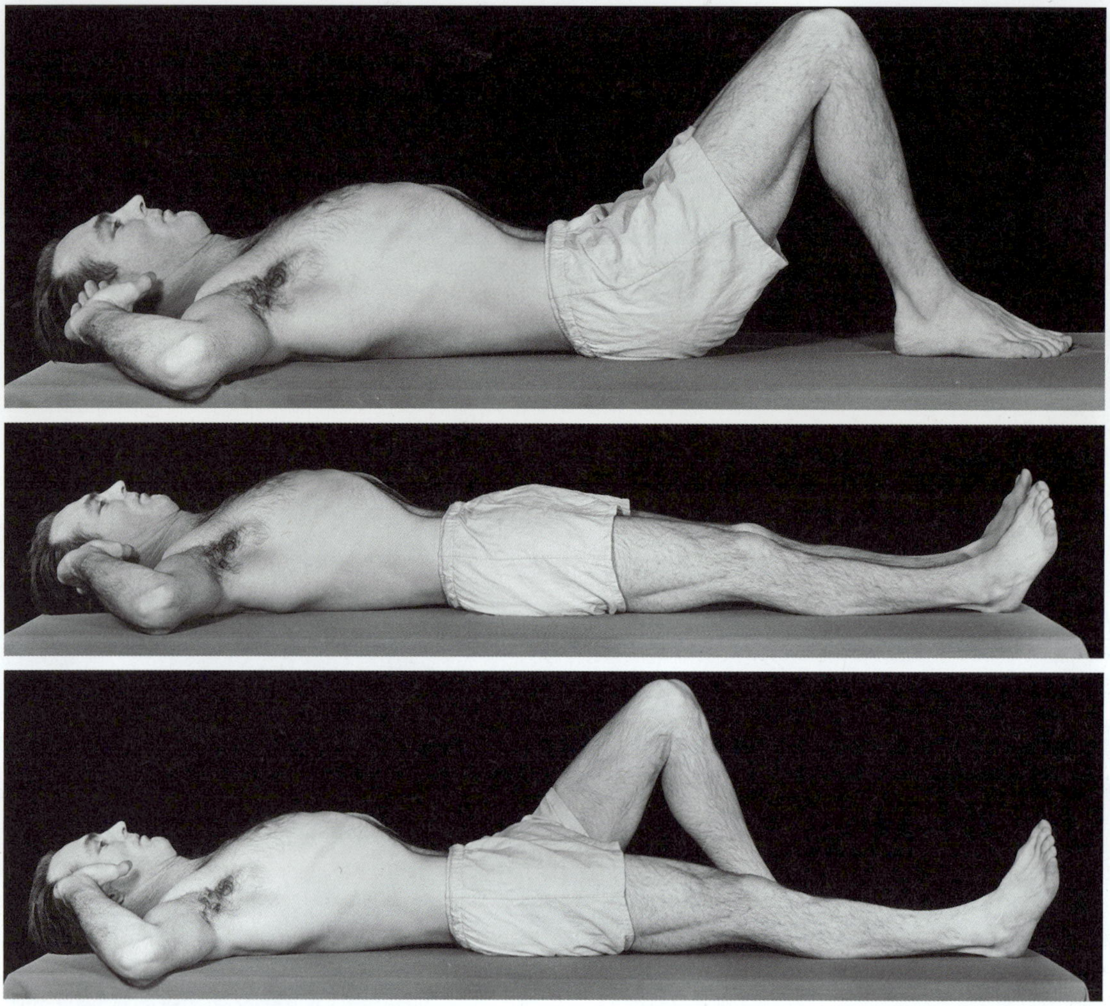

그림 5-48 골반 후방 경사와 다리 슬라이딩 운동은 외복사근 운동을 위해 정확히 행해져 왔다.

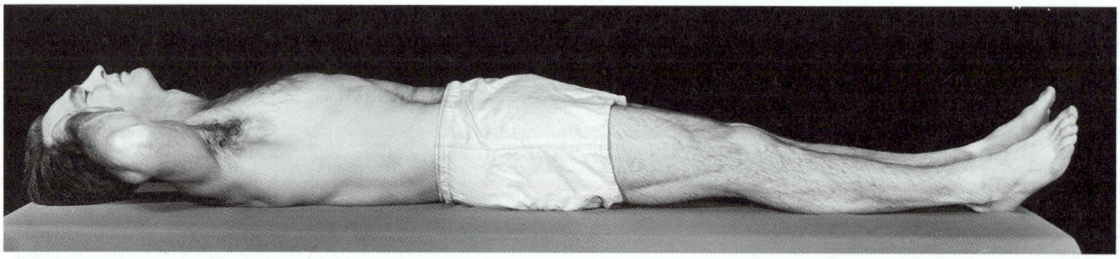

그림 5-49 복직근에 의해 골반 후방 경사가 이루어졌을 수 있는데 외복사근의 강화에 중점을 둘 때는 이런 식으로 해서는 안 된다.

교정 운동: 골반 후방 경사 THERAPEUTIC EXERCISES: POSTERIOR PELVIC TILT

골반 후방 경사와 다리 슬라이딩 운동은 외복사근 운동을 위해 정확히 행해져 왔다(그림 5-48).

하복부를 상방 내측으로 당겨 올리고 외복사근(external oblique), 특히 후외측 섬유를 작용시켜 골반을 후방으로 기울어지게 함으로써 허리를 편평하게 한다. 피검사자는 근육의 작용을 확인하기 위해 복사근의 외측 섬유를 촉진하는 방법을 배워야 하고 이 운동을 하는 동안 골반을 기울이기 위해 대둔근(gluteus maximus)을 사용하지 않도록 해야 한다.

복직근에 의해 골반 후방 경사가 이루어졌을 수 있는데 외복사근의 강화에 중점을 둘 때는 이런 식으로 해서는 안 된다(그림 5-49).

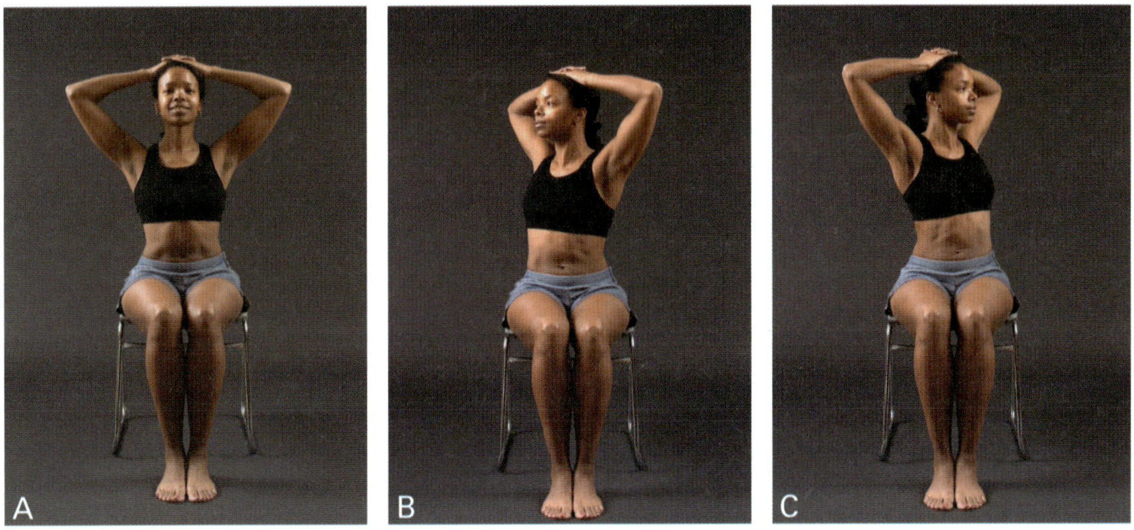

그림 5-50 외복사근 강화 운동을 통한 상체 회전.

교정 운동: 상체 회전 THERAPEUTIC EXERCISES: TRUNK ROTATION

외복사근 강화 운동 External Oblique Strength Exercise

강한 외복사근은 올바른 자세와 요통 예방에 중요한 역할을 한다. 이들 근육 강화 운동은 앞에서 설명했듯이 세심하게 해야 한다. 약한 외복사근은 과도한 윗몸일으키기 운동을 하는 사람에게 흔히 나타난다. 후외측 외복사근이 상체 굴곡 때 길어지기 때문이다.

앉은 자세에서 하복부를 상방 내측으로 들어 올려놓고, 허리를 편평하게 유지하는 것은 외복사근에 저항을 주게 된다. 또한, 그림과 같이 골반 위에서의 흉부 회전은 좌우 한쪽 외복사근의 강한 힘이 필요하게 된다.

시작 자세: 의자에 곧게 앉은 자세에서 다리와 발은 붙인다. 이 자세는 골반을 안정시킨다. 손을 머리 위에 올려놓고 흉부와 상부 허리를 바르게 세운다.

운동: 왼쪽 외복사근 강화 시 상체의 상부를 오른쪽으로 천천히 회전시켜 3~4초간 이 자세를 유지한다. 힘을 풀고 중간 위치까지 돌아온다. 오른쪽 복사근 강화 시 상체의 상부를 왼쪽으로 천천히 회전시켜 3~4초간 유지한 후 힘을 풀고 중간 위치로 되돌아온다.

> **주의:** 운동은 서있는 자세에서도 할 수 있다. 그러나 골반이 외복사근과 같은 방향으로 회전하므로 상체의 상부를 고정하기가 어렵다.

미골통 치료 TREATMENT FOR COCCYALGIA

미골통을 위한 보존적 치료법은 코르셋을 이용하여 양 엉덩이를 서로 가깝게 밀착시켜 미골에 패드를 대는 방법이다. 보다 바람직한 것은 후방 부위에 가로지르는 끈이 있고 측면의 띠에 의해 조여지는 코르셋이다.

코르셋은 환자가 서 있는 자세에서 조여야 한다. 그렇게 되면 둔근(gluteal muscle)은 앉은 자세에서 미골을 받치는 패드의 역할을 하게 되고 부드러운 패드가 코르셋 내에서 장착되어 있는 것이 좋다. 이렇게 간단한 과정을 통해 통증이 완화될 수 있다.

호흡근 치료의 객관성 THERAPEUTIC OBJECTIVES FOR MUSCLES OF RESPIRATION)

다양한 기술, 치료 절차, 그리고 역학적 장비가 폐의 작용을 보조하는 데 쓰인다. 비록 치료는 환자의 환기 문제에 한정되지만 확실한 원리와 훈련 방법은 모든 호흡치료의 기본이다.

두려움 감소: 치료의 첫 단계는 환자를 안심시켜 치료에 협조하도록 만드는 것이다. 호흡기 문제는 정서 상태와 밀접한 관련이 있어 불안에 의해 숨이 멎는 증상(breath-holding)과 무호흡(breathlessness), 그리고 보조근의 긴장 증가 등에 의해 더 악화되기도 한다. 환자의 신뢰와 협조를 얻을 수 있을 때 다른 치료 방법이 훨씬 더 효과적일 수 있다.

이완 향상: 신체가 이완되면 골격근의 산소 소비량이 감소

하며 흉벽은 보다 원활하게 작용한다. 처방이 내려질 경우 횡격막 호흡 운동을 시행하면 환자의 이완을 보조하고 환자에게 호흡을 조정할 수 있는 감각이 제공된다. 이 운동은 흉곽의 확장보다는 복부의 확장이 강조되며 목과 상흉부 보조근이 과 사용되는 경우에 효과적이다.

자세 교정: 최적의 호흡 작용은 최적의 근육 정렬 상태에서 가능하다. 균형 잡힌 근육 조직에서는 에너지 소비가 가장 효율적으로 이루어진다. 근육의 긴장이나 약화 또는 마비에 의한 근육 조직의 불균형은 호흡 시 부피와 압력을 극대화하는 데 방해가 된다. 현저하게 약화되었거나 불룩하게 나온 복근은 운동이나 질병에 의해 필요로 하는 최대 호흡 압력을 생성시킬 수 없다. 척주기립근(erector spinae)과 중·하승모근의 약화는 등 상부를 곧게 펴는 데 방해가 되며 따라서 가슴을 올리고 확장시키는 동작 및 폐의 최대한의 작용이 제한된다. 자세 문제는 척주후만증, 척주측만증, 골다공증, 그리고 오목가슴(pectus excavatum: 흉골이 과도하게 함몰된 가슴)과 관련되어 있으며 복벽의 원활한 작용을 저하시킨다.

호흡근의 근력과 지구력 향상: "근력은 기침이나 재채기를 하는 것처럼 갑작스런 호흡기 운동이나 단시간 내에 행해지는 극도의 운동에 필요한 것이다. 반면, 지구력은 보다 지속적인 운동에 필요하며 또한 공기 저항의 증가와 탄성의 감소에 필요한 것이다".

튼튼하고 정상적인 상태에 있는 근육은 그렇지 못한 근육보다 효율적으로 작용하므로 산소의 소비량이 줄어든다. 호흡근의 근력을 훈련시키는 것의 효과에 대해서는 의견이 엇갈리지만 호흡근의 약화에 의해 흡기의 운동 작용이나 능력이 제한 또는 감소되는 경우에 있어서는 효과적인 방법이 될 것이다.

복근이 튼튼하면 튼튼할수록 배를 당기는 힘이 커지므로 호기 시의 압력을 강화할 수 있다. 이런 근육 강화 운동은 기침 및 다른 배출 방법을 도와 기도를 깨끗하게 하고 호흡을 촉진할 수 있다.

이런 복근에 현저한 약화가 발생하면 보조기 착용과 함께 운동을 하면 복부가 밑으로 처지는 것을 감소시키고 횡격막을 최적의 위치에 유지시켜 흡기와 호기 시 아주 효율적인 자세가 된다. 특히 비만과 관련된 호흡 저하 증상에 효과적이다.

호흡근이 피로하면 호흡 부전을 유발할 수 있는데 이때 피로를 극복하기 위해 호흡을 참아 근력을 키우는 지구력 훈련을 시도해 볼 필요가 있다. 이 훈련으로 만성 기류폐쇄증(chronic air-flow obstruction) 환자의 약 40%가 효과를 보았고 낭종성섬유증(cystic fibrosis) 환자는 약간 호전되었다(5).

호흡근 이상(disorder)에서 "호흡 부전은 대개 호흡근의 허약 정도와 밀접하게 관련이 있지만 때로는 가벼운 근육 기능 약화에 의해 오기도 한다". 호흡 부전의 위험성이 높은 이유는 호흡근의 약화와 관련이 있으므로 이 근육을 강화시키는 운동 프로그램이 매우 중요하지만 조심해서 관리하고 빈틈없이 감독해야 한다.

협조성 향상: 동작을 조절하지 못하는 사람은 보통 사람들보다 작업을 할 때 훨씬 많은 산소를 필요로 한다. 호흡과 동작이 일치하지 않는다고 판단되면 교정 치료를 실시하여 호흡을 점차적으로 줄일 수 있다.

전반적인 상태 개선: 환기 능력과 효율성을 강화하기 위해 걷기나 자전거 타기 등 전신 운동을 통해 심혈관계의 상태를 개선한다. 먼저 호흡을 돕는데 보조 근육을 이용하도록 팔보다는 다리를 포함하는 운동이 좋다.

체중 줄이기: 호흡의 문제는 비만인 경우 매우 위험할 수 있다. Cherniack에 의하면 비만의 경우 호흡할 때 소비되는 산소량은 보통 사람보다 3배 가량 높다고 한다(27). 골격이나 신경근에 의한 호흡 장애와는 달리 비만의 경우 상태가 바뀌면 호흡이 크게 호전되기도 한다.

복근 강화 운동 ABDOMINAL STRENGTHENING EXERCISES

누운 자세에서 하는 운동은 단단한 바닥에서 시행되어야 한다(예: 침대 위에 판자를 깔거나 치료 테이블 또는 얇은 패드나 담요를 깔아 편안하게 조성된 바닥).

근육 스트레칭 운동(stretching exercises)은 긴장된 근육을 이완시키기 위해 온열이나 마사지를 먼저 시행한다(약하거나 과하게 스트레칭된 근육에는 온열 치료를 피한다). 스트레칭은 이완하려는 의식을 가지고 단계별로 시행하며 견딜 수 있는 정도의 당겨지는 느낌까지 하고 스트레칭 상태를 유지하는 동안 정상적인 편안한 호흡을 한다. 그 후 천천히 원상태로 돌아온다.

근육 강화 운동(strengthening exercises)도 운동 중

인 근육이 강하게 당기는 것을 느끼도록 노력하면서 천천히 해야 한다. 완전한 자세가 잡혀진 상태에서 몇 초간 유지하고 이완한다. 그리고 치료사가 지시한 횟수만큼 반복한다.

허리 스트레칭 Lower Back Stretching

엎드려 누운 자세: 복부에 단단한 베개를 받친다(골반 아래가 아님). 발목 아래 수건을 말아서 놓아둔다. 단단한 베개 위에 누워 있는 것은 허리 근육을 약간 신장시키는 것이다.

바로 누운 자세: 천천히 양 무릎을 가슴 쪽으로 당긴다. 테이블 위에 허리가 편평하게 될 정도로 허리 근육을 스트레칭시킨다(그림 5-51).

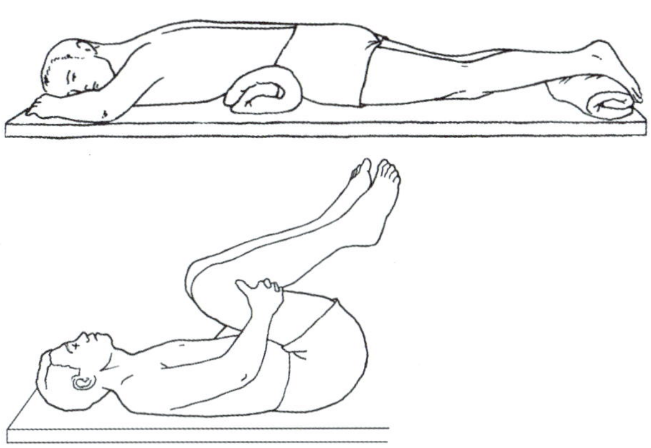

그림 5-51 허리 스트레칭.

바로 누운 자세에서의 상체 회전 Trunk Rotation in Back-Lying Position

시작 자세: 무릎을 굽히고 발을 편평하게 하여 바닥에 놓는다(그림 5-52).

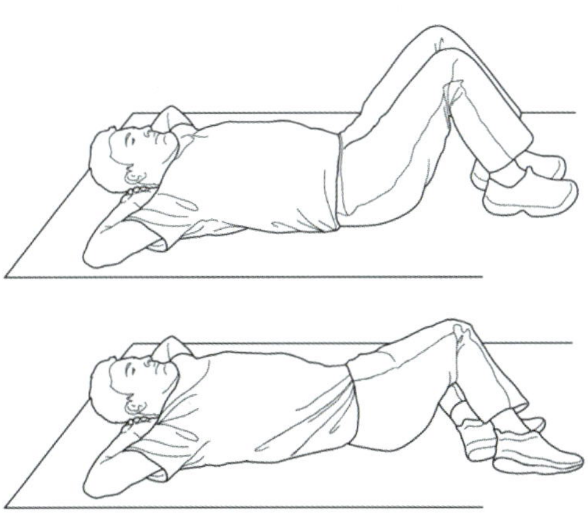

그림 5-52 바로 누운 자세에서의 상체 회전.

무릎은 천천히 왼쪽으로 이동시켜 상체의 하부를 회전시킨다. 원위치로 되돌아 와서 반대 방향으로 반복한다. 시작 자세에서 팔을 움직이면 안 된다. 운동하는 동안 발은 바닥에 고정한다.

하복근 운동과 허리 스트레칭 Lower Abdominal Exercise and Low Back Stretching

바로 누운 자세: 무릎을 굽히고 테이블에 발바닥을 수평으로 놓는다(그림 5-53). 양손은 머리 옆에 둔다. 하복근을 상방 내측으로(up and in) 당겨 올려서 골반을 후방 경사시켜 테이블에 허리를 편평하게 붙인다. 허리를 편평한 상태로 유지하면서 발꿈치는 테이블 위에서 하방으로 뻗어 내린다. 허리가 편평한 상태에서 가능하면 다리를 쭉 펴게 한다. 허리를 편평하게 유지한 상태에서 무릎을 제자리로 굽히도록 하는데 한 번에 한쪽 다리씩 슬라이딩 움직임으로 시행한다(골반을 기울이기 위해 둔근을 사용해서는 안 되며 다리를 바닥에서 올려도 안 된다.).

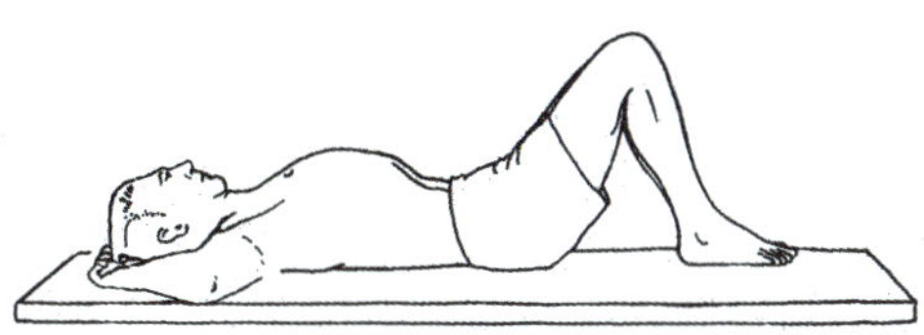

그림 5-53 하복근 운동과 허리 스트레칭.

하복근 운동 Lower Abdominal Exercise

바로 누운 자세: 둥글게 말은 수건이나 작은 베개를 무릎 아래에 놓는다(그림 5-54). 양손은 머리 옆에 두고, 하복근을 상방 내측으로(up and in) 당겨 올려서 허리가 편평해지도록 골반을 기울인다. 허리를 편평하게 유지한 상태에서 편안히 호흡하고 상복근을 이완시킨다. 흡기 시 가슴이 확장되도록 한다. 그러나 허리가 바닥에서 뜨면 안 된다(골반을 기울이기 위해 둔근을 사용해서도 안 된다.).

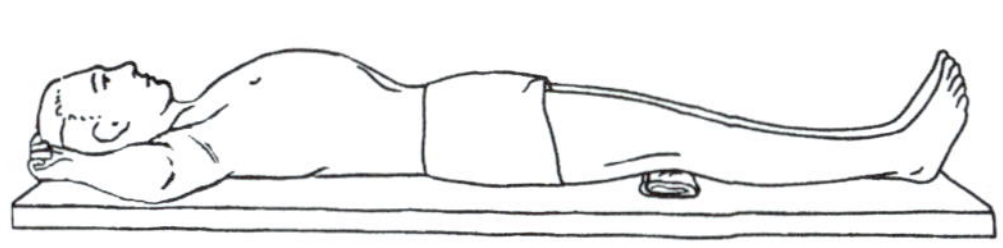

그림 5-54 하복근 운동.

벽에 기대어 서서 하는 운동 Wall-Standing Postural Exercises

발뒤꿈치를 벽에서 약 3인치 정도 떨어뜨려 놓고 등을 벽에 기댄 채 서 있는 자세를 취한다. 무릎은 쭉 펴지만 잠금 자세가 되어서는 안 된다. 팔꿈치를 벽에 붙이고 양손은 머리 옆에 둔다. 하복근을 상방 내측으로(up and in) 당겨 올려서 허리가 편평해지도록 골반을 기울인다. 양팔을 벽에 붙인 채 천천히 머리 위로 비스듬하게 움직여 올린다(**그림 5-55**).

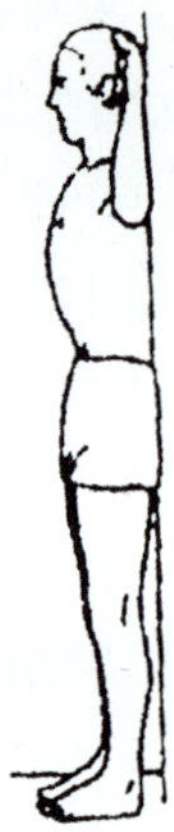

그림 5-55 벽에 기대어 서서 하는 운동.

변형된 상복근 강화 운동 Modified Upper Abdominal Strengthening

변형된 상복근 강화 운동은 현저하게 약화된 근육을 위해 전완(forearm)의 지지로 이루어진다. 상체의 거상이나 회전 없이 상체 굴곡 자세를 유지한다(**그림 5-56**).

시작 자세: 전완을 받침대로 이용해 상체를 굽힌 자세; 머리는 중립 자세

1. 상체 굽힌 상태를 유지한 채 오른쪽 팔을 앞으로 내밀어 뻗는다. 시작 자세로 돌아온 다음 왼쪽 팔로 반복한다.
2. 오른쪽 팔을 앞으로 내밀어 뻗고 유지시킨 다음 왼쪽 팔을 앞으로 내밀어 뻗는다. 오른쪽 팔을 제자리로 되돌려 놓고 그 다음 왼쪽 팔을 시작 자세로 되돌려 놓는다.

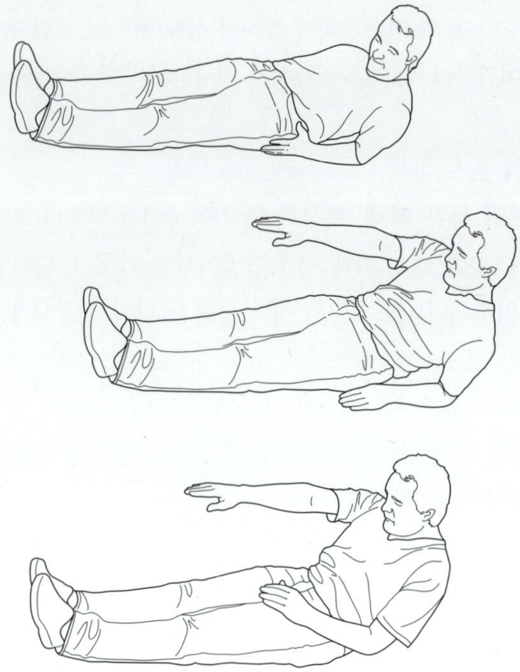

그림 5-56 변형된 상복근 강화 운동.

외복사근 강화 운동 External Oblique Abdominal Strengthening

발을 바닥에 붙이고 무릎을 전방으로 향하게 하여 모으고 의자에 앉는다. 대각선 방향의 복근을 이용하여 상체를 왼쪽으로 천천히 회전시킨다. 그 자세를 유지하고 난 다음 원상태로 와서 다시 반대 방향으로 반복 시행한다(**그림 5-57**).

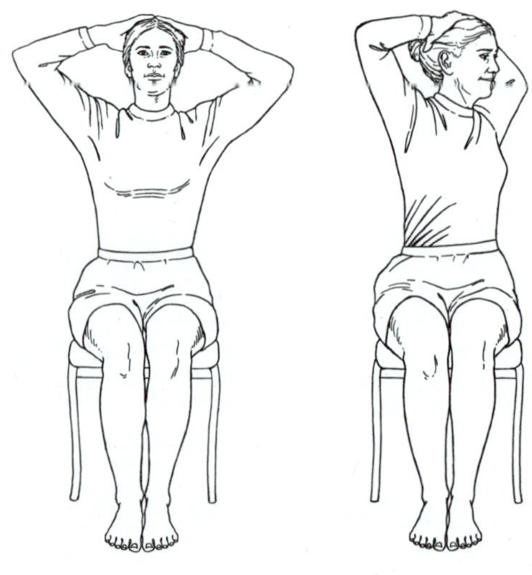

그림 5-57 외복사근 강화 운동.

상복근 강화 운동 Upper Abdominal Strengthening

바로 누운 자세에서 하복근을 상방 내측으로(up and in) 당겨 올려서 골반을 기울여 허리를 편평하게 한다. 팔을 앞으로 내밀어 뻗고 머리와 어깨를 테이블에서 들어 올린다. 앉은 자세로 해서는 안 된다. 등이 굽혀질 정도로 상체의 상부를 든다. 단계별 강화 운동에 따라 두 팔을 가슴에 얹고 하다가 나중에는 운동의 저항을 증가시키기 위해서 손을 머리 뒤에 둔다(그림 5-58).

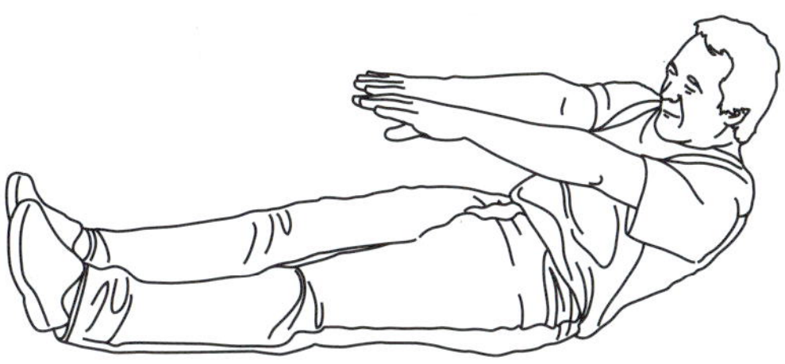

그림 5-58 상복근 강화 운동.

천장관절 치료를 위한 이론적 근거

RATIONAL FOR SACROILIAC JOINT TREATMENT

천장관절의 스트레인(strain)은 실제로 나타난다. '자세와 통증'의 저자는 다음과 같이 언급한다. "관절의 정상적인 가동범위는 매우 작기 때문에 움직임이 과도하다고 해도 아주 근소한 차이로 좀 더 크다. 인대의 긴장을 초래하기에 충분한 긴장 상태는 x-ray상에 나타나지 않는다"(28).

치료법은 벨트나 코르셋, 벨트 형태의 보조기(support)를 적용하는 전통적인 접근법부터 매우 복잡한 관절 가동술(mobilization techniques)의 사용까지 다양하다.

거의 대부분 천장관절의 스트레인(strain)은 아무런 이동 없이 인대에서 과도한 긴장 상태로 나타난다. 전문적인 도움을 청하지 않고도 자연히 치유가 된 사례도 많이 있지만 알아낼 방법이 없다. 벨트나 다른 보조기를 적용함으로써 즉시 통증이 경감되는 경우도 자주 있다. 고정(immobilization)을 통해 나타나는 이러한 반응은 긴장 상태에서만 나타나는 특징이다.

가동술의 필요성에 대해 의견이 다양하다. 어떤 경우의 가동술은 치료법으로 선택되어 적절할 수 있지만 다른 경우에는 불필요하면서 부당할 수 있다. 만일 벨트를 착용하고 사라지지 않았던 통증이 가동술 후에 사라졌다면 아주 약한 변위가 도수치료(manipulation)에 의해 교정되었다는 말이 그럴듯하게 들린다. 많은 사람들이 다음과 같은 가동술 치료법을 적용하여 도움을 받게 될 것이다. 정기적으로 병이 재발하기 쉬운 사람은 단순한 긴장을 보였던 사람보다 관절이 과도하게 움직이지 않도록 하는 보조기가 더욱 필요하다.

천장관절(sacroiliac joint)은 강력한 인대에 의해 지지된다. 이를 지지하기 위해 관절 바로 상방을 통과하는 근육은 존재하지 않는다. 움직임이 거의 없는 관절에는 탄성 수축 조직(예: 근육)이 작용하는 유용한 기능은 없을 것이다. 그러나 다른 부위 근육의 약화나 긴장은 천장관절에 영향을 미칠 수 있다. 등이나 고관절처럼 인접한 부위에서 동작이 제한될 때 전방 굴곡 움직임을 취하는 동안 천장관절에는 스트레스가 증가한다.

슬와부근(hamstrings)의 긴장(tight)과 편평등(flat-back) 자세가 있는 피검사자의 천장관절의 스트레인(strain)은 여성보다는 남성에서 더 일반적이다. 이에 반해, 척주전만(lordosis)이 있는 피검사자의 천장관절 스트레인(strain)은 남성보다는 여성에서 더 자주 발견된다. 천장관절의 스트레인(strain)은 양쪽에서 일어나기도 하지만 한쪽에서 일어나는 것이 보다 더 일반적이다. 서 있거나 보행할 때보다 앉은 상태에서 더욱 통증을 느낀다. 요천골 부위의 굴곡이 지지되지 않은 채 앉은 자세가 스트레인(strain)을 유발할 수 있다(예: 바닥에 양반다리나 쪼그린 자세로 앉거나 의자나 소파의 앞쪽에 앉아 등받이까지의 길이가 멀 때).

일반적으로 문제가 있는 천장관절 부위에서 더욱 통증을 느끼며 골반과 엉덩이에서 대퇴부에 이르기까지 넓은 부위에 걸쳐 쉽게 단정할 수 없는 통증을 느낀다. 통증은 하복부와 사타구니 부위까지 있을 수 있고, 때때로 좌골신경통 증상이 있을 수 있다. 어떤 경우에는 고관절 굴곡근에 통증이 생기기도 한다.

벨트로 고정시키는 경우 남성은 대개 시중에서 구입할 수 있는 벨트로 사용이 가능하며 몸에 적합하기도 하다. 여성의 경우는 벨트가 지지되어야 할 위치에서 벗어나 위로 올라가지 않도록 유지하는 것이 보다 어렵다.

그림 5-59는 세 개의 벨크로(velcro) 띠가 3인치 폭으로 부착된 팬티거들을 보여주고 있다.

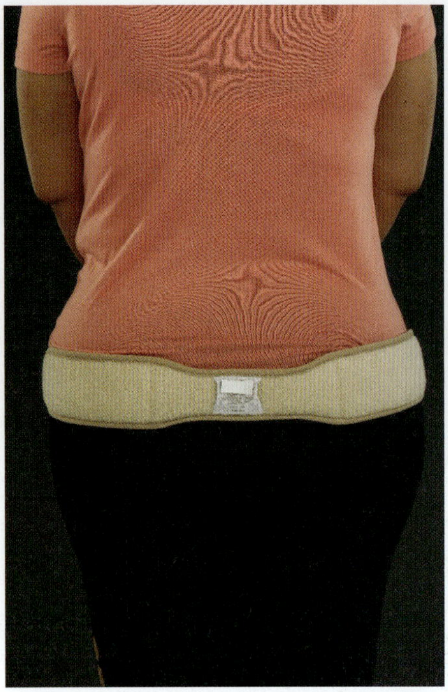

그림 5-59 천장관절 스트레인(strain)을 위한 벨트(belt), 코르셋(corset), 브레이스(brace) 형태의 보조기.

골반저근 강화 트레이닝 PELVIC FLOOR TRAINING

운동 및 바이오피드백 Exercise and Biofeedback

골반 기저 부분의 힘과 기능을 증대시키기 위한 골반저근(pelvic floor muscle) 강화 운동의 효과는 좋은 것으로 기록되어 있다(29,30). 환자는 "소변을 보는 중에 정지시키는 것과 같이 골반저근을 조여라"라는 지시를 받게 된다. 골반저근 수축을 이끌어 내기 위한 피드백은 질을 촉진하거나 초음파에 의한 바이오피드백(biofeedback) 테크닉을 통하여 제공될 수 있다(31).

직장용 풍선(rectal balloon)을 사용하는 항문 압력계를 통한 바이오피드백은 변실금을 해결하는 데 효과적인 것으로 나타났다. 환자에게 풍선의 팽창을 감지할 때 외부 항문 괄약근을 수축시키라고 지시한다(32). 집에서 하는 운동요법과 결합된 4회의 30분 바이오피드백 세션으로 구성된 골반저근 훈련 요법이 요실금을 개선하는 것으로 나타났다(33).

REFERENCES

1. Guimaraes ACS, et al. The contribution of the rectus abdominis and rectus femoris in twelve selected abdominal exercises. J Sports Med Phys Fitness 1991; 31: 222-230.
2. Andersson EA, et al. Abdominal and hip flexor muscle activation during various training exercises. Eur J Appl Physiol 1997; 75: 115-123.
3. Wickenden D, Bates S, Maxwell L. An electromyographic evaluation of upper and lower rectus abdominus during various forms of abdominal exercises. N Z J Physiother 1992; August: 17-21.
4. Duchenne GB. Physiology of Motion. Philadelphia: J.B. Lippincott, 1949, p. 480.
5. Shneerson J. Disorders of Ventilation. London: Blackwell Scientific Publications, 1988, pp. 22, 31, 155, 287, 289.
6. Youmans WD, Siebens AA. Respiration. In: Brobeck, ed. Best and Taylors Physiological Basis of Medical Practice. 9th Ed. Baltimore: Williams & Wilkins, 1973, pp. 6-35.
7. Guz A, Noble M, Eisele J, Trenchard D. The role of vagal inflation reflexes. In: Porter R, ed. Breathing: Hering-Breuer Centenary Symposium. A CIBA Foundation Symposium. London: JA Churchill, 1970, pp. 155, 235, 246, 287, 289.
8. Basmajian JV, De Luca DJ. Muscles Alive. 5th Ed. Baltimore: Williams & Wilkins, 1985, pp. 255, 414.
9. Egan DF. Fundamentals of Respiratory Therapy. 3rd Ed. St. Louis, MO: C.V. Mosby, 1977.
10. Basoudan N, Rodrigues A, Gallina A, Garland J, Guenette JA, Shadgan B, Road J, Reid WD. Scalene and sternocleidomastoid activation during normoxic and hypoxic incremental inspiratory loading. Physiol Rep 2020; 8(14): e14522. doi:10.14814/phy2.14522. PMID: 32726513; PMCID: PMC7389984.
11. Moore KL. Clinically Oriented Anatomy. 2nd Ed. Baltimore:Williams & Wilkins, 1985.
12. Thompson J, O'Sullivan P, Briffa K, Neumann P. Assessment of voluntary pelvic floor muscle contraction in continent and incontinent women using transperineal ultrasound, manual muscle testing and vaginal squeeze pressure measurements. Int Urogynecol J Pelvic Floor Dysfunct 2006; 17: 624-630. doi:10.1007/s00192-006-0081-2.
13. Iwanaga J, Eid S, Simonds E, Schumacher M, Loukas M, Tubbs RS. The majority of piriformis muscles are innervated by the superior gluteal nerve. Clin Anat 2019; 32(2): 282-286. doi:10.1002/ca.23311. Epub 2018 Dec 21. PMID: 30408241.
14. Ramirez PT, Frumovitz M, Abu-Rustum NR. Principles of Gynecologic Oncology Surgery E-Book. Elsevier Health Sciences; 2018 July 1, pp. 3-49.
15. Faubion SS, Shuster LT, Bharucha AE. Recognition and management of nonrelaxing pelvic floor dysfunction. Mayo Clin Proc 2012; 87(2): 187-193. doi:10.1016/j.mayocp.2011.09.004.
16. Chevalier F, Fernandez-Lao C, Cuesta-Vargas AI. Normal reference values of strength in pelvic floor muscle of women: a descriptive and inferential study. BMC Womens Health 2014; 14: 143. Published 2014 Nov 25. doi:10.1186/s12905-014-0143-4.
17. Basmajian JV. Primary Anatomy. 5th Ed. Baltimore: Williams & Wilkins, 1964, pp. 29, 61.

18. Goss CM, ed. Gray's Anatomy of the Human Body. 28thEd. Philadelphia: Lea & Febiger, 1966, pp. 277, 311, 319, 380-381, 968.
19. Sabotta J. Atlas of Human Anatomy. New York: GE Stechert, 1933, p. 142.
20. Demaagd GA, Davenport TC. Management of urinary incontinence. P T 2012; 37(6): 345-361H.
21. Markland AD, Goode PS, Redden DT, Borrud LG, Burgio KL. Prevalence of urinary incontinence in men: results from the national health and nutrition examination survey. J Urol 2010; 184(3): 1022-1027. doi:10.1016/j.juro.2010.05.025.
22. Pizzol D, Demurtas J, Celotto S, et al. Urinary incontinence and quality of life: a systematic review and meta-analysis. Aging Clin Exp Res 2021; 33(1): 25-35. doi:10.1007/s40520-020-01712-y.
23. Bharucha AE, Dunivan G, Goode PS, et al. Epidemiology, pathophysiology, and classification of fecal incontinence: state of the science summary for the National Institute of Diabetes and Digestive and Kidney Diseases (NIDDK) workshop. Am J Gastroenterol 2015; 110(1): 127-136. doi:10.1038/ajg.2014.396.
24. Wallace SL, Miller LD, Mishra K. Pelvic floor physical therapy in the treatment of pelvic floor dysfunction in women. Curr Opin Obstet Gynecol 2019; 31(6): 485-493 doi:10.1097/GCO.0000000000000584.
25. Boileau J, Basmajian JV. Grant's Methods of Anatomy. 7th Ed. Baltimore: Williams & Wilkins, 1965.
26. Nachemson A, Elfstron G. Intravital Dynamic Pressure Measurements in Lumbar Discs. Stockholm: Almqvista Wiksell, 1970.
27. Cherniack RM, et al. Respiration in Health and Disease. 2nd Ed. Philadelphia: W.B. Saunders, 1972: 410.
28. Kendall H, Kendall F, Boynton D. Posture and Pain. Baltimore: Williams & Wilkins, 1952, pp. 2-73, 156-159.
29. Kegel AH. Progressive resistance exercise in the functional restoration of the perineal muscles. Am J Obstet Gynecol 1948; 56(2): 238-248, ISSN 0002-9378, doi:10.1016/0002-9378(48)90266-X.
30. Dumoulin C, Cacciari LP, Hay-Smith EJC. Pelvic floor muscle training versus no treatment, or inactive control treatments, for urinary incontinence in women. Cochrane Database Syst Rev 2018; 10(10): CD005654. Published 2018 Oct 4. doi:10.1002/14651858. CD005654.pub4.
31. Lasak AM, Jean-Michel M, Le PU, Durgam R, Harroche J. The role of pelvic floor muscle training in the conservative and surgical management of female stress urinary incontinence: does the strength of the pelvic floor muscles matter? PM R 2018; 10(11): 1198-1210. doi:10.1016/j.pmrj.2018.03.023.
32. Heymen S, Scarlett Y, Jones K, Ringel Y, Drossman D, Whitehead WE. Randomized controlled trial shows biofeedback to be superior to pelvic floor exercises for fecal incontinence. Dis Colon Rectum 2009; 52(10): 1730-1737. doi:10.1007/DCR.0b013e3181b55455.
33. Theofrastous J, Wyman J, Bump R, McClish D, Elser D, Bland D, Fantl J. Effects of pelvic floor muscle training on strength and predictors of response in the treatment of urinary incontinence. Neurourol Urodyn 2002; 21: 486-490. doi:10.1002/nau.10021.

상지

UPPER EXTREMITY

6

CHAPTER

목차

개요 INTRODUCTION

견갑대(shoulder girdle) 질환에 대한 감별진단을 위해서는 각 근육의 신경지배에 대한 특별한 관심이 필요하다. 견갑대와 상지의 많은 근육들은 단지 운동신경(motor nerve)에 의해서만 지배를 받는데 이것은 지정된 영역에 피부신경을 공급하는 신경가지(예: 가벼운 접촉, 압박, 통증)가 없다는 것을 의미한다. 이러한 근육들은 감각섬유가 없기 때문에 통증 없이 기능적 상실만이 발생한다. 예를 들면, 이 장의 섹션 Ⅳ에 묘사된 바와 같이 전거근의 근력 약화이다. 대부분 관절(joint)과 이음관절(articulation)이란 용어는 서로 번갈아 사용된다. 그러나 이 책의 원 저자는 두 용어의 개념에 대해 완전히 구별짓고 있다. 두 용어를 구별하는 데는 특별한 목적이 있다. 관절은 "뼈와 뼈"를 연결하는 것을 지칭하며, 이음관절은 "뼈와 근육과 뼈"를 연결하는 것을 말하는데 여기에서 근육의 역할은 아주 분명하다.

이러한 구별은 견갑대를 후방에서는 척추견갑관절(vertebroscapular)과 척추쇄골관절(vertebroclavicular joint) 그리고 전방에서는 늑견갑관절(costoscapular joint)과 늑쇄골관절(costoclavicular joint)로 인식함으로써 완전한 설명이 가능하다. 견흉관절(scapulothoracic joint)을 통해 배측 흉부에 대한 견갑골 근육 부착에 대한 참조는 더 이상 필요하지 않다. 섹션 Ⅲ의 차트와 표는 견갑대의 25개 이음관절에 대해 열 가지로 분류하고 있다.

견갑상완관절(glenohumeral joint)은 상지 전체를 모든 방향으로 자유롭게 동작을 할 수 있게 한다. 자세에서의 안정성은 근육들의 협조에 의해 이루어진다. 팔꿈치관절은 굴곡 방향으로 동작이 자유로우며 제로 신전(180°)의 위치에서 안정성을 가진다. 전완의 요척관절(radioulnar joints) 근위부와 원위부에서 일어나는 회내, 회외 동작으로 인해 해부학적 자세에서 신전된 팔은 전, 후방으로 움직일 수 있게 된다. 손목관절은 굴곡과 신전, 요측 편위(radial deviation)와 척측 편위(ulnar deviation)는 가능하나 회전 동작은 불가능하다. 이 장의 후반부에 나오는 본문과 차트는 무지와 수지의 관절가동범위(ROM)와 근력 검사를 나타내고 있다.

이 장은 불확실한 점들에 대한 논의와 등 상부 통증과 상지의 통증에 대해서도 다루고 있다. 신경 손상에 대한 여러 임상 사례에 대한 짧은 논의를 통해 감별진단에 있어서 척추신경과 근육 차트의 가치를 확인할 수 있다.

섹션 Ⅰ

신경지배 INNERVATION

상완신경총 THE BRACHIAL PLEXUS

상완신경총은 전사각근(anterior scalene)과 중사각근(middle scalene) 사이에서 시작한다. C5, 6, 7, 8의 복측가지(ventral rami)와 T1 게다가 C4, C5 그리고 T2(감각)에서 T1까지 통해 있는 연결 고리는 성공적으로 신경총의 뿌리(root), 체간(trunk), 분지(division), 다발(cord), 가지(branch)를 형성한다.

배측가지(dorsal rami)에서 C5와 C6의 섬유는 상부 체간을 형성하기 위해, C7의 섬유는 중간 체간을 형성하기 위해 그리고 C8과 T1의 섬유는 하부 체간을 형성하기 위해 각각 결합된다. 그리고나서 체간은 전분지(division)와 후분지로 분할된다. 상부와 중간 체간으로부터 나온 전분지는 C5, 6, 7 신경섬유로 이루어져 있으며 외측 신경다발(cord)을 형성하기 위해 결합한다. 하방 체간 전분지는 C8과 T1 신경섬유로 이루어져 내측 신경다발을 형성하기 위해 결합한다. 세 개의 체간으로부터 나온 후분지는 C5에서 C8(T1 제외)에 이르는 신경섬유로 이루어지고 후방 신경다발을 형성하기 위해 결합한다.

그 뒤 신경다발(삭, cord)은 분리되었다가 가지에서 다시 재결합되어 말초신경이 된다. 후방 신경다발은 가지로 분리되어 액와신경(axillary nerve)과 요골신경(radial nerves)이 된다. 내측 신경다발은 외측 신경다발에서 가지를 받은 후 척골신경(ulnar nerve)으로 종결된다. 외측 신경다발의 가지 중 하나는 근피신경(musculocutaneous nerve)

이 되고, 다른 가지는 정중신경(median nerve)을 형성하기 위해서 내측 신경다발에서 나온 다른 가지와 결합한다. 나머지 말초신경은 신경초의 다양한 상태로 직접 나오지만 일부는 복측가지에서 직접 나가기도 한다(그림 6-1 왼쪽 줄 윗부분 참조).

전분지, 외측 신경다발, 내측 신경다발, 그리고 여기에서

MUSCLE STRENGTH GRADE

PERIPHERAL NERVES	Cervical	T.	KEY	Serratus Anterior (Root)	Rhomboids Maj & Min (Root)	Subclavius (Trunk)	Supraspinatus (Trunk)	Infraspinatus (Trunk)	Subscapularis (P Cord)	Latissimus Dorsi (P Cord)	Teres Major (P Cord)	Pectoralis Maj (Upper) (L)	Pectoralis Maj (Lower) (M&L)	Pectoralis Minor (M&L)
Cervical	1-8	1	D.											
Cervical	1-8		V.											
Cervical	1-4		V.											
Phrenic	3, 4, 5		V.											
Long Thor.	5, 6, 7, (8)		P.R.	●										
Dor. Scap	4, 5		P.R.		●									
N. to Subcl.	5, 6		S.T.			●								
Suprascap	4, 5, 6		S.T.				●	●						
U. Subscap.	(4), 5, 6, (7)		P.						●					
Thoracodor	(5), 6, 7, 8		P.							●				
L. Subscap.	5, 6, (7)		P.						●		●			
Lat. Pect.	5, 6, 7		L.									●	●	
Med. Pect.	(6), 7, 8	1	M.										●	●
Axillary	5, 6		P.											
Musculocu.	(4), 5, 6, 7		L.											
Radial	5, 6, 7, 8	1	P.											
Median	5, 6, 7, 8	1	L.M.											
Ulnar	7, 8	1	M.											

SPINAL SEGMENT	Serratus Anterior	Rhomboids Maj & Min	Subclavius	Supraspinatus	Infraspinatus	Subscapularis	Latissimus Dorsi	Teres Major	Pectoralis Maj (Upper)	Pectoralis Maj (Lower)	Pectoralis Minor
C1											
C2											
C3											
C4		4		4	(4)						
C5	5	5	5	5	5	5		5	5		
C6	6		6	6	6	6	6	6	6	6	(6)
C7	7					7	7	7	7	7	7
C8	8						8			8	8
T1										1	1

KEY →
D. = Dorsal Prim. Ramus
V. = Vent. Prim. Ramus
P.R. = Plexus Root
S.T. = Superior Trunk
P. = Posterior Cord
L. = Lateral Cord
M. = Medial Cord

그림 6-1 척추신경과 근육 차트: 상완신경총. © 2005 Florence P. Kendall.

생겨나는 말초신경은 팔의 전방 굴곡근을 자극한다. 후분지, 후방 신경다발, 그리고 여기에서 생겨나는 말초신경은 팔의 후방 신전근을 자극한다. 그림 6-1은 상완신경총 영역에 해당하는 척추신경과 근육 차트(그림 6-1)이며, 그림 6-2는 상완신경총의 해부학적 도해를 나타낸 것이다. 그림 6-3은 그림 6-1에 기록된 바와 같이 근육 검사 결과를 해석한 것으로써 병변의 위치나 레벨을 알아내는데 도움이 된다.

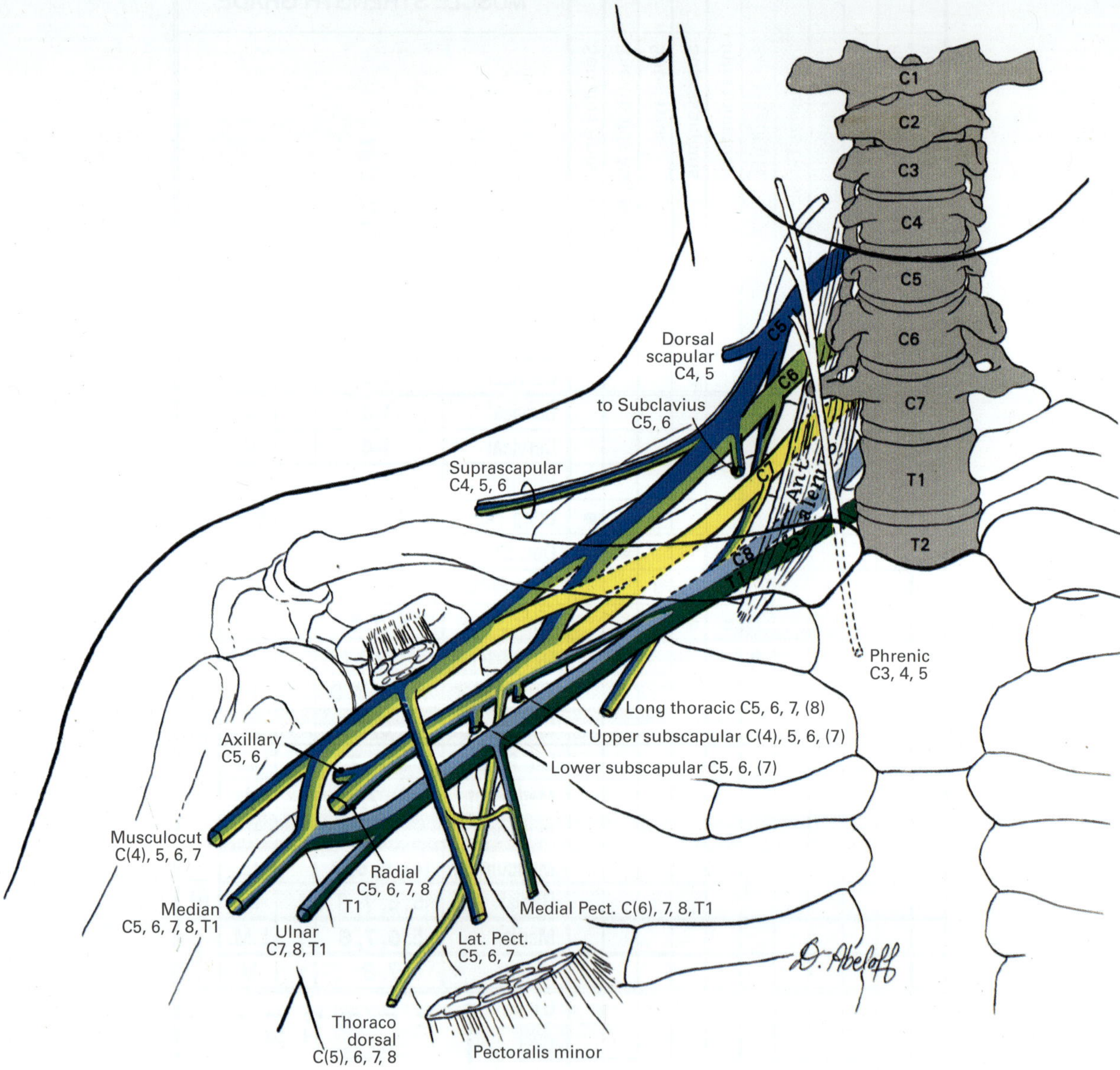

그림 6-2 상완신경총.

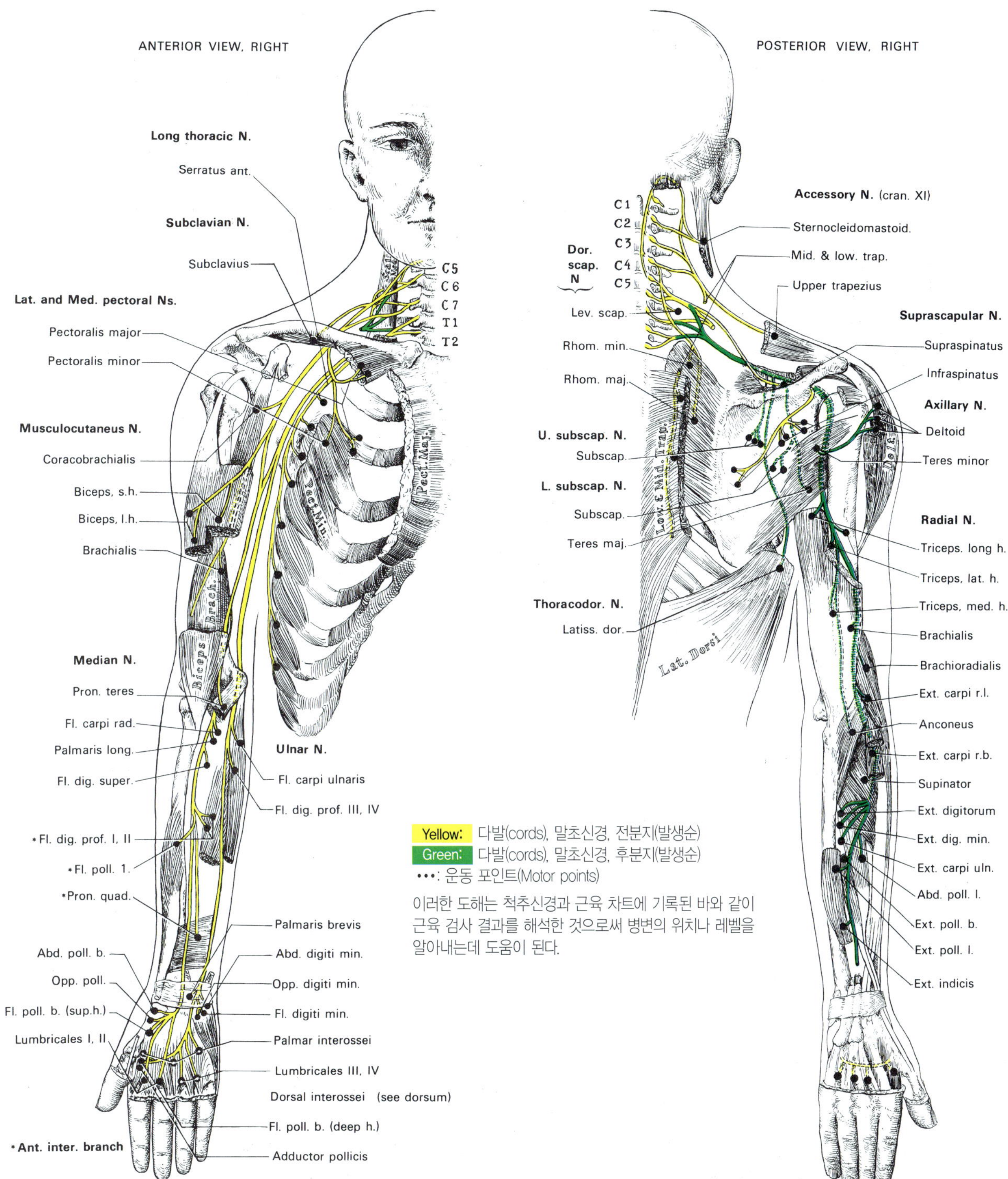

Yellow: 다발(cords), 말초신경, 전분지(발생순)
Green: 다발(cords), 말초신경, 후분지(발생순)
•••: 운동 포인트(Motor points)

이러한 도해는 척추신경과 근육 차트에 기록된 바와 같이 근육 검사 결과를 해석한 것으로써 병변의 위치나 레벨을 알아내는데 도움이 된다.

그림 6-3 척추신경과 운동 포인트(motor point) 차트, 상완신경총. © 1993 Florence P. Kendall.

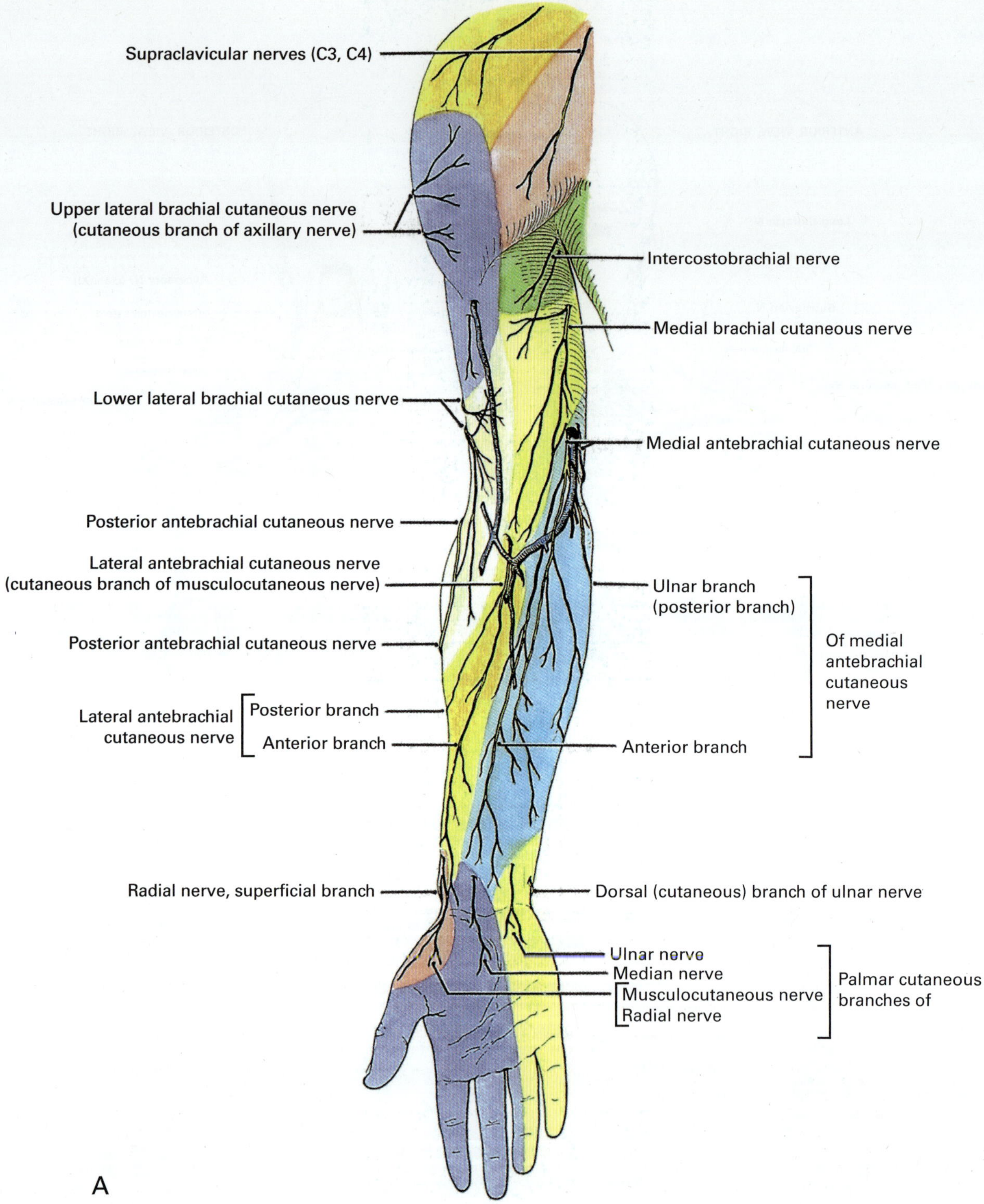

그림 6-4 A, 상지의 피부신경: 전면..

상지의 피부신경 CUTANEOUS NERVES OF THE UPPER LIMB

전면 Anterior View

상완신경총의 다섯 개 종단가지(근피신경, 정중신경, 척골신경, 요골신경, 액와신경) 중 첫 네 개는 손에 피부가지를 형성한다(그림 6-4A). 상완신경총의 후방 다발은 다섯 개의 피부신경으로 표현된다. 이 중 하나인 상부 외측상완피부신경(upper lateral brachial cutaneous nerve)은 액와신경의 분지이다.

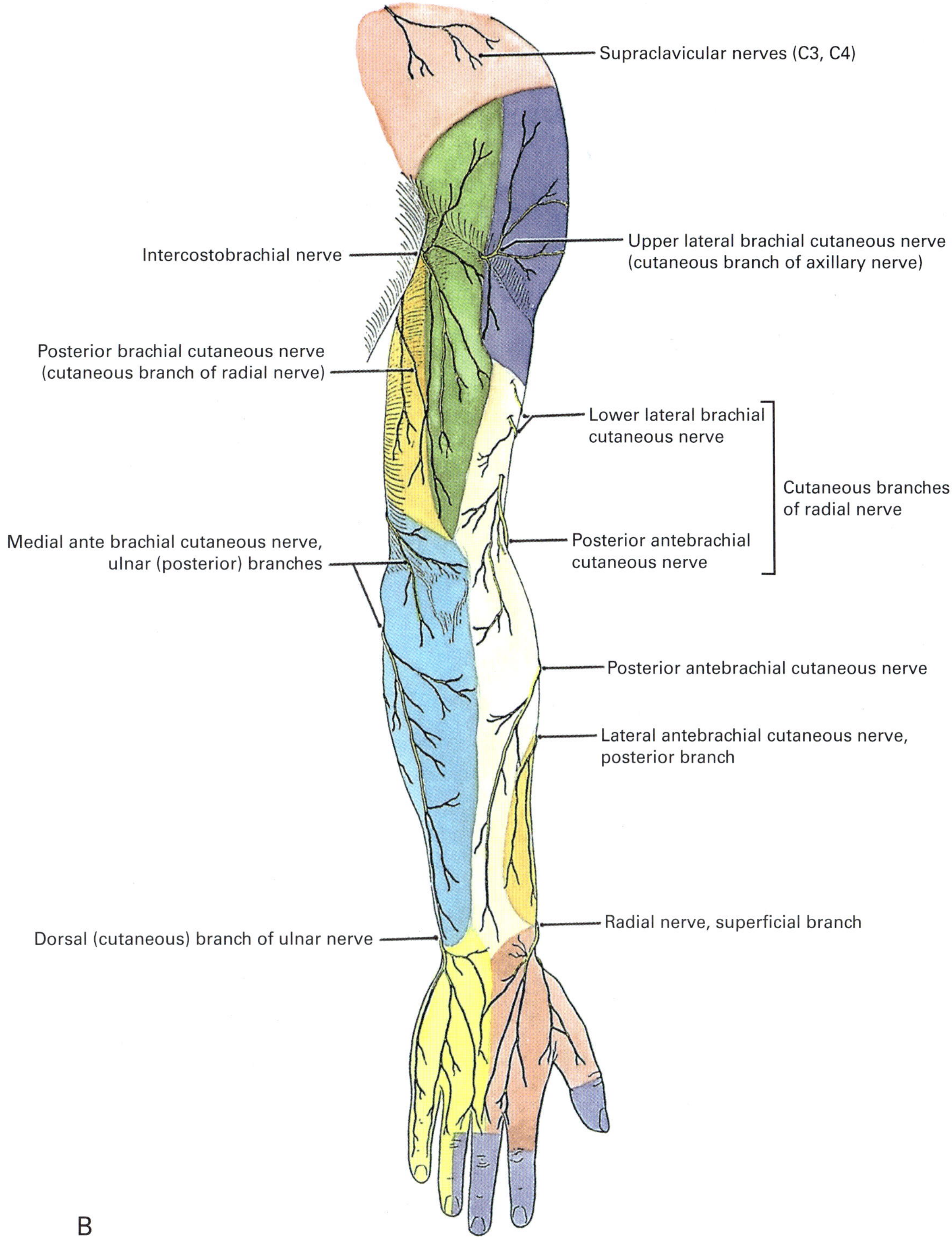

그림 6-4 (계속) **B,** 상지의 피부신경: 후면. Grant의 Atlas of Anatomy (1).

후면 Posterior View

후방 다발의 다른 가지는 후방 상완피부신경(posterior brachial cutaneous nerve), 하방 외측상완피부신경(lower lateral brachia cutaneous), 후방 전상완피부신경(posterior antebrachial cutaneous), 요골신경(radial nerve)의 표면가지이다(그림 6-4B).

피부분절과 피부신경 분포 DERMATOMES AND CUTANEOUS NERVE DISTRIBUTIONS

피부분절과 피부신경 분포에 관하여 **표 6-1**에서는 그 리스트를 나열해 놓고 있고, **그림 6-5**에서는 도해로 나타내 보여 주고 있다.

표 6-1 견갑골 근육 차트

Scapular Muscles	Spinal Segment										Downward or Medial Upward or Lateral				Anterior Tilt
	Cervical							Th							
	2	3	4	5	6	7	8	1	Elevation	Adduction	Rotation	Rotation	Depression	Abduction	
Trapezius	2	3	4						Upper Trapezius	Trapezius		Trapezius	Lower Trapezius		
Levator scapulae		3	4	5					Levator scapulae		Levator scapulae				
Rhomboids, major and minor			4	5					Rhomboids	Rhomboids	Rhomboids				
Serratus anterior				5	6	7	8		Upper Serratus anterior			Serratus anterior	Lower Serratus anterior	Serratus anterior	
Pectoralis minor					(6)	7	8	1							Pectoralis minor

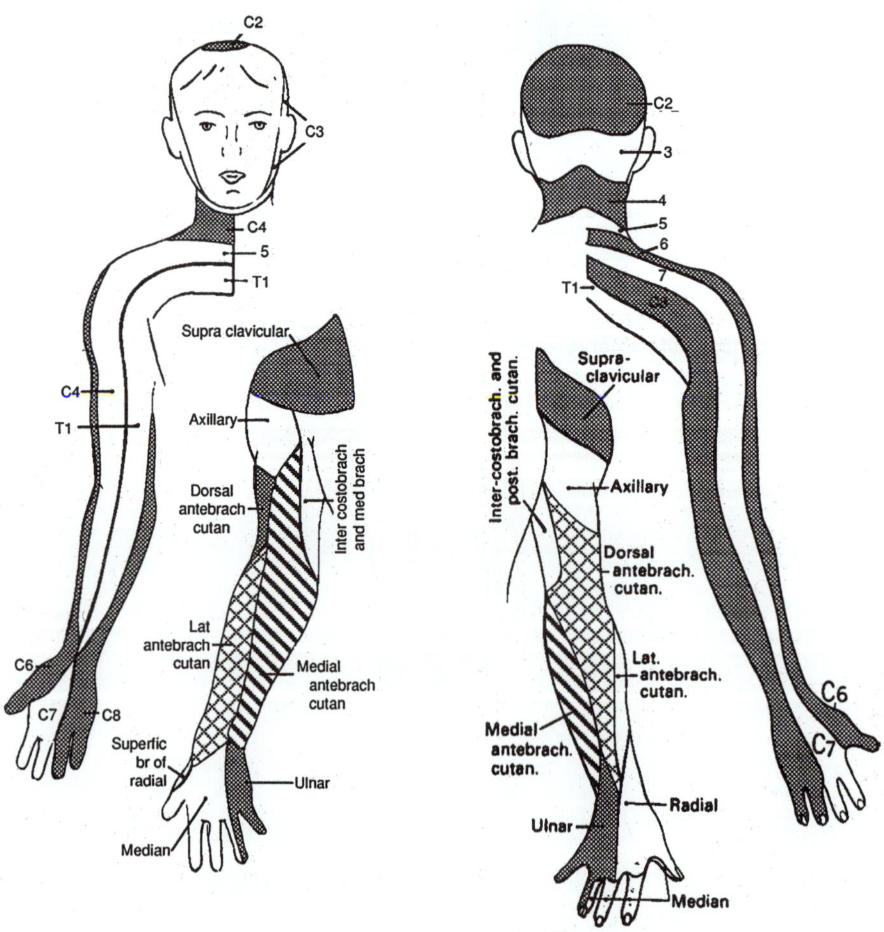

그림 6-5 피부분절과 피부신경 분포.

신경 NERVES

운동신경과 감각신경 Motor and Sensory

다음은 근육과 신경의 연관관계에 관한 간략한 설명이다. 이 자료는 주로 Gray Anatomy에서 발췌한 것이다(2).

액와신경(Axillary nerve): 액와신경은 상완골의 외과목(surgical neck), 대원근(teres major), 소원근(teres minor), 삼두근 장두(triceps long head)로 둘러싸인 사각형 공간을 통해 겨드랑이를 떠나 삼각근(deltoid)과 소원근을 지배한다.

근피신경(Musculocutaneous nerve): 오훼완근(coracobrachialis)을 뚫고 이 근육과 상완이두근(biceps brachii) 및 상완근(brachialis)을 지배한다.

요골신경(Radial nerve): 후방 골간분지는 근육분지와 관절분지로 나뉜다. 근육가지는 단요측수근신근(extensor carpi radialis brevis)과 회외근(supinator)을 공급한 후 회외근의 표면층과 심부층 사이를 통과한다. 회외근을 통과한 후 요골신경에 의해 지배되는 나머지 근육에 공급한다.

정중신경(Median nerve): 정중신경은 상완신경총의 내측 및 외측 신경다발(cord)에서 형성되고 팔의 내측 측면을 따라 주관절와(cubital fossa)로 내려간다. 주관절와를 통과한 후 정중신경은 회내근(pronator teres)의 양쪽 머리 사이와 굴곡근 지지대(flexor retinaculum) 아래를 통과한다(신경지배를 받는 근육 리스트에 관해서는 그림 6-3 참조).

척수더부신경(Spinal Accessory nerve): 척수부신경은 경정맥공에서 두개골을 빠져나와 흉쇄유돌근(sternocleidomastoid)까지 깊숙이 내려가서 목의 후방 삼각형을 통과하여 승모근(trpezius) 아래 신경총에서 끝나는 뇌신경이다. 해부학 텍스트는 척수더부신경을 순전히 운동신경으로만 설명된다. 그러나 Bremner-Smith와 Unwin의 1999년 연구에서는 척수더부신경이 운동섬유만 포함하는 것이 아니라 통증, 온도 및 기계수용성 반사 반응과 관련된 작은 무수초 C섬유(unmyelinated C fibers)도 포함하고 있음을 보여주고 있다(3).

척골신경(Ulnar nerve): 신경총의 중간 다발은 척골신경으로 끝나며 그것은 팔꿈치관절, 척측수근굴근(flexor carpi ulnaris) 및 심지굴근(flexor digitorum profundus)에 공급한다(척골신경에 의해 공급을 받는 완전한 근육 리스트에 관해서는 그림 6-3 참조).

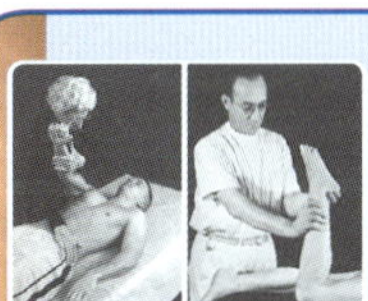

Kendall의 전통 학습지침

단순 운동신경(Motor Only)

수년 동안 지난 세 개의 판 중에서 첫 번째 저자인 Florence P. Kendall은 어떤 근육이 순전히 운동신경에 의해 공급되는지에 대한 정보를 수집했다. 말초신경을 기록하고 또 그것이 감각신경인지, 운동신경인지 또는 둘 다인지를 일부 타자기로 기록해 놓은 것은 1930년대 후반으로 거슬러 올라가지만 여기에는 참조가 되는 그 근원(source)은 표시되어 있지 않다. 1932년 Dorland의 의학 사전에는 이 정보가 포함된 신경 표가 있었다(4). 전거근 마비에 관한 기사에서 "Bell의 장흉신경(long thoracic nerve) 또는 외호흡신경은 척수신경근에서 직접 발생하고 알려진 감각섬유를 가지지 않으며 결과적으로 유일한 신경지배인 단일 근육으로 간다는 점에서 거의 독특한 것이다"라고 되어 있다(5). 나중에 Taber의 사전에서 표가 발견되었다(6). Dorland의 1988년 에디션에는 이전 에디션에 포함된 표가 없었지만 각 신경에 대한 설명과 함께 정보가 발견되었다(7). 마지막으로, 신경 손상, 압박 및 포착에 관한 많은 책과 기사 중 일부에서 흩어진 정보가 있다(8-14).

놀랍게도 정보가 수집되면서 매우 흥미로운 패턴이 나타났다. 그림 6-6은 상완신경총의 뿌리, 체간, 신경다발에서 근육으로 이어지는 신경이 운동신경임을 보여준다. 또한 각각 정중신경과 요골신경의 가지인 전후방 골간신경(interosseous nerves)은 근육에 순전히 운동신경만 공급한다(6, 12-14). 여러 신경에는 관절에 대한 감각신경가지를 가지고 있다. Hardly와 그의 동료들은 견갑상신경(suprascapula nerve)이 "근육에는 운동가지(motor branches)를, 어깨와 견봉쇄골관절에는 감각가지(sensory branches)를 제공한다"고 명시하고 있다(9). 부가해서, Dawson과 그의 동료들은 "이 신경에는 피부 영역이 없기 때문에 이 신경의 어떤 병변에서도 특징적인 감각 증상이나 결과는 없다"고 언급한다(15). Conway와 그의 동료들은 언급하기를 "후방 골간신경의 포착은 순전히 운동성이며, 이상 감각성 통증과 관련된 감각 상실은 없다."고 한다(11).

감각섬유의 부족은 단지 운동신경에 의해 공급되는 근육에서 감각 증상의 부족에 대한 설명을 제공해 준다(이 장의 뒷부분에 나오는 논의와 예 참조). 관절에는 감각가지가 있지만 근육에는 없을 수 있다.

Spinal Segment

Cervical					Th		SHOULDER						ELBOW		FOREARM	
4	**5**	**6**	**7**	**8**	**1**	MUSCLE	Abduction	Lat. Rotat.	Flexion	Med. Rotat.	Extension	Adduction	Flexion	Extension	Supination	Pronation
4	**5**	6				Supraspinatus	Supraspin.									
(4)	**5**	**6**				Infraspinatus		Infraspin.								
	5	**6**				Teres minor		Teres mi.								
	5	**6**				Deltoid	Deltoid	Delt., post.	Delt., ant.	Delt., ant.	Delt., post.					
	5	**6**				Biceps	Biceps, l.h.		Biceps			Biceps, s.h.	Biceps		Biceps	
	5	**6**				Brachialis							Brachialis			
	5	**6**				Brachioradialis							Brachiorad.		Brachiorad.	Brachiorad.
	5	**6**	**7**			Pectoralis maj., upp.			Pect. mj., u.	Pect. mj., u.		Pect. mj., u.				
	5	**6**	7			Subscapularis				Subscap.						
	5	**6**	(7)			Supinator									Supinator	
	5	**6**	7			Teres major				Teres mj.	Teres mj.	Teres mj.				
	5	**6**	**7**	8		Ext. carpi rad. l. & b.							Ext. c. r. l.			
		6	**7**			Coracobrachialis			Coracobr.			Coracobr.				
		6	**7**			Pronator teres							Pron. teres			Pron. teres
		6	**7**	8		Flex. carpi rad.							Fl. c. rad.			Fl. c. rad.
		6	**7**	**8**		Latissimus dorsi				Lat. dorsi	Lat. dorsi	Lat. dorsi				
		6	**7**	**8**		Ext. digitorum										
		6	**7**	**8**		Ext. digit. min.										
		6	**7**	**8**		Ext. carpi ulnaris										
		6	**7**	**8**		Abd. poll. long.										
		6	**7**	**8**		Ext. poll. brev.										
		6	**7**	**8**		Ext. poll. long.										
		6	**7**	**8**		Ext. indicis										
		6	**7**	**8**	**1**	Pect. maj., lower						Pect. mj., l.				
		6	**7**	**8**	1	Triceps					Tri., l.h.	Tri., l.h.		Triceps		
		(6)	**7**	**8**	1	Palmaris long.							Palm. l.			
		(6)	7	**8**	**1**	Flex. poll. long.										
		(6)	7	**8**	**1**	Lumb. I & II										
		6	7	8	1	Abd. poll. brev.										
		6	7	8	1	Opponens poll.										
		6	7	8	1	Flex. poll br. (s. h.)										
			7	**8**		Anconeus								Anconeus		
			7	**8**	1	Flex. carpi ulnaris							Fl. c. ul.			
			7	**8**	**1**	Flex. digit. super.										
			7	**8**	**1**	Flex. digit. prof.										
			7	**8**	**1**	Pronator quad.										Pron. quad.
			(7)	**8**	**1**	Abd. digiti min.										
			(7)	**8**	**1**	Opp. digiti min.										
			(7)	**8**	**1**	Flex. digiti min.										
			(7)	**8**	**1**	Lumb. III & IV										
				8	**1**	Dor. interossei										
				8	**1**	Palm. interossei										
				8	**1**	Flex. poll. br. (d.h.)										
				8	**1**	Add. pollicis										

그림 6–6 상지근육 차트. © 1993 Florence P. Kendall.

WRIST				CARPOMETACARPAL OF THUMB & LITTLE FINGER AND METACARPOPHALANGEAL JOINTS					DIG. 2-5 PROX. INTERPHAL. JTS.		DIG. 1-5 DISTAL INTERPHAL. JTS.	
Extension	Flexion	Abduction	Adduction	Extension	Abduction	Flexion	Opposition	Adduction	Extension	Flexion	Extension	Flexion
Ext. c. r. l & b		Ext. c. r. l & b										
	Fl. c. rad.	Fl. c. rad.										
Ext. dig.		Ext. dig.		Ext. dig.	Ext. dig.				Ext. dig.		Ext. dig.	
				Ext. dig. min.	Ext. dig. min.				Ext. dig. min.		Ext. dig. min.	
Ext. c. ul.			Ext. c. ul.									
	Abd. poll. l.	Abd. poll. l.		Abd. poll. l.	Abd. poll. l.							
		Ext. poll. b.		Ext. poll. b.	Ext. poll. b.							
Ext. poll. l.		Ext. poll. l		Ext. poll. l.							Ext. poll. l.	
				Ext. ind.				Ext. Ind.	Ext. ind.		Ext. ind.	
	Palm. l.											
	Fl. poll. l.					Fl. poll. l.						Fl. poll. l.
						Lumb. I, II			Lumb. I, II		Lumb. I, II	
				Abd. poll. b.	Abd. poll. b.	Abd. poll. b.	Abd. poll. b.				Abd. poll. b.	
							Opp. poll.					
						Fl. poll. b. (s)	Fl. poll. br. (s)				Fl. poll. br. (s)	
	Fl. c. ul.		Fl. c. ul.									
	Fl. dig. sup.					Fl. dig. sup.				Fl. dig. sup.		
	Fl. dig. pro.					Fl. dig. pro.				Fl. dig. pro.		Fl. dig. pro.
					Abd. d. min.	Abd. d. min.	Abd. d. min.		Abd. d. min.		Abd. d. min.	
							Opp. d. min.					
						Fl. d. min.	Fl. d. min.					
						Lumb. II, III			Lumb III, IV		Lumb. III, IV	
					Dor. int.	Dor. int.			Dor. int.		Dor. int.	
						Palm. int.		Palm. int.	Palm. int.		Palm. int.	
						Fl. poll. b. (d)	Fl. poll. b. (d)					
				Add. poll.		Add. poll.	Add. poll.	Add. poll.				

그림 6–6 (계속)

6 상지

섹션 II

손, 손목, 전완 및 팔꿈치의 근력 및 신장성 검사 HAND, WRIST, FOREARM, AND ELBOW STRENGTH AND EXTENSIBILITY TESTS

표 6-2는 관절, 움직임, 시작 위치 및 손, 손목, 전완 및 팔꿈치의 가능한 관절가동범위를 나열해 놓고 있다.

표 6-2 관절, 움직임 및 관절가동범위

관절	관절 타입	움직임	시작 자세	가능한 관절가동범위
1st 수지골간관절	경첩관절(ginglymus, hinge)	무지 요골/척골 방향으로 굴곡 및 신전	중수수지관절과 수지골간 관절의 신전 상태	0°–80°굴곡; 10° 과신전 달성 가능
1st 중수수지관절	융기관절	굴곡/신전, 외전/내전, 회전	중수수지관절과 수지골간 관절의 신전 상태	0°–50°
1st 수근중수관절	안장관절	굴곡/신전, 외전/내전, 내/외회전, 원회전	1st 및 2nd 중수골 인접 평행 상태	
수지골간관절	경첩관절	굴곡/신전	손목과 손가락의 해부학적 자세	근위지관절: 0°–100° 원위지관절: 0°–80°
손가락 2–5 중수수지관절	융기관절	굴곡/신전, 외전/내전, 그리고 휘돌림	손목과 손가락의 해부학적 자세	0°–90°굴곡. 과신전 가능. 손가락 외전/내전의 기준선은 세 번째 손가락의 축선이다. 외전은 축선에서 떨어져 있는 손바닥 평면에서의 움직임이며, 손가락이 서로 넓게 벌어져 있다. 내전은 손바닥 평면에서 축선을 향한 움직임이다(즉, 신전된 손가락을 옆으로 함께 닫음). 원회전은 손가락의 중수수지관절에서 어느 방향으로든 연속적으로 수행되는 굴곡, 외전, 신전 및 내전 동작의 조합이다. 이러한 융기관절의 신전은 다소 제한적이다. 따라서 손가락 끝으로 설명되는 원뿔의 밑면은 상대적으로 작다.
손가락 수근중수관절				
관절	**관절 타입**	**움직임**	**영점 자세**	**괄목할만한 관절가동범위?**
손목관절	융기관절	굴곡/신전, 외전/내전(요골/척골 편위) 및 원회전.		손목을 곧게 편(해부학적 자세) 영점 자세에서 시작하며, 굴곡 범위는 약 80°-85°이고, 신전 범위는 약 70°-85°이다. 해부학적 자세를 영점으로 하면 내전 범위는 약 35°-45°이고, 외전 범위는 약 20°이다.
요척골관절	중쇠관절	회외/회내	해부학적 자세에서 팔꿈치를 편 상태에서 회외와 회내 사이의 중간(무지가 앞으로 향함).	정상 관절가동범위는 어느 방향으로든 0에서 90°이다.
팔꿈치관절	경첩관절	굴곡/신전	팔꿈치 신전 상태	영점(0) 자세에서 완전히 굽혀진 위치까지 약 145°이다.

그림 6-7은 근육 불균형의 분석을 기록하기 위한 차트이다.

Name:.. *Date: 1st. Ex.-*.............................. *2nd. Ex.-*..............................

Diagnosis:.. *Onset:*.. *Exam. of*.......................*extremity*

		2nd. EX.	1st. EX.	1st. EX.	2nd. EX.		
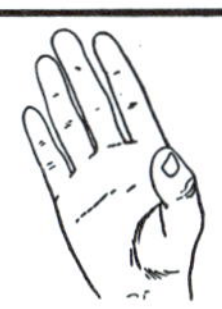	FLEXOR POLLICIS BREVIS					EXTENSOR POLLICIS BREVIS	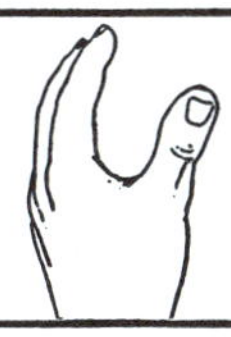
	FLEXOR POLLICIS LONGUS					EXTENSOR POLLICIS LONGUS	
	OPPONENS POLLICIS					ADDUCTOR POLLICIS	
	ABDUCTOR POLLICIS LONGUS					1 PALMAR INTEROSSEUS	
	ABDUCTOR POLLICIS BREVIS					1 DORSAL INTER. (THUMB ADD.)	
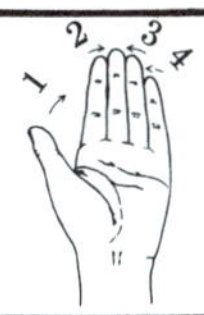	PALMAR INTEROSSEUS 2					1 DORSAL INTER. (INDEX ABD.)	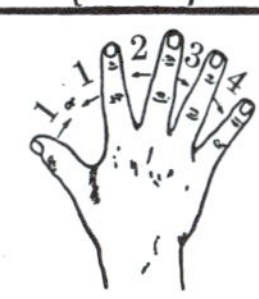
	(DORSAL INTEROSSEUS 3)					2 DORSAL INTEROSSEUS	
	(DORSAL INTEROSSEUS 2)					3 DORSAL INTEROSSEUS	
	PALMAR INTEROSSEUS 3					4 DORSAL INTEROSSEUS	
	PALMAR INTEROSSEUS 4					ABDUCTOR DIGITI MINIMI	
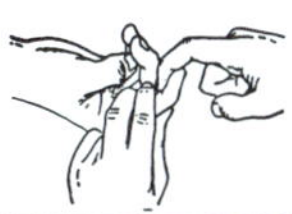	1					1	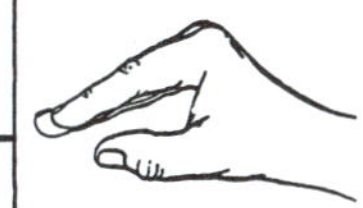
	FLEXOR DIGITORUM 2					2 DISTAL INTER-PHALANGEAL	
	PROFUNDUS 3					3 JOINT EXTENSORS	
	4					4	
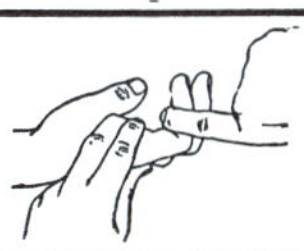	1					1	
	FLEXOR DIGITORUM 2					2 PROXIMAL INTER-PHALANGEAL	
	SUPERFICIALIS 3					3 JOINT EXTENSORS	
	4					4	
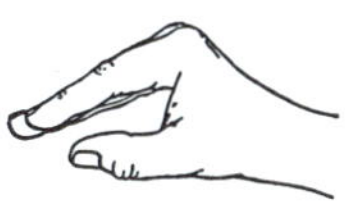	1					1 EXT. DIGIT. & INDICIS	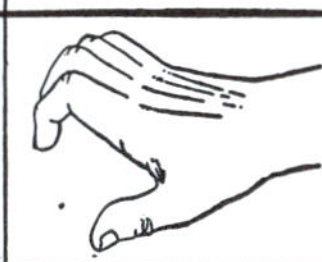
	LUMBRICALES & INTEROSSEI 2					2 EXT. DIGIT.	
	3					3 EXT. DIGIT.	
	& FLEXOR DIGITI MINIMI 4					4 EXT. DIGIT. COM. & DIG. MIN.	
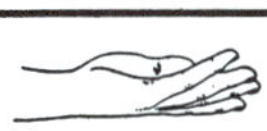	OPPONENS DIGITI MINIMI						
	PALMARIS BREVIS						
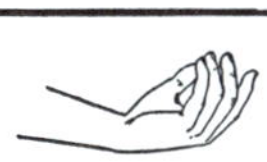	PALMARIS LONGUS					EXTENSOR CARPI RADIALIS LONGUS & BREVIS	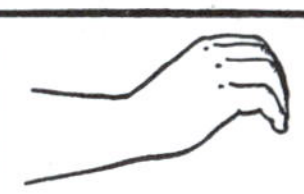
	FLEXOR CARPI ULNARIS						
	FLEXOR CARPI RADIALIS					EXTENSOR CARPI ULNARIS	
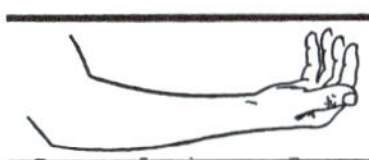	BICEPS .... } SUPINATORS SUPINATOR ...... }					PRONATORS { .... QUADRATUS { .... TERES	
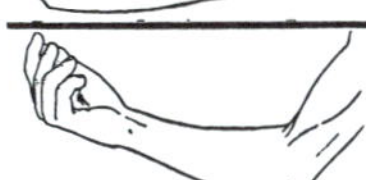	BRACHIORADIALIS ..... } ELBOW BRACHIALIS .... } FLEXORS BICEPS .... }					ELBOW { .... TRICEPS EXTENSORS { .... ANCONEUS	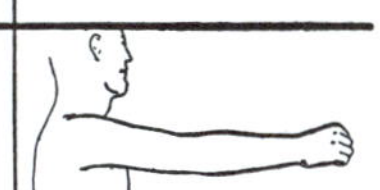
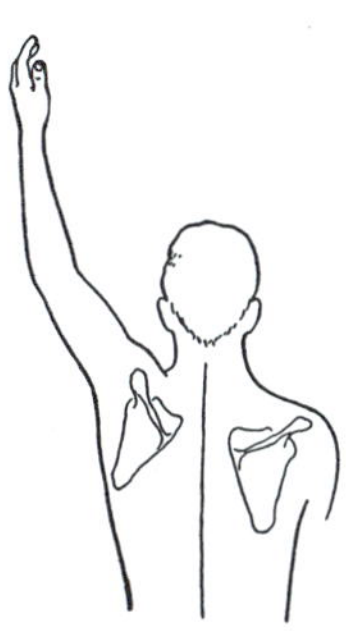	CORACOBRACHIALIS						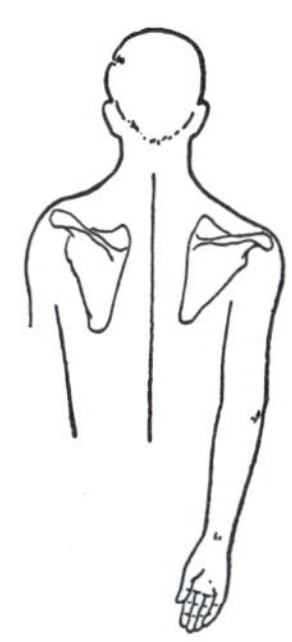
	ANTERIOR DELTOID						
	MIDDLE DELTOID					LATISSIMUS DORSI	
	POSTERIOR DELTOID					CLAV. PECTORALIS MAJOR	
	SUPRASPINATUS					STER. PECTORALIS MAJOR	
	TERES MINOR & INFRASPINATUS					TERES MAJOR & SUBSCAPULARIS	
	SERRATUS ANTERIOR					RHOMBOIDS & LEV. SCAP.	
	UPPER TRAPEZIUS					LATISSIMUS DORSI	
	MIDDLE TRAPEZIUS					PECTORALIS MAJOR	
	LOWER TRAPEZIUS					PECTORALIS MINOR	

그림 6-7 근육 불균형의 분석. © 1993 Florence P. Kendall.

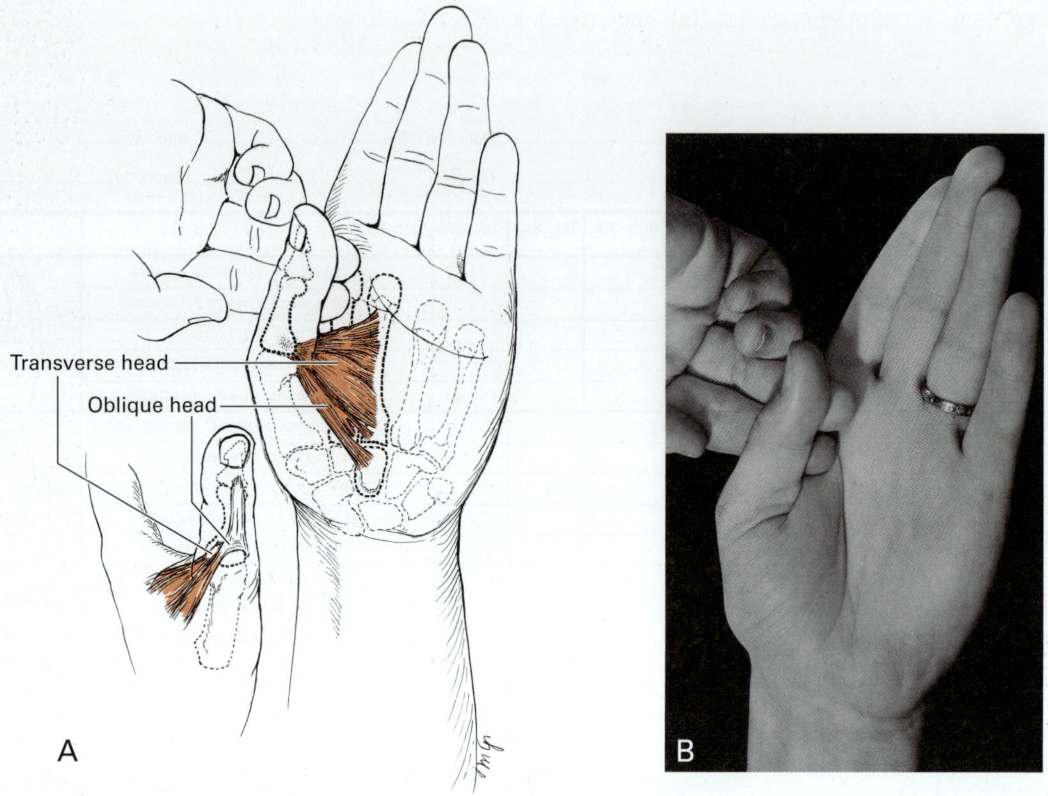

그림 6-8 A, 무지내전근; B, 무지내전근의 근력을 검사하는 모습.

근력 검사 Strength Tests

무지내전근 Adductor Pollicis

사경섬유(oblique fibers)의 기시부: 유두골(capitate)과 두 번째, 세 번째 중수골(metacarpal)의 기저부(그림 6-8A).

횡섬유(transverse fibers)의 기시부: 세 번째 중수골의 수장면(손바닥면, palmar surface).

정지부: 횡두(transverse head)는 무지 근위지골 기저부 척측 부위(ulnar side), 사경두는 신전근 확대부.

작용: 수근중수관절의 내전, 중수수지관절의 굴곡을 도와 무지를 손바닥 쪽으로 움직이게 한다. 무지와 소지의 대립을 보조하며 지골간관절의 신전을 보조한다.

신경: 척골신경, C8, T1.

환자: 앉거나 바로 누운 자세

고정: 검사자는 환자의 손을 고정하거나 테이블 위에 올려놓는다.

검사: 무지를 손바닥 방향으로의 내전(그림 6-8B).

압력: 무지를 내측에서 외전 방향(손바닥에서 멀어지는 방향)으로 힘을 가한다.

약화: 주먹을 쥔 자세에서 무지의 악력이 약화된다.

단축: 수근중수관절의 내전 상태의 변형(adduction deformity)이 발생한다.

> **주의:** 무지내전근의 근력을 검사할 때 자주 사용되는 방법 중 하나는 무지와 검지를 이용하여 종이 한 장을 잡게 하는 것이다. 하지만 무지의 내전근이 잘 발달된 사람은 발달된 그 근육 부피 때문에 무지와 검지를 근접시키는 동작이 힘들어지는 경우도 있다.

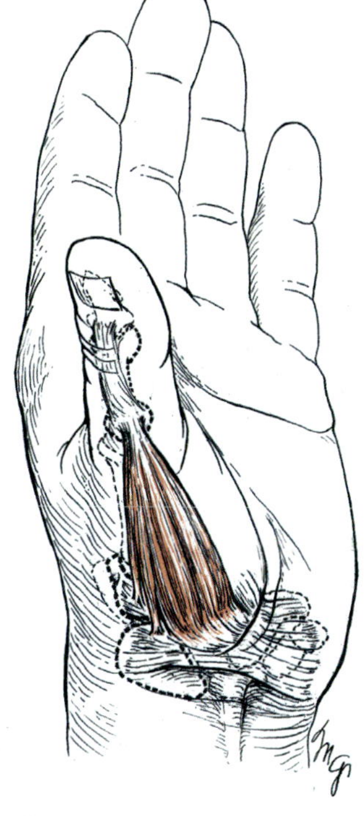

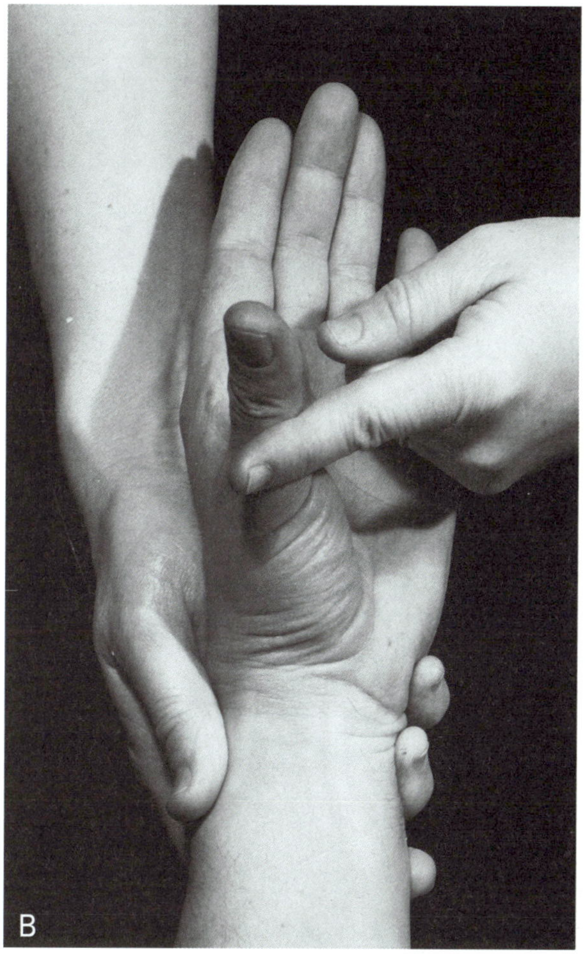

그림 6-9 A, 단무지외전근; B, 단무지외전근의 근력을 검사하는 모습.

단무지외전근 Abductor Pollicis Brevis

기시부: 굴곡근 지지대(flexor retinaculum)와 대능형골 결절(tubercle of the trapezium), 주상골(scaphoid) 결절(그림 6-9A).

정지부: 무지근위지골 기저부, 요측면, 신전근 확대부.

작용: 단무지외전근에 의해 무지의 수근중수관절과 중수수지관절이 복측(ventral)으로 외전하여 수장면과 직각을 이룬다. 단무지외전근에 의해 무지의 지골간관절이 신전되며 중수수지관절의 대립(opposition), 굴곡 및 내회전 동작을 원활하게 할 수 있도록 도와준다.

신경: 정중신경, C6, 7, 8, T1.

환자: 앉거나 바로 누운 자세.

고정: 검사자는 환자의 팔을 안정화시킨다.

검사: 손바닥에서 무지를 복측(ventral) 외전(그림 6-9B).

압력: 근위지골에서 손바닥 방향으로 내전시킨다.

약화: 수근중수관절의 외전 능력이 떨어지고 이로 인해 큰 물건을 잡는데 어려움이 생긴다. 이 근육의 두드러진 약화로 인한 무지의 내전 상태의 변형이 발생하기도 한다.

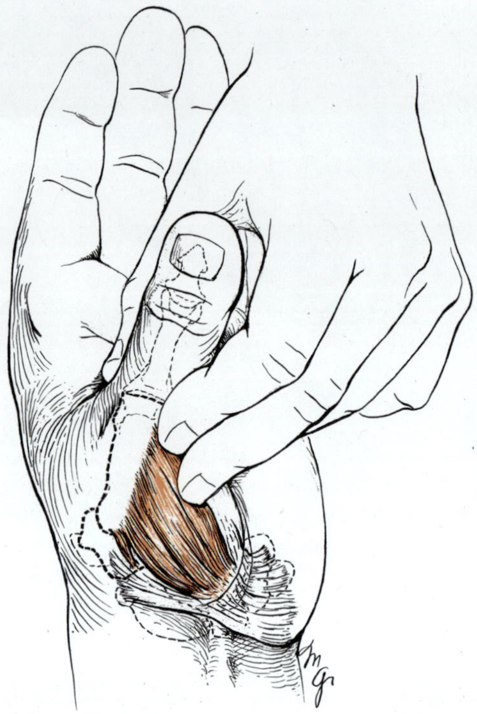

A

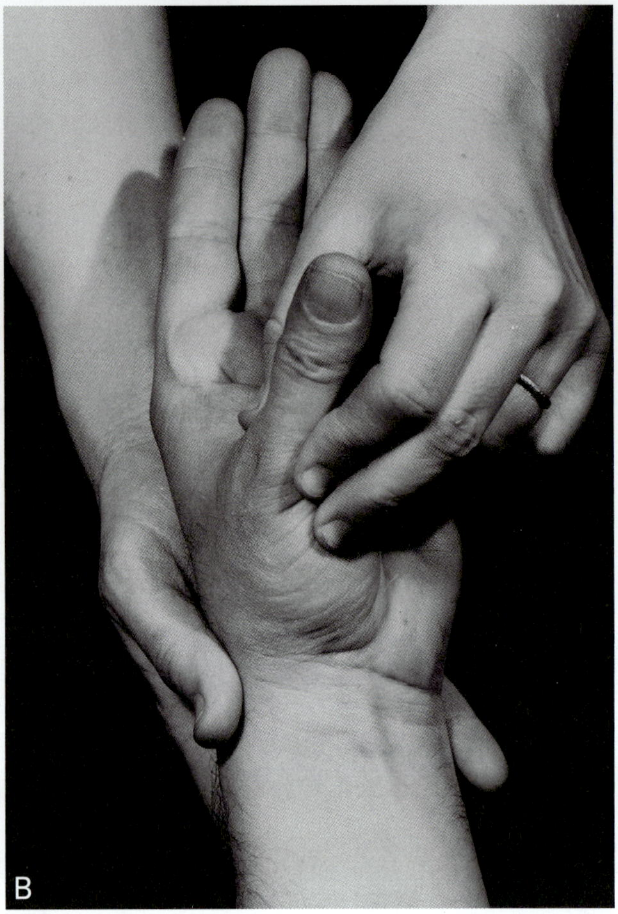

B

그림 6-10 A, 무지대립근; B, 무지대립근의 근력을 검사하는 모습.

무지대립근 Opponens Pollicis

기시부: 굴곡근 지지대와 대능형골 결절(그림 6-10A).

정지부: 첫 번째 중수골 전체, 요측.

작용: 무지의 수근중수관절의 내립작용(굴곡, 외전, 경미한 내회전)으로 중수수지관절의 굴곡을 동반하여 무지와 다른 손가락들과 대립한다. 무지와 소지가 완전히 대립되면 지절간 패드(pad)가 서로 접촉하게 된다. 중수수지관절과 지골간관절에서 과도한 굴곡이 일어나면 대립근의 작용 없이도 손가락 끝을 모을 수 있다.

신경: 정중신경, C6, 7, 8, T1.

환자: 앉거나 바로 누운 자세.

고정: 검사자는 환자의 손을 안정화시킨다.

검사: 무지의 손톱이 손바닥(palmar view)에서 보이도록 중수골이 굴곡, 외전, 경미하게 내회전된 상태(그림 6-10B).

압력: 중수골에 대항하여 신전, 내전, 외회전 방향으로 힘을 가한다.

약화: 손바닥의 무지구 융기가 편평하게 되며 첫 번째 중수골이 신전 및 내전된다. 또한 글을 쓸 때나 펜을 잡을 때 어려움을 겪게 되고 무지와 다른 손가락으로 물체를 쥐는 악력이 약화된다.

> **주의:** 장장근(palmaris longus)과 무지대립근이 각각 굴곡근 지지대와 연결되어 있기 때문에 대립근 검사 시 장장근이 수축하게 된다.

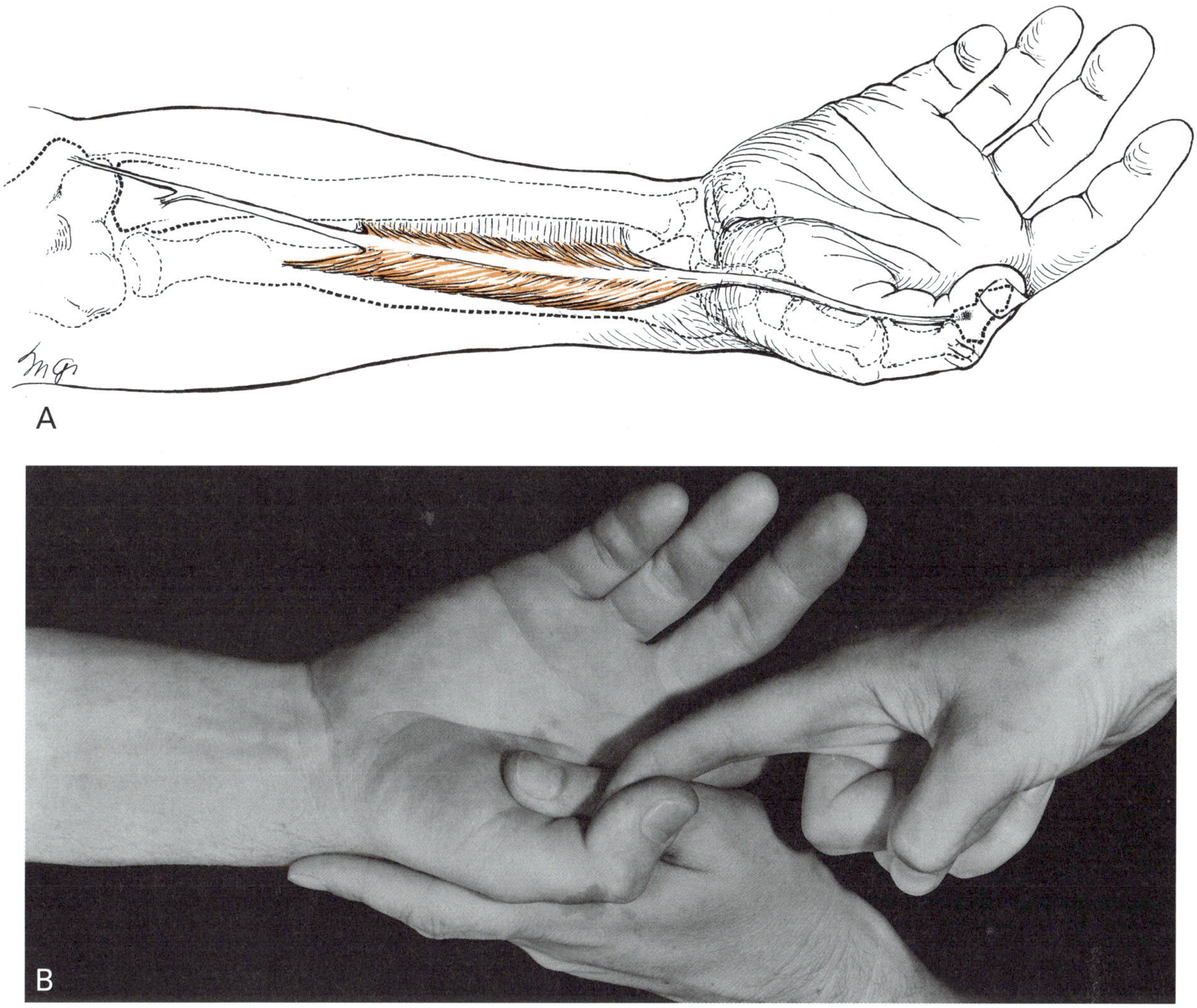

그림 6-11 A, 장무지굴근; B, 장무지굴근의 근력을 검사하는 모습.

장무지굴근 Flexor Pollicis Longus

기시부: 요골 조면 아래 요골체(body of radius)의 전방 부위, 골간근막, 척골 오구돌기(coronoid process)의 내측 연 및 상완골의 내측상과(medial epicondyle)(그림 6-11A).

정지부: 무지원위지골(distal phalanx of the thumb) 기저부의 수장 면(손바닥 면).

작용: 무지의 지골간관절을 굴곡시키고 중수수지관절과 수근중수관절의 굴곡을 보조한다. 손목의 굴곡에도 영향을 미친다.

신경: 정중신경, C(6), 7, 8, T1.

환자: 앉거나 바로 누운 자세.

고정: 환자의 중수골을 안정화시키고 무지의 근위지골을 신전시킨 상태로 테이블 위에 올려놓는다. 또는 손목을 약간 신전시킨 상태에서 요골 쪽으로 놓은 뒤 무지의 근위지골(proximal phalanx of the thumb)을 신전된 상태로 고정시킨다.

검사: 무지의 지골간관절 굴곡(그림 6-11B).

압력: 무지의 원위지골에서 신전 방향으로 압력을 가한다.

약화: 무지의 원위지골의 굴곡력 약화로 글을 쓰기 위해 펜을 잡거나 미세한 물건을 집는 것이 어렵다. 지골간관절의 과신전 상태의 변형이 발생하기도 한다.

단축: 지골간관절의 굴곡된 변형이 발생한다.

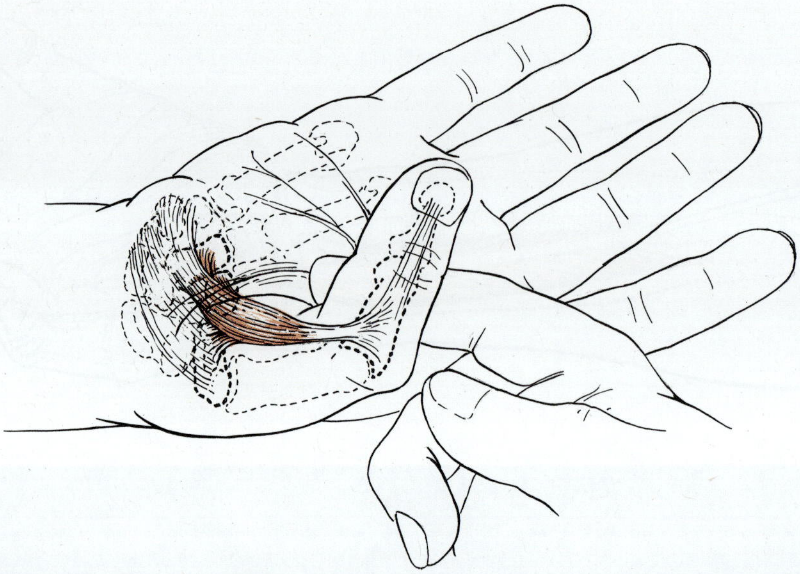

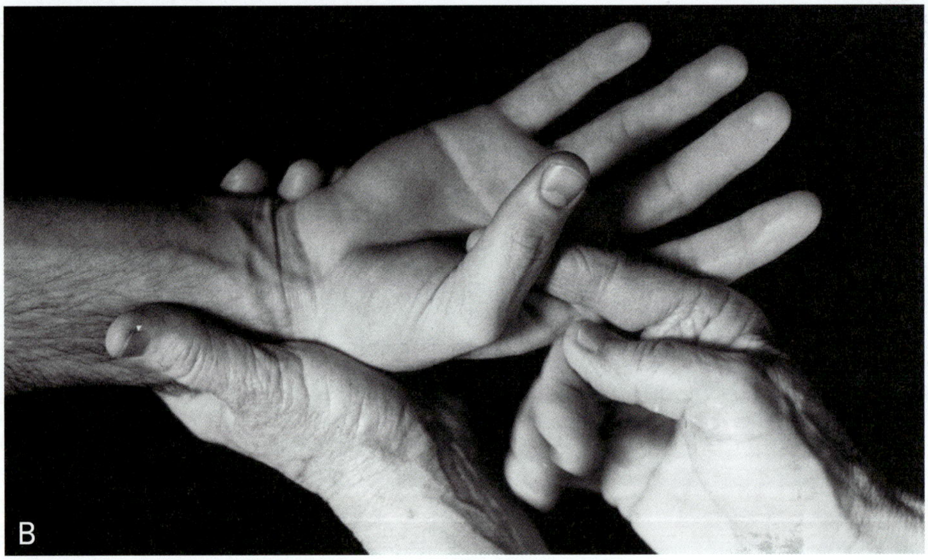

그림 6-12 A, 단무지굴근; B, 단무지굴근의 근력을 검사하는 모습.

단무지굴근 Flexor Pollicis Brevis

천지굴근두의 기시부: 굴곡근 지지대와 대능형골(trapezium bone)(그림 6-12A).

심지굴근두의 기시부: 소능형골(trapezoid bone)과 유두골.

정지부: 무지의 근위지골 기저부, 요측면, 신전근 확대부.

작용: 무지중수수지관절과 수근중수관절이 굴곡되며 무지가 다섯 번째 손가락과의 대립을 보조한다.

천지굴근두의 신경: 정중신경, C6, 7, 8, T1.

심지굴근두의 신경: 척골신경, C8, T.

환자: 앉거나 바로 누운 자세.

고정: 검사자는 환자의 손을 안정시킨다.

검사: 지골간관절의 굴곡을 동반하지 않는 무지중수수지관절 굴곡(그림 6-12B).

압력: 무지의 근위지골의 손바닥 쪽에서 신전 방향으로 힘을 가한다.

약화: 중수수지관절의 굴곡력이 감소되면 무지와 나머지 손가락으로 물체를 집는데 어려움이 나타난다. 심각하게 약화되면 중수수지관절의 과신전 상태의 변형이 발생하기도 한다.

구축: 중수수지관절의 굴곡 상태의 변형이 발생하기도 한다.

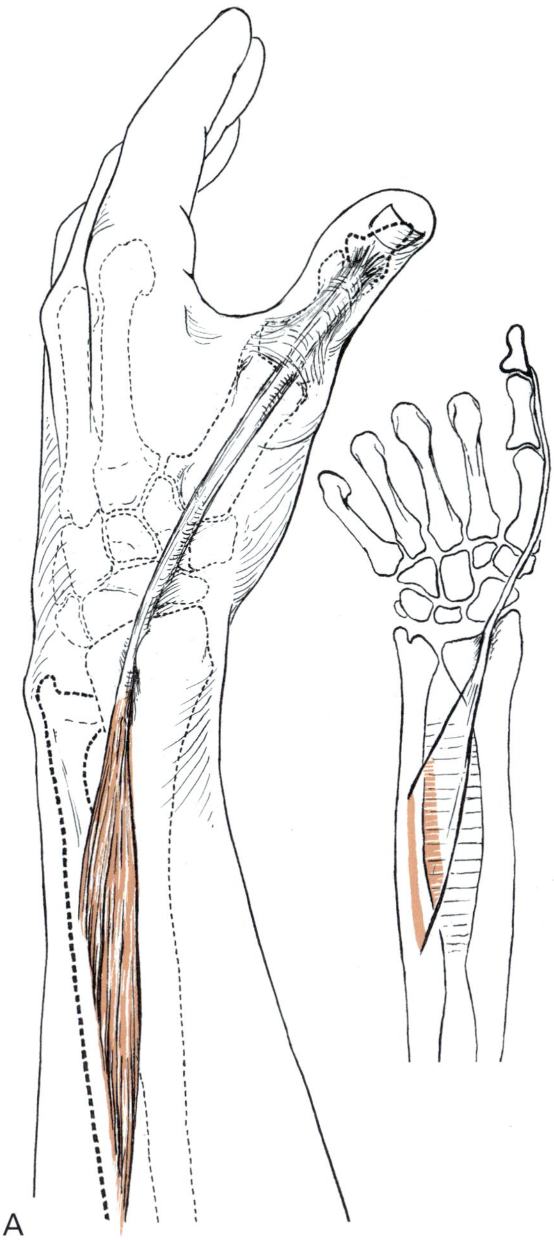

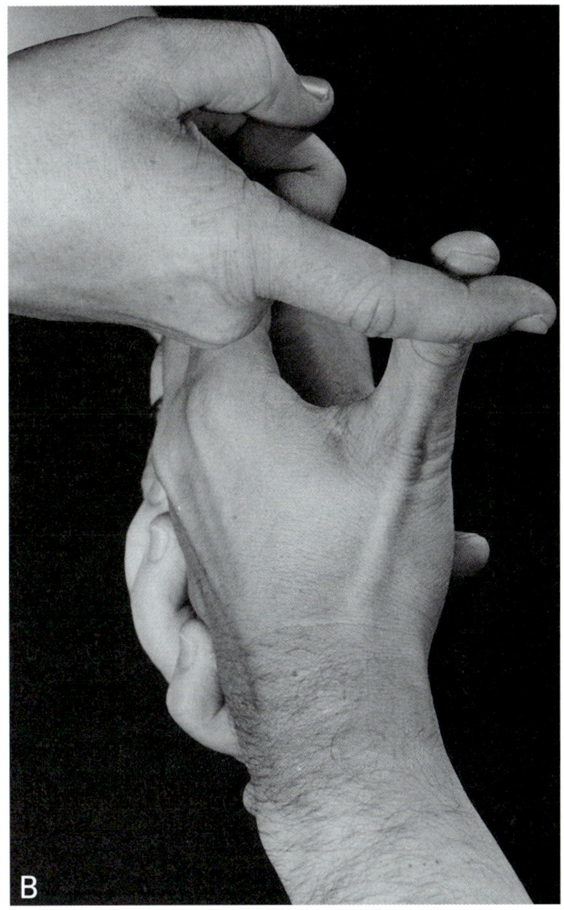

그림 6-13 A, 장무지신근; B, 장무지신근의 근력을 검사하는 모습.

장무지신근 Extensor Pollicis Longus

기시부: 척골원위(ulna distal) 전면 1/3 지점에서 장무지외전근 기시부에 걸친 구간, 골간근막(interosseous membrane)(그림 6-13A).

정지부: 무지의 원위지골 기저부 배측면(dorsal surface).

작용: 무지지골간관절을 신전시키고 중수수지관절과 수근중수관절의 신전을 보조한다. 손목의 외전과 신전에도 영향을 미친다.

신경: 요골신경, C6, 7, 8.

환자: 앉거나 바로 누운 자세.

고정: 환자의 손을 잡아 안정화시킨다. 이때 환자는 첫 번째 중수골과 근위지골이 약간 신전된 자세를 취한다.

검사: 무지지골간관절의 신전(그림 6-13B).

압력: 무지지골간관절의 배측면에서 굴곡 방향으로 힘을 가한다.

약화: 지골간관절의 신전 능력이 감소되며 굴곡된 상태로 변형된 결과를 초래할 수 있다.

> **주의:** 요골신경이 손상되었을 때 무지지골간관절의 신전은 단무지외전근(Abductor Pollicis Brevis)과 단무지굴근(Flexor Pollicis Brevis), 무지내전근(Adductor Pollicis)의 사경섬유, 무지의 신전근 확대부와 연결된 제1 장측 골간근(palmer interosseous)의 작용에 의해 이루어진다. 따라서 요골신경이 손상되었을 때도 지골간관절의 신전이 일어날 수 있으므로 이것을 요골신경의 재생(regeneration)으로 해석해서는 안 된다.

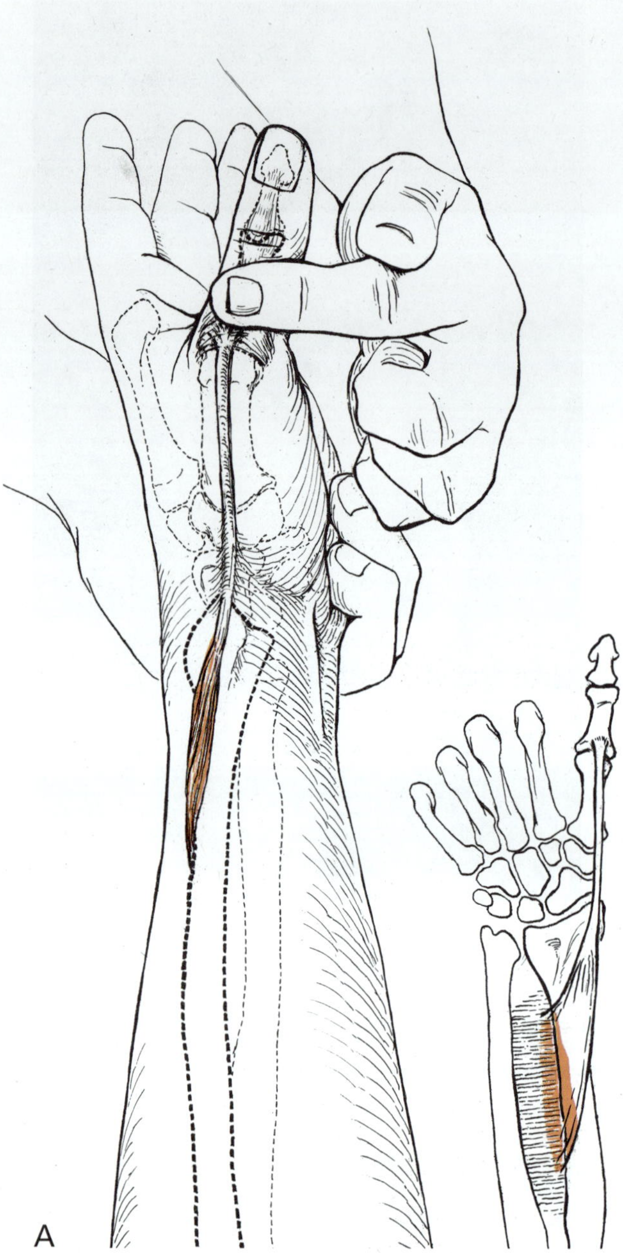

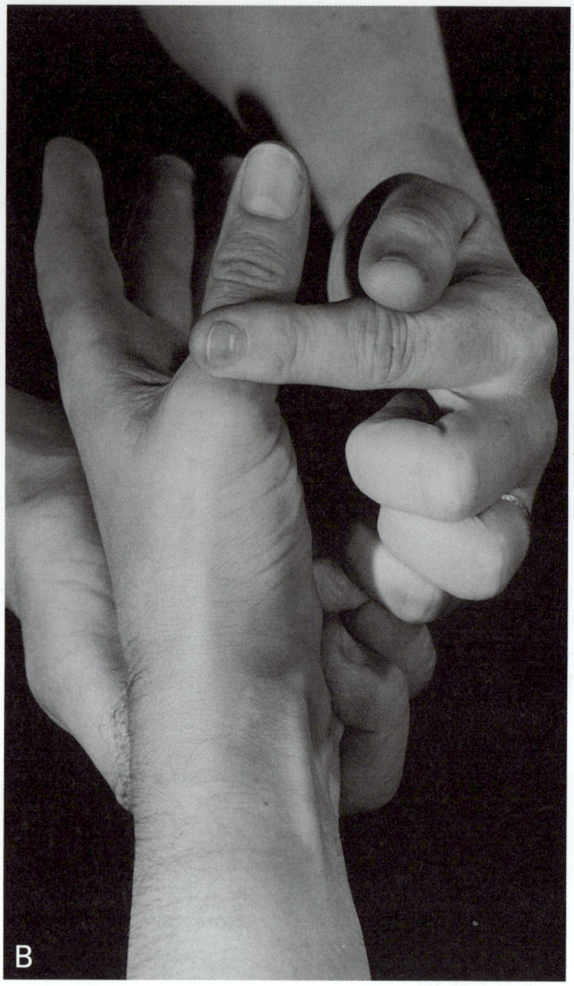

그림 6-14 A, 단무지신근; B, 단무지신근의 근력을 검사하는 모습.

단무지신근 Extensor Pollicis Brevis

기시부: 요골의 원위 후면에서 장무지외전근의 기시부에 걸친 구간, 골간근막(interosseous membrane)(그림 6-14A).

정지부: 무지의 근위지골 기저부 배측면.

작용: 무지중수수지관절 신전, 수근중수관절의 신전 및 외전. 손목의 외전(요측 편위)을 보조한다.

신경: 요골신경, C6, 7, 8.

환자: 앉거나 바로 누운 자세.

고정: 손목을 잡아 안정화시킨다.

검사: 무지중수수지관절의 신전(그림 6-14B).

압력: 무지의 근위지골 배측면에서 굴곡 방향으로 힘을 가한다.

약화: 중수수지관절의 신전력이 감소되며 중수수지관절의 굴곡 상태의 변형이 발생하기도 한다.

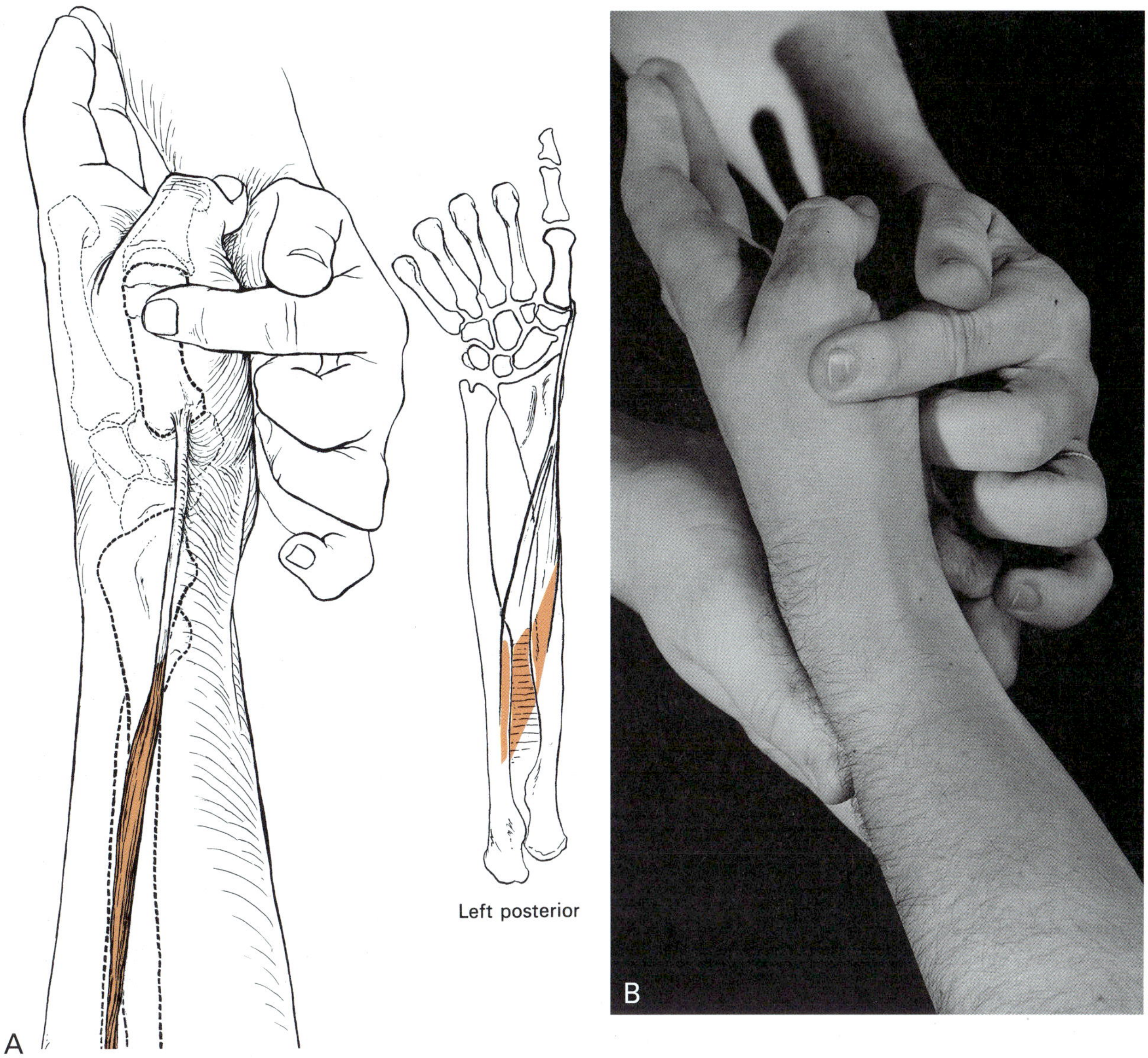

그림 6-15 A, 장무지외전근; B, 장무지외전근의 근력을 검사하는 모습.

장무지외전근 Abductor Pollicis Longus

기시부: 척골 원위 후면에서 회내근의 기시부에 걸친 구간, 골간근막, 요골 중간 1/3 지점의 후면(그림 6-15A).

정지부: 첫 번째 중수골의 기저부, 요측.

작용: 무지의 수근중수관절의 외전 및 신전, 손목의 외전(요측 편위)과 굴곡을 보조한다.

신경: 요골신경, C6, 7, 8.

환자: 앉거나 바로 누운 자세.

고정: 손목을 잡아 안정화시킨다.

검사: 첫 번째 중수관절의 외전 및 경미한 신전(그림 6-15B).

압력: 첫 번째 중수골의 원위부의 외측면에서 내전과 굴곡 방향으로 힘을 가한다.

약화: 첫 번째 중수골과 손목의 외전력이 약화된다.

구축: 손에 경미한 요측 편위를 동반한 첫 번째 중수골의 외전 및 경미한 신전이 발생한다.

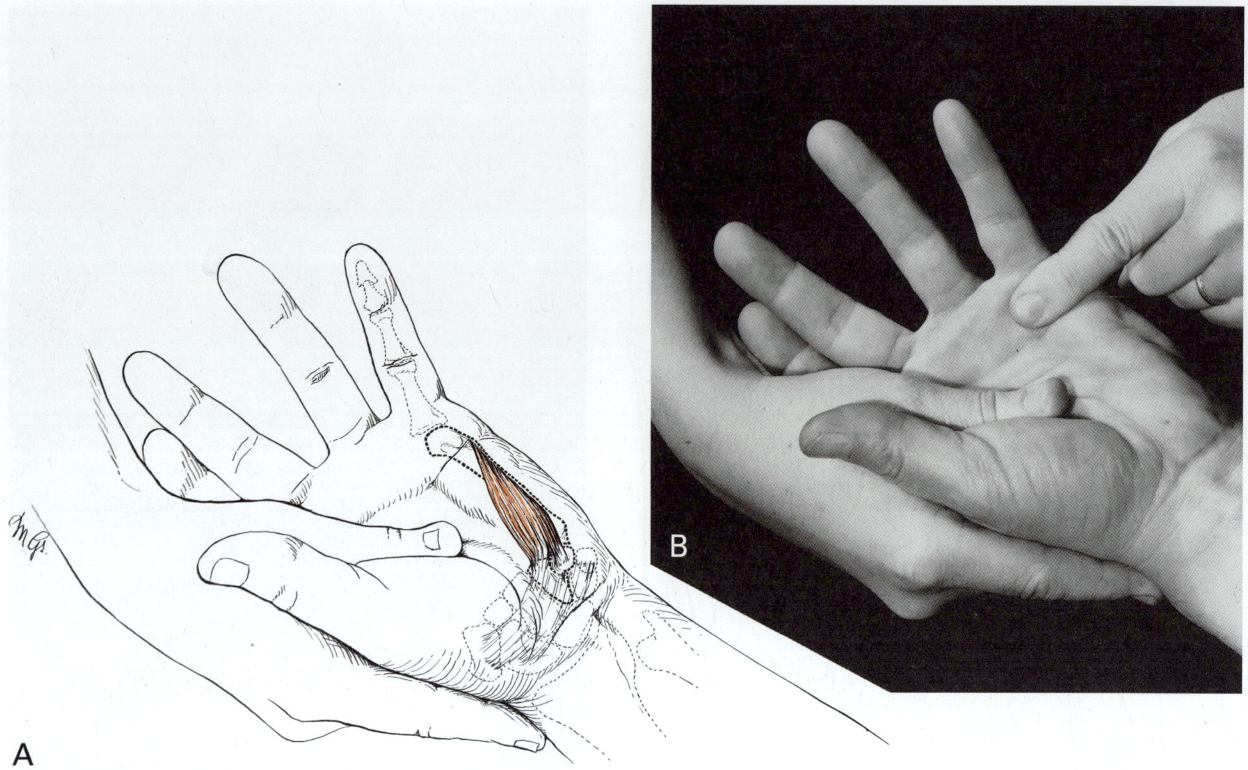

그림 6-16 A, 소지대립근; B, 소지대립근의 근력을 검사하는 모습.

소지대립근 Opponens Digiti Minimi

기시부: 유구골 갈고리(hook of hamate) 및 굴곡근 지지대(그림 6-16A).

정지부: 다섯 번째 중수골의 척측(ulnar side) 전방 부위.

작용: 소지수근중수관절의 대립, 다섯 번째 손가락의 중수수지관절을 굴곡시켜 다섯 번째 손가락과 무지를 대립시킨다.

신경: 척골신경, C(7), 8, T1.

환자: 앉거나 바로 누운 자세.

고정: 검사자가 손을 잡아 안정화시키거나 테이블에 놓고 첫 번째 중수골을 견고하게 고정시킨다.

검사: 다섯 번째 중수골의 첫 번째 중수골 쪽으로의 대립(그림 6-16B).

압력: 손바닥을 편평하게 하는 방향으로 다섯 번째 중수골을 따라 손바닥에 힘을 가한다. 근복(muscle belly)이 불분명하게 나타나는 것을 방지하기 위해 사진과 같이 한 손가락으로 압력을 가하며 일반적으로 무지를 이용하여 다섯 번째 중수골에 힘을 가한다.

약화: 결과적으로 손바닥이 편평해지며 비록 가능은 할지라도 소지와 무지의 대립이 어려워진다.

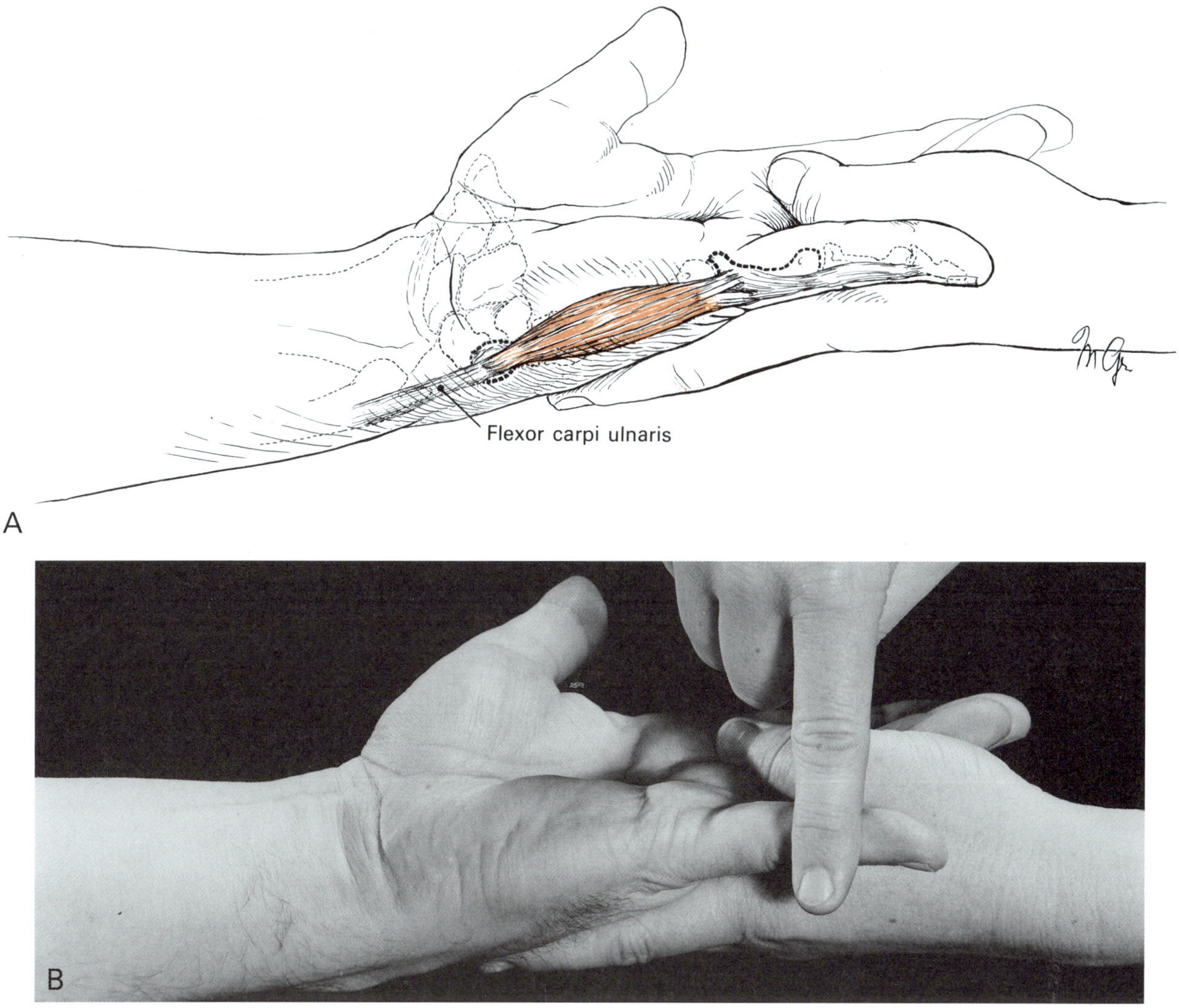

그림 6-17 A, 소지외전근; B, 소지외전근의 근력을 검사하는 모습.

소지외전근 Abductor Digiti Minimi

기시부: 척측수근굴근의 건 및 두상골(pisiform)(그림 6-17A).

정지부: 두 개의 정지부가 있는데 하나는 다섯 번째 손가락의 근위지골, 척측(ulnar side) 부위에 정지하고, 다른 하나는 신전근 확대부의 척측연(ulnar border) 부위에 정지한다.

작용: 다섯 번째 손가락의 중수수지관절의 외전. 중수수지관절의 대립 및 굴곡을 보조한다. 신전근 확대부에 정지하기 때문에 지골간관절의 신전을 돕는다.

신경: 척골신경, C(7), 8, T1.

환자: 앉거나 바로 누운 자세.

고정: 검사자가 환자의 손을 잡거나 테이블 위에 올려놓는다.

검사: 다섯 번째 손가락의 외전(그림 6-17B).

압력: 다섯 번째 손가락의 척측(ulnar side)에서 손바닥을 향해 내전 방향으로 힘을 가한다.

약화: 다섯 번째 손가락의 외전력이 약화되어 소지가 내전된다.

> **주의:** 각 손가락의 외전 및 내전 검사 시 압력이 가해지는 위치는 일정해야 한다. 중절골(middle phalanges) 측면이 가장 적합한 위치로 여겨진다.

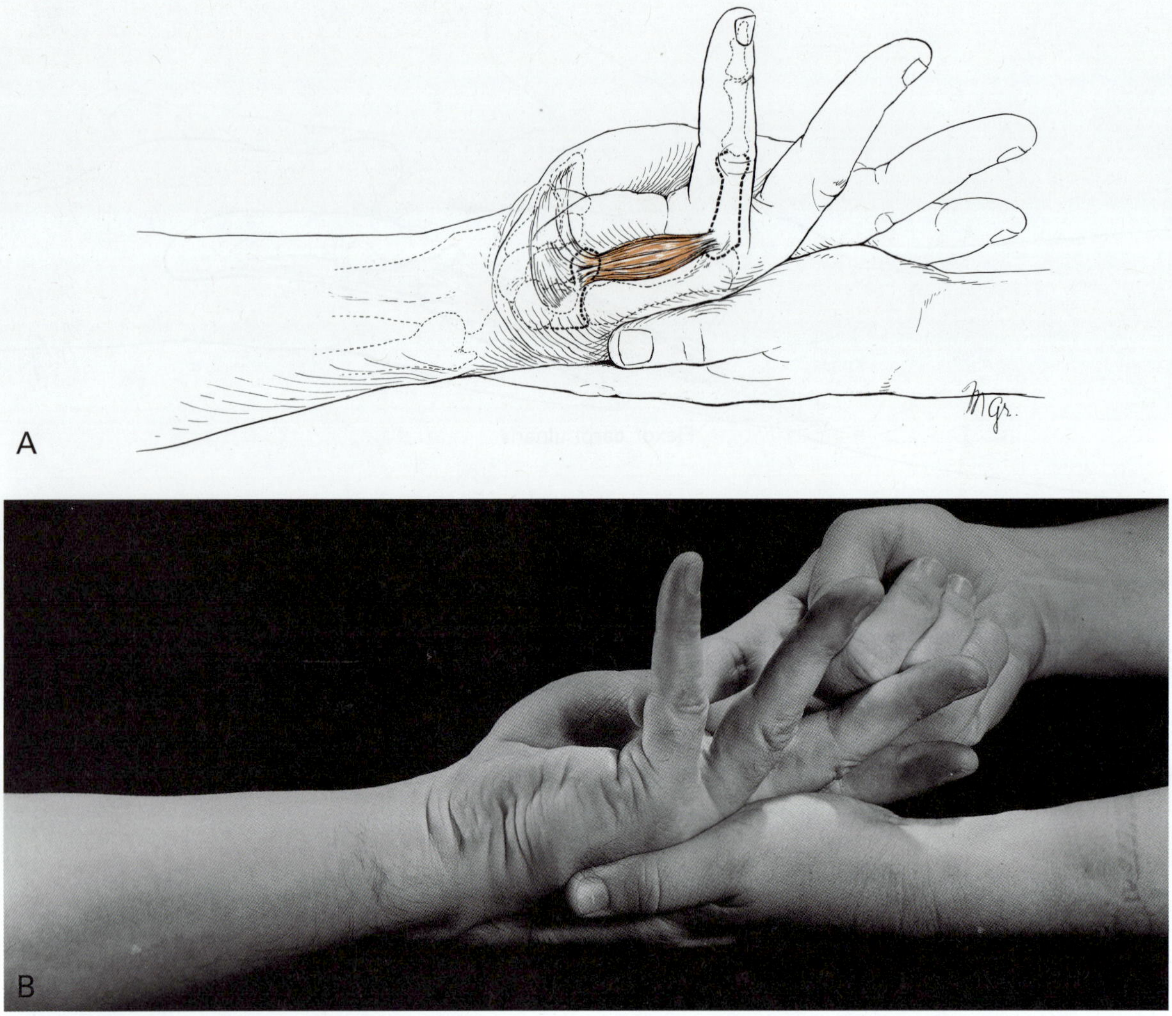

그림 6-18 A, 소지굴근; B, 소지굴근의 근력을 검사하는 모습.

소지굴근 Flexor Digiti Minimi

기시부: 유구골 갈고리 및 굴곡근 지지대(그림 6-18A).

정지부: 다섯 번째 손가락 근위지골의 척측(ulnar side) 기저부.

작용: 다섯 번째 손가락 중수수지관절을 굴곡시키고 무지 방향으로의 대립을 도와준다.

신경: 척골신경, C(7), 8, T1.

환자: 앉거나 바로 누운 자세.

고정: 손을 잡아 안정화시키거나 테이블에 편하게 올려놓은 상태를 유지한다.

검사: 지골간관절의 신전을 동반한 중수수지관절의 굴곡(그림 6-18B).

압력: 소지의 원위지골 손바닥 쪽에서 신전 방향으로 힘을 가한다.

약화: 다섯 번째 손가락의 굴곡력과 무지 방향으로의 대립 능력이 약화된다.

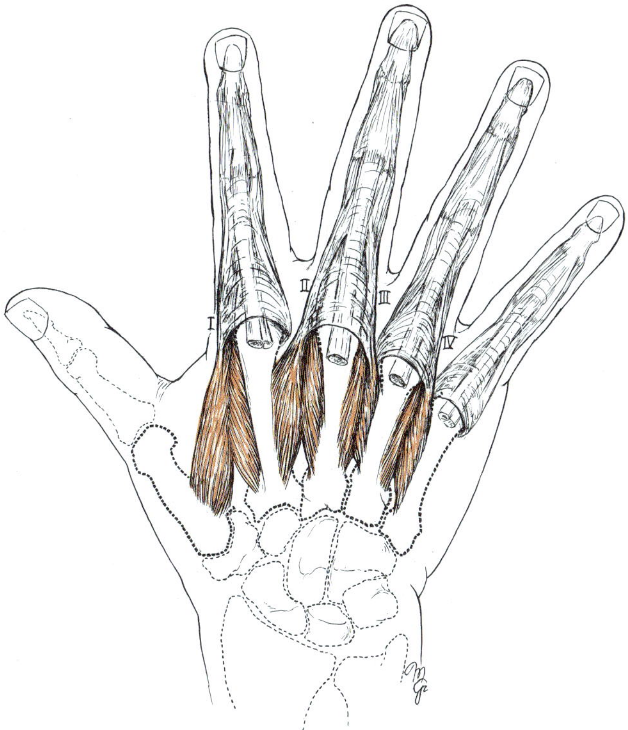

그림 6-19 배측 골간근(dorsal interossei).

배측 골간근 Dorsal Interossei

기시부:

첫 번째 외측두: 첫 번째 중수골 척측연(ulnar border) 근위 1/2 부위.

첫 번째 내측두: 두 번째 중수골 요측연(radial border).

두 번째, 세 번째, 네 번째: 각 손가락 사이의 중수골 인접면.

정지부: 신전근 확대부 및 근위지골의 기저부로 다음과 같다.

첫 번째 골간근: 두 번째 손가락의 요측면, 특히 근위지골 기저부.

두 번째 골간근: 세 번째 손가락의 요측면.

세 번째 골간근: 세 번째 손가락의 척측면, 특히 신전근 확대부.

네 번째 골간근: 네 번째 손가락의 척측면.

작용: 두 번째, 세 번째, 네 번째 손가락은 세 번째 손가락을 지나는 축선을 중심으로 외전시킨다. 중수수지관절의 굴곡과 지골간관절의 신전을 보조한다. 첫 번째 골간근은 무지의 내전을 보조한다(그림 6-19).

신경: 척골신경, C8, T1.

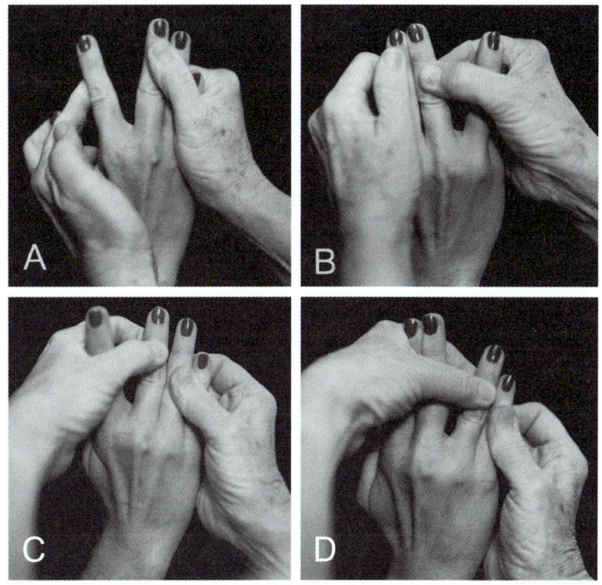

그림 6-20 A-D 배측 골간근의 근력을 검사하는 모습.

환자: 앉거나 바로 누운 자세.

고정: 일반적으로 검사 중인 손가락이 이동하는 방향으로 손가락을 고정시켜 놓고 다른 쪽 손가락의 보조가 일어나는 것을 방지하기 위해 인접해 있는 손가락을 안정화시킨다.

검사와 압력 또는 견인: 중간 손가락에 대한 압력(그림 6-20).

첫 번째 골간근(파트 A): 두 번째 손가락의 무지 방향으로 외전. 두 번째 손가락의 요측에서 세 번째 손가락 방향으로 압력을 가한다.

두 번째 골간근(파트 B): 세 번째 손가락의 두 번째 손가락 방향으로 외전. 세 번째 손가락을 잡고 네 번째 손가락 방향으로 당긴다.

세 번째 골간근(파트 C): 세 번째 손가락의 네 번째 손가락 방향으로 외전. 세 번째 손가락을 잡고 두 번째 손가락 방향으로 당긴다.

네 번째 골간근(파트 D): 네 번째 손가락의 다섯 번째 손가락 방향으로 외전. 네 번째 손가락을 세 번째 손가락 방향으로 당긴다.

약화: 두 번째, 세 번째, 네 번째 손가락의 외전력 약화. 두 번째, 세 번째, 네 번째 손가락 지골간관절의 신전력과 중수수지관절의 굴곡력이 감소한다.

단축: 두 번째와 네 번째 손가락이 외전된다. 세 번째 손가락의 요측 혹은 척측으로의 내전 동작의 제한이 발생한다.

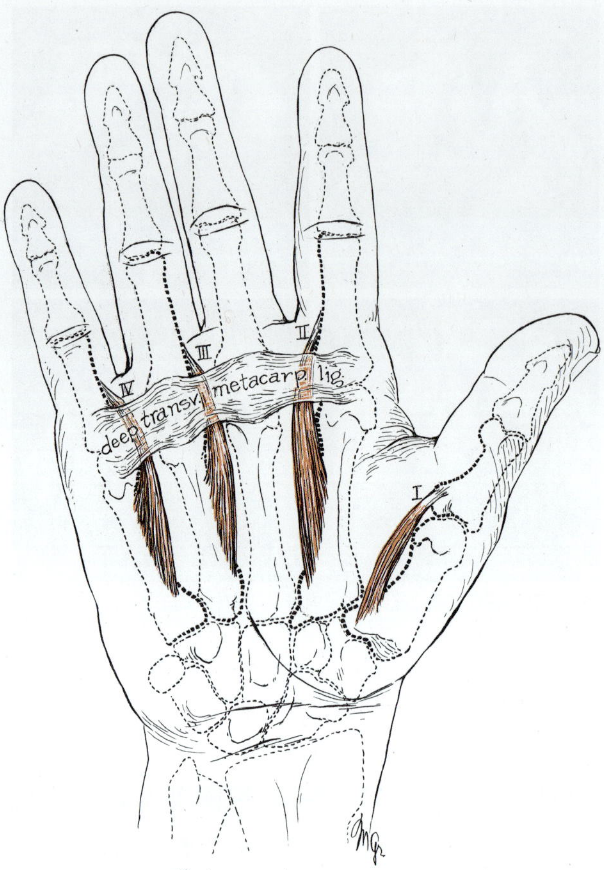

그림 6-21 장측 골간근.

장측 골간근 Palmar Interossei

기시부:

첫 번째 골간근: 첫 번째 중수골 기저부, 척측(ulnar side).

두 번째 골간근: 두 번째 중수골 전체, 척측.

세 번째 골간근: 네 번째 중수골 전체, 요측(radial side).

네 번째 골간근: 다섯 번째 중수골 전체, 요측.

정지부: 해당 손가락의 신전근 확대부에 정지하며 근위지골의 기저부에 연결되기도 한다.

첫 번째 골간근: 무지의 척측.

두 번째 골간근: 두 번째 손가락의 척측.

세 번째 골간근: 네 번째 손가락의 요측.

네 번째 골간근: 다섯 번째 손가락의 요측.

작용: 세 번째 손가락을 지나는 축선을 중심으로 첫 번째, 두 번째, 세 번째, 네 번째 손가락을 내전시킨다. 두 번째, 네 번째, 다섯 번째 손가락의 중수수지관절의 굴곡과 지골간관절의 신전을 보조한다(그림 6-21).

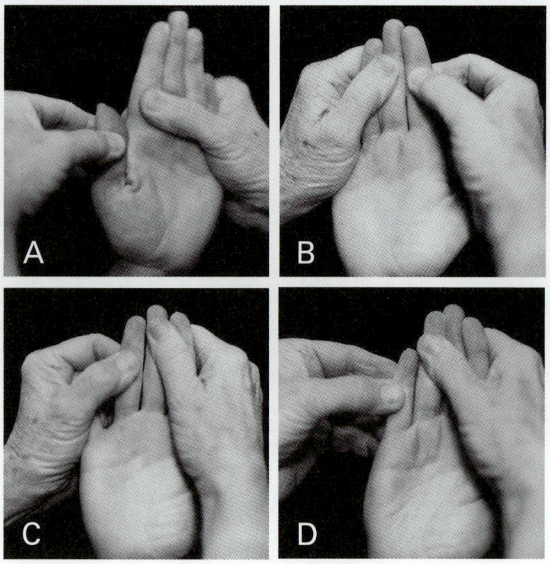

그림 6-22 A-D 장측 골간근의 근력을 검사하는 모습.

신경: 척골신경, C8, T1.

환자: 앉거나 바로 누운 자세.

고정: 인접해 있는 손가락을 고정시켜 다른 손가락의 보조가 일어나는 것을 방지한다.

검사와 견인: 중지골에 대한 압력(그림 6-22).

첫 번째 골간근: (A) 무지의 두 번째 손가락 방향으로 내전(무지내전근 및 첫 번째 골간근에 의한 작용). 무지를 잡고 요측으로 당긴다.

두 번째 골간근: (B) 두 번째 손가락의 세 번째 손가락 방향으로 내전. 두 번째 손가락을 잡고 무지 방향으로 당긴다.

세 번째 골간근: (C) 네 번째 손가락의 세 번째 손가락 방향으로 내전. 네 번째 손가락을 잡고 다섯 번째 손가락 방향으로 당긴다.

네 번째 골간근: (D) 다섯 번째 손가락의 네 번째 손가락 방향으로 내전. 다섯 번째 손가락을 잡고 척측으로 당긴다.

약화: 무지와 두 번째, 세 번째, 네 번째 손가락의 내전력 약화. 두 번째, 네 번째, 다섯 번째 손가락의 중수수지관절의 굴곡력 및 지골간관절의 신전력이 감소한다.

단축: 손가락이 내전 상태로 유지된다. 손가락이 내전된 상태로 장시간 고정된 결과로 나타날 수 있다.

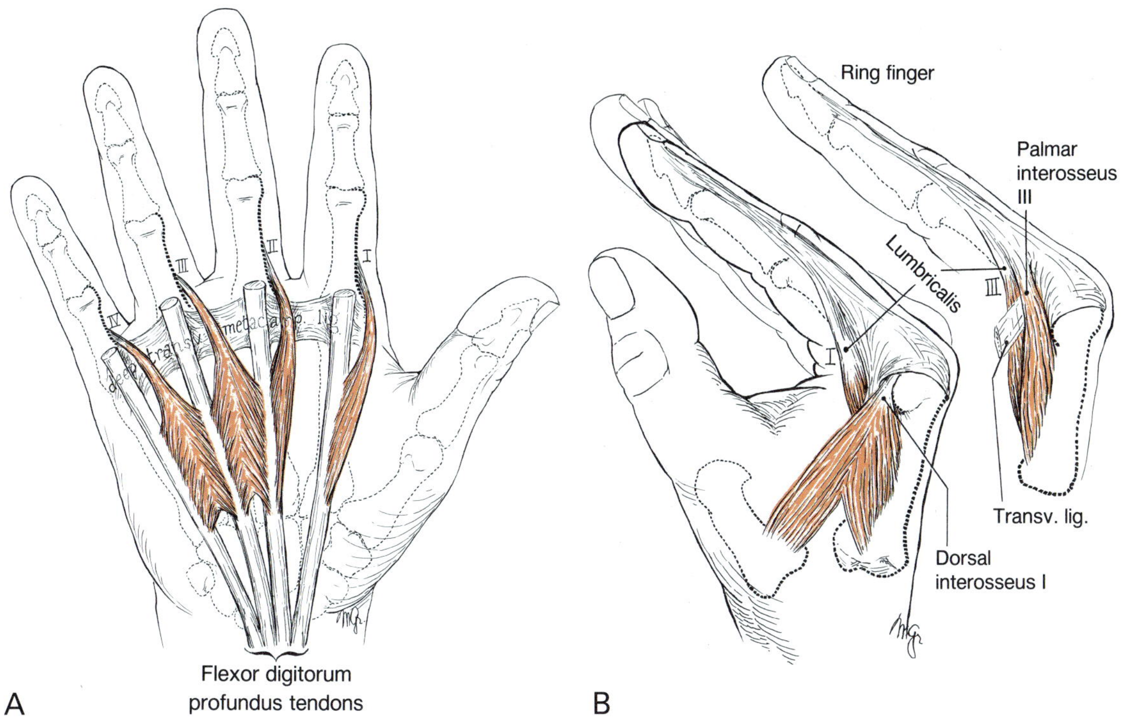

그림 6-23 A, B. 충양근.

충양근 Lumbricales

기시부:

첫 번째, 두 번째 기시부: 두 번째와 세 번째 손가락 심굴근건(flexor profundustendons)의 요측면(radial surface).

세 번째 기시부: 세 번째와 네 번째 손가락 심굴근건의 인접면.

네 번째 기시부: 네 번째와 다섯 번째 손가락 심굴근건의 인접면.

정지부: 해당 손가락 배측에 있는 신전근 확대부의 요측연 부위.

작용: 충양근에 의해 두 번째부터 다섯 번째 손가락 지골간관절의 신전과 중수수지관절의 굴곡이 동시에 이루어진다. 또한 중수수지관절이 신전될 때 지골간관절을 신전시킨다. 손가락의 모든 관절이 신전될 때 심굴근건에 의해 수동적인 저항력이 가해진다. 충양근은 심굴근건에 부착되어 있기 때문에 심굴근건을 원위부로 당겨 이러한 저항을 감소시킨다(그림 6-23).

신경:

첫 번째, 두 번째 신경: 정중신경, C(6), 7, 8, T1.

세 번째, 네 번째 신경: 척골신경, C(7), 8, T1.

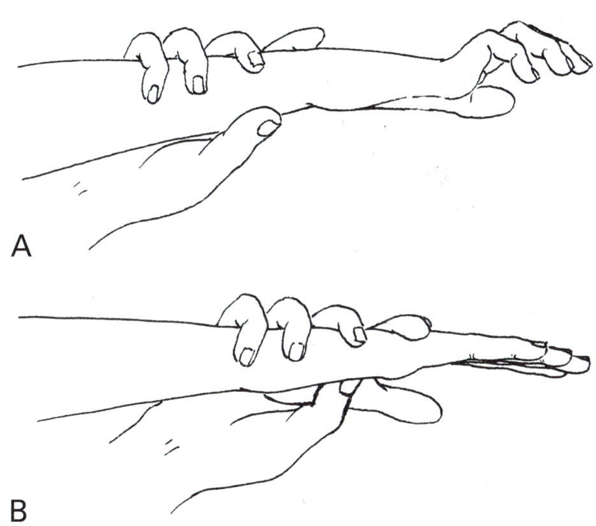

그림 6-24 A, B. 충양근의 근력을 검사하는 모습.

충양근과 골간근이 약화되어 중수수지관절이 과신전되면 지골간관절을 신전시키는 지신근(extensor digitorum)이 제 기능을 하지 못하게 된다(그림 6-24A).

검사자가 충양근과 골간근을 잡아 자세를 고정시키면 강한 지신근에 의해 손가락의 신전이 이루어진다(그림 6-24B).

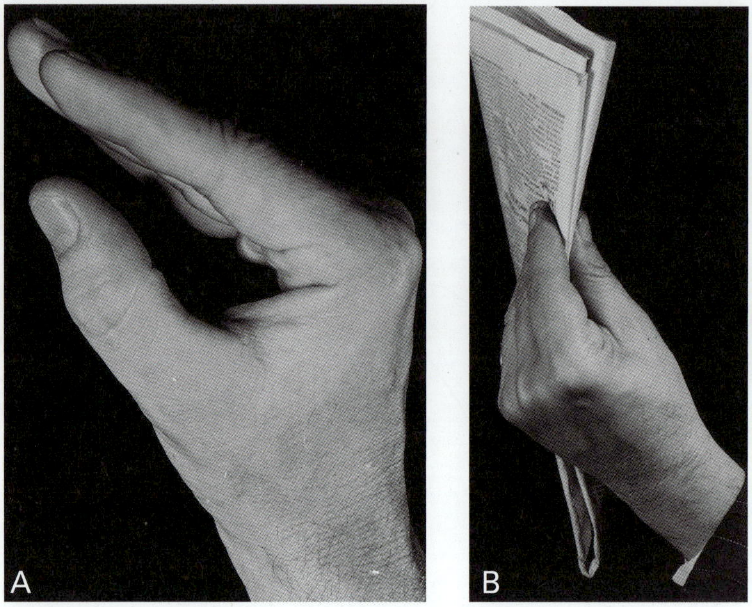

그림 6-25 A, B, 충양근과 골간근의 근력을 검사하는 모습.

충양근과 골간근 Lumbricales and Interossei

환자: 앉거나 바로 누운 자세.

고정: 손목 근육이 약화된 경우에는 검사자가 손목을 약간 신전시켜 잡는다.

검사: 중수수지관절(metacarpophalangeal joint)의 굴곡과 동시에 지골간관절의 신전

압력: 먼저, 각 손가락의 중지골과 원위지골의 배측면에서 굴곡 방향으로 힘을 가하고 그 다음 단계로 각 손가락 근위지골의 손바닥 면(palmar surface)에서 신전 방향으로 힘을 가한다. 이 동작은 두 개의 단계로 순차적으로 이루어지기 때문에 압력을 가하는 동작의 사진은 실려 있지 않다.

약화: 갈퀴손 형태의 변형(claw-hand deformity)이 발생한다.

단축: 중수수지관절이 굴곡되고 지골간관절이 신전된다.

주의: 그림 6-25에 충양근과 골간근의 주요 기능이 예시되어 있다. 이 근육에 마비가 오거나 갈퀴손 형태의 변형이 발생하면 한쪽 손으로 신문이나 책을 잡을 수 없게 된다. 환자가 한 손으로 책을 잡지 못하면 갈퀴손 형태의 변형과 연관하여 생각해 보아야 한다.

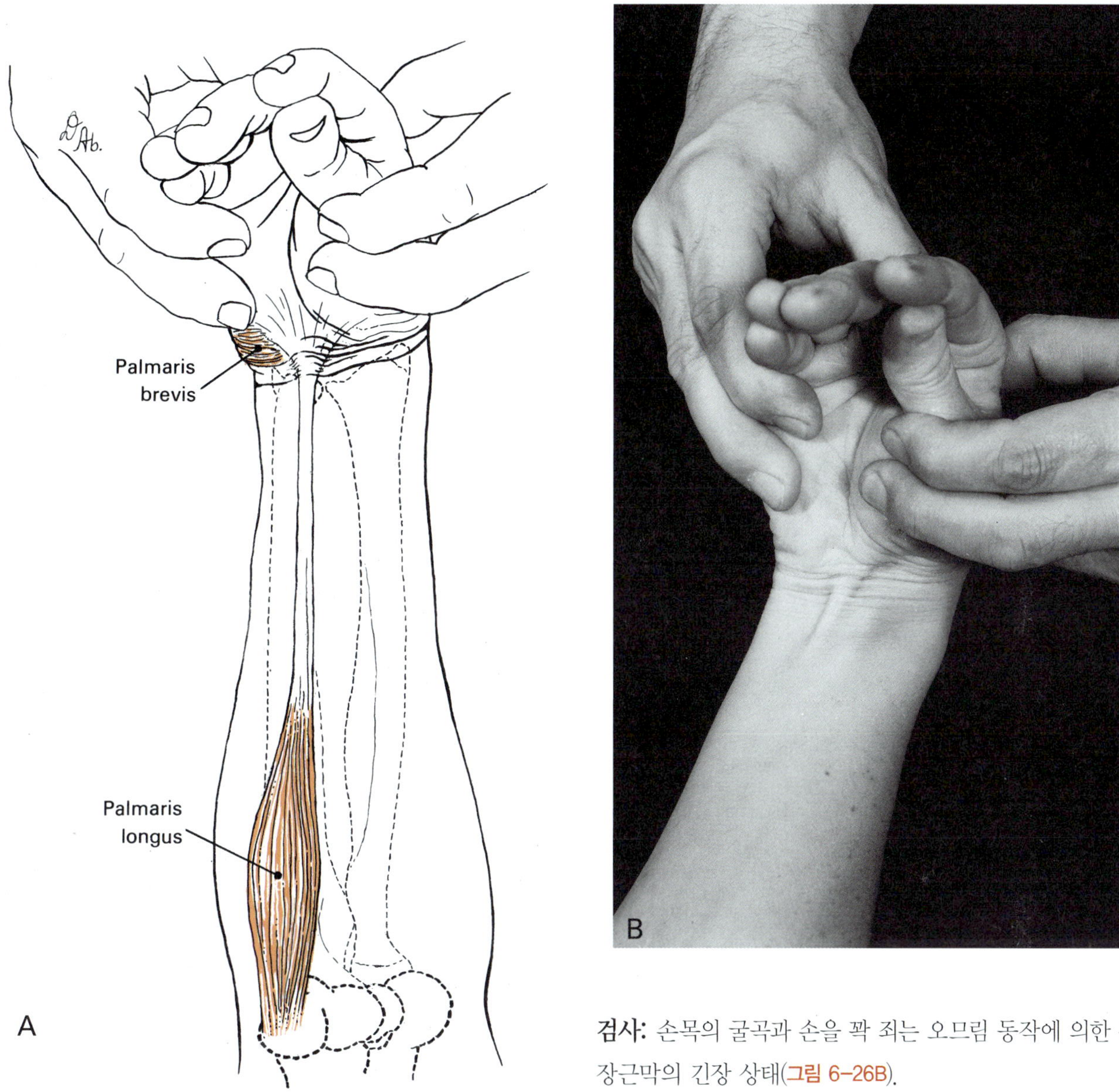

그림 6-26 A, 장장근과 단장근; B, 장장근의 근력을 검사하는 모습.

장장근 Palmaris Longus

기시부: 상완골 내측상과의 일반 굴근건 및 심부전완근막(deep antebrachial fascia)(그림 6-26A).

정지부: 굴곡근 지지대, 수장건막(palmar aponeurosis).

작용: 수장근막(palmar fascia)의 긴장과 손목의 굴곡, 팔꿈치의 굴곡을 보조한다.

신경: 정중신경, C(6), 7, 8, T1.

환자: 앉거나 바로 누운 자세.

고정: 전완을 회외시킨 채 테이블 위에 올려놓는다.

검사: 손목의 굴곡과 손을 꽉 쥐는 오므림 동작에 의한 수장근막의 긴장 상태(그림 6-26B).

압력: 무지구(thenar eminence)와 소지구(hypothenar eminence)를 잡고 손바닥이 펴지는 방향과 동시에 손목이 신전되는 방향으로 힘을 가한다.

약화: 손바닥을 오므리는 힘과 손목 굴곡력이 감소된다.

단장근 Palmaris Brevis

기시부: 수장건막의 척골연과 굴곡근 지지대의 수장면.

정지부: 손의 척골연(ulnar border) 부위의 피부.

작용: 손의 척측 부위의 피부에 주름을 형성한다.

신경: 척골신경, C(7), 8, T1.

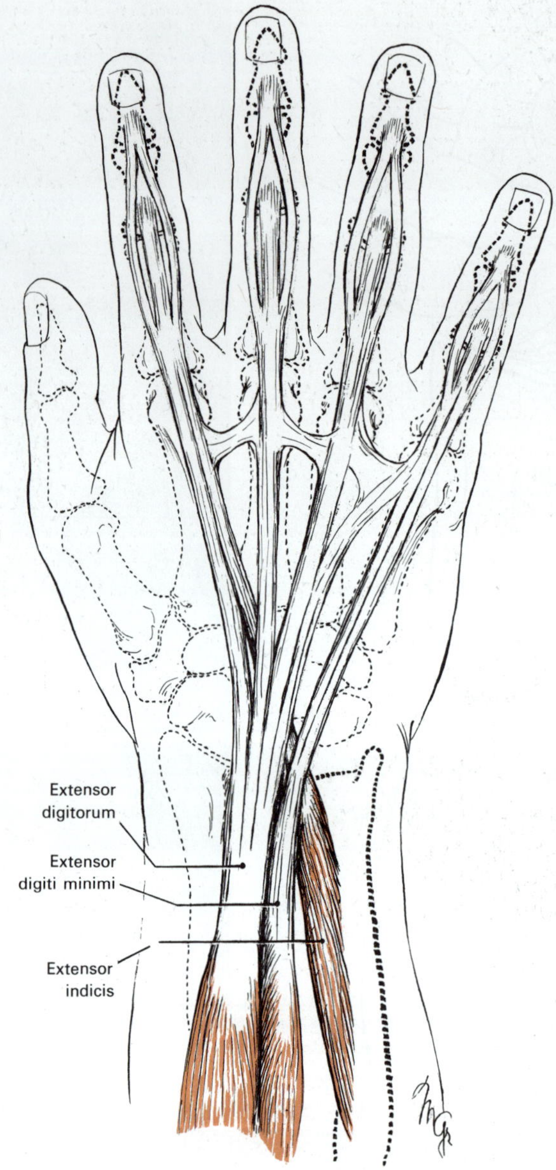

그림 6-27 시지신근과 소지신근.

시지신근과 소지신근 EXTENSOR INDICIS AND DIGITI MINIMI

시지신근 Extensor Indicis

기시부: 척골 원위부 후면에서 장무지신근의 기시부에 이르는 구간 및 골간근막(그림 6-27).

정지부: 장지신근건과 함께 검지의 신전근 확대부.

작용: 두 번째 손가락의 중수수지관절을 신전시키고 충양근, 골간근과 함께 작용하여 두 번째 손가락의 지골간관절을 신전시키고 내전을 보조한다.

신경: 요골신경, C6, 7, 8.

소지신근 Extensor Digiti Minimi

기시부: 상완골 외측상과 부위의 일반 신전근건 및 심부 전완근막.

정지부: 지신근건과 함께 다섯 번째 손가락의 신전근 확대부.

작용: 소지의 중수수지관절을 신전시키고 충양근, 골간근과 함께 작용하여 다섯 번째 손가락의 지골간관절을 신전시키고 내전을 보조한다.

신경: 요골신경, C6, 7, 8.

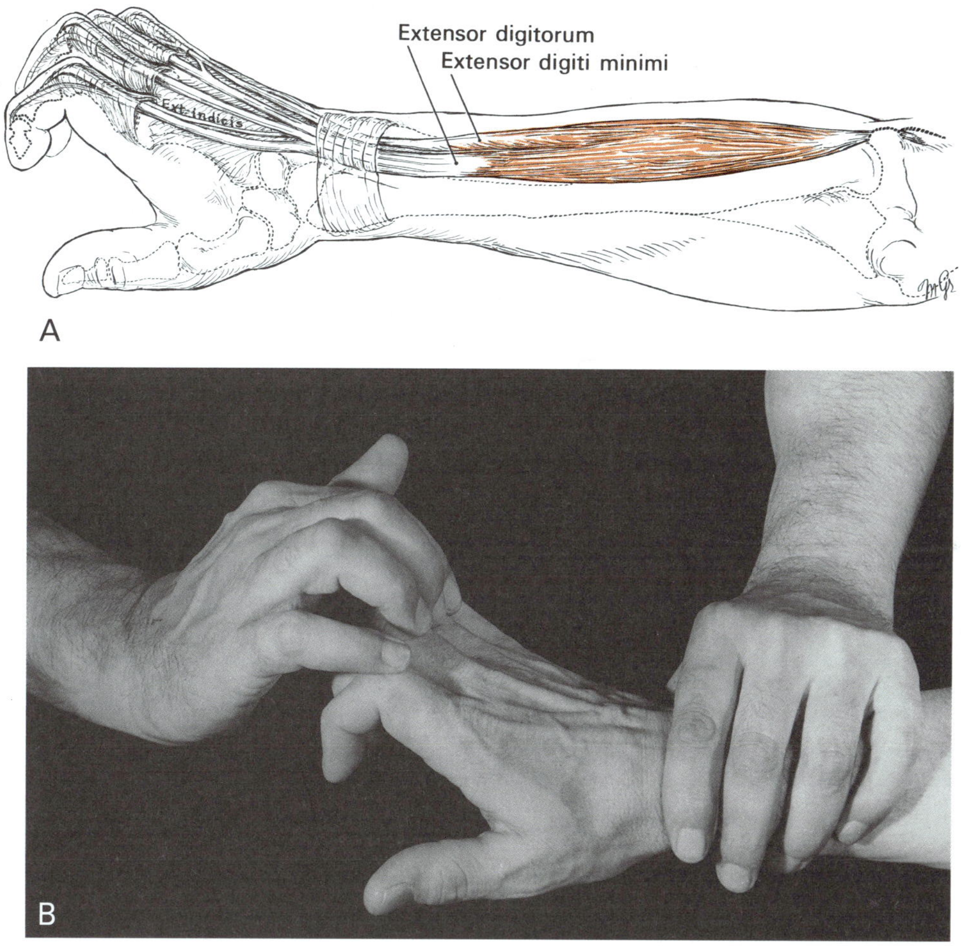

그림 6-28 A, 지신근; B, 지신근의 근력을 검사하는 모습.

지신근 Extensor Digitorum

기시부: 상완골 외측상과의 일반 신근건 및 심부전완근막(그림 6-28A).

정지부: 네 개의 건에 의해 두 번째부터 다섯 번째 손가락의 배측(dorsum) 확장막(membranous expansion)에 연결되며 각 손가락의 근위지골에서 중앙 및 양 외측의 세 부분으로 갈라진다. 중앙은 중지골(middle phalanx)에 정지하며 양 외측 부분은 중지골에서 다시 만나 원위지골에 정지한다.

작용: 각 손가락의 중수수지관절 신전. 충양근, 골간근이 함께 작용하여 각 손가락의 지골간관절을 신전시킨다. 두 번째, 네 번째, 다섯 번째 손가락의 외전과 손목의 신전 및 외전을 보조한다.

신경: 요골신경, C6, 7, 8.

환자: 앉거나 바로 누운 자세.

고정: 검사자는 환자의 손목을 안정화시키고 손목에서 완전한 신전이 일어나지 않도록 주의한다.

검사: 지골간관절의 이완 상태에서 두 번째부터 다섯 번째 손가락의 중수수지관절 신전(그림 6-28B).

압력: 각 지절의 근위지골 배측면에서 굴곡 방향으로 힘을 가한다.

약화: 두 번째부터 다섯 번째 손가락의 중수수지관절의 신전력이 감소되어 이 관절들이 굴곡되기도 하는 한편 손목의 신전력이 감소된다.

구축: 중수수지관절의 과신전된 상태의 변형이 발생하고 손목 굴곡 동작에 제한이 나타난다.

단축: 중수수지관절에서 손목 굴곡 시에는 과신전되고 손목 신전 시에는 굴곡되는 현상이 발생한다.

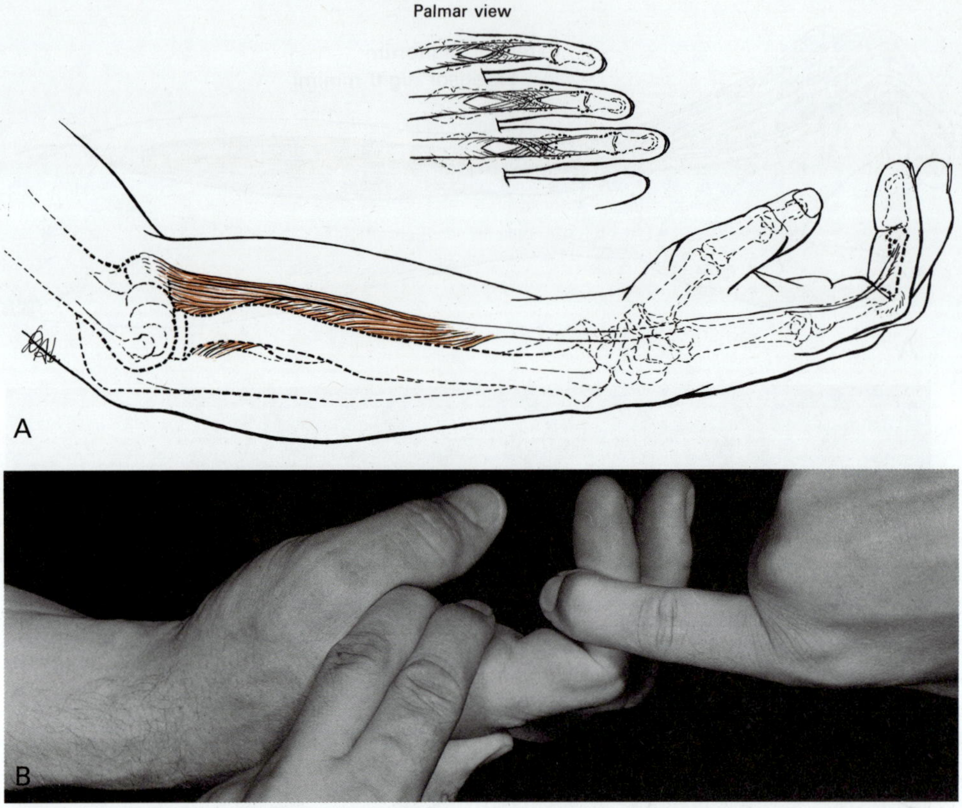

그림 6-29 A, 천지굴근; B, 천지굴근의 근력을 검사하는 모습.

천지굴근 Flexor Digitorum Superficialis

상완골두의 기시부: 상완골 내측상과의 일반 굴곡근건과 팔꿈치관절의 척골측부인대(ulnar collateral ligament), 심부전완근막.

척골두의 기시부: 오구돌기(coronoid process)의 내측.

요골누의 기시부: 요골의 사선(oblique line).

정지부: 네 개의 건에 의해 두 번째부터 다섯 번째 중지골의 양 측면.

작용: 두 번째부터 다섯 번째 손가락의 근위지골관절을 굴곡시키고 중수수지관절의 굴곡과 손목 굴곡을 보조한다(그림 6-29A).

신경: 정중신경, C7, 8, T1.

환자: 앉거나 바로 누운 자세.

고정: 검사자는 환자의 손목이 중립자세나 또는 약간 신전된 자세의 상태에서 중수수지관절을 잡는다.

검사: 두 번째부터 다섯 번째 손가락의 원위지골관절을 신전한 상태에서 근위지골간관절의 굴곡(주의 참조). 각 손가락의 검사는 그림의 두 번째 손가락 검사와 같다(그림 6-29B).

압력: 중지골(middle phalanx)의 손바닥 면에서 신전 방향으로 힘을 가한다.

약화: 손목의 굴곡과 주먹을 쥐는 힘이 감소된다. 타이핑, 피아노 연주, 현악기 연주 등을 위한 동작에 문제가 생긴다. 이러한 동작은 근위지골관절의 굴곡과 원위지골관절의 신전이 동시에 이루어져야 하기 때문이다. 근위지골관절의 관절 결합력이 약화되어 각 손가락이 신전을 할 때 원위지골관절에 과신전이 발생한다.

구축: 두 번째부터 다섯 번째 손가락의 근위지골관절이 굴곡된 상태의 변형이 발생할 수 있으며 손목에서도 굴곡된 상태의 변형이 발생할 수 있다.

단축: 손목의 신전 시 두 번째부터 다섯 번째 손가락의 근위지골관절이 굴곡되거나 또는 각 손가락의 신전 시 손목이 굴곡된다.

> 주의: 천지굴근이 다섯 번째 손가락에 단독으로 작용하는 경우도 있는데, 이것은 예외적인 일이다.

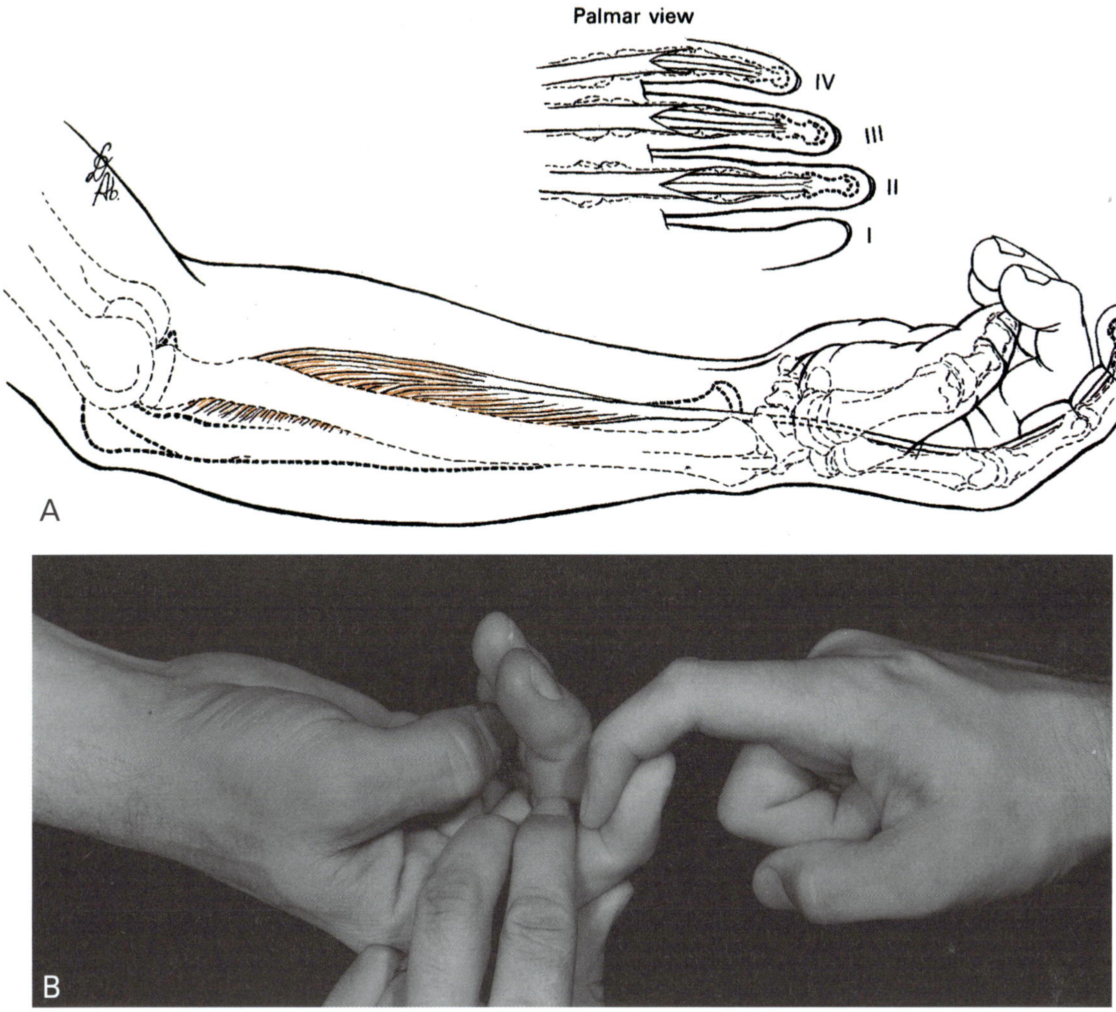

그림 6-30 A, 심지굴근; B, 심지굴근의 근력을 검사하는 모습.

심지굴근 Flexor Digitorum Profundus

기시부: 척골근위 3/4 지점의 전면 및 내측면, 골간근막, 심부전완근막(그림 6-30A).

정지부: 네 개의 건에 의해 원위지골의 전면.

작용: 두 번째부터 다섯 번째 손가락의 원위지골관절을 굴곡시키고 근위지골관절과 중수수지관절의 굴곡을 보조하며 손목의 굴곡에도 영향을 미친다.

신경:

첫 번째, 두 번째 심지굴근: 정중신경, C7, 8, T1.

세 번째, 네번째 심지굴근: 척골신경, C7, 8, T1.

환자: 앉거나 바로 누운 자세.

고정: 검사자는 환자의 손목이 약간 신전된 상태에서 근위지골과 중지골을 잡는다.

검사: 두 번째부터 다섯 번째 손가락의 원위지골관절 굴곡. 각 손가락의 검사는 그림의 두 번째 손가락과 같다(그림 6-30B).

압력: 원위지골의 손바닥 면에서 신전 방향으로 힘을 가한다.

약화: 심지굴근이 원위지골관절에 연결된 유일한 굴곡근이기 때문에 심지굴근의 약화와 정비례하여 원위지골관절 굴곡근의 근력이 감소된다. 근위지골관절, 중수수지관절, 손목관절의 굴곡에도 영향을 미친다.

구축: 두 번째부터 다섯 번째 손가락의 원위지골관절의 굴곡된 상태의 변형이 발생하고 손목에서는 신전 동작에 제한이 나타난다.

단축: 손목 신전 시에 두 번째부터 다섯 번째 손가락의 원위지골관절이 굴곡되거나 손가락 신전 시에 손목이 굴곡된다.

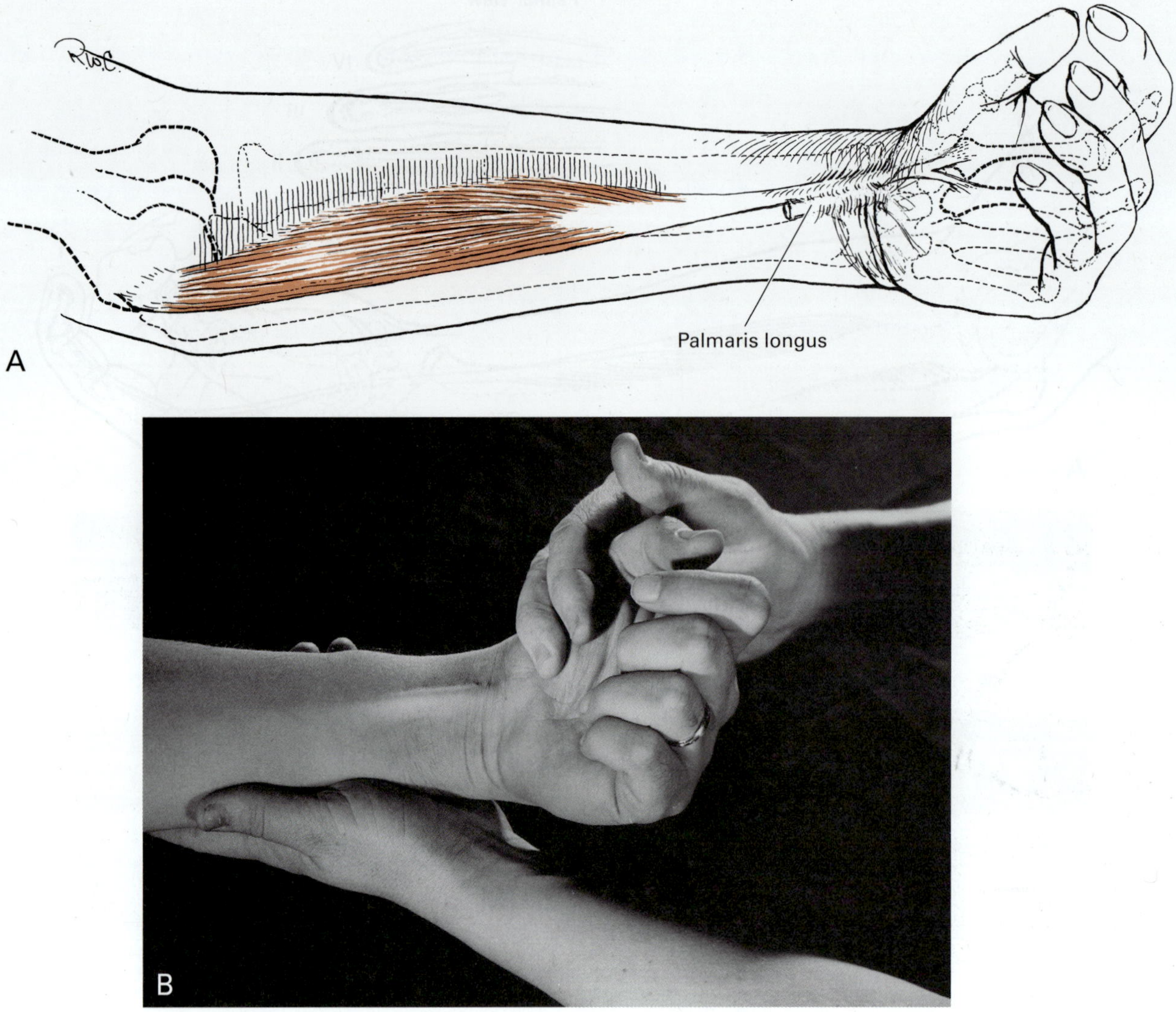

그림 6-31 A, 요측수근굴근(장장근도 반영되어 있음); B, 요측수근굴근의 근력을 검사하는 모습.

요측수근굴근 Flexor Carpi Radialis

기시부: 상완골 내측상과의 일반 굴곡근건, 심부전완근막(그림 6-31A). (근막은 평행선으로 표시되어 있다.)

정지부: 두 번째 중수골 기저부와 세 번째 중수골 기저부.

작용: 손목을 굴곡 및 외전시키고 전완의 회내와 팔꿈치의 굴곡을 보조하기도 한다.

신경: 정중신경, C6, 7, 8.

환자: 앉거나 바로 누운 자세.

고정: 전완이 완전한 회외에 가까운 자세에서 검사자가 전완을 잡고 있거나 테이블 위에 올려놓는다.

검사: 손목의 요측편위 굴곡(그림 6-31B). (다음 페이지 주의 참조)

압력: 무지구(thenar eminence)에서 척측(ulnar side)을 향해 신전 방향으로 힘을 가한다.

약화: 손목 굴곡근의 힘이 약화되며 회내력 역시 감소된다. 손의 척측 편위가 발생한다.

단축: 손목의 굴곡과 요측 편위가 발생한다.

주의: 이 검사에서 장장근이 배제되어 있지 않다.

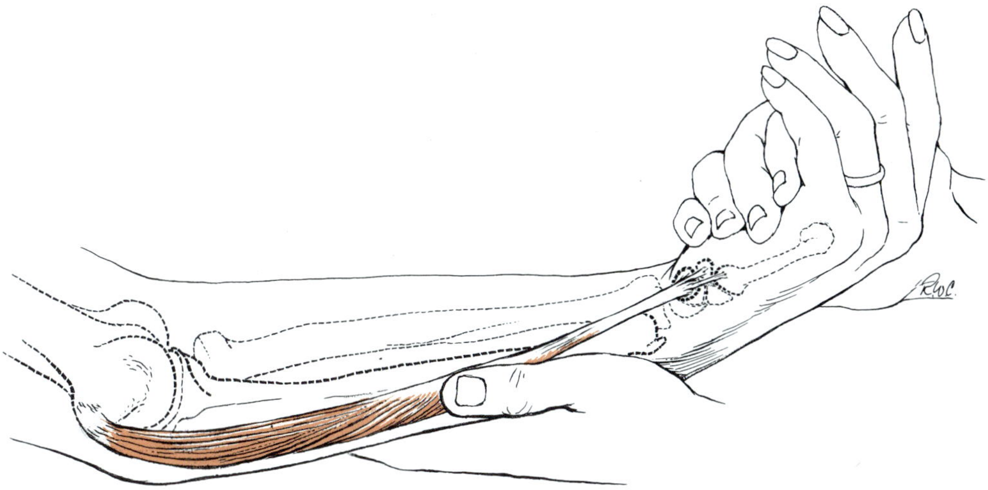

A

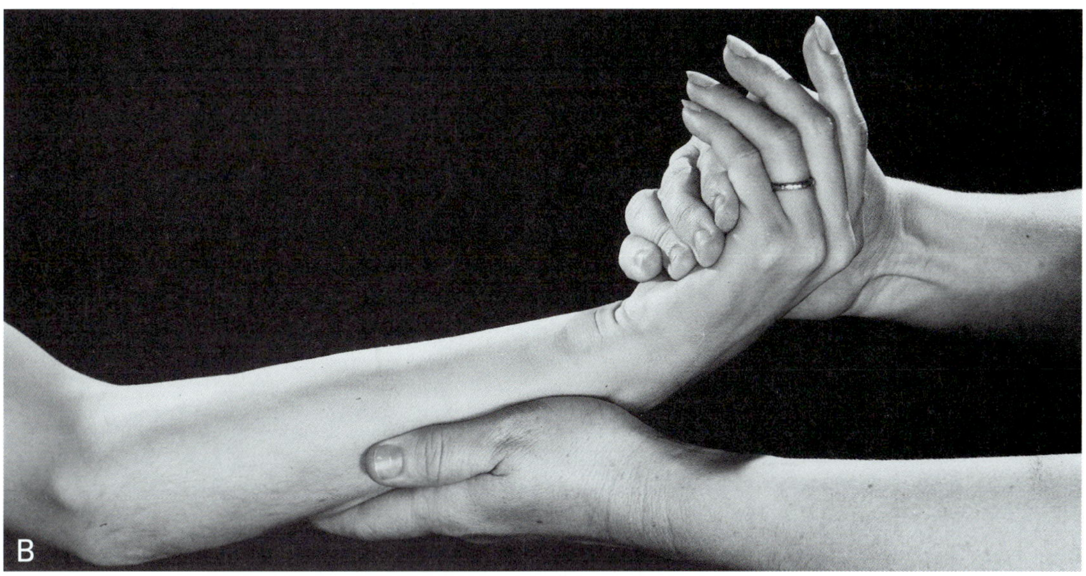

그림 6-32 A, 척측수근굴근; B, 척측수근굴근의 근력을 검사하는 모습.

척측수근굴근 Flexor Carpi Ulnaris

상완골두의 기시부: 상완골 내측상과의 일반 굴근건.

척골두의 기시부: 주두(olecranon) 내측연의 건막, 척골 근위 2/3 후연(posterior border), 심부전완근막.

정지: 두상골(pisiform) 혹은 인대에 의해 유구골(hamate)과 다섯 번째 중수골.

작용: 손목을 굴곡 및 내전시키며 팔꿈치의 굴곡을 보조한다(그림 6-32A).

신경: 척골신경, C7, 8, T1.

환자: 앉거나 바로 누운 자세.

고정: 전완이 완전 회외된 자세에서 검사자가 전완을 잡고 있거나 테이블 위에 올려놓는다.

검사: 손목을 척측 방향으로 굴곡(그림 6-32B).

압력: 소지구(hypothenar eminence)에서 요측을 향해 신전 방향으로 힘을 가한다.

약화: 손목의 굴곡력이 감소되며 손의 요측 편위가 발생한다.

단축: 손목의 척측 편위 굴곡이 발생한다.

> 주의: 정상적인 경우 손목이 굴곡되면 손가락은 이완된다. 만약 손목이 굴곡될 때 손가락의 굴곡 동작이 활발해지면 이는 손가락 굴곡근(심지굴근과 천지굴근)이 손목 굴곡근을 대체하여 작용을 일으키는 것이다.

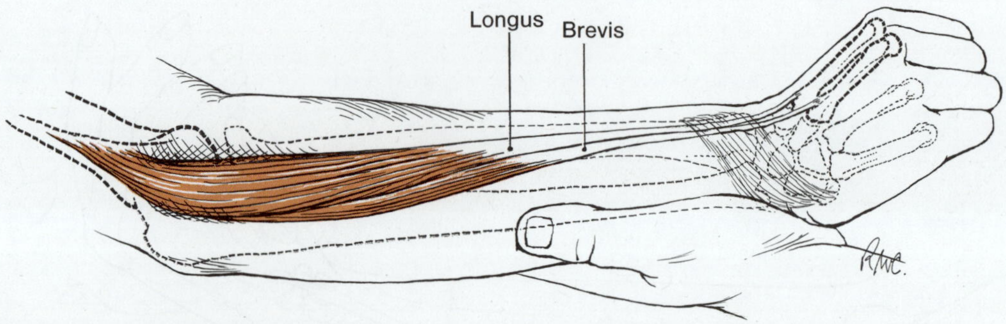

그림 6-33 장요측수근신근과 단요측수근신근.

장요측수근신근과 단요측수근신근

EXTENSOR CARPI RADIALIS LONGUS AND BREVIS

장요측수근신근 Extensor Carpi Radialis Longus

기시부: 상완골 외측상과(lateral supracondylar) 원위 1/3 지점, 근간중격(intermuscular septum) 외측(그림 6-33).

정지부: 두 번째 중수골 기저부의 배측면.

작용: 손목을 신전과 외전시키고 팔꿈치의 굴곡을 보조한다.

신경: 요골신경, C5, 6, 7, 8.

단요측수근신근 Extensor Carpi Radialis Brevis

기시부: 상완골 외측상과의 일반 신전근건, 팔꿈치의 요골측부인대, 심부전완근막.

정지부: 세 번째 중수골 기저부 배측면.

작용: 손목을 신전시키고 요측 편위를 보조한다.

신경: 요골신경, C6, 7, 8.

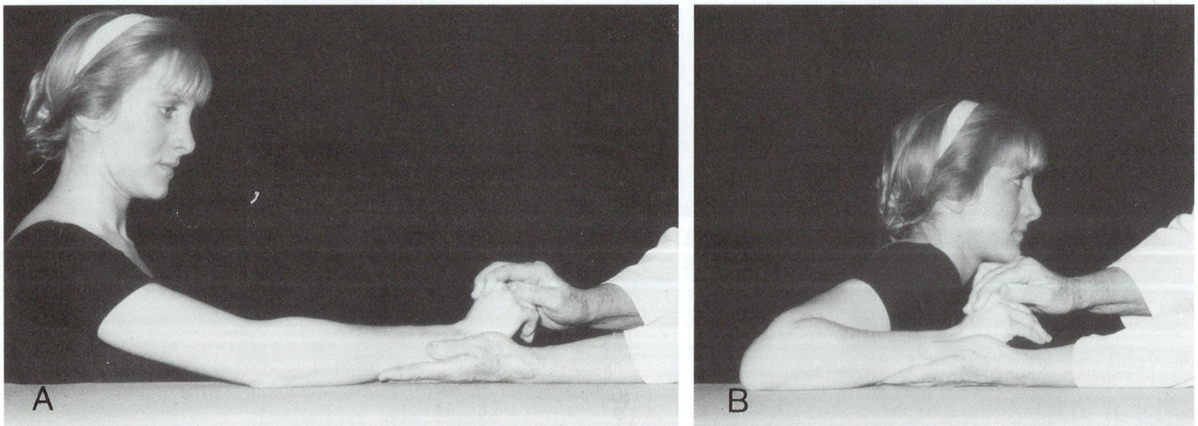

그림 6-34 A, 장요측수근신근과 단요측수근신근의 근력을 검사하고 있는 모습; B, 단요측수근신근의 근력을 검사하고 있는 모습.

장요측수근신근과 단요측수근신근 검사

Test of Extensor Carpi Radialis Longus and Brevis

환자: 팔꿈치를 제로 신전(zero extension) 상태에서 약 30° 굴곡시킨 채 앉아 있는 자세를 취한다(그림 6-34A).

고정: 전완이 완전 회내에 가까운 자세에서 테이블 위에 올려놓는다.

검사: 손목의 요측 편위 신전(손목 신전 시 각 지골간관절의 굴곡 동작이 가능해야 한다).

압력: 두 번째, 세 번째 중수골을 따라 척측 굴곡 방향으로 손등에 힘을 가한다.

약화: 손목의 신전력이 감소되며 손이 척측 편위가 발생한다.

단축: 요측 편위를 동반한 손목 신전이 발생한다.

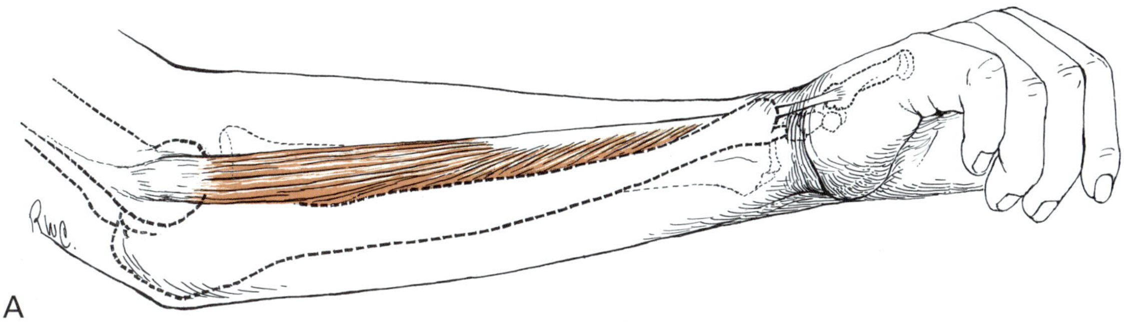

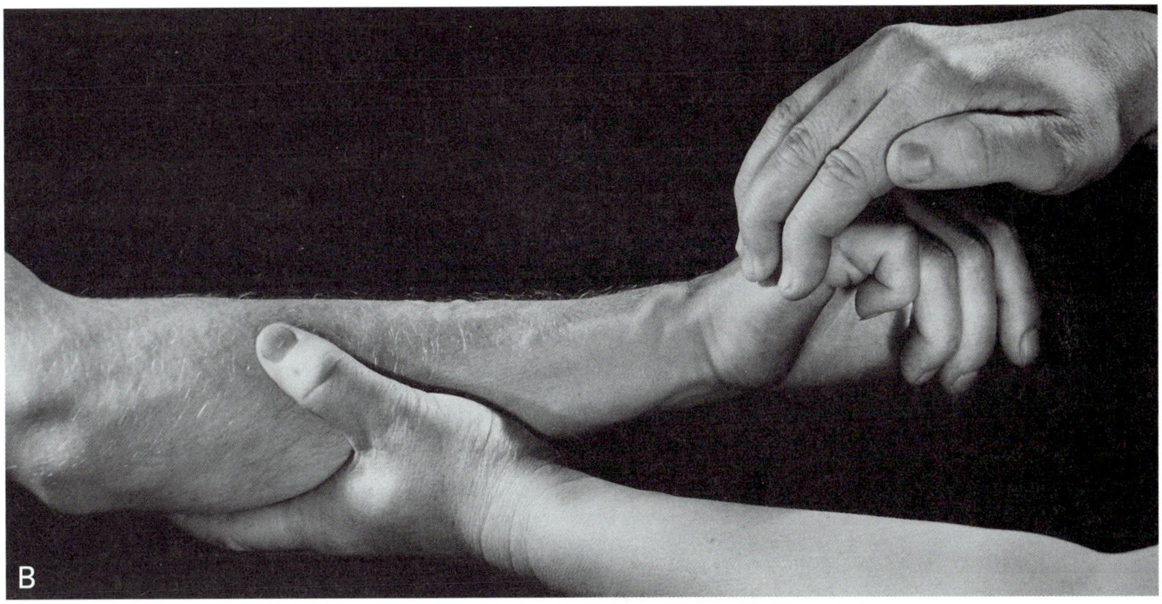

그림 6-35 A, 척측수근신근; B, 척측수근신근의 근력을 검사하는 모습.

단요측수근신근 검사 Test for Extensor Carpi Radialis Brevis

환자: 팔꿈치를 완전히 굴곡시킨 상태로 앉은 자세를 취한다(그림 6-34B).

고정: 전완을 완전 회내에 가까운 자세로 테이블 위에 올려놓는다.

검사: 손목의 요측 편위를 동반한 신전.

압력: 손등의 두 번째, 세 번째 중수골에서 척측 굴곡 방향으로 힘을 가한다.

척측수근신근 Extensor Carpi Ulnaris

기시부: 상완골 외측상과의 일반 신전근건, 척골의 후방 경계면의 건막(aponeurosis), 심부전완근막(그림 6-35A).

정지부: 다섯 번째 중수골의 척측 기저부.

작용: 손목을 신전시키고 척측 편위시킨다.

신경: 요골신경, C6, 7, 8.

환자: 앉거나 바로 누운 자세.

고정: 전완이 완전 회내된 자세에서 검사자가 전완을 잡고 있거나 테이블 위에 올려놓는다.

검사: 손목의 척측 편위가 동반된 신전(그림 6-35B).

압력: 손등의 다섯 번째 중수골에서 요측 굴곡 방향으로 힘을 가한다.

약화: 손목의 신전력이 감소되고 요측 편위가 발생한다.

단축: 약간의 신전을 동반한 손목의 척측 편위가 발생한다.

> 주의: 정상적인 경우 손목이 신전될 때 각 손가락은 굴곡 자세에 머물러 있게 된다. 만약, 손목이 신전될 때 각 손가락의 신전이 활발히 일어난다면 이는 각 손가락의 신전근(지신근, 시지신근, 소지신근)이 손목의 신전근 작용을 보상하려는 움직임 때문이다.

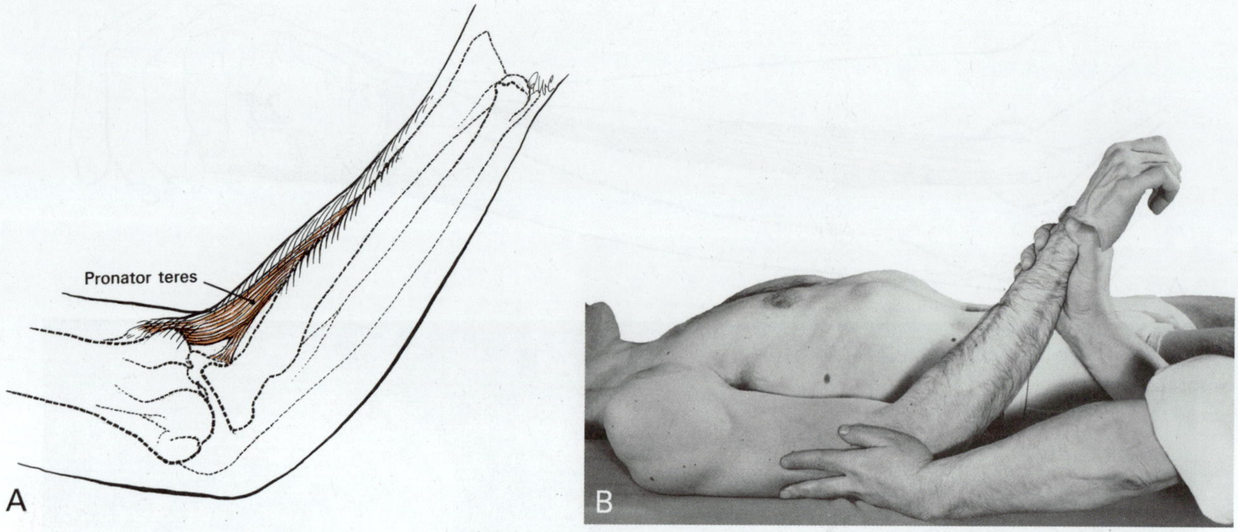

그림 6-36 A, 원회내근; B, 원회내근과 방형회내근의 근력을 검사하는 모습.

원회내근과 방형회내근 PRONATOR TERES AND QUADRATUS

원회내근 Pronator Teres

상완골두의 기시부: 상완골 내측상과의 바로 위, 일반 굴근건, 심부 전완근막(그림 6-36A).

척골두의 기시부: 척골 오구돌기(coronoid process) 내측.

정지부: 요골 외측의 중앙.

작용: 전완을 회내시키고 팔꿈치관절의 굴곡을 보조한다.

신경: 정중신경, C6, 7.

방형회내근 Pronator Quadratus

기시부: 척골 원위부의 내측 전면 가장자리 1/4 지점(그림 6-37A).

정지부: 요골 원위부의 외측 전면 가장자리 1/4 지점.

작용: 전완을 회내시킨다.

신경: 정중신경, C7, 8, T1.

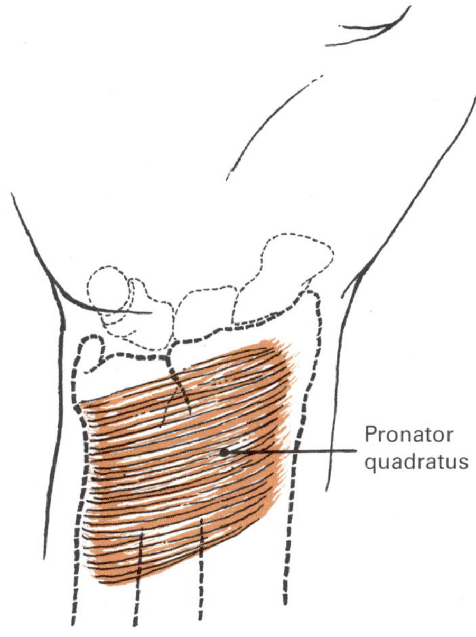

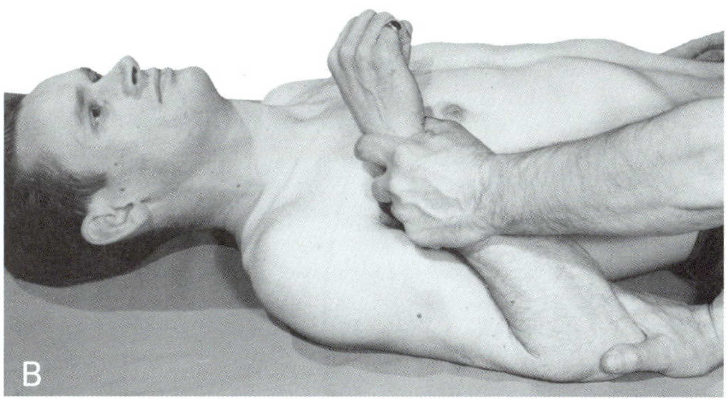

그림 6-37 A, 방형회내근; B, 방형회내근의 근력을 검사하는 모습.

원회내근과 방형회내근 검사 Test for Pronators Teres and Quadratus

환자: 앉거나 바로 누운 자세.

고정: 어깨의 외전을 방지하기 위해 팔꿈치를 환자의 측면에 붙이거나 검사자가 잡아 안정화시킨다.

검사: 팔꿈치의 부분적 굴곡을 동반한 전완의 회내(그림 6-36B).

압력: 손목 위 부위를 잡고(손목 비틀림 방지) 전완의 회외 방향으로 힘을 가한다.

약화: 전완의 회외 상태가 발생한다. 문의 손잡이를 돌리거나 고기를 썰기 위해 칼을 사용하거나 컵 등의 물건을 집어 올리기 위해 팔을 하방으로 돌리는 등 일상적 행동에 기능장애가 발생한다.

구축: 손과 팔의 회외시키는 회전 움직임에 문제가 발생한다.

> **주의:** 통증을 유발할 수 있으므로 요골과 척골을 동시에 압박하는 것은 피하도록 한다.

방형회내근 검사 Test for Pronators Quadratus

환자: 앉거나 바로 누운 자세.

고정: 어깨의 외전을 방지하기 위해 팔꿈치를 환자의 몸 양측면에 붙이거나 검사자가 잡아 안정화시킨다.

검사: 팔꿈치를 부분적으로 굴곡된 상태에서 전완의 회내(그림 6-37B).

압력: 손목 위에서(손목 비틀림의 방지를 위해) 전완의 회외 방향으로 힘을 가한다.

> **주의:** 통증이 발생할 수 있으므로 요골과 척골을 동시에 압박하는 것을 피하도록 한다.

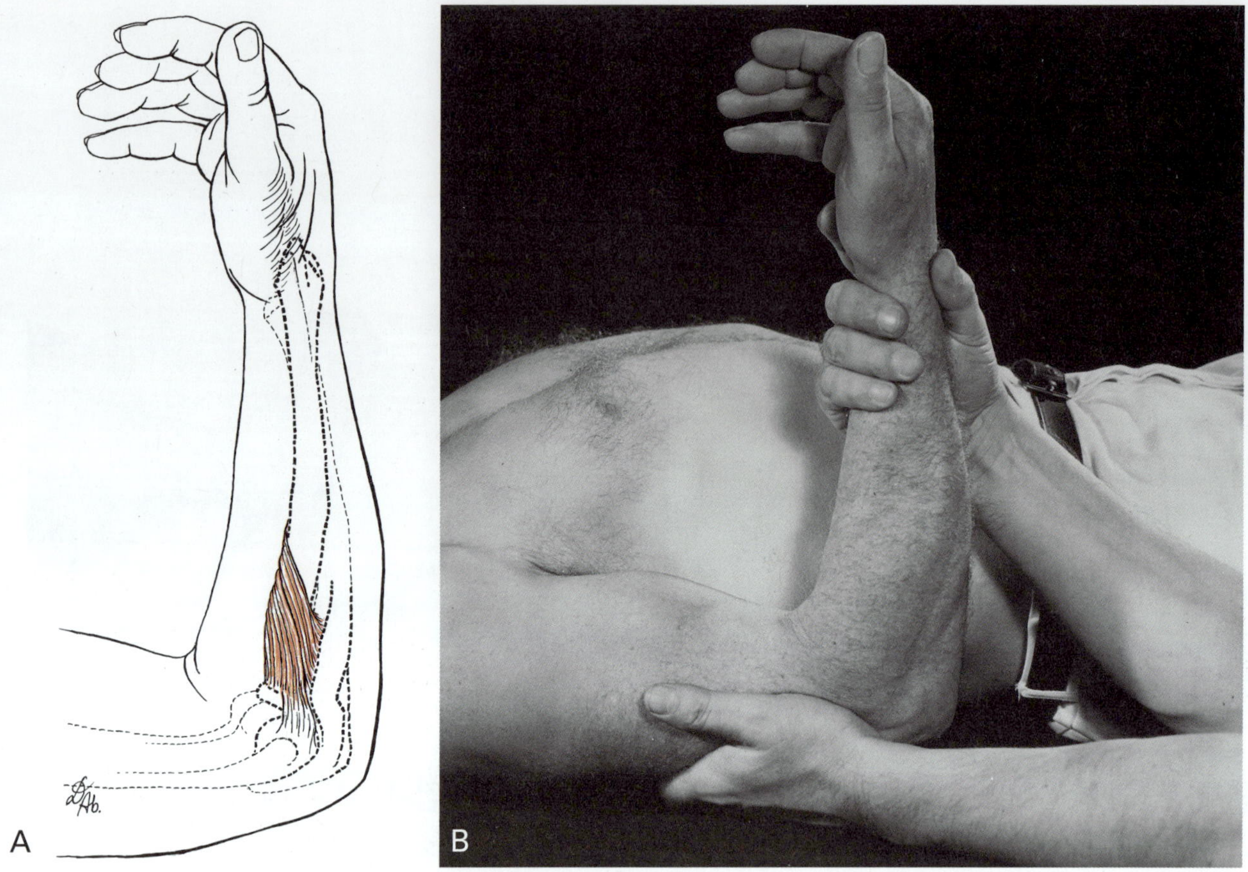

그림 6-38 A, 회외근과 이두근; B, 회외근과 이두근의 근력을 검사하기 위한 자세.

회외근과 이두근 SUPINATOR AND BICEPS

회외근 Supinator

기시부: 상완골의 외측상과, 팔꿈치의 요측측부인대, 요골의 윤상인대(annular ligament), 척골 회외근릉(supinator crest)(그림 6-38A).

정지부: 요골의 상위 1/3 외측면 및 전면과 후면 일부.

작용: 전완을 요척관절(radioulnar joint)에서 회외시킨다.

신경: 심부요골신경, C5, 6, (7).

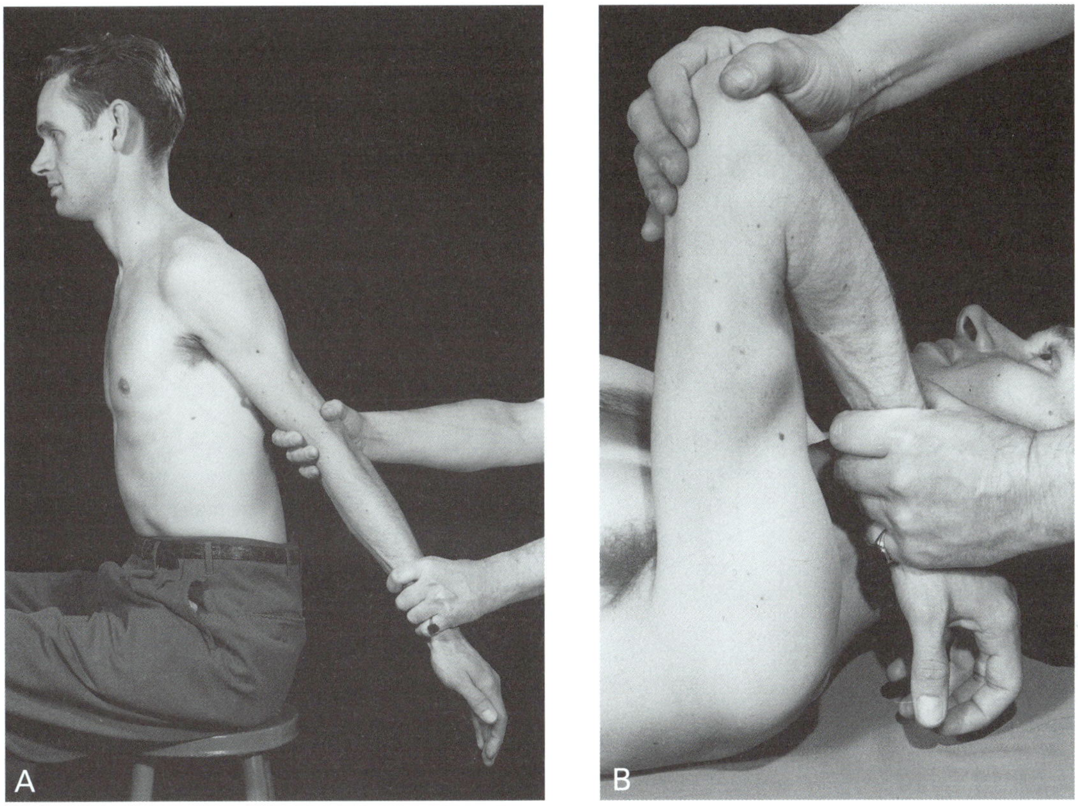

그림 6-39 회외근의 근력을 검사하는 모습: (A) 이두근이 신장된 상태, (B) 이두근이 단축된 상태.

이두근이 신장된 상태에서 검사:

환자: 앉거나 서 있는 자세.

고정: 어깨와 팔꿈치가 신전된 상태에서 고정시킨다.

검사: 전완의 회외(그림 6-39A).

압력: 손목 위에서 회내 방향으로 힘을 가한다. 환자는 전완에 압력이 가중되어 회내하려고 할 때 전완의 회외를 유지하기 위해 상완골을 외측으로 회외시키려고 할 것이다.

이두근이 단축된 자세에서 검사:

환자: 바로 누운 자세.

고정: 팔꿈치를 완전 굴곡시키고 이두근을 단축시켜 놓은 상태에서 환자의 어깨를 굴곡시켜 고정시킨다. 이때 손가락을 펴면 테이블에 닿게 되어 전완 검사에 문제가 생기기 때문에 오므리는 것이 바람직하다.

검사: 전완이 회외(그림 6-39B).

압력: 손목 위에서 회내 방향으로 힘을 가한다. 힘을 지나치게 가하면 이두근이 단축되어 경련이 일어날 수 있으므로 주의해야 한다. 이 검사는 보조적 감별진단(differential diagnostic aid) 수단으로만 행해져야 한다.

회외근과 이두근 검사 Test for Supinator and Biceps

환자: 바로 누운 자세.

고정: 어깨의 움직임을 방지하기 위해서 팔꿈치를 환자의 측면에 붙인다.

검사: 전완의 회외. 이때 팔꿈치가 거의 직각이 되게 한다(그림 6-38B).

압력: 손목 위에서(손목 비틀림의 방지를 위해) 전완의 회내 방향으로 힘을 가한다.

약화: 전완이 회내된 상태로 고착된다. 그 외 상지의 여러 많은 기능에 문제가 발생하는데 특히 스스로 음식을 섭취하는 동작에 제한이 발생한다.

구축: 전완의 회외가 수반된 팔꿈치 굴곡. 전완의 회외 자세에서 회내 회전동작이 필요한 상지의 기능에 문제가 발생한다.

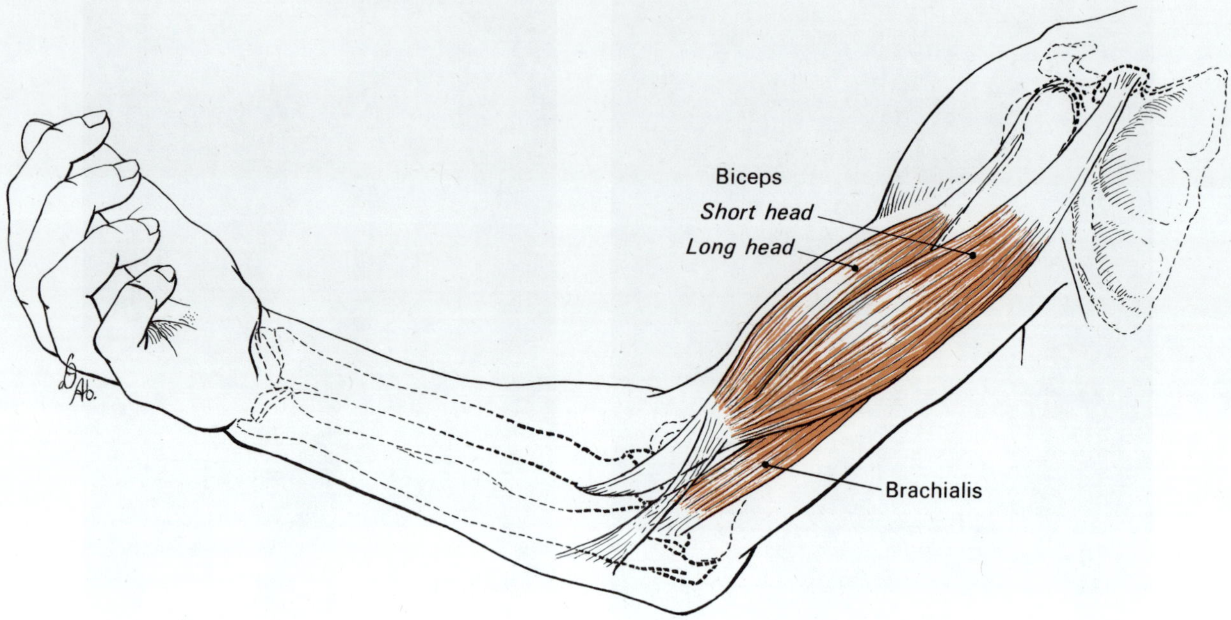

그림 6-40 상완이두근과 상완근.

상완이두근과 상완근 BICEPS BRACHII AND BRACHIALIS

상완이두근 Biceps Brachii

단두의 기시부: 견갑골의 오훼돌기 첨부(apex).

장두의 기시부: 어깨의 관절상결절(supraglenoid tubercle).

정지부: 요골조면, 상완이두근 건막(섬유건막).

작용: 어깨관절을 굴곡시킨다. 단두는 어깨 내전을 보조하고 장두는 상완골이 외회전할 때 어깨의 외전을 보조한다. 상완이두근의 기시부가 고정되면 전완이 상완골 방향으로 움직이는 팔꿈치관절의 굴곡과 전완의 회외가 이루어진다. 이와 반대로 상완이두근의 정지부가 고정되면 턱걸이(pull-up) 운동처럼 상완골이 전완 방향으로 움직이는 팔꿈치관절의 굴곡 동작이 이루어진다(그림 6-40).

신경: 근피신경, C5, 6.

상완근 Brachialis

기시: 상완골의 원위 전면 1/2 지점, 근간중격(intermuscular septa)의 내외측.

정지: 척골조면과 오구돌기(coronoid process).

작용: 상완근의 기시부가 고정되면 상완근의 작용에 의해 전완이 상완골 방향으로 움직이는 팔꿈치관절의 굴곡 동작이 이루어진다. 이와 반대로 상완근의 정지부가 고정되면 턱걸이 운동처럼 상완골이 전완 방향으로 움직이는 팔꿈치관절의 굴곡 동작이 이루어진다.

신경: 근피신경, 요골신경에서 나온 소분지(small branch), C5, 6.

상완이두근과 상완근 검사 Test for Biceps Brachii and Brachialis

환자: 앉거나 바로 누운 자세.

고정: 환자의 팔꿈치 밑을 잡아 테이블과의 완충작용을 하게 한다.

검사: 전완이 회외된 자세에서 팔꿈치 굴곡(직각 또는 직각에 가까운).

압력: 전완의 원위부에서 신전 방향으로 힘을 가한다.

약화: 중력에 대항한 팔꿈치의 굴곡력이 감소되며 식사, 머리 빗기 등과 같은 일상적인 동작에 문제가 발생한다.

단축: 팔꿈치가 굴곡된 상태의 변형이 발생한다.

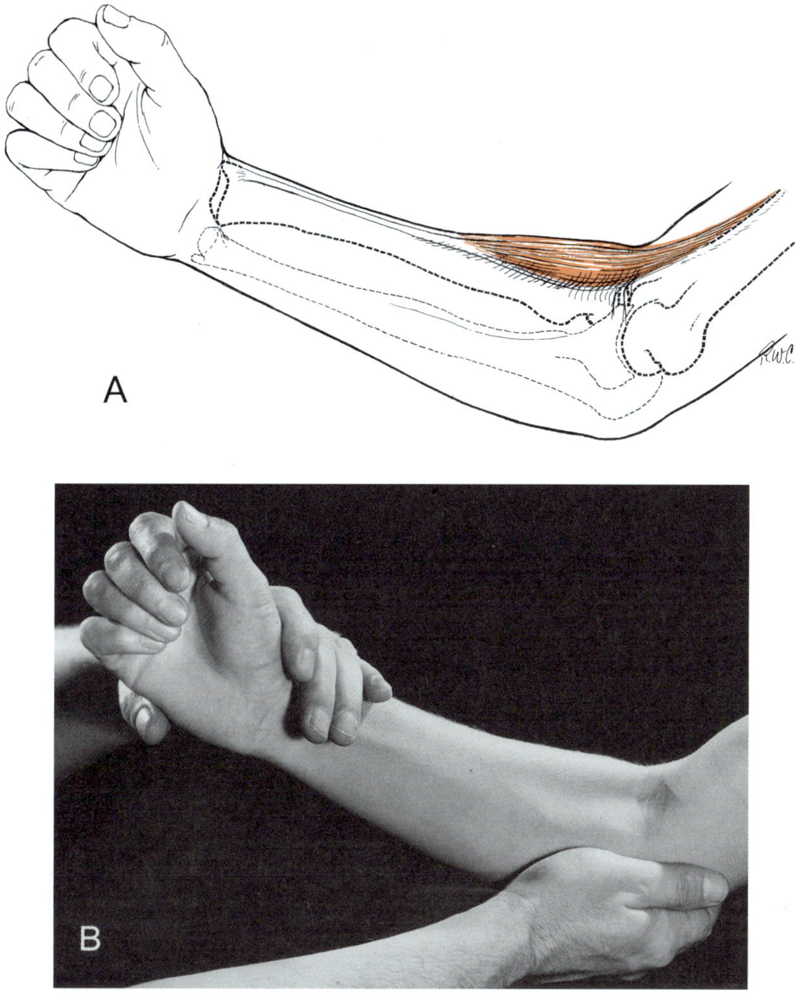

그림 6-41 A, 상완요골근; B, 상완요골근의 근력을 검사하는 모습.

상완요골근 Brachioradialis

기시부: 상완골 외측상과 원위 2/3 지점, 근간중격 외측 부위(그림 6-41A).

정지부: 요골 경상돌기(styloid process)의 외측 기저부.

작용: 팔꿈치관절(elbow joint)을 굴곡시킨다. 또한 이차적으로 전완의 회내 작용을 한다(16).

신경: 요골신경, C5, 6.

환자: 앉거나 바로 누운 자세.

고정: 환자의 팔꿈치 밑을 잡아 테이블과의 완충작용을 하게 한다.

검사: 전완의 중립 자세(회외와 회내 사이)에서의 팔꿈치 굴곡. 검사 시 상완요골근의 근복 움직임을 명확히 관찰할 수 있도록 유의해야 한다(그림 6-41B). 다른 굴곡근에 의해서도 동일한 굴곡 동작이 일어날 수 있기 때문이다.

압력: 전완의 원위부에서 신전 방향으로 힘을 가한다.

약화: 팔꿈치의 굴곡력이 감소되고 회내와 회외에 대한 저항력이 약화된다.

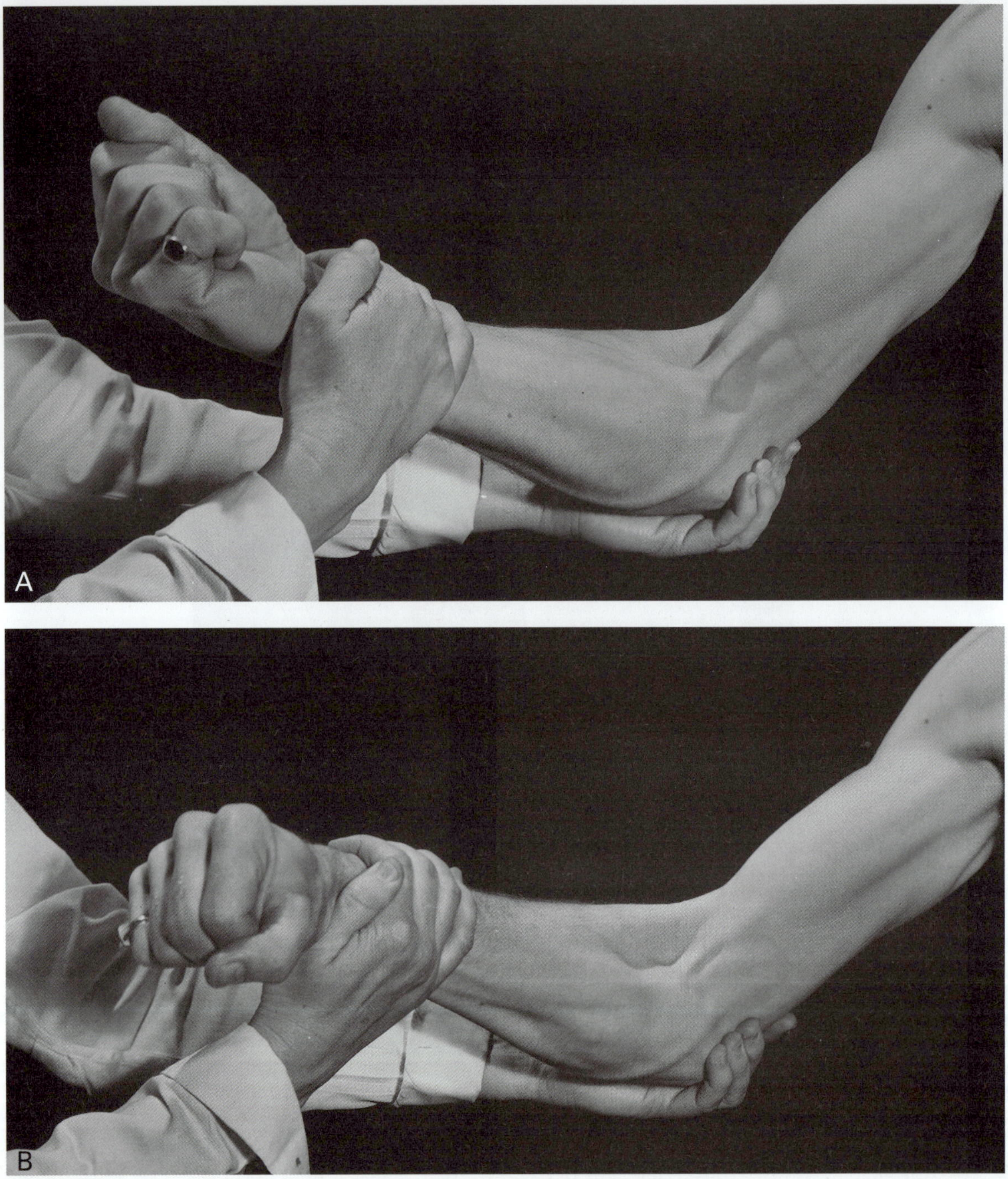

그림 6-42 **A,** 전완이 회외된 상태에서 팔꿈치가 굴곡된 자세; **B,** 전완이 회내된 상태에서 팔꿈치가 굴곡된 자세.

팔꿈치 굴곡근 Elbow Flexors

그림 6-42는 팔꿈치가 굴곡되어 있는 모습을 보여주고 있다. 파트 B는 전완이 비록 회내되어 있지만 상완이두근이 팔꿈치가 굴곡된 상태에서 저항에 대항하여 작용하는 것을 보여주고 있다. 상완근(brachialis)은 척골에 정지부를 두고 있기 때문에 전완의 위치나 회외 또는 회내 상태가 팔꿈치가 굴곡된 상태에서의 작용에는 영향을 미치지 않는다. 상완요골근(brachioradialis)은 팔꿈치 굴곡 검사 시 전완이 회외된 위치보다 회내된 위치에서 약간 더 강한 작용을 하는 것으로 보이지만 굴곡 상태에서 가장 강한 작용은 전완이 중간 위치에 있을 때이다(17).

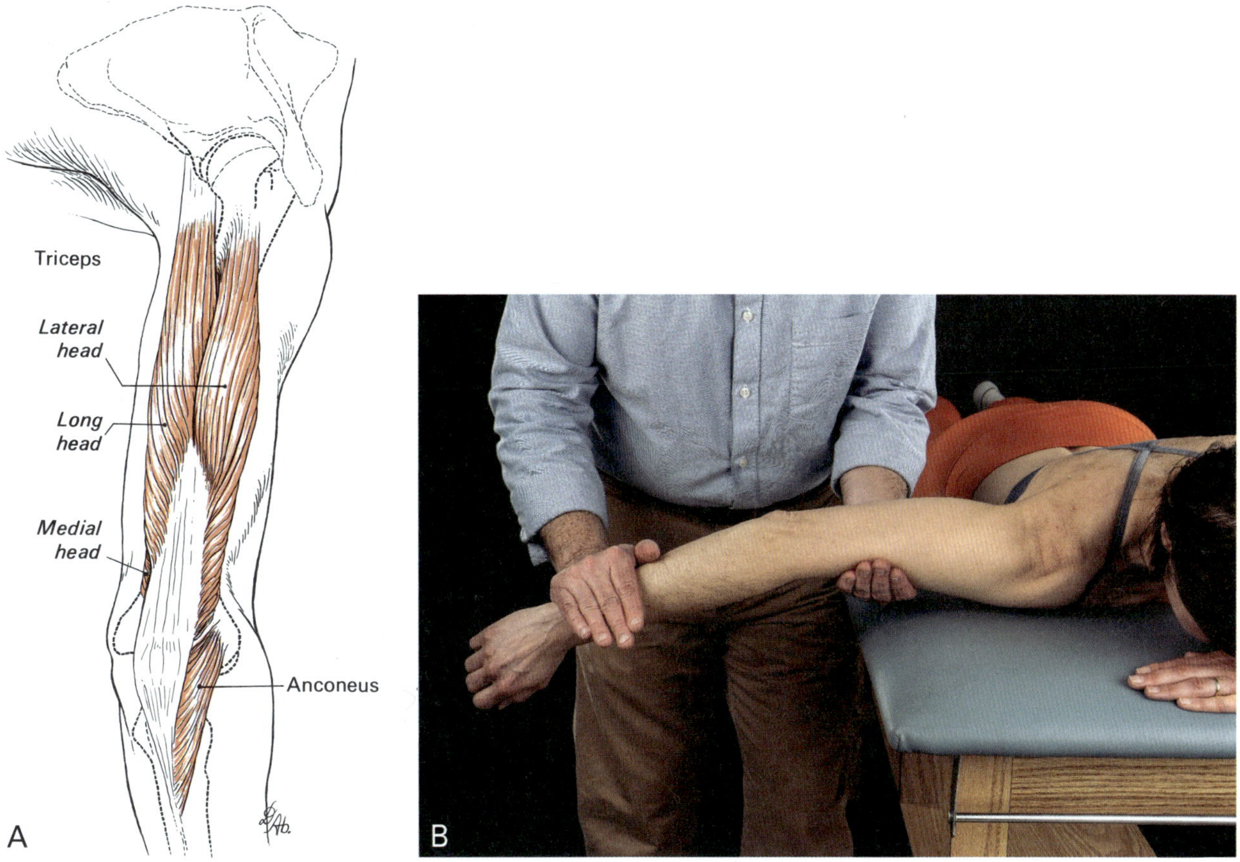

그림 6-43 A, 상완삼두근과 주근; B, 상완삼두근의 근력을 검사하는 모습.

상완삼두근과 주근 TRICEPS BRACHII AND ANCONEUS

상완삼두근 Triceps Brachii

장두의 기시부: 견갑골의 관절하결절(infraglenoid tubercle).

외측두의 기시부: 상완골 근위 1/2 외측 및 후면, 근간 중격 외측 부위.

내측두의 기시부: 요골구(radial groove) 아래 상완골 원위 2/3 내측 및 후면 부위.

정지부: 척골 주두돌기(olecranon process) 후면, 전완근막(antebrachial fascia).

작용: 팔꿈치를 신전시킨다. 또한 장두는 어깨관절의 내전과 신전을 보조한다(그림 6-43A).

신경: 요골신경, C6, 7, 8, T1.

주근 Anconeus

기시부: 상완골의 외측상과 후면 부위.

정지부: 주두돌기의 외측면, 척골의 상위 1/4 후면 부위.

작용: 팔꿈치를 신전시키고 또한 회내와 회외 동작 시 척골을 안정화시켜 준다.

신경: 요골신경, C7, 8.

상완삼두근과 주근 검사 Triceps Brachii and Anconeus

환자: 엎드려 누운 자세(상완삼두근 검사).

고정: 어깨의 회전은 중립을 유지한 채 90° 외전시킨 후 어깨와 팔꿈치 사이가 테이블 끝에 놓이도록 한다. 검사자는 환자의 팔 밑에 손을 넣어 테이블과의 완충작용을 하게 한다(그림 6-43B).

검사: 팔꿈치의 신전(완전 신전에 가까운).

압력: 전완에서 굴곡 방향으로 힘을 가한다.

환자: 바로 누운 자세(주근 검사).

고정: 어깨를 약 90° 굴곡시키고 팔은 위로 뻗어 테이블과 수직이 되도록 하여 고정시킨다. 어깨는 테이블과 닿아야 한다(그림 6-44).

검사: 팔꿈치의 신전(완전 신전에 가까운).

압력: 전완에서 굴곡 방향으로 힘을 가한다.

약화: 중력에 대항하여 전완을 움직이는 팔꿈치의 신전력이 상실된다. 팔을 위로 뻗어 올리는 일상적인 신전 동작에 문제가 발생한다. 예를 들면, 높은 선반에 팔을 뻗어 올리는 동작이 어렵게 되며 물체를 던지거나 미는 팔꿈치의 신전 기능도 상실된다. 또한 팔꿈치의 신전력이 제 기능을 하지 못하기 때문에 체중을 손에 싣는 동작, 즉 목발이나 지팡이를 사용하는 동작에도 어려움이 생긴다.

구축: 팔꿈치가 신전된 상태의 변형이 발생하고 심하면 팔꿈치를 굽히는 일상적인 기능에 장애가 발생한다.

주의: 팔꿈치가 신전된 상태에서 어깨가 수평 외전할 때 삼두근의 장두(long head)는 어깨와 팔꿈치에서 단축된다. 이와 달리 팔꿈치가 신전된 상태에서 어깨가 수평 내전할 때 삼두근의 장두는 팔꿈치에서 단축되는 반면 어깨관절 부위에서는 신장된다. 장두의 두 개 관절 작용 때문에 바로 누운 자세에서 하는 검사가 엎드려 누운 자세에서 하는 검사보다 더 효과적이다. 엎드려 누운 자세에서는 양쪽 관절에서 모두 단축되어 삼두근의 압력 수용력이 저하되기 때문이다.

팔꿈치의 신전 가동성은 삼두근(triceps)과 주근(anconeus)이 함께 작용하지만 이 두 근육을 구별하는 것이 바람직하다. 주근의 근복(belly)은 팔꿈치 원위부에 위치하기 때문에 손으로 만져보는 것으로도 삼두근과 쉽게 구별된다. 한편, 요골신경은 중상완골 부위에서 시작되어 밑으로 길게 뻗어 주근 쪽으로도 연결되는데 이 가지(branch)의 손상이 항상 삼두근에 영향을 미치는 것은 아니다. 물론 주근이 손상되면 팔꿈치의 신전력이 약화되기는 하지만 주근이 손상되어 있어도 삼두근이 정상으로 작용하면 팔꿈치의 신전 가동성이 양호 등급(good grade) 정도는 가능하게 된다.

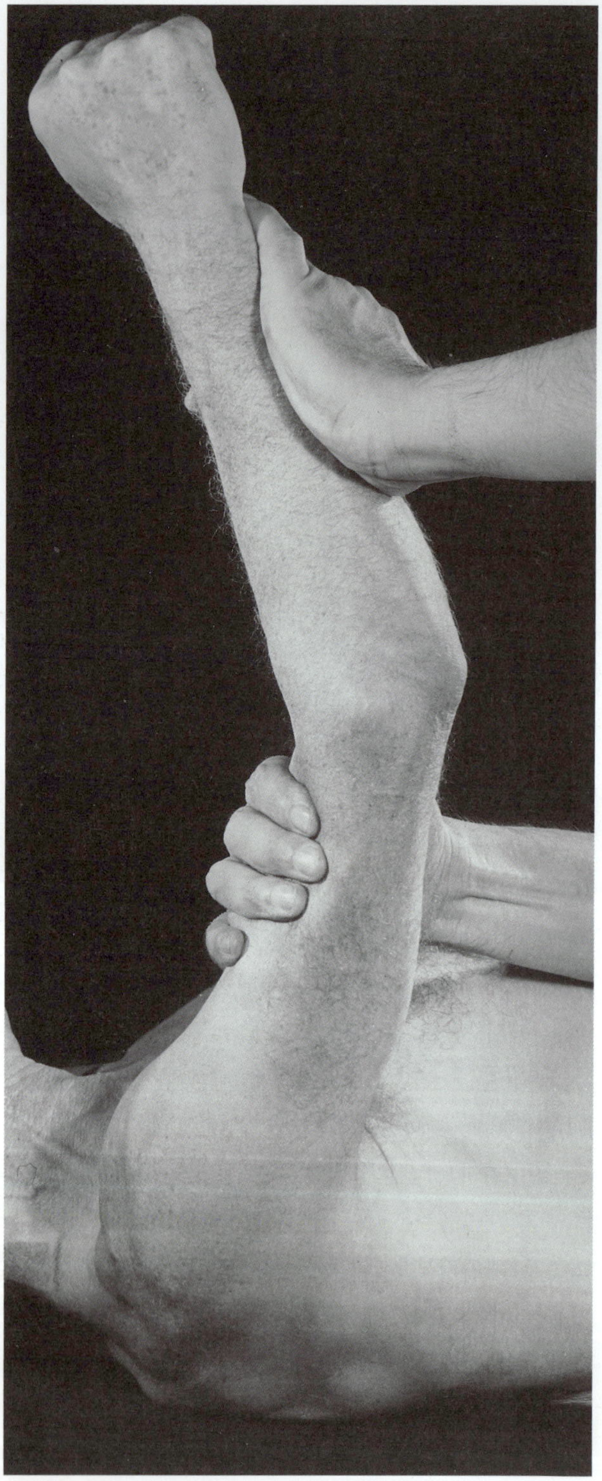

그림 6-44 주근의 근력을 검사하는 모습.

관절가동범위: 무지와 그 외 손가락 Range of Motion: Thumb and Digits

그림 6-45의 참고문헌들 사이에는 무지와 수지의 관절가동범위 표준값이 서로 일치하지 않는다. 예전의 저자들마다 기존의 근거 자료와 임상에서 얻은 자료 중에서 대표적인 것을 선택했기 때문이다. 가동성이 제한될 때 측정값을 괄호로 제시해야 하고 가동성이 과도할 때 과 가동성(hypermobility)은 측정 수치를 원으로 표시해야 한다.

무지와 그 외 손가락의 근력 검사 Strength Testing of Thumb and Digits

박스 6-1은 무지와 그 외 손가락의 근력에 대한 검사 등급을 나열해 놓고 있다.

		Kendall	Palmer (17)	Reese (18)	Clarksen (19)	AAOS (20)	AMA (21)
관절	**무지**						
수근중수관절(CMC)	굴곡	15	0–15	0–15	0–15	0–15	
	신전	20	0–70	0–20	0–20	0–20	
	외전	60	0–60	0–70	0–70	0–70	0–50
	대립	Pad of thumb to					
		pad of 5th digit					
중수수지관절(MCP)	굴곡	50	0–50	0–50	0–50	0–50	0–60
	신전	0	50–0	0		0	0
지골간관절(IP)	굴곡	80	0–80	0–65	0–80	0–80	0–80
	신전	0	80–0	0–10–20		0–20	0–10
	2nd~5th 손가락						
중수수지관절(MCP)	굴곡	90	0–90	0–90	0–90	0–90	0–90
	신전	0	90–0	0–20	0–45	0–45	
	외전	20	0–20				
근위지골관절(PIP)	굴곡	100	0–120	0–100	0–100	0–100	0–100
	신전	0	120–0	0		0	
원위지골관절(DIP)	굴곡	70	0–80	0–70	0–90	0–90	0–70
	신전	0	80–0	0	0		

그림 6-45 무지와 그 외 손가락의 관절가동범위.

박스 6-1

무지와 그 외 손가락의 근력 검사 등급

등급	내용
0	어떠한 수축 느낌 없음
1	근복(muscle belly) 또는 건에 미약한 수축 발생
2	약간의 원호(arc) 동작 내에서 움짐임
3	적당한 원호(arc) 동작 내에서 움직임
4	거의 완전한 원호(arc) 동작 내에서 움직임
5	완전한 원호(arc) 동작 내에서 움직임
6–7	완전한 원호(arc) 동작 내에서 움직이며 가벼운 압력에 대한 저항 유지
8–9	상기와 같으나 중등도 압력에 대한 저항 유지
10	상기와 같으나 최대 압력에 대한 저항 유지

섹션 III

어깨와 견갑골 강도 검사 SHOULDER AND SCAPULA STRENGTH TESTS

견갑대(복합체)의 움직임 MOVEMENTS OF THE SHOULDER GIRDLE(COMPLEX)

관절 Joints

견갑대는 완전한 구조를 이루고 있어서 많은 동작들을 능률적으로 수행하나 다양하고 많은 압박에 의해 손상당하기 쉽다. 견갑대 관절의 명칭은 함께 결속된 골격 구조들에 의해 붙여진다. 견갑대를 구성하고 있는 관절은 아래와 같다.

1. 흉늑골관절(Sternocostal): 흉골단과 열 개의 늑골을 연결한다(일곱 개는 직접 연결, 세 개는 간접 연결).
2. 흉쇄관절(Sternoclavicular): 흉골의 병골(manubrium) 부위와 쇄골의 내측단을 연결한다.
3. 견봉쇄골관절(Acromioclavicular): 견갑골의 견봉돌기와 쇄골의 외측단을 연결한다.
4. 상완관절(Glenohumeral): 상완골의 머리부와 견갑골의 관절와를 연결한다(따라서, 구상관절임).
5. 늑골척추관절(Costovertebral): 각 늑골두와 인접한 두 개의 척추체를 연결하고, 각 늑골의 결절과 척추의 횡돌기를 연결한다.

상완관절 Glenohumeral Joint

어깨관절(shoulder joint)은 일명 **상완관절**이라고 불리며 견갑골의 관절와에 상완골의 머리 부분이 접합되어 형성된 회전관절 또는 구상관절(ball-and-socket joint)이다. 어깨관절은 우리 인체에서 가장 움직임이 좋지만 가장 불안정한 관절이어서 손상되기가 매우 쉽기 때문에 어깨관절의 안정된 자세를 위해서는 인접 근골격계 관절에 의존하게 된다. 어깨관절의 이러한 가동성으로 인해 많은 동작들이 어깨와 견갑골 근육에 의해서 도움을 받게 되기 때문에 균형 잡힌 근육계를 유지하는 것이 이 관절에서 안정성을 확보하는 데 중요하다. 목과 어깨 근육의 작용은 밀접하게 관련이 있으며 근육의 약화나 단축에 대응한 보상작용이 나타날 수 있다. 어깨관절에 대해서는 여섯 가지 관절의 기본동작 외에도 휘돌림 동작 및 수평면을 중심으로 이루어지는 두 가지 동작을 규명할 필요가 있다.

굴곡과 신전은 관상축을 중심으로 이루어지는 동작이다. 굴곡은 전방을 향한 동작으로 액와중간선(midaxillary line)을 지나 45°의 신전 자세에서 시작될 수 있다. 굴곡(flexion)은 해부학적 영점 자세에서 전방으로 이동하여 머리 위 180° 지점까지 호(arc)를 그린다. 그러나 팔이 머리 위 180° 지점에 이른 자세는 관절과 견갑대의 연합 동작이 이루어질 때 비로소 가능하다. 상완관절은 약 120° 정도만 굴곡이 가능하다. 나머지 60°는 관절와가 전방과 상방으로 향하고 견갑골의 외전 및 상방 회전(upward rotation)이 이루어질 때 상완골이 수직으로 완전히 굴곡된다. 견갑골의 동작은 처음에는 자유롭지만 60° 굴곡이나 30° 외전이 진행된 다음부터는 상완골 및 견갑골의 동작이 일정한 관계를 맺게 된다. Inman과 그의 동료 학자들은 30°와 170° 범위 사이의 굴곡 동작에서 매 15° 움직임마다 상완관절이 10°, 견갑골 회전이 5°씩 관여한다는 사실을 발견했다(19).

신전(extension)은 후방을 향한 운동으로 기술적으로(technically) 180° 굴곡에서부터 45° 신전까지의 호(arc)를 그리는 움직임을 일컫는다. 이때 팔꿈치관절(elbow joint)이 굽혀져 있다면 이두근의 긴장이 완화되기 때문에 어깨관절의 신전 범위가 증가된다.

외전(abduction)과 내전(adduction)은 시상축을 중심으로 형성된다. 외전은 머리 위로 양팔이 수직 자세를 이룰 때까지 측면을 향해 180° 범위로 동작을 하는 것을 말한다. 이 움직임의 최종 자세는 굴곡 동작의 마지막 자세와 동일하며 견갑대와 상완관절 동작이 서로 조화를 이루게 해 준다. 내전은 내측 방향으로 정중면을 향한 움직임이며 기술적으로 머리 위로 완전히 들어 올려 해부학적 자세를 제로로 하고 비스듬히 위쪽으로 신체 전면을 가로지르는 위치까지 호를 그리는 움직임을 말한다.

수평 외전(horizontal abduction) 및 수평 내전(horizontal adduction)은 어깨 굴곡의 어느 각도에서 발생하는 외전과 내전의 움직임으로써 종축을 중심으로 횡단면에서 일어난다. 수평 외전은 외측 및 후방을 향한 동작이며 수평 내전은 전방 및 내측을 향한 움직임이다. 수평 내전이 종결된 자세는 내전 동작 때와 마찬가지로 두 팔이 경사지게 위를 향한 위치이다. 팔이 수평 그 지점까지 움직인다. 즉, 경사지게 위를 향해 그 지점까지 움직이는 것이다.

수평 외전의 관절가동범위는 대흉근의 길이에 따라 결정되며 매우 다양하게 나타난다. 측정을 위해 영점 자세에서 상완골을 90° 굴곡시킨 경우 일반적인 범위는 약 45° 수평 외전 동작과 135° 수평 내전 동작이 가능하며 보통 손바닥이 반대편 어깨 위에 위치할 수 있는 능력을 기준으로 판단된다(20).

내회전(medial rotation)과 외회전(lateral rotation)은 종축을 중심으로 상완골에 의해 형성된다. 내회전은 상완골의 전면이 정중시상축을 향해 외회전은 상완골의 전면이 정중시상축을 중심으로 외측으로 회전하는 동작이다.

내회전과 외회전의 관절가동범위는 외전동작 또는 굴곡 동작의 거상 정도에 따라 다양하다. 관절 측정을 위한 영점은 어깨가 90° 외전한 상태에서 팔꿈치가 90° 굴곡되어 있으며 전완이 관상면에 직각인 상태이다. 이 자세에서 어깨의 외회전은 전완이 머리와 수평을 이루는 위치에 이르기까지 90°의 호를 그린다. 견갑골이 안정화된 상태에서 내회전은 약 70°의 호(arc)를 그리지만 견갑골의 전방 경사 동작이 허용될 경우에는 내회전은 90°의 호를 그리게 된다.

어깨가 해부학적 자세에서 외전 또는 굴곡을 할 경우 외회전은 자유로워지지만 내회전은 제약을 받는다. 어깨가 내전 또는 신전할 경우에는 내회전의 범위는 자유롭지만 외회전의 범위는 감소한다. 제한된 어깨관절의 동작을 회복하기 위해서는 최대 굴곡 또는 최대 외전 자세를 취하기 전에 외회전이 선행되어야 한다(21).

휘돌림 동작(circumduction)은 양팔이 상완관절에서의 원추(cone)를 중심으로 원뿔을 그릴 때 굴곡, 외전, 신전, 내전 동작이 순차적으로 진행되는 것을 의미한다(그림 6-46). 이러한 일련의 운동은 어떤 방향으로든 가능하며 Codman 운동 또는 어깨 회전운동(shoulder-wheel exercise)에서처럼 어깨관절의 전체 관절가동범위를 확장시킨다.

흉쇄관절과 견갑골 STERNOCLAVICULAR JOINT AND SCAPULA

흉쇄관절 Sternoclavicular Joint

흉쇄관절은 이 관절의 구조(안장관절; saddle or sellar)로 인해 종축을 중심으로 전후 방향, 시상축을 중심으로 상하 방향, 관상축을 중심으로 회전 동작을 가능하게 한다. 이러한 움직임은 견쇄관절에 의해 견갑골로 전달된다. 다음에 언급되는 견갑대의 부가적 움직임은 견갑골의 움직임이다.

견갑골 Scapula

견갑골은 상완관절(glenohumeral joint)에서 상완골과 연결되어 있고 견쇄관절(acromioclavicular joint)에서 쇄골과 연결되어 있다. 상부 흉추가 잘 정렬되어 있는 해부학적 자세에서 견갑골은 흉곽의 두 번째와 일곱 번째 늑골 사이에 위치하며 내측연은 원래 평행하며 4인치 정도 떨어져 있다.

견갑골에서 흉부 및 척추와 연결되어 있는 근육은 견갑골을 지지하며 동작을 가능하게 한다(표 6-3). 이 근육들은 기울어져 있으므로 근육이 당겨지는 방향에 따라 견갑골의 회전 및 선 동작(linear motion)이 일어난다. 따라서 견갑골의 동작은 독자적으로 형성될 수 없다(그림 6-47). 흉곽의 형태는 원형이기 때문에 견갑골의 회전 및 경사 동작에는 외전과 내전이 수반되며 더 작은 범위에서 거상(elevation)과 하강(depression)을 수반한다.

견갑골의 순수 선 동작은 불가능하지만 일곱 가지 기본 동작은 다음과 같다.

1. 내전(Adduction): 견갑골이 척주 방향으로 향하는 활주 움직임이다.
2. 외전(Abduction): 견갑골이 척주의 반대 방향으로 향하는 활주 움직임이며 완전한 외전은 후외측 위치로 흉곽의 형태를 따른다.
3. 외측 또는 상방 회전(Lateral or upward rotation): 시상축을 중심으로 이루어지는 움직임으로 하각의 외측 동작과 관절와의 상향 동작이 이루어진다.
4. 내측 또는 하방 회전(Medial or downward rotation): 시상축을 중심으로 이루어지는 움직임으로 하각의 내측 동작과 관절와의 하향 동작이 이루어진다.
5. 전방 경사(Anterior tilt): 관상축을 중심으로 이루어지는 움직임으로 하각이 후상방으로 움직이는 동안 오훼돌기에서는 전하방 움직임이 일어난다. 이때 오훼돌기는 전방으로 하강했다고 말할 수 있다. 이 움직임은 견갑골 거상과 관련되어 있다.
6. 후방 경사(Posterior tilt): 관상축을 중심으로 이루어

지는 동작으로 하각이 전하방으로 움직이는 동안 오훼돌기에서는 후상방 움직임이 일어난다.

7. 거상(Elevation): 어깨를 으쓱거릴 때처럼 견갑골이 위로 향하는 활주 움직임이다.
8. 하강(Depression): 견갑골이 아래를 향하는 활주 움직임으로 이 움직임은 거상이나 전방 경사와는 상반된 의미이다.

주의: 견갑골의 위치와 움직임을 설명하는데 필요한 정확성과 세부사항이 부족하기 때문에 견갑골의 움직임을 설명하기 위해 "전인(protraction)"과 "후인(retraction)"이라는 용어를 사용하지 않는 것이 좋다. 견갑골은 팔과 어깨의 전인을 위해 외전되어야 하지만 하각의 외측 회전, 전방 경사 및 거상도 존재할 수 있다. 팔과 어깨의 "후인(retraction)"은 견갑골의 거상 또는 하강의 가능성과 함께 내전과 내회전(일반적으로)을 필요로 한다.

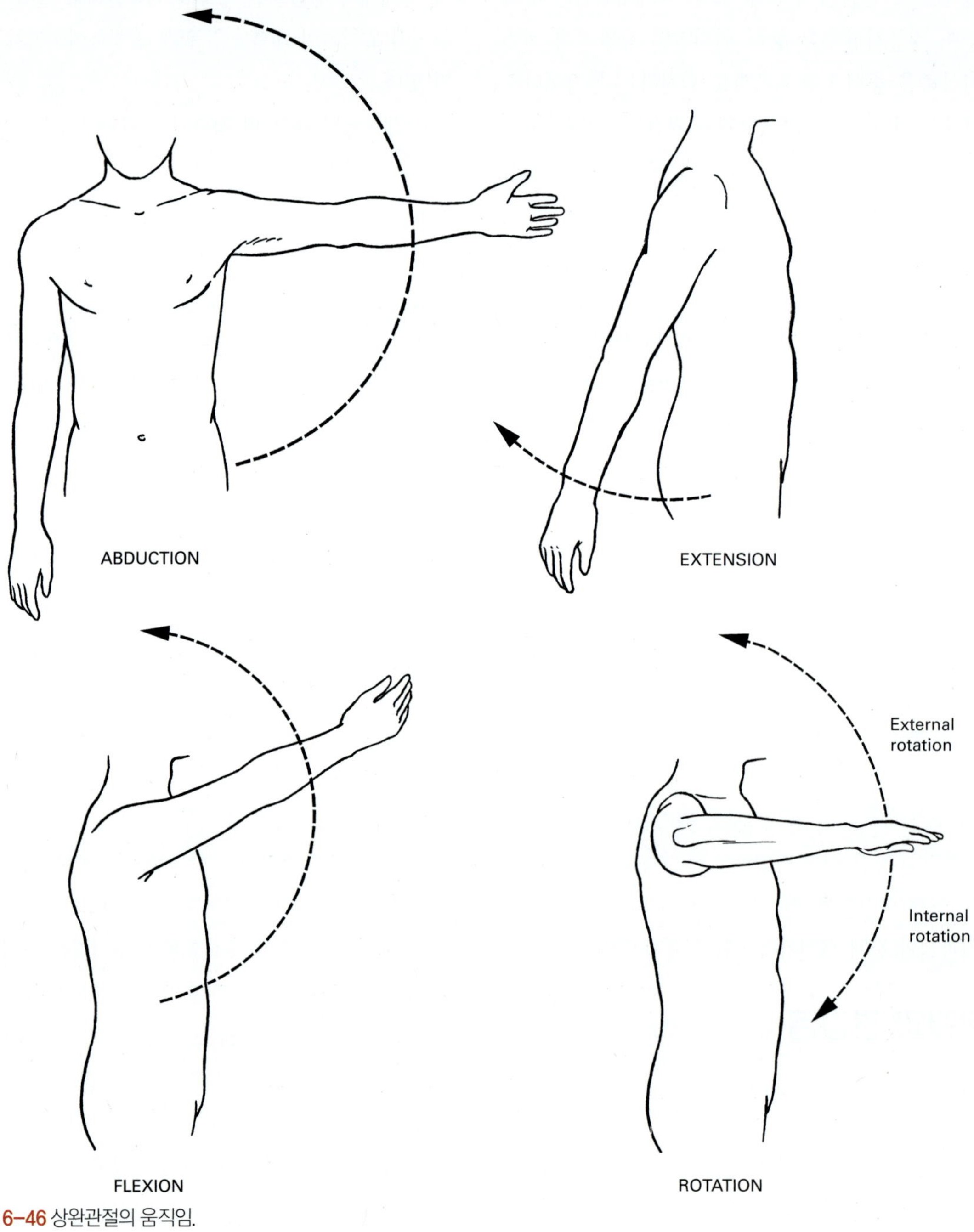

그림 6-46 상완관절의 움직임.
주의 : 수평 내전과 외전은 기술되어 있지 않다.

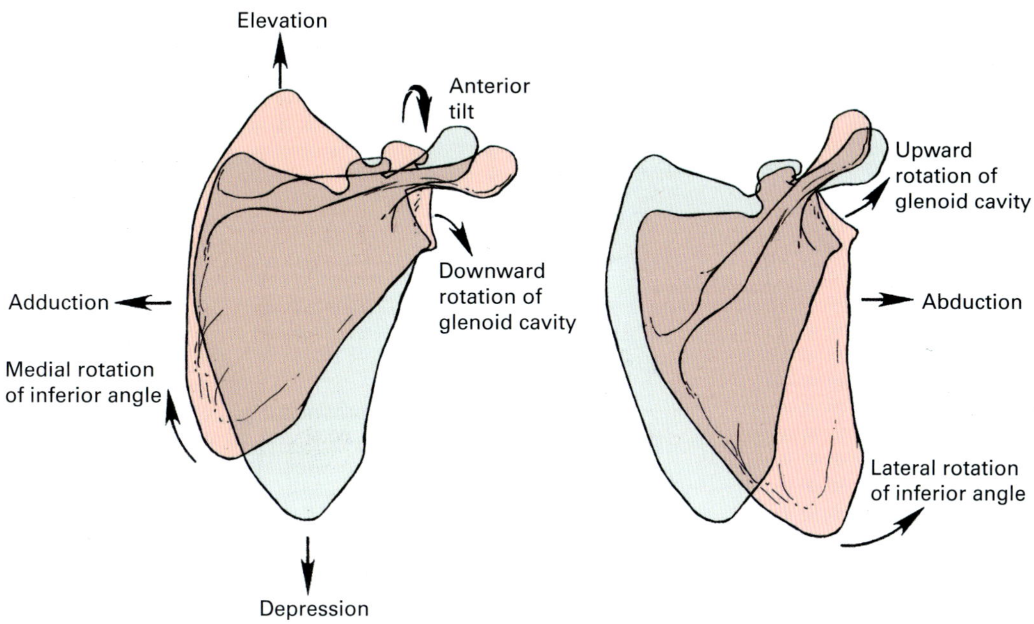

그림 6-47 견갑골의 움직임.

표 6-3 어깨근과 견갑근의 복합체

움직임	견부근	견갑근
완전한 굴곡(180° 까지)	굴곡근: 전삼각근(anterior deltoid) 상완이두근(biceps) 대흉근, 상부(pectoralis major, upper) 오훼완근(coracobrachialis) 외회전근: 극하근(infraspinatus) 소원근(teres minor) 후삼각근(posterior deltoid)	외전근: 전거근(serratus anterior) 외회전근: 전거근(serratus anterior) 승모근(trapezius)
완전한 외전(180° 까지)	외전근: 삼각근(deltoid) 극상근(supraspinatus) 상완이두근 장두(biceps long head) 외회전근: 극하근(infraspinatus) 소원근(teres minor) 후삼각근(posterior deltoid)	내전근: 승모근, 견갑골을 내전 상태로 안정화시키는 작용 외회전근: 승모근(trapezius) 전거근(serratus anterior)
완전한 신전(45° 까지)	신전근: 후삼각근(posterior deltoid) 대원근(teres major) 광배근(latissimus dorsi) 상완삼두근 장두(triceps long head)	내전근, 내회전근, 거근: 능형근(rhomboids) 견갑거근(levator scapulae) 견갑골의 전방 경사: 소흉근(pectoralis minor)
저항에 대항한 외측으로의 완전한 내전	내전근: 대흉근(pectoralis major) 대원근(teres major) 광배근(latissimus dorsi) 삼두근 장두(triceps long head) 상완이두근 단두(biceps short head)	내전근: 능형근(rhomboids) 승모근(trapezius)

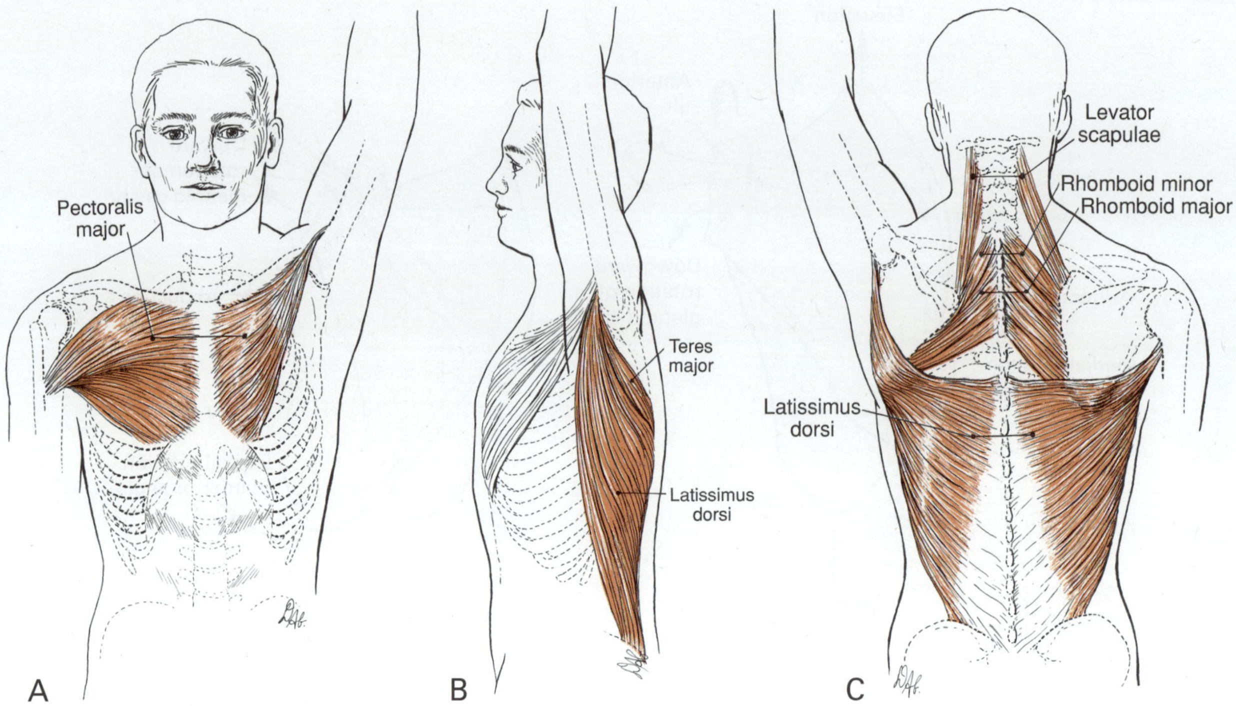

그림 6-48 A-C, 상완근과 견갑근의 길이.

근육 길이 검사 MUSCLE LENGTH TESTS

상완근과 견갑근의 길이 Length of Humeral and Scapular Muscles

팔을 머리 위로 들어 올려 견갑상완골(scapulohumeral)과 견갑골(scapular)을 완전한 관절가동범위까지 굴곡 또는 외전시키려면 대흉근(pectoralis major)과 소흉근(pectoralis minor), 광배근(latissimus dorsi), 대원근(teres major), 견갑하근(subscapularis), 능형근(rhomboids) 그리고 상완이두근과 삼두근(biceps and triceps)의 길이가 충분해야 한다(그림 6-48).

완전한 범위까지 외회전하기 위해서는 내회전근, 즉 대흉근, 광배근, 대원근, 견갑하근의 길이가 정상이어야 한다. 완전한 내회전을 위해서는 외회전근, 즉 소원근(teres monor), 극하근(infraspinatus), 후삼각근(posterior deltoid)의 길이가 정상이어야 한다.

다양한 동작을 정확하게 측정하기 위해서는 체간의 움직임에 의한 대체작용이 일어나지 않아야 한다. 피검사자는 무릎을 굽히고 허리를 편평한 바닥에 붙인 상태로 누워 체간을 움직이지 말아야 한다(그림 6-49). 푹신한 패드가 깔려 있지 않은 테이블에서 측정하되 피검사자의 편의를 위해

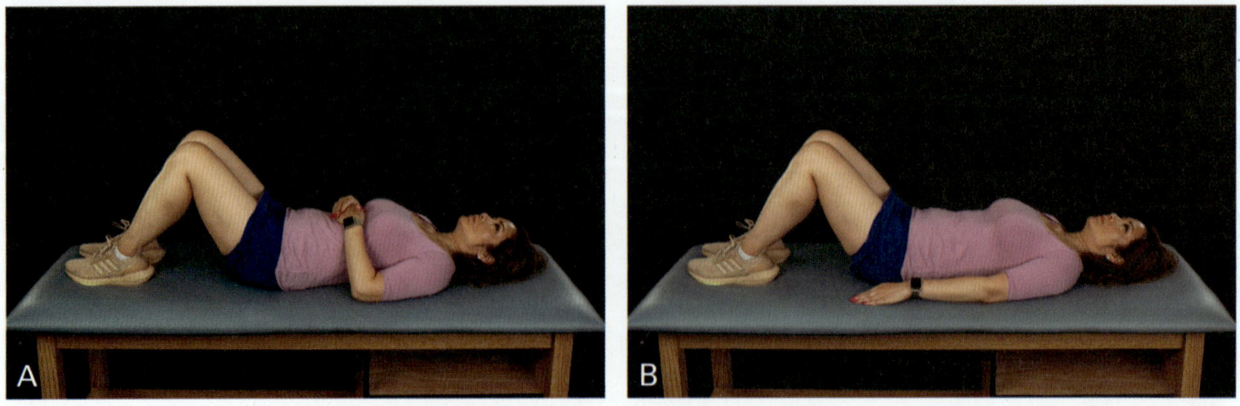

그림 6-49 무릎 굽혀 바로 누운 자세; A, 양손을 배 위에 올려놓은 자세; B, 양팔을 신전시켜 놓은 자세.

담요를 접어 사용할 수 있다.

요추가 들리면서 테이블에서 떨어지면 실제 어깨 동작과 견갑골 관절가동범위보다 어깨의 굴곡 정도나 외회전이 늘어나며 내회전의 범위는 줄어든다. 가슴이 하강된 상태에서는 어깨의 굴곡과 외회전이 실제 범위보다 줄어들고 내회전은 실제 범위보다 더 크게 나타난다.

검사 받는 쪽으로 체간이 만곡(convexity)되면 실제 어깨와 견갑골의 관절가동범위보다 더 큰 외전이 발생한다.

소흉근 길이 검사 Test for Length of Pectoralis Minor

장비: 푹신한 패드가 깔려 있지 않은 딱딱한 테이블.

시작 자세: 손바닥은 위를 향하게 한 채 양팔을 펴서 몸 옆에 붙이고 무릎을 굽히고 바로 누운 자세.

검사: 검사자는 테이블 끝에 서서 견갑대의 위치를 관찰한다. 그림 6-50은 왼쪽 소흉근의 길이는 정상이지만 오른쪽 소흉근의 길이가 단축된 상태를 보여 준다. 바닥에서 어깨가 들리는 정도에 따라, 그리고 어깨를 아래로 누르는 압력에 대한 저항 정도에 따라 긴장의 정도를 측정하여 경미, 보통, 심각으로 기록할 수 있다.

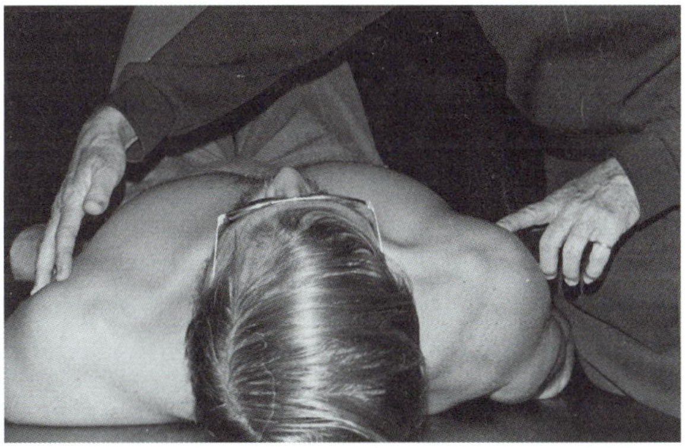

그림 6-50 양 팔을 펴고 무릎 굽혀 바로 누운 자세. 왼쪽, 정상 길이; 오른쪽, 단축된 상태, 어깨가 테이블에서 들려있다.

오훼돌기를 전방으로 하강시키는 근육의 긴장도에 대한 검사 Test for Tightness of Muscles That Depress the Coracoid Process Anteriorly

피검사자는 딱딱한 테이블 위에서 손바닥을 위로 향하게 하여 양팔을 펴서 몸 옆에 붙이고 무릎을 굽히고 바로 누운 자세를 취한다. 어깨가 테이블에서 들리는 것은 소흉근의 단축을 의미한다.

검사자는 피검사자의 전방 경사된 어깨를 교정하기 위해 왼쪽 옆에 서서 왼쪽 손의 손바닥을 어깨의 전방 부위에 대고 회전시키는 방식으로 테이블 바닥을 향해 후방으로 견고하게 누른다. 저항의 정도는 오훼돌기에 부착된 근육군의 긴장 정도를 가리킨다(그림 6-51).

소흉근에 초점을 맞추기 위해서 다른 근육들은 이완시킬 필요가 있다. 어깨 전방 부위를 왼쪽 손으로 지속적으로 누른 상태에서 이두근을 이완시키기 위해 검사자의 오른쪽 손은 피검사자의 팔꿈치를 최대한 굴곡시킨다. 만일 어깨 부위가 어느 정도 바닥으로 내려간다면 이는 이두근이 임상적으로 문제가 있는 한 부분이라는 것을 나타낸다.

어깨 전방 부위를 지속적으로 누른 상태에서 검사자는 오훼상완근을 이완시키기 위해 피검사자의 팔꿈치를 테이블에서 약 6~8인치 들어 올린다. 만약 이때 어깨가 더 내려간다면 이는 오훼상완근(coracobrachialis)이 임상적으로 문제가 있다는 것을 의미한다. 그래도 만일 잔존하는 근육 긴장이 있다면 이는 소흉근에서 기인한 것이다.

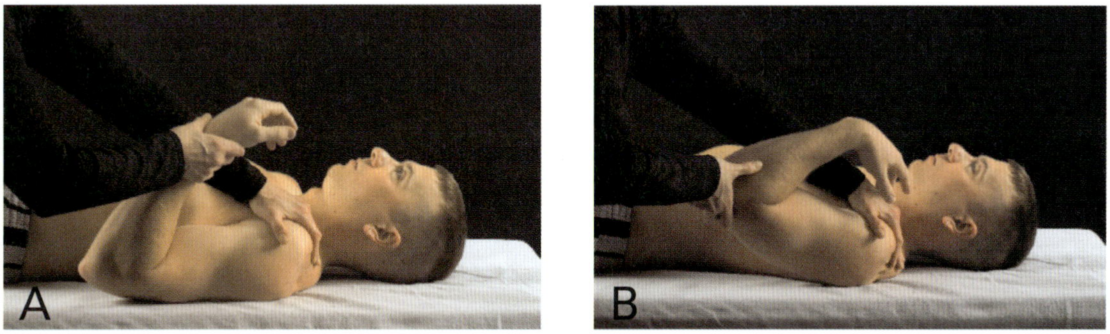

그림 6-51 A, B, 오훼돌기를 전방으로 하강시키는 근육의 긴장도에 대한 검사.

6 상지

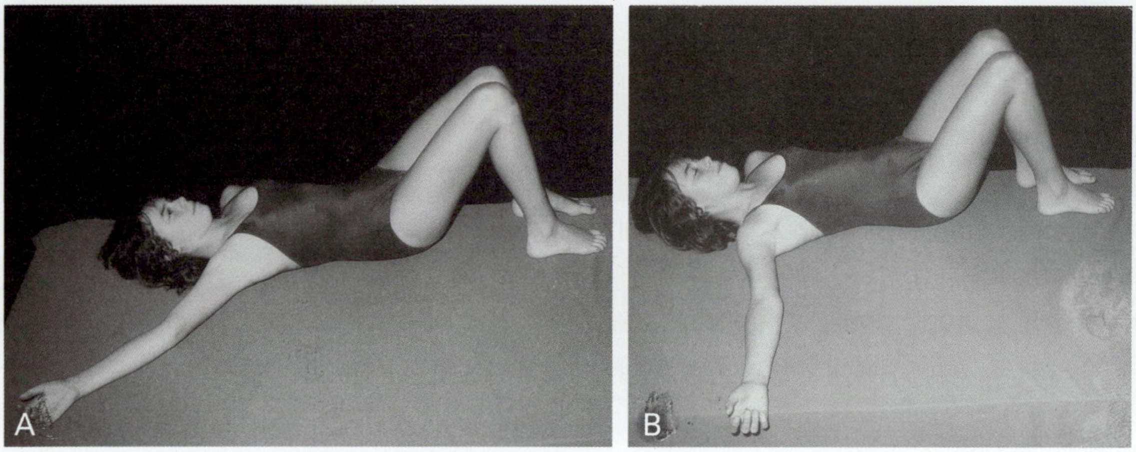

그림 6-52 대흉근 길이 검사: **A,** 하부 섬유의 정상 길이; **B,** 상부 섬유의 정상 길이.

대흉근 길이 검사 Test for Length of Pectoralis Major

장비: 푹신한 패드가 깔려 있지 않은 딱딱한 테이블.

시작 자세: 양 무릎을 굽히고 바로 누운 자세.

하부 파트(흉골 파트) 검사 동작: 검사자는 피검사자의 팔꿈치를 편 상태에서 어깨를 약 135° 외전시켜 놓는다(하부 섬유의 방향과 같아지도록). 어깨는 외회전된 상태가 된다.

정상 길이: 허리가 테이블에 편평하게 놓인 상태에서 상지는 테이블에 닿아 있다(그림 6-52A).

단축: 팔을 뻗은 상태에서 팔이 테이블에 닿지 않으며 그 제한 정도에 따라 경미, 보통, 심각으로 분류하여 기록할 수 있다. 또는 각도기를 이용하여 각도를 측정하거나 자를 이용하여 외측상과에서 테이블까지의 거리를 측정하여 기록한다.

상부 파트(쇄골 파트) 검사 동작: 검사자는 피검사자의 팔꿈치를 펴고 어깨를 90° 외전시킨 상태에서 어깨를 외회전시켜 놓는다(손바닥은 천장을 향하게 함).

정상 길이: 팔을 바닥에 편평하게 붙인 상태에서 체간은 회전되지 않으며 어깨는 외회전과 함께 90° 외전이 가능하다(그림 6-52B).

단축: 팔이 테이블에 닿지 않으며 그 정도에 따라 경미, 보통, 심각으로 분류하여 기록할 수 있다. 또는 각도기를 이용하여 각도를 측정하거나 자를 이용하여 외측상과에서 테이블까지의 거리를 측정하여 기록한다. 이 검사에서는 심각한 제한 현상을 보이는 경우는 거의 발생하지 않는다.

> **주의:** 흉쇄근막(clavipectoral fascia)의 긴장이 대흉근 쇄골 파트의 길이 검사에 장애가 될 수 있다.

과도한 길이 검사: 과도하게 길어진 길이를 측정하기 위해서 피검사자는 어깨관절을 테이블 모서리에 대고 누워 팔이 테이블 아래로 수평 외전되게 한다. 과한 정도에 따라 경미, 보통, 심각으로 분류하여 기록할 수 있으며 각도기를 이용하여 각도를 측정한다. 과잉 관절가동범위가 발견되는 경우는 극히 드물다(그림 6-53).

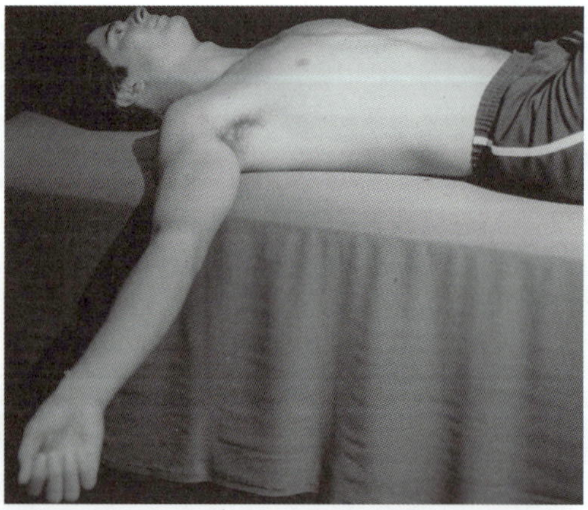

그림 6-53 대흉근의 상부 파트(쇄골 파트)의 과도한 길이 검사.

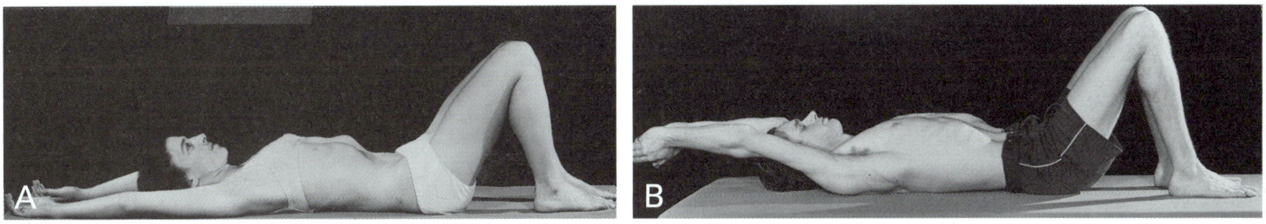

그림 6-54 대원근, 광배근, 능형근 길이 검사: **A,** 정상 길이; **B,** 단축된 상태.

대원근, 광배근 및 능형근 길이 검사 Tests for Length of Teres Major, Latissimus Dorsi, and Rhomboids

장비: 푹신한 패드가 깔려 있지 않은 딱딱한 테이블.

시작 자세: 팔꿈치를 편 상태에서 양팔을 몸 옆에 붙이고 양 무릎을 굽히고 바로 누운 자세.

검사 동작: 피검사자는 두팔을 펴서 머리 위로 뻗어 올려 테이블 위에 내려놓는다(등은 테이블에 편평하게 붙인 상태임)(**그림 6-54**).

정상 길이: 양팔을 머리에 가까이 붙인 채 테이블에 내려놓을 수 있는 능력.

단축: 팔이 테이블에 닿지 못하는 경우 측정한 것을 경미, 보통, 심각으로 기록하거나 테이블과 상완골 사이의 각도를 측정하여 제한 정도를 나타내는 수치를 알 수 있다. 또는 테이블과 외측상과 사이의 거리를 자로 측정한다.

주의: 상복근의 긴장은 가슴을 하강시켜 어깨를 앞으로 잡아당기므로 검사에 방해가 된다. 마찬가지로, 상부 흉추후만증이 있는 경우에는 어깨를 테이블에 내려 누를 수 없다.

수축된 소흉근은 견갑대를 전하방으로 당기게 되어 견갑골을 전방으로 기울게 한다. 견갑대 배열에 변화가 생기면 정상 관절가동범위이더라도 상완관절(glenohumeral joint)의 굴곡에 제한이 발생하여 팔이 테이블에 닿지 않게 된다.

소흉근(pectoralis minor)의 긴장은 많은 경우에 있어 팔에 통증을 느끼는 주요 요인이 된다. 소흉근은 오훼돌기에 부착되어 있기 때문에 이 근육의 긴장으로 인해 오훼돌기가 전방으로 하강되므로 오훼돌기와 흉곽 사이에 놓여 있는 액와혈관(axillary blood vessels)과 상완신경총(brachial plexus)에 압박과 충돌이 가해지게 된다.

6 상지

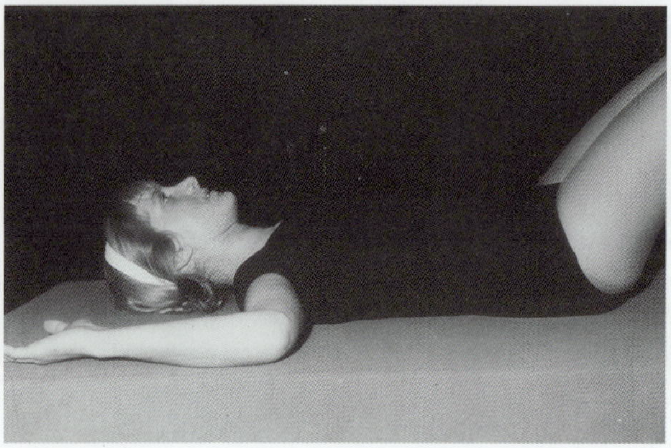

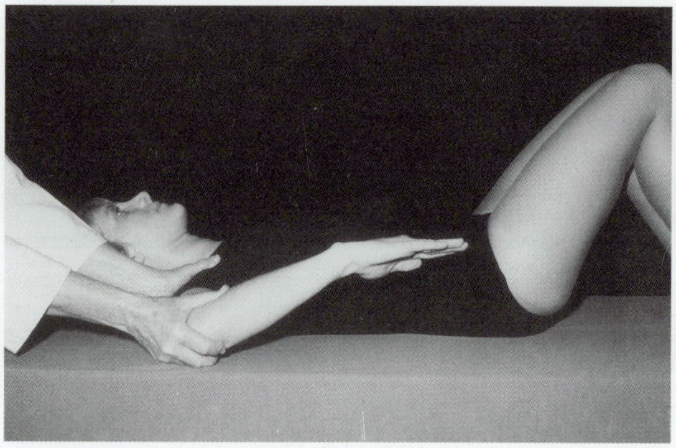

그림 6-55 어깨 회전근의 길이 검사: **A,** 내회전근, **B,** 외회전근.

어깨 내회전근의 길이 검사 Test for Length of Shoulder Medial Rotators

장비: 푹신한 패드가 깔려 있지 않은 딱딱한 테이블.

시작 자세: 바로 누워 요추를 테이블에 편평하게 붙인다. 어깨가 90° 외전되고, 팔꿈치가 테이블 끝에 닿은 상태에서 팔꿈치를 90° 굴곡시킨다. 전완이 테이블과 수직을 이루게 된다.

내회전근 길이 검사: 어깨를 외회전시켜 전완을 테이블에까지 내려 닿게 한다(그림 6-55A)(등이 테이블에서 떨어지지 않도록 한다).

정상 관절가동범위: 외회전 90° (등을 테이블에 붙인 상태에서 전완이 테이블에 닿는다).

> **주의:** 외회전(그림 6-56A에서와 같이)은 정상 범위에서 이루어지고 있더라도 대원근(teres major)과 광배근(latissimus dorsi)의 긴장 검사에서 문제가 발생했다면 대원근이 아니라 광배근에 긴장이 발생한 것이다.

어깨 외회전근의 길이 검사 Test for Length of Shoulder Lateral Rotators

장비: 푹신한 패드가 깔려 있지 않은 딱딱한 테이블.

시작 자세: 바로 누워 요추를 테이블에 편평하게 붙인다. 어깨는 90° 외전되어 있고 팔꿈치가 테이블 끝에 닿은 상태에서 90° 굴곡시킨다(전완이 테이블과 수직을 이루게 한다).

외회전근 길이 검사: 어깨를 내회전시켜 전완을 테이블로 내린다. 검사자는 견갑대가 움직이는 것을 막기 위해 어깨를 눌러 안정화시켜 준다(그림 6-55B)(견갑대가 앞으로 밀리지 않게 한다).

정상 관절가동범위: 내회전 70°.

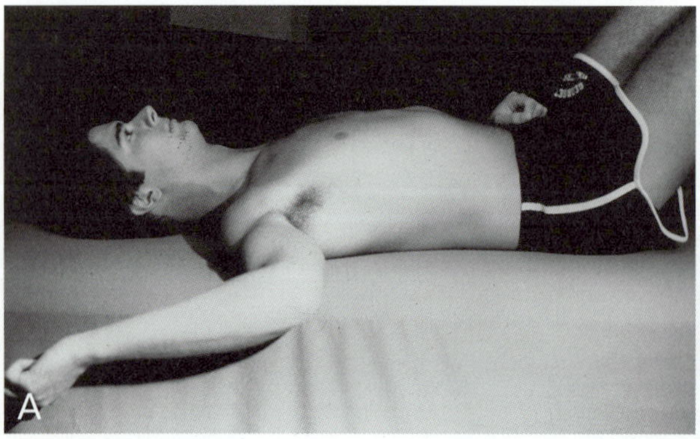

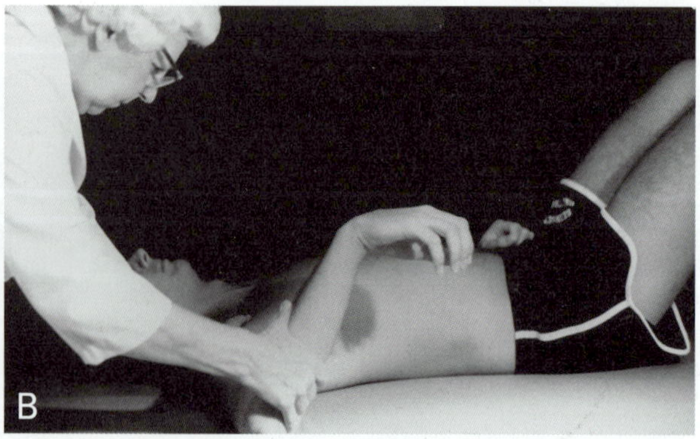

그림 6-56 어깨 회전근의 길이 검사: **A,** 외회전의 과 관절가동범위에 대한 근육 검사; **B,** 불균형-내회전의 제한과 과도한 외회전.

과도한 외회전 관절가동범위를 검사하기 위해서는 팔꿈치를 테이블 가장자리에서 벗어나게 하여 전완이 테이블 아래로 떨어지도록 하여야 한다(그림 6-56A).

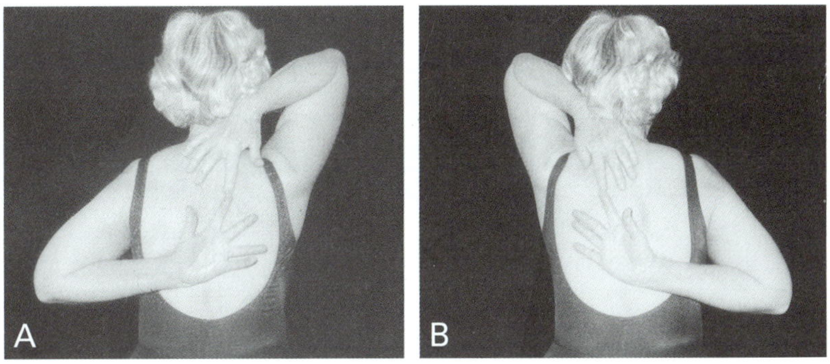

그림 6-57 A, B, 어깨관절의 관절가동범위를 검사하기 위해서 양손을 등 뒤에 위치시켜 놓는다.

사진의 피검사자는 내회전의 제한과 과도한 외회전을 보이고 있는데 이러한 불균형 상태는 야구 선수들에게서 자주 나타난다(22).

그림 6-57과 같이 양손을 등 뒤로 돌리기 위해서는 견갑대가 비정상적인 움직임을 일으키지 않으면서 어깨관절이 정상적으로 회전해야 한다.

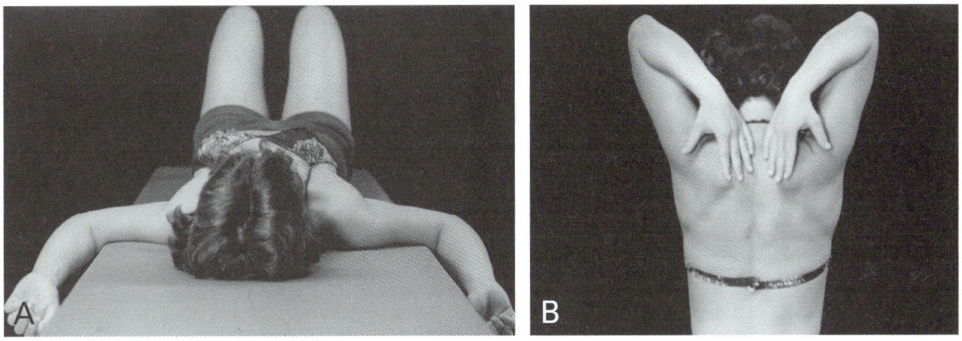

그림 6-58 A, 약간 과도한 어깨관절의 외회전; B, 양손을 쉽게 등 상부에 위치시킬 수 있다.

약간 과도한 어깨관절의 외회전. 양손을 쉽게 등 상부에 위치시킬 수 있다(그림 6-58).

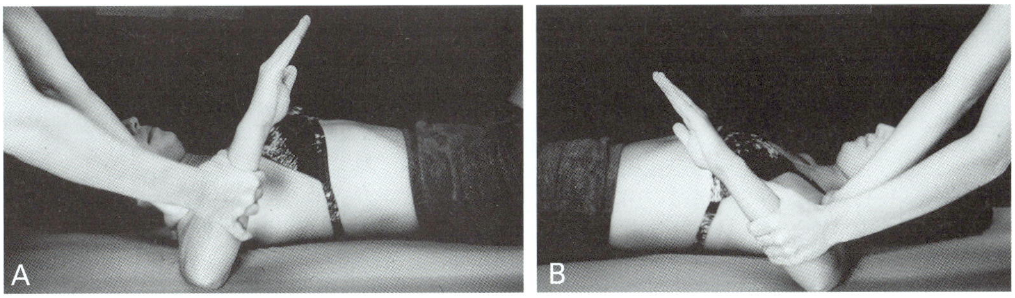

그림 6-59 A, B, 어깨관절의 내회전이 제한된 상태로 왼쪽보다는 오른쪽이 더 심각하다.

어깨관절의 내회전이 제한된 상태로 왼쪽보다는 오른쪽이 더 심각하다(그림 6-59). 어깨관절을 대신해서 견갑대가 움직이는 것을 막기 위해서 견갑대를 눌러 주어야 한다.

견갑대(shoulder girdle)의 움직임에 의한 대체작용이 일어나면 피검사자는 양손을 등 뒤로 돌릴 수 있다(그림 6-60). 그러나 그러한 대체작용을 조장하거나 허용하게 되면 소흉근이 지나치게 발달하는 부작용을 일으킬 수 있다. (소흉근 참조)

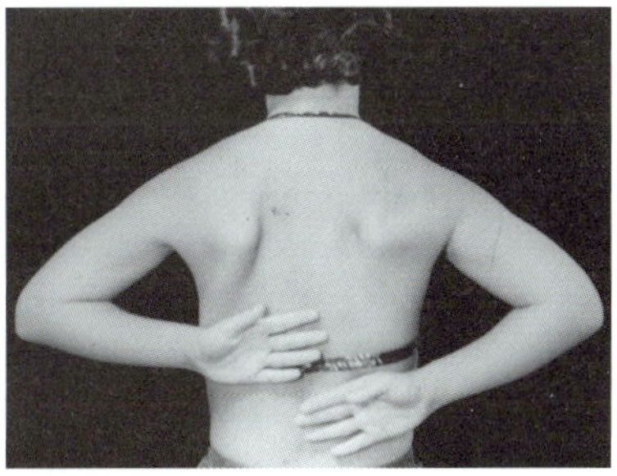

그림 6-60 견갑대의 움직임에 의한 대체작용.

병력 노트

상지 차트(Upper Extremity Chart)

PATIENT'S NAME CLINIC No.

LEFT RIGHT

						Examiner Date						
						Trapezius, upper						
						Trapezius, middle						
						Trapezius, lower						
						Serratus anterior						
						Rhomboids						
						Pectoralis minor						
						Pectoralis major						
						Latissimus dorsi						
						Shoulder medial rotators						
						Shoulder lateral rotators						
						Deltoid, anterior						
						Deltoid, middle						
						Deltoid, posterior						
						Biceps						
						Triceps						
						Brachioradialis						
						Supinators						
						Pronators						
						Flexor carpi radialis						
						Flexor carpi ulnaris						
						Extensor carpi radialis						
						Extensor carpi ulnaris						
						1 Flexor digitorum profundus 1						
						2 Flexor digitorum profundus 2						
						3 Flexor digitorum profundus 3						
						4 Flexor digitorum profundus 4						
						1 Flexor digit. superficialis 1						
						2 Flexor digit. superficialis 2						
						3 Flexor digit. superficialis 3						
						4 Flexor digit. superficialis 4						
						1 Extensor digitorum 1						
						2 Extensor digitorum 2						
						3 Extensor digitorum 3						
						4 Extensor digitorum 4						
						1 Lumbricalis 1						
						2 Lumbricalis 2						
						3 Lumbricalis 3						
						4 Lumbricalis 4						
						1 Dorsal interosseus 1						
						2 Dorsal interosseus 2						
						3 Dorsal interosseus 3						
						4 Dorsal interosseus 4						
						1 Palmar interosseus 1						
						2 Palmar interosseus 2						
						3 Palmar interosseus 3						
						4 Palmar interosseus 4						
						Flexor pollicis longus						
						Flexor pollicis brevis						
						Extensor pollicis longus						
						Extensor pollicis brevis						
						Abductor pollicis longus						
						Abductor pollicis brevis						
						Adductor pollicis						
						Opponens pollicis						
						Flexor digiti minimi						
						Abductor digiti minimi						
						Opponens digiti minimi						

NOTES:

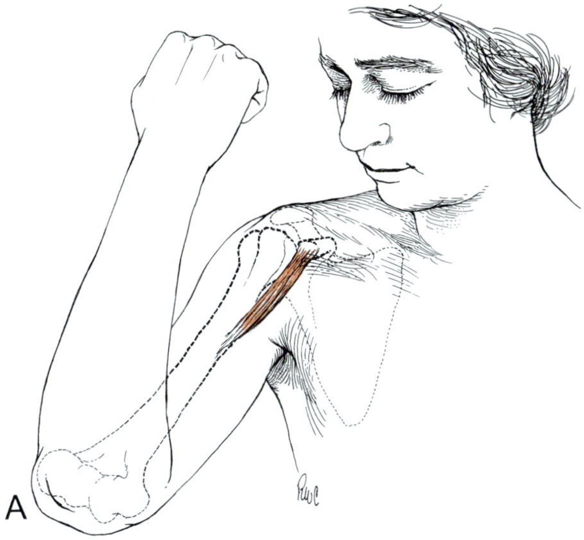

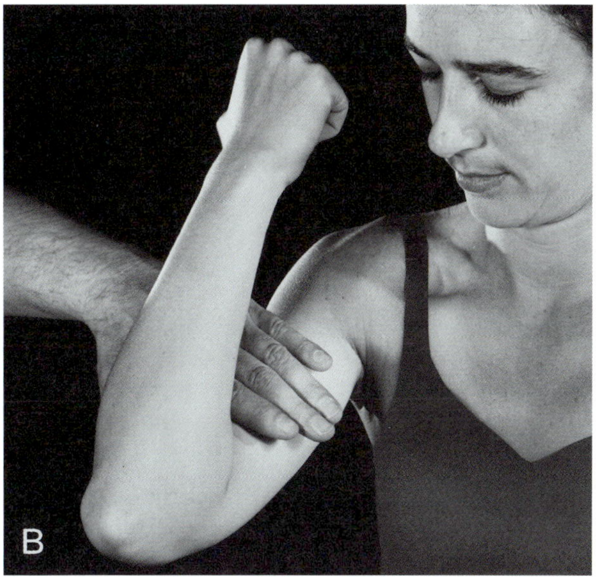

그림 6-61 A, 오훼완근; B, 오훼완근 근력을 검사하는 모습.

근력 검사 MUSCLE STRENGTH TESTS

오훼완근 Coracobrachialis

기시부: 견갑골의 오훼돌기 첨부(그림 6-61A).

정지부: 상완골 중앙 내측면, 삼각근 조면 반대편.

작용: 어깨관절의 굴곡 및 내전.

신경: 근피신경, C6, 7.

환자: 앉거나 바로 누운 자세.

약화: 어깨의 굴곡 특히 팔꿈치의 완전 굴곡 및 회외 동작(머리를 빗는 동작)에 힘이 약해진다.

단축: 팔을 측면으로 내릴 때 오훼돌기가 전방으로 하강한다.

고정: 체간이 안정되어 있다면 검사자가 고정할 필요는 없다.

검사: 팔꿈치는 완전 굴곡되고, 전완이 회외된 상태에서 외회전을 동반한 어깨의 굴곡 동작. 이 자세에서 이두근은 어깨의 굴곡 동작에 별 영향을 끼치지 못한다. 팔꿈치가 완전 굴곡되고 전완이 회외하게 되면 이두근이 극도로 짧아지기 때문이다.

압력: 상완골의 하부 1/3 지점, 전내측 표면에서 신전 및 약간의 외전 방향으로 힘을 가한다(그림 6-61B).

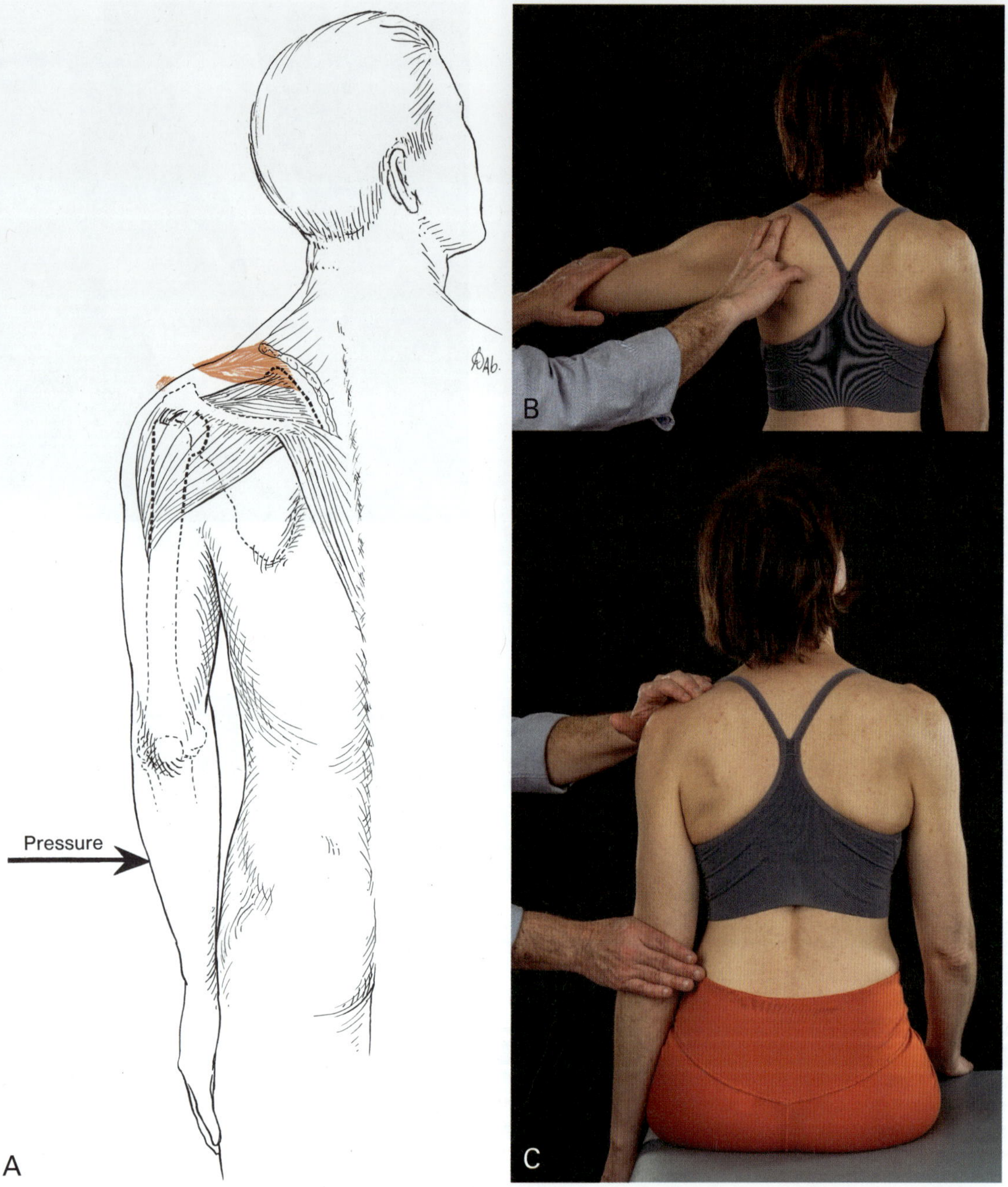

그림 6-62 **A**, 극상근; **B**, **C**, 극상근의 근력을 검사하는 모습.

극상근 Supraspinatus

기시부: 견갑골 극상와 내측 2/3 부위(**그림 6-62A**).

정지부: 상완골 대결절의 상와, 어깨 관절낭.

작용: 어깨관절의 외전과 외회전. 어깨관절이 움직이는 동안 상완골두와 관절와(glenoid cavity)를 안정화시켜 준다.

신경: 상견갑신경, C4, 5, 6.

환자: 어깨를 90° 외전시킨 채 앉거나 선 자세에서 머리와 목을 동측으로 신전, 외측 굴곡시키고 얼굴은 검사받는 반대 방향으로 향하게 한다.

고정: 앉은 자세가 선 자세보다 체간을 안정화시키는데 훨씬 더 도움이 된다.

> **주의:** 극상근(supraspinatus)과 삼각근(deltoid)은 어깨의 외전에 함께 작용하므로, 근력 검사 시 등급화의 목적으로 양 근육을 각각 따로 구분할 필요는 없다. 그러나 극상근이 작용할 때는 손으로 만져보면 구별할 수 있다. 극상근 전체가 상승모근과 중승모근에 의해 덮여 있으므로 극상근을 촉진하기 위해서는 승모근이 최대한 이완되어야 한다. 그러기 위해서는 그림 6-62B에서 보듯이, 머리와 목은 신전 및 외측 굴곡시켜 얼굴이 검사 받는 반대 방향으로 회전되어 있어야 한다. 그리고 승모근의 활동이 적은 초기 외전 시에 검사해야 한다. 삼각근과 극상근은 어깨의 외전이 시작될 때 함께 작용하므로 이러한 검사가 극상근이 초기 외전 동작에 단독 작용한다는 것을 의미하는 것은 아니다.

검사 동작: 상완골 외전의 시작 동작(23).

저항: 전완을 내전 방향으로 힘을 가한다.

> **주의:** 극상근은 단일관절 근육이고 가장 짧은 위치에서 가장 강하게 검사해야 하기 때문에 근육이 가장 짧은 위치에서 검사해야 한다.
>
> "빈 캔(empty can)" 검사는 이 근육의 근력을 검사하기 위한 요구사항을 충족하지 못한다. Rowlands와 그의 동료 학자들은 "우리의 연구는 빈 캔 검사가 극상근(supraspinatus)의 선택적 활성화를 허용하지 않는다는 것을 발견했다"고 한다(24).

약화: 극상근건은 어깨관절낭 위에 견고하게 부착되어 있다. 이 건이 약화되거나 손상되면 어깨관절의 안정이 저하되며 상완골두와 관절와(glenoid cavity)의 결합이 약화된다.

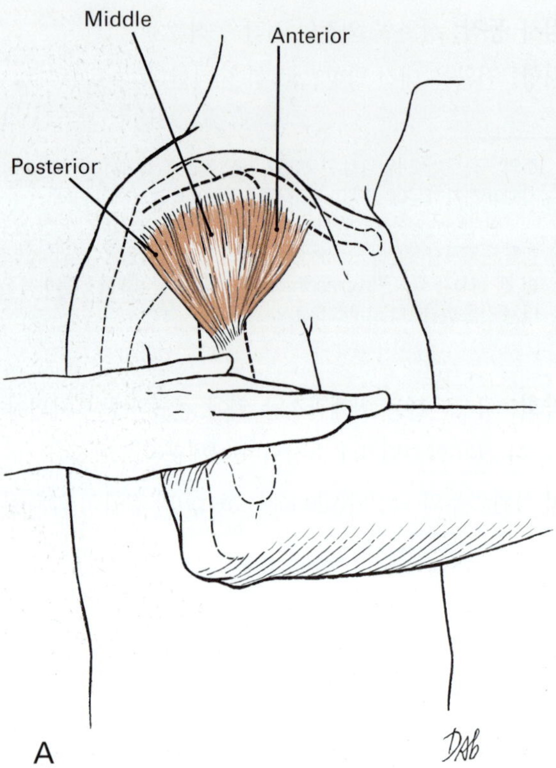

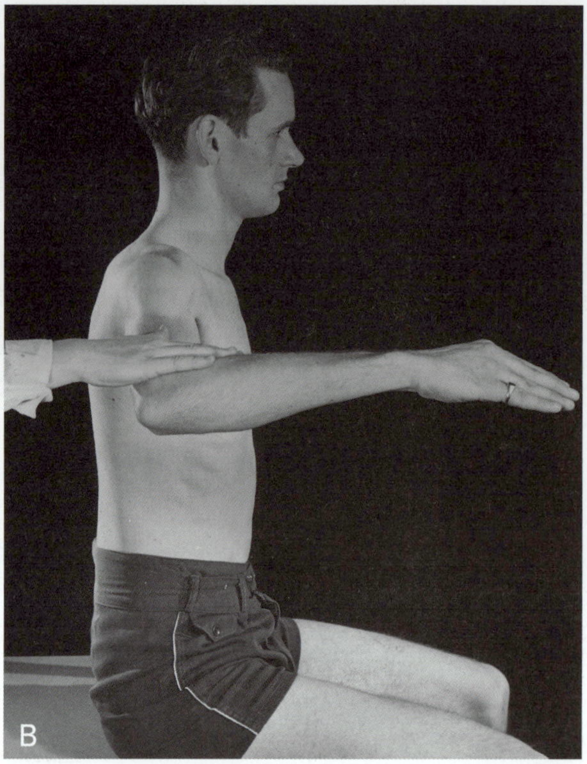

그림 6-63 A, 삼각근; B, 삼각근의 근력을 검사하는 모습.

삼각근 Deltoid

전삼각근의 기시부: 쇄골의 전방연, 상면, 외측 1/3 부위(그림 6-63A).

중삼각근의 기시부: 견봉의 외측연, 상면.

후삼각근의 기시부: 견갑극의 후방연 하순 부위.

정지부: 상완골의 삼각근 조면.

작용: 어깨관절의 외전. 주요 작용은 중삼각근에 의해 이루어지며 전삼각근과 후삼각근은 안정화시키는 작용을 한다. 전삼각근은 바로 누운 자세에서 어깨관절 굴곡과 내회전에 작용하며 후삼각근은 엎드려 누운 자세에서 어깨관절 신전과 외회전에 작용한다.

신경: 액와신경, C5, 6.

환자: 앉은 자세.

고정: 이 검사에 있어서 체간과 팔의 관계가 아주 안정적이기 때문에 검사자가 팔을 더 이상 안정화시킬 필요가 없다. 그러나 견갑골 고정근이 약하다면 검사자는 반드시 견갑골을 안정화시켜야 한다.

검사: 회전 동작이 수반되지 않는 어깨의 외전(그림 6-63B). 어깨를 외전시킬 때 어깨가 회전되지 않았음을 확실히 나타내기 위해 팔꿈치를 굴곡시킨다. 그러나 외전 자세를 취한 후에는 보다 긴 레버를 사용하기 위해 팔을 신전시켜도 좋다. 검사자는 차후 검사에도 동일한 방식을 적용해야 한다.

압력: 팔꿈치가 굴곡된 경우에는 상완골의 원위부 배측면(dorsal surface)에, 팔꿈치가 신전된 경우에는 전완에 힘을 가한다.

약화: 중력에 대항해 팔을 들어 올리는 어깨의 외전력에 장애가 생긴다. 삼각근과 극상근 전체에 마비가 왔을 때 팔을 지지해 주지 않을 경우 상완골이 하방으로 탈구되는 경향이 생긴다. 어깨 관절낭은 관절와와 대퇴골두 사이를 거의 1인치 가량 간격을 두게 한다. 액와신경과 관련하여 삼각근은 약화되었으나 극상근이 영향을 받지 않았다면 어깨관절의 이완 정도는 그리 심하지 않다고 볼 수 있다. 그러나 삼각근의 근력이 회복되지 않으면 증상이 악화될 것이다.

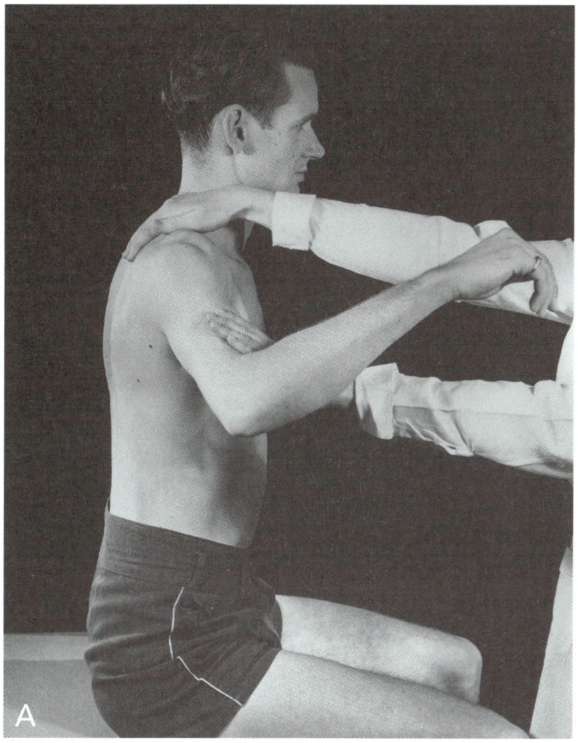

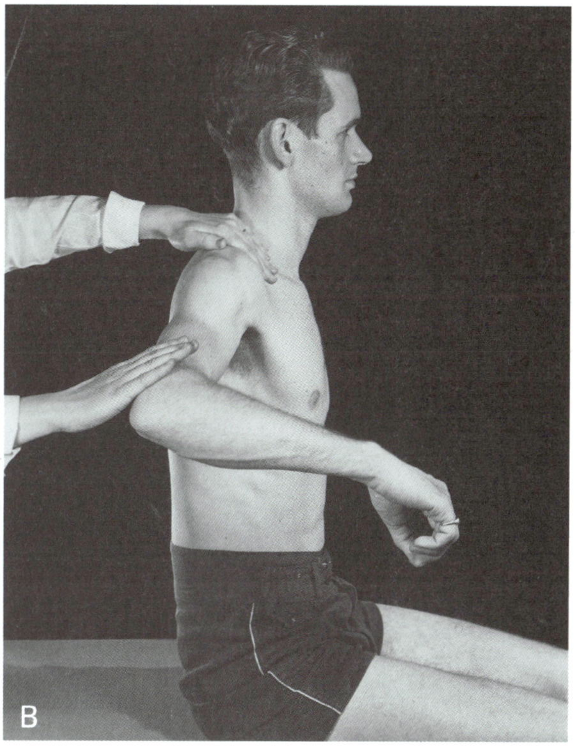

그림 6-64 A, 전삼각근의 근력을 검사하는 모습. 앉은 자세; B, 후삼각근의 근력을 검사하는 모습. 앉은 자세.

전삼각근 Anterior Deltoid

환자: 앉은 자세.

고정: 견갑골 고정근이 약화되어 있다면 검사자는 견갑골을 안정화시켜야 한다. 팔에 압력이 가해질 때 반대 압력은 견갑대의 후방으로 가해진다.

검사: 경미한 굴곡과 외회전을 동반한 어깨의 외전(그림 6-64A). 바로 앉은 자세에서 상완골을 경미하게 외회전시키는 것이 필요한데 이것은 전방 섬유에 대한 중력의 효과를 배가시키기 위해 필요하다.

압력: 팔의 전내측에 내전 및 경미한 신전 방향으로 힘을 가한다.

후삼각근 Posterior Deltoid

환자: 앉은 자세.

고정: 견갑골 고정근이 약화되어 있다면, 검사자는 어깨를 안정화시켜야 한다. 팔에 압력이 가해질 때, 견갑대의 전방으로 반대 압력이 가해진다.

검사: 경미한 신전과 경미한 상완골 내회전을 동반한 어깨의 외전(그림 6-64B). 바로 앉은 자세에서 상완골을 경미하게 내회전시키는 것이 필요한데 이것은 후방 섬유에 대한 중력의 효과를 배가시키기 위해 필요하다.

압력: 팔꿈치 바로 위의 후외측에 내전 및 경미한 굴곡 방향으로 힘을 가한다.

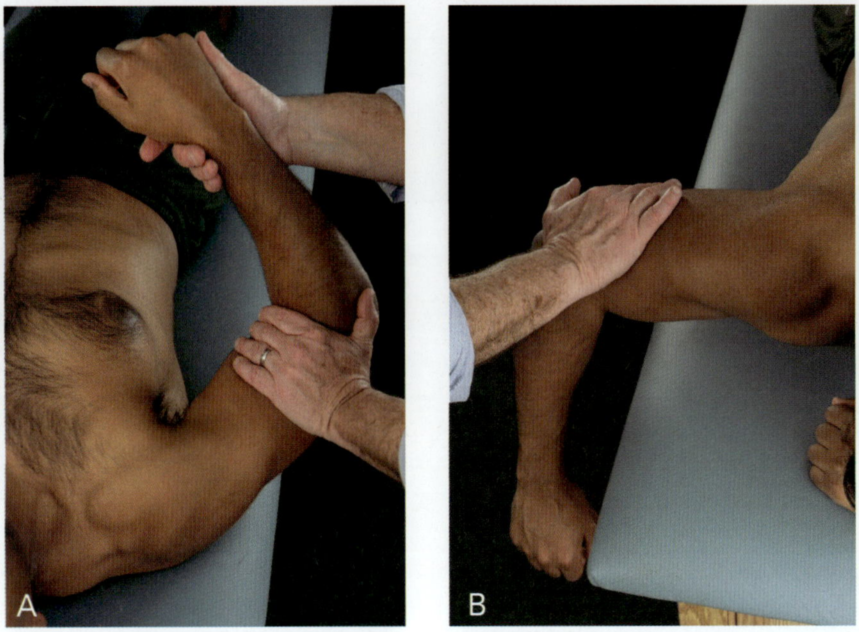

그림 6-65 A, 전삼각근의 근력을 검사하는 모습, 바로 누운 자세; B, 후삼각근의 근력을 검사하는 모습, 엎드려 누운 자세.

전삼각근 Anterior Deltoid

환자: 바로 누운 자세.

고정: 모든 삼각근의 검사 시 어깨는 승모근과 전거근에 의해 안정화되는데 만일 이 근육이 약화되어 있다면 검사자는 견갑골을 안정화시켜야 한다.

검사: 경미한 굴곡과 내회전을 동반한 어깨의 외전(그림 6-65A). 검사 시 피검사자의 손이 가슴에 닿게 되면 손목신전근의 반대작용에 의해 팔꿈치가 들어 올려지므로 검사자는 피검사자의 손목 아래를 잡아야 한다.

압력: 팔의 원위부 전방 부위에서 체간 측면을 향해 내전 방향으로 힘을 가한다.

후삼각근 Posterior Deltoid

환자: 엎드려 누운 자세.

고정: 견갑골은 검사자나 견갑근에 의해 안정화되어야 한다.

검사: 경미한 신전과 외회전을 동반한 어깨의 90° 외전(그림 6-65B).

압력: 팔의 후외측에서 내전과 굴곡의 중간 방향인 대각선 내측하방으로 힘을 가한다.

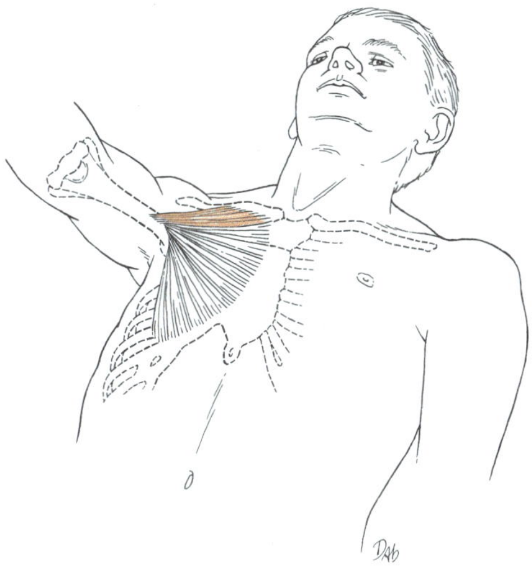

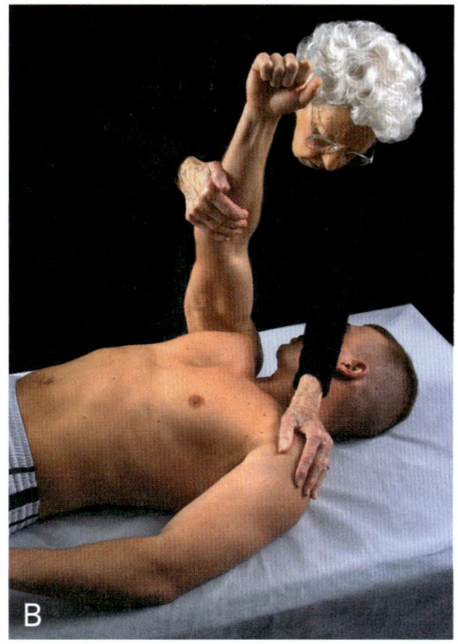

그림 6-66 A, 대흉근의 쇄골 부위; B, 대흉근의 쇄골 부위 근력을 검사하는 모습.

대흉근, 쇄골 파트 Pectoralis Major, Clavicular Portion

기시부(쇄골 파트): 쇄골의 흉골쪽 1/2 전면(그림 6-66A).

정지부: 상완골의 대결절능. 상부섬유는 결절능을 중심으로 볼 때 하부 섬유보다 전하방에 위치한다.

작용: 어깨관절을 굴곡 및 내회전시키고 상완골은 수평 내전시켜 반대편 어깨로 향하도록 한다.

신경: 외측 흉신경, C5, 6, 7.

환자: 바로 누운 자세.

고정: 검사자가 반대편 어깨를 붙잡아 테이블에 고정시킨다. 삼두근은 팔꿈치의 신전을 유지해야 한다.

검사: 팔꿈치를 신전시키고 어깨를 90° 굴곡 및 약간 내회전시킨 상태에서 상지를 쇄골의 흉골단 방향으로 내전시킨다(그림 6-66B).

압력: 전완의 내측 근위부에서 외전 방향으로 힘을 가한다.

약화: 팔의 내전력이 약화되어 몸을 가로질러 반대편 어깨까지 닿기가 어려워진다. 또한 어깨의 굴곡력과 내회전력이 약화된다.

단축: 어깨의 굴곡, 수평 외전 및 외회전의 관절가동범위가 줄어든다. 대흉근이 단축되면 팔의 내회전 및 내전이 발생하며 이어 견갑골의 외전을 초래한다.

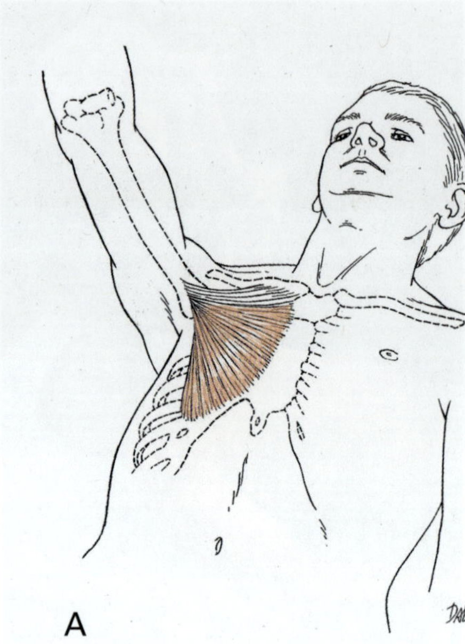

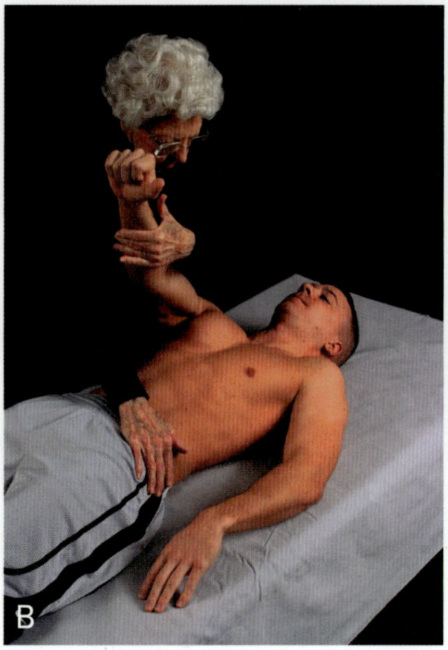

그림 6-67 A, 대흉근의 흉늑골 부위; B, 대흉근의 흉늑골 부위 근력을 검사하는 모습.

대흉근, 흉늑골 부위 Pectoralis Major, Sternocostal Portion

기시부(흉늑골 부위): 흉골의 전면, 여섯 번째 또는 일곱 번째 늑골의 연골, 외복사근 건막(그림 6-67A).

정지부: 상완골의 대결절능. 상부 섬유보다 더 후상방 쪽에 부착되어 휘감긴 형태로 정지한다.

작용: 상완골에 부착되어 있기 때문에 견갑대의 하강이 이루어지며 상완골이 반대편 장골능 쪽으로 비스듬히(oblique) 움직이는 내전을 일으킨다.

신경: 내외측 흉신경, C6, 7, 8, T1.

근육 전체의 작용: 기시부가 고정된 경우 상완골의 내전 및 내회전이 이루어지며 정지부가 고정된 경우 강제흡기에서 보듯이 흉곽의 상승을 보조한다. 목발을 이용해서 걷거나 평행봉 운동을 할 경우 신체의 하중을 지지하는 작용을 한다.

환자: 바로 누운 자세.

고정: 검사자는 한 손으로 반대편 장골능을 눌러 테이블에 고정시킨다. 내복사근과 외복사근의 전방 섬유에 의해 흉곽은 골반 쪽으로 안정화된다. 그러나 복근이 약화되어 있다면 골반 대신 흉곽이 안정화되어야 한다. 상완삼두근이 팔꿈치 신전을 유지해야 한다.

검사: 팔꿈치는 신전되고 어깨는 굴곡과 약간 내회전된 자세에서 팔을 반대편 장골능 쪽으로 비스듬히(oblique) 내전시킨다(그림 6-67B).

압력: 전완에서 비스듬하게 외측 상방으로 힘을 가한다.

약화: 반대편 골반 쪽으로의 내전력이 약화된다. 같은 쪽의 대흉근에서 외복사근까지 그리고 반대쪽의 내복사근의 연속된 근육 작용에 문제가 있을 시에는 찌르거나 때리는 동작에 어려움이 발생한다. 바로 누운 자세에서 머리 위로 비스듬히 놓여 있는 팔을 테이블에서 들어 올리는 동작이 어렵게 된다. 또한 허리 레벨에서 크거나 무거운 물체를 드는 동작 역시 어렵게 된다.

단축: 상완골에 대한 대흉근의 당김으로(종종 소흉근의 견갑골 견인력이 동반됨) 견갑대의 전방 하강이 나타난다. 팔을 머리 위로 들어 올리는 굴곡이나 외전 동작의 관절가동범위에 제한이 발생한다.

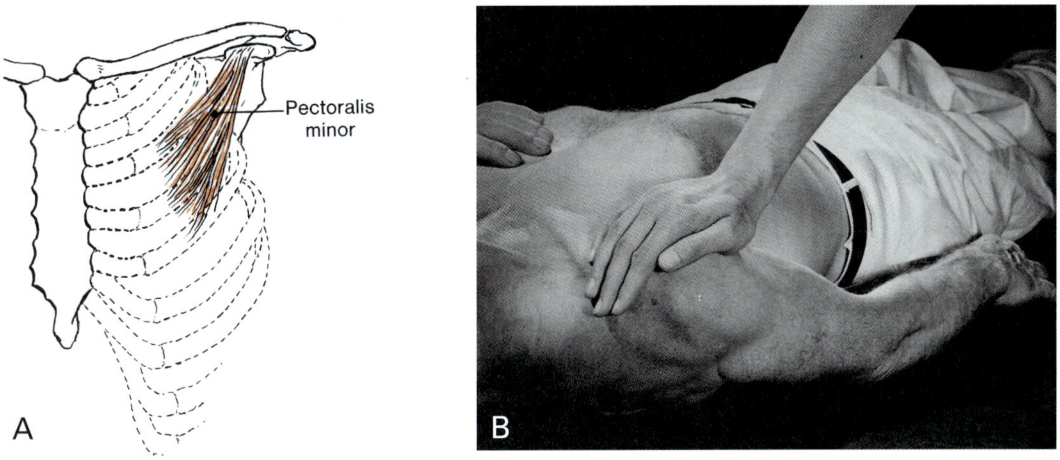

그림 6-68 A, 소흉근; B, 소흉근의 근력을 검사하는 모습.

소흉근 Pectoralis Minor

기시부: 늑연골 부근의 세 번째부터 다섯 번째 늑골 상부 가장자리, 늑간의 근막(그림 6-68A).

정지부: 견갑골 오훼돌기의 상면, 내측연.

작용: 기시가 고정된 경우 견갑골을 하강 및 하방으로 회전시키고 내전시킨다. 견갑골이 안정되어 정지부가 고정된 경우 소흉근은 강제흡기를 보조한다.

신경: 내측 흉신경과 외측 흉신경의 연합가지(communicating branch)에서 비롯된 섬유; C8, T1.

환자: 바로 누운 자세.

고정: 검사 받는 쪽의 흉곽을 테이블에 고정되어 있는 상태에서 복근이 약화된 경우가 아니라면 다른 조치는 필요없다.

검사: 팔을 몸 옆에 붙인 채 어깨를 전방으로 내민다. 피검사자가 어깨를 앞으로 밀기 위해 손으로 테이블을 미는 동작을 해서는 안 된다(그림 6-68B). (필요하다면 팔꿈치를 테이블 위에서 들어 올리도록 한다.)

압력: 어깨의 전면에서 테이블 방향으로 힘을 가한다.

약화: 어깨의 강한 신전은 능형근과 견갑거근이 견갑골을 후방 고정시키고 소흉근이 견갑골을 전방 고정시키면서 나타난다. 소흉근이 약화되면 어깨의 신전력이 약화된다.

견갑골이 이상적인 정렬 상태에서 안정화되어 있을 경우에 소흉근은 흡기를 보조하는 근육으로서 작용한다. 이 근육이 약화되면 이미 호흡근이 약화된 환자들의 호흡능력 약화를 더욱 증가시킨다.

단축: 이 근육은 늑골에서 기시하여 오훼돌기에 정지한다. 이 근육이 구축되면 견갑골의 오훼돌기가 전하방으로 하강하며 이 구축현상이 팔에 통증을 불러일으키는 주요 원인이 되기도 한다. 상완신경총과 액와혈관이 오훼돌기와 흉곽 그리고 소흉근의 건 사이에 위치해 있기 때문에 소흉근이 수축되면 이 혈관과 신경이 압박을 받는다.

수축된 소흉근은 견갑골의 회전을 제한하고, 관절와가 관절의 완전한 굴곡에 필요한 두개골 방향으로 움직이는 동작을 방해하여 어깨관절의 굴곡에 제한을 일으킨다.

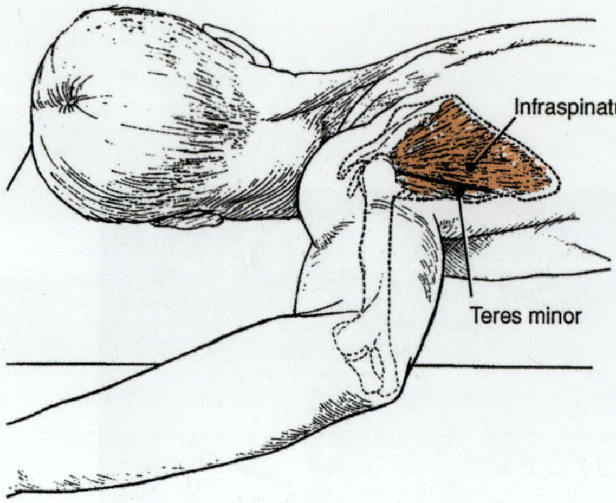

A

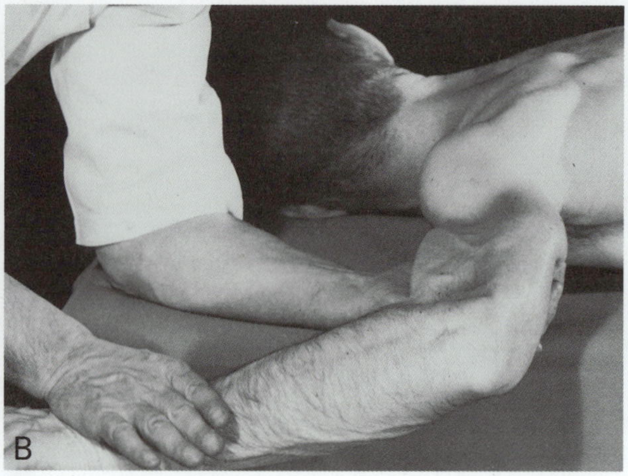

B

그림 6-69 A, 극하근; B, 극하근의 근력을 검사하는 모습.

어깨외회전근 Shoulder External Rotators

극하근 Infraspinatus

기시부: 견갑골 극하와의 내측 2/3 부위(그림 6-69A).

정지부: 상완골 대결절의 중앙, 어깨관절낭.

작용: 어깨관절의 외회전. 어깨관절의 동작 시 상완골두와 관절와의 결합을 안정화시킨다.

신경: 견갑상신경, C5, 6.

환자: 엎드려 누운 자세.

고정: 팔은 테이블 위에 올려놓는다. 검사자는 환자의 상완 원위부 밑에 손을 넣어 내전 및 외전을 방지하고 정확한 회전 동작이 이루어지도록 상완골을 안정화시킨다. 이 검사에는 견갑근, 특히 중승모근과 하승모근이 견고한 지지작용을 해 주어야 하며 압력이 가해질 때 견갑골의 외회전근 또는 어깨의 외회전근의 정지(break) 작용 여부를 주의 깊게 살펴야 한다.

검사: 팔꿈치를 직각으로 굽힌 자세에서의 어깨 외회전(그림 6-69B).

압력: 전완을 레버로 하여 어깨를 내회전시키는 방향으로 힘을 가한다.

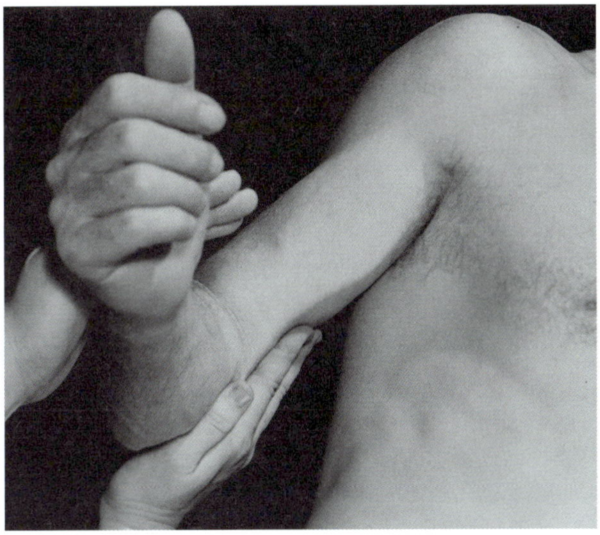

그림 6-70 소원근의 근력을 검사하는 모습.

소원근 Teres Minor

기시부: 견갑골 외측연의 배측(dorsal) 상부 2/3 지점(그림 6-69A).

정지부: 상완골 대결절의 최하면, 어깨관절낭.

작용: 어깨관절을 외회전시키고 어깨관절의 동작 시 상완골두와 관절와(glenoid cavity)의 결합을 안정화시킨다.

신경: 액와신경, C5, 6.

환자: 바로 누운 자세.

고정: 회전 동작을 명확히 하기 위해 상완골 원위 내측에서 반대 압력을 가한다.

검사: 팔꿈치를 직각으로 굽힌 자세에서의 상완골 외회전(그림 6-70).

압력: 전완을 레버로 하여 어깨를 내회전시키는 방향으로 힘을 가한다.

약화: 어깨가 내회전된 자세를 취한다. 중력에 대항한 자세에서 외회전이 어렵거나 불가능해진다.

약한 회전근을 객관적으로 측정하고 회전근을 촉진하기 위해서는 소원근(teres minor)의 경우에는 엎드려 누운 자세가 유리하며 극하근(infraspinatus)의 경우에는 바로 누운 자세가 유리하다. 이 두 근육의 회전 동작에 후삼각근의 작용이 없고 그리고 승모근의 최대한 고정력도 필요하지 않을 경우에는 바로 누운 자세가 검사에 유리하다.

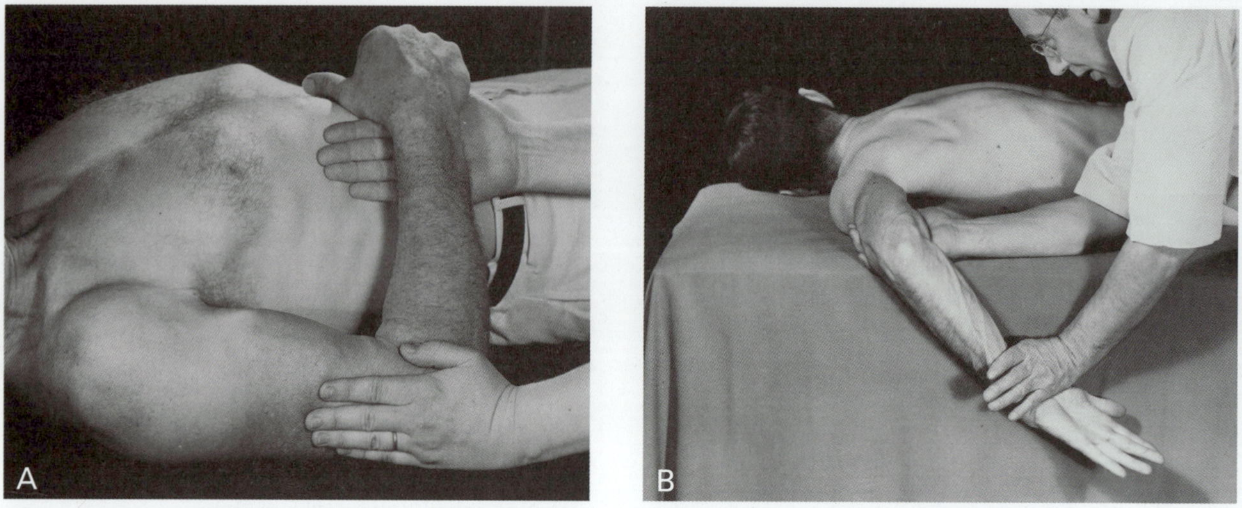

그림 6-71 A, B, 어깨 내회전근의 근력을 검사하는 모습(그룹 검사).

어깨 내회전근(그룹 검사) Shoulder Internal Rotators (Group Test)

어깨의 내회전에 작용하는 주요 근육은 광배근(latissimus dorsi)과 대흉근(pectoralis major), 견갑하근(subscapularis), 그리고 대원근(teres major)이다.

환자: 바로 누운 자세.

고정: 회전 동작을 명확히 하기 위해 상완골 원위 외측에 반대 압력을 가한다.

검사: 팔을 몸 옆에 붙이고 90°로 굽힌 상태에서의 상완골 내회전.

압력: 전완을 레버로 하여 상완골을 외회전시키는 방향으로 힘을 가한다.

> **주의:** 중력에 대항한 약한 회전근의 객관적인 측정을 위해서는 엎드려 누워 하는 검사(그림 71B 참조)보다는 바로 누운 자세에서 하는 검사가 더 신뢰도가 좋다. 그러나 최대 근력 검사를 위해서는 확실한 견갑골 고정이 필요하다. 이러한 이유에서 바로 누운 자세에서의 검사가 선호되고 있는데 이 자세가 견갑골을 고정시켜 주기 때문이다.

환자: 엎드려 누운 자세

고정: 팔을 테이블 위에 올려놓는다. 검사자는 환자의 상완골 밑으로 손을 넣어 테이블과 완충작용을 하며 내전 및 외전운동을 방지하여 정확한 회전이 이루어지도록 상완골을 안정화시킨다. 능형근은 견갑골을 고정시킨다.

검사: 팔꿈치를 90°로 굽힌 상태에서의 상완골 내회전(그림 6-71).

압력: 전완을 레버로 하여 상완골을 외회전시키는 방향으로 힘을 가한다.

약화: 내회전근은 주요한 내전근이기도 하므로 내회전과 내전력이 동시에 감소된다.

단축: 머리 위까지 들어 올리는 어깨의 굴곡과 외회전이 제한된다.

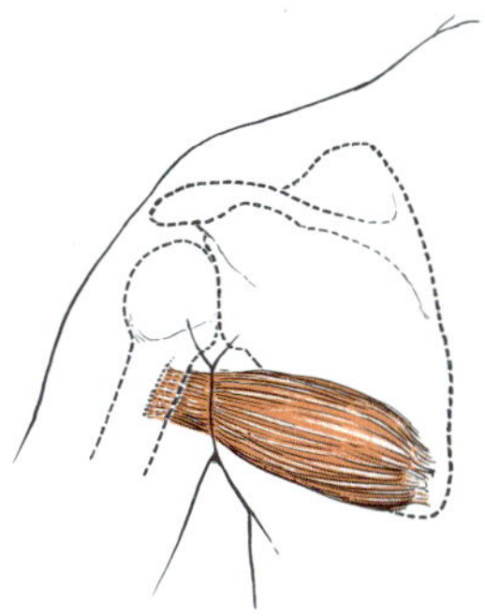

A

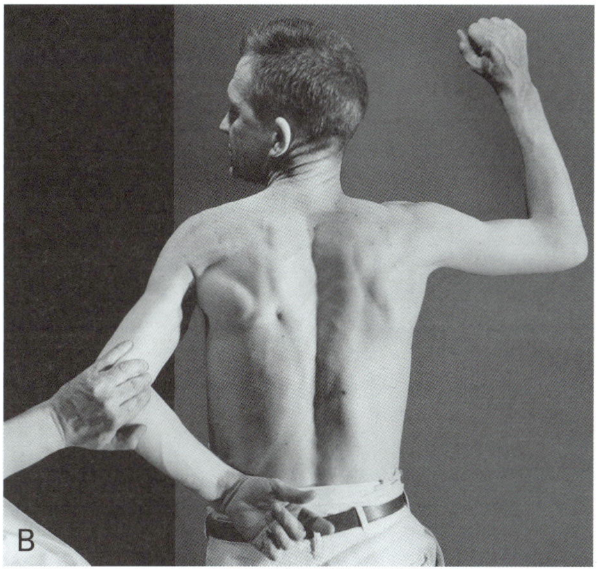

B

그림 6-72 A, 대원근; B, 대원근의 근력을 검사하는 모습.

대원근 Teres Major

기시부: 견갑골 외측연 하부 1/3 부위, 하각의 배측면(그림 6-72A).

정지부: 상완골 소결절능.

작용: 어깨관절을 내회전, 내전 및 신전시킨다.

신경: 하 견갑하신경(lower subscapular), C5, 6.

환자: 엎드려 누운 자세.

고정: 상체의 체중에 의해서 충분히 안정되므로 특별한 조처는 필요하지 않다. 그러나 만약 부가적인 고정이 필요한 경우에는 반대쪽 어깨를 테이블에 고정시킨다.

검사: 내회전된 자세에서 어깨의 신전 및 내전, 손은 동측 장골능 후방에 위치시킨다(그림 6-72B).

압력: 팔꿈치 근위부에서 어깨 외전과 굴곡 방향으로 힘을 가한다.

약화: 어깨의 내회전, 내전, 신전력이 감소된다.

단축: 어깨의 완전 외회전과 외전이 방해된다. 대원근의 긴장은 견갑골이 상방 외회전을 하는 동시에 어깨 굴곡과 외전이 수반된다. 어깨의 굴곡과 외전을 동반하는 견갑골의 움직임은 대원근(teres major)과 견갑하근(subscapularis)에 의해 어느 정도 영향을 받는다.

견갑하근 Subscapularis

그림 6-73은 견갑하근을 나타내 보여주고 있다.

기시부: 견갑골의 견갑하와.

정지부: 상완골의 소결절, 어깨관절낭.

작용: 어깨관절의 내회전 동작을 일으키며 어깨관절의 움직임이 일어날 때 상완골두와 관절강의 결합을 안정화시켜 준다.

신경: 상하 견갑하신경(upper and lower subscapula), C5, 6, 7.

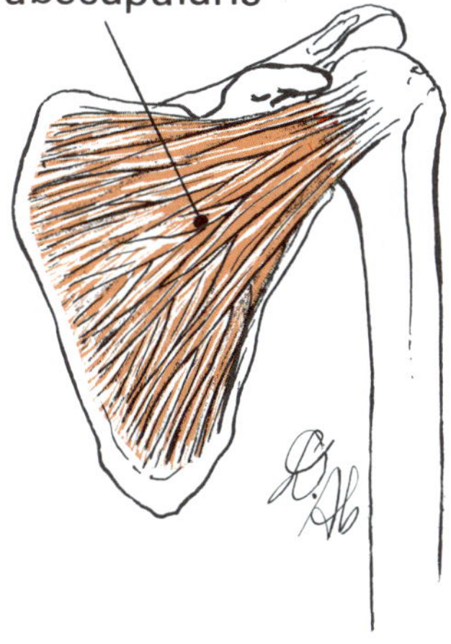

그림 6-73 견갑하근(전면).

6 상지

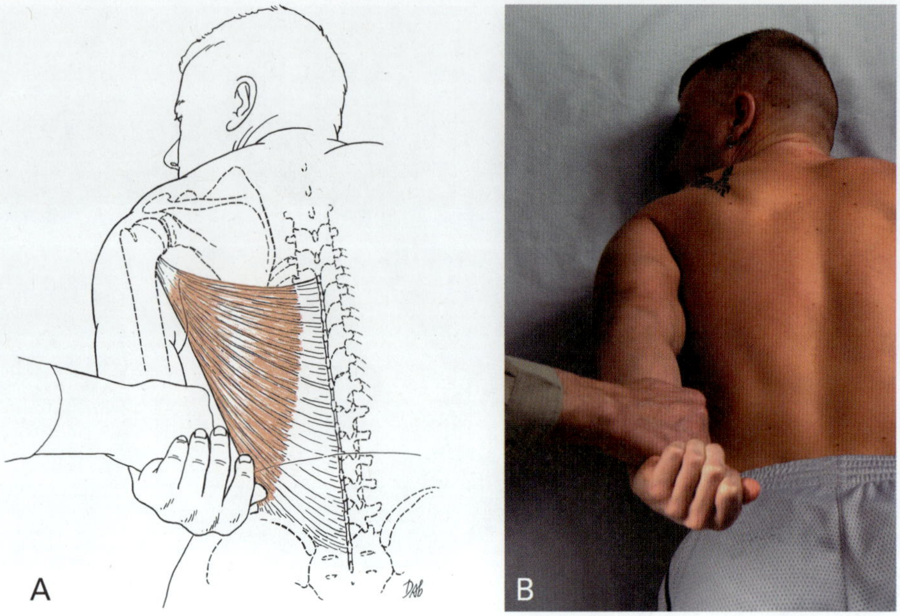

그림 6-74 A, 광배근; B, 광배근의 근력을 검사하는 모습.

광배근 Latissimus Dorsi

그림 6-74A는 광배근이 척추와 골반에 부착해 있는 모습을 보여주고 있으며 광배근의 많은 기능과 관련하여 이 근육의 중요성을 강조하고 있다. 전완의 최적의 자세에 관해서는 그림 6-75 참조.

기시부: 하위 일곱 개 흉추(T6-T12)의 극돌기, 마지막 세 개 또는 네 개 늑골, 요추 및 천추의 흉요추근막, 장골능 외순(external lip) 1/3 부위, 견갑골의 하각.

정지부: 상완골의 결절간 구(intertubercular groove)의 바닥.

작용: 기시부가 고정되었을 경우에는 어깨관절의 내회전, 내전 및 신전을 일으킨다. 지속적인 작용에 의해 견갑대가 하강하며, 체간의 측면 굴곡이 원활하게 된다. 정지부가 고정되었을 경우에는 골반의 전방 경사와 측면 경사를 보조한다. 양측이 작용하여 동작의 중심축에 따라 척추의 과신전과 골반의 전방 경사 또는 척추의 굴곡 동작에 도움을 준다. 게다가 광배근은 호흡근의 보조근으로도 작용한다(25).

신경: 흉배신경(thoracodorsal), C6, 7, 8.

환자: 엎드려 누운 자세.

고정: 한 손으로 환자의 골반 외측에 반대 압력을 가한다.

검사: 내회전된 자세에서의 신전이 동반된 팔의 내전(그림 6-74B).

압력: 전완에서 약간의 굴곡과 외전 방향으로 힘을 가한다.

약화: 팔을 신체 방향으로 또는 신체를 팔 방향으로 움직이는 여타 작용에 문제가 나타난다. 상체의 측면 굴곡력이 감소된다.

> 주의: 광배근의 단축에 관해서는 그림 6-75 참조

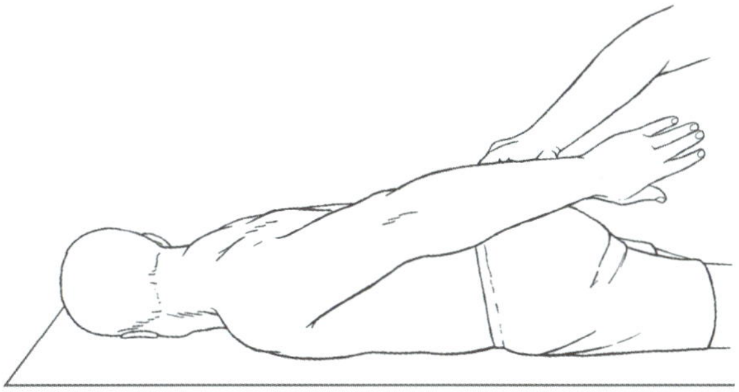

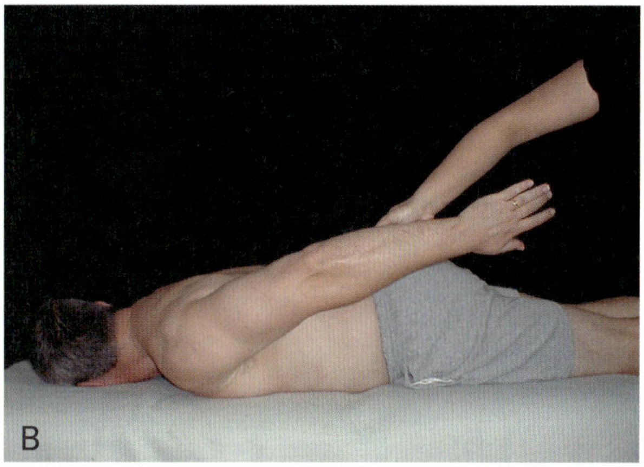

그림 6-75 광배근: **A,** 검사 자세, 측면; **B,** 전완의 최적 자세.

단축: 광배근의 단축은 굴곡 또는 외전을 동반하는 팔의 상승 동작이 제한되고 견갑대가 전하방으로 하강된다. 척추가 오른쪽으로 C 커브(일명 볼록한 만곡)를 보일 때에는 일반적으로 광배근의 왼쪽 섬유가 단축된 것이며 현저한 척주후만증의 경우는 양쪽의 전방 섬유가 단축된 것이다. 광배근의 단축 현상은 오랜 기간 목발을 사용했던 사람에게서 찾아 볼 수 있다.

이 근육은 등산이나 목발 사용 혹은 평행봉에서 체중을 받치고 있는 것과 같은 동작에서 중요한 작용을 한다. 수영이나 노젓기, 칼로 야채를 자르거나 다질 때 팔의 움직임에 광배근이 작용하며 모든 내전과 내회전 동작에 강한 힘이 필요한 경우 중요한 작용을 한다.

주의: 관상면에서 볼 때, 광배근(견갑대 하강근)은 상승모근(견갑대 거상근)의 가장 직접적인 대립근이다. 어깨가 거상되어 있을 때 광배근의 근력을 검사해 보면 알 수 있다. 근육 균형의 회복을 위해서는 승모근의 스트레칭과 광배근의 강화가 필요하다.

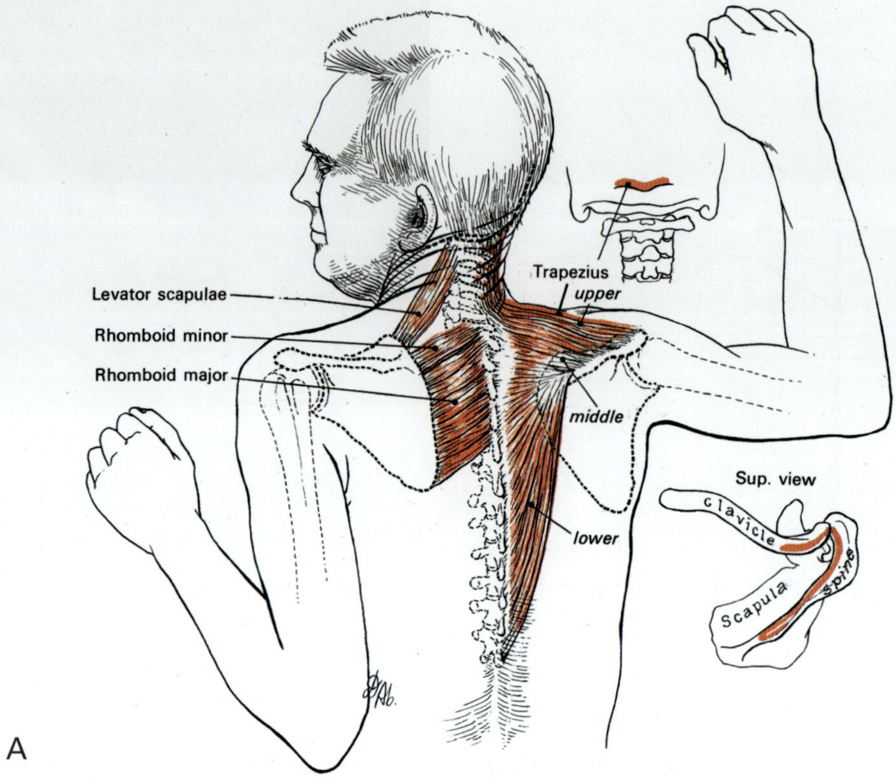

그림 6-76 A, 능형근, 견갑거근 및 승모근.

능형근, 견갑거근 및 승모근 Rhomboids, Levator Scapulae, and Trpezius

대능형근 Rhomboid Major

대능형근의 기시부: 두 번째부터 다섯 번째 흉추의 극돌기(그림 6-76A).

대능형근의 정지부: 척추와 하각 사이 견갑골이 내측연에 섬유로 연결.

작용: 소능형근을 따라 견갑골을 내전시키고 거상시키며 하방으로 회전시킨다.

신경: 견갑배신경, C5.

소능형근 Rhomboid Minor

소능형근의 기시부: 항인대(ligamentum nuchae), 일곱 번째 경추 및 첫 번째 흉추의 극돌기.

소능형근의 정지부: 견갑극근(root of spine of scapula)의 내측연.

작용: 대능형근을 따라 견갑골을 내전시키고 거상시키며 하방으로 회전시킨다.

신경: 견갑배신경, C5.

능형근과 견갑거근 검사(Test for Rhomboids and Levator Scapulae)

환자: 엎드려 누운 자세.

고정: 특별한 조치는 필요 없으나 어깨관절의 내전근이 상지를 레버로 사용할 수 있도록 충분히 지지할 수 있는 만큼 튼튼한지 미리 검사해야 한다.

검사: 견갑골의 내전과 거상 및 하방 회전. 이 검사에서 압박을 가하기 위한 견갑골과 레버의 위치를 잡기 위해서는 상지를 그림 6-76B에서와 같이 취해야 한다. 팔꿈치는 굴곡된 상태에서 어깨를 약간 신전과 외회전을 시켜 몸 옆으로 내전시켜 둔다. 이 자세는 팔을 레버로 이용하기 위해서도 필요하다. 이 검사는 능형근 검사 자세의 유지력을 판별하기 위한 것으로 팔에 압력을 가해 검사를 한다. (능형근 대체 검사 참조.)

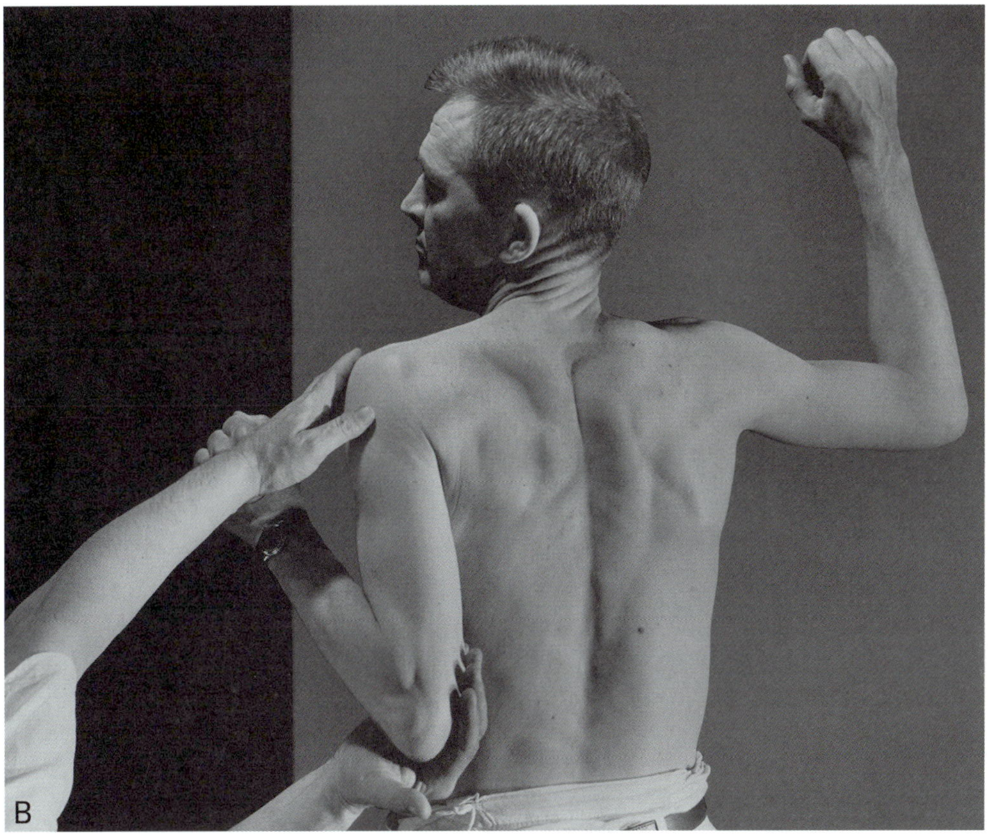

그림 6-76 (계속) B, 능형근, 견갑거근의 근력을 검사하는 모습.

압력: 검사자는 한 손으로 견갑골 외전 및 상방 회전 방향으로 팔꿈치의 원위부 후방 부위에 압력을 가하고, 다른 손으로는 환자의 어깨를 하방으로 압박을 가한다.

약화: 견갑골은 외전되고 상방으로 회전한다. 견갑골의 능형근이 고정되지 않으면서 어깨의 내전 및 신전력이 감소한다. 상지의 정상적인 기능은 승모근이나 전거근의 상실보다 능형근의 상실에 의한 영향을 덜 받는다.

단축: 견갑골은 내전 및 거상된 상태가 된다. 또한, 능형근은 전거근의 직접적인 대립근이기 때문이 능형근의 단축은 전거근의 마비나 약화와 관련성이 있다.

변형된 검사: 어깨 근육이 약한 경우 검사자는 견갑골이 검사 자세가 되도록 한 후 외전, 하강, 역회전시킨다.

> **주의:** 오른쪽 능형근은 중립 상태이고, 왼쪽 능형근은 수축된 상태를 보여주고 있다.

견갑거근 Levator Scapulae

기시부: 첫 번째부터 네 번째 경추 횡돌기.

정지부: 견갑골의 상각과 견갑극근 사이, 내측연.

작용: 기시부가 고정된 상태에서는 견갑골을 거상시키고 하방 회전을 도와준다. 정지부가 고정된 상태로 한쪽에서 작용하면 경추를 동측으로 굴곡과 회전을 일으킨다. 양쪽에서 작용하는 경추의 신전에 도움을 줄 수 있다.

신경: 경주 복측가지(ventral rami)의 C3, 4 및 **견갑배신경** C5.

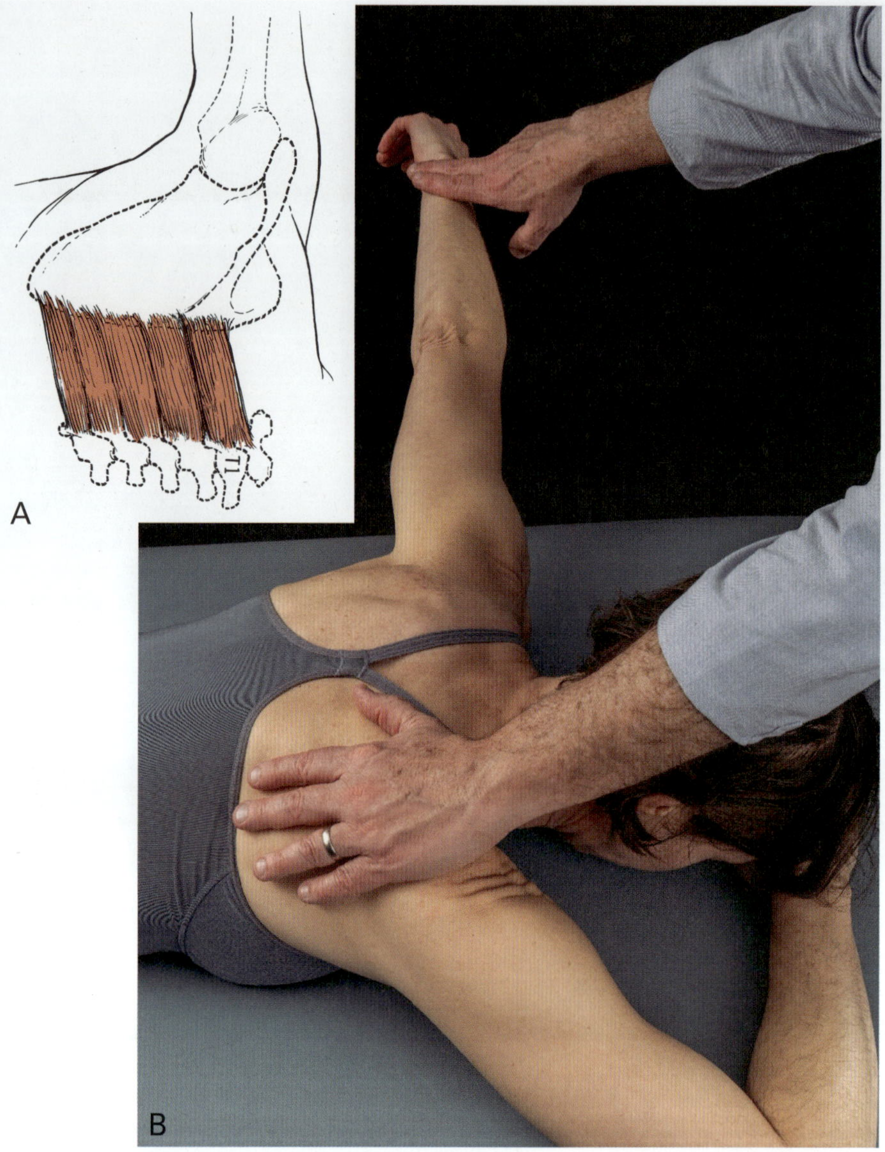

그림 6–77 A, 능형근; B, 어깨가 내회전되어 있는 상태.

능형근 대체 Alternate Rhomboid

중승모근을 검사할 때 어깨가 내회전되고 견갑골이 거상된 자세에서는 검사가 제대로 이루어질 수 없다. 그림 6–77에서 보듯이 어깨는 내측으로 회전되어 있고 견갑골은 거상되어 있으면서 약간 전방으로 하강된 자세이며 중승모근보다는 능형근의 작용에 의해 내전되어 있다. 그림 6–78과 이 사진을 비교하면 근육이 원동력이 되는 특정 동작을 얻는다는 것이 의미하는 바를 알 수 있다. 능형근과 승모근의 이러한 차이점은 세밀한 검사에 의해 뚜렷이 나타난다.

환자: 엎드려 누운 자세.

고정: 중승모근의 경우와 비슷하나 중삼각근은 작용하지 않으며 팔꿈치 신전근이 연관된 근육으로 작용한다.

검사: 견갑골의 내전, 거상 및 하향 회전. 견갑골의 위치는 견갑골을 검사 위치로 이동시키기 위해 어깨를 90° 외전 및 충분한 내회전 상태로 배치함으로써 얻어낼 수 있다. 손바닥은 다리 쪽 방향을 향한다.

압력: 전완 원위부에서 테이블을 향해 하방으로 힘을 가한다.

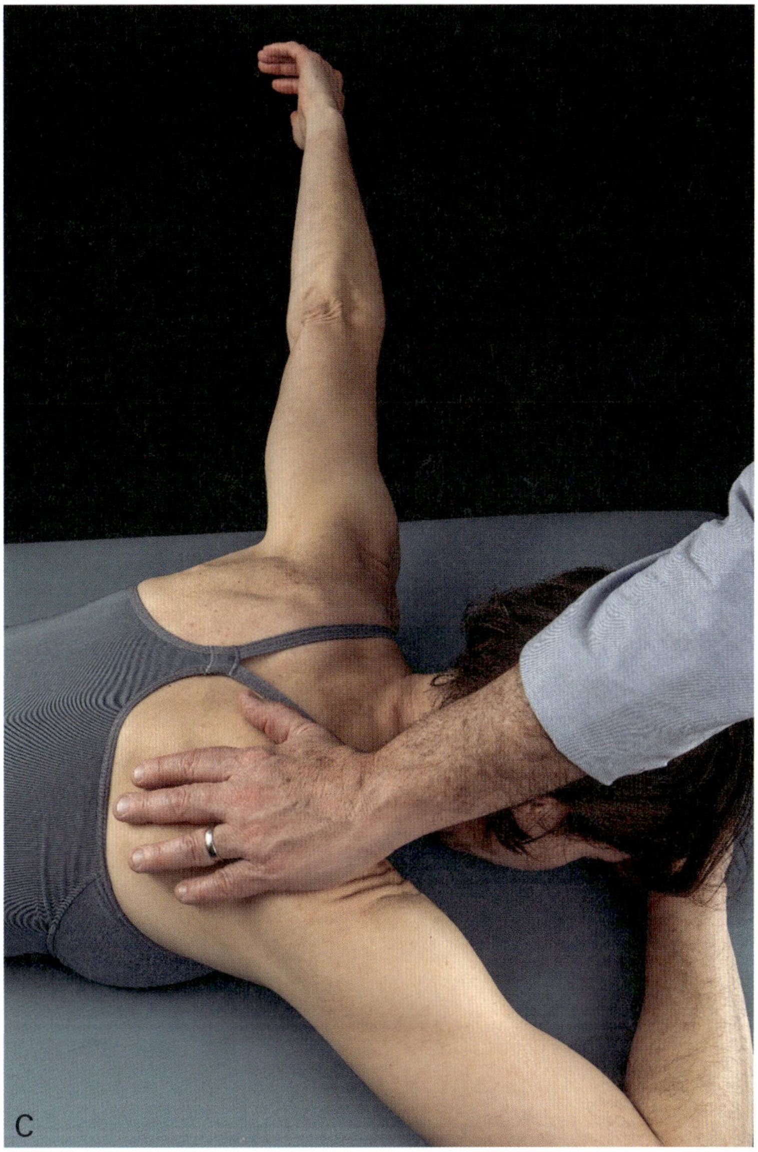

그림 6-77 C, 어깨가 내회전되어 있는 상태의 능형근(저항을 받고 있지 않는 장면)

승모근 Trapezius

상부섬유의 기시부: 외후두융기(EOP), 상항선(sup. nuchal line) 내측 1/3 부위, 항인대, 일곱 번째 경추 극돌기.

중부섬유의 기시부: 첫 번째부터 다섯 번째 흉추 극돌기.

하부섬유의 기시부: 여섯 번째부터 열두 번째 흉추 극돌기.

상부섬유의 정지부: 쇄골의 외측 1/3 부위, 견봉돌기.

중부섬유의 정지부: 견봉돌기 내측연, 견갑극의 상순.

하부섬유의 정지부: 견갑극 첨부 대결절.

작용: 기시부가 고정된 경우, 중승모근이 주 작용을 하고 상·하승모근이 안정화 작용을 하여 견갑골의 내전이 이루어진다. 상·하승모근이 주 작용을 하고 중승모근이 안정화 작용을 하여 견갑골의 상방 회전(upward rotation)이 이루어진다. 또한 상승모근은 견갑골의 거상, 하승모근은 견갑골의 하강에 작용한다. 정지부가 고정되고 한쪽에서만 작용하는 경우 상승모근은 경추의 추간관절을 신전, 외측 굴곡시키고 반대 방향으로 회전시키는 작용을 한다. 정지부가 고정되고 양쪽에서 작용하는 경우 상승모근이 작용하여 경추 추간관절의 신전이 이루어진다. 승모근은 보조 호흡근으로도 작용한다.

신경: 뇌신경 XI의 척추신경 부분(더부신경)과 복측가지(ventral ramus) C3, 4.

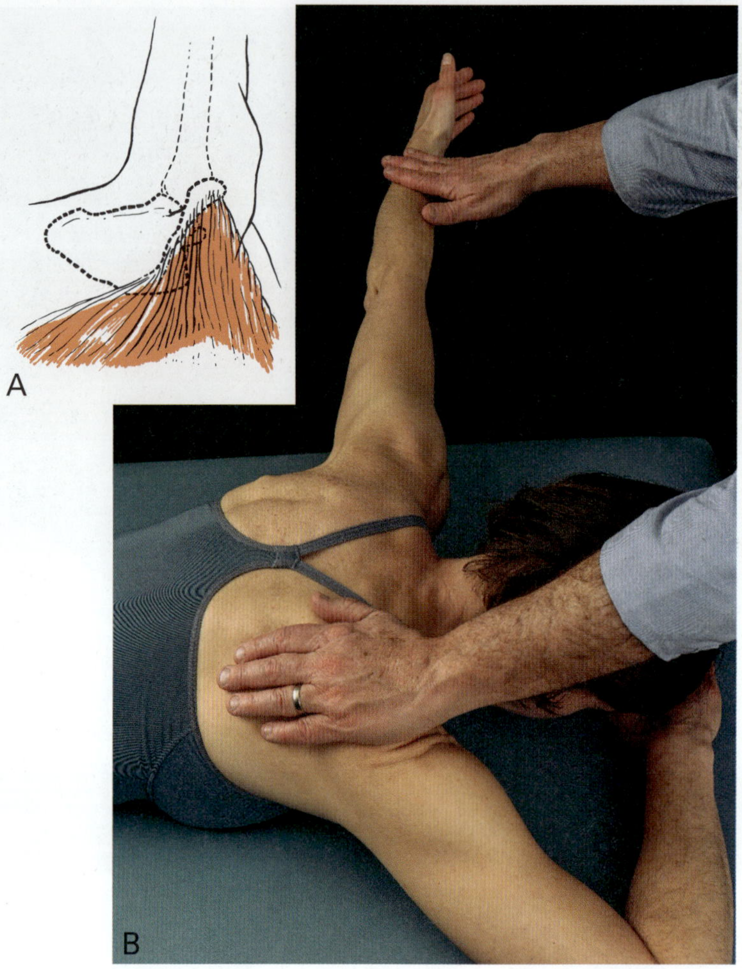

그림 6-78 A, 중승모근; B, 중승모근의 근력을 검사하는 모습.

중승모근 Middle Trapezius

환자: 엎드려 누운 자세.

고정: 관련된 어깨관절 신전근(중삼각근의 도움을 받는 후삼각근, 소원근, 극하근)은 상지를 레버로 사용하기 위해 어깨에 필요한 안정화를 제공해야 한다. 정도는 덜하지만 팔꿈치 신전근은 팔꿈치의 안정화를 제공하기도 한다. 그러나 어깨가 외회전된 상태에서 팔꿈치도 회전되어 전완에 가해지는 하방 압력은 팔꿈치 굴곡 방향이 아닌 외측으로 가해진다.

검사자는 반대편 견갑골 부위를 고정시켜 상체의 회전을 방지하도록 한다(그림 6-78)(상단의 사진에서 검사자는 하방으로 압력을 가하는 자세만을 취하고 있다).

검사: 견갑대가 거상되지 않고, 견갑골의 내전과 상방 회전. 이 검사 자세는 어깨가 90° 외전 및 외회전시켜 견갑골이 상방 회전되어야 취해질 수 있다.

대원근(teres major)은 견갑골의 액와면을 따라 형성된 내회전근이다. 어깨가 외회전되어 있을 때 대원근이 견인되면 견갑골은 상방회전(upward rotation)하게 된다. 견갑골에 영향을 미치는 어깨의 외회전 정도는 내회전근의 긴장과 이완 정도에 달려 있다. 일반적으로 어깨가 외회전된 자세에서는 손바닥이 상방(머리 쪽)을 향하게 되고 견갑골은 이상적인 자세를 취하고 있다고 볼 수 있다.

승모근과 능형근은 견갑골의 내전에 같이 작용하지만 견갑골의 회전 작용에는 차이가 있으므로 회전 작용으로 승모근과 능형근을 구분할 수 있다.

정확한 검사 자세를 취하게 한 후 압력이 가해질 때 견갑골이 회전 자세가 유지되고 있는지 관찰해 볼 필요가 있다.

압력: 전완 원위부에서 테이블을 향해 하방으로 힘을 가한다.

약화: 견갑골이 외전되고 전인되는 자세로 나타난다. 중승모근과 하승모근은 흉추 신전근을 보강하는 작용을 한다. 중승모근과 하승모근이 약화되면 흉추 과후만이 증가하는 경향이 있다.

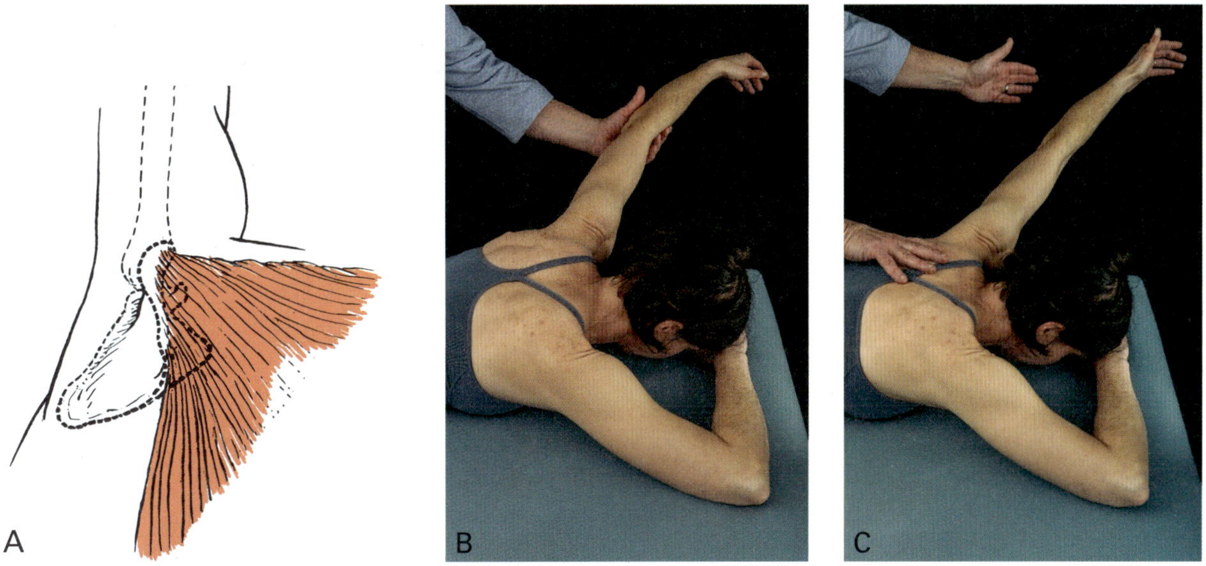

그림 6-79 A, 하승모근; B, C, 하승모근의 근력을 검사하는 모습.

하승모근 Lower Trapezius

환자: 엎드려 누운 자세.

고정: 관련된 어깨 신전근, 특히 후삼각근이 작용하여 어깨를 안정화시키고 팔꿈치 신전근의 작용으로 팔꿈치가 신전된 자세가 되어야 한다. (중승모근 섹션의 고정에 관한 설명 참조)

검사자는 한 손으로 반대편 견갑골 하부를 고정시킨다(그림에는 나타나 있지 않음).

검사: 하각의 외회전을 동반한 견갑골의 내전 및 하강. 상지는 하승모근의 섬유 방향을 따라 머리 위로 비스듬히 놓아둔다. 어깨관절의 외회전은 거상과 동반하여 이루어지므로 견갑골을 상방 회전(upward rotation)시키기 위해 의식적으로 어깨를 더 회전시킬 필요는 없다(그림 6-79). (중승모근 설명 참조.)

압력: 전완 원위부에서 테이블 바닥을 향해 하방으로 힘을 가한다.

약화: 견갑골이 상방 융기 및 전인되면서 오훼돌기가 하강을 일으킨다. 상승모근이 긴장되어 있으면 견갑골이 상방으로 당겨지고 이는 또한 약한 하승모근에 대한 반대작용에 의한 것으로도 볼 수 있다.

> **주의:** 하승모근과 중승모근 검사는 어깨 자세가 비정상적이거나 등의 상부 또는 팔에 통증이 있을 경우 특히 유용하다(26).

변형된 하승모근 Modified Lower Trapezius

후방 어깨관절 근육이 약화된 경우에 변형된 검사 방법을 적용한다.

환자: 엎드려 누운 자세. 이때 어깨는 테이블의 가장자리에 놓여 있으며 팔은 테이블 밖 아래로 내린다.

고정: 특별한 조치가 필요하지 않음.

검사: 검사자는 상지의 무게를 지지하고 있는 상태에서 견갑대가 거상되지 않게 하면서 견갑골을 내전과 함께 약간 상방 회전시킨다.

압력: 지지하고 있는 검사자의 팔을 떼면 팔의 하중에 의해 견갑골이 외전되는 경향이 있다. 승모근의 근력이 매우 약한 경우 견갑골은 내전 자세를 유지하지 못한다. 만약 승모근이 팔의 무게에 대항해 견갑골의 내전 자세를 유지할 수 있다면 중승모근에서는 외전 방향으로, 하승모근에서는 외전 및 거상 방향으로 대각선 압력을 가하고 저항하게 한다. 상지가 레버 구실을 할 수 없기 때문에 근력의 등급을 기록할 때에는 견갑골에 압력을 가하게 됨을 주지해야 한다.

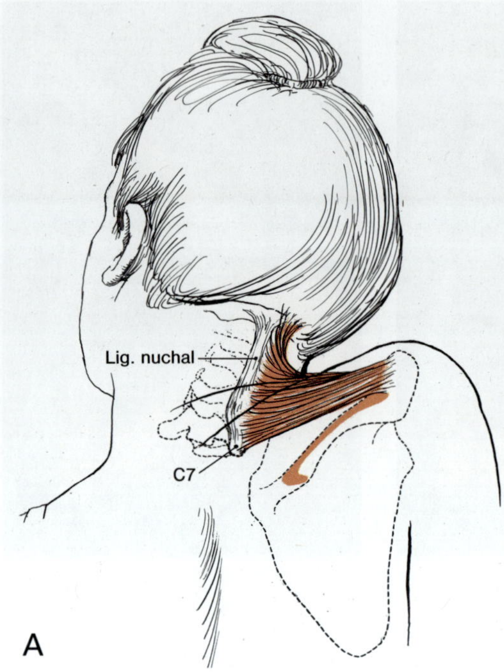

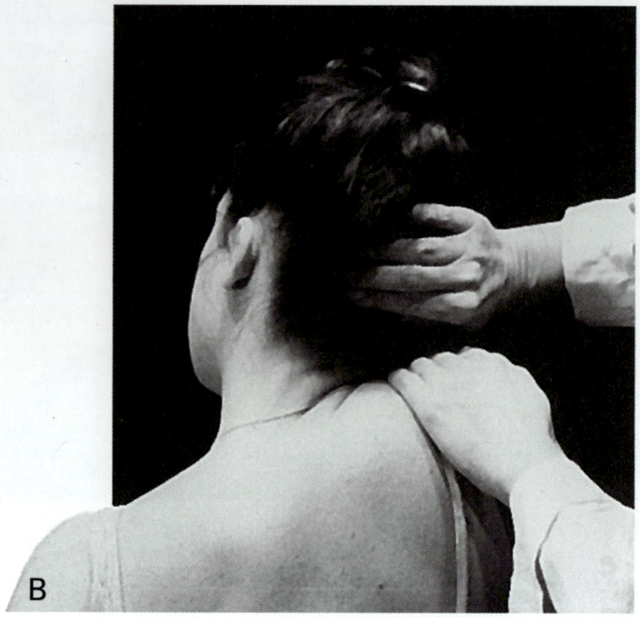

그림 6-80 A, 상승모근; B, 상승모근의 근력을 검사하는 모습.

상승모근 Upper Trapezius

환자: 앉은 자세.

고정: 특별한 조치가 필요하지 않음.

검사: 견갑골과 쇄골의 견봉단 거상, 경추의 신전 및 반대편으로의 회전(후두골은 거상된 어깨 쪽으로 기울고 얼굴은 반대 방향으로 향함).

상승모근은 견갑골의 여타 거상근과 구별되기도 하는데 이것은 승모근이 쇄골과 견갑골 견봉단의 거상에 작용하는 유일한 근육이기 때문이다. 이 근육 또한 견갑골을 거상시킴으로써 상방으로 회전을 일으키는데 이는 다른 모든 거상근들이 수축하여 일으키는 어깨를 으쓱대는(shrugging) 동작과는 대조적인 것이다(그림 6-80).

압력: 어깨에서는 아래 방향으로 힘을 가하고 머리에서는 전외측 굴곡 방향으로 힘을 가한다.

약화: 한쪽이 약화되면 견봉돌기와 후두골의 접근력이 감소되며 양쪽이 약화되면 경추의 신전력이 감소된다(예: 엎드려 누운 자세에서 머리를 들어 올리는 동작).

단축: 견갑대가 거상되는 자세가 나타난다. 머리의 전방 돌출이나 척추후만증을 동반된 비정상적 자세에서는 경추의 신전과 상승모근의 단축 현상이 발생한다.

구축: 사경의 경우에서 상승모근 한쪽이 구축된 현상을 자주 찾아 볼 수 있다. 예를 들어, 오른쪽 흉쇄유돌근(sternocleidomastoid)과 사각근(scalene)의 구축과 연관되어 오른쪽 상승모근이 구축된다.

승모근 전체의 약화: 견봉돌기의 하강을 동반한 견갑골의 외전 및 하방 회전을 초래하며 머리 위까지 상지를 들어 올려 외전시키는 데 문제가 생긴다. (그림 6-85 참조, 이 그림은 승모근 전체의 마비 시 발생하는 어깨 자세를 보여주고 있다.)

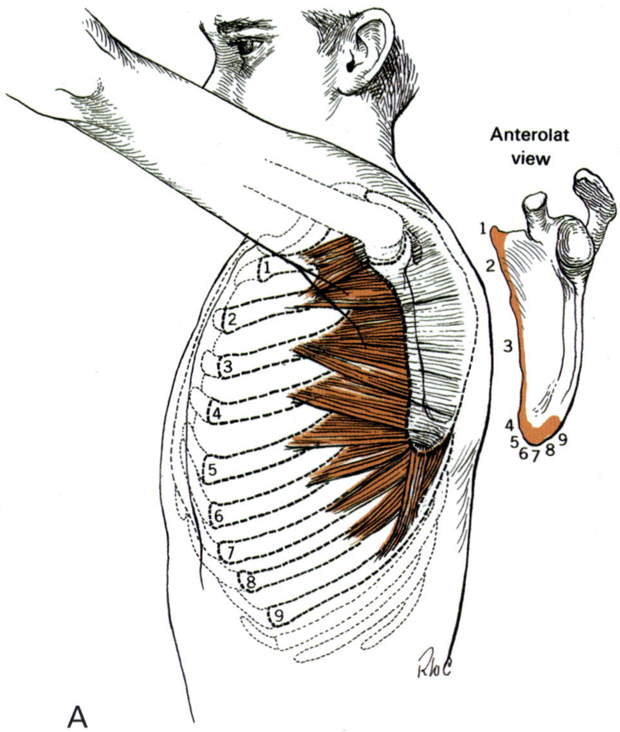

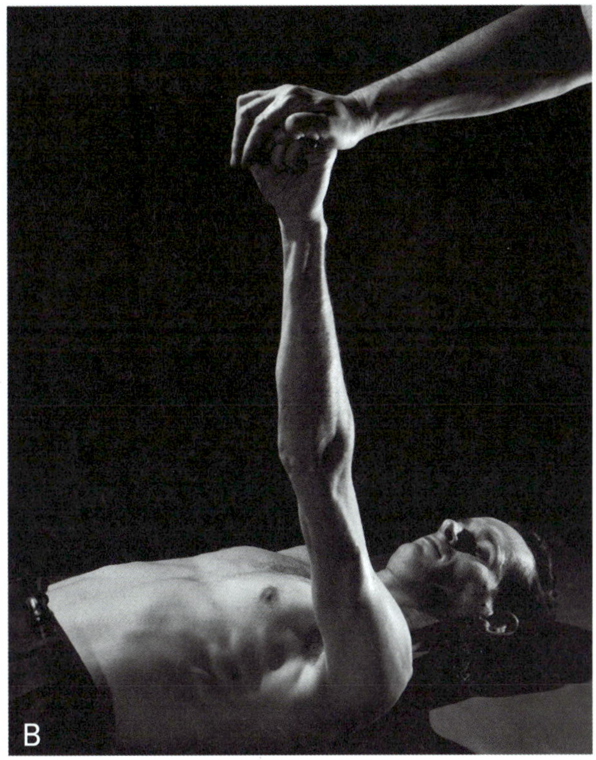

그림 6-81 A, 전거근; B, 전거근의 근력을 검사하는 모습.

전거근 Serratus Anterior

기시부: 상위 여덟 개 또는 아홉 개 늑골의 외측 상연(그림 6-81A).

정지부: 견갑골 내측연의 늑골 표면.

작용: 기시부가 고정된 경우에는 견갑골이 외전하고 상방으로 회전(upward rotation)하며 견갑골의 내측연을 흉곽에 견고하게 밀착시킨다. 또한 하부 섬유는 견갑골의 하강 작용을 하며 상부 섬유는 견갑골을 약간 거상시키는 작용을 한다.

양손을 벽에 대고 있는 자세와 같이 어깨가 굴곡 고정된 자세(전거근 기립자세 검사 참조)에서 양팔에 힘을 주어 벽을 미는 동작을 할 때 전거근은 흉곽을 후방으로 밀어내는 작용을 한다. 팔굽혀펴기 운동도 같은 범주에 해당된다.

능형근에 의해 견갑골이 내전 상태로 안정되어 정지부가 고정된 경우 전거근은 강제 흡기에 작용한다.

신경: 장흉신경, C5, 6, 7.

환자: 바로 누운 자세.

고정: 별도의 조치를 취할 필요는 없으나 어깨나 팔꿈치 근육이 약한 경우, 검사자는 검사 중에 팔을 직각으로 세워 안정화시킨다.

검사: 상지를 전방으로(테이블에서 위쪽으로) 내밀어 견갑골을 외전시킨다(그림 6-81B). 견갑골의 움직임을 주의 깊게 관찰하고 하각을 촉진하여 어깨의 외전 동작을 명확히 확인한다. 전거근이 약할 경, 상지를 내미는 것이 소흉근(견갑거근과 능형근의 보조에 의한)에 의해 발생하며, 이 경우 견갑골은 오훼돌기가 전방으로 경사지며 하각은 후방으로 하방 회전 움직임을 나타낸다. 딱딱한 바닥의 테이블이 견갑골을 받치고 있어 익상견(winging of scapula)의 현상이 나타나지 않으며 손에 압력을 가하면 정상적인 근력이 유도될 것이다. 이 자세의 검사에서는 이러한 대체작용이 발생할 수 있기 때문에 앉은 자세(뒤에서 기술되듯이)에서 하는 검사가 보다 더 선호된다(27).

압력: 피검사자의 주먹에 대고 견갑골의 내전 방향으로 힘을 가한다. 주먹에 가해지는 압력은 상지를 통해 견갑골에 전달된다. 주먹에 압력을 가하는 것과 같이 견갑골의 외측연에도 경미한 압력을 가하기도 한다.

6 상지

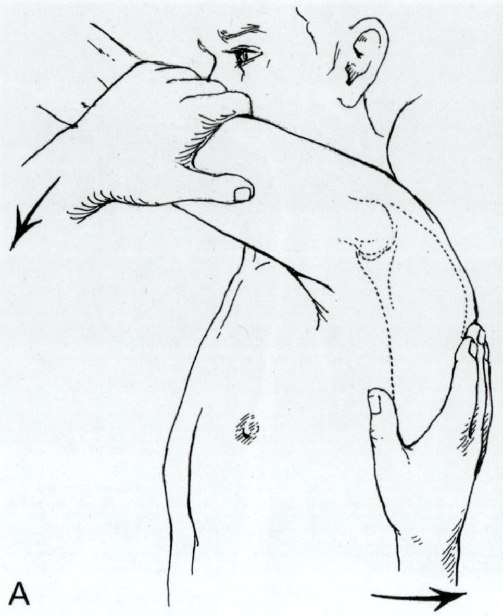

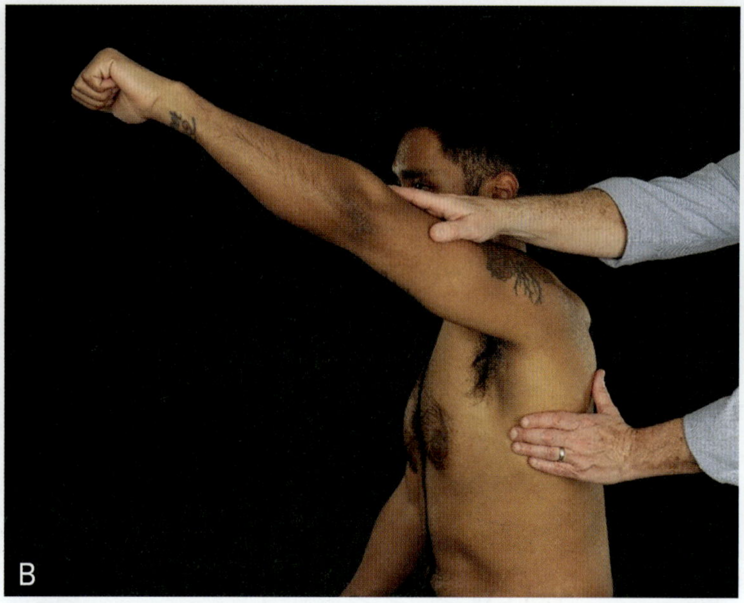

그림 6-82 A, 전거근; B, 더 선호하는 전거근 검사 방법

더 선호하는 전거근 검사 Preferred Test for Serratus Anterior

환자: 앉은 자세.

고정: 체간이 안정된 경우 특별한 조치는 필요하지 않으나 어깨 굴곡근이 튼튼하여 팔이 레버 구실을 할 수 있어야 한다. 환자에게 한 손으로 테이블을 붙들게 하는 것이 좋다.

검사: 어깨가 약간의 내회전과 함께 약 120~130° 굴곡된 상태에서 견갑골의 외전 및 외회전된 자세를 이 근육이 안정화시킬 수 있는지에 대한 능력. 이 검사에서의 강조점은 외전된 자세에서 전거근의 상방 회전 작용에 있는 반면 누운 자세와 선 자세에서는 외전 작용에 주안점을 둔다.

압력: 어깨와 팔꿈치 사이 팔의 배측면에서 하방 신전 방향으로 힘을 가하며 견갑골의 외측연에 하방 회전(downward rotation) 방향으로도 약간의 힘을 가한다. 견갑골의 외측연을 잡고 있는 손의 무지에는(그림 6-82A에서 보듯이) 힘을 가하지 않고 견갑골의 움직임을 추적하는 역할을 한다.

실습 시에는 그림 6-82A에 묘사된 바와 같이 피검사자 옆에 서서 손끝으로 견갑골 외측에 힘을 가한다. 전완이나 손목에 압력을 가함으로써 팔이 긴 레버로 활용되는 것이 바람직하지 않은데 이는 관련된 어깨 굴곡근이 전거근 이전에 제대로 작용하지 않는 경우가 곧잘 발생하기 때문이다.

압력이 가해지는 방식을 독자가 명확하게 시각화할 수 있도록 파트 B의 검사자는 피검사자 뒤에 서서 손가락 끝으로 견갑골에 압력을 가한다.

약화: 팔을 굴곡된 상태로 들어 올리는 동작이 어렵게 되며 그 결과 견갑골에 익상(winging) 현상이 발생한다. 현저하게 약화되면 팔에 압력이 가해질 때 견갑골이 검사 자세를 유지할 수 없게 된다. 능형근은 전거근의 직접적인 대립근이기 때문에 전거근이 약화되면 능형근이 단축되기도 한다.

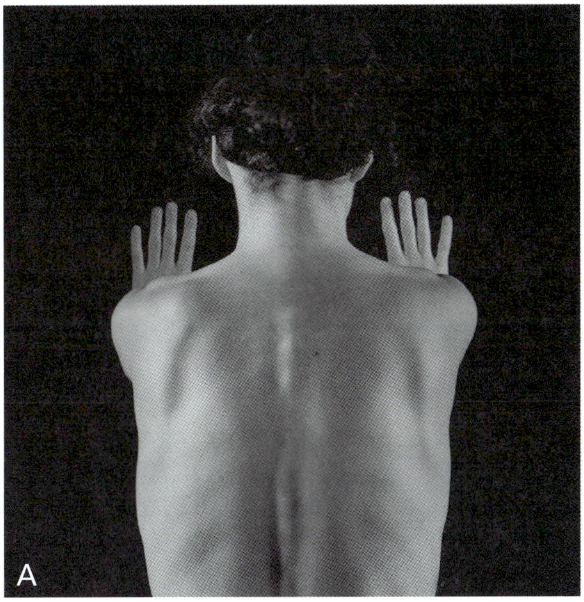

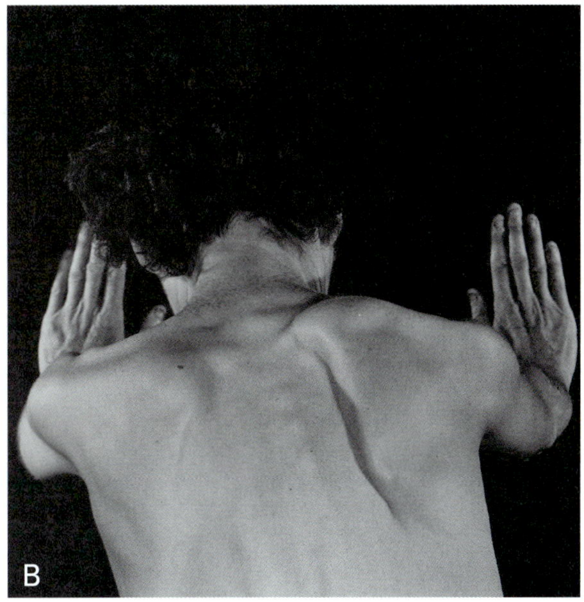

그림 6-83 A, B, 선 자세에서 전거근을 검사하는 모습.

선 자세에서의 전거근 검사 Standing Test for Serratus Anterior

환자: 선 자세.

고정: 특별한 조치가 필요하지 않음.

검사 동작: 벽을 마주보고 서서 팔을 펴 어깨높이 또는 그보다 약간 높게 들어 올린 상태로 손바닥을 벽에 댄다(그림 6-83A). 이때 흉곽의 전방이 오목해지면서 견갑골이 경미하게 내전될 수 있다. 피검사자는 흉곽이 뒤로 밀려나면서 견갑골이 외전될 때까지 벽을 힘껏 민다.

저항: 이 검사 동작에서 흉곽은 저항 작용을 한다. 고정된 손과 신전된 팔꿈치에 의해 견갑골이 고정되며, 흉곽(rib cage)의 전측면(anterolateral)이 견갑골을 향해 후방으로 당겨지게 된다. (이와는 달리, 그림 6-81에 나타난 바와 같이 바로 누운 자세에서 팔을 전방으로 내밀면 견갑골이 고정된 흉곽을 향해 전방으로 당겨진다.) 흉곽의 무게 이동에 대한 저항으로 인해 이 검사는 힘든 검사가 되므로 단지 등급을 매기기 위한 목적에서 강약만의 차이를 구별할 수 있다.

약화: 익상견 [그림 6-83B에서 오른쪽 전거근이 약하다는 것을 동측 견갑골의 익상(winging) 현상을 보고 알 수 있다.]

섹션 Ⅳ

임상 결과 CLINICAL FINDINGS

손 내재근의 단축 SHORTNESS OF INTRINSIC MUSCLES OF HANDS

그림 6-84에서 한 중년 여성은 중간 손가락이 가끔 심하게 아프고 이 손가락의 측면을 따라 지속적이고(constant), 팽팽하고(tight), 당겨지는(drawing) 느낌이 든다고 호소했다. 그녀는 통증이 실제로 손가락관절에 있다는 것을 느끼지 못했으며 건강 검진에서도 관절염은 발견되지 않았다. 이 사람은 열렬한 카드 게임 전문가였으며 통증은 카드를 들고 있는 왼손에 있었다.

파트 A는 피검사자가 손에 카드를 쥐고 있는 자세를 보여주고 있다. 이 자세는 강력한 충양근(lumbaricals)과 골간근(interosseous)의 작용 중 하나이다. 신문을 쥐듯이 가운데 손가락은 무지와 강하게 대립하고 있다.

내재근의 길이 검사에서 주로 중간 손가락의 근육에서 단축이 발견되었다.

환자는 **파트** B에서와 같이 주먹을 쥐기 위해 손가락을 굽힐 수 있었다. 이것은 근육이 중수수지관절이 아닌 지골간관절에서만 신장(elongated)되어 있기 때문에 충양근과 골간근에 약간의 단축이 있음에도 불구하고 가능했던 것이다. .

파트 C에서 볼 수 있듯이, 갈퀴손(claw hand) 자세로 손을 오므리려고 할 때 단축이 분명하게 나타났다. 손가락을 이 위치로 굽힐 때 충양근과 골간근이 동시에 세 관절 모두에서 늘어나야 한다. 가운뎃손가락에서 가장 큰 제한이 나타난다. 네 번째 손가락은 약간의 제한을 보이는데 이는 중수수지관절의 과신전 감소와 원위관절 굴곡 부족으로 나타난다.

환자는 **파트** D에 나타난 바와 같이 손가락을 펴는 데는 문제가 없었다. 이는 지골간관절이 아닌 중수수지관절에서만 근육이 신장되어 있기 때문에 가능했던 것이다. **파트** D에서 카드를 잡을 때 무지와 대립되는 중간 손가락의 말단지골이 약간 과신전되어 있다.

손가락이 **파트** E에서 볼 수 있는 것처럼 서로 벌어져 있고, **파트** F에서 볼 수 있는 것처럼 측면으로 닫힐 수 있다는 사실은 단축 길이가 골간근에서보다 충양근에서 더 많이 발생했을 수 있음을 시사하는 것이다.

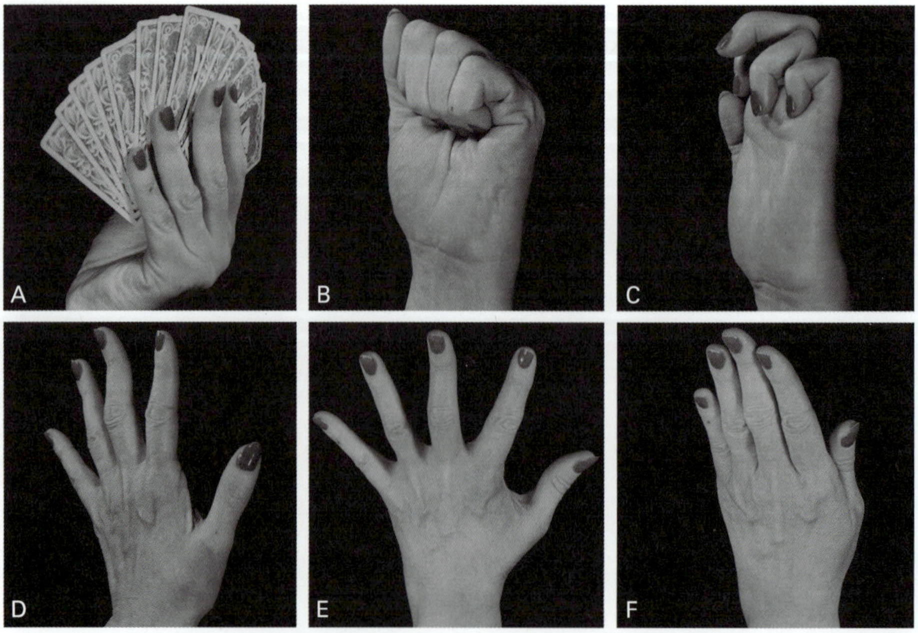

그림 6-84 A-F, 손의 내재근이 단축된 상태

신경 포착 NERVE ENTRAPMENT

상지의 말초신경 포착은 신경 경로를 따라 어느 지점에서나 발생할 수 있다. 임상적 발현은 포착 부위에 따라 다양하게 달라질 수 있다(28, 29). **표 6-4**는 신경 포착의 일반적인 영역과 일부 임상적 발현 및 감별진단에 대한 세부 정보를 보여주고 있다. 이것은 상지 진단의 모든 포괄적인 목록이 아니다. **표 6-5**에는 요골신경증후군이 나열되어 있다.

표 6-4 신경 포착이 일상적으로 발생하는 부위

신경	포착 영역	감별 진단
요골신경(30)	•상완골 후면 •팔꿈치 •전완 •손목	•정중신경 포착성신경병증 •다병소성 운동신경병증 •요골신경 포착성신경병증 •척골신경 포착성신경병증 •상부요골신경마비(high radial nerve palsy) •요골신경 터널증후군
정중신경(31)	•스트루더(Struther) 인대 •두 개의 머리 사이의 회내근 •회내근과 천지굴근 •상완이두근 건의 건막 섬유화 •회내근과 회내근 자리에 있는 두 개의 잠재적 포착 부위(회내근증후군)(전방 골간신경 분지형성?) •손목 굴곡근지지대(수근관증후군)	
척골신경	•주관증후군(32)(cubital tunnel syndrome) •Guyon 관(Guyon canal)	•흉곽출구증후군 •내측상과병증 •수근관증후군 •유구골 골절 •척골측부인대 염좌 •상완신경총병증 •Guyon 터널증후군(Guyon tunnel syndrome)
근피신경(33)	•오훼완근 •팔의 원위부	•외측전완피신경증후군 •이두근건병증(원위부) •상완신경총병증 •흉곽출구증후군

표 6-5 요골신경증후군(Radial Nerve Syndrome)

증후군	병인	증상	징후
상부요골신경마비(high radial nerve palsy)	•상완골 후면을 감싸돌고 있는 요골신경의 외상 •압박대 사용 •상완골 골절 •"요골신경마비"(토요일밤마비) •팔꿈치 신전의 반복적인 동작	•요골신경 분포 부위의 통증과 이상 감각(팔꿈치의 근위부 혹은 원위부에 방사 가능)	•삼두근, 회외근, 손목신전근, 무지신전근, 무지외전근, 중수지 관절 혹은 운동(motor) 포함 •요골신경 분포 부위에 비분절성 감각 소실(전완과 손의 후면, 3rd 손가락과 4th 손가락의 1/2 후면에서 원위지골간관절까지)
요골관증후군(RTS)(34–39)	•요골관을 통과하는 요골신경의 압박 •압박받는 부위: 　•요상완관절 전방 섬유 밴드(요골두의 전방) 　•핸리 망상(leash of Henry) 　•단요측수근신근의 섬유 가장자리 　•프로세의 연속활(arcade of Frohse) 　•요골터널의 원위부 가장자리	•외측 팔꿈치와 전완 배측 통증이 손목과 손가락 등 쪽으로 방사 가능 •야간 통증으로 수면 방해 •전완의 반복적인 회내와 회외 동작이 증상 악화 •팔의 만성 피로	•외측상과 2인치 원위부에 요골신경의 지엽적 긴장 •통증 및 신경성 긴장의 유해 효과(능동적 팔꿈치, 전완 회내와 손목 굴곡) •저항에 대항한 회외 동작이 통증 증가 •저항에 대항한 손목의 과신전이 통증 증가 •아홉 개의 규칙?(39) (Rule of Nine?)

(계속)

표 6-5 요골신경증후군(Radial Nerve Syndrome)(계속)

증후군	병인	증상	징후
후골간증후군(posterior interosseus syndrome; PIS)	• 후방골간신경(PIN)의 포착은 전완의 신전근 구획에 운동신경분포를 제공하는 요골신경의 분지이다. RTS와 마찬가지로, PIS 발현의 시작은 잠행성의 성격을 가지고 있으며, RTS와 압박 부위가 동일할 수 있다.	• 전완의 배측면에 통증 발생	• 무지를 비롯한 손가락 근력 약화 • 손목은 문제 없음 • 감각 이상 무 • 주먹을 쥘 때, 척측수근신근의 약화로 요측 편위 발생 가능(40, 41)
척골신경증후군(Ulnar nerve syndrome)			
Guyon 터널증후군(Guyon tunnel syndrome)	• 직접적인 외상에 의해 발생(예: 유구골의 갈고리 골절) • 반복적인 활동 • 지속적인 자세로 인한 압박 • 공간점유(space-occupying) 낭종/종양 • 염증 • 해부학적으로 좀 더 근위부 구조물	• 손과 손가락의 척골신경 분포 부위 통증 그리고/또는 이상감각 • 소지근 운동 상실 및 근위축 발생 • 네 번째, 다섯 번째 손가락에 갈퀴손 발생	
주관증후군(cubital tunnel syndrome)	• 주관에서 척골신경 압박 • 공을 던지는 행동과 같이 팔을 머리 위로 올려 팔꿈치를 굴곡, 신전 동작을 반복하는 환자에게서 자주 나타난다.	• 전완 내측 다섯 번째 손가락과 네 번째 손가락의 척측 1/2 부위에 통증과 이상감각 발생 • 팔꿈치에 지속적인 굴곡이 발생(1~3분)	• 손의 척측면과 다섯 번째 및 네 번째 손가락의 척측 1/2 부위에 대한 감각 상실 및 때때로 팔꿈치의 굴곡/신전으로 신경에서 관절음 발생 • 악화되면 손 내재근에 운동 손상 발생 가능 • 척골신경 역학검사 양성
정중신경증후군(Median nerve syndrome)			
수근관증후군(carpal tunnel syndrome)	• 과거 부상 • 이전 신경역동 장애(neurodynamic impairments) • 수근관을 좁히는 어떤 급성 외상, 부상, 혹은 질환(예: 건병변, 염증성 질환) • 반복적인 외상(과사용) • 진동 장비 과다 사용 • 지속적인 자세(예: 손목 굴곡)	• 요골측 손과 손가락에 통증 그리고/또는 이상감각 발생 가능 • 흔하지는 않지만 자다가 이상감각으로 잠에서 깸	• 무지근에 운동 상실 및 근위축 발생 • 쥐는 동작에 장애 발생 • 양성 검사: Phalen's 검사, 수근관 압박, Tinel's 검사, 역신경긴장검사(ANTTs)
회내근증후군(Pronator syndrome)	• 외상 • 반복적인 전완 회내 및 팔꿈치 굴곡 동작 • 반복적인 손목 굴곡 동작	• 손의 정중신경 분포에 따라 신경근 이상감각이 동반된 전방 전완에 통증 발생	• 증상 발생은 저항 손목 굴곡, 전완 회내 및 팔꿈치 굴곡 시 발생 • 양성 검사: 회내 압박 검사, Tinnel's 검사, 역신경긴장검사

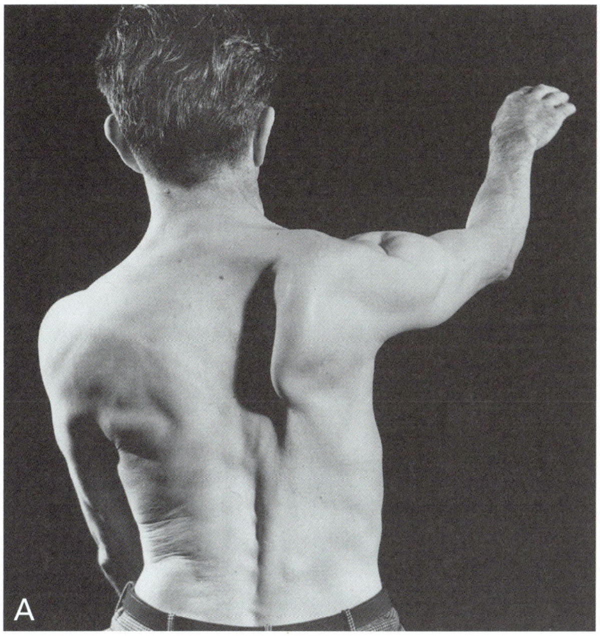

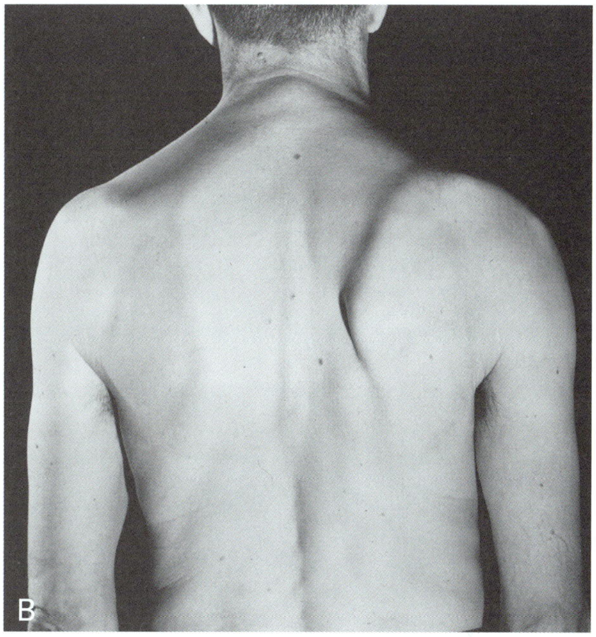

그림 6-85 오른쪽 승모근과 전거근에 장애가 있는 경우; A, 팔을 머리 위로 들어 올리기 힘들다. B, 오른쪽 견갑골이 비정상적인 위치에 놓여 있다.

승모근과 전거근의 장애 IMPAIRMENT INVOLVING TRAPEZIUS AND SERRATUS ANTERIOR

오른쪽 승모근과 전거근의 장애 Impairment of Right Trapezius and Serratus Anterior

그림 6-85A는 전거근과 승모근이 마비되어 팔을 머리 위로 들어 올릴 수 없는 사례를 보여주고 있다. 견갑골의 내측연이 익상 형태로 들려 있어 능형근이 약화된 것처럼 보이지만 실제로는 그렇지 않다.

그림 6-85B는 승모근과 전거근의 마비로 오른쪽 견갑골의 비정상적인 위치를 보여주고 있다. 견갑골은 하방으로 회전하고(downwardly rotated) 거상된다. 능형근은 강화된 것으로 나타난다.

오른쪽 승모근 장애와 정상 전거근 Impairment of Right Trpezius with Normal Serratus

어깨관절의 외전은 견갑골의 단독 상방 회전에 의해 이루어진다. 그러나 승모근이 마비된 상태로는 견갑골이 단독으로 상방 회전을 할 수 없다. 따라서 그림 6-86A에서 볼 수 있듯이 어깨 외전 동작에 제한이 나타난다.

어깨관절을 굴곡시키려면 견갑골이 외전된 위치에서 상방으로 회전해야 한다. 전거근이 온전한 경우 그림 6-86B에서 볼 수 있듯이 외전보다 굴곡에서 팔을 더 높게 올릴 수 있다.

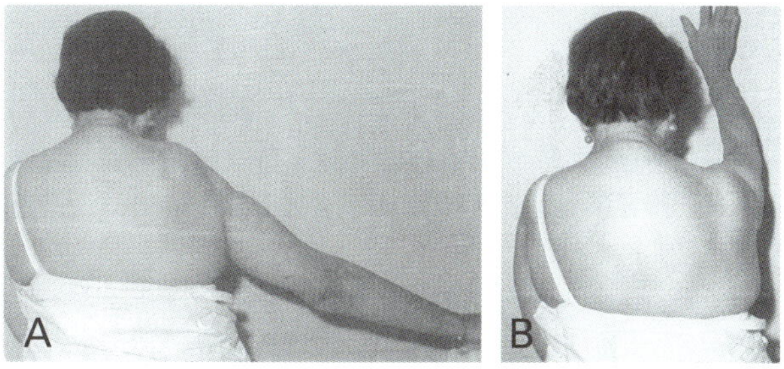

그림 6-86 A, B, 오른쪽 승모근은 장애가 발생해 있고 전거근은 정상인 경우.

약한 전거근과 강한 승모근으로 인해 팔은 굴곡보다 외전에서 더 높게 들어 올릴 수 있다.

그림 6-87은 전거근의 경미한 약화의 일부 사례에서 볼 수 있는 어깨와 견갑골의 자세를 보여주고 있다.

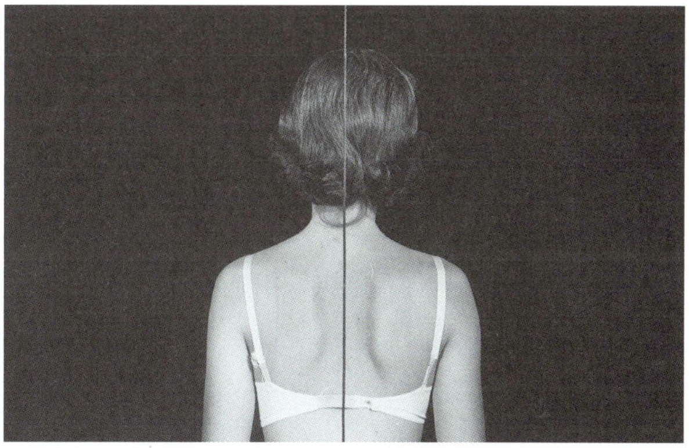

그림 6-87 전거근이 경미하게 약화된 경우에 나타나는 어깨와 견갑골의 형태.

6 상지

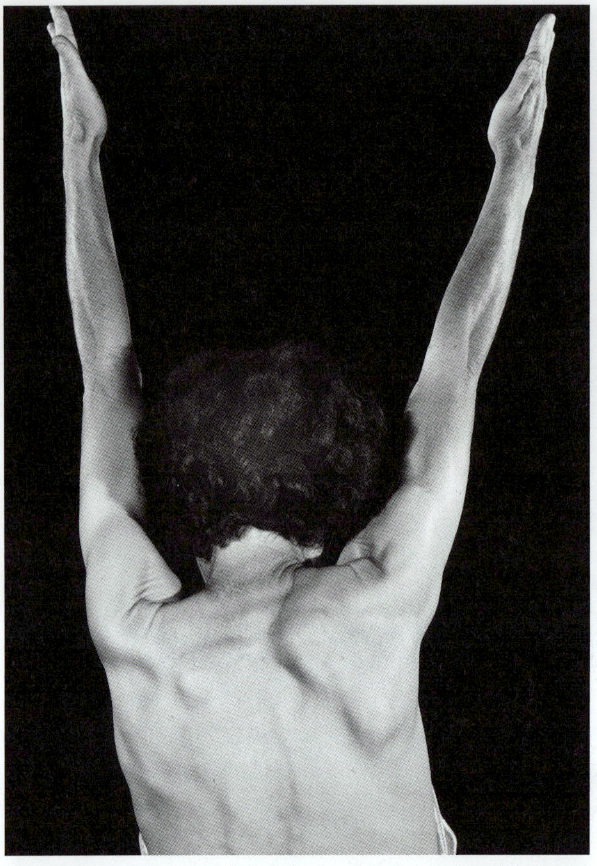

그림 6-88 오른쪽 전거근에 장애가 있는 상태에서 상지를 머리 위로 들어 올린 자세.

흉추의 일자(전형적인 후만 부존재) 형태로 인해 흉추 오른쪽에서 견갑골의 가벼운 익상(winging) 현상을 쉽게 찾아볼 수 있다. 그러나 겉모습만 보고 전거근의 약화가 있다고 가정해서는 안 된다. 흉추가 일자(straight)로 펴진 경우에는 편평한 흉곽 위에 있는 견갑골의 휘어진 형태로 인해 전거근이 정상이더라도 견갑골이 돌출될 수 있다(42).

전거근의 경미한 약화는 일반적으로 인식되는 것보다 더 흔히 나타나며 약화는 오른손잡이/왼손잡이와는 상관없이 오른쪽보다 왼쪽에 더 많이 나타나는 경향이 있다(42, 43). 전거근 약화가 있는 경우 팔굽혀펴기와 같은 격렬한 운동을 시도하면 더 악화될 수 있다.

그림 6-88은 오른쪽 전거근에 손상이 있는 경우로써 선 자세에서 오른쪽 상지를 머리 위로 들어 올릴 수 있는 정도를 보여주고 있다. 이 상황에서 상지는 전방으로 들어 올릴 수 없고, 오른쪽 견갑골은 정상 견갑골(왼쪽)과 같은 외전이나 완전한 회전이 일어나지 않는다. 승모근의 상부와 하부 섬유는 견갑골을 상방으로 회전시키기 위해 보상작용을 하기 때문에 명확하게 나타난다. 그러나 이 동작을 대여섯 번 반복하면 근육이 피로해지고 팔을 어깨 위로 들어 올리는 능력이 떨어진다.

전거근(serratus anterior) 약화가 없는 피검사자는 중·하승모근에서 광범위한 강도를 보인다. 근력의 이러한 변화는 근육에 대한 자세 또는 직업적 스트레스와 관련이 있다. 근력 강도의 등급은 보통(fair)에서 정상(normal)까지 다양하다. 이러한 큰 차이로 인해 현저한 약화나 단독 마비가 발생한 사람들 사이에서 팔을 머리 위로 들어 올리는 능력에도 차이가 있다. 만약 개인이 이미 자세 또는 작업 특성상으로 인해 현저한 승모근(trapezius) 약화가 있었고 그 이후에 전거근의 마비가 초래된 경우 그 사람은 그림 6-88에서와 같이 팔을 머리 위로 들어 올릴 수 없다.

통상적인 분포와는 별개로 굴곡 시 팔의 무게를 지탱하려고 시도하면서 외전 동작 범위의 일부를 통해 좋은 근력을 보이는 사람들을 위한 별도의 범주가 때때로 필요하다. 견갑골은 팔을 대각선 전상방으로 당겨 검사 위치인 전방으로 수동적으로 가져올 수 있지만 피검사자가 팔을 검사 위치에 유지하려고 시도하면 즉시 뒤로 미끄러진다. 이러한 약화는 전거근의 신장 약화(stretch weakness)로 가장 잘 설명될 수 있다. 그림 6-89A-F에서 스트레칭이 일어난 것을 아주 상세하게 잘 설명하고 있다. 변함없이 이 특별한 범주에 속하는 사람들은 많은 팔굽혀펴기, 벤치 프레스 또는 강력한 능형근(rhomboid) 작용을 포함하는 활동에 참여한 사람들이다. 팔굽혀펴기를 제대로 시작하는데는 별 문제가 없지만 전거근이 피로해지면 견갑골이 내전된 상태로 남고 대흉근(pectoralis major)과 삼두근(triceps)의 작용에 의해 팔굽혀펴기가 계속되어 전거근에 손상을 초래하게 된다.

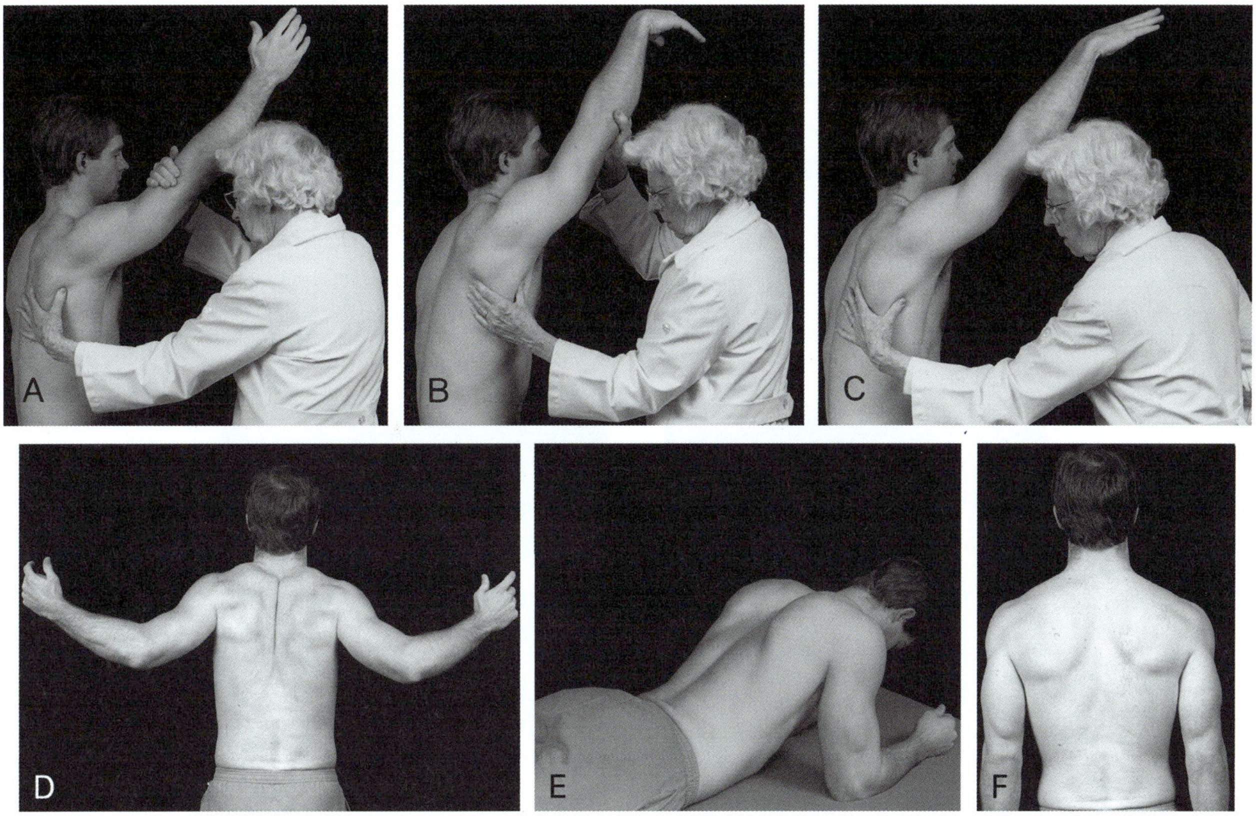

그림 6-89 A-F, 전거근의 신장성 약화(stretch weakness)된 상태의 모습.

파트 A: 어깨가 굴곡된 상태로 팔이 들어 올려 있으면서 견갑골이 전거근 검사를 위한 자세로 취해져 있는데 이 자세에서 견갑골은 정상적인 외전 위치로 이동되지 않는다. 그러나 이 자세에서 전거근의 근력은 강한 것으로 측정된다(어깨 굴곡근들의 과도한 발달로 인한 잠재적 보상작용). 아래의 파트 F는 같은 내용을 보여주고 있는데 견갑골의 익상(scapula winging) 현상은 분명히 전거근의 약화를 의미한다.

파트 B: 피검사자가 팔의 힘을 빼면 검사자는 환자의 팔을 비스듬히 앞으로 하여 검사 자세를 취하게 할 수 있으며 이 때 견갑골은 전방으로 정상적인 외전 자세를 취하게 된다.

파트 C: 그러나 검사자가 피검사자의 팔을 놓으면 견갑골은 외전 및 상방 회전 자세를 유지할 수 없게 되고 피검사자는 그 위치에 유지하려고 시도하게 된다.

파트 D: 이 피검사자는 평소에 벤치 프레스 및 일반적인 노젓기와 허리를 굽혀 체중이 실린 상태에서 하는 노젓기 같이 어깨를 내전시키는 운동을 자주해 왔다. 사진(파트 D-F)에서 볼 수 있듯이 능형근이 지나치게 발달되어 있다. 능형근은 전거근의 길항근이므로 전거근이 약화되어 있을 때 이와 같은 운동은 금기사항이 된다.

파트 E: 팔꿈치를 받치고 엎드려 누운 자세에서 익상견을 관찰할 수 있다. 전거근이 체간의 하중을 지탱하여 외전된 자세를 취하는 것이 힘들기 때문이다.

파트 F: 이 사진은 견갑골이 휴식 시 안정되어 있는 상태에서 나타나는 비정상적인 위치를 보여주고 있다.

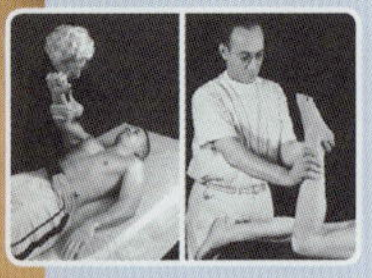

Kendall의 전통 학습지침

전거근 마비의 사례(Case of Serratus Anterior Paralysis)

병원에 소속되어 있는 기간 동안 Kendall은 수많은 전거근 마비 사례를 검사하고 치료했다. 병인에 따라 일부 환자는 마비와 관련된 통증이 있었지만 근육 자체에는 통증이 없었다. 또한 일부 환자는 마비가 시작되기 전이나 마비 중 또는 이후 잠시 동안이라도 통증을 호소하는 일이 없었다. 초기 불만은 팔을 정상적으로 사용할 수 없다는 것이었다. 어떤 경우에는 발병이 점진적일 때 환자는 쇠약이 점점 더 뚜렷해질 때까지 불만을 제기하지 않았다. 전거근 약화의 영향으로 다른 구조와 관련된 이차적 문제가 발생하면 환자는 목이나 어깨와 같은 전거근 이외의 영역에서 나타나는 통증이나 불편함을 호소했다. 그러한 병력에서 중요한 것은 전거근에 대한 장흉신경이 순전히 운동신경(motor nerve)이라는 사실이다. (또한 부록 D 참조)

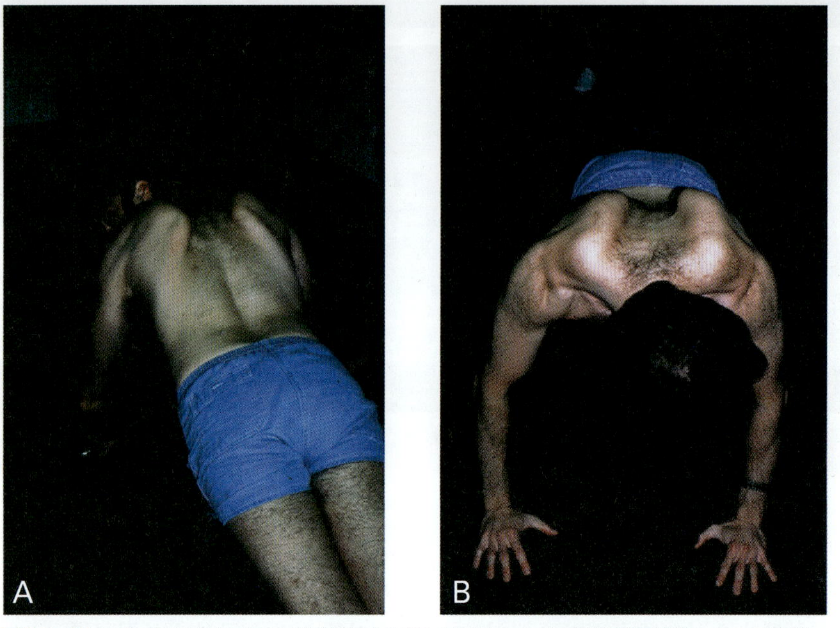

그림 6-90 A, B, 전거근이 극도로 약함에도 불구하고 통증 호소 없이 팔굽혀펴기(Push-up)를 잘 수행하고 있다.

그림 6-90A와 B는 동일인을 전방과 후방에서 찍은 두 개의 면를 보여주고 있다. 그는 전거근이 극도로 약함에도 불구하고 통증을 호소하지 않으면서 팔굽혀펴기(Push-up)를 잘 수행하고 있다.

> 주의: 운동신경(motor nerve)만 공급되는 근육에 관한 이전 장의 섹션 참조.

등 상부에 통증을 일으키는 상태

PAINFUL CONDITIONS OF THE UPPER BACK

상지의 통증 상태를 관리하려면 자세한 병력과 객관적인 관찰 및 검사를 포함한 신중한 평가가 필요하다. 진단을 내리기 전에 관절가동범위와 근력 검사가 필요하지만 다치거나 아픈 부위의 지지와 보호를 통한 통증 관리가 우선이다. 주요 기능이 운동이지만 피부 감각(sensory cutaneous) 역할도 할 수 있는 신경 관련 상태에서 통증의 시작이 지연될 수 있다는 것을 이해하는 것은 문제의 기간과 관련된 중요한 고려사항이다.

견갑골과 견갑대 부정렬 상태로 인해 관절 안팎에서 통증이 발생할 수도 있고, 근육이 뼈에 부착된 부위에서 통증이 가장 두드러지게 나타날 수도 있다.

한 영역에서 정상적인 움직임이 상실되면 다른 영역에서는 과도한 움직임이 발생할 수 있다. 관련된 통증의 원인이 무엇이든 간에 치료의 선택은 먼저 긴장된(tight) 근육을 스트레칭시키고 그 다음 약한 근육을 강화시키며 필요한 경우 보조기를 사용하여 정상적인 움직임을 촉진하기 위해 근육 균형을 회복시키는 것이다.

등 상부 근육의 약화 Weakness of Upper Back

등 상부의 척주기립근의 약화는 어깨가 구부정하게 전방으로 기울어지고 흉추 후만증이 증가하는 것으로 나타난다. 등이 이러한 잘못된 위치로 고정되지 않은 경우 등 상부 신전근을 강화시키는 운동과 짧아지기 시작한 반대쪽 체간 전방 근육을 스트레칭시키는 데 도움이 되는 운동이 필요하다. 근육이 매우 약할 때 적절한 어깨 보조기가 필요하다(44, 45).

승모근의 중간 부분과 아래 부분은 등 상부 신전근을 보강해 주고 어깨를 뒤로 잡아당기는 데 도움이 된다. 이 근육들을 강화하는 운동 방식은 매우 중요하다. (벽에 기대어 앉기(wall-sitting)와 벽에 기대어 서기(wall-standing) 운동은 2장, 그림 2-60 및 2-51 그리고 이 장의 뒷부분에 설명되어 있다.)

운동을 시도하기 전에 먼저 반대쪽 근육의 긴장이 관절 가동범위를 제한하는지를 확인해야 한다. 광배근(latissimus dorsi), 대원근(teres major), 대흉근(pectoralis major), 소흉근(pectoralis minor)의 길이에 대한 검사를 실시해야 한다. 전방 상복근의 긴장과 가슴 확장의 제한 또한 등 상부를 곧게 펴는 노력에 방해가 된다.

일반적으로 능형근 운동은 권장되지 않는다. 이 근육은 어깨를 뒤로 당기지만 견갑대를 들어 올리고 견갑골을 전방으로 잘못된 자세로 만드는 경향이 있으며 게다가 능형근은 일반적으로 강한 근육에 속한다.

능형근 단축 Short Rhomboids

능형근은 견갑골의 내전, 거상 및 하방 회전의 반복적이고 강렬한 운동의 결과로 단축될 수 있다. 능형근의 직접적인 대립근인 전거근의 약화나 마비로 인해 단축될 수도 있다(42). 능형근의 마사지 및 스트레칭 치료가 필요하다(42). 어깨를 굽히면 일반적으로 견갑골 외전과 상방 회전이 발생한다. 능형근이 단축되면 상지의 위치를 잡는 것만으로는 이 견갑골 위치를 취하기가 어렵다. 능형근을 늘리려면(lengthen) 견갑골 외전 및 상방 회전으로 견갑골의 척추 경계 부위에 압력을 가할 필요가 있다.

중·하승모근의 염좌 Middle and Lower Trapezius Strain

중·하승모근 염좌는 본질적으로 급성일 수 있지만 종종 만성적인 통증 상태로, 중·하승모근의 긴장으로 인해 발생한다. 부상과 관련되지 않는 한 급성 발병은 없지만 만성 증상은 매우 고통스러울 수 있다. 통증의 증상은 일찍 나타나지 않는다. 약화는 통증에 대한 호소 없이 한동안 존재할 수 있다. 그러나 통증에 대한 호소는 척추를 따라 부착된 뼈의 근육에 의한 견인과 관련이 있는 것으로 보인다. 환자는 중·하승모근의 척추 또는 견갑골 부착 부위에 통증을 호소하거나 촉진이 통증 또는 급성 압통을 유발할 수 있다.

만성 근육 긴장에 선행하는 근육의 신장성 약화(sttretch weakness)는 습관성 굽은 어깨, 흉추 과후만증 또는 이 두 가지가 결합된 조합으로 인해 발생할 수 있다. 또한 과도하게 발달된 전방 견갑대 근육의 단축에 의해 어깨가 전방으로 당겨지는 결과일 수도 있는데 이는 야구와 같은 일부 스포츠와 관련된 반복적인 움직임으로 어깨 내전근의 과도한 발달에 의해 기여된 것일 수 있다. 컴퓨터를 사용하거나 피아노를 연주할 때와 같이 팔을 앞으로 내밀고 계속 움직여야 하는 직업은 승모근의 긴장을 야기할 수 있다.

일부 직종은 오랜 기간 동안 지속적인 편측 체위가 요구된다. 예를 들면, 치과의사가 환자 위로 몸을 전방으로 굽혀 등 상부 근육에 긴장을 가하고 흉추체의 전방 표면에 스트레스를 가하게 되는 것이다(그림 6-91).

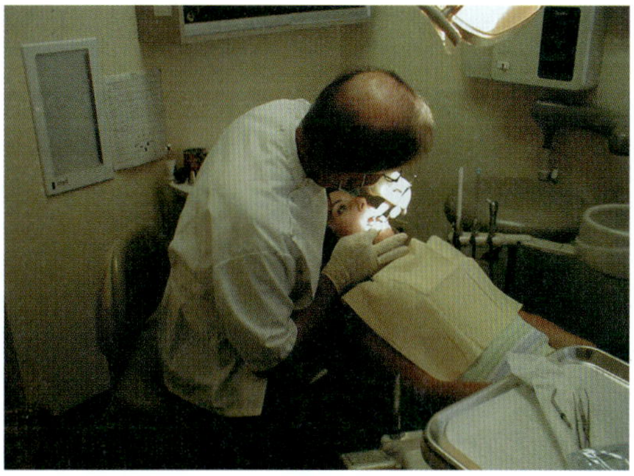

그림 6-91 이 치과의사는 장시간 선 자세에서 등 상부 근육에 긴장을 주고 흉추체의 전방 표면에 스트레스를 주게 된다.

일부 개인의 경우, 눕거나 앉은 자세를 변경하면 승모근의 지속적인 긴장 요소가 제거될 수 있지만 어깨 내전근과 오훼쇄골(coracoclavicular) 근막이 긴장된 경우는 긴장이 지속적으로 존재한다. 그러한 긴장이 존재할 때 자세 변경이 부분적인 정렬에 변화를 주지 않기 때문에 누워 있을 때에도 통증은 거의 완화되지 않는다.

어깨 내전근과 내회전근의 길이에 대한 검사를 통해 압박감이 있는지 확인해야 한다. 긴장이 되어 있는 경우는 긴장된 근육과 근막의 점진적인 스트레칭이 필요하다. 매일 부드러운 치료를 받으면 약간의 효과적인 통증 경감은 단시간에 달성되어야 한다.

중·하승모근이 현저하게 약해지면 반대쪽에 긴장감이 있는지 여부에 관계없이 어깨 보조기가 필요한 경우가 많다. 이러한 보조기는 근육의 긴장이 완화되는 어깨의 후방 위치를 유지하려는 노력에 효과적으로 도움이 될 수 있다.

골다공증으로 인한 등 중, 상부 통증 Middle and Upper Back Pain due to Osteoporosis

흉추 과후만증은 일반적으로 경추의 보상적 신전을 동반하는 골다공증에 나타나는 일차적인 변형 형태이다. 허리에 발생하는 통증은 일반적이며 자세적 변형을 줄이고 고정된 구조적 결함으로 되기 전에 추가 진행을 방지하기 위한 가벼운 노력으로 가장 잘 치료될 수 있다. 보조기가 허용될 수 있는 경우 환자는 보조기를 사용하여 최상의 정렬 상태를 유지할 수 있다(그림 6-92). 운동은 그 기능적 범위를 유지하고 근력을 개발하는 데 도움이 되는 한도 내에서 수행해야 한다(46).

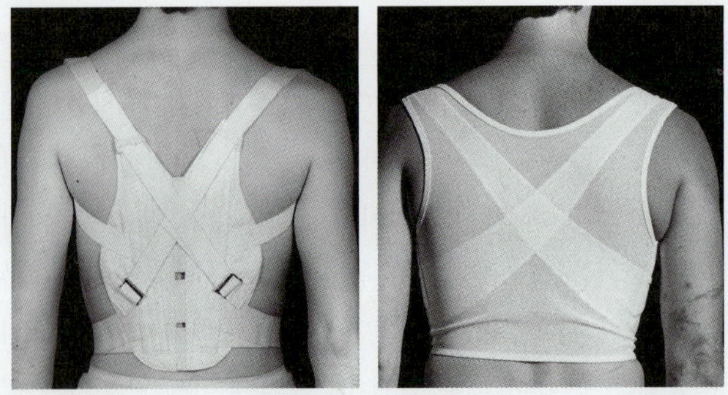

그림 6-92 어깨 보조기: **A,** 등에 걸쳐져 있으면서 등 상부를 지지하고 양어깨를 뒤로 당겨 유지시켜 준다; **B,** 탄성적인 조끼 타입의 보조기로서 양어깨를 뒤로 당겨 유지시켜 준다.

흉추의 고정된 척주후만증이 있는 환자(보통 노인)의 경우 약간의 교정 효과를 얻을 수 있다. 전방 어깨의 일부 교정은 가능하나 기본적인 결함은 고칠 수 없다. 변형의 진행을 방지하고 고통스러운 증상을 완화하기 위해 테일러 유형(Taylor-type)의 보조기를 사용할 수 있다(47).

흉추 과후만증이 있는 피검사자는 종종 목 후방 부위에서 증상이 나타난다. 흉추는 과후만증(hyperkyphosis)으로 굽혀지면서 머리는 전방 돌출되고 눈은 머리의 직립 자세를 유지하기 위해 눈높이를 맞추며 상부 경추는 과신전된다. 이 문제와 관련된 증상은 4장 목 후방 근육의 긴장에 잘 기술되어 있다.

그림 6-93A-E의 피검사자는 골다공증의 전형적인 자

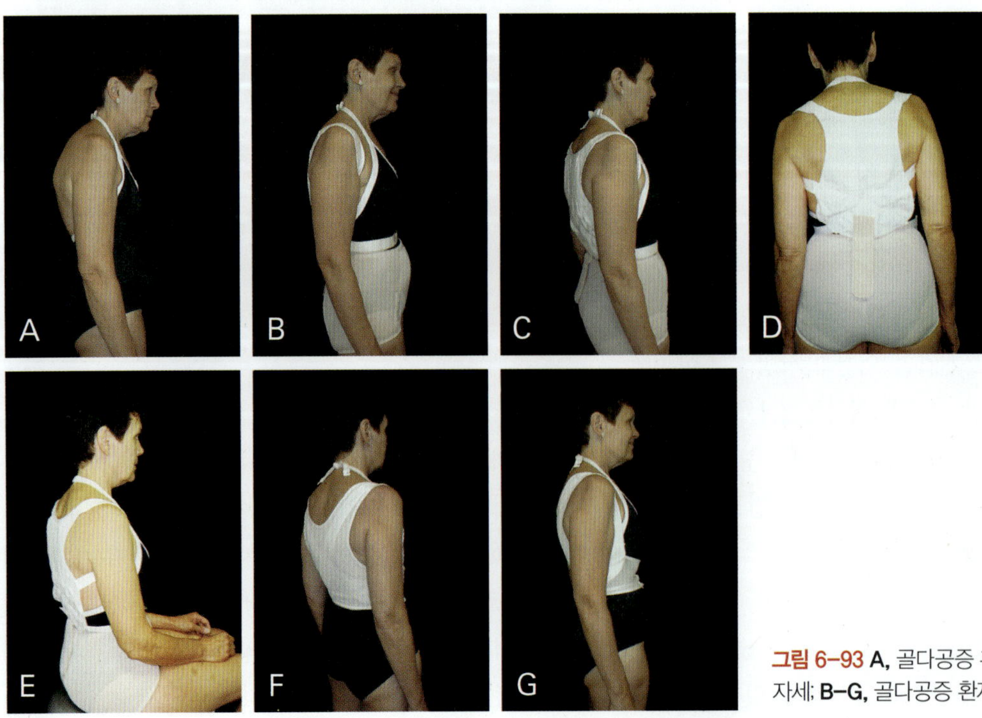

그림 6-93 **A,** 골다공증 환자에게 나타나는 전형적인 자세; **B-G,** 골다공증 환자의 교정된 자세.

세–흉추 과후만증, 복부 전방 돌출이 동반된 골반 후방 경사, 보상적 경추 과신전–를 나타내 보인다. 변형이 아직은 다소 유연하기 때문에 부드러운 끈(strapping)과 벨크로(Velcro)를 사용하여 등 후방을 감싸 걸치는 등 상부 보조기를 사용하여 교정의 목적을 달성했다. 이것은 서거나 앉을 때 흉추를 지지하고 머리와 목의 정렬을 개선해 준다.

조끼형 등 상부 자세 보조기도 정렬 개선에 효과적일 수 있다(그림 6–93F, G).

Scheuermann 질환 Scheuermann's Disease

Scheuermann 질환(Scheuermann's kyphosis, juvenile kyphosis)은 디스크와 척추체의 경계면에서 발생하는 척추의 퇴행성 변화이다. 연골에 공급되는 혈류장애로 인해 척추 종판에 결함이 발생하고 이로 인해 성장판이 뼈로 성장하지 못하게 되면서 성장이 방해되어 척추가 전방으로 기울어지고 이로 인해 척추체가 붕괴되어 쐐기 모양으로 변형된 것이다. 통증은 보통 변형이 눈에 띄게 된 몇 년 후에 시작된다. 환자는 심한 노동이나 또는 단순히 하루 일상생활이 진행됨에 따라 서서히 증가하는 통증을 호소한다. 환자들은 허리 중간 부분의 피로를 자주 호소하는데 흉요추 부위의 문제는 과잉 보상의 결과로 인생 후반기에 발생할 수 있다(48).

상지에 통증을 일으키는 상태

PAINFUL CONDITIONS OF THE UPPER EXTREMITY

상지의 국소적 또는 방사성 통증은 종종 신경, 혈관 또는 지지 연부조직에 압박이나 긴장을 유발하는 부정렬의 결과이다. 부정렬은 주로 경추, 흉추 또는 견갑대에 나타나거나 세 영역 모두가 함께 관련될 수 있으며 치료는 전반적인 교정을 행해야 한다.

정상적인 조건하에서 정상적인 관절가동범위를 통해서는 근육에 근접하거나 관통하는 신경을 자극하지 않을 것으로추정할 수 있다. 그러나 팽팽(taut)하게 당겨진 근육은 단단해지고 압축력이나 마찰력을 발휘할 가능성이 있다. 적응성 단축이 발달한 근육은 움직일 수 있는 관절가동범위가 작아지고 정상 길이에 도달하기 전에 팽팽해진다. 늘어난(lengthened) 근육은 팽팽해지기 전에 정상 관절가동범위보다 더 많이 움직인다. 단단한 근육, 특히 체중을 지탱하는 근육은 반복적인 움직임이 일어나는 과정에서 신경에 마찰을 일으킬 수 있다.

경미한 경우에는 근육이 수축하거나 늘어날 때 날카로운 통증보다는 불편함과 둔한 통증이 나타날 수 있고 날카로운 통증은 격렬한 움직임에 의해 유발될 수도 있다. 그러나 피검사자가 고통스러운 움직임을 피할 방법을 찾기 때문에 그 빈도가 적어지는 경향이 있다. 초기 단계에서 이러한 현상을 인식하면 더 고통스럽거나 나중에 더 진행되어 장애가 되는 문제에 대응하거나 예방할 방법을 찾을 가능성이 높아진다. 스트레칭과 강화 운동을 실시하는 물리치료사는 환자들에게서 충돌의 초기 징후를 관찰할 기회가 있는데 그러한 충돌의 예는 다음과 같다.

- 액와신경과 대원근(teres major)
- 요골신경과 회외근(supinator)(15), (49)
- 정중신경과 회내근(pronator)(12), (15), (49)
- 척골신경과 척측수근굴근(flexor carpi ulnaris)(50)
- 요골신경과 삼두근의 외측두(triceps lateral head)(15), (49)
- 대후두신경과 승모근(trapezius)(50)
- 상완신경총의 C5, C6뿌리 및 장흉신경과 중사각근(Scalenus medius)(50)
- 근피신경과 오훼완근(coracobrachialis)(12), (15)

Guyon 터널증후군 Guyon's Tunnel Syndrome

Guyon 터널증후군(GTS)은 Guyon 터널의 척골신경 손상으로 인해 발생한다. 터널은 손바닥수근인대(palmar carpal ligament), 횡수근인대(transverse carpal ligament), 유구골 갈고리(hook of hamate) 및 두상골(pisiform)로 둘러싸여 있다. Guyon 터널의 척골신경 손상은 직접적인 외상(즉, 유구골 갈고리 골절) 또는 반복적인 활동, 지속적인 자세로 인한 압박(즉, 자전거의 드롭다운 핸들바 사용), 공간점유 낭종/종양, 염증 또는 더 해부학적으로 근접한 요인으로 인해 발생할 수 있다(51, 52).

척골신경은 감각신경 및 운동신경이 혼합되어 터널 안으로 들어간다. 이러한 이유로 환자는 손과 손가락의 척골신경 분포 부위에 통증 및/또는 이상감각을 나타낼 수 있으며 소지근(hypothenar)에 운동 상실 및 위축이 나타날 수 있다. 네 번째와 다섯 번째 손가락이 연관된 갈퀴손이 관찰될 수 있다. 운동/감각 상실 위치는 압박 부위에 따라 다르다. 임상 양상과 병력이 Guyon 터널증후군을 감별진단으로 제안하는 경우, Guyon 터널의 근위부와 원위부 척골신경에 의해 자극되는 근육에 대한 추가 검사와 피부 침범의 평가가 이루어져야 한다(51, 52).

수근관증후군 Carpal Tunnel Syndrome

수근관증후군(Carpal Tunnel Syndrome, CTS)은 손목굴곡근 지지대(Flexor Retinaculum) 아래 정중신경이 압박되어 발생하는 것이다. 환자는 부상이나 이전의 신경역학적 손상이 포함될 수 있는 과거 병력으로 인해 쉽게 발병하는 경향이 있을 수 있지만 수근관의 공간을 감소시키는 급성 외상, 부상 또는 상태(예: 건병증, 염증성 장애)가 근본 원인이 될 수 있다. 그뿐만 아니라 관절 불안정성, 누적된 외상, 진동 도구의 빈번한 사용 및 지속적인 특정 자세(즉, 손목 굴곡)도 가능한 원인이 될 수 있다.

환자는 요골측 손과 손가락(radial hand and finger)의 통증 및/또는 신경근 감각이상(radicular paresthesia)뿐 아니라 운동 상실 및 무지근(thenar)의 위축을 나타낼 수 있으며 쥐어 잡는(grip) 능력과 강도에 영향을 미친다. 증상은 손목으로 퍼지며 경우에 따라 팔과 어깨까지 확대될 수 있다. 종종 감각이상으로 밤에 잠을 깨는 일이 발생한다. 증상은 Phalen's 검사, 수근관 압박, Tinel's 검사, 그리고 역신경긴장검사(adverse neural tension test)에 양성 반응으로 나타날 수 있다. 임상 증상과 병력이 가능한 수근관증후군을 감별진단으로 제안하는 경우 근육분절(myotome)과 피부분절(dermatome)의 양상에 대한 추가 평가로 인해 잠재적 원인을 용인하거나 배제할 수 있게 된다(53).

회내근증후군 Pronator syndrome

회내근증후군(Pronator Syndrome, PS)은 손의 정중신경 분포를 따라 감각이상을 동반한 전완에 통증으로 나타난다(54). 전주와(antecubital fossa) 원위부 압박의 잠재적 지점에는 회내근(pronator teres)에 연결되거나 회내근의 두 개의 머리 사이에 연결되는 상완이두근건(bicipital aponeurosis)이 포함된다(55). Struder 인대(Struther ligament)와 같은 해부학적 변형도 압박에 영향을 줄 수 있다. 가중 요인은 외상, 반복적인 전완 내전, 팔꿈치 굴곡, 손목 굴곡 등이다(56). 저항성 손목 굴곡, 전완 회내, 팔꿈치 굴곡, 회내근 압박 검사, Tinel's 검사 및 역신경긴장검사(ANTTs)에서 증상이 나타날 수 있다(54).

팔꿈치터널증후군 Cubital Tunnel Syndrome

팔꿈치터널증후군(Cubital Tunnel Syndrome, CUTS)은 팔꿈치터널에서 척골신경 압박으로 인해 발생한다. 터널은 주두(olecranon) 및 활차(trochlea)의 내측 가장자리, 내측 상완골, 척골 측부인대 및 팔 주위 터널 지지대(궁상인대)로 둘러싸여 있다. 팔꿈치터널증후군은 던지기와 같이 팔을 머리 위로 올려 반복적으로 팔꿈치를 굴곡/신전시키는 동작을 필요로 하는 스포츠에 관여하는 환자에게서 자주 나타난다. 증상으로는 전완 내측, 손의 척골면 및 다섯 번째 손가락과 네 번째 손가락의 척측 1/2 부위를 따라 통증과 감각이상이 나타난다. 팔꿈치터널증후군(cubital tunnel syndrome)의 징후에는 손의 척골면, 다섯 번째 손가락, 네 번째 손가락의 척측 1/2 부위에 대한 감각 상실, 때때로 팔꿈치의 굴곡 및 신전 동작에서 신경 움직임의 잡음(snapping/popping)이 나는 현상이 발생하기도 한다. 더 진행된 침범으로 손 내재근에서 운동 상실이 발견될 수 있다. 지속적인 팔꿈치 굴곡(1~3분)과 척골 신경역학검사(neurodynamic test)로 증상이 나타날 수 있다(57, 58).

흉곽출구증후군 Thoracic Outlet Syndrome

흉곽출구증후군(thoracic outlet syndrome, TOS)은 쇄골하동맥의 압박이나 또는 전사각근과 중사각근 사이를 지나는 상완신경총의 압박으로 인하여 발생한다. 병인이 자세 결함, 경추 추간공 협착증, 그리고 전사각근, 과외전, 늑쇄골(costoclavicular), 늑배측출구(costodorsal outlet), 소흉근, 경추 디스크 및 늑골과 같은 다른 증후군에서 유래할 수 있기 때문에 진단은 종종 혼란스럽고 논쟁의 여지가 있다(59). 드문 경우지만 환자가 지시된 치료에 예상대로 반응하지 않는 경우에는 종양을 고려해야 한다. 자세가 원인으로 나타나는 예로는 머리 전방 돌출, 흉추 과후만증, 첫 번째 늑골 거상, 견갑골의 전인, 하강 또는 하방 회전이 포함될 수 있다.

증상은 다양하며 신경성 또는 혈관성일 수도 있다. 감각이상과 팔 전체에 퍼지는 쑤시는(aching pain) 듯한 통증이 일반적이며 이 증상은 물건을 나르거나 들어 올리거나 또는 악기를 연주하는 것과 같이 팔의 움직임이 요구되는 활동을 지속적으로 하면 악화된다.

근육 위축이 있는 경우 일반적으로 손의 모든 고유 근육에 영향을 미친다. 건반사(tendon reflex)에는 비정상적인 변화가 나타나지 않는다. 동맥 압박은 예전에 생각했던 것보다는 드문 원인이지만 냉증, 근육통(aching), 지속적인 사용으로 인한 힘의 상실과 같은 증상은 혈관 손상에 의한 것으로 볼 수 있다. Dawson과 그의 동료 학자들은 "적절한 진단 검사는 맥박의 변화 또는 잡음(bruit)의 출현 여부에 관계없이 팔 외전의 신경학적 증상의 산물이어야 한다"고 한다(15).

오훼돌기압박증후군 Coracoid Pressure Syndrome

소흉근(pectoralis minor)은 종종 흉곽출구증후군(TOS)의 잠재적인 원인으로도 알려져 있다. 그러나 오훼돌기압박증후군(coracoid pressure syndrome, CPS)은 1942년 Kendall에 의해 처음 보고된 상완신경총의 압박을 수반하는 팔 통증의 한 형태이며 이는 1947년 3월 17일 볼티모어와 필라델피아 정형외과학회합동회의(Joint Meeting of the Baltimore and Philadelphia Orthopedic Society)에서 의사 E. David Weinberg에 의해 발표되었으며 나중에 Irvin Stein 박사의 기사에서 참고문헌으로 언급되었다(60-62).

오훼돌기압박증후군은 근육 불균형 및 잘못된 자세 정렬과 관련이 있다(63). 견갑골의 오훼돌기에 소흉근(pectoralis minor)이 부착된 레벨에서 상완신경총의 세 개의 다발(cord)과 액와동맥 및 정맥이 이러한 구조와 흉곽 사이를 통과한다(그림 6-94). 견갑대(shoulder girdle)의 정상적인 정렬에서 신경이나 혈관에 압박이 없어야 한다. 일부 유형의 잘못된 자세 정렬에서 발생하는 오훼돌기의 전방 하강은 이 공간을 좁히는 경향이 있다.

오훼돌기는 특정 근육의 경직이나 다른 근육의 약화로 인해 해당 위치로 이동할 수 있기 때문에 전하방으로 기울어질 수 있다. 상지에 통증을 일으키는 상태는 긴장감(tightness)이 있을 때 더 자주 발견된다.

견갑골을 하방으로 내리기 위해 오훼돌기에 작용하는 근육은 주로 소흉근이다. 능형근(rhomboid)과 견갑거근

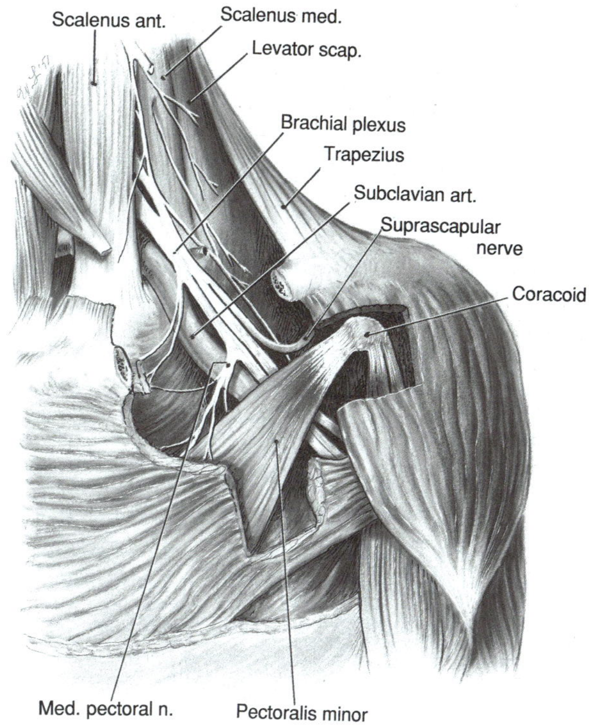

그림 6-94 오훼돌기 압박증후군에 의해 영향을 받는 부위.

(levator scapulae)은 전방 경사와 함께 진행되는 견갑골의 거상에 도움을 준다. 광배근(latissimus dorsi)과 대흉근 흉골 부분의 긴장은 상완골두를 누르는 작용을 통해 위치에 간접적으로 영향을 미친다. 어떤 경우에는 상완이두근(biceps)과 오훼완근(coracobrachialis)의 긴장도 요인이 될 수 있다. 근육 긴장도는 어깨 내전근과 내회전근 길이 검사로 확인할 수 있다.

하승모근의 약화로 인해 견갑골이 올라가고 전방으로 기울어지는 잘못된 어깨 자세가 형성된다. 이 잘못된 어깨 자세는 하승모근의 스트레스 약화를 야기할 수 있으며 이는 견갑골을 상방으로 움직이고 전하방으로 기울어지게 하여 소흉근의 적응성 단축을 초래할 수 있다.

급성기에 오훼돌기에 대한 중등도 또는 경미한 압박은 일반적으로 상지 아래로 통증이 유발되는데 그 쑤시는 통증은 오훼돌기 부위와 흉벽을 따라 소흉근 부위에서 급성으로 나타난다.

상지 통증은 상지 전체이거나 주로 외측 또는 내측 신경다발(cord) 분포에 따라 나타나며 저림, 무감각 또는 약화가 수반될 수 있다. 환자는 종종 쥐는 힘의 상실에 대해 불평을 호소한다. 손이 붓고 혈관이 충혈되는 순환 울혈의 증

거가 나타날 수 있다(정맥 혈전증). 현저한 장애의 경우 손이 다소 청색증을 보일 수 있다(쇄골하동맥). 환자는 무거운 외투를 입거나 무거운 물건을 들거나, 여행 가방을 옮길 때 통증이 심해지는 것을 호소하게 된다. 압박은 배낭이나 어깨에 매는 가방에 의해서도 발생할 수 있다.

종종 상승모근에 해당하는 후두부에서 견봉돌기까지의 부위가 민감하고 통증이 나타난다. 이 근육은 견갑대(shoulder girdle)의 무게를 들어 올려 상완신경총에 가해지는 압력을 완화하려는 노력으로 보호성 경련(protective spasm) 상태에 있을 수 있다. 근육은 효과적인 치료가 이루어지지 않는 한 수축 상태가 그대로 유지되는 경향이 있다.

원근증후군(네모공간증후군) Teres Syndrome (Quadrilateral Space Syndrome)

원근증후군(Teres Syndrome)은 1952년 Posture and Pain에서 기술되었던 증상이다(63). 1980년에 출판된 책에는 네모공간증후군이라고 불리는 이 증후군에 대한 매우 흥미로운 논의가 포함되어 있다(64).

겨드랑이의 네모(또는 사각형) 공간은 대원근(teres major), 소원근(teres minor), 삼두근의 장두(triceps long head) 및 상완골(humerus)로 구성되어 있다(**그림 6-95**). 액와신경(axillary nerve)과 후회선동맥(posterior circumflex artery)이 이 공간을 통해 나와 삼각근과 소원근에 공급된다. 액와신경의 피부 분지 감각 분포 영역은 **그림 6-4**에 기술되어 있다.

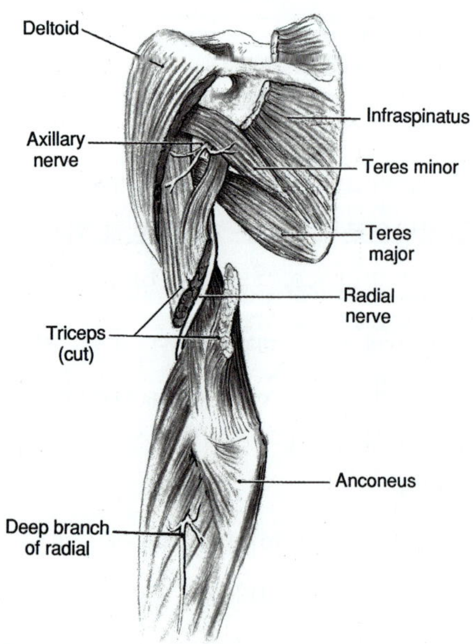

그림 6-95 원근증후군(네모공간증후군)에 의해 영향을 받는 부위.

이 증후군은 어깨통증과 어깨관절 동작의 제한, 특히 회전과 외전에 특징적으로 나타난다(65). 통증은 액와신경의 감각 분지의 피부 분포 영역으로 확장되며 대원근과 소원근 사이의 네모 공간을 촉진하여 압통을 유발할 수 있다. 공간에 대한 약간 또는 중간 정도의 압력은 삼각근(deltoid) 영역으로 방사되는 날카로운 통증을 유발할 수 있다.

격한 운동 중에 더 현저하게 나타나는 통증은 소원근에 의한 액와신경의 마찰에 의한 것이다. 대원근은 긴장되어 있을 때 상완골을 내회전시켜 후신경다발(posterior cord)과 액와신경에 긴장을 일으킨다. 능동, 수동과는 상관없이 내회전이든 외회전이든 고통스럽기는 마찬가지이다. 외회전 제한으로 인해 외전 동작도 고통스러운데 이는 어깨가 외전 중에 상완골이 정상적으로 외측으로 회전 동작이 일어나지 않기 때문이다.

긴장된 대원근을 스트레칭할 때 환자는 액와신경의 피부 감각 분포 영역에서 쏘는 듯한 통증(shooting pain)을 호소할 수 있다. 액와신경이 긴장된 대원근에 대해 압박을 받거나 스트레치된 것으로 추정해 볼 수 있다. 신경에 직접적인 자극으로 인한 통증은 경직된 근육의 일반적인 스트레칭과 관련하여 종종 나타나는 불편함과는 대조적이며 삼각근하낭염(subdeltoid bursitis)의 경우에 발생하는 통증과는 거의 흡사하다.

긴장된 어깨 외회전근 Tight Shoulder External Rotators

직업에 따라 관절가동범위에 상당한 차이가 있을 수 있다. 한 소식통에 의하면 “메이저리그 투수들은 각 어깨의 관절가동범위가 다르다. 볼을 던지는 팔의 어깨가 외전된 상태에서 신전은 11도 더 적게 나타나고 내회전도 15도 더 작게 나타나나 외회전은 9도 더 크게 나타난다”고 한다(66).

경추 늑골 Cervical Rib

경추 늑골은 신경 자극 증상을 일으킬 수도 있고 일으키지 않을 수도 있는 희귀하고 선천적인 뼈의 이상 현상이다(67).

청년이나 중년에서 팔에 통증을 일으키는 상태 중에는 경추 늑골의 존재와 연관이 있을 수 있다. 사람이 성인이 된

후에만 증상이 나타나는 것은 개인의 자세가 점차적으로 정렬이 더 잘못되어 경추 늑골과 인접한 신경줄기의 관계가 비정상적으로 변한다는 사실로 설명될 수 있다.

자극을 유발할 가능성이 가장 높은 잘못된 정렬은 척추후만증과 머리가 전방으로 돌출되는 유형이다. 경추 늑골로 인한 통증 증상이 있는 환자를 치료하려면 등과 목의 자세 교정이 필요하다. 이 치료는 증상을 완전히 완화시킬 수 있으며 수술의 필요성을 없앨 수 있다.

감별진단을 위한 차트의 사용 USE OF CHARTS FOR DIFFERENTIAL DIAGNOSIS

이 텍스트의 이전 버전의 저자는 약하게 나타나는 근육의 분포를 기반으로 근육 및 신경 침범의 평가를 돕기 위해 차트를 사용한 사례 연구를 포함하고 있었다(그림 6-96부터 6-101). 이러한 차트의 샘플은 검토를 위해 부록 D에서 찾아 볼 수 있다.

다음 페이지에는 이전 저자가 완성한 실제 사례 연구가 포함되어 있다. 양식은 다음 단락에 설명된 내용을 요약하는 데 사용되어 왔으며 또한 여전히 사용할 수 있다. 이 양식은 평가 시점에 모든 임상의가 할 수 있고 또 해야 하는 임상 정보 취합 및 추론의 시각적 요약을 제공해 준다.

근력 등급은 근육 이름 왼쪽 열에 기록되어 있다. 등급은 숫자 또는 문자 기호로 표시될 수 있다. 표 1-4의 등급 기호의 핵심(Key to Grading System)에 표시된 대로 두 시스템 중 어느 하나를 사용할 수 있으며 그에 따른 등급 해석이 가능하다.

등급이 기록된 후 적용 가능한 경우 말초신경 공급 아래의 점(들)과 관련된 각 근육에 해당하는 척추 분절 분포 아래의 숫자(들)에 동그라미를 쳐서 신경 침범을 표시한다. 말초신경 및/또는 상완신경총 부분의 침범은 수직선을 따라 차트 상단까지 또는 왼쪽 여백까지 수평선을 따라 둘러싸는 점에서 확인된다. 척추 분절 레벨에서 침범의 증거가 있는 경우 병변의 레벨은 침범된 척추 분절과 침범되지 않은 척추 분절을 구분하기 위해 수직으로 그려진 두꺼운 검은색 선으로 표시되어 있다.

일반적으로 양호(9) 등급 이상의 근육은 신경학적 관점에서 관여하지 않는 것으로 간주될 수 있다. 이 정도의 약화는 비활성, 신장성 약화(stretch weakness) 또는 다른 근육에 의한 불안정성과 같은 요인의 결과일 수 있다. 그러나 양호 등급은 근육을 최소한으로 자극하는 척추 분절의 결함을 나타낼 수 있음을 염두에 두어야 한다.

보통 또는 그 이하 등급의 약화는 비활동, 미사용으로 인한 위축, 고정(immobilization) 또는 신경학적 문제의 결과로 발생할 수 있다. 흉추와 어깨의 잘못된 자세는 중·하승모근의 약화를 유발할 수 있다.

근육 양쪽 모두가 낮은 보통 등급(fair−)으로 약화되어 있는 경우는 드문 일이 아니다. 상승모근의 침범이 없는 한 이러한 근육의 단독 약화의 경우 척수더부신경(spinal accessary nerve) 침범에 신경학적 문제가 있을 가능성은 낮다. 척추신경과 근육 차트(Spinal Nerve and Muscle Chart)(1장)의 사용은 다양한 신경근 문제의 예로써 다음 여섯 가지 사례 연구에서 설명되어 있다. 피검사자들은 진단을 확립하는 데 도움이 되는 도수근육검사를 위해 Kendall에 이송되었다. 그들은 후속 치료를 위해서는 나타나지 않았다. 척추신경과 근육 차트에 기록된 도수근육검사 결과는 당시 병변의 범위와 수준을 결정하는 데 중요한 도움이 되었다.

케이스 1: 요골신경 병변 RADIAL NERVE LESION

목, 횡격막 및 상지 Neck, Diaphragm, and Upper Extremity

Name　　　　　　　　　　　　　　　　　　　　　　　　　　　　　　Date

RIGHT

KEY → D. = Dorsal Prim. Ramus; V. = Vent. Prim. Ramus; P.R. = Plexus Root; S.T. = Superior Trunk; P. = Posterior Cord; L. = Lateral Cord; M. = Medial Cord

	MUSCLE STRENGTH GRADE	MUSCLE	Cervical	Cervical	Cervical	Phrenic	Long Thor.	Dor. Scap	N. to Subcl.	Suprascap	U. Subscap.	Thoracodor	L. Subscap.	Lat. Pect.	Med. Pect.	Axillary	Musculocu.	Radial	Median	Ulnar	C1	C2	C3	C4	C5	C6	C7	C8	T1
		(PERIPHERAL NERVES)	D.	V.	V.	V.	P.R.	P.R.	S.T.	S.T.	P.	P.	P.	L.	M.	P.	L.	P.	L.M.	M.	SPINAL SEGMENT								
		Cervical	1-8	1-8	1-4	3, 4, 5	5, 6, 7, (8)	4, 5	5, 6	4, 5, 6	(4), 5, 6, (7)	(5), 6, 7, 8	5, 6, (7)	5, 6, 7	(6), 7, 8	5, 6	(4), 5, 6, 7	5, 6, 7, 8	5, 6, 7, 8	7, 8									
		T.	1												1			1	1	1									
		HEAD & NECK EXTENSORS	•																		1	2	3	4	5	6	7	8	1
Cervical nerves		INFRAHYOID MUSCLES			•																1	2	3						
Cervical nerves		RECTUS CAP ANT. & LAT.			•																1	2							
Cervical nerves		LONGUS CAPITIS			•																1	2	3	(4)					
Cervical nerves		LONGUS COLLI		•																		2	3	4	5	6	(7)		
Cervical nerves		LEVATOR SCAPULAE			•			•															3	4	5				
Cervical nerves		SCALENI (A. M. P.)		•																			3	4	5	6	7	8	
Cervical nerves		STERNOCLEIDOMASTOID			•																(1)	2	3						
Cervical nerves		TRAPEZIUS (U. M. L.)			•																	2	3	4					
Cervical nerves		DIAPHRAGM				•																	3	4	5				
Brachial Plexus – Root		SERRATUS ANTERIOR					•																		5	6	7	8	
Brachial Plexus – Root		RHOMBOIDS MAJ & MIN						•																4	5				
Brachial Plexus – Trunk		SUBCLAVIUS							•																5	6			
Brachial Plexus – Trunk		SUPRASPINATUS								•														4	5	6			
Brachial Plexus – Trunk		INFRASPINATUS								•														(4)	5	6			
Brachial Plexus – P Cord		SUBSCAPULARIS																											
Brachial Plexus – P Cord		LATISSIMUS DORSI																											
Brachial Plexus – P Cord		TERES MAJOR																											
Brachial Plexus – L		PECTORALIS MAJ (UPPER)																											
Brachial Plexus – M&L		PECTORALIS MAJ (LOWER)																											
Brachial Plexus – M&L		PECTORALIS MINOR																											
Axil.		TERES MINOR																											
Axil.		DELTOID																											
Musculo-cutan		CORACOBRACHIALIS															•									6	7		
Musculo-cutan		BICEPS															•								5	6			
Musculo-cutan		BRACHIALIS															•								5	6			
Radial	10	TRICEPS																•								6	7	8	1
Radial	10	ANCONEUS																•									7	8	
Radial – Lat.M	—	BRACHIALIS (SMALL PART)																•							5	6			
Radial – Lat.M	0	BRACHIORADIALIS																•							5	6			
Radial – Lat.M	0	EXT CARPI RAD L																•							5	6	7	8	
Radial – Post Inter	0	EXT CARPI RAD B																•								6	7	(8)	
Radial – Post Inter	0	SUPINATOR																•							5	6	(7)		
Radial – Post Inter	0	EXT DIGITORUM																•								6	7	8	
Radial – Post Inter	0	EXT DIGITI MINIMI																•								6	7	8	
Radial – Post Inter	0	EXT CARPI ULNARIS																•								6	7	8	
Radial – Post Inter	0	ABD POLLICIS LONGUS																•								6	7	8	
Radial – Post Inter	0	EXT POLLICIS BREVIS																•								6	7	8	
Radial – Post Inter	0	EXT POLLICIS LONGUS																•								6	7	8	
Radial – Post Inter	0	EXT INDICIS																•								6	7	8	
Median	10	PRONATOR TERES																	•							6	7		
Median	10	FLEX CARPI RADIALIS																	•							6	7	8	
Median	10	PALMARIS LONGUS																	•							(6)	7	8	1
Median	10	FLEX DIGIT SUPERFICIALIS																	•								7	8	1
Median – A Inter	10	FLEX DIGIT PROF I & II																	•								7	8	1
Median – A Inter	10	FLEX POLLICIS LONGUS																	•							(6)	7	8	1
Median – A Inter	10	PRONATOR QUADRATUS																	•								7	8	1
Median	10	ABD POLLICIS BREVIS																	•							6	7	8	1
Median	10	OPPONENS POLLICIS																	•							6	7	8	1
Median	10	FLEX POLL BREV (SUP. H)																	•							6	7	8	1
Median	*	LUMBRICALES I & II																	•							(6)	7	8	1
Ulnar	10	FLEX CARPI ULNARIS																		•							7	8	1
Ulnar	10	FLEX DIGIT. PROF. III & IV																		•							7	8	1
Ulnar	—	PALMARIS BREVIS																		•							(7)	8	1
Ulnar	10	ABD DIGITI MINIMI																		•							(7)	8	1
Ulnar	10	OPPONENS DIGITI MINIMI																		•							(7)	8	1
Ulnar	10	FLEX DIGITI MINIMI																		•							(7)	8	1
Ulnar	10	PALMAR INTEROSSEI																		•								8	1
Ulnar	10	DORSAL INTEROSSEI																		•								8	1
Ulnar	*	LUMBRICALES III & IV																		•							(7)	8	1
Ulnar	10	ADDUCTOR POLLICIS																		•								8	1
Ulnar	10	FLEX POLL BREV. (DEEP H.)																		•								8	1

케이스 1: 상완골 골절 후 삼두근(triceps)에 대한 신경가지(branch) 레벨 아래의 요골신경 병변. 처음에는 삼두근이 약했지만 완전한 회복이 이루어졌다.

SENSORY

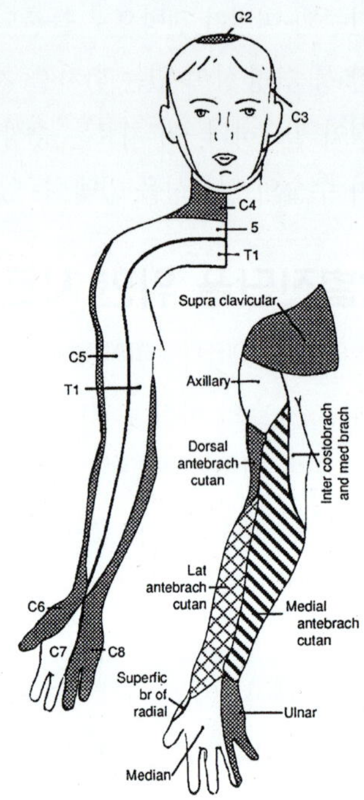

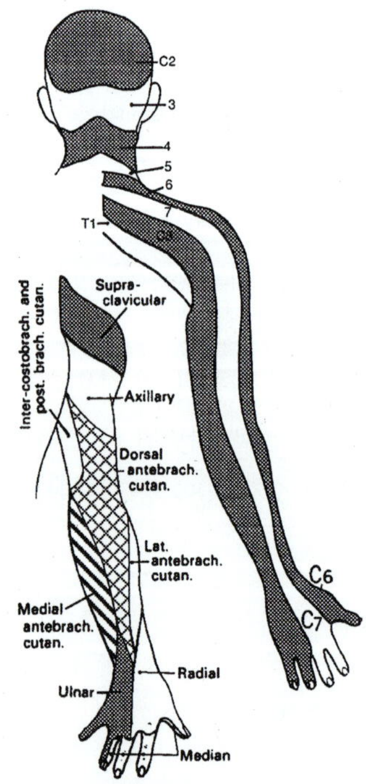

Dermatomes redrawn from Keegan and Garrett Anat Rec 102. 409. 437. 1948
Cutaneous Distribution of peripheral nerves redrawn from *Gray's Anatomy of the Human Body*. 28th ed

그림 6-96 케이스 1: 요골신경병증.. © 2005 Florence P. Kendall.

케이스 2: 요골신경, 정중신경 및 척골신경 병변 RADIAL, MEDIAL, AND ULNAR NERVE LESION

목, 횡격막 및 상지 Neck, Diaphragm, and Upper Extremity

Name　　　　Date

KEY → D. = Dorsal Prim. Ramus; V. = Vent. Prim. Ramus; P.R. = Plexus Root; S.T. = Superior Trunk; P. = Posterior Cord; L. = Lateral Cord; M. = Medial Cord

		MUSCLE STRENGTH GRADE	MUSCLE (LEFT)	Cervical	Cervical	Cervical	Phrenic	Long Thor.	Dor. Scap	N. to Subcl.	Suprascap	U. Subscap.	Thoracodor	L. Subscap.	Lat. Pect.	Med. Pect.	Axillary	Musculocu.	Radial	Median	Ulnar	C1	C2	C3	C4	C5	C6	C7	C8	T1
			PERIPHERAL NERVES	D.	V.	V.	V.	P.R.	P.R.	S.T.	S.T.	P.	P.	P.	L.	M.	P.	L.	P.	L.M.	M.	SPINAL SEGMENT								
			Cervical	1-8	1-8	1-4	3, 4, 5	5, 6, 7, (8)	4, 5	5, 6	4, 5, 6	(4), 5, 6, (7)	(5), 6, 7, 8	5, 6, (7)	5, 6, 7	(6), 7, 8	5, 6	(4), 5, 6, 7	5, 6, 7, 8	5, 6, 7, 8	7, 8									
			T.	1												1			1	1	1									
			HEAD & NECK EXTENSORS	•																		1	2	3	4	5	6	7	8	1
Cervical nerves			INFRAHYOID MUSCLES			•																1	2	3						
			RECTUS CAP ANT. & LAT.			•																1	2							
			LONGUS CAPITIS			•																1	2	3	(4)					
			LONGUS COLLI		•																		2	3	4	5	6	(7)		
			LEVATOR SCAPULAE			•			•															3	4	5				
			SCALENI (A. M. P.)		•																			3	4	5	6	7	8	
			STERNOCLEIDOMASTOID			•																(1)	2	3						
			TRAPEZIUS (U. M. L.)			•																	2	3	4					
			DIAPHRAGM				•																	3	4	5				
Brachial Plexus	Root		SERRATUS ANTERIOR					•																		5	6	7	8	
			RHOMBOIDS MAJ & MIN						•																4	5				
	Trunk		SUBCLAVIUS							•																				
			SUPRASPINATUS								•																			
			INFRASPINATUS								•																			
	P Cord		SUBSCAPULARIS									•		•																
			LATISSIMUS DORSI										•																	
			TERES MAJOR											•																
	L		PECTORALIS MAJ (UPPER)												•															
	M&L		PECTORALIS MAJ (LOWER)												•	•														
			PECTORALIS MINOR													•														
Axil.			TERES MINOR														•													
			DELTOID														•													
Musculo-cutan		—	CORACOBRACHIALIS															•												
		N	BICEPS															•								5	6			
		N	BRACHIALIS															•								5	6			
Radial		N	TRICEPS																•								6	7	8	1
		N	ANCONEUS																•									7	8	
	Lat.M	—	BRACHIALIS (SMALL PART)																•							5	6			
		N	BRACHIORADIALIS																•							5	6			
		N	EXT CARPI RAD L																•							5	6	7	8	
	Post Inter	N	EXT CARPI RAD B																•							5	6	7	8	
		N	SUPINATOR																•							5	6	(7)		
		F	EXT DIGITORUM																⊙								6	7	8	
		O	EXT DIGITI MINIMI																⊙								6	7	8	
		O	EXT CARPI ULNARIS																⊙								6	7	8	
		O	ABD POLLICIS LONGUS																⊙								6	7	8	
		O	EXT POLLICIS BREVIS																⊙								6	7	8	
		O	EXT POLLICIS LONGUS																⊙								6	7	8	
		O	EXT INDICIS																⊙								6	7	8	
Median		G	PRONATOR TERES																	•							6	7		
		N	FLEX CARPI RADIALIS																	•							6	7	8	
		G	PALMARIS LONGUS																	•							(6)	7	8	1
		O	FLEX DIGIT SUPERFICIALIS																	⊙								7	8	1
	A Inter	O	FLEX DIGIT PROF I & II																	⊙								7	8	1
		O	FLEX POLLICIS LONGUS																	⊙							(6)	7	8	1
		O	PRONATOR QUADRATUS																	⊙								7	8	1
		O	ABD POLLICIS BREVIS																	⊙							6	7	8	1
		O	OPPONENS POLLICIS																	⊙							6	7	8	1
		O	FLEX POLL BREV (SUP. H)																	⊙							6	7	8	1
		O	LUMBRICALES I & II																	⊙							(6)	7	8	1
Ulnar		G	FLEX CARPI ULNARIS																		•							7	8	1
		O	FLEX DIGIT. PROF. III & IV																		⊙							7	8	1
		—	PALMARIS BREVIS																		⊙							(7)	8	1
		O	ABD DIGITI MINIMI																		⊙							(7)	8	1
		O	OPPONENS DIGITI MINIMI																		⊙							(7)	8	1
		O	FLEX DIGITI MINIMI																		⊙							(7)	8	1
		O	PALMAR INTEROSSEI																		⊙								8	1
		O	DORSAL INTEROSSEI																		⊙								8	1
		O	LUMBRICALES III & IV																		⊙							(7)	8	1
		O	ADDUCTOR POLLICIS																		⊙								8	1
		O	FLEX POLL BREV. (DEEP H.)																		⊙								8	1

SENSORY

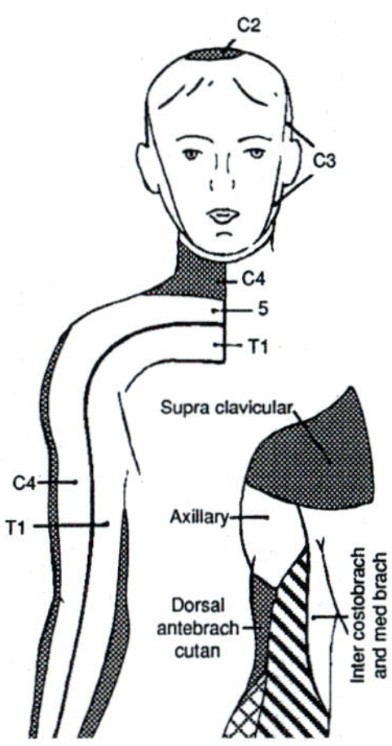

케이스 2: 요골신경, 정중신경 및 척골신경은 모두 팔꿈치 바로 아래 팔뚝의 대략 같은 레벨에 관여한다(그림 6-100 참조). 이러한 유형의 침범은 지혈대나 붕대 또는 깁스(cast)의 압력에 의해 발생할 수 있다. 이 특별한 경우의 병인은 명확하지 않지만 병력으로 붕대가 요인이었을 수 있다.

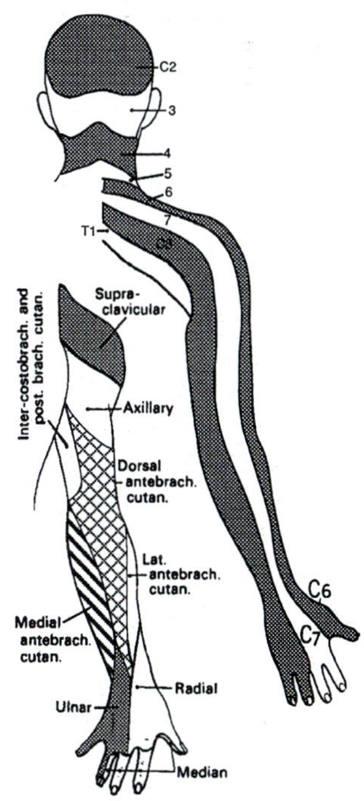

Dermatomes redrawn from Keegan and Garrett Anat Rec 102. 409. 437. 1948
Cutaneous Distribution of peripheral nerves redrawn from *Gray's Anatomy of the Human Body*. 28th ed

그림 6-97 케이스2: 요골신경, 정중신경 및 척골신경의 병변. © 2005 Florence P. Kendall.

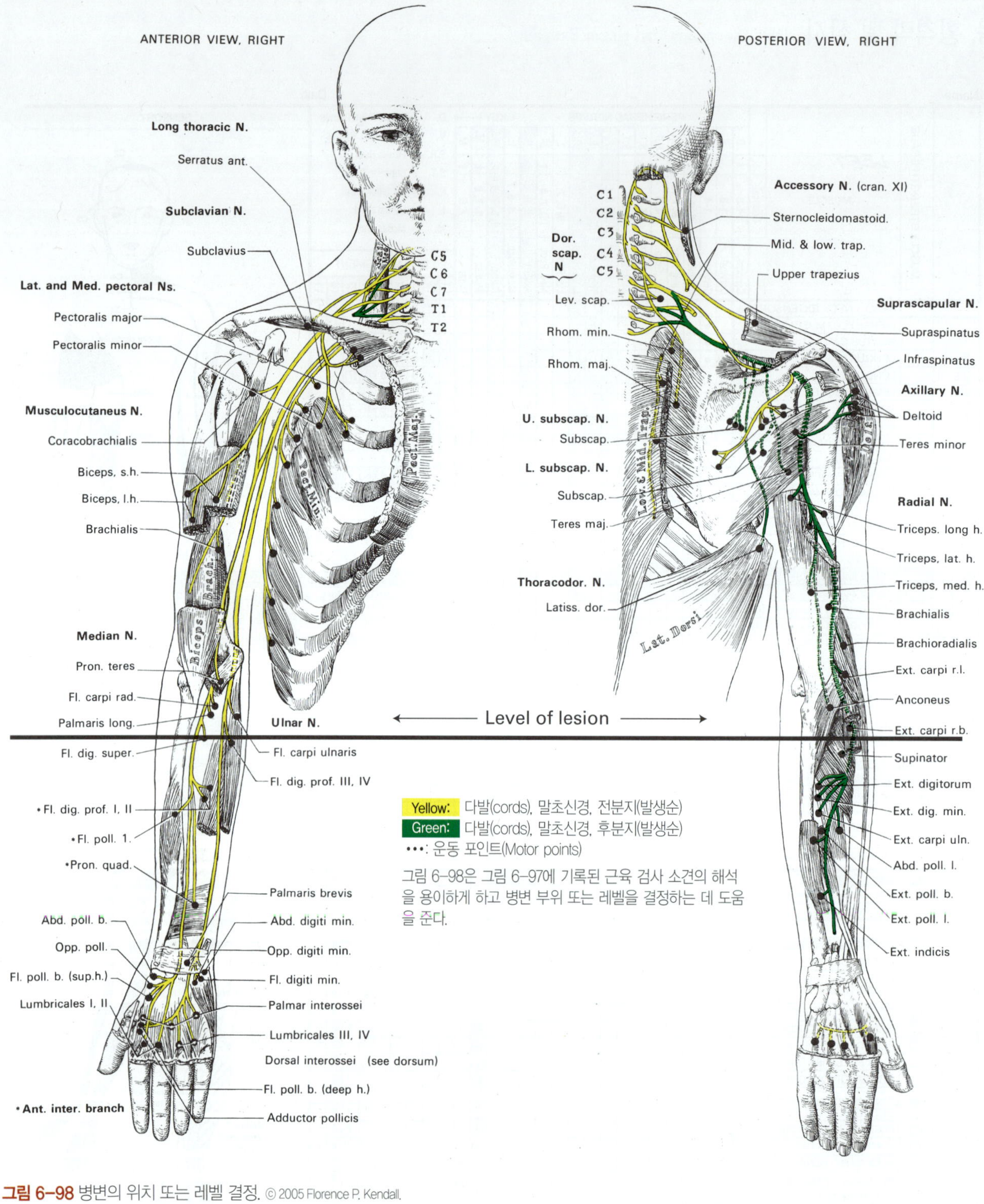

Yellow: 다발(cords), 말초신경, 전분지(발생순)
Green: 다발(cords), 말초신경, 후분지(발생순)
•••: 운동 포인트(Motor points)

그림 6-98은 그림 6-97에 기록된 근육 검사 소견의 해석을 용이하게 하고 병변 부위 또는 레벨을 결정하는 데 도움을 준다.

그림 6-98 병변의 위치 또는 레벨 결정. © 2005 Florence P. Kendall.

케이스 3: 가능성 있는 C5 병변 PROBABLE C5 LESION

목, 횡격막 및 상지 Neck, Diaphragm, and Upper Extremity

Name　　　　　　　　　　　　　　　　　　　　　　　　　　　　　Date

PERIPHERAL NERVES

KEY ⟶ D. = Dorsal Prim. Ramus
V. = Vent. Prim. Ramus
P.R. = Plexus Root
S.T. = Superior Trunk
P. = Posterior Cord
L. = Lateral Cord
M. = Medial Cord

		MUSCLE STRENGTH GRADE	MUSCLE (LEFT)	Cervical	Cervical	Cervical	Phrenic	Long Thor.	Dor. Scap	N. to Subcl.	Suprascap	U. Subscap.	Thoracodor	L. Subscap.	Lat. Pect.	Med. Pect.	Axillary	Musculocu.	Radial	Median	Ulnar	C1	C2	C3	C4	C5	C6	C7	C8	T1
				D.	V.	V.	V.	P.R.	P.R.	S.T.	S.T.	P.	P.	P.	L.	M.	P.	L.	P.	L.M.	M.									
			T.	1												1			1	1	1									
			Cervical	1-8	1-8	1-4	3, 4, 5	5, 6, 7, (8)	4, 5	5, 6	4, 5, 6	(4), 5, 6, (7)	(5), 6, 7, 8	5, 6, (7)	5, 6, 7	(6), 7, 8	5, 6	(4), 5, 6, 7	5, 6, 7, 8	5, 6, 7, 8	7, 8									
			HEAD & NECK EXTENSORS	•																		1	2	3	4	5	6	7	8	1
Cervical nerves			INFRAHYOID MUSCLES			•																1	2	3						
			RECTUS CAP ANT. & LAT.			•																1	2							
			LONGUS CAPITIS			•																1	2	3	(4)					
			LONGUS COLLI		•																		2	3	4	5	6	(7)		
			LEVATOR SCAPULAE			•			•															3	4	5				
			SCALENI (A. M. P.)		•																			3	4	5	6	7	8	
			STERNOCLEIDOMASTOID			•																(1)	2	3						
		N ?	TRAPEZIUS (U. M. L.)			•																	2	3	4					
		✱	DIAPHRAGM				•																	3	4	5				
Brachial Plexus	Root	G	SERRATUS ANTERIOR					•																		5	6	7	8	
		P	RHOMBOIDS MAJ & MIN						•																4	5				
	Trunk	—	SUBCLAVIUS							•																5	6			
		?	SUPRASPINATUS								•														4	5	6			
		T	INFRASPINATUS								•														(4)	5	6			
	P Cord	—	SUBSCAPULARIS									•		•												5	6	7		
		G	LATISSIMUS DORSI										•														6	7	8	
		G	TERES MAJOR											•												5	6	7		
	L	G−	PECTORALIS MAJ (UPPER)												•											5	6	7		
	M&L	G	PECTORALIS MAJ (LOWER)												•	•											6	7	8	1
		G	PECTORALIS MINOR													•											(6)	7	8	1
Axil.		T	TERES MINOR														•									5	6			
		T	DELTOID														•									5	6			
Musculo-cutan		—	CORACOBRACHIALIS															•									6	7		
		P+	BICEPS															•								5	6			
		P+	BRACHIALIS															•								5	6			
Radial		G+	TRICEPS																•								6	7	8	1
		G+	ANCONEUS																•									7	8	
	Lat.M	P	BRACHIALIS (SMALL PART)																•							5	6			
		F−	BRACHIORADIALIS																•							5	6			
		G	EXT CARPI RAD L																•							5	6	7	8	
	Post Inter	G	EXT CARPI RAD B																•							5	6	7	8	
		F+	SUPINATOR																•							5	6	(7)		
		N	EXT DIGITORUM																•								6	7	8	
		N	EXT DIGITI MINIMI																											
		N	EXT CARPI ULNARIS																											
		N	ABD POLLICIS LONGUS																											
		N	EXT POLLICIS BREVIS																											
		N	EXT POLLICIS LONGUS																											
		N	EXT INDICIS																											
Median		N	PRONATOR TERES																											
		N	FLEX CARPI RADIALIS																											
		N	PALMARIS LONGUS																											
		N	FLEX DIGIT SUPERFICIALIS																											
	A Inter	N	FLEX DIGIT PROF I & II																											
		N	FLEX POLLICIS LONGUS																											
		N	PRONATOR QUADRATUS																	•								7	8	1
		N	ABD POLLICIS BREVIS																	•							6	7	8	1
		N	OPPONENS POLLICIS																	•							6	7	8	1
		N	FLEX POLL BREV (SUP. H)																	•							6	7	8	1
		N	LUMBRICALES I & II																	•							(6)	7	8	1
Ulnar		N	FLEX CARPI ULNARIS																		•							7	8	1
		N	FLEX DIGIT. PROF. III & IV																		•							7	8	1
		—	PALMARIS BREVIS																		•							(7)	8	1
		N	ABD DIGITI MINIMI																		•							(7)	8	1
		N	OPPONENS DIGITI MINIMI																		•							(7)	8	1
		N	FLEX DIGITI MINIMI																		•							(7)	8	1
		N	PALMAR INTEROSSEI																		•								8	1
		N	DORSAL INTEROSSEI																		•								8	1
		N	LUMBRICALES III & IV																		•							(7)	8	1
		N	ADDUCTOR POLLICIS																		•								8	1
		N	FLEX POLL BREV. (DEEP H.)																		•								8	1

케이스 3: 근육 검사 소견은 아마도 C5 병변을 나타낸다. 이 경우의 검사 결과는 알려진 C5 병변의 결과와 매우 밀접하게 비교된다.

SENSORY

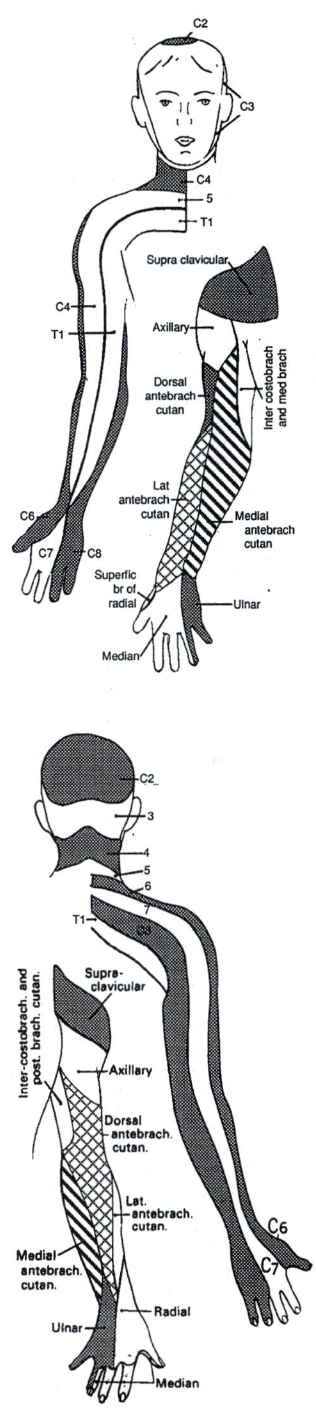

Dermatomes redrawn from Keegan and Garrett Anat Rec 102. 409. 437. 1948
Cutaneous Distribution of peripheral nerves redrawn from *Gray's Anatomy of the Human Body*. 28th ed

그림 6-99 케이스 3: 가능성 있는 C5 병변. 이 환자는 호흡이 약간 힘든 것 같아 보였다. 이 환자는 발병 후 1주일 정도 호흡이 힘들었다고 말했다. © 2005 Florence P. Kendall.

6 상지

케이스 4: 외측과 내측 신경다발의 병변 LATERAL AND MEDIAL CORD LESION)

목, 횡격막 및 상지 Neck, Diaphragm, and Upper Extremity

Name　　　　　　　　　　　　　　　　　　　　　　　　　　　　Date

LEFT

PERIPHERAL NERVES　KEY → D. = Dorsal Prim. Ramus　V. = Ventral Prim. Ramus　P.R. = Plexus Root　S.T. = Superior Trunk　P. = Posterior Cord　L. = Lateral Cord　M. = Medial Cord　SENSORY

Region		Muscle Strength Grade	Muscle	Peripheral nerve (marked)	Spinal segments (C5 / C6 / C7 / C8 / T1)	Note
			HEAD & NECK EXTENSORS	Cervical D. 1-8 ●		
Cervical nerves			INFRAHYOID MUSCLES	Cervical V. 1-4 ●		
			RECTUS CAP ANT. & LAT.	Cervical V. 1-4 ●		
			LONGUS CAPITIS	Cervical V. 1-4 ●		
			LONGUS COLLI	Cervical V. 1-8 ●		
			LEVATOR SCAPULAE	Cervical V. 1-4 ●, Dor. Scap ●		
			SCALENI (A. M. P.)	Cervical V. 1-8 ●		
			STERNOCLEIDOMASTOID	Cervical V. 1-4 ●		
			TRAPEZIUS (U. M. L.)	Cervical V. 1-4 ●		
			DIAPHRAGM	Phrenic ●		
Brachial Plexus	Root	N	SERRATUS ANTERIOR	Long Thor. ●		
	Root	N	RHOMBOIDS MAJ & MIN	Dor. Scap ●		
	Trunk	—	SUBCLAVIUS	N. to Subcl. ●		
	Trunk	N	SUPRASPINATUS	Suprascap ●		
	Trunk	N	INFRASPINATUS	Suprascap ●		
	P Cord	N	SUBSCAPULARIS	U. Subscap. ●, L. Subscap. ●		
	P Cord	N	LATISSIMUS DORSI	Thoracodor ●		
	P Cord	N	TERES MAJOR	L. Subscap. ●		
	L	N	PECTORALIS MAJ (UPPER)	Lat. Pect. ●		
	M&L	G	PECTORALIS MAJ (LOWER)	Lat. Pect. ●, Med. Pect. ●		
	M&L	P	PECTORALIS MINOR	Med. Pect. ⊙	(6) 7 8 1	
Axil.		N	TERES MINOR	Axillary ●	5 6	
		N	DELTOID	Axillary ●	5 6	
Musculo-cutan		G−	CORACOBRACHIALIS	Musculocu. ⊙	6 7	
		F+	BICEPS	Musculocu. ⊙	5 6	
		F+	BRACHIALIS	Musculocu. ⊙	5 6	
Radial		N	TRICEPS	Radial ●	6 7 8 1	Post. cord
		N	ANCONEUS	Radial ●	7 8	
	Lat.M	—	BRACHIALIS (SMALL PART)	Radial —	5 6	
	Lat.M	G−	BRACHIORADIALIS	Radial ⊙	5 6	
	Lat.M	N	EXT CARPI RAD L.	Radial ●	5 6 7 8	
	Post Inter	N	EXT CARPI RAD B	Radial ●	5 6 7 8	
	Post Inter	N	SUPINATOR	Radial ●	5 6 (7)	
	Post Inter	G−	EXT DIGITORUM	Radial ⊙	6 7 8	
	Post Inter	—	EXT DIGITI MINIMI	Radial —	6 7 8	
	Post Inter	F+	EXT CARPI ULNARIS	Radial ⊙	6 7 8	
	Post Inter	G−	ABD POLLICIS LONGUS	Radial ⊙	6 7 8	
	Post Inter	G−	EXT POLLICIS BREVIS	Radial ⊙	6 7 8	
	Post Inter	G−	EXT POLLICIS LONGUS	Radial ⊙	6 7 8	
	Post Inter	—	EXT INDICIS	Radial —	6 7 8	
Median		P	PRONATOR TERES	Median ⊙	6 7	Med. + Lat. cord
		F+	FLEX CARPI RADIALIS	Median ⊙	6 7 8	
		—	PALMARIS LONGUS	Median ⊙	(6) 7 8 1	
		G−	FLEX DIGIT SUPERFICIALIS	Median ⊙	7 8 1	
	A Inter	F+	FLEX DIGIT PROF I & II	Median ⊙	7 8 1	
	A Inter	F+	FLEX POLLICIS LONGUS	Median ⊙	(6) 7 8 1	
	A Inter	P	PRONATOR QUADRATUS	Median ⊙	7 8 1	
		F+	ABD POLLICIS BREVIS	Median ⊙	6 7 8 1	
		F−	OPPONENS POLLICIS	Median ⊙	6 7 8 1	
		P	FLEX POLL BREV (SUP. H)	Median ⊙	6 7 8 1	
		O	LUMBRICALES I & II	Median ⊙	(6) 7 8 1	
Ulnar		F+	FLEX CARPI ULNARIS	Ulnar ⊙	7 8 1	Med. cord
		P	FLEX DIGIT. PROF. III & IV	Ulnar ⊙	7 8 1	
		—	PALMARIS BREVIS	Ulnar ⊙	(7) 8 1	
		O	ABD DIGITI MINIMI	Ulnar ⊙	(7) 8 1	
		O	OPPONENS DIGITI MINIMI	Ulnar ⊙	(7) 8 1	
		O	FLEX DIGITI MINIMI	Ulnar ⊙	(7) 8 1	
		O	PALMAR INTEROSSEI	Ulnar ⊙	8 1	
		O	DORSAL INTEROSSEI	Ulnar ⊙	8 1	
		O	LUMBRICALES III & IV	Ulnar ⊙	(7) 8 1	
		O	ADDUCTOR POLLICIS	Ulnar ⊙	8 1	
		O	FLEX POLL BREV. (DEEP H.)	Ulnar ⊙	8 1	

케이스 4: 도수근육검사는 수술 전에 이루어졌으며 결과는 다음과 같다.

- 삼두근에 대한 신경 분포 레벨 아래에서 요골신경에 의해 공급되는 근육에 미세한 침범.
- 외측흉근신경(lateral pectoral nerve) 레벨 아래의 외측신경다발(lateral cord) 에 중등도 침범.
- 아마도 내측흉근신경 레벨 위의 내측신경다발(lateral cord)이 완전히 관여하여 C8 및 T1 신경 공급(예: 체간 상부)을 방해한다.

소흉근(pectoralis minor), 척측수근굴근(flexor carpi ulnaris), 심수지굴근(flexor digitorum profundus) Ⅲ, Ⅳ가 약간 힘이 있어 보이는 것을 C8과 T1이 손상되지 않은 것으로 오인할 수 있다. 이 근육은 손의 일부 고유 근육과 함께 C7 신경지배를 받으며 내측신경다발(medial cord)이 손상되지 않은 상태에서 C7에서 이러한 근육에 힘이 있다는 약간의 증거가 있을 수 있다.

수술에서 내측흉근신경 레벨 위 부위에 총알에 의해 내측신경다발(medial cord)이 손상된 것으로 나타났으며 근육 검사에 의해서도 밝혀졌다.

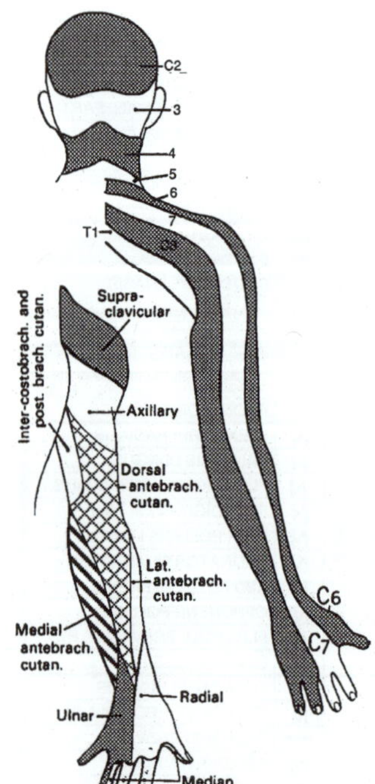

Dermatomes redrawn from Keegan and Garrett Anat Rec 102. 409. 437. 1948
Cutaneous Distribution of peripheral nerves redrawn from *Gray's Anatomy of the Human Body*. 28th ed

그림 6-100 케이스 4: 외측과 내측 신경다발의 병변. © 2005 Fleronce P. Kendall.

케이스 5: 상완신경총의 부분 병변 PARTIAL BRACHIAL PLEXUS LESION

목, 횡격막 및 상지 Neck, Diaphragm, and Upper Extremity

Name　　　　　　　　　　　　　　　　Date

RIGHT

PERIPHERAL NERVES — Cervical (D. 1-8); Cervical (V. 1-8); Cervical (V. 1-4); Phrenic (V. 3, 4, 5); Long Thor. (P.R. 5, 6, 7, (8)); Dor. Scap (P.R. 4, 5); N. to Subcl. (S.T. 5, 6); Suprascap (S.T. 4, 5, 6); U. Subscap. (P. (4), 5, 6, (7)); Thoracodor (P. (5), 6, 7, 8); L. Subscap. (P. 5, 6, (7)); Lat. Pect. (L. 5, 6, 7); Med. Pect. (M. (6), 7, 8, T. 1); Axillary (P. 5, 6); Musculocu. (L. (4), 5, 6, 7); Radial (P. 5, 6, 7, 8, T. 1); Median (L.M. 5, 6, 7, 8, T. 1); Ulnar (M. 7, 8, T. 1)

KEY → D. = Dorsal Prim. Ramus; V. = Vent. Prim. Ramus; P.R. = Plexus Root; S.T. = Superior Trunk; P. = Posterior Cord; L. = Lateral Cord; M. = Medial Cord

	MUSCLE STRENGTH GRADE	MUSCLE	PERIPHERAL NERVES	C1	C2	C3	C4	C5	C6	C7	C8	T1
	—	HEAD & NECK EXTENSORS	Cervical (D. 1-8) •	1	2	3	4	5	6	7	8	1
Cervical nerves	—	INFRAHYOID MUSCLES	Cervical (V. 1-4) •	1	2	3						
Cervical nerves	—	RECTUS CAP ANT. & LAT.	Cervical (V. 1-4) •	1	2							
Cervical nerves	—	LONGUS CAPITIS	Cervical (V. 1-4) •	1	2	3	(4)					
Cervical nerves	—	LONGUS COLLI	Cervical (V. 1-8) •		2	3	4	5	6	(7)		
Cervical nerves	N	LEVATOR SCAPULAE	Cervical (V. 1-4) •, Dor. Scap •			3	4	5				
Cervical nerves	—	SCALENI (A. M. P.)	Cervical (V. 1-8) •			3	4	5	6	7	8	
Cervical nerves	N	STERNOCLEIDOMASTOID	Cervical (V. 1-4) •	(1)	2	3						
Cervical nerves	N	TRAPEZIUS (U. M. L.)	Cervical (V. 1-4) •		2	3	4					
Cervical nerves	—	DIAPHRAGM	Phrenic •			3	4	5				
Brachial Plexus – Root	N	SERRATUS ANTERIOR	Long Thor. •					5	6	7	8	
Brachial Plexus – Root	N	RHOMBOIDS MAJ & MIN	Dor. Scap •				4	5				
Brachial Plexus – Trunk	—	SUBCLAVIUS	N. to Subcl. •					5	6			
Brachial Plexus – Trunk	F	SUPRASPINATUS	Suprascap ⊙				4	5	6			
Brachial Plexus – Trunk	F+	INFRASPINATUS	Suprascap ⊙				(4)	5	6			
Brachial Plexus – P Cord	O?	SUBSCAPULARIS	U. Subscap. ⊙, L. Subscap. ⊙					5	6	7		
Brachial Plexus – P Cord	P?	LATISSIMUS DORSI	Thoracodor ⊙						6	7	8	
Brachial Plexus – P Cord	O?	TERES MAJOR	L. Subscap. ⊙					5	6	7		
Brachial Plexus – L	O	PECTORALIS MAJ (UPPER)	Lat. Pect. ⊙					5	6	7		
Brachial Plexus – M&L	G	PECTORALIS MAJ (LOWER)	Lat. Pect. •, Med. Pect. •						6	7	8	1
Brachial Plexus – M&L	G+	PECTORALIS MINOR	Med. Pect. •						(6)	7	8	1
Axil.	P	TERES MINOR	Axillary ⊙					5	6			
Axil.	T	DELTOID	Axillary ⊙					5	6			
Musculo-cutan	P	CORACOBRACHIALIS	Musculocu. ⊙						6	7		
Musculo-cutan	O	BICEPS	Musculocu. ⊙					5	6			
Musculo-cutan	O	BRACHIALIS	Musculocu. ⊙					5	6			
Radial	P	TRICEPS	Radial ⊙						6	7	8	1
Radial	—	ANCONEUS	Radial ⊙							7	8	
Radial – Lat.M	—	BRACHIALIS (SMALL PART)	Radial ⊙					5	6			
Radial – Lat.M	O	BRACHIORADIALIS	Radial ⊙					5	6			
Radial – Lat.M	O	EXT CARPI RAD L	Radial ⊙					5	6	7	8	
Radial – Post Inter	O	EXT CARPI RAD B	Radial ⊙					5	6	7	8	
Radial – Post Inter	O	SUPINATOR	Radial ⊙					5	6	(7)		
Radial – Post Inter	O	EXT DIGITORUM	Radial ⊙						6	7	8	
Radial – Post Inter	O	EXT DIGITI MINIMI	Radial ⊙						6	7	8	
Radial – Post Inter	O	EXT CARPI ULNARIS	Radial ⊙						6	7	8	
Radial – Post Inter	O	ABD POLLICIS LONGUS	Radial ⊙						6	7	8	
Radial – Post Inter	O	EXT POLLICIS BREVIS	Radial ⊙						6	7	8	
Radial – Post Inter	O	EXT POLLICIS LONGUS	Radial ⊙						6	7	8	
Radial – Post Inter	O	EXT INDICIS	Radial ⊙						6	7	8	
Median	G	PRONATOR TERES	Median •						6	7		
Median	G	FLEX CARPI RADIALIS	Median •						6	7	8	
Median	G	PALMARIS LONGUS	Median •						(6)	7	8	1
Median	N	FLEX DIGIT SUPERFICIALIS	Median •							7	8	1
Median – A Inter	N	FLEX DIGIT PROF I & II	Median •							7	8	1
Median – A Inter	N	FLEX POLLICIS LONGUS	Median •						(6)	7	8	1
Median – A Inter	G	PRONATOR QUADRATUS	Median •							7	8	1
Median	G	ABD POLLICIS BREVIS	Median •						6	7	8	1
Median	N	OPPONENS POLLICIS	Median •						6	7	8	1
Median	G	FLEX POLL BREV (SUP. H)	Median •						6	7	8	1
Median	N	LUMBRICALES I & II	Median •						(6)	7	8	1
Ulnar	N	FLEX CARPI ULNARIS	Ulnar •							7	8	1
Ulnar	N	FLEX DIGIT. PROF. III & IV	Ulnar •							7	8	1
Ulnar	—	PALMARIS BREVIS	Ulnar •							(7)	8	1
Ulnar	N	ABD DIGITI MINIMI	Ulnar •							(7)	8	1
Ulnar	N	OPPONENS DIGITI MINIMI	Ulnar •							(7)	8	1
Ulnar	N	FLEX DIGITI MINIMI	Ulnar •							(7)	8	1
Ulnar	N	PALMAR INTEROSSEI	Ulnar •								8	1
Ulnar	N	DORSAL INTEROSSEI	Ulnar •								8	1
Ulnar	N	LUMBRICALES III & IV	Ulnar •							(7)	8	1
Ulnar	N	ADDUCTOR POLLICIS	Ulnar •								8	1
Ulnar	N	FLEX POLL BREV. (DEEP H.)	Ulnar •								8	1

SENSORY

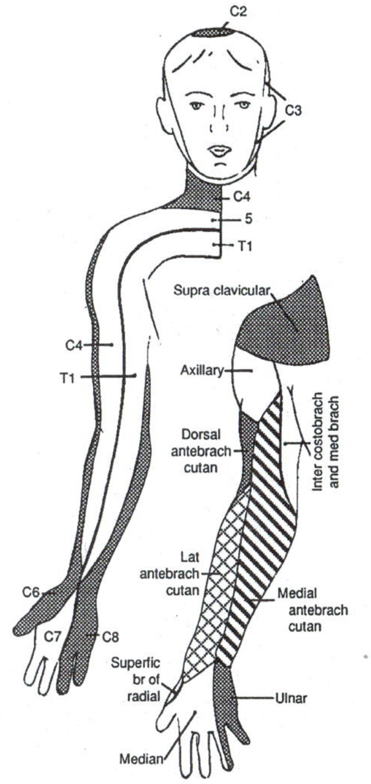

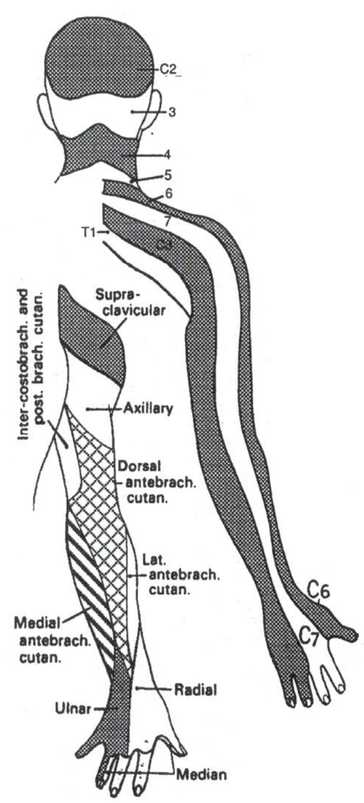

Dermatomes redrawn from Keegan and Garrett Anat Rec 102. 409. 437. 1948
Cutaneous Distribution of peripheral nerves redrawn from Gray's *Anatomy of the Human Body*. 28th ed

그림 6-101 케이스 5: 상완신경총의 부분 병변. © 2005 Florence P. Kendall.

케이스 5: 30세의 남성으로 달리는 자동차에서 떨어져 20분간 의식을 잃은 케이스이다. 그는 지역 병원의 응급실에서 대수롭지 않은 찰과상 치료를 받은 후 퇴원했다. 이후 3주 동안 오른손에 나타난 마비와 부종 그리고 가슴과 목에 생긴 통증 때문에 몇 명의 의사에게 검진과 치료를 받았다.

그 후 22일이 지나서 메릴랜드 대학병원(University of Maryland Hospital)에 입원했다. 이때 근육 검사와 근전도 검사를 비롯한 신경근육 평가가 행해졌고 오른쪽 상지에서 광범위하게 걸쳐 문제점들이 관찰되었다.

외과적 진찰을 마친 후 에어플레인(airplane) 부목 착용과 함께 외래 치료를 진행하며 보존적 치료를 해야 한다는 판단이 내려졌다. 불행하게도 환자는 5개월이 지나서야 외래 환자로 병원에 등록했다. 그 후 전자 장비를 이용한 진단뿐 아니라 보다 나아가 근전도 검사와 함께 세밀한 도수근육검사가 시행되었다.

감각 및 반사 검사 Sensory and Reflex Tests

액와신경, 근피신경 및 요골신경의 감각신경 분포에서 전반적으로 바늘로 찌르는 검사에 대한 감각 반응이 없었다. 이두근(biceps)과 삼두근(triceps)의 심건반사(DTR) 반응이 관찰되지 않았다.

도수근육검사 Manual Muscle Test

그림 6-101의 차트에서 척골신경에 의해 공급되는 근육이 정상(normal)이고, 정중신경에 의한 근육이 정상(normal) 또는 양호(good)하며 액와신경, 근피신경, 요골신경에 의한 근육이 불충분(poor) 또는 영(zero)이라는 것을 알 수 있다. 상완신경총의 병변은 정상에서 영까지 매겨진 세부적 등급에서 알 수 있듯이 매우 복잡했다. 그러나 동시에 관련된 말초신경과 척추분절의 차트는 추가 정보를 주고 다음과 같이 손상 위치를 결정하는 데 도움이 되는 기반을 제공한다.

1. 상완신경총의 후방 신경다발(삭; cord) 손상: 후방 신경다발에서 발생하는 상·하 견갑신경, 흉배신경, 액와신경, 요골신경에 의해 지배되는 근육에 마비나 심각한 약화 현상을 보인다(그림 6-102 'C').
2. 상완신경총의 내측 신경다발 병변 부존재: 척골신경에 의해 공급되는 근육은 내측 신경다발의 말단가지이며 정상으로 등급이 매겨졌다. 대흉근과 소흉근 (C5-T1)의 흉골 부위 그리고 몇몇 정중신경(C6-T1)에 의해 지배되는 근육들은 양호(good) 등급이 나왔다. 약간의 약화 현상은 C5와 C6의 장애 때문이지 내측 신경다발의 병변 때문이 아니라고 추측하는 것이 논리적이다.
3. 상부 체간이 외측 신경다발을 형성하기 위해 중간 전

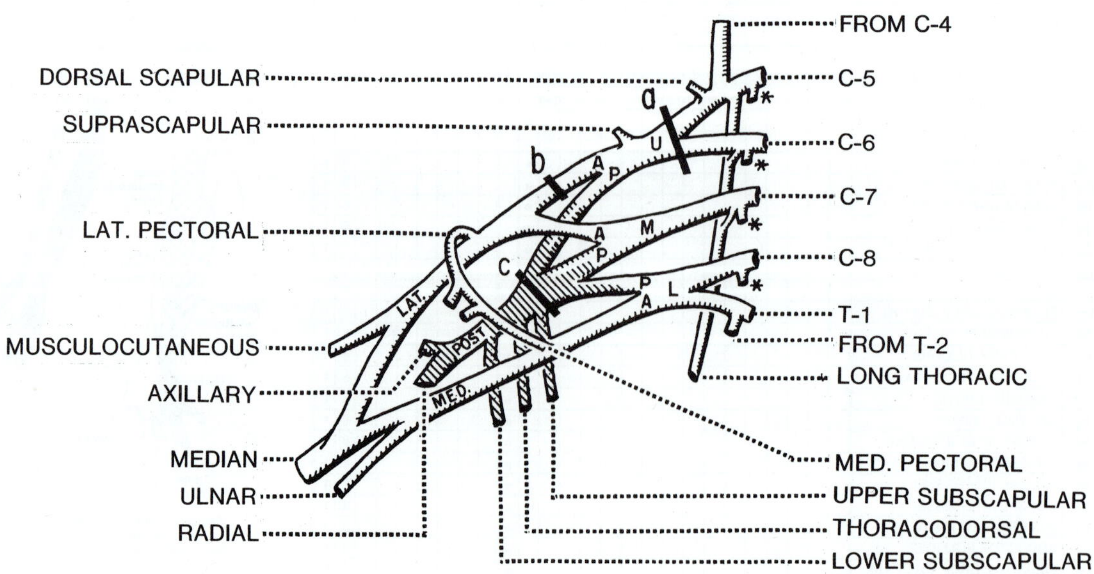

그림 6-102 상완신경총(brachial plexus)의 가능한 병변 위치(a, b, c). U, 상위; M, 중위; L, 하위; A, 전분지; P, 후분지; *, 경장근과 사각근. LAT, 외측 다발; MED, 내측 다발; POST, 후방 다발. (23)으로부터 재 인쇄된 것임.

분지(C7)에 합쳐지기 전에 입은 상부 체간(상완신경총의 C5와 C6로 형성)이나 상부 체간의 전분지의 손상: 이것을 확인하기 위해서는 이 부근에 손상이 있는지 그리고 그림 6-102에서 "a"보다 더 근위부가 아니거나 "b"보다 더 원위부가 아니라는 것을 확인하는 방법에 대한 설명이 필요하다.

(C5와 C6에서의) 이두근과 상완근의 완전한 마비는 이 근육들의 손상이 근피신경(C5, C6, C7), 외측 다발(C5, C6, C7), 신경 체간 혹은 척추신경근 중 어느 부위의 병변인지에 대한 의문을 증폭시킨다.

오훼완근(coracobtachialis)이 어느 정도의 근력을 보여준다는 사실은 근피신경의 병변 가능성을 완전히 배제시켜 준다. C7 요소가 관련되지 않았다고 나타내는 몇 가지 결과에 의해 외측 다발(C5, C6, C7)의 레벨의 완전한 손상에 대한 반론이 제기된다.

정중신경을 통해 C7, C8, T1이 공급되는 천지굴근(flexor digitorum superficialis), 심지굴근(flexor digitorum profundus), Ⅰ과 Ⅱ, 그리고 충양근(lumbricals) Ⅰ과 Ⅱ는 정상 등급이 매겨졌다. 정중신경에 의해 공급되는 다른 근육들은 양호 등급이 매겨졌고 C7이 관계되었다면 의심할 여지없이 보다 심한 약화 현상을 보였을 것이다.

대흉근과 소흉근의 흉골 부분은 주로 내측흉신경(C8,T1)에 의해 지배되지만 어느 정도는 외측흉신경(C5, C6, C7)에 의해 지배되기 때문에 양호+(good+) 등급을 받았다. 만일 C7이 관련되어 있다면 약화 정도는 의심할 바 없이 더욱 심했을 것이다.

오훼완근(coracobtachialis)의 근력이 어느 정도 있다는 것은 C7이 손상되지 않았다는 것을 기본으로 하고 더 나아가 이러한 사례를 확인할 수 있다. 어깨관절의 아탈골(subluxation)이나 삼각근과 이두근의 약화로 오훼완근에 신장성 약화(stretch weakness)가 오면 대개 등급이 불충분(poor) 이하라는 것을 알 수 있다. 따라서 C7의 손상이 아니라 가장 말단 위치에 있는 그림 6-102에서의 'b'가 손상된 것으로 여겨질 수 있다.

능형근(rhomboid)과 전거근(serratus anterior)이 정상 등급이기 때문에 상완신경총의 근위 레벨에서 C5와 C6이 'a'보다 근접하게 연결되어 있다는 가능성은 제외된다. 손상 부위가 견갑상신경(suprescapula nerve)의 기시부로부터 근위부든 원위부든 상관없이 극상근(supraspinatus)이나 극하근(infraspinatus)의 손상과 관계되며 신경학적 약화나 스트레스 약화가 생기는 것이 기본이다.

극상근과 극하근(C4, C5, C6)은 보통(fair) 등급이고, 만일 이런 부분적 약화가 신경학적 장애에서 기인한 것이라면 손상은 반드시 견갑상신경의 기시부에 인접해 있을 것이다. 보다 논리적으로, 보통 등급의 근력은 발병한 지 7개월 내에 재생한 결과로 해석될 것이다.

다른 한편, 이러한 근육에서의 약화 현상은 이차적인 약화 유형이며 신경 유전학적이 아닐 가능성이 있다. 환자는 상처를 입은 후 23일 동안 착용했던 에어플레인 부목(airplane splint)을 벗었으며 관절이 아탈골되어 있고 관절 캡슐이 스트레칭되어 있는 것을 발견했다. 약화 현상은 C5와 C6에 의해 공급되는 다른 근육에서처럼 나타나지 않았고 촉진할 때 완전히 수축된 상태를 느낄 수 있었으며 이러한 근육들은 과도하게 신전될 가능성이 많다. 만일 약화 현상이 신장에서 비롯되었다면 처음의 손상 위치는 견갑상신경이 발생하는 지점에 가까울 수 있다.

케이스 6: 말초신경 손상에 신장성 약화의 중첩 STRETCH WEAKNESS SUPERIMPOSED ON A PERIPHERAL NERVE INJURY

다음은 말초신경 손상과 더불어 신장성 약화(stretch weakness)가 일어난 것에 대한 예이다.

한 여성이 정원을 손질하다가 무거운 돌을 들어 올렸다. 그녀의 손은 회외된 상태였으나 그 돌이 갑자기 떨어지면서 그녀의 전완은 회내된 상태로 전환되었다. 그녀는 오른쪽 전완 상부에 날카로운 통증을 느꼈으며 약화는 회외근 부위를 지나는 요골신경의 지배를 받는 근육에서 나타났다. 그녀는 몇몇 의사들에게 진찰을 받았는데 그 중 한 신경외과 전문의는 요골신경이 회외근을 통과하는 부위에 문제가 있는 비슷한 몇몇 사례들을 접한 경험이 있고, 또한 문헌상에서 이러한 임상 사례들을 많이 읽었다고 했다.

그 환자는 발병하고 18개월 후에 물리치료사에게 처음으로 진료를 받았다. 손목신전근과 수지신전근이 완전한 마비는 아닌 불충분(poor)이나 불충분+(poor+) 등급 정도로 약화된 것으로 나타났다. 2주 동안 부목을 착용하고 근력이 불충분+(poor+), 보통+(fair+) 등급으로 개선되었다. 그러나 더 이상 호전되지 않고 정체 상태에 이르렀다. 환자는 손을 가지고 더욱 많은 일을 하기 시작했고 일하는 시간에는 대개 부목을 착용하지 않았다. 3개월이 지나고 환자는 치료를 포기하기로 결심했으나 그 시기에 의사와 물리치료사는 더욱 완벽한 고정을 시도했다. 중수수지관절을 신전한 상태로 감싸는 콕업 부목(cock-up splint)을 부착시켰다. 이 부목은 손목신전근과 수지신전근을 보호하지만 지골간관절의 굴곡과 신전은 허용되는 것이다. 부목은 탈착이 가능했지만 환자에게 가능하면 하루 24시간 동안 착용하고 있도록 했다. 그 부목이 풀릴 때마다 손목과 손가락을 완전히 굴곡시키지 않도록 주의를 줬으며 2주가 지난 후에는 손목과 손가락의 근육이 많이 개선되었다. 환자는 2년 만에 처음으로 피아노도 치고 타이핑도 가능하게 되었다.

누적된 외상(과사용)으로 인한 부상

CUMULATIVE TRAUMA (OVERUSE) INJURIES

누적된 외상이나 과사용으로 인한 손상은 허용된 조직의 내성을 초과하는 장시간의 반복적인 움직임으로 인해 발생되는 것이 확실하다. 물건을 들어 올리거나 힘이 필요할 때 대상자의 능력을 초과하게 되면 허용된 시간은 더 단축될 것이다. 장시간 지속적인 활동을 하게 되면 과사용으로 인한 손상은 근육, 건 또는 관절낭의 과민 상태나 손상을 일으키고 나아가서는 통증과 염증을 유발하게 된다.

상지에서 누적된 외상으로 인한 부상은 흔히 일어날 수 있는 일이다(**박스 6-2**). 이러한 부상은 미국에서 장애로 인해 수동식 휠체어를 이용할 수밖에 없는 230만 명 이상의 사람들에게 수많은 곤란함을 야기한다(34). 반복적인 손과 팔의 움직임은 개인의 직업적 또는 여가 활동으로 인한 행동과 연관되어 다양한 염좌, 염증반응 또는 신경이 서서히 약화되는 상태를 발생시킨다(68). 가장 일반적으로 발생하는 병변은 회전근개(rotator cuff), 상완이두근건(biceps tendon), 그리고 견봉하낭(subacromial bursa)을 포함하는 어깨 충돌증후군(shoulder impingement syndrome)이다.

테니스 엘보우(외측상과염), 골프 엘보우(내측상과염), 수영선수 어깨(충돌증후군)와 같이 누적된 외상으로 인한 부상 혹은 키보드나 컴퓨터의 과도한 사용 또는 무리한 팔 굽혀펴기에서 발생하는 반복적인 긴장은 도수근육검사로 특정된 각 부분에 적절한 처치를 받아야 한다.

예를 들어, 정확한 검사는 실제적으로 문제가 원회내근증후군(pronator teres syndrome)인데 이를 수근관증후군(carpal tunnel syndrome)으로 잘못 진단하는 것을 피할 수 있다. Mayo Clinic의 연구에서 수근관증후군으로 수술을 받은 35명의 환자 중 7명은 후에 원회내근증후군으로 밝혀졌음을 보여준다(56).

박스 6-2

상지에서 흔히 과사용이 일어나는 부위

아래의 사항들은 상지에서 가장 흔히 발생하는 부위이다.

- 손목관절의 신전, 신전근, 요골신경(C5, 6, 7, 8)
- 손목관절의 굴곡, 굴곡근, 척골신경(C7, 8, T1)
- 손목관절의 굴곡, 굴곡근, 정중신경(C6, 7, 8)
  * 수근관증후군(Carpal tunnel syndrome)
- 요척관절(forearm; 전완), 원회내근(pronator teres), 정중신경(C6, 7)
  * 원회내근증후군(Pronator teres syndrome)
- 팔꿈치, 굴곡근, 근피신경(musculocutaneous nerve)(C4, 5, 6)
  * 외측상과염(Lateral epicondylitis) [테니스 엘보우(tennis elbow)]
  * 내측상과염(Medial epicondylitis) [골퍼 엘보우(golf's elbow)]
- 어깨관절, 외전근(abductor): 극상근(supraspinatus), 근피신경(musculocutaneous nerve)(C4, 5, 6)
- 어깨관절, 외회전(lateral rotation): 극상근(supraspinatus), 극하근(infraspinatus)(C4, 5, 6)
  * 소원근(C5, 6)
- 어깨관절, 내회전(medial rotation): 견갑하근(subscapularis), 대원근(teres major)(C5, 6, 7)
  * 광배근(latissimus dorsi)(C6, 7, 8)

섹션 V

치료 중재 INTERVENTION

이 섹션에서 치료 제안은 길이와 강도 모두의 보호, 지지, 정렬 및 복원에 대한 중요한 기본 사항과 이미 설명한 임상 결과에 대한 특정한 제안에 중점을 두고 있다. 대부분의 치료 계획과 마찬가지로 환자가 정기적으로 수행할 가정 프로그램에 중점을 두어야 한다. 이 접근 방식은 종종 긍정적인 결과를 달성하는 데 모두 필요한 것이다. 전기 자극, 등속성, 웨이트/피트니스 트레이닝, 도수 테크닉과 같은 다른 보다 더 구체적인 치료 옵션을 포함하는 방법은 이 텍스트의 범위에 포함시키지 않고 있다.

일반적인 교정 운동 원리 General Corrective Exercise Principles

바닥에 누운 자세에서 하는 운동은 바닥이 딱딱한 표면이어야 한다(예: 침대 위의 판자, 치료 테이블 또는 바닥, 편안함을 위해 단단한 표면에 얇은 패드나 접은 담요 활용).

스트레칭 운동은 능동적 또는 수동적으로 수행될 수 있다. 능동적 스트레칭은 대상 근육을 스트레칭하기 위해 개인이 능동적으로 움직일 때 발생한다. 수동적 스트레칭은 환자가 스트레칭을 달성하기 위해 장비나 중력을 사용하거나 다른 사람의 도움이 필요할 때와 같이 특정 근육을 스트레칭하기 위해 외부의 힘이 적용될 때 발생한다. 스트레칭은 대상 조직을 준비하기 위해 부드러운 워밍업(warm-up)이 선행되어야 한다. 스트레칭은 긴장을 풀기 위한 의식적인 노력과 함께 점진적으로 이루어져야 한다. 가장 좋은 방법은 환자는 팽팽하지만 견딜 수 있는 당김이 느껴질 때까지 스트레칭 자세를 계속 유지해야 하고 그 자세에서 천천히 제자리로 돌아오기 전에 스트레칭 자세를 유지하는 동안 편안하게 호흡을 할 수 있어야 한다.

환자가 근육 강화 운동을 할 때에도 운동 대상 근육에 주의를 집중하면서 천천히 수행해야 한다(69). 임상의는 운동의 목표에 따라 특정 반복 횟수와 근육 수축 및 이완 시간을 처방해야 한다. 운동 강도를 결정하기 위한 수단으로 개발된 홀텐 도표(Holten Diagram)는 다양한 환자 집단에 대한 저항 운동 및 반복의 횟수에 관한 처방에 많은 도움이 될 수 있다(70).

신경 포착 Nerve Entrapment

신경 포착(nerve entrapment)의 치료/관리는 신경 손상의 정도에 따라 달라진다. 보존적 치료는 종종 휴식, 증상 완화를 위한 약물 치료, 관련 신경을 압박할 수 있는 외부 장벽 또는 반복적인 활동을 수정하거나 제거하는데 초점을 맞추는 것이 적절하다. 더 심각한 부상이나 보존 치료에 반응하지 않는 사람들은 부목이나 수술 중재로 도움이 될 수 있다.

소흉근 스트레치 Stretch of Pectoralis Minor

소흉근을 스트레치시키기 위해서는 피검사자가 바로 누운 자세에서 어깨를 후하방으로 누른다(그림 6-103). 견갑대

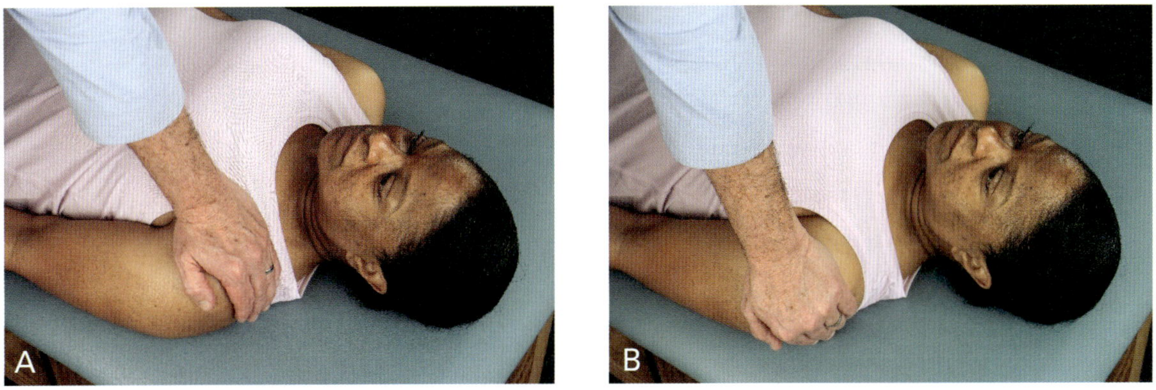

그림 6-103 A, 소흉근 스트레치를 위한 교정 손의 위치; B, 잘못된 손의 위치.

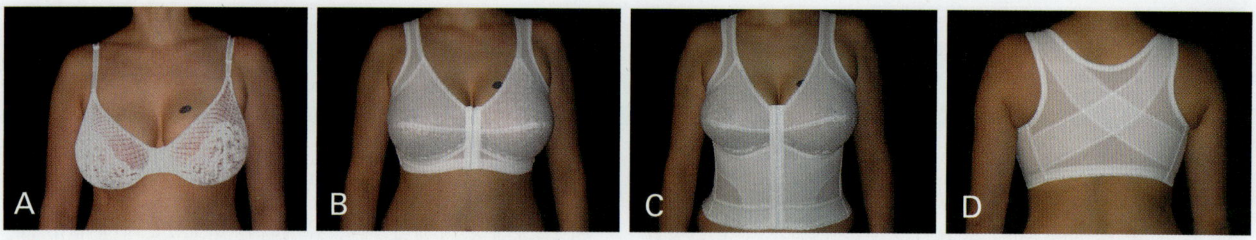

그림 6-104 **A,** 정확하게 지지하지 못하고 있는 브라의 예; **B,** 일반적인 브라 모습(정면); **C,** 긴 라인 형태의 브라; **D,** 일반적인 브라 모습(후면).

> **주의:** 매우 큰 가슴을 가진 여성의 경우 부정렬은 브래지어 끈의 압력으로 인해 두드러질 수 있다. 또한, 전하방으로 당기는 가슴의 무게는 등 상부와 중간 부분에 불편함을 유발할 수 있다. 일반 마트에서 쉽게 구할 수 있는 "자세 브라(posture bra)"는 가슴을 효과적으로 지지하고 브라 끈의 압력을 완화할 수 있다(**그림 6-104**).

를 테이블 바닥으로 누르기 위해 균일한 압력을 사용하되, 어깨관절에 직접적인 압력을 가하지 않도록 손바닥을 오목하게 하여 관절와 바로 내측에 견고하게 위치시키도록 한다.

같은 쪽 근육을 지지해 주고 반대쪽 긴장된 근육을 스트레칭시켜 스트레인(strain)된 근육을 이완시킨 후 중·하승모근에 대한 특정 운동이 적용된다. 전체적인 자세가 잘못된 경우 전반적인 자세교정이 필요하다.

소흉근 스트레치를 위한 특정 운동이 금기일 경우가 있을 수 있으므로 어깨 전방 부위에 압박을 증가시키지 않도록 주의해서 접근해야 한다. 바로 누운 자세에서 머리와 어깨를 들어 올리는 동작은 윗몸일으키기 동작에서와 같이 흉추를 둥글게 만들고 오훼돌기를 전방으로 당겨 내릴 수 있기 때문에 피해야 한다.

원근증후군 Teres Syndrome

원근증후군(teres syndrome) 치료는 근육이 긴장된 부위에 대한 온열과 마사지, 그리고 어깨의 내회전근과 내전근을 스트레칭시키기 위한 적극적인 보조 운동으로 구성된다. 상지를 머리 위로 굴곡 또는 외전 및 외회전 스트레칭 운동은 매우 점진적으로 이루어진다.

대원근(teres major)이 긴장되면 견갑골이 외전됨에 따라 상지가 굴곡이나 들어 올려지면서 외회전도 함께 일어난다. 스트레칭이 원근에 국한되도록 하려면 상지를 들어 올릴 때 견갑골의 과도한 외전을 제한하기 위해 견갑골의 외측연을 누르는 보조동작이 필요하다. 견갑골의 외전이 과도하게 발생하면 견갑상완근(scapulohumeral muscle)인 원근이 늘어나지 않고 견갑골을 척추에 부착하는 능형근(rhomboid)이 과도하게 스트레치된다.

대원근과 광배근 보조 스트레치 Assisted Stretch of Teres Major and Latissimus Dorsi

대원근과 광배근의 보조 스트레칭은 환자가 훅크라잉 자세(hooklying position; 바로 누운 자세, 고관절과 무릎 굴곡, 발바닥과 허리는 테이블 위에 편평하게 유지한 상태)로 수행된다(**그림 6-105**). 과도한 외전을 방지하기 위해 견갑골을 잡고 어깨관절 내전근에 스트레칭을 국한시키고 능형근의 과도한 스트레칭을 방지한다. 치료사는 상지를 머리 위로 들어 올려 스트레칭시키면서 상지에 약간의 견인력을 제공한다.

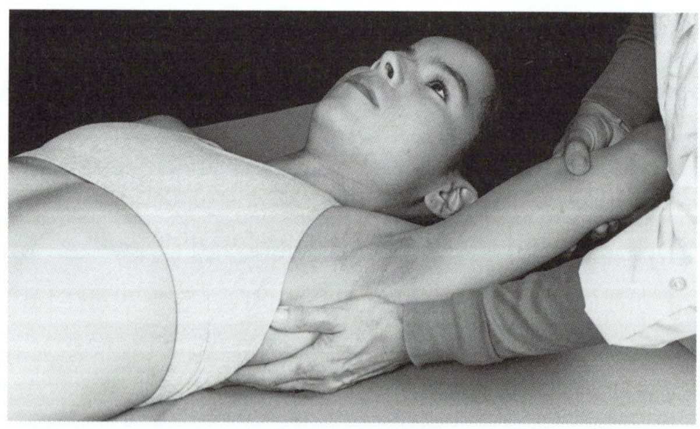

그림 6-105 광배근과 대원근을 보조한 상태로 스트레칭시키고 있는 모습.

어깨 아탈골로 인한 통증 Pain from Shoulder Subluxation

근육 긴장도(tone) 상실과 관절의 부정렬로 인한 어깨관절의 견인으로 인해 발생한 어깨통증은 특별한 치료를 고려해 볼 필요가 있다. 원인은 뇌졸중으로 인한 이차적인 마비, 상완신경총(brachial plexus)의 외상 또는 액와신경(axillary nerve)의 병변으로 인한 것일 수 있다. 효과적인 관리를 위해서는 움직임을 회복하고 동작을 개선하기 위해 치료하는 시기뿐 아니라 휴식하는 동안에도 관절이 서로 근

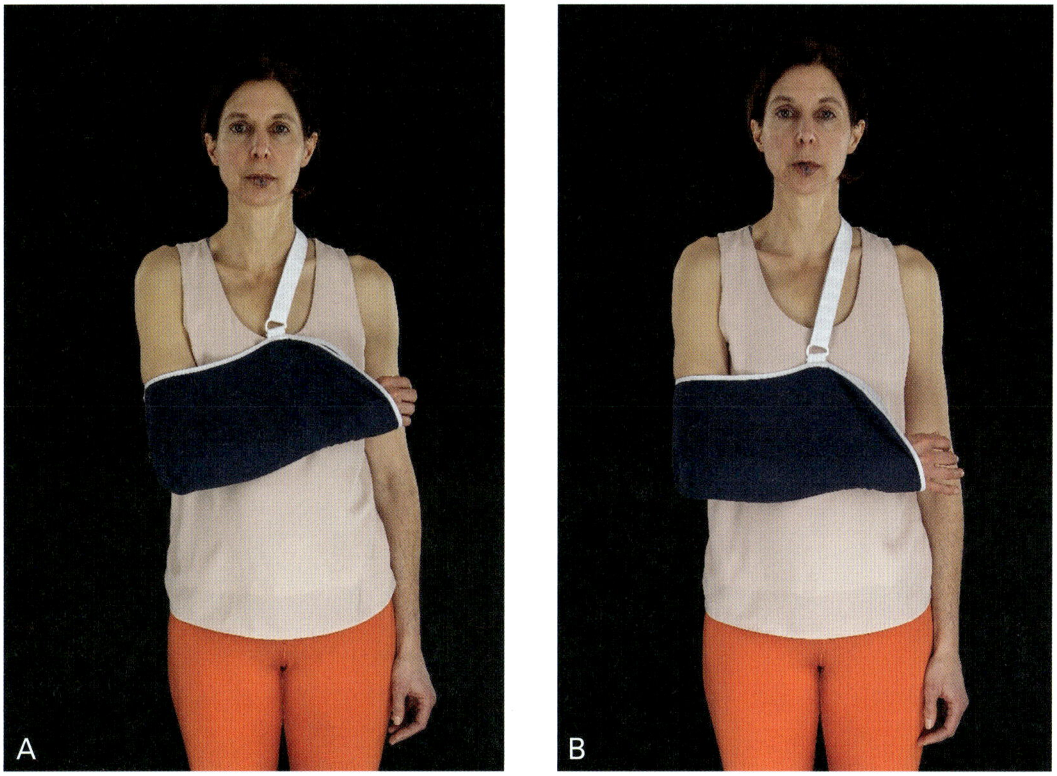

그림 6-106 어깨-팔 보조기: A, 전완을 거상시킨 상태(목에 압박 증가); B, 아탈골된 어깨를 바로잡기 위해 정렬된 상태.

사하게 유지되어 있어야 한다.

어깨-팔 보조기라고 하는 특수 슬링(sling)은 환자가 앉거나 서 있을 때 아탈골된 어깨를 보호하기 위해 관절 근사치 및 지지를 제공한다(그림 6-106A, B)(71, 72). 관절와에 상완골을 고정하는 데 사용될 때 견갑대는 팔의 무게를 지탱하고 슬링이 목에 과도하게 걸리지 않는다(그림 6-106B). 임상의는 슬링이 적절한 관절에 가장 근접한 상태를 유지하고 약화된 상지에 가해지는 추가적인 스트레칭, 불안정성 및 통증을 방지하는 측정치를 알아야 한다. 팔꿈치를 90° 로 굽힌 상태에서 측정한다. 어깨 상단에 줄자를 대고 팔뚝 주위를 감은 다음 다시 어깨까지 올린다. 인치 수는 슬링의 크기를 결정한다. 임상의는 적절한 생체역학적 정렬이 달성되었는지 확인하기 위해 슬링 착용 후의 상태를 평가해야 한다.

환자에게 슬링을 착용하지 않을 때 어깨를 보호하는 방법을 가르쳐야 한다. 의자의 팔걸이에 문제가 있는 팔을 올려놓고 앉아 있을 때 적절한 정렬과 근사치를 유지할 수 있다. 이 위치에서 환자는 반대쪽 손을 사용하여 어깨 상단 부위를 아래로 눌러 상완골을 관절와에 편안하게 안착시킬 수 있다. 어깨관절 근사치는 관절의 움직임과 기능을 회복하기 위해 능동적이고 보조적인 동작 중에 유지되어야 한다(73). 즉, 언제든지 관절이 아탈골되지 않도록 하여야 하고 견갑대를 과도하게 상승시킬 수 있는 요소를 제거하기 위해 주의를 기울여야 한다.

팔의 무게는 목과 반대쪽 어깨에 실린다. 슬링을 착용하지 않을 때 어깨가 아탈골되지 않도록 환자에게 어깨를 보호하는 방법을 가르쳐야 한다. 이상적인 위치는 관절 근사치를 유지하기 위해 과도한 견갑대 상승을 피하는 것이다. 환자는 앉은 자세에서 문제가 있는 팔을 의자의 팔걸이에 올려둠으로써 이를 달성할 수 있으며 반대쪽 손을 사용하여 어깨 상단 부위를 아래로 눌러 상완골을 관절와에 편안하게 안착시킬 수 있다.

어깨 외회전근 보조 스트레치 Assisted Stretch of Shoulder External Rotators

어깨 외회전근의 보조 스트레칭은 환자가 무릎을 굽혀 바로 누운 자세(hooklying position)로 수행된다(그림 6-107). 어깨는 90° 외전되고, 팔꿈치는 90° 굴곡된다. 치료사는 어깨관절에 견인력을 제공하고 피검사자가 어깨를 내회전할 수 있도록 도와준다. 위에 나열된 자세가 치료하는

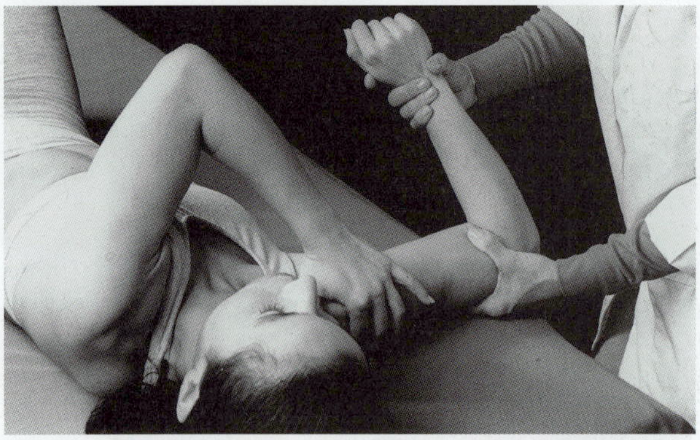

그림 6-107 어깨 외회전근을 보조한 상태로 스트레칭시키고 있는 모습.

쪽의 견갑골 안정화에 영향을 미치는 경우에 임상의는 어깨를 안정화시켜 줄 필요가 있다.

경추 늑골에 대한 자세교정 Postural Correction of Cervical Rib Presentation

자극을 유발할 가능성이 가장 높은 잘못된 정렬 상태는 등 상부가 구부정(round)하고 머리가 전방으로 돌출된 유형이다. 경추 늑골(cervical rib)로 인한 통증 증상이 있는 환자를 치료하려면 등과 목의 자세교정이 필요하다(67). 이 치료는 증상을 완전히 완화시킬 수 있으며 수술이 필요하지 않을 수 있다.

흉곽출구증후군 Thoracic Outlet Syndrome

증상이 심각하고 명확하게 정의되지 않는 한 흉곽출구증후군의 보존적 치료는 자세를 개선하고 근육 불균형을 교정하고 머리, 목, 등 상부의 자세에 악영향을 미치는 직업, 여가 활동 및 수면 습관을 개선하여 흉곽출구의 공간을 늘리는 것이 매우 중요한 치료 요소이다. 치료의 성공을 위해서는 환자의 협력이 필수적인데 환자는 사각근(scalenes), 흉쇄유돌근(sternocleidomastoid), 흉근(pectoralis) 및 목 신전근의 긴장을 완화하기 위한 자가 스트레칭 운동을 배우고 잘 실행해야 한다. 횡격막 호흡법을 배우면 일부 스트레칭이 필요한 보조 호흡근의 관여를 줄일 수 있다. 엎드려 누운 자세의 수면은 피해야 하며 팔을 머리 위로 들어 올리는 활동은 최소한으로 줄여야 한다. 연구 결과에 따르면 "보존적 치료 [및].. 어깨가 처진 자세를 교정하기 위해 고안된 운동으로.. 환자 3명 중 적어도 2명이 만족스러운 수준으로 개선되었다"고 한다(15).

오훼돌기압박증후군 CORACOID PRESSURE SYNDROME

급성 오훼돌기압박증후군(coracoid precess syndrome)의 치료는 먼저 상지와 견갑대(shoulder girdle)의 무게를 지탱하는 슬링(그림 6-106B 참조)을 적용하여 상완신경총에 대한 압력을 완화시켜 주고 상승모근(upper trapezius)의 부담을 덜어주게 한다. 온열과 마사지는 상승모근과 긴장감을 보이는 다른 근육에 적용될 수 있다. 마사지는 부드럽고 편안해야 하며 몇 번의 치료 후 부드러운 주무르기(kneeding)와 스트레칭으로 진행된다. 소흉근의 느리고 수동적인 스트레칭을 시작할 수 있다(그림 6-108). 또한 만약 대흉근, 광배근 또는 둘 모두에 압박감이 있는 경우 관련 상지를 조심스럽게 머리 위로 올려놓고 근육이 약간 스트레치되도록 해야 한다. 한 손으로 부드럽게 견인하고 다른 손으로 마사지를 적용한다. 일반적으로 정렬의 교정 효과 유지와 회복 기간 동안 하승모근의 긴장 완화를 위해 어깨 보조기가 필요하다.

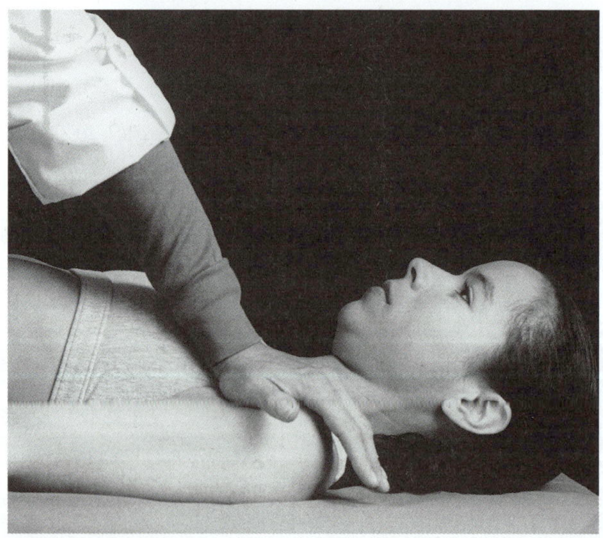

그림 6-108 오훼돌기압박증후군의 치료는 소흉근의 느리고 수동적인 스트레칭으로 시작한다.

누적된 외상(과사용)으로 인한 부상 Cumulative Trauma (Overuse) Injuries

보존적 치료의 목표는 통증을 완화하고 과도한 사용을 줄이며 추가 긴장을 완화하는 것이다. 적절한 손목, 팔, 어깨 또는 등 상부 보조기를 주기적으로 사용하면 과사용으로 인한 부상으로 근육이 약화되는 결과를 최소화하고 관련 근육의 최적 기능을 회복하는 데 도움이 될 수 있다.

REFERENCES

1. Agur AMR. Grant's Atlas of Anatomy. 9th ed. Baltimore: Williams & Wilkins, 1991.
2. Goss CM, ed. Gray's Anatomy of the Human Body. 28th ed. Philadelphia: Lea & Febiger, 1966.
3. Bremner-Smith AT, Unwin AJ, Williams WW. Sensory pathways in the spinal accessory nerve. J Bone Joint Surg [BR] 1999; 81-B:226-228.
4. Dorland WA. The American Illustrated Medical Dictionary. Philadelphia: W.B. Saunders, 1932.
5. Johnson JYH, Kendall HO. Isolated paralysis of the serratus anterior muscle. J Bone Joint Surg[Am] 1955:37-A:567; Ortho Appl J 1964;18:201.
6. Taber CW. Taber's Cyclopedic Medical Dictionary. Philadelphia: F.A. Davis, 1969, pp. 1-25, Appendix 45-50.
7. Dorland's Illustrated Medical Dictionary. 27th ed. Philadelphia: W.B. Saunders, 1988, pp. 1118-1125.
8. O'Neill DB, Zarins B, Gelbermaen RH, Keating TM, Louis D. Compression of the anterior interosseous nerve after use of a sling for dislocation of the acromioclavicular joint. J Bone Joint Surg [Am] 1990;72-A(7):1100.
9. Hadley MN, Sonntag VKH, Pittman HW. Suprascapular nerve entrapment. J Neurosurg 1986; 64:843-848.
10. Post M, Mayer J. Suprascapular nerve entrapment. Clin Orthop Realt Res 1987;223:126-135.
11. Conway SR, Jones HR. Entrapment and compression neuropathies. In: Tollison CD, ed. Handbook of Chronic Pain Management. Baltimore: Williams & Wilkins, 1989.
12. Sunderland S. Nerve Injuries and Their Repair: A Critical Appraisal. London: Churchill Livingstone, 1991, p. 161.
13. Nakano KK. Neurology of Musculoskeletal and Rheumatic Disorders. Boston: Houghton Mifflin, 1978, pp. 191, 200.
14. Geiringer SR, Leonard JA. Posterior interosseus palsy after dental treatment: Case report. Arch Phys Med Rehabil 1985;66.
15. Dawson DM, Hallett M, Millender LH. Entrapment Neuropathies. 2nd ed. Boston: Little, Brown and Company, 1990.
16. Boland MR, Spigelman T, Uhl TL. The Function of Brachioradialis. J Hand Surg 2008;33(10):1853-1859.
17. Jamison JC, Caldwell GE. Muscle synergies and isometric torque production: influence of supination and pronation level on elbow flexion. J Neurophysiol 1993;70(3):947-960.
18. Culham E, Peat M. Functional anatomy of the shoulder complex. J Orthop Sports Phys Ther 1993 Jul;18(1):342-350. doi: 10.2519/jospt.1993.18.1.342. PMID: 8348135.
19. Inman VT, Saunders JB, de CM, Abbott LC. Observations on the function of the shoulder joint. J Bone Joint Surg 1944;26:1.
20. Clarkson HM. Musculoskeletal Assessment. 2nd ed. Baltimore: Lippincott Williams & Wilkins, 1989, p. 403.
21. Schenkman M, Rugo de Cartaya V. Kinesiology of the shoulder complex. J Orthop Sports Phys Ther 1987;8(9):438-450. doi: 10.2519/jospt.1987.8.9.438. PMID: 18797034.
22. Burkhart SS, Morgan CD, Kibler WB. The disabled throwing shoulder: Spectrum of pathology part I: Pathoanatomy and biomechanics. Arthrosc: J Arthrosc Relat Surg 2003;19(4):404-420.

ISSN 0749-8063.

23. Forbush, Steven W et al. The comparison of the empty can and full can techniques and a new diagonal horizontal adduction test for supraspinatus muscle testing using cross-sectional analysis through ultrasonography. Int J Sports Phys Ther 2003;8(3): 237-247.
24. Rowlands LK, Wertsch JJ, Primack SJ, Spreitzer AM, Roberts MM. Kinesiology of the empty can test. Am J Phys Med Rehabil 1995;74(4):302-304. doi: 10.1097/00002060-199507000-00007
25. Eur Respir J. 1995, 8: 441-445. doi: 10.1183/09031936.95. 08030441. Printed in UK - all rights reserved.
26. Park SH, Lee MM. Effects of lower trapezius strengthening exercises on pain, dysfunction, posture alignment, muscle thickness and contraction rate in patients with neck pain. Randomized Controlled Trial. Med Sci Monit 2020;26:e920208. Published March 23, 2020. doi: 10.12659/MSM.920208
27. Jspeert J, Kerstens HCJW, Janssen RMJ et al. Validity and reliability of serratus anterior hand held dynamometry. BMC Musculoskelet Disord 2019;20:360. doi: 10.1186/s12891-019-2741-7
28. Dididze M, Tafti D, Sherman AI. StatPearls [Internet]. StatPearls Publishing; Treasure Island (FL): July 8, 2020. Pronator Teres Syndrome.
29. Latef TJ, Bilal M, Vetter M, Iwanaga J, Oskouian RJ, Tubbs RS. Injury of the radial nerve in the arm: A review. Cureus. 2018 Feb 16;10(2):e2199.
30. Buchanan BK, Maini K, Varacallo M. Radial nerve entrapment. February 12, 2022. In: StatPearls [Internet]. Treasure Island (FL): StatPearls Publishing; January 2022. PMID: 28613749.
31. Wertsch JJ, Melvin J. Median nerve anatomy and entrapment syndromes: A review. Arch Phys Med Rehabil. 1982 Dec;63(12):623-627. PMID: 6756339.
32. Andrews K, Rowland A, Pranjal A, Ebraheim N. Cubital tunnel syndrome: Anatomy, clinical presentation, and management [published correction appears in J Orthop. December 14, 2022;23:275]. J Orthop 2018;15(3):832-836. Published August 16, 2018. doi: 10.1016/j.jor.2018.08.010
33. Swain R. Musculocutaneous nerve entrapment: A case report. Clin J Sport Med 1995 Jul;5(3):196-198. doi: 10.1097/00042752- 199507000-00010. PMID: 7670976.
34. Moradi A, Ebrahimzadeh MH, Jupiter JB. Radial tunnel syndrome, diagnostic and treatment dilemma. Arch Bone Jt Surg 2015;3(3):156-162.
35. Wheeler R, DeCastro A. Posterior interosseous nerve syndrome. October 27, 2020. In: StatPearls [Internet]. Treasure Island (FL): StatPearls Publishing; January 2021. PMID: 31082090.
36. Shamrock AG, Das MJ. Radial tunnel syndrome. March 17, 2021. In: StatPearls [Internet]. Treasure Island (FL): StatPearls Publishing; January 2021. PMID: 32310397.
37. Bolster MA, Bakker XR. Radial tunnel syndrome: Emphasis on the superficial branch of the radial nerve. J Hand Surg Eur 2009;34(3):343-347.
38. Hagert CG, Lundborg G, Hansen T. Entrapment of the posterior interosseous nerve. Scand J Plast Reconstr Surg 1977;11(3): 205-212.
39. Loh YC, Lam WL, Stanley JK, Soames RW. A new clinical test for radial tunnel syndrome-the Rule-of-Nine test: A cadaveric study. J Orthop Surg (Hong Kong) 2004;12:83-86.
40. Wheeler R, DeCastro A. Posterior interosseous nerve syndrome. January 19, 2022. In: StatPearls [Internet]. Treasure Island (FL): StatPearls Publishing; January 2022. PMID: 31082090.
41. Kim DH, Murovic JA, Kim YY, Kline DG. Surgical treatment and outcomes in 45 cases of posterior interosseous nerve entrapments and injuries. J Neurosurg 2006 May;104(5):766-777.
42. Martin RM, Fish DE. Scapular winging: Anatomical review, diagnosis, and treatments. Curr Rev Musculoskelet Med 2008;1(1):1-11. doi: 10.1007/s12178-007-9000-5
43. Shih YF, Kao YH. Influence of pain location and hand dominance on scapular kinematics and EMG activities: An exploratory study. BMC Musculoskelet Disord 2011;12:267. Published November 24, 2011. doi: 10.1186/1471-2474-12-267
44. de Mauroy JC, Vallese P, Fender P, Lecante C. Historical Lyonaise brace treatment for adolescent hyperkyphosis. Results of 272 cases reviewed

2 years minimum after removal of the brace. Scoliosis. 2010;5(Suppl 1):O69. Published September 10, 2010. doi: 10.1186/1748-7161-5-S1-O69

45. Lowe TG, Line BG. Evidence based medicine: Analysis of Scheuermann kyphosis. Spine 2007;32(19 Suppl):S115-S119.
46. Seidi F, Rajabi R, Ebrahimi I, Alizadeh MH, Minoonejad H. The efficiency of corrective exercise interventions on thoracic hyper-kyphosis angle. J Back Musculoskelet Rehabil 2014;27(1):7-16. doi: 10.3233/BMR-130411. PMID: 23948845.
47. Etemadifar MR, Jamalaldini MH, Layeghi R. Successful brace treatment of Scheuermann's kyphosis with different angles. J Craniovertebr Junction Spine 2017;8(2):136-143. doi: 10.4103/ jcvjs.JCVJS_38_16
48. Gurd DP. Back pain in the young athlete. Sports Med Arthrosc Rev 2011;19(1):7-16
49. Spinner M. Management of nerve compression lesions of the upper extremity. In: Omer GE, Spinner M, eds. Management of Peripheral Nerve Problems. Philadelphia: W.B. Saunders, 1980.
50. Sunderland S. Nerves and Nerve Injuries. 2nd ed. New York: Churchill Livingstone, 1978.
51. Aleksenko D, Varacallo M. Guyon canal syndrome. February 12, 2022. In: StatPearls [Internet]. Treasure Island (FL): StatPearls Publishing; January 2022. PMID: 28613717.
52. Depukat P, Mizia E, Kuniewicz M, Bonczar T, Mazur M, Pełka P, Mroz I, Lipski M, Tomaszewski K. Syndrome of canal of Guyon: Definition, diagnosis, treatment and complication. Folia Med Cracov 2015;55(1):17-23.
53. Huisstede BM, Hoogvliet P, Franke TP, Randsdorp MS, Koes BW. Carpal tunnel syndrome: Effectiveness of physical therapy and electrophysical modalities. An updated systematic review of randomized controlled trials. Arch Phys Med Rehabil 2018 Aug;99(8):1623-1634.e23. doi: 10.1016/j.apmr.2017.08.482. Epub September 20, 2017. PMID: 28942118.
54. Rodner CM, Tinsley BA, O'Malley MP. Pronator syndrome and anterior interosseous nerve syndrome. J Am Acad Orthop Surg 2013 May;21(5):268-275. doi: 10.5435/JAAOS-21-05-268. PMID: 23637145.
55. Dididze M, Tafti D, Sherman AL. Pronator teres syndrome. February 5, 2022. In: StatPearls [Internet]. Treasure Island (FL): StatPearls Publishing; January 2022. PMID: 30252346.
56. Hartz CR, Linscheid RL, Gramse RR, Daube JR. The pronator teres syndrome: Compressive neuropathy of the median nerve. J Bone Joint Surg Am 1981 Jul;63(6):885-890.
57. Cutts, S. Cubital tunnel syndrome, Postgrad Med J 2007;83: 28-31. doi: 10.1136/pgmj.2006.047456
58. Kooner S, Cinats D, Kwong C, Matthewson G, Dhaliwal G. Conservative treatment of cubital tunnel syndrome: A systematic review. Orthop Rev (Pavia) 2019;11(2):7955. Published June 12, 2019. doi: 10.4081/or.2019.7955
59. Pratt NE. Neurovascular entrapment in the regions of the shoulder and posterior triangle of the neck. Phys Ther 1986;66(12): 1894-1900.
60. Okoro T, Reddy VR, Pimpelnarkar A. Coracoid impingement syndrome: A literature review. Curr Rev Musculoskelet Med 2009;2(1):51-55. doi: 10.1007/s12178-009-9044-9
61. Gigante A, Bottegoni C, Barbadoro P. Coracoid syndrome: A neglected cause of anterior shoulder pain. Joints 2016;4(1):31-38. Published June 13, 2016. doi: 10.11138/jts/2016.4.1.031
62. Stein, I. Painful conditions of the shoulder joint. Phys Ther Rev 1948:28(6): 275-279.
63. Kendall HO, Kendall FP, Boyton D. Posture and Pain. Baltimore: Williams & Wilkins, 1952.
64. Cahill BR. Quadrilateral space syndrome. In: Omer GE, Spinner M, eds. Management of Peripheral Nerve Problems. Philadelphia: W.B. Saunders, 1980, pp. 602-606.
65. Hangge PT, Breen I, Albadawi H, Knuttinen MG, Naidu SG, Oklu R. Quadrilateral space syndrome: Diagnosis and clinical management. J Clin Med 2018;7(4):86. Published April 21, 2018. doi: 10.3390/jcm7040086
66. Brown LP, Niehues SL, Harrah A, et al. Upper extremity range of motion and isokinetic strength of internal and external rotators in major league baseball players. In: McMahon PJ, Sallis RE, eds. The Painful Shoulder, Postgraduate Medicine, 1999;106(7): 36-38, 41-43, 47-49.
67. Spadlinski Ł, Cecot T, Majos A, et al. The epidemiological, morphological, and clinical aspects of the cervical ribs in humans. Biomed Res Int 2016;2016:8034613. doi: 10.1155/2016/8034613
68. Banks KP, Ly JQ, Beall DP, Grayson DE, Bancroft LW, Tall MA. Overuse injuries of the upper extremity in the competitive athlete: Magnetic resonance imaging findings associated with repetitive trauma. Curr Probl Diagn Radiol. 2005 July-August; 34(4):127-142. doi: 10.1067/j.cpradiol.2005.04.001. PMID: 16012484.
69. Moseley JB Jr, Jobe FW, Pink M, Perry J, Tibone J. EMG analysis of the scapular muscles during a shoulder rehabilitation program. Am J Sports Med 1992 March-April;20(2):128-134. doi: 10.1177/036354659202000206. PMID: 1558238.
70. Lorenz DS, Reiman MP, Walker JC. Periodization: Current review and suggested implementation for athletic rehabilitation. Sports Health 2010 Nov;2(6):509-518. doi: 10.1177/1941738110375910. PMID: 23015982; PMCID: PMC3438871.
71. Ada L, Foongchomcheay A, Canning C. Supportive devices for preventing and treating subluxation of the shoulder after stroke. Cochrane Database Syst Rev 2005;2005(1):CD003863. Published January 25, 2005. doi: 10.1002/14651858.CD003863.pub
72. Nadler M, Pauls M. Shoulder orthoses for the prevention and reduction of hemiplegic shoulder pain and subluxation: Systematic review. Clin Rehabil 2017 Apr;31(4):444-453. doi: 10.1177/0269215516648753. Epub July 10, 2016. PMID: 27184582.
73. Burstein D. Joint compression for treatment of shoulder pain. Clin Man 1985;5(2):9.

하지

LOWER EXTREMITY

7

CHAPTER

목차

개요 INTRODUCTION

하지는 신체 전체를 지지하고 이동성을 제공한다. 이러한 역할을 수행하려면 하지 근육의 균형이 잘 확립되고 유지되어야 한다(1).

하나의 상완신경총(brachial plexus)이 팔 근육에 공급하는 상지와는 달리, 하지는 요추신경총(lumbar plexus)과 천골신경총(sacral plexus) 두 개의 신경총에 의해 공급된다. 고관절 부위의 관절 운동장애에 대한 감별진단은 신경의 기원이 다르고 관련될 수 있는 근육이 많기 때문에 특별한 주의가 필요하다. 많은 근육이 엉덩이와 무릎을 가로지르고 있기 때문에 근육 간의 장애를 구분하는 것이 어려울 수 있다(2). 장애가 다르지만 유사한 증상이 나타날 수도 있다.

근골격계 장애의 효과적인 치료는 근육의 길이와 강도에 대한 정확한 평가에 달려 있으므로 세부사항에 주의를 기울이지 않으면 심각한 실수를 저지를 수 있다. 고관절 근육의 작용은 서로 밀접하게 관련이 되어 있기 때문에 근력이 약해지거나 근육의 길이가 변하는 경우에 보상작용이 일어날 수 있다. 이러한 보상작용을 감지하지 못하거나 검사 위치에 잘못이 있거나 움직임이 일어나면 정당한 검사 결과를 얻을 수 없다. 감별진단을 하고 성공적인 치료 계획을 수립하려면 신경 분포, 관절 움직임, 신체 분절의 정렬 상태 및 이들의 길이와 강도에 대한 정확한 검사 절차에 대한 포괄적인 지식이 필요하다. 또한 이 장에는 검사 결과를 보여주는 차트가 포함된 고유한 사례 연구를 포함하고 있는데 이는 하지의 기능장애와 관련된 임상진단을 해결하기 위한 접근 방식을 보여주기 위한 좋은 자료가 된다.

섹션 I
신경지배 INNERVATION

요추신경총 LUMBAR PLEXUS

요추신경총(lumbar plexus)은 L4의 일부인 L1, L2 및 L3의 복측 일차가지(ventral primary rami)에 의해 형성되며 종종 T12도 약간 기여한다. 대요근(psoas major) 내에서의 가지(rami)는 전분지(anterior division)와 후분지(posterior division)로 분할된다. 전분지에서 나온 말초신경은 대퇴부 내측의 내전근을 지배하고 후분지에서 나온 신경들은 대퇴부 전방에 있는 고관절 굴곡근과 무릎 신전근을 지배한다(그림 7-1).

천골신경총 SACRAL PLEXUS

천골신경총(sacral plexus)은 L4, L5, S1, S2 및 S3의 배측 일차가지(dorsal primary rami)로부터 제공받고 있다. L4와 L5 복측가지(ventral rami)가 결합하여 요천골 체간(lumbosacral trunk)을 형성하고 골반강(pelvic cavity) 안으로 들어간다. 그곳에서 S1, S2, S3의 복측가지와 연결되어 신경총을 형성하고 이후 전분지와 후분지로 분할된다. 전분지와 그로부터 발생하는 말초신경은 피부신경 및 대퇴부와 다리 후방 부위를 지배하는 신경 그리고 발바닥의 내재근을 지배하는 신경을 포함한다. 후분지와 그로부터 발생하는 말초신경은 대퇴부 외측의 엉덩이 부위, 대퇴이두근 단두 그리고 발목과 발가락의 신전근(족배굴곡근)을 지배한다(그림 7-2).

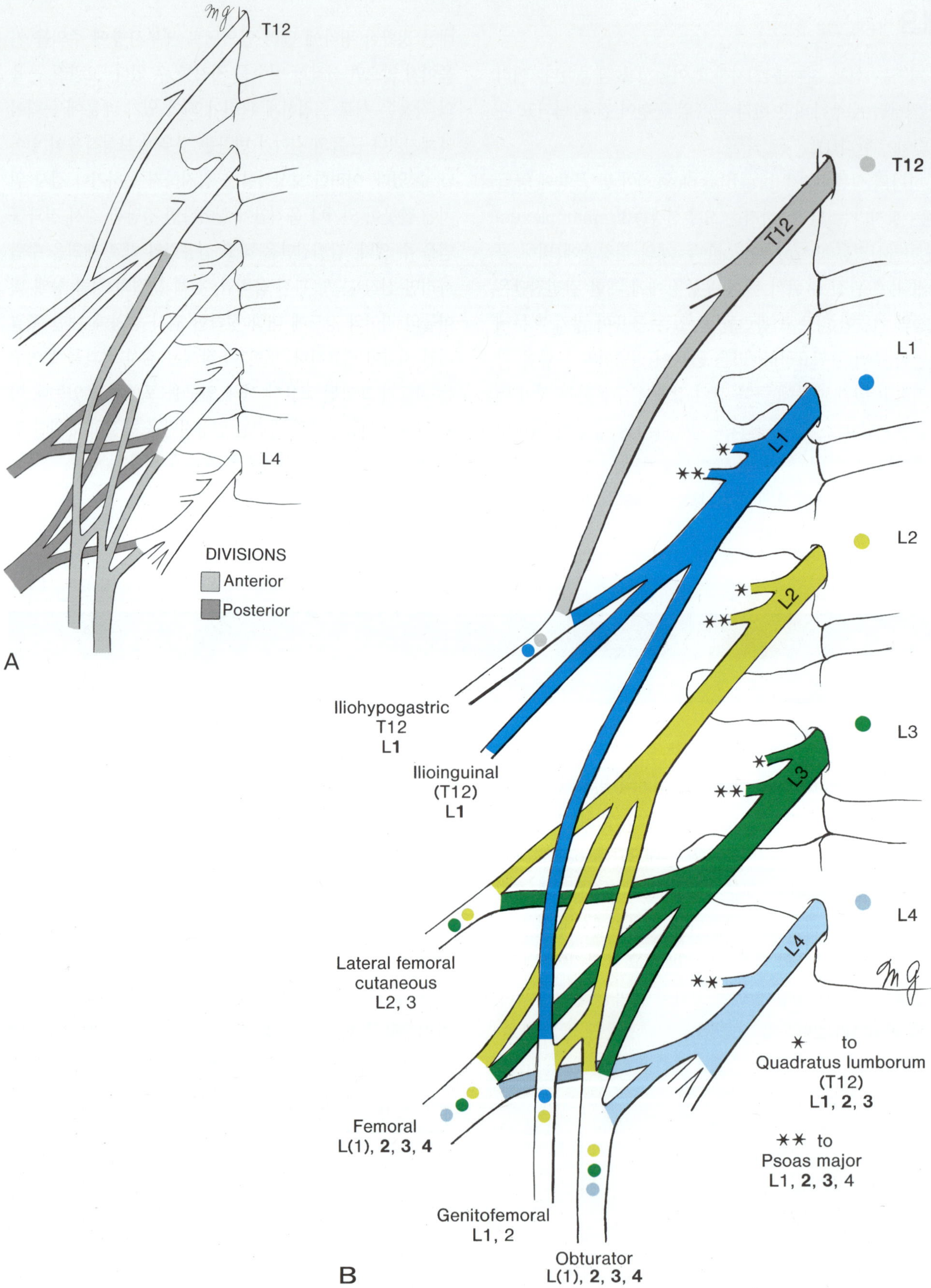

그림 7-1 요추신경총(lumbar plexus).

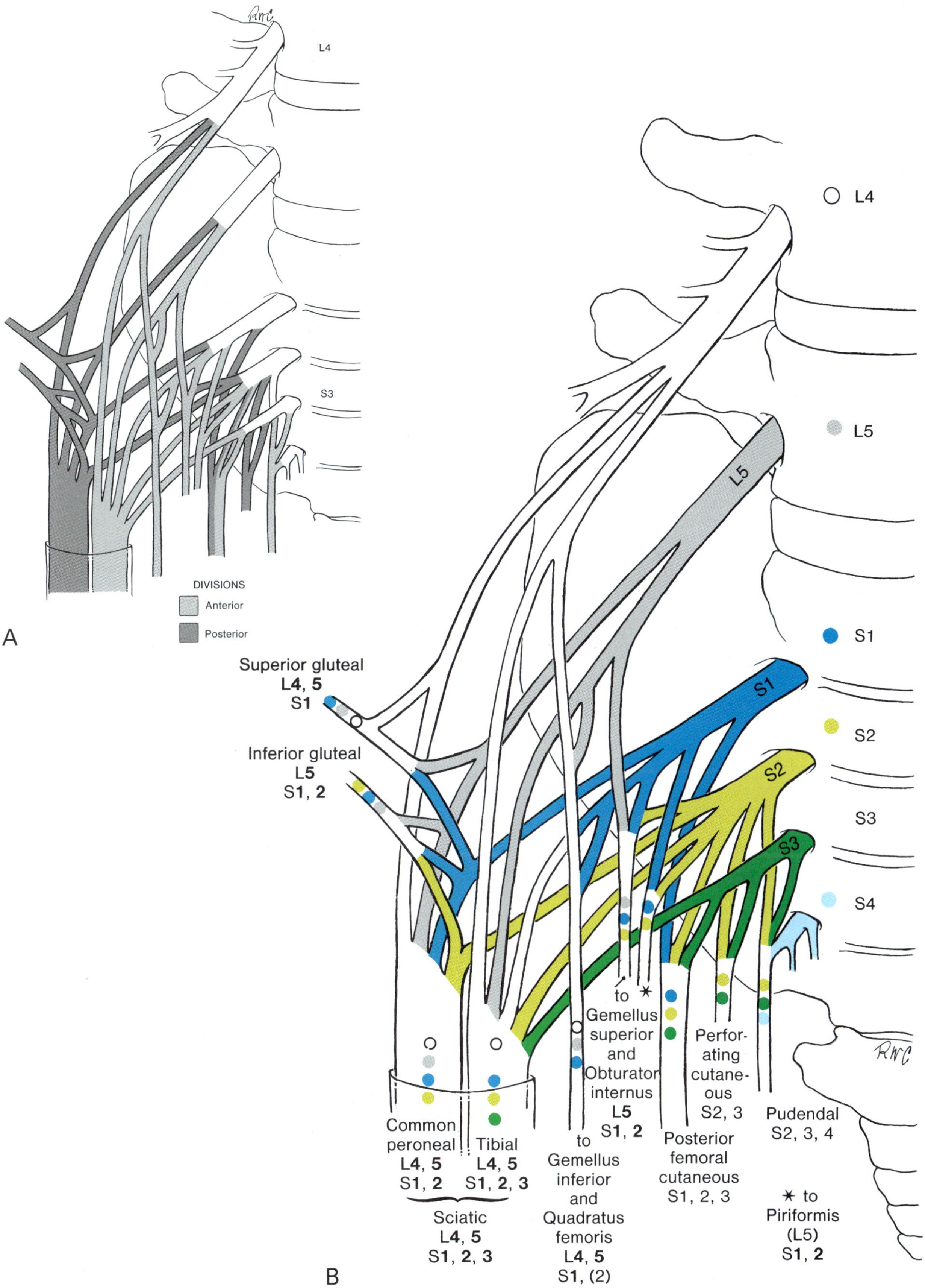

그림 7–2 천골신경총(sacral plexus).

척추신경과 근육 차트 SPINAL NERVE AND MUSCLE CHART

하지 Lower Extremity

그림 7-3은 하지 영역의 척추신경과 근육 차트를 보여주고 있다.

Name Date

KEY: D Dorsal Primary Ramus; V Ventral Primary Ramus; A Anterior Division; P Posterior Division

PERIPHERAL NERVES / SPINAL SEGMENT

		MUSCLE STRENGTH GRADE	MUSCLE	D. T1-12, L1-5, S1-3	V. T1, 2, 3, 4	V. T5, 6	V. T7, 8	V. T9, 10, 11, 12	V. Iliohypogastric T12 L1	V. Ilioinguinal T(12) L1	V. Lumb. Plex. T(12) L1, 2, 3, 4	P. Femoral L(1) 2, 3, 4	A. Obturator L(1) 2, 3, 4	P. Sup. Glut. L4, 5, S1	P. Inf. Glut. L5, S1, 2	V. Sac. Plex. L4, 5, S1, 2, 3	P. Sciatic L4, 5, S1, 2	A. Sciatic L4, 5, S1, 2, 3	P. C. Peroneal L4, 5, S1, 2	A. Tibial L4, 5, S1, 2, 3	L1	L2	L3	L4	L5	S1	S2	S3
Lumb.	Plexus		QUAD LUMBORUM								•										1	2	3					
			PSOAS MINOR								•										1	2						
			PSOAS MAJOR								•										1	2	3	4				
Femoral			ILIACUS									•									(1)	2	3	4				
			PECTINEUS									•	(•)									2	3	4				
			SARTORIUS									•										2	3	(4)				
			QUADRICEPS									•										2	3	4				
Obturator	Ant.		ADDUCTOR BREVIS										•									2	3	4				
			ADDUCTOR LONGUS										•									2	3	4				
			GRACILIS										•									2	3	4				
	Post		OBTURATOR EXT										•										3	4				
			ADDUCTOR MAGNUS										•					•				2	3	4	5	1		
Gluteal	Sup		GLUTEUS MEDIUS											•										4	5	1		
			GLUTEUS MINIMUS											•										4	5	1		
			TENSOR FAS LAT											•										4	5	1		
	In.		GLUTEUS MAXIMUS												•										5	1	2	
Sacral	Plexus		PIRIFORMIS													•									(5)	1	2	
			GEMELLUS SUP													•									5	1	2	
			OBTURATOR INT													•									5	1	2	
			GEMELLUS INF													•								4	5	1	(2)	
			QUADRATUS FEM													•								4	5	1	(2)	
Sciatic	P		BICEPS (SHORT H)														•								5	1	2	
	Tibial		BICEPS (LONG H)															•							5	1	2	3
			SEMITENDINOSUS															•						4	5	1	2	
			SEMIMEMBRANOSUS															•						4	5	1	2	
Common Peroneal	Deep		TIBIALIS ANTERIOR																•					4	5	1		
			EXT HALL LONG																•					4	5	1		
			EXT DIGIT LONG																•					4	5	1		
			PERONEUS TERTIUS																•					4	5	1		
			EXT DIGIT BREVIS																•					4	5	1		
	Sup		PERONEUS LONGUS																•					4	5	1		
			PERONEUS BREVIS																•					4	5	1		
Tibial	Tibial		PLANTARIS																	•				4	5	1	(2)	
			GASTROCNEMIUS																	•						1	2	
			POPLITEUS																	•				4	5	1		
			SOLEUS																	•					5	1	2	
			TIBIALIS POSTERIOR																	•				(4)	5	1		
			FLEX DIGIT LONG																	•					5	1	(2)	
			FLEX HALL LONG																	•					5	1	2	
	Med Pl		FLEX DIGIT BREVIS																	•				4	5	1		
			ABDUCTOR HALL																	•				4	5	1		
			FLEX HALL BREVIS																	•				4	5	1		
			LUMBRICALIS I																	•				4	5	1		
	Lat Plant		ABD DIGITI MIN																	•						1	2	
			QUAD PLANTAE																	•						1	2	
			FLEX DIGITI MIN																	•						1	2	
			OPP. DIGITI MIN																	•						1	2	
			ADDUCTORS HALL																	•						1	2	
			PLANT INTEROSSEI																	•						1	2	
			DORSAL INTEROSSEI																	•						1	2	
			LUMB II,III,IV																	•				(4)	(5)	1	2	

SENSORY

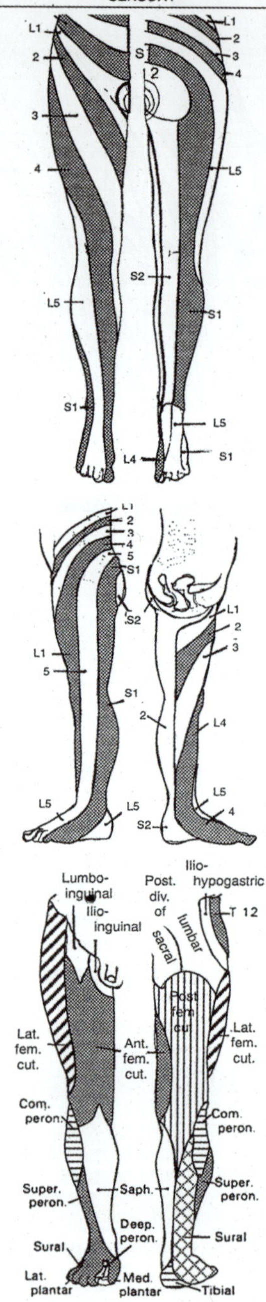

그림 7-3 척추신경과 근육 차트: 하지. © 1993 Florence P. Kendall.

척추신경과 운동 포인트 차트 SPINAL NERVE AND MOTOR POINT CHART

그림 7-4는 척추신경과 운동 포인트(motor point)를 나타내 보여주고 있다.

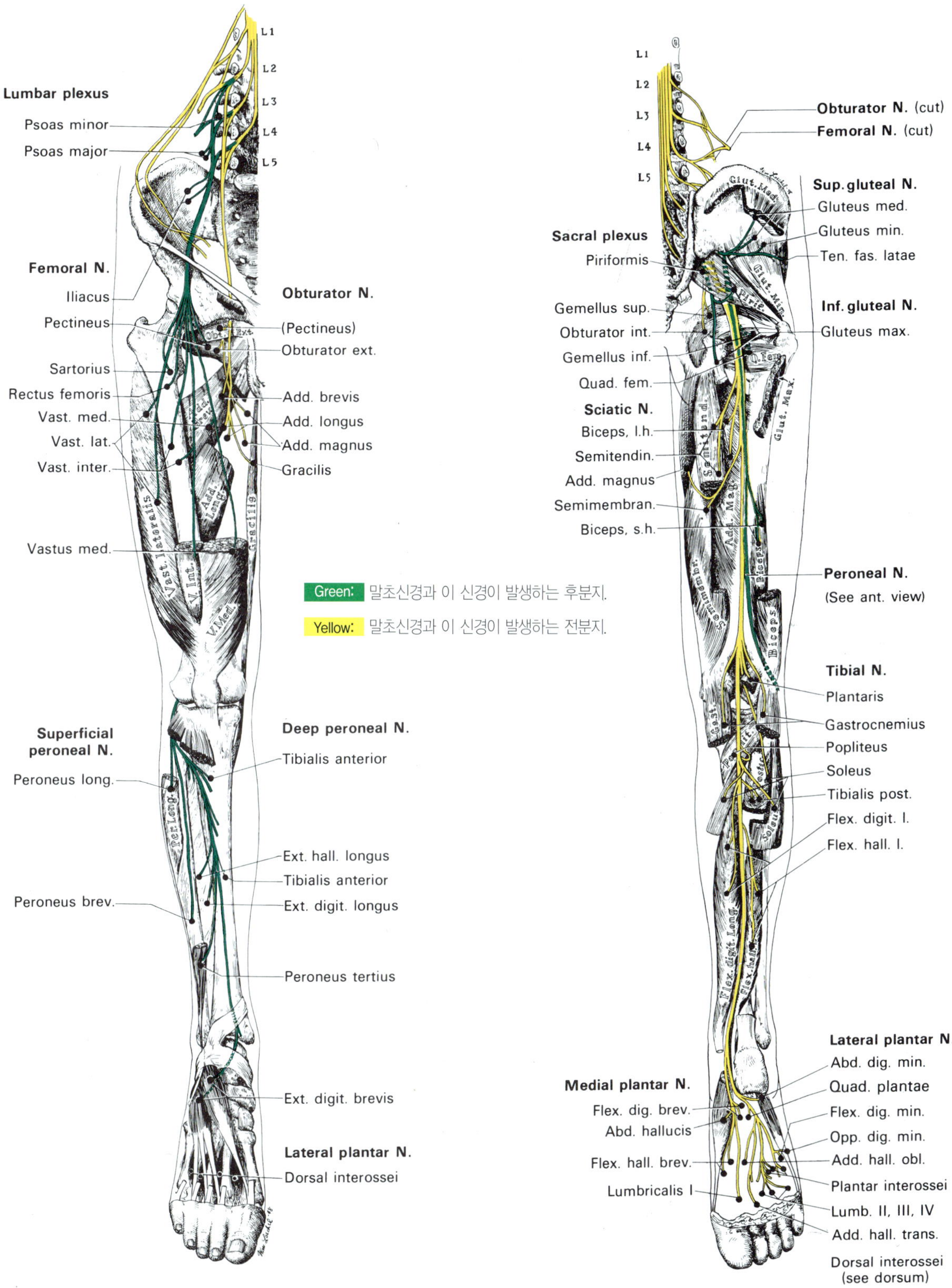

그림 7-4 척추신경과 운동 포인트(motor point) 차트. © 1993 Florence P. Kendall.

하지 근육 차트 LOWER EXTREMITY MUSCLE CHART

그림 7-5는 척추 분절의 신경 분포에 따른 하지 근육을 기술하고 관절 작용에 따라 그 근육들을 그룹화해 놓고 있다.

Spinal Segment

Lumb.					Sac.				HIP						KNEE		
1	2	3	4	5	1	2	3	Muscle	Flexion	Adduction	Med. Rotat.	Abduction	Lat. Rotat.	Extension	Extension	In flexion Lat. Rotat.	In flexion Med. Rotat.
1	2	3	4					Psoas major	Psoas maj.			Psoas maj.	Psoas maj.				
(1)	2	3	4					Iliacus	Iliacus			Iliacus	Iliacus				
	2	3	(4)					Sartorius	Sartorius			Sartorius	Sartorius				Sartorius
	2	3	4					Pectineus	Pectineus	Pectineus							
	2	3	4					Adductor long.	Add. long.	Add. long.	Add. long.						
	2	3	4					Adductor brev.	Add. brev.	Add. brev.	Add. brev.						
	2	3	4					Gracilis		Gracilis							Gracilis
	2	3	4					Quadriceps	Rect. fem.						Quadriceps		
	2	3	4					Add. mag. (ant.)	Add. m. (ant.)	Add. mag.							
		3	4					Obturator ext.		Obt. ext.			Obt. ext.				
			4	5	1			Add. mag. (post.)		Add. mag.				Ad. m. post.			
			4	5	1			Tibialis ant.									
			4	5	1			Ten. fas. lat.	Tensor f.l.		Tensor f.l.	Tensor f.l.			Tensor f.l.		
			4	5	1			Gluteus minimus	Glut. min.		Glut. min.	Glut. min.					
			4	5	1			Gluteus medius	G. med., ant.		G. med., ant.	Glut. med.	G. med., post.	G. med., post.			
			4	5	1			Popliteus									Popliteus
			4	5	1			Ext. dig. long.									
			4	5	1			Peroneus tertius									
			4	5	1			Ext. hall. long.									
			4	5	1			Ext. dig. brev.									
			4	5	1			Flex. dig. brev.									
			4	5	1			Flex. hall. brev.									
			4	5	1			Lumbricalis I									
			4	5	1			Abductor hall.									
			4	5	1			Peroneus longus									
			4	5	1			Peroneus brevis									
			(4)	5	1			Tibialis post.									
			4	5	1	(2)		Gemelli inferior				Gem. inf.	Gem. inf.				
			4	5	1	(2)		Quadratus fem.					Quadratus f.				
			4	5	1	(2)		Plantaris									
			4	5	1	2		Semimembranosus			Semimemb.			Semimemb.			Semimemb.
			4	5	1	2		Semitendinosus			Semitend.			Semitend.			Semitend.
				5	1	(2)		Flex. dig. long.									
				5	1	2		Gluteus maximus		G. max., low.		G. max., upp.	Glut. max.	Glut. max.			
				5	1	2		Biceps, short h.								Bic., s.h.	
				5	1	2		Flex. hall. long.									
				5	1	2		Soleus									
				(5)	1	2		Piriformis				Piriformis	Piriformis	Piriformis			
				5	1	2		Gemelli superior				Gem. sup.	Gem. sup.				
				5	1	2		Obturator int.				Obt. int.	Obt. int.				
				5	1	2	3	Biceps, long h.					Biceps l.h.	Biceps l.h.		Bic., l.h.	
			(4)	(5)	1	2		Lumb. II, III, IV									
					1	2		Gastrocnemius									
					1	2		Dorsal inteross.									
					1	2		Plantar inteross.									
					1	2		Abd. dig. min.									
					1	2		Adductor hall.									

그림 7-5 하지 근육 차트. © 1993 Florence P. Kendall.

KNEE	ANKLE		FOOT		METATARSOPHALANGEAL JOINT				Digs. 2–5 Prox. Interphal. Jts.		Digs. 1–5 Distal Interphal. Jts.	
Flexion	Dorsiflex.	Plant flex.	Eversion	Inversion	Extension	Flexion	Abduction	Adduction	Extension	Flexion	Extension	Flexion
Sartorius												
Gracilis												
	Tib. ant.			Tib. ant.								
Popliteus												
	Ext. d. long.		Ext. d. long.		(2-5 dig.) Ext. d. long				(2-5 dig.) Ext. d. long		(2-5 dig.) Ext. d. long	
	Peroneus t.		Peroneus t.									
	Ext. hall. l.			Ext. hall. l.	Ext. hall. l.						Ext. hall. l.	
					(1-4 dig.) Ext. dig. br				(1-4 dig.) Ext. dig. br		(1-4 dig.) Ext. dig. br	
						(2-5 dig.) Flex. dig. br				(2-5 dig.) Flex. dig. br		
						Flex. hall. br.						
						2nd dig Lumb. I			(2nd dig.) Lumb. I		(2nd dig.) Lumb. I	
						Abd. hall.	Abd. hall.					
		Peroneus l.	Peroneus l.									
		Peroneus b.	Peroneus b.									
		Tib. post.		Tib. post.								
Plantaris		Plantaris										
Semimemb.												
Semitend.												
		Flex. dig. l.		Flex. dig. l.		(2-5 dig.) Flex. dig. l				(2-5 dig.) Flex. dig. l		(2-5 dig.) Flex. dig. l
Bic., s.h.												
		Flex. hall. l.		Flex. hall. l.		Flex. hall. l.						Flex. hall. l.
		Soleus										
Bic., l.h.												
						(3-5 dig.) Lumb. II-IV			(3-5 dig.) Lumb. II-IV		(3-5 dig.) Lumb. II-IV	
Gastroc.		Gastroc.										
						(2-4 dig.) Dor. int.	(2-4 dig.) Dor. int.		(2-4 dig.) Dor. int.		(2-4 dig.) Dor. int.	
						(3-5 dig.) Plant. int.		(3-5 dig.) Plant. int.	(3-5 dig.) Plant. int.		(3-5 dig.) Plant. int.	
							Abd. d. min.					
						Add. hall.		Add. hall.				

그림 7–5 (계속)

근육의 신경지배: 운동 및 감각신경 혹은 운동신경 NERVE TO MUSCLES: MOTOR AND SENSORY OR MOTOR

표 7-1은 근육의 신경지배 분포에 대해 기술해 놓고 있다.

대퇴신경(Femoral): 대요근의 원위 외측연을 지나 장골근(iliacus), 치골근(pectineus), 봉공근(sartorius), 대퇴사두근(quadriceps)을 지배한다. 대퇴신경의 가장 크고 긴 가지는 복재신경(saphenous nerve)으로 다리의 내측 피부를 지배한다.

폐쇄신경(Obturator): L2~L4에서 분지. 근육가지를 통해 외폐쇄근(obturator externus), 대내전근(adductor magnus), 때때로 단내전근(adductor brevis)을 지배하며 관절가지를 통해 무릎관절의 활액막(synovial membrane)을 지배한다.

좌골신경(Sciatic): L4, 5 및 S1, 2, 3에서 분지. 대부분의 경우, 좌골신경은 이상근(piriformis) 아래에 있는 대좌골공(greater sciatic foramen)을 통과하여 골반을 빠져나가 내폐쇄근(obturator internus), 쌍자근(gemelli) 및 대퇴방형근(quadratus femoris)의 표면에 위치한다(이 장 뒷부분의 그림 7-112 참조). 그러나 이상근은 갈라지고 좌골신경의 한 부분(일반적으로 비골신경) 또는 두 부분이 근복을 통과하는 변형이 존재한다. 좌골신경은 슬와와(popliteal fossa)의 근위부 측면 내에서 궁극적으로 전방(경골신경) 및 후방(총비골신경)으로 분할되어 구성된다.

총비골신경(Common Fibular): 대퇴이두근(biceps femoris)과 비복근 외측두(gastrocnemius lateral head) 사이를 통과하고 비골두를 지나 비골근(fibularis)까지 깊숙이 들어간다(이 장 뒷부분의 그림 7-92 참조). 그리고 이 신경은 다리의 전방(심부 비골근)과 측면 구획(표면 비골근)의 근육을 공급한 다음 계속해서 단무지신근(extensor hallucis brevis)과 단지신근(extensor digitorum brevis)을 지배한다.

경골신경(Tibial): 말단가지인 내, 외측 족저신경으로 분할되기 전에 대퇴부와 다리의 후방 근육을 지배한다.

표 7-1 근육의 신경지배: 운동 및 감각신경 혹은 운동신경

근원		척추분절	신경	근육에 대한운동/감각	근육
요추신경총	복측(ventral) 일차가지	T12, L1 L1, 2, 3, 4	장골하복신경 요추신경총	운동 및 감각신경 운동 및 감각신경	내복사근, 복횡근 요방형근, 대요근, 소요근
	후분지	L2, 3, 4	대퇴신경	운동 및 감각신경	장골근, 치골근, 봉공근, 대퇴사두근
	전분지	L2, 3, 4	폐쇄신경	운동 및 감각신경	고관절 내전근
요추천골신경총	후분지	L4, 5, S1	상둔근신경	운동신경[a]	중둔근 소둔근 대퇴근막장근
	후분지	L5, S1, 2	하둔근신경	운동 및 감각신경	대둔근
	후분지	L4, 5, S1, 2	비골신경	운동 및 감각신경	대퇴이두근 단두 전경골근, 발가락신전근, 비골신경
좌골신경	전분지	L4, 5, S1, 2, 3	경골신경	운동 및 감각신경	반막양근 반건양근 대퇴이두근 장두 19 발목과 발 근육
천골신경총	복측(ventral) 일차가지	L4, 5, S1, 2, 3	천골신경총	운동 및 감각신경	이상근, 상하쌍자근, 내폐쇄근, 대퇴방형근

[a]고관절 감각신경

© 1993 Florence P. Kendall.

하지의 피부신경 CUTANEOUS NERVES OF THE LOWER LIMB

그림 7-6B에서 '비복(sural)'은 라틴어로 '장딴지(calf)'라는 의미이다. 내측 비복피신경(medial sural cutaneous nerve)이 발목의 근위부에서(여기에 나타나 있지 않음) 서로 통하는 외측 비복피신경지(lateral sural cutaneous nerve branch)와 합쳐진다. 접합점(junction)의 레벨은 매우 다양하지만 그림 7-6B에서는 그 높이가 매우 낮게 나타나 있다

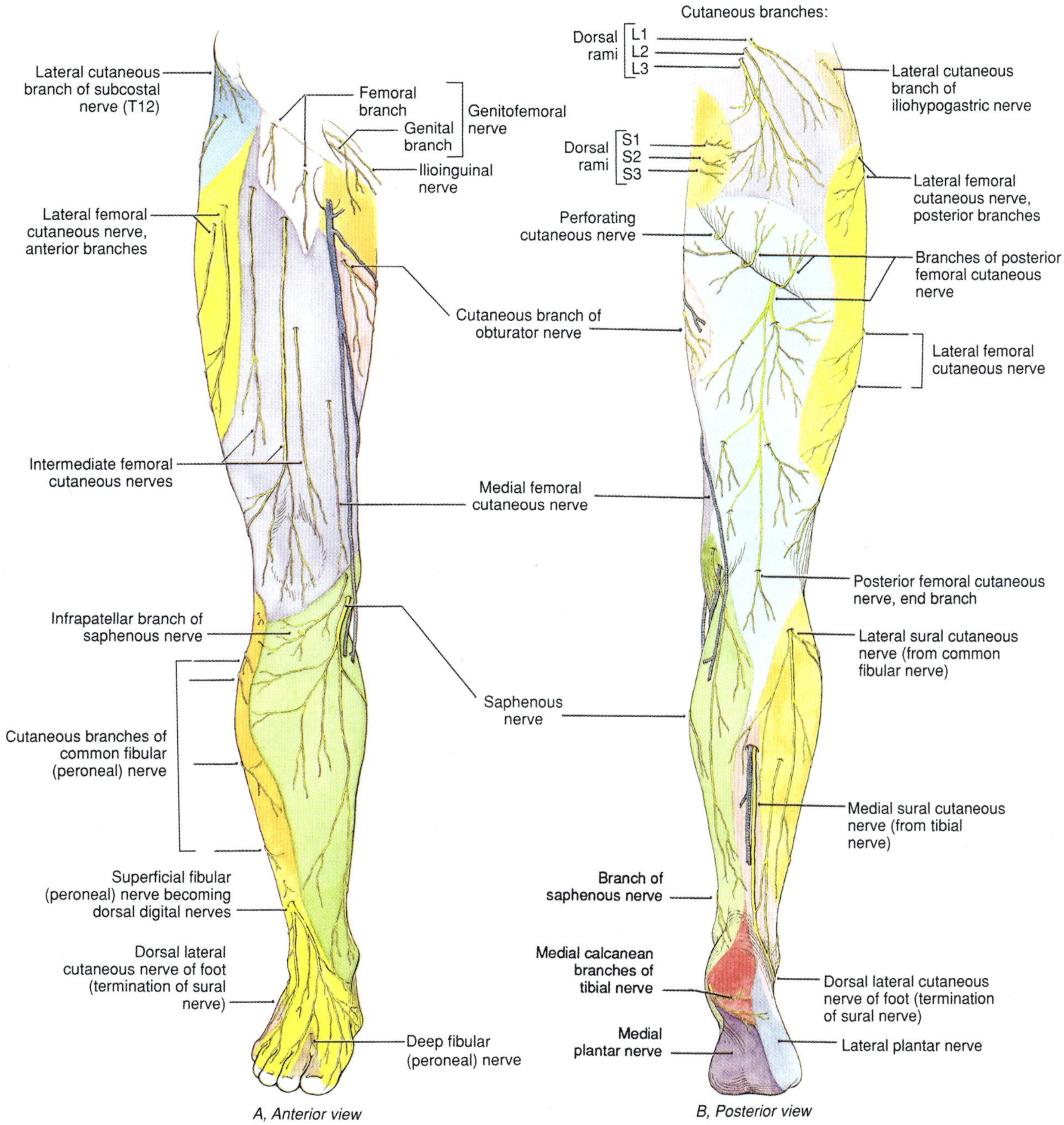

그림 7-6 하지의 피부신경: **A,** 전면; **B,** 후면. Agur AMR, Grant's atlas of anatomy 9판, Baltimore: Williams and Wilkins; 1991: 263 (3).

섹션 II

발과 발목의 강도 및 신전성 검사 FOOT AND ANKLE STRENGTH AND EXTENSIBILITY TESTS

관절의 움직임 JOINT MOVEMENTS

발가락의 지골간관절 Interphalangeal Joints of Toes

지골간관절은 지골의 인접한 표면을 연결하는 경첩관절(ginglymus 또는 hinge joint)이다. 지골간관절에서 관찰되는 움직임은 관상축(coronal axis)에 대한 굴곡과 신전을 포함하며 굴곡은 다리 방향으로 향하고 신전은 머리 방향으로 향한다.

중족지관절 Metatarsophalangeal Joints

중족지관절은 과상관절(condyloid)로서 중족골의 원위단과 근위지골의 인접단이 서로 연결하여 형성되어 있다.

굴곡과 신전은 중족지관절에서 발생하며 위에서 제공된 지골간관절에 대한 설명과 거의 유사하다. 성인의 이 관절의 관절가동범위는 다양하지만 40°의 굴곡(무지는 45°)과 40°의 신전(무지는 70°)은 발가락의 좋은 기능을 위한 평균 관절가동범위로 간주될 수 있다.

내전(adduction) 및 외전(abduction)은 시상축에 대한 움직임이다. 발가락의 내전 및 외전에 대한 기준선은 두 번째 중족골과 일직선 원위로(distally) 형성되고 두 번째 발가락을 통해 확장되는 축선이다. 내전은 축선을 향한 움직임이고, 외전은 발가락을 벌릴 때와 같이 축선에서 멀어지는 움직임이다. 발가락의 외전은 신발 착용에 의해 제한되기 때문에 대부분의 성인에서 이 움직임은 현저하게 제한되어 있으며, 외전 능력의 부족에 대해서는 거의 관심을 기울이지 않는다.

거골하관절 및 횡족근관절 Subtalar Joint and Transverse Tarsal Joints

거골하관절은 거골과 종골을 연결하는 다축, 수정된 면(plane) 또는 활주관절이다. 또한 거골은 주상골(navicular)과 연결되며, 거골주상관절(talonavicular joint)은 횡족근관절(transverse tarsal joint)의 움직임에 관여한다.

회외(supination)와 회내(pronation)는 거골하관절과 거종주관절에 의해 허용되는 움직임이다. 회외는 발바닥이 내측 방향으로 움직이는 발의 회전 동작이고 회내는 발바닥이 외측 방향으로 움직이는 회전 동작이다.

횡족근관절은 두 개의 관절로 구성되어 있다. 그것은 거골, 종골, 주상골(거종주관절; talocalcaneonavicular) 및 입방골과 종골(종입방관절; calcaneocuboid) 사이의 관절에 의해 형성된다.

전족의 내전 및 외전은 횡족근관절에 의해 허용되는 움직임이다. 내전은 전족이 내측으로 움직이는 것을 말하고 외전은 전족이 외측으로 움직이는 것을 말한다.

내번(inversion)은 회외와 전족 내전의 조합이다. 족배

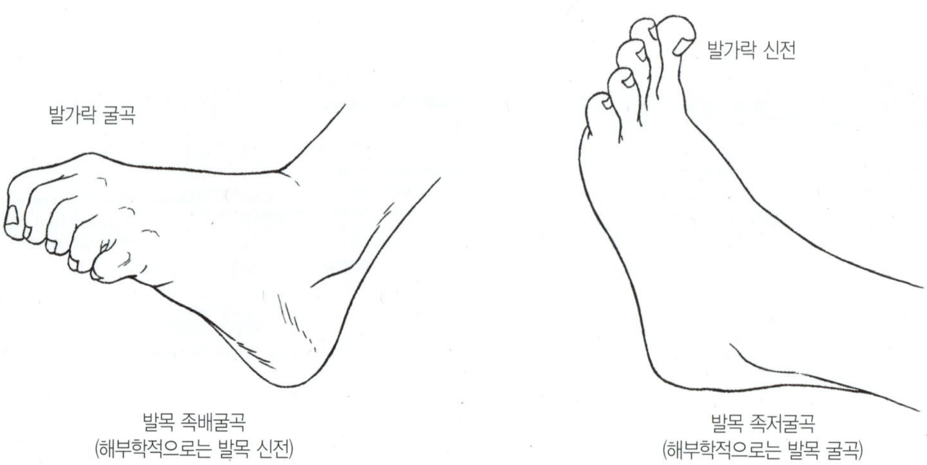

그림 7-7 발목관절(거퇴관절; talocrural joint)의 움직임.

굴곡에 비해 족저굴곡에서 더 많은 내번 가동범위를 만들어 낼 수 있다.

외번(eversion)은 회내와 전족 외전의 조합이다. 족저굴곡에 비해 족배굴곡에서 더 큰 가동범위를 일으킨다.

발목(거퇴)관절의 움직임 Movements of Ankle (Talocrural) Joint

발목관절은 경골과 비골이 거골과 결합되는 경첩관절(ginglymus 혹은 hinge joint)이다. 동작이 일어나는 축은 비골 복사과의 후방 외측면에서 경골 복사과의 전방 내측면으로 비스듬하게 확장되어 있다.

족저굴곡(plantar flexion; 굴곡)과 족배굴곡(dorsi-flexion; 신전)은 비스듬히 경사진 축을 중심으로 발생하는 관찰 가능한 두 가지 움직임이다(그림 7-7). 족저굴곡은 발바닥 표면이 후하방으로 움직이는 것을 말하고, 족배굴곡은 발의 배측면(dorsal surface)이 전상방으로 움직이는 것을 말한다.

발목 족저굴곡근의 길이 검사 TESTS FOR LENGTH OF ANKLE PLANTAR FLEXORS

단일관절 족저굴곡근 One-Joint Plantar Flexors

가자미근과 슬와근 Soleus and Popliteus

작용: 발목 족저굴곡.

길이 검사: 무릎을 굴곡시킨 상태에서 발목 족배굴곡.

시작 자세: 고관절과 무릎을 굴곡시킨 상태에서 앉거나 선 자세.

검사 동작: 무릎을 90° 이상 굴곡시켜 이중관절인 비복근(gastrocnemius)과 족척근(plantaris)을 무릎관절에서 느슨하게 만들어 놓고 발목을 족배굴곡시킨다(그림 7-8).

정상 관절가동범위: 발은 약 20° 족배굴곡이 가능하다.

무릎을 굽히고 발을 의자 쪽으로 당겨 발뒤꿈치가 바닥에서 약간 들리도록 의자의 앞부분에 앉는다. 대퇴부를 눌러 발뒤꿈치가 바닥에 닿도록 한다(그림 7-9).

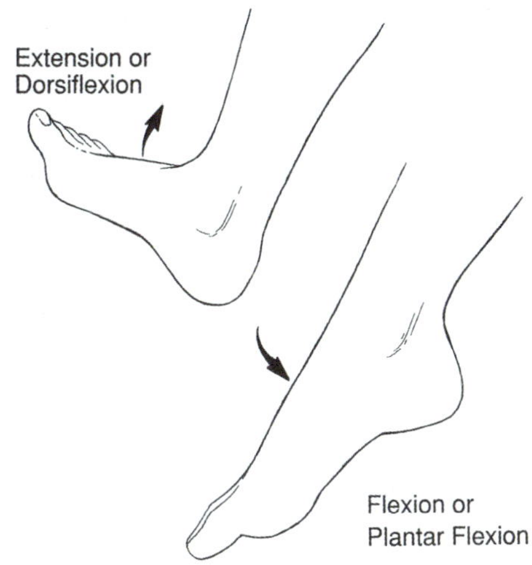

그림 7-8 경사축(oblique axis)을 중심으로 한 발목 움직임.

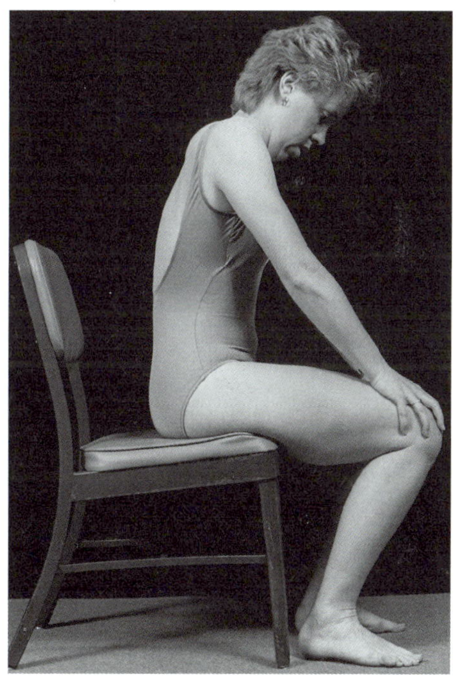

그림 7-9 단일관절 족저굴곡근의 근력을 검사하는 모습.

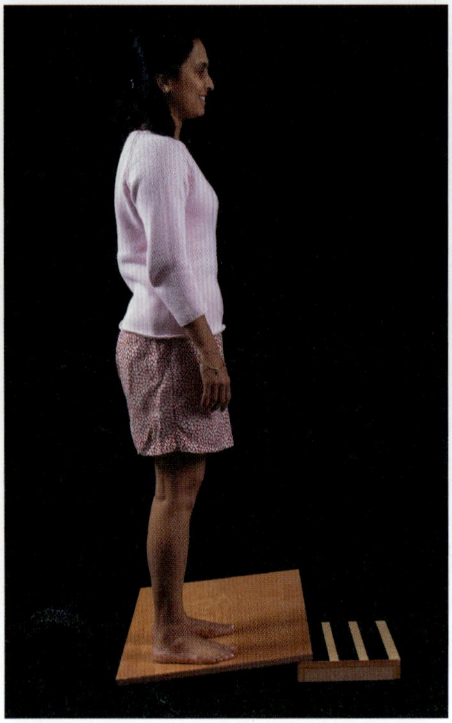

그림 7-10 이중관절 족저굴곡근의 근력을 검사하는 모습.

이중관절 족저굴곡근 Two-Joint Plantar Flexors

비복근과 족척근 gastrocnemius and plantaris

작용: 발목 족저굴곡, 무릎 굴곡.

길이 검사: 발목 족배굴곡, 무릎 신전.

시작 자세: 슬와부근이 긴장되어 무릎을 굴곡시키지 않는 한 무릎을 신전시킨 상태에서 앉거나 바로 누운 자세.

검사 동작: 비복근과 족척근을 무릎관절에서 늘리기 위해 무릎을 신전시킨 상태에서 발의 족배굴곡.

정상 관절가동범위: 무릎이 완전히 신전된 상태에서 발을 약 10° 정도 족배굴곡시킬 수 있다.

10° 각도로 경사진 보드 위에 똑바로 올라서서 발가락을 약 8°~10° 외향(toe out)시키게 한다(그림 7-10).

근력 검사 Muscle Strength Test

무지외전근 및 무지내전근 ABDUCTOR HALLUCIS AND ADDUCTOR HALLUCIS

무지외전근 Abductor Hallucis

기시부: 종골결절의 내측돌기, 굴곡근 지지대, 족저건막(plantar aponeurosis), 인접한 근육간 중격(그림 7-11A).

정지부: 엄지발가락의 근위지골 기저부의 내측. 일부 섬유는 내측 종자골에 부착되어 있으며 건의 미끄러짐이 엄지발가락의 근위지골 기저부까지 확장될 수 있다.

작용: 엄지발가락을 외전시키고 무지중족지관절의 굴곡과 전족의 내전을 보조한다.

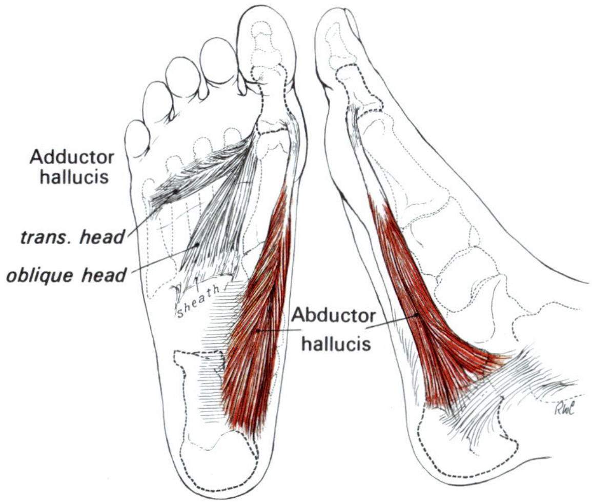

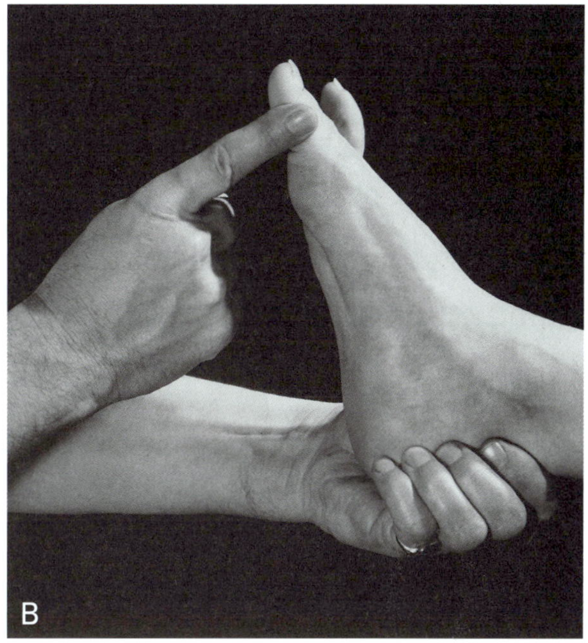

그림 7-11 A, 무지외전근과 무지내전근; B, 무지외전근의 근력을 검사하는 모습.

신경: 경골신경, L4, 5, S1.

환자: 앉거나 바로 누운 자세.

고정: 검사자는 발뒤꿈치를 견고하게 잡는다.

검사: 가능하면 발의 축선에서 엄지발가락을 외전시킨다. 이것은 일반적인 개인에게는 어려운 일이며 환자가 검사자의 압력에 대항하여 전족이 내전되게 당겨지는 작용을 일으킬 수 있다(그림 7-11B).

압력: 첫 번째 중족골 및 근위지골의 내측에 압력을 가한다. 근육은 촉진이 가능하며 종종 발의 내측 경계를 따라 관찰이 가능하다.

약화: 전족 외반, 무지 외반(hallux valgus), 주상골의 내측 변위가 발생한다.

구축: 엄지발가락은 외전되고 전족이 내반되게 발을 당긴다.

무지내전근 Adductor Hallucis

기시부:

사두(oblique head): 두 번째부터 네 번째 중족골의 기저부와 장비골근(fibularis longus) 건초.

횡두(transverse head): 세 번째부터 다섯 번째 발가락의 족저 중족지인대와 심부 횡중족골인대(그림 7-11A).

정지부: 엄지발가락 근위지골 기저부의 외측 부위.

작용: 엄지발가락의 중족지관절을 내전시키고 굴곡을 보조한다.

신경: 경골신경, S1, 2.

구축: 엄지발가락의 내전 기형이 초래된다(예: 무지외반).

> **주의:** 내전근에 대한 검사는 설명되어 있지 않다.

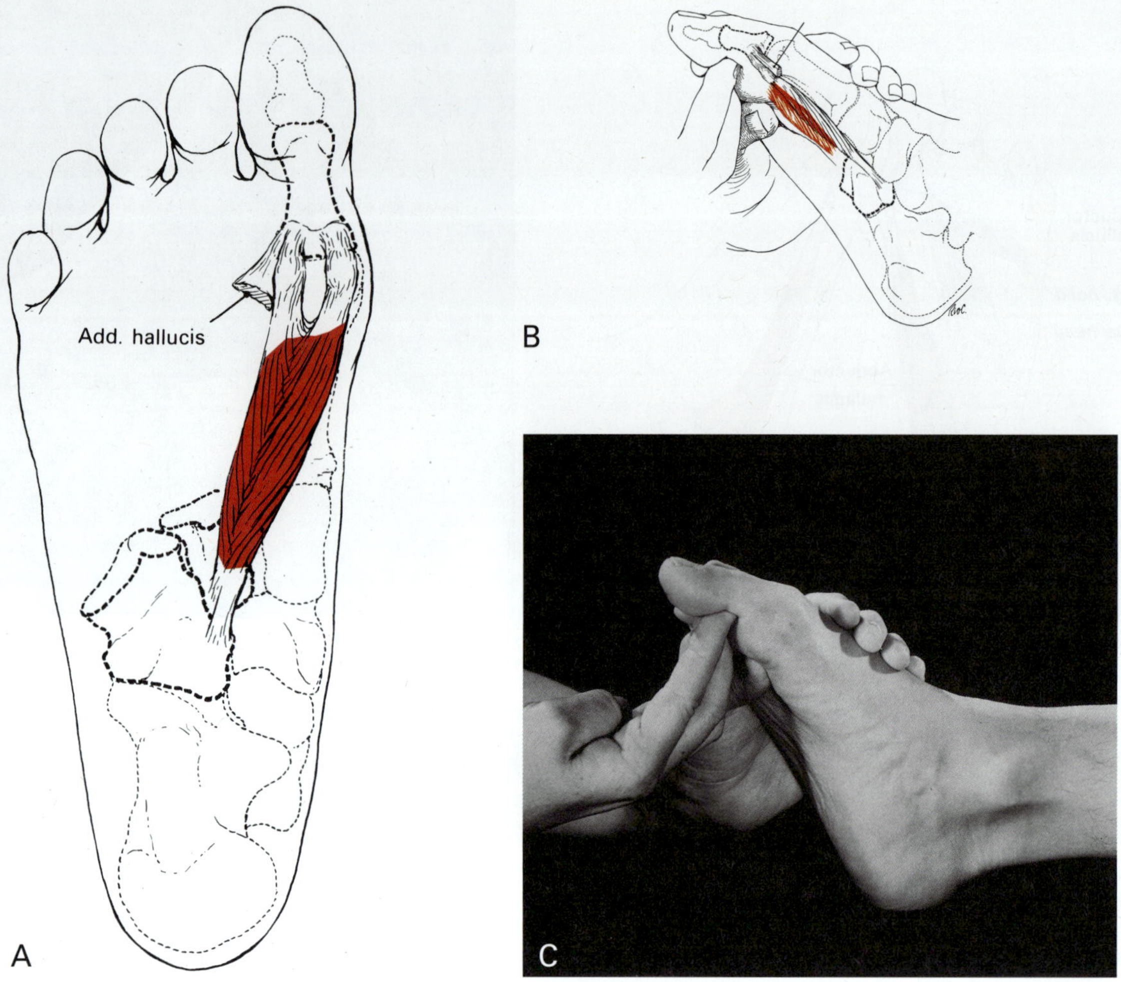

그림 7-12 A, 단무지굴근(무지내전근이 반영되어 있음); B, C, 단무지굴근의 근력을 검사하는 모습.

단무지굴근 Flexor Hallucis Brevis

기시부: 입방골 바닥 표면의 내측 부분, 외측 설형골 인접 부분 및 후경골근 건(tibialis posterior tendon)의 연장부(그림 7-12, 파트 A 및 B).

정지부: 엄지발가락 근위지골 기저부의 내측 및 외측 부위.

작용: 엄지발가락의 중족지관절을 굴곡시킨다.

신경: 경골, L4, **5**, **S1**.

환자: 앉거나 바로 누운 자세.

고정: 검사자는 중족지관절에 가까운 발을 고정시키고 발과 발목의 중립 위치를 유지한다(그림 7-12C). (족저굴곡된 자세는 반대쪽 장지 신전근의 긴장으로 인해 검사 동작이 제한될 수 있다.)

검사: 엄지발가락 중족지관절의 굴곡.

압력: 근위지의 발바닥 표면에 신전 방향으로 압력을 가한다.

> 주의: 장무지굴근(flexor hallucis longus)이 마비되고 단무지굴근(flexor hallucis brevis)이 활성화되면 발가락이 지골간관절에서는 굴곡되지 않고 중족지관절에서만 굴곡되기 때문에 단무지굴근의 작용이 분명해진다. 단무지굴근이 마비되고 장무지굴근이 활성화되면 중족지관절이 과신전되고 지골간관절은 굴곡된다.

약화: 엄지발가락에 망치발가락(hammer-toe) 형태의 변형이 발생하고 종족궁(longitudinal arch)의 안정성이 감소된다.

구축: 근위지골이 굴곡 상태로 유지된다.

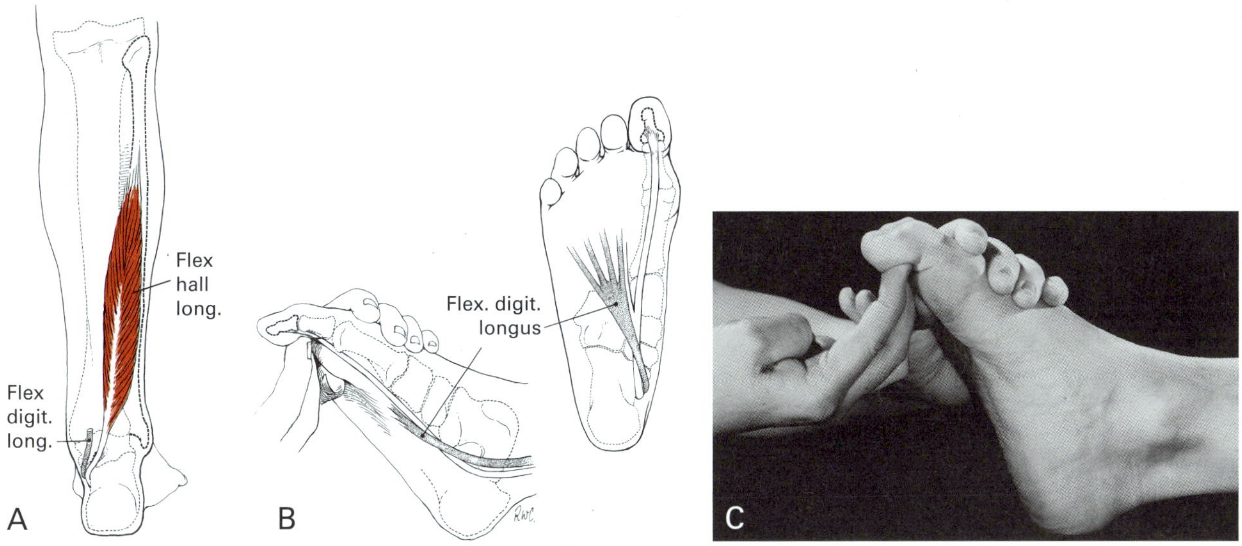

그림 7-13 A, 장무지굴근; B, C, 장무지굴근의 근력을 검사하는 모습.

장무지굴근 Flexor Hallucis Longus

기시부: 비골 원위 ⅔ 후방 표면, 골간막, 인접한 근육간 중격 및 근막(그림 7-13A).

정지부: 엄지발가락 원위지골 기저부, 발바닥 표면(그림 7-13B).

> 주의: 장무지굴근은 강한 건의 미끄러짐(slip)에 의해 장지굴근에 연결된다.

작용: 엄지발가락의 지골간관절을 굴곡시키고 중족지관절(metatarsophalangeal joint)의 굴곡과 발목관절의 족저굴곡 및 발의 내번을 보조한다.

신경: 경골신경, L5, S1, 2.

환자: 앉거나 바로 누운 자세.

고정: 검사자는 중족골관절을 중립 위치에 고정시키고 발목관절을 족배굴곡과 족저굴곡 사이의 대략 중간 지점에 유지한다(그림 7-13C). (완전한 족배굴곡은 지골간관절의 수동적 굴곡을 일으킬 수 있으며 완전한 족저굴곡은 근육이 최대 힘을 발휘하기 위해 너무 단축시키게 된다.) 단무지굴근이 매우 강하고, 장무지굴근이 약하면 근위지골을 약간 신전시켜 중족지관절이 굴곡되는 경향을 제한할 필요가 있다.

검사: 엄지발가락 지골간관절의 굴곡.

압력: 원위지골의 발바닥 표면에 신전 방향으로 압력을 가한다.

약화: 지골간관절의 과신전 경향과 엄지발가락의 망치발가락(hammer-toe) 형태의 변형을 초래한다. 발의 내번(inversion)과 발목의 족저굴곡의 강도를 감소시킨다. 체중부하 시 발이 회내되는 경향이 있다.

구축: 엄지발가락의 갈퀴발가락(claw-toe) 형태의 변형이 발생한다.

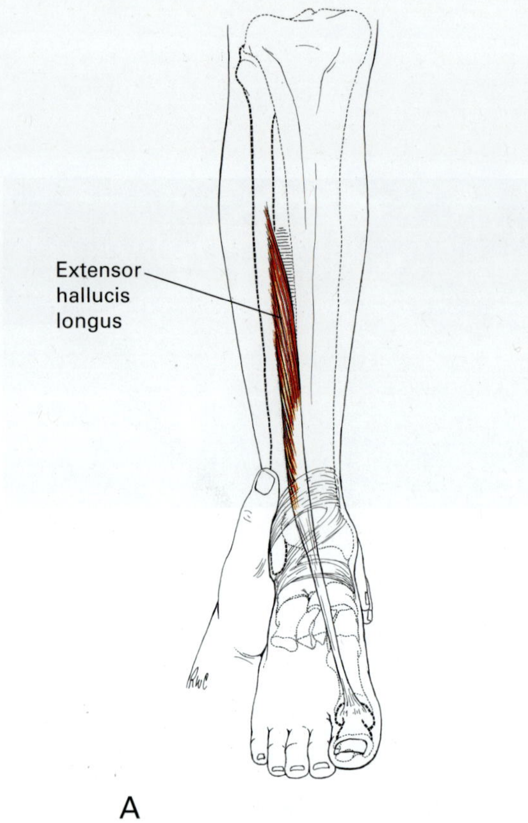

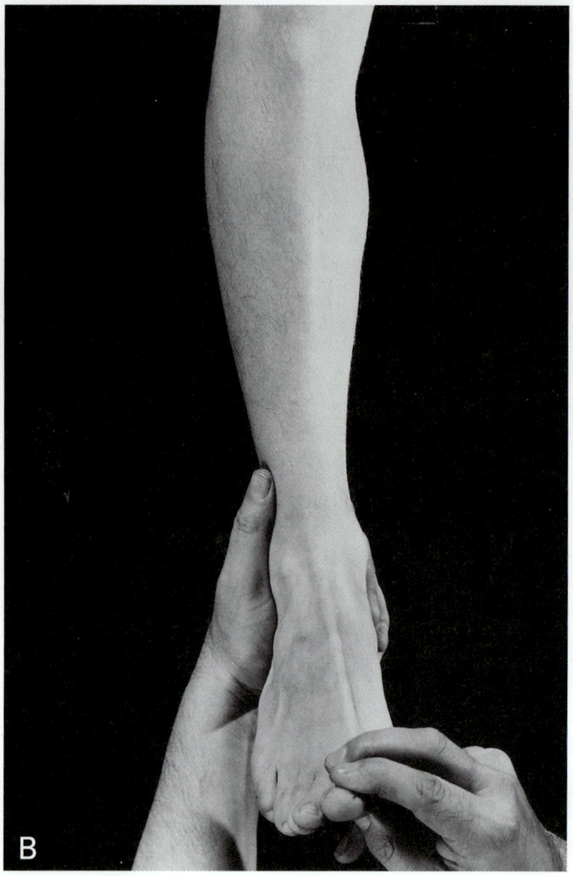

그림 7-14 A, 장무지신근; B, 장무지신근의 근력을 검사하는 모습(단무지신근은 나타나 있지 않음).

장무지신근 및 단무지신근 EXTENSOR HALLUCIS LONGUS AND BREVIS

장무지신근 Extensor Hallucis Longus

기시부: 비골 전면의 중간 2/4 부위 및 인접한 골간막(그림 7-14A).

정지부: 엄지발가락 원위지골의 기저부.

작용: 엄지발가락의 중족지관절과 지골간관절을 신전시키고 발의 내번과 발목관절의 족배굴곡을 보조한다.

신경: 심비골신경, L4, **5**, **S1**.

단무지신근(단지신근의 내측 미끄러짐)

Extensor Hallucis Brevis (Medial Slip of Extensor Digitorum Brevis)

기시부: 종골의 상부 외측면 원위부, 외측 거종골인대, 신전근 지지대의 정점 부위.

정지부: 엄지발가락 근위지 기저부의 배측면.

작용: 엄지발가락의 중족지관절을 신전시킨다.

신경: 심비골신경, L4, **5**, **S1**.

환자: 앉거나 바로 누운 자세.

고정: 검사자는 발을 약간 족저굴곡 상태에서 안정화시켜 놓는다(그림 7-14B).

검사: 엄지발가락의 중족지관절과 지골간관절의 신전.

압력: 굴곡 방향으로 엄지발가락의 원위지골과 근위지골의 배측면(dorsal surface)에 대한 압력.

약화: 엄지발가락 신전 능력이 감소하고 굴곡된 자세가 형성된다. 발목관절의 족배굴곡 능력이 감소한다.

구축: 첫 번째 중족골두가 아래로 내려가면서 엄지발가락이 신전된다.

> **주의:** 단무지신근이 마비(단지신근의 첫 번째 미끄러짐)된 경우 장무지신근이 강하면 정확한 평가를 할 수 없다. 그러나 반대로 장무지신근이 마비된 경우에는 단무지신근의 작용은 분명하게 나타난다. 원위지골은 신전되지 않고 근위지골은 내전 방향(즉, 발의 축선 방향)으로 신전된다.

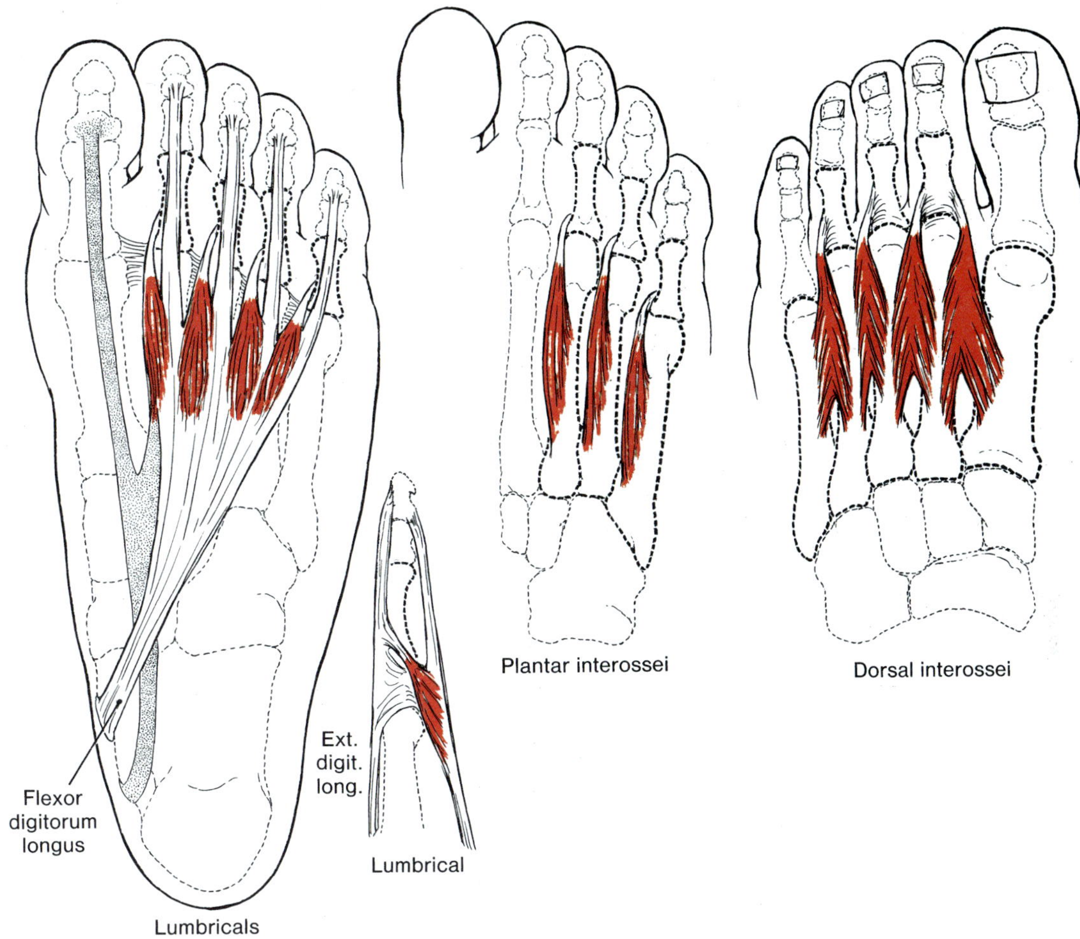

그림 7-15 충양근과 족저골간근.

충양근 및 족저골간근 LUMBRICALS AND INTEROSSEI

충양근(네 개) Lumbricals (Four)

기시부:

첫 번째: 장지굴근 건의 내측 부위(그림 7-15).

두 번째: 첫 번째 및 두 번째 장지굴근 건의 인접한 측면 부위.

세 번째: 두 번째 및 세 번째 장지굴근 건의 인접한 측면 부위.

네 번째: 세 번째 및 네 번째 장지굴근 건의 인접한 측면 부위.

정지부: 근위지골의 내측면과 두 번째부터 다섯 번째 발가락의 장지신근 건의 배측 확장 부위.

작용: 중족지관절을 굴곡시키고 두 번째에서 다섯 번째 발가락의 지골간관절을 신전시키는 데 보조한다.

충양근 I에 대한 신경: 내측 족저신경, L4, 5, S1.

충양근 II, III, IV에 대한 신경: 외측 족저신경 L(4), (5), S1, 2.

족저골간근(세 개) Plantar Interossei(Three)

기시부: 세 번째부터 다섯 번째 중족골 기저부와 내측 부위(그림 7-15).

정지부: 같은 손가락의 근위지골 기저부의 내측 부위.

작용: 두 번째 발가락을 통해 축선을 향해 세 번째, 네 번째 및 다섯 번째 발가락을 내전시킨다. 중족지관절의 굴곡을 보조하고 세 번째, 네 번째 및 다섯 번째 발가락의 지골간관절의 신전을 돕기도 한다.

신경: 외측 족저신경, S1, 2.

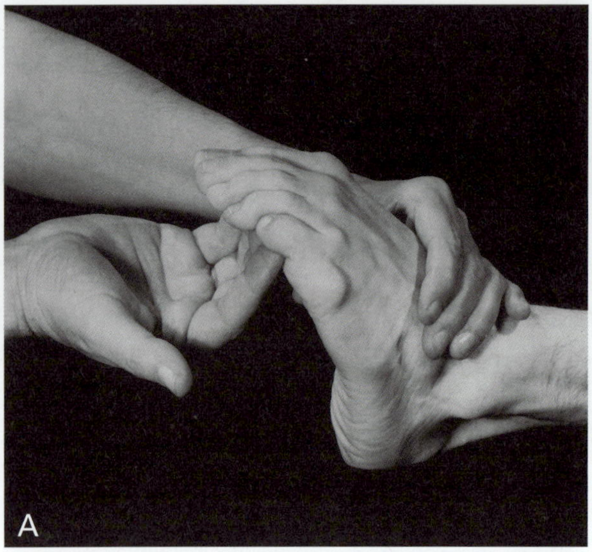

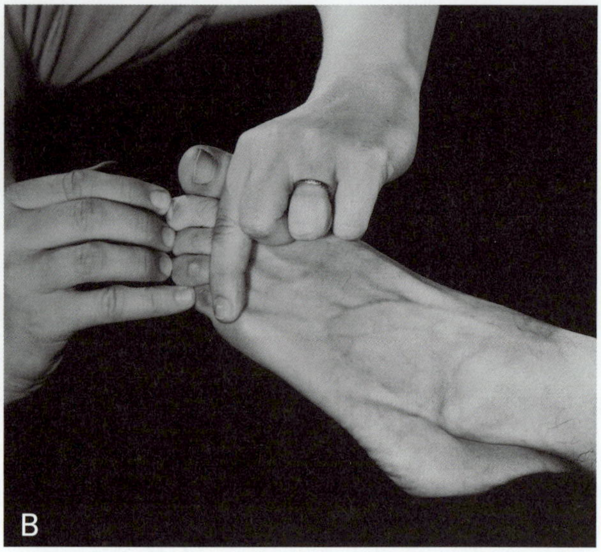

그림 7-16 충양근과 족배골간근의 근력을 검사하는 모습. A, 굴곡; B, 신전.

족배골간근(네 개) Dorsal Interossei

기시부: 서로 인접해 있는 두 개의 중족골두(그림 7-15).

정지부: 근위지골 측면과 중족지절골의 관절낭.

첫 번째 정지부: 두 번째 발가락의 내측 부위.

두 번째부터 네 번째 정지부: 두 번째부터 네 번째 발가락의 외측 부위.

작용: 두 번째부터 네 번째 발가락을 두 번째 발가락에 있는 축선을 향해 내전시키고 중족지관절의 굴곡을 도와주고 두 번째부터 네 번째 발가락 지골간관절의 신전에 도움을 주기도 한다.

신경지배: 외측 족저신경, S1, 2.

환자: 앉거나 바로 누운 자세.

고정: 검사자는 중족 부위를 고정시키고 발과 발목을 중립 자세에 유지시킨다(그림 7-16A).

검사: 지골간관절의 굴곡을 피하려는 노력과 함께 두 번째부터 다섯 번째 발가락 중족지관절의 굴곡 동작.

압력: 두 번째부터 다섯 번째 발가락의 근위지골 저측에 압력을 가한다.

약화: 이 근육이 약화되고 장지굴근이 활동적일 때 중족지관절에 과신전이 생긴다. 원위관절이 굽혀져 두 번째부터 다섯 번째 발가락에 망치발가락(hammer-toe) 형태의 변형을 유발시킨다. 횡족궁(transverse arch)을 지지하는 근력이 감소된다.

환자: 바로 눕거나 앉은 자세.

고정: 검사자는 중족지관절을 고정시키고 약 20~30° 정도 족저굴곡된 상태로 발과 발목을 유지한다(그림 7-16B).

검사: 두 번째부터 다섯 번째 발가락의 지골간관절을 신전(골간근의 내전과 외전을 검사하는 것은 별 도움이 안 되는데 대부분의 사람들이 발가락의 이러한 동작을 할 수 없기 때문이다).

압력: 원위지골의 배측면에서 굴곡 방향으로 압력을 가한다.

> **주의:** 충양근의 근력 검사는 망치발가락인 경우와 종족궁에 긴장이 있는 경우에 중요하다.

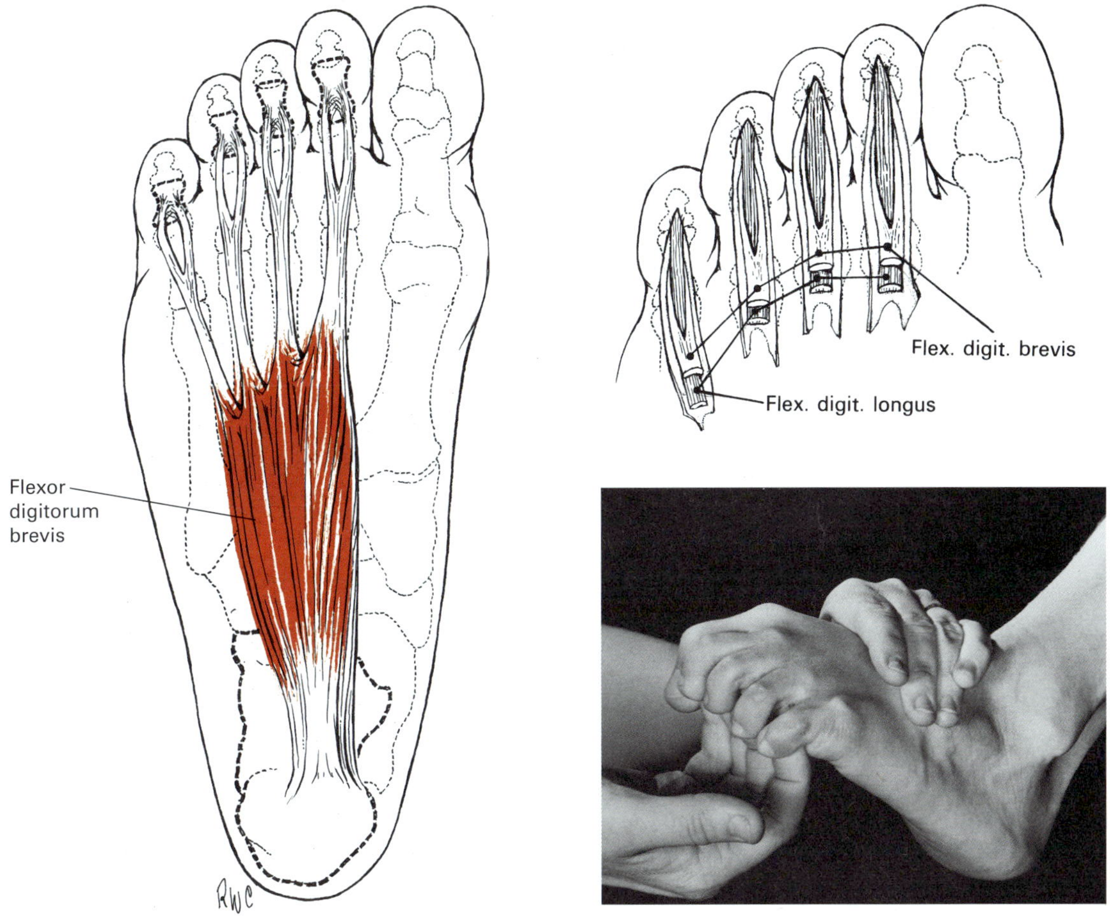

그림 7-17 단지굴근(flexor digitorum brevis).

단지굴근 Flexor Digitorum Brevis

기시부: 종골 조면의 내측 돌기, 족저건막(plantar aponeurosis) 중앙부, 인접한 근간중격(intermuscula septa).

정지부: 두 번째부터 다섯 번째 발가락의 중지골 부위.

작용: 근위지골간관절(interphalangeal joint)을 굴곡시키고 두 번째부터 다섯 번째 발가락 중족지관절(metatarsophalangeal joint)의 굴곡을 보조한다.

신경: 경골신경, L4, 5, S1.

환자: 앉거나 바로 누운 자세.

고정: 검사자는 근위지를 고정시키고 발과 발목을 중립상태로 유지한다(그림 7-17). 만약 비복근(gastrocnemius)과 가자미근(soleus)이 마비되었다면 검사자는 기시골인 종골을 안정시켜야 한다.

검사: 두 번째부터 다섯 번째 발가락의 근위지골간관절의 굴곡.

압력: 무지를 제외한 네 발가락 중지골(middle phalanx) 족저면에서 신전 방향으로 압력을 가한다.

> 주의: 장지굴근이 마비되고 단지굴근이 활동적일 때 원위지골이 신전된 상태로 있는 반면, 발가락은 중지골에서 굴곡된다.

약화: 무지를 제외한 네 발가락의 근위지골간관절의 굴곡 능력이 감소되고 종족궁(longitudinal arch)과 횡족궁(transverse arch)을 지지하는 근력이 감소한다.

구축: 발가락의 신전이 제한된다. 중족지(middle phalanges)가 굴곡되어 비복근과 가자미근이 약한 경우는 요족(cavus)이 형성되는 경향이 있다.

> 주의: 종족궁이 긴장된 경우 단지굴근의 근력 검사는 매우 중요하다. 가끔 종골의 기시부에 급성 압통이 생기기도 한다.

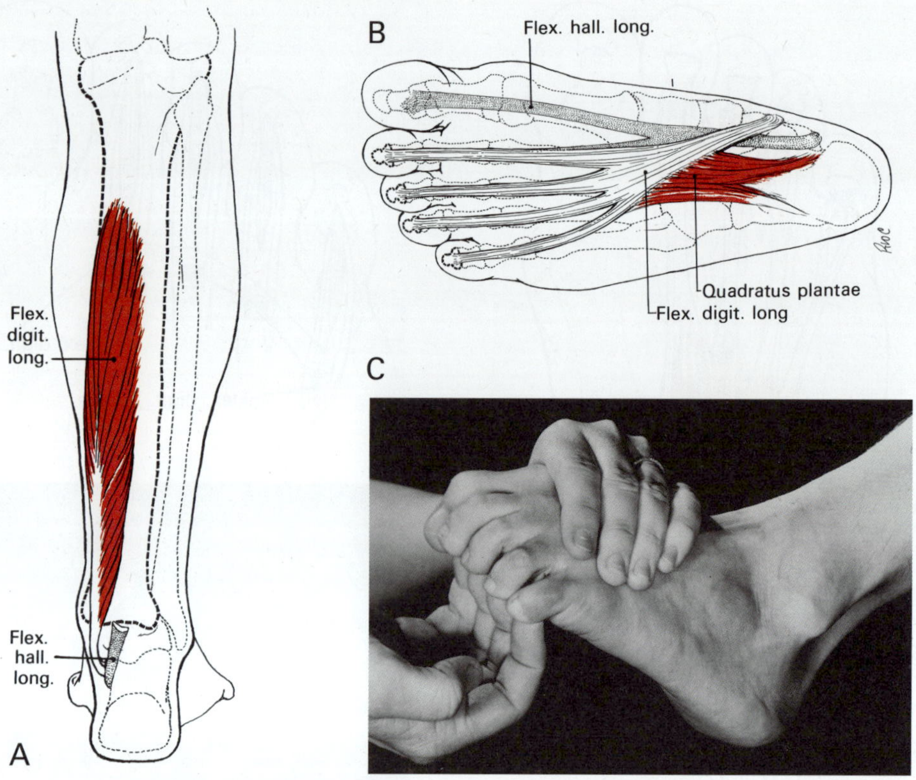

그림 7-18 **A,** 장지굴근(장무지굴근이 반영되어 있음); **B,** 족저방형근; **C,** 장지굴근의 근력을 검사하는 모습.

장지굴근과 족저방형근 FLEXOR DIGITORUM LONGUS AND QUADRATUS PLANTAE

장지굴근 Fllexor Digitorum Longus

기시부: 경골 후면의 중앙 3/5 부위, 후경골근(tibialis posterior)을 덮고 있는 근막(그림 7-18A).

정지부: 두 번째부터 다섯 번째 발가락의 원위지골 기저부.

작용: 두 번째부터 다섯 번째 발가락의 근위지골간관절과 원위지골간관절 그리고 중족지관절을 굴곡시키고 발목관절의 족저굴곡과 발의 내번(inversion)을 보조한다.

신경: 경골신경, L5, S1, (2).

환자: 앉거나 바로 누운 자세. 비복근에 긴장이 있으면 발이 중립 자세가 되도록 무릎을 굽혀야 한다.

고정: 검사자는 중족골을 고정시키고 발과 발목의 중립자세를 유지하게 한다(그림 7-18C).

검사: 두 번째부터 다섯 번째 발가락의 원위지골간관절 굴곡, 지굴근은 족저방형근의 도움을 받는다.

압력: 두 번째부터 다섯 번째 발가락의 원위지골의 족저면에서 신전 방향으로 압력을 가한다.

약화: 무지를 제외한 네 개 발가락의 원위지골간관절(DIP joint)이 과신전된다. 발의 내번(inversion)과 족저굴곡시키는 능력이 감소한다. 체중이 가해지면 약화로 인해 거골하관절과 횡족근관절에서 발이 외번(eversion)되는 경향이 있다.

구축: 발의 족배굴곡과 외번이 제한되며 두 번째부터 다섯 번째 발가락의 원위지가 굴곡된 형태의 변형이 발생한다.

족저방형근(보조 굴곡근) Quadratus Plantae (Flexor Accessorius)

내측두 기시부: 종골의 내측, 장족저인대(long plantar ligament)의 내측연 부위(그림 7-18B).

외측두 기시부: 종골 족저면 외측연 부위, 장족저인대의 외측연 부위.

정지부: 장지굴근 건의 저측과 배측 및 외측연 부위.

작용: 장지굴근 건이 당겨지는 선을 변경한다. 두 번째부터 다섯 번째 발가락의 굴곡을 보조한다.

신경: 경골신경, S1, 2.

> **주의:** 족저방형근(보조 굴곡근)의 근력을 검사하는 장면은 나타나 있지 않다.

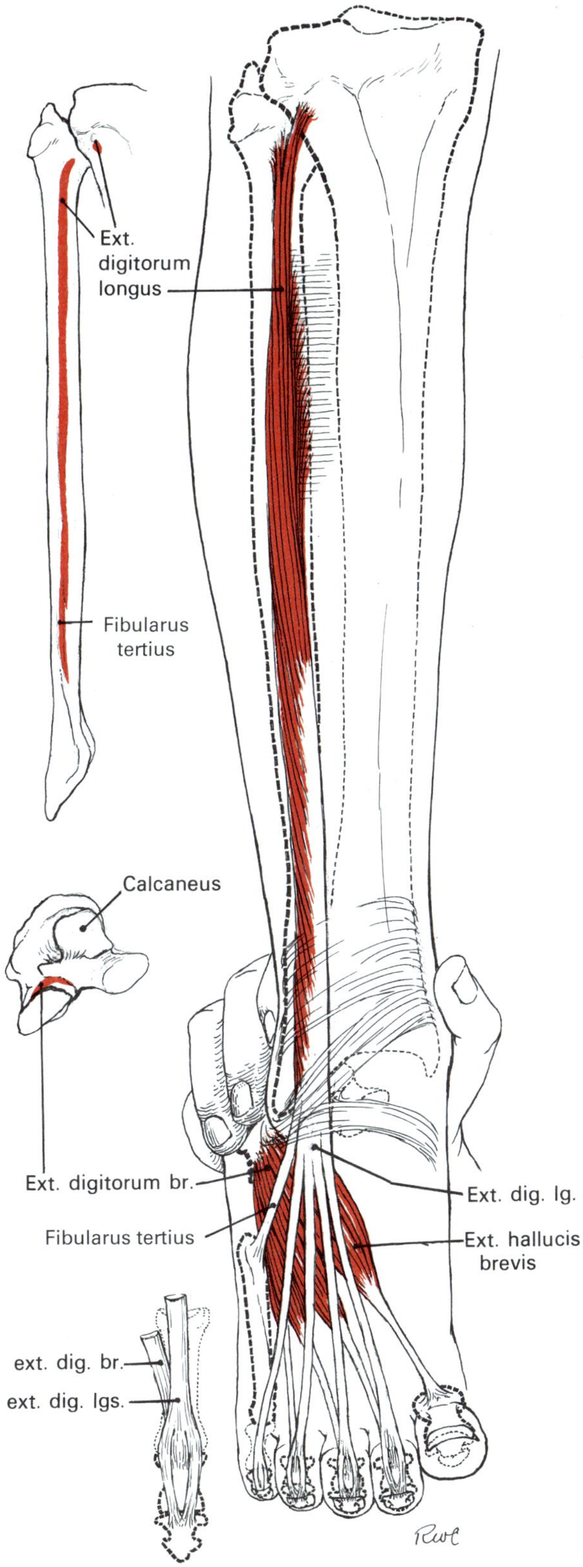

그림 7-19 장지신근(extensor digitorum longus), 단지신근(extensor digitorum brevis) 및 제3비골근(fibularis tertius).

장지신근, 단지신근 및 제3비골근

EXTENSOR DIGITORUM LONGUS AND BREVIS AND FIBULARIS TERTIUS

장지신근 Extensor Digitorum Longus

기시부: 경골 외측과(lateral condyle), 비골 전면 근위 3/4 부위, 골간막의 근위부, 인접한 근간중격(intermuscular septa), 심부근막(그림 7-19).

정지부: 두 번째부터 다섯 번째 발가락 네 개의 건이 되어 발가락의 배측으로 확장되고 중위지 기저부에 부착되어 중간 갈래로 나뉘며 원위지 기저부에 부착되어 두 개의 외측 갈래로 나뉜다.

작용: 중족지관절을 신전시키고 두 번째부터 다섯 번째 발가락의 신전을 보조한다. 발목관절의 족배굴곡과 발의 외반을 보조한다.

신경: 비골신경, L4, 5, S1.

단지신근/단무지신근 Extensor Digitorum Brevis/Extensor Hallucis Brevis

기시부: 종골 상외측 원위부, 거종인대 외측 부위, 하신전근 지지대(inferior extensor retinaculum)의 정점 부위(그림 7-19).

정지부: 첫 번째부터 네 번째 발가락의 건. 단무지신근으로 알려진 가장 내측 갈래는 근위무지 기저부의 배측면(dorsal surface)에 정지하며 다른 세 개는 장지신근 건의 외측을 따라 두 번째, 세 번째, 네 번째 발가락과 합쳐진다.

작용: 첫 번째부터 네 번째 발가락의 중족지관절을 신전시키고 두 번째부터 네 번째 발가락의 지골간관절(interphalangeal joint)의 신전을 보조한다.

신경: 심비골신경, L4, 5, S1.

> **주의:** 단지신근(extensor digitorum brevis)의 건은 장지신근(extensor digitorum longus)의 건과 두 번째부터 네 번째 발가락에서 합쳐지므로 장지신근뿐 아니라 단지신근도 두 번째부터 네 번째 발가락을 신전시키는 작용을 한다. 그러나 장지신근이 없으면 중족지관절에서 다섯 번째 발가락의 신전도 일어나지 않게 된다. 이는 장지신근의 건과 단지신근의 근복(belly)을 구별하여 촉진하기 위한 경우이거나 발가락 움직임의 차이점을 밝혀내고자 할 때 사용된다.

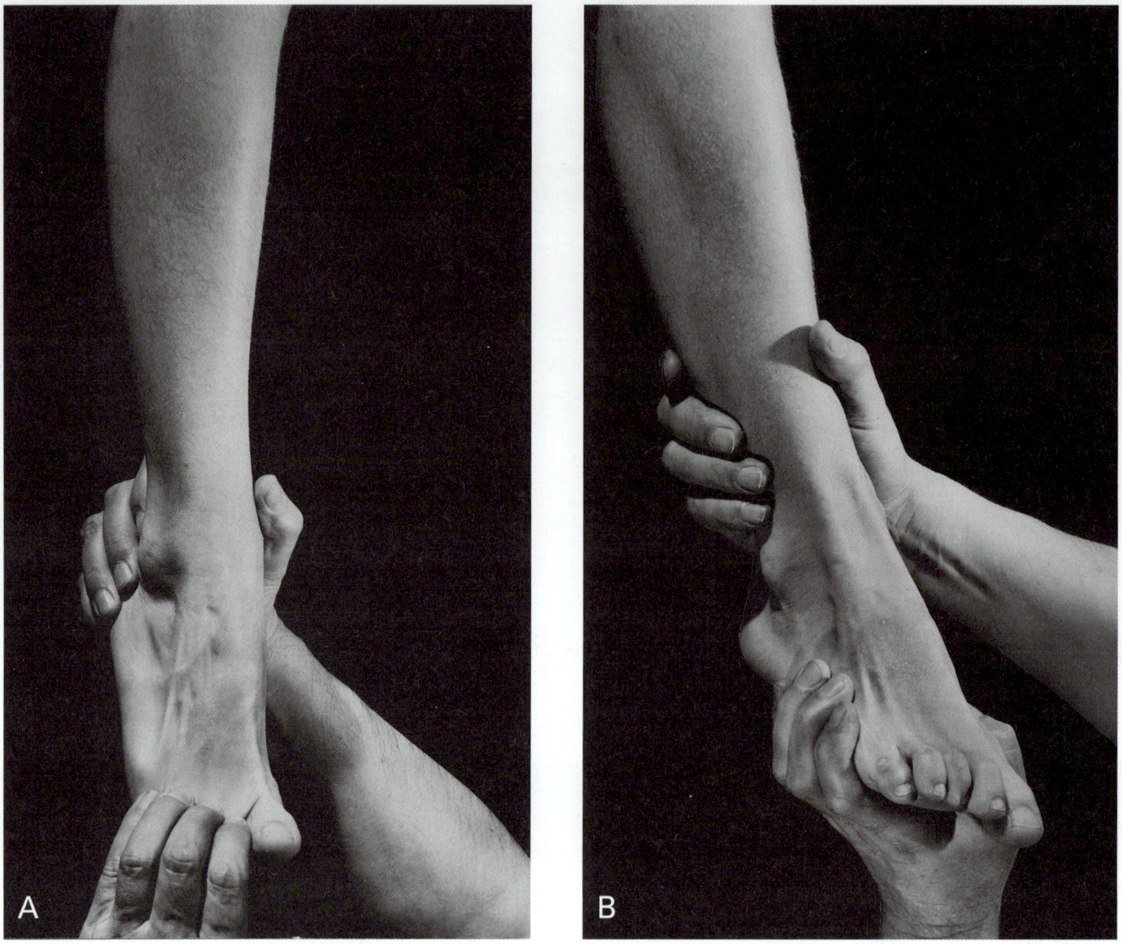

그림 7-20 A, 장지신근과 단지신근의 근력을 검사하는 모습; B, 제3비골근의 근력을 검사하는 모습.

제3비골근 Peroneus Tertius

기시부: 비골 전면 원위 1/3 부위, 골간막, 인접한 근간중격(intermuscular septum) 부위.

정지부: 다섯 번째 중족골 기저부 배측면.

작용: 발목관절의 족배굴곡, 발의 외반.

신경: 심비골신경, L4, 5, S1.

환자: 앉거나 바로 누운 자세.

고정: 검사자는 발목관절 상부의 다리를 안정되게 지지한다(그림 7-20B).

검사: 발의 외번(eversion)을 동반한 발목관절의 족배굴곡.

> 주의: 제3비골근은 이 검사에서 이 근육의 한 부분인 장지신근(extensor digitorum longus)에 의해 보조를 받게 된다.

압력: 발등의 외측 부위를 족저굴곡과 내번(inversion) 방향으로 압력을 가한다.

약화: 발의 외번과 발목관절의 족배굴곡 능력이 감소된다.

구축: 발목관절의 족배굴곡과 발의 외번 형태의 변형이 발생한다.

장지신근과 단지신근 Extensor Digitorum Longus and Brevis

환자: 앉거나 바로 누운 자세.

고정: 검사자는 약간의 족저굴곡 상태에서 안정화시킨다(그림 7-20A).

검사: 두 번째부터 다섯 번째 발가락 모든 관절의 신전.

압력: 발가락의 배측면을 굴곡 방향으로 압력을 가한다.

약화: 족하수증(dropfoot)과 전족의 내반. 발목관절의 족배굴곡과 발의 외번 능력을 감소시킨다. 대부분의 편평족(종족궁의 붕괴)의 경우에 무지신근의 약화를 수반한다.

구축: 중족지관절의 과신전이 초래된다.

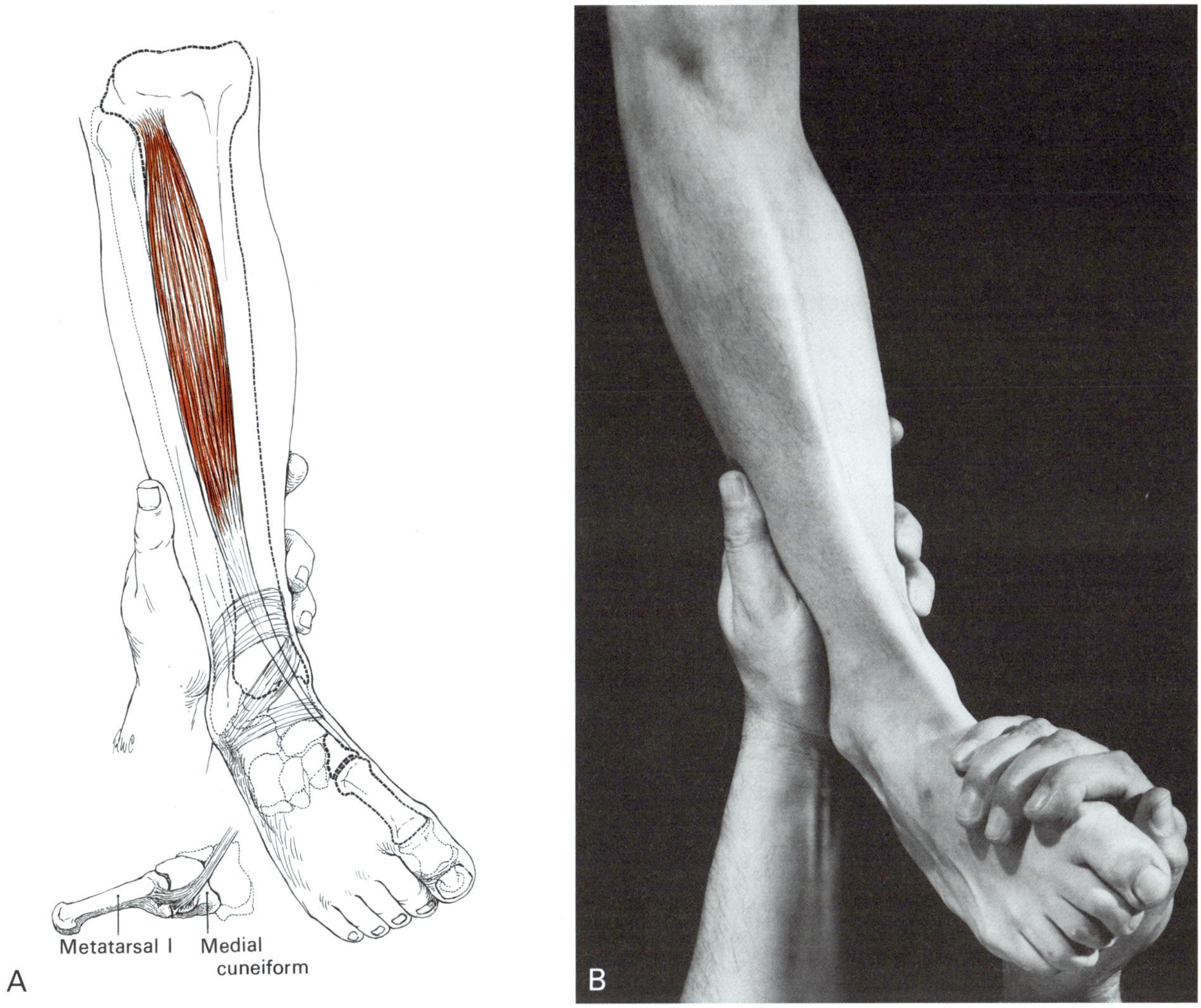

그림 7-21 A, 전경골근; B, 전경골근의 근력을 검사하는 모습.

전경골근 Tibialis Anterior

기시부: 경골 외측 근위부 1/2 및 외측과, 골간막, 심부근막, 외측 근간중격(그림 7-21A).

정지부: 내측 설상골의 내측과 족저면, 제1중족골의 기저부.

작용: 발목관절을 족배굴곡시키고 발의 내번(inversion) 동작을 보조한다.

신경: 심비골신경, L4, 5, S1.

환자: 앉거나 바로 누운 자세(비복근이 긴장된 상태라면 무릎을 굽혀 앉는다).

고정: 검사자는 발목관절 바로 위에서 하퇴를 고정시킨다(그림 7-21B).

검사: 엄지발가락의 신전 없이 발의 내번 및 발목관절의 족배굴곡.

압력: 발목관절을 족저굴곡시키고 발의 외번 방향으로 발의 배측과 내측에 압력을 가한다.

약화: 발목관절의 족배굴곡 능력이 감소하고 발의 외번 형태가 나타난다. 이는 부분적으로 족하수증(dropfoot)과 회내(pronation)로 보인다.

구축: 발의 내번과 발목관절의 족배굴곡, 즉 종골이 내반(varus)되는 자세가 나타난다.

> 주의: 비록 전경골근의 약화가 회내된 족부에서 발견되더라도 선천적 편평족에서는 그러한 근력 약화가 거의 발견되지 않는다.

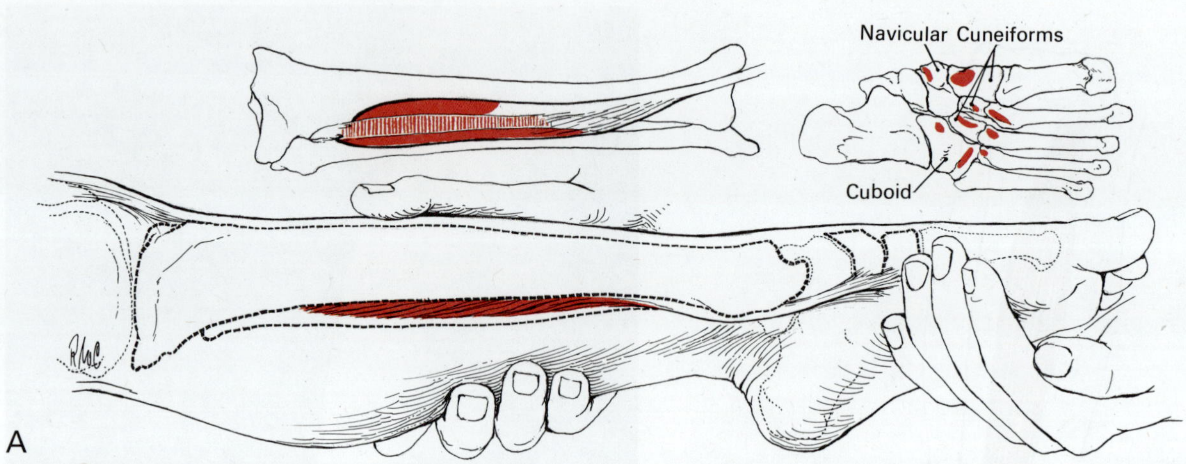

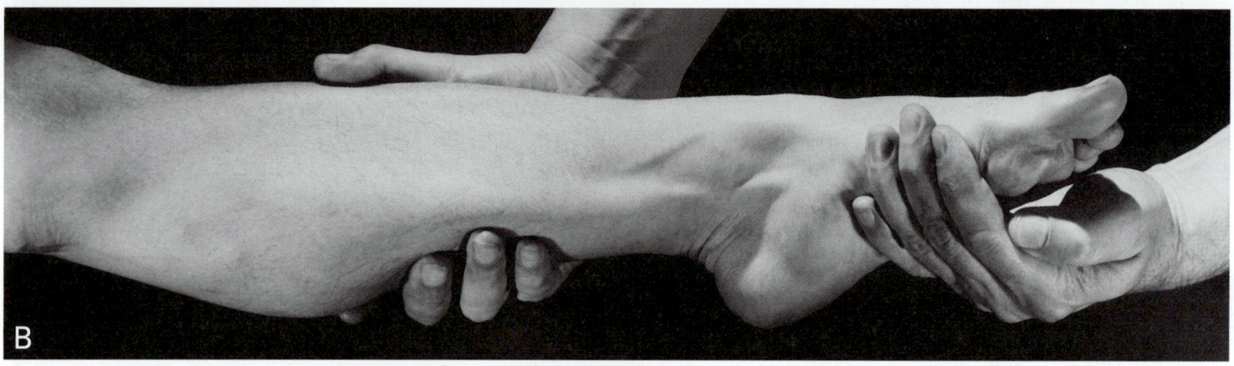

그림 7-22 A, 후경골근; B, 후경골근의 근력을 검사하는 모습.

후경골근 Tibialis Posterior

기시부: 골간막의 대부분, 경골 후면 외측부, 비골 내측 근위 2/3, 인접한 근간중격, 심부근막(그림 7-22A).

신경: 경골신경, L(4), **5, S1.**

정지부: 주상골 조면, 세 개의 설상골, 입방골, 두 번째부터 네 번째 중족골의 기저부

작용: 발을 내번시키고 발목관절의 족저굴곡을 보조한다.

환자: 하지를 외회전시켜 놓은 채 바로 누운 자세.

고정: 검사자는 발목 위 부위를 잡고 하퇴를 안정되게 지지해 준다(그림 7-22B).

검사: 발목관절이 족저굴곡된 상태에서 발의 내번.

압력: 발목관절을 족배굴곡시켜 놓은 상태에서 발의 바닥과 내측에서 발목의 족배굴곡과 발의 외번 방향으로 압력을 가한다.

> **주의:** 장무지굴근(flexor hallucis longus)과 장지굴근(flexor digitorum longus)이 후경골근(tibialis posterior)을 대체하고 있다면 발가락은 압력을 가할수록 강하게 굴곡될 것이다.

약화: 발의 내번 능력과 발목관절의 족저굴곡 능력이 감소된다. 발의 회내를 야기하고 종족궁(longitudinal arch)의 지지력을 감소시킨다. 발가락을 올리는 능력을 방해하고 비복근 기능부전이 야기되는 쪽으로 기울어진다.

구축: 체중이 가해지지 않으면 내반첨족(equinovarus)이 되고 체중이 가해지게 되면 발뒤꿈치는 회외(supinated)되고 전족은 내반(varus)된다.

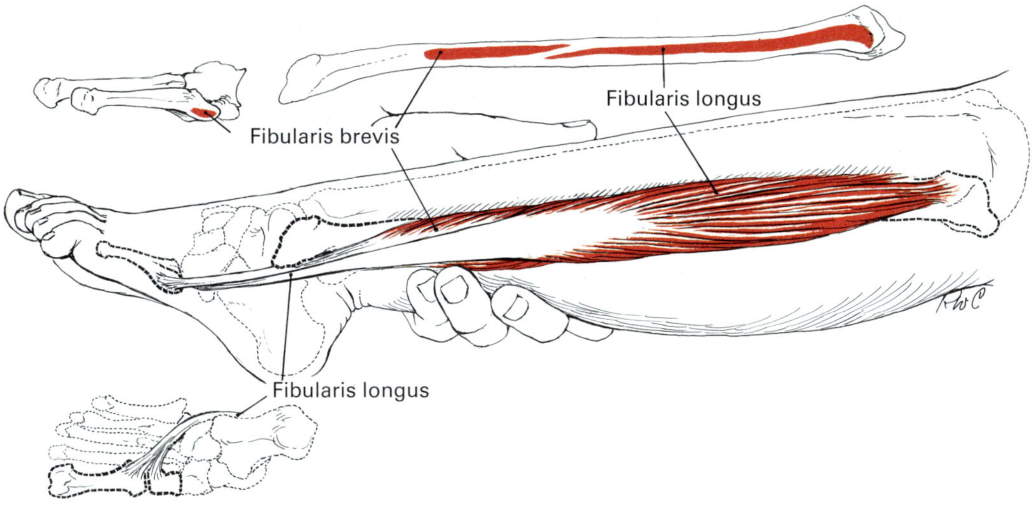

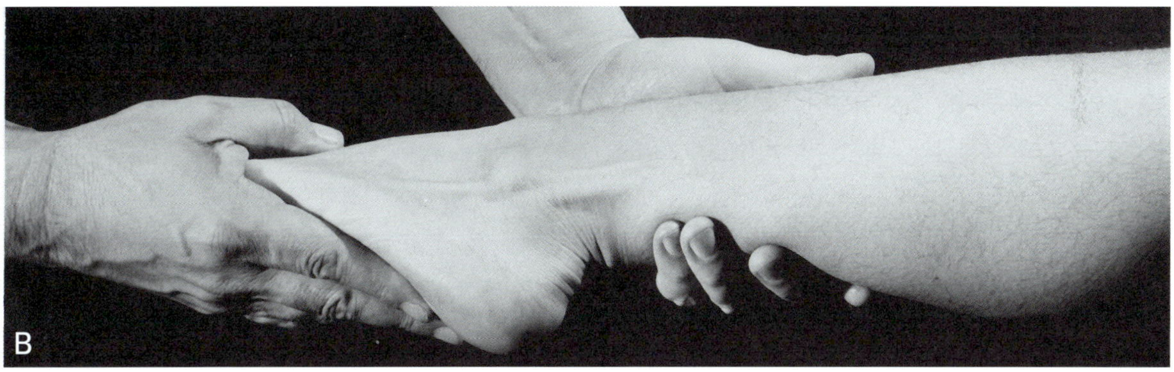

그림 7-23 A, 장비골근과 단비골근; B, 장비골근과 단비골근의 근력을 검사하는 모습.

장비골근과 단비골근 FIBULARIS LONGUS AND BREVIS

장비골근 Fibularis Longus

기시부: 경골의 외측과, 비골두 및 비골 외측 근위 2/3 부위, 근간중격, 인접한 심근막(그림 7-23A).

정지부: 첫 번째 중족골 및 내측 설상골 기저부의 외측 부위.

작용: 발을 외번시키고, 발목관절의 족저굴곡을 보조한다. 첫 번째 중족골두를 하강시킨다.

신경: 천비골신경, L4, **5**, **S1**.

환자: 다리를 내회전시킨 채, 바로 눕거나 옆으로(회전시킨 다리 반대편을 아래로) 누운 자세.

고정: 검사자는 발목 위 부위를 잡고 하퇴를 안정되게 지지해 준다(그림 7-23B).

검사: 발목을 족저굴곡시킨 상태에서 발의 외번.

압력: 발의 바닥과 외측연을 발의 내번과 발목의 족배굴곡 방향으로 압력을 가한다.

단비골근 Fibularis Brevis

기시부: 비골 외측 원위 2/3 부위 및 인접한 근간중격 부위.

정지부: 다섯 번째 중족골 기저부의 조면, 외측면 부위.

작용: 발을 외번(evert)시키고 발목관절의 족저굴곡을 보조한다.

신경: 천비골신경, L4, **5**, **S1**.

약화: 발의 외번과 발목관절의 족저굴곡 능력이 감소된다. 발의 내반(varus) 자세가 나타나며 발가락을 들어 올리는 능력이 감소된다. 발목의 외측 안정성이 감소된다.

구축: 발의 외번(eversion)과 외반(valgus) 자세의 결과를 초래한다.

> 주의: 체중이 가해진 상태에서는 첫 번째 중족골의 기저부의 근육 정지부가 강하게 당겨지고 장비골근은 첫 번째 중족골두를 지지 표면 아래쪽으로 당겨 내려지게 되는 원인이 된다.

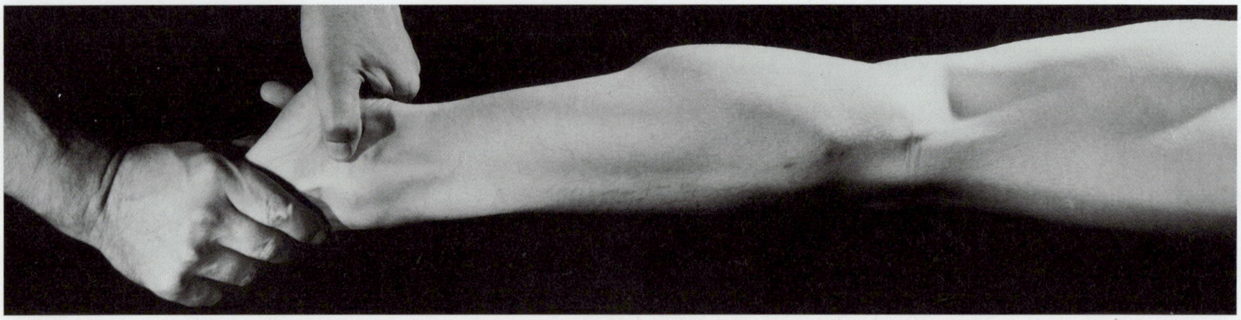

그림 7-24 발목 족저굴곡근의 근력을 검사하는 모습.

발목 족저굴곡근 ANKLE PLANTAR FLEXORS

환자: 무릎은 펴고 발을 테이블 밖으로 내밀어 놓은 상태로 엎드려 누운 자세를 취한다.

고정: 테이블에 올려진 하지의 무게로 해당 부위를 충분히 고정시킬 수 있다.

검사: 전족을 아래로 미는 것보다 발뒤꿈치를 위로 당기는 데 중점을 둔 발의 족저굴곡. 이 검사는 비복근의 작용을 다른 족저굴곡근과 분리하려고 하는 것은 아니나 검사하는 동안 주의 깊게 관찰하면 비복근이 수축하는 것과 수축하지 않는 것을 구분할 수 있다(4, 5)(그림 7-24).

압력: 이 자세에서 최대의 압력을 가하려면 종골뿐 아니라 발끝까지 압력을 가해야 한다. 만약 근육이 매우 약하다면 종골에서 압력을 가하는 것만으로도 충분하다.

족저굴곡 동작을 검사를 하는 동안 비복근(gastrocnemius)이 수축하고 있다면 보통 눈으로 확인이 가능하며 촉진도 항상 가능하다. 대체작용을 발견하기 위한 검사를 하는 동안, 발가락과 전족의 움직임을 주의 깊게 관찰해야 한다. 환자는 종골의 건에 의해 발뒤꿈치를 위로 당기지 않고 발가락 굴곡근(toe flexors), 후경골근(tibialis posterior), 장비골근(fibularis longus)을 활용하여 발의 전면부를 굴곡시킬 수 있다. 비복근과 가자미근(soleus)이 약하다면 전족의 굴곡과 동시에 위로 당겨지기보다는 전족의 굴곡에 부수적으로 발뒤꿈치가 위로 밀린다. 압력이 발바닥의 볼(ball) 부위보다 발뒤꿈치에 가해지면 비복근, 가자미근의 결합된 작용과 다른 족저굴곡근의 작용을 부분적으로 분리할 가능성이 있다. 발의 외번과 내번동작 방향으로의 움직임은 반대쪽 외측이나 내측근육의 불균형이 나타날 것이고, 그렇게 된다면 비복근과 가자미근 대신 비골근(fibularis)과 후경골근이 작용하게 된다.

무릎 굴곡 검사에서 슬와부근이 약한 경우 비복근의 작용이 종종 나타날 수 있다. 무릎을 완전히 신전시킨 상태로 엎드려 누운 자세에서 환자에게 저항에 대항해서 무릎을 굽히라고 지시한다. 이 경우 만약 비복근이 튼튼하다면 무릎을 굴곡시키기 위한 비복근의 작용으로 먼저 발목이 족저굴곡되고 이어서 무릎이 굴곡되면서 발목에서 족배굴곡이 일어나게 될 것이다.

약화: 무릎이 과신전되고 발가락으로 서 있지 못하는 현상을 초래한다. 또한 보행 시 정상적인 체중의 좌우 이동이 불가능해져 편중된 보행 패턴이 나타난다.

구축: 발의 첨족과 무릎의 굴곡 현상이 나타난다.

단축: 무릎이 신전되었을 때 발목의 족배굴곡 동작이 제한되고 발목이 족배굴곡되었을 때에는 무릎의 신전 동작에 제한이 나타난다. 보행의 입각기 과정에서 단축은 발목관절의 정상적인 족배굴곡 동작이 제한되고 발뒤꿈치에서 발끝으로 체중을 옮기는 과정에서 발가락이 외향(toe out)된 상태로 걷게 된다.

가자미근 Soleus

기시부: 비골두의 후면, 비골 근위 1/3 부위, 가자미근 선, 경골 내측연의 중간 1/3 부위, 경골과 비골 사이의 건궁(tendinous arch)(그림 7-25A).

정지부: 비복근 건과 함께 종골의 후면 부위.

작용: 발목관절을 족저굴곡시킨다.

신경: 경골신경, L5, **S1, 2**.

환자: 무릎을 최소 90°로 굴곡시켜 엎드려 누운 자세.

고정: 검사자는 발목 근위부의 하퇴를 안정되게 지지한다.

검사: 발의 외번(eversion)이나 내번(inversion) 없이 발목관절의 족저굴곡.

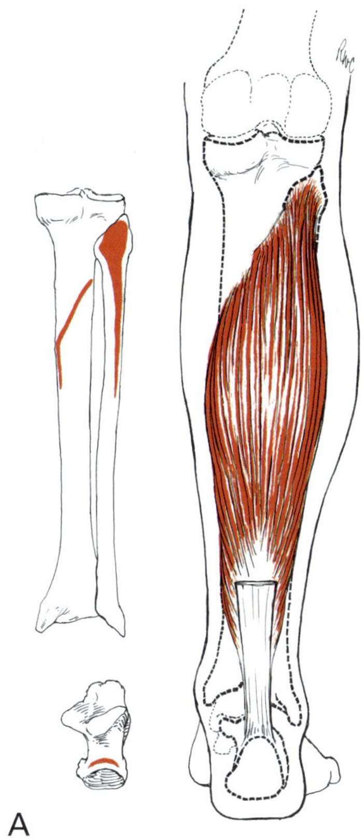

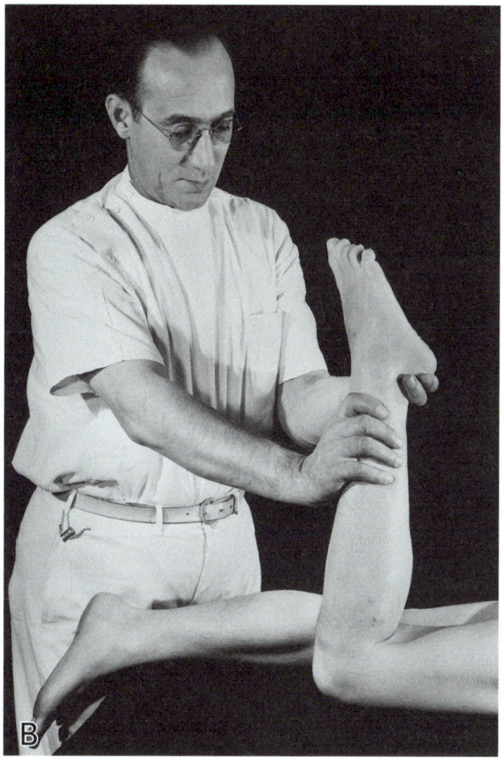

그림 7-25 A, 가자미근; B, 가자미근의 근력을 검사하는 모습.

압력: 종골을 다리 방향으로 잡아당기는 식으로(즉, 발목의 족배굴곡 방향) 압력을 가한다(그림 7-25B에 묘사된 것처럼). 약화의 상태가 심각하다면 환자는 발뒤꿈치에 가해진 압력을 견딜 수 없을 것이다. 약화가 심하지 않을 경우에는 좀 더 긴 레버의 이용이 필요할 수 있고 동시에 발바닥에 압력을 추가할 수도 있다.

> **주의:** 발의 내번은 후경골근(tibialis posterior)과 발가락 굴곡근에 의한 대체작용을 가리키는 것이고 외번은 비골근(fibularis)에 의한 대체작용을 가리키는 것이다. 무릎이 신전되는 것은 비복근이 보조하고 있다는 근거이다. 비복근(gastrocnemius)은 무릎이 90° 혹은 그 이상 굴곡되면 작용이 약해지므로 비복근의 보다 강한 작용을 위해 환자는 무릎을 신전시키려 할 것이다.

약화: 요족(cavus)이 되기 쉽고 결과적으로 발가락으로 서 있지 못하게 된다. 서 있을 때 가자미근이 정지해 있는 종골은 이 근육이 작용하는 고정점이 된다. 가자미근의 약화로 인한 편위는 약간 무릎이 굴곡된 자세로 보이지만 정상적인 추선 분포에서 체중이 전방으로 변위되는 결과가 더 흔하게 나타난다. 비마비성 근육 약화의 유형은 무릎이 굴곡되고, 발목이 족배굴곡된 상태에서 뛰어내릴 때와 같이 근육의 갑작스런 충격으로 인해 생길 수도 있고, 발목이 완전히 족배굴곡된 상태에서 무릎을 굽히는 동작의 반복에 의한 점진적인 충격으로 인해 생길 수도 있다. 비복근은 무릎이 굴곡되기 때문에 스트레치되지 않는다.

구축: 체중이 실릴 때와 실리지 않을 때 모두 발에 첨족 자세(equinus position)가 나타난다.

단축: 선 자세에서 무릎이 과신전되는 경향이 있다. 맨발로 걸을 때 근의 단축은 발가락을 외향(out-toeing)하게 하는 보상작용이 발생하여 체중이 발뒤꿈치 후방 외측에서 전족의 전방 내측으로 이동하게 된다. 굽이 있는 구두를 신었을 때에는 근육 단축 현상은 나타나지 않는다.

> **주의:** 이 검사는 신체가 추선에서 전방으로 변위된 경우의 검진에서 중요한 역할을 한다. 또한 종족궁의 높이가 높아진 경우에도 이 근육을 검사하는 것이 바람직하다.

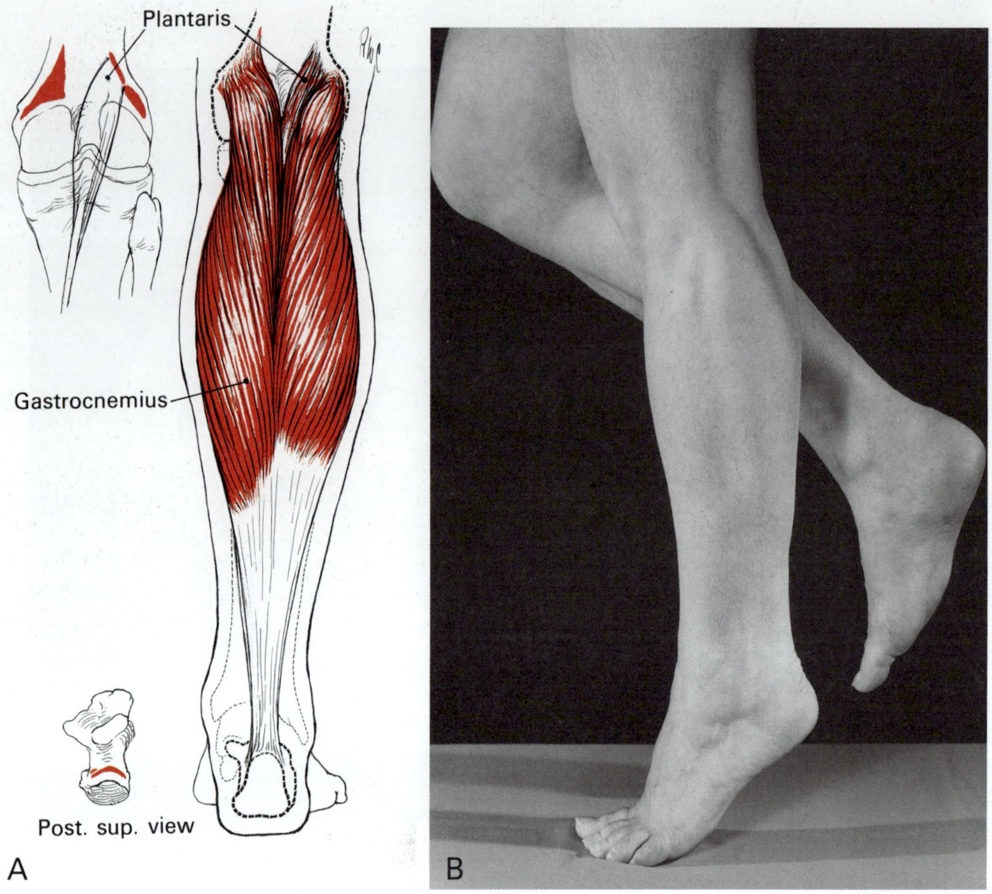

그림 7-26 A, 비복근과 족척근; B, 발목 족저굴곡근의 근력을 검사하는 모습.

비복근과 족척근 GASTROCNEMIUS AND PLANTARIS

비복근 Gastrocnemius

내측두의 기시부: 대퇴골 내측과의 근위 후방부, 슬관절낭(그림 7-26A).

외측두의 기시부: 대퇴골 외측과의 근위 후방부, 슬관절낭.

정지부: 종골 후면 중앙부.

신경: 경골신경, S1, 2.

족척근 Plantaris

기시부: 대퇴골 외측상과 선(supracondylar line)의 원위부, 슬와면의 인접부, 무릎관절의 경사슬와인대(oblique popliteal ligament)(그림 7-26A).

정지부: 종골의 후면.

신경: 경골신경, L4, 5, S1, (2)

작용: 비복근과 족척근은 발목관절을 족저굴곡시키고 무릎관절의 굴곡을 보조한다.

발목 족저굴곡근 Ankle Plantar Flexors

환자: 선 자세(환자는 손으로 테이블을 잡아 몸을 안정시킨다. 그러나 손에 무게를 가해서는 안 된다).

검사 동작: 발가락에 체중을 싣고 일어서는 자세(그림 7-26B).

저항: 체중.

> **주의:** 몸이 앞으로 기울어지거나 무릎이 굽혀지는 것은 약하다는 근거이다. 환자는 발목을 족배굴곡시키고 몸을 앞으로 기울여 족저굴곡을 긴장시킴으로써 발뒤꿈치를 바닥에서 들어 올리려는 시도를 하는 것이다.

단축: 비복근과 가자미근(soleus)의 단축은 굽이 높은 구두를 오랫동안 신고 다닌 여성에게서 자주 발생하는 경향이 있다.

족저굴곡에 작용하는 근육에 대해서는 **박스 7-1** 참조 바란다.

박스 7-1

족저굴곡에 작용하는 근육

가자미근(soleus) 비복근(gastrocnemius) 족척근(plantaris)	발목관절 족저굴곡근(종골의 건 그룹)
후경골근(tibialis posterior) 장비골근(peroneus longus) 단비골근(peroneus brevis)	전족과 발목관절 족저굴곡근
장무지굴근(flexor hallucis longus) 장지굴근(flexor digitorum longus)	발가락, 전족 및 발목관절 족저굴곡근

섹션 III

무릎과 고관절의 강도 및 유연성 검사 KNEE AND HIP STRENGTH AND FLEXIBILITY TESTS

관절 움직임 JOINT MOVEMENT

무릎관절의 움직임 Movement of Knee Joint

족배굴곡을 측정할 때에는 반드시 무릎을 굽혀야 한다. 무릎을 굽힌 상태에서 발목관절은 약 20° 정도 족배굴곡될 수 있다. 무릎이 신전된 상태에서는 비복근이 족배굴곡의 관절가동범위를 약 10° 정도 제한한다. 족저굴곡의 관절가동범위는 약 45°이다.

무릎관절은 대퇴골과(femur condyle)와 경골의 관절 그리고 대퇴골의 슬개골 표면과 관절을 이루는 슬개골에 의해 형성되고 변화된 경첩관절(ginglymus or hinge joint)이다.

굴곡과 신전은 관상축에 대한 움직임이다. 굴곡은 하퇴와 대퇴부의 후방 표면이 서로 근접하는 후방으로의 움직임인 반면 신전은 대퇴부와 하퇴가 일직선으로 정렬된 위치(0°)로의 전방 움직임이다. 신전이 영점인 자세에서 굴곡 가동범위는 약 140°이다. 무릎관절의 완전한 굴곡 측정 시 고관절은 대퇴직근에 의한 움직임의 제한을 피하기 위해 굴곡되어야 하지만 무릎관절 신전 측정 시에는 슬와부근(hamstring)에 의한 제한을 피하기 위해 완전 굴곡되어서는 안 된다.

과신전(hyperextension)은 신전의 영점 자세를 넘어서는 비정상적이거나 부자연스러운 움직임이다. 서 있을 때 안정성을 위해 무릎은 일반적으로 0보다 약간만 더 신전된 자세에 있을 것으로 예상되며 이 몇 도보다 더 이상 신전되면 무릎이 과신전되었다고 한다(**그림 7-27**).

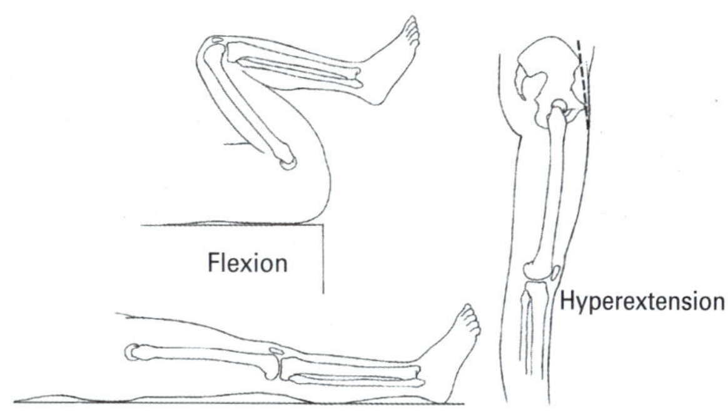

그림 7-27 무릎관절의 굴곡, 신전 및 과신전.

외회전과 내회전은 종축에 대한 움직임이다. 내회전은 정중면을 향한 다리의 전방 표면의 회전이고 외회전은 정중면에서 멀어지는 회전이다.

신전된 상태의 무릎(영점 자세)은 본질적으로 잠겨 있기 때문에 회전이 방지된다. 회전은 경골과 대퇴골 사이뿐 아니라 경골과 반월판 사이의 움직임까지 결합되어 굴곡과 함께 발생한다.

대퇴부가 고정된 상태에서 굴곡을 수반하는 움직임은 대퇴골에서 일어나는 경골의 내회전이다. 다리가 고정된 상태에서 굴곡을 수반하는 움직임은 경골에서 대퇴골의 외회전이 된다.

대퇴부가 고정된 상태에서 신전을 수반하는 움직임은 대퇴골에서 경골의 외회전이다. 다리가 고정된 상태에서 신전을 수반되는 움직임은 경골에서 일어나는 대퇴골의 내회전이 된다.

고관절의 움직임 MOVEMENT OF HIP JOINT

고관절은 무명골의 비구와 대퇴골두에 의해 형성된 회전 타원체(spheroid) 또는 볼과 소켓(ball and socket) 관절이다.

일반적으로 관절 움직임에 대한 설명은 고정된 근위 부분에 대해 원위 부분의 움직임을 말한다. 수직으로 체중이 부하되는 위치에서 더 고정된 원위 부분에 대한 근위 부분의 움직임은 일차적인 것은 아니지만 동등하게 중요하다. 이러한 이유로 골반에서의 대퇴골 움직임뿐 아니라 대퇴골에서의 골반 움직임도 언급될 것이다.

굴곡과 신전은 관상축에 대한 움직임이다. 굴곡은 전방으로의 움직임이다. 이 움직임은 바로 누운 자세에서의 직거상과 같이 대퇴부를 고정된 골반 쪽으로 움직이는 것과 같은 것 중 하나일 수 있다. 또는 바로 누운 자세에서 앉은 자세로 일으키거나 선 자세에서 전방으로 굽히거나 또는 골반을 전방으로 기울이는 것과 같이 골반을 고정된 대퇴부 쪽으로 움직이는 것일 수도 있다. 신전은 후방으로의 움직임이다. 이 움직임은 다리를 뒤로 들어 올릴 때와 같이 대퇴부를 후방으로 움직이는 것, 상체가 전방 굴곡된 자세에서 제 자리로 되돌아올 때와 같이 상체를 들어 올려 후방으로 움직이는 것, 또는 서거나 엎드려 누운 자세에서 골반을 후방으로 기울이는 것일 수도 있다(그림 7-28).

영점 자세에서 고관절 굴곡 가동범위는 약 125°이고, 신전 가동범위는 약 10°이므로 전체 관절가동범위는 약 135°가 된다. 무릎관절 굴곡 측정 시 슬와부근(hamstrings)에 의한 동작 제한을 피하기 위해 무릎관절을 굴곡시켜야 하며 고관절 신전 측정 시 대퇴직근(rectus femoris)에 의한 동작 제한을 피하기 위해 관절을 신전시켜야 한다.

외전(abduction)과 내전(adduction)은 시상축에 대한 움직임이다. 외전은 정중면에서 외측으로 멀어지는 움직임이다. 바로 누운 자세에서 움직임은 고정된 체간에서 대퇴부를 외측으로 움직이는 것 또는 골반이 고정된 대퇴부를 향해 외측으로(즉, 아래쪽으로) 기울어지도록 체간을 움직이는 것 중 하나일 수 있다. 내전은 대퇴부가 정중면을 향해 내측으로 움직이는 것이다. 바로 누운 자세에서 움직임은 체간이 고정된 상태에서 대퇴부를 내측으로 움직이거나 또는 골반이 고정된 대퇴부에서 멀리 외측으로(즉, 위쪽으로) 기울어지도록 체간을 움직이는 것 중 하나일 수 있다(골반의 외측 경사를 수반하는 고관절의 외전과 내전에 관해서는 아래를 참조하기 바란다).

영점(0) 자세에서 외전 가동범위는 약 45°, 내전 가동범위는 약 30°이므로 전체 가동범위는 약 75°이다.

외회전(lateral rotation)과 내회전(medial rotation)은

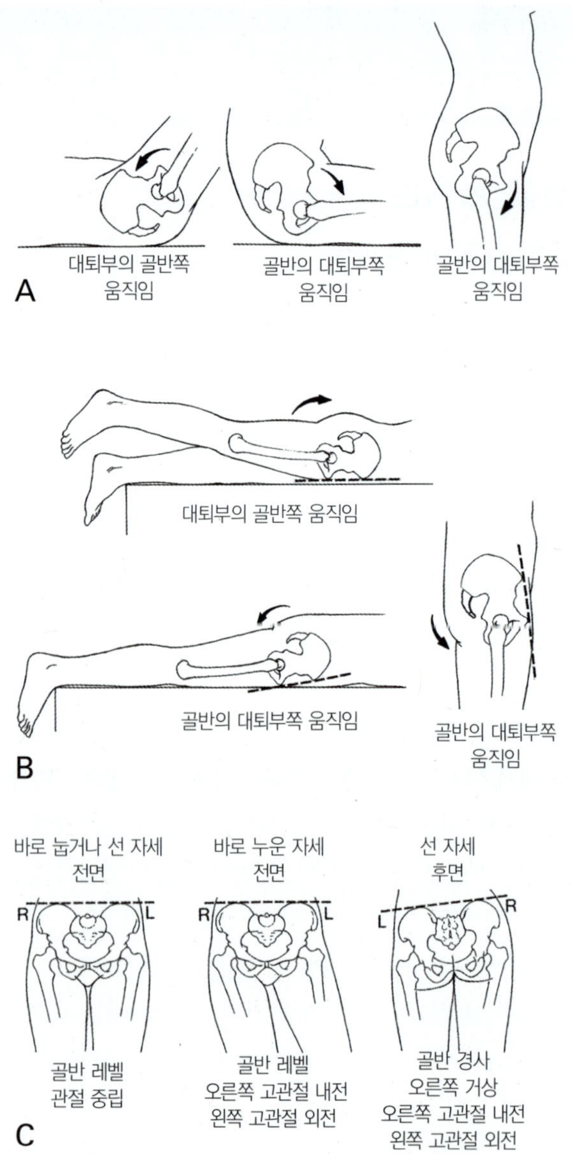

그림 7-28 고관절의 움직임: **A,** 고관절 굴곡; **B,** 고관절 신전; **C,** 고관절 외전과 내전.

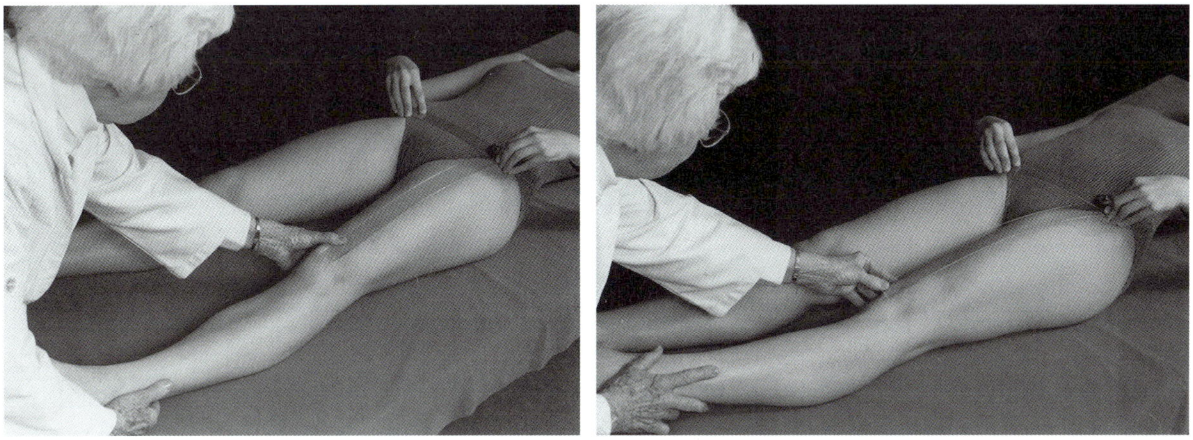

그림 7-29 고관절 내전: 관절가동범위를 검사하고 있는 모습.

종축에 대한 움직임이다. 내회전은 대퇴부의 전방 표면이 정중면을 향하는 움직임이다. 외회전은 대퇴부의 전방 표면이 정중면에서 멀어지는 움직임이다. 회전은 또한 대퇴골에 대한 체간의 움직임으로 인해 발생할 수 있다. 예를 들면, 다리를 고정하고 서 있을 때 골반이 시계반대 방향으로 회전하면 오른쪽 고관절이 외회전되고, 왼쪽 고관절은 내회전되는 결과가 발생한다.

고관절 내전: 관절가동범위 HIP ADDUCTION: RANGE OF MOTION

장비: 경사계(goniometer).

시작 자세: 바로 누운 자세, 골반은 해부학적으로 선 자세와 같이 중립 자세이다. 왼쪽 다리를 중립 위치에 두고 그 자세에서 다리를 내전시킬 수 있도록 오른쪽 다리를 충분히 외전시켜 놓는다. 고정된 팔은 그림과 같이 피검사자가 전상장골극의 아래쪽 표면에 단단히 고정시켜 두게 한다. 움직일 수 있는 팔은 90° 각도(영점 자세)로 설정되고 사지의 정중선에 배치시켜 놓는다. 대체작용으로 움직일 수 있는 팔은 대퇴골의 축과 일치하는 각도로 설정된다(즉, 약간 내전). 이 경우 다리를 내전으로 이동하기 전에 판독한 측정 각도를 내전 완료 시 측정된 각도에서 뺀다(그림 7-29).

검사: 각도계의 가동성 팔(movable arm)이 대퇴부 라인과 일직선으로 유지된 상태에서 왼쪽 다리를 회전 없이 수동적으로 천천히 내전시켜 간다. 내전된 다리 쪽에서 골반이 아래로 내려가기 시작하는 순간 내전 중인 다리의 움직임을 멈추고 측정값을 기록한다(그림 7-30).

정상 관절가동범위: 무작위 검사에서 고관절이 전방 골반 경사로 인해 굴곡되지 않는 한 바로 누운 자세에서 내전이 종종 10° 미만이고, 10°를 넘는 경우는 거의 없는 것으로 나타났다(앉은 자세처럼 고관절이 굽혀진 상태에서 내전 범위는 약 20°이다). 수정된 Ober 테스트에서와 같이 대퇴부가 관상면에 유지된 상태에서 10° 정도의 내전은 정상으로 간주되어야 한다.

관절 측정 차트 JOINT MEASUREMENT CHART

관절 측정 차트

Name...Identification #..............................

Diagnosis...Age..............................

Onset...Doctor..............................

LOWER EXTREMITY

					Date	Motion*	Average Range	Date					
					Examiner			Examiner					
					Left Hip	Extension	10	Right Hip					
						Flexion	125						
						Range	135						
						Abduction	45						
						Adduction	10						
						Range	55						
						Lateral Rotation	45						
						Medial Rotation	45						
						Range	90						
					Left Knee	Extension	0	Right Knee					
						Flexion	140						
						Range	140						
					Left Ankle	Plantar Flexion	45	Right Ankle					
						Dorsiflexion	20						
						Range	65						
					Left Foot	Inversion	40	Right Foot					
						Eversion	20						
						Range	60						

*측정을 위해서 해부학적 또는 기하학적 기준 어느 것을 사용해도 좋다. 사용하지 않는 것은 제거하도록 하라. 180°는 측정의 기하학적 기준에 대한 참조 면(reference plane)이다. 영점 자세는 다른 모든 것에 대한 참조 평면이다. 영점(0)의 방향으로 움직이지만 영점(0) 자세에 도달하지 못한 경우에는 획득한 관절의 움직임을 나타내는 각도를 빼기 부호로 기록하고 관절가동범위를 계산한다.

Notes:

그림 7-30 관절 측정 차트.

고관절 굴곡근 길이 검사 TEST FOR LENGTH OF HIP FLEXOR MUSCLES

대요근(psoas major), 장골근(iliacus), 치골근(pectineus), 장내전근과 단내전근(adductor longus and brevis), 대퇴직근(rectus femoris), 대퇴근막장근(tensor fasciae latae) 및 봉공근(sartorius)은 고관절 굴곡근 군을 구성한다. 장골근, 치골근, 장내전근 및 단내전근은 단일관절 근육이다. 대요근과 장골근(장요근)은 기본적으로

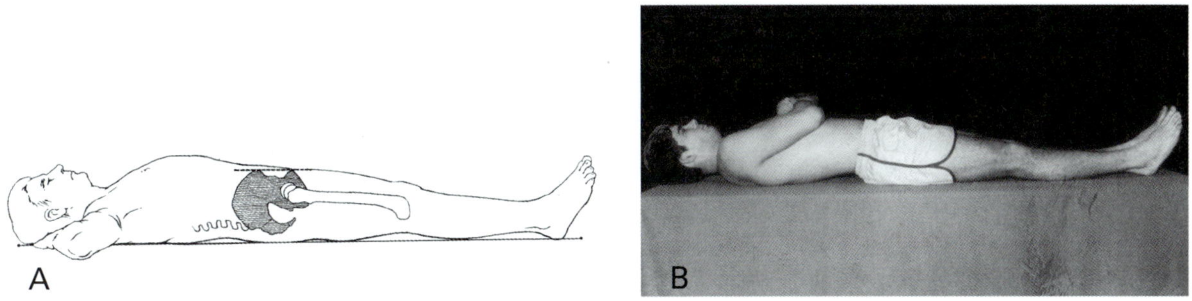

그림 7-31 고관절 굴곡근의 근력을 검사하는 모습: A, 골반 중립 위치; B, 허리 전만 상태.

단일관절 근육으로 작용한다. 대퇴직근, 대퇴근막장근 및 봉공근은 고관절뿐 아니라 무릎관절을 가로지르는 두 개의 관절 근육이다. 세 근육 모두 고관절을 굴곡시킨다. 그러나 대퇴직근과 대퇴근막장근은 어느 정도 무릎을 신전시키는 반면 봉공근은 무릎을 굴곡시킨다.

고관절 굴곡근 길이 검사는 종종 Thomas 테스트가 참고사항이 된다. 단일관절과 이중관절의 고관절 굴곡근 긴장도를 구별하기 위한 검사는 1952년 자세와 통증(Posture and Pain)(6)에 최초로 설명되어 있다.

장요근(Iliopsoas)

작용: 고관절 굴곡.

길이 검사: 무릎 신전 상태에서 고관절 신전.

대퇴직근(Rectus Femoris)

작용: 고관절 굴곡, 무릎관절 신전.

길이 검사: 고관절 신전, 무릎관절 굴곡.

대퇴근막장근(Tensor Fasciae Latae)

작용: 무릎관절의 신전뿐 아니라 고관절을 외전, 굴곡, 내회전.

길이 검사: Ober 테스트와 변형된 Ober 테스트 참조.

봉공근(Sartorius)

작용: 무릎관절 굴곡뿐 아니라 고관절 굴곡, 외전, 외회전.

길이 검사: 무릎관절 신전뿐 아니라 고관절 신전, 내전, 내회전.

장비:

피검사자가 한쪽 모서리에 앉더라도 기울어지지 않는 안정되고 견고한 테이블.

각도계와 자

결과를 기록할 차트

시작 자세: 피검사자가 바로 누워 한쪽 무릎을 가슴 쪽으로 당기면 몸의 위치가 변하는 것을 감안하여 대퇴부가 테이블에서 반쯤 떨어져 있는 상태로 테이블 끝에 앉은 자세를 취하는 것이 좋다. 검사를 위한 최종 자세는 한쪽 무릎이 테이블 가장자리에 놓여 있어 무릎이 자유롭게 굽혀져 있고 대퇴부는 전체가 테이블 위에 닿아 있는 상태이다. 검사자는 한 손을 피검사자의 등 뒤에 놓고 다른 손은 한쪽 무릎 아래에 놓고 대퇴부를 가슴 쪽으로 굽히면서 피검사자가 잘 누울 수 있도록 도와준다. 그런 다음 피검사자는 테이블에서 허리와 천골이 편평해질 정도로만 무릎을 굽혀 가슴 쪽으로 잡아당긴다. [이때 양쪽 무릎을 가슴 쪽으로 당기지 않도록 해야 하는데 이는 과도한 후방 경사로 인해 고관절 굴곡근이 단축될 수 있기 때문이다(실제 길이가 아님)].

> **주의:** 과도하게 길어진 고관절 굴곡근의 길이를 검사하는 경우, 고관절은 대퇴부와 함께 테이블 가장자리에 위치해 있어야 한다.

검사 동작: 만약 오른쪽 무릎이 가슴 쪽으로 굽혀지면 왼쪽 대퇴부가 테이블 위에 떨어지고 왼쪽 무릎이 테이블 끝부분에서 굴곡된다. 길이 검사에 관련된 네 개의 근육으로 인해 다음 페이지에 설명된 대로 해석이 필요한 변형이 발생한다.

그림 7-31 파트 A에서 골반은 중립 위치, 허리는 정상적인 전만 상태, 고관절은 영점 자세(zero position)에 있다. 정상적인 고관절 신전은 약 10°로 간주된다. 정상적인 길이의 고관절 굴곡근은 신전 시 이러한 관절가동범위를 허용한다. 길이는 골반이 중립 위치에 있는 상태에서 대퇴부를 후방으로 움직여서 증명할 수 있다. 또는 대퇴부가 영점(0) 자세에 있는 후방 경사 방향으로 골반을 움직일 수 있다.

정상 길이의 고관절 굴곡근이 있는 피검사자의 경우 허리가 바로 누운 자세에서 편평해지는 경향이 있다. 그림 7-31

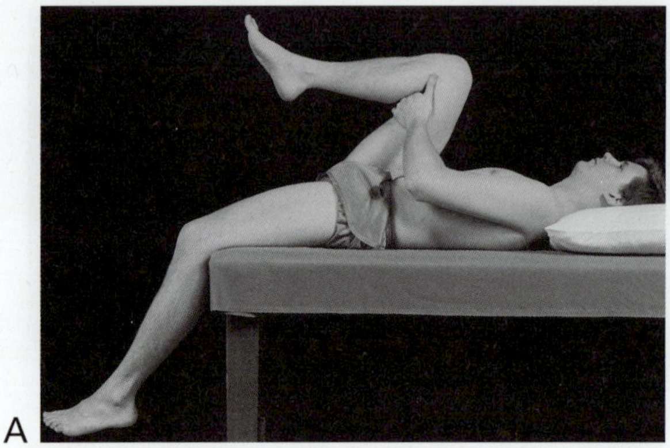

그림 7-32 A, 고관절 굴곡근의 올바른 길이 검사.

파트 B에서와 같이 허리가 전만 자세로 남아 있으면 일반적으로 고관절 굴곡근이 약간 단축되어 있다고 볼 수 있다.

고관절 굴곡근의 올바른 길이 검사 Correct Test for Length of Hip Flexor Muscles

허리와 천골은 테이블 위에 편평하게 둔다. 대퇴부가 테이블에 닿는 것은 단일관절one-joint) 고관절 굴곡근의 길이가 정상이라는 것을 의미한다(그림 7-32A). 무릎의 굴곡 각도는 이중관절(two-joint) 고관절 굴곡근의 긴장 정도(약간 긴장되어 있거나 거의 없음)를 나타내는 것이다. 그림 7-33A는 동일한 피검사자 검사에서 발생한 오류를 보여주고 있다.

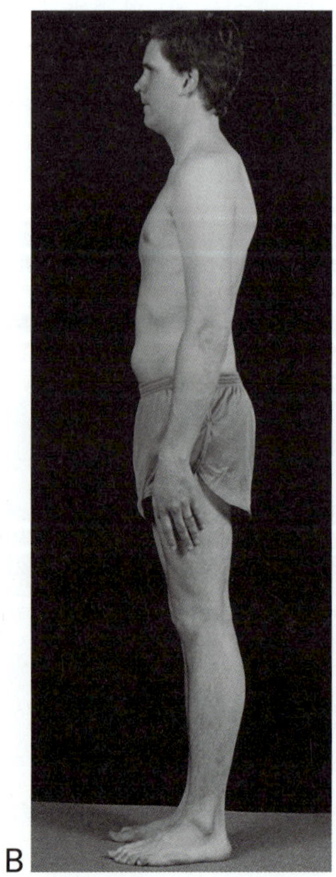

그림 7-32 B, 선 자세에서의 양호한 정렬 상태.

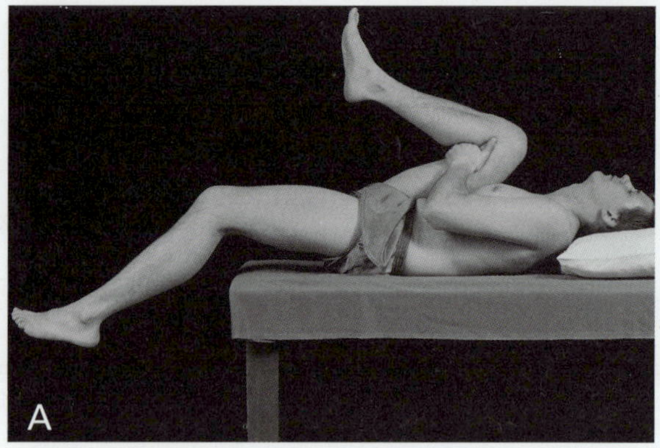

그림 7-33 A, 고관절 굴곡근 검사에서 발생한 오류.

이 피검사자는 서 있을 때 자세 정렬 상태가 양호하다(그림 7-32B). 그러나 선 자세 검사에서는 이 피검사자의 등의 유연성 정도에 대한 단서를 제공하지는 않는다.

검사에서 발생하는 오류 Error in Testing

이 피검사자는 등의 유연성이 과도한 것으로 나타나 있다(그림 7-33A). 그가 무릎을 가슴 쪽으로 너무 심하게 당기면 반대편 대퇴부가 테이블에서 들어 올려지고 천골이 더 이상 테이블에 편평하게 유지되지 않는다. 그 결과 길이가 정

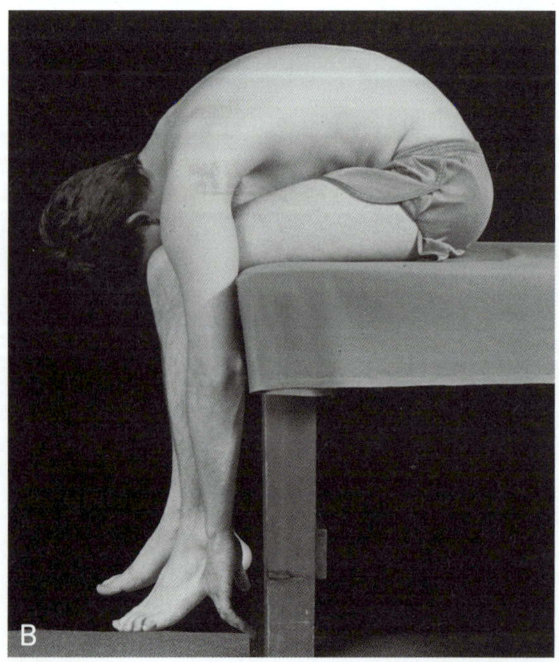

그림 7-33 B, 전방 굽힘(forward bending) 검사: 허리의 과도한 굴곡.

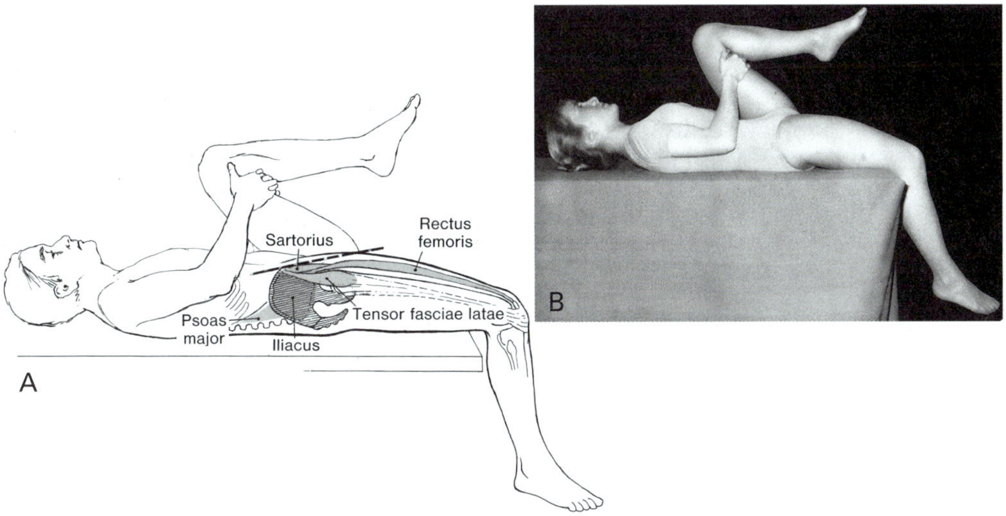

그림 7-34 A, B, 고관절 굴곡근의 정상 길이.

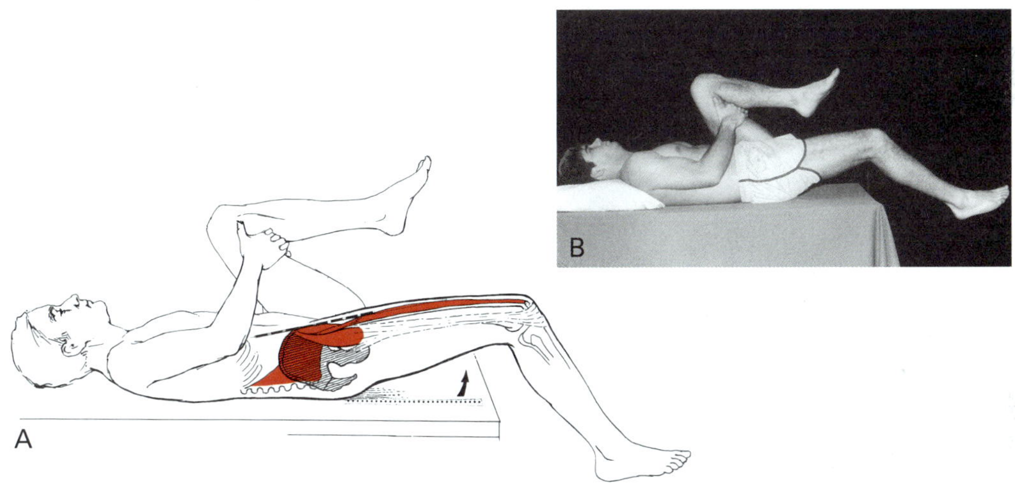

그림 7-35 A, B, 단일관절과 이중관절 고관절 굴곡근이 모두 단축된 상태.

상 단일관절 고관절 굴곡근이 긴장되어 있는 것처럼 보인다.

허리의 과도한 굴곡은 그림 7-33B에 묘사되어 있는 바와 같이 전방 굽힘(forward bending) 검사로 명확하게 나타낼 수 있다.

고관절 굴곡근의 정상 길이 Normal Length of Hip Flexors

요추와 천골이 테이블 위에 편평하게 놓이면 대퇴부 후방 부위가 테이블에 닿고 무릎은 약 80° 수동적인 굴곡이 가능하다. 그림 7-34에서 골반은 10° 후방 경사된 것으로 나타난다. 이것은 고관절 신전의 10°에 해당하며 대퇴부가 테이블에 닿는 상태에서 단일관절 고관절 굴곡근의 정상적인 길이를 나타낸다. 또한, 무릎 굴곡(약 80°)은 대퇴직근(rectus femoris)의 길이가 정상이고 대퇴근막장근(tensor fasciae latae)이 아마도 정상임을 의미한다. 허리와 천골이 테이블 위에 편평한 상태에서 골반을 후방 경사 상태를 유지하기 위해서 한쪽 대퇴부를 가슴 쪽으로 당겨 놓고 반대쪽 고관절 굴곡근의 길이를 검사한다.

단일관절과 이중관절의 고관절 굴곡근 모두 단축된 상태 Shortness of Both One-Joint and Two-Joint Hip Flexors

요추와 천골이 테이블 위에 편평한 상태에서 대퇴부 후방 부위가 테이블에 닿지 않고 무릎은 신전된다. 그림 7-35는 단일관절 근육과 이중관절 근육이 단축된 상태를 보여주고 있다. 무릎이 신전된 상태에서 고관절이 15° 굴곡 상태를 유지하면 단일관절 고관절 굴곡근의 길이가 15° 부족하게 된다. 무릎이 70°까지만 굽혀지면 이중관절 근육의 길이는 25°(고관절 15°+무릎 10°) 부족해진다.

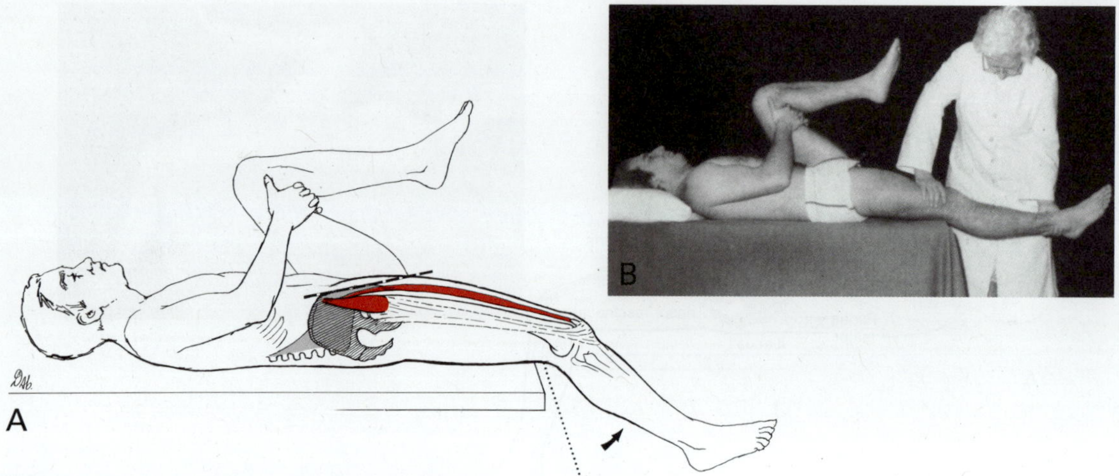

그림 7-36 A, B, 정상 길이의 단일관절 고관절 굴곡근과 단축된 이중관절 고관절 굴곡근.

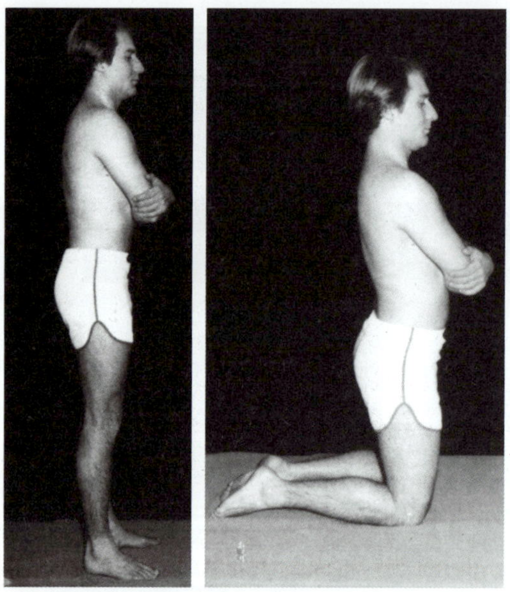

그림 7-37 고관절 굴곡근의 길이 검사를 선 자세와 무릎을 꿇은 자세에서 시행하고 있는 모습.

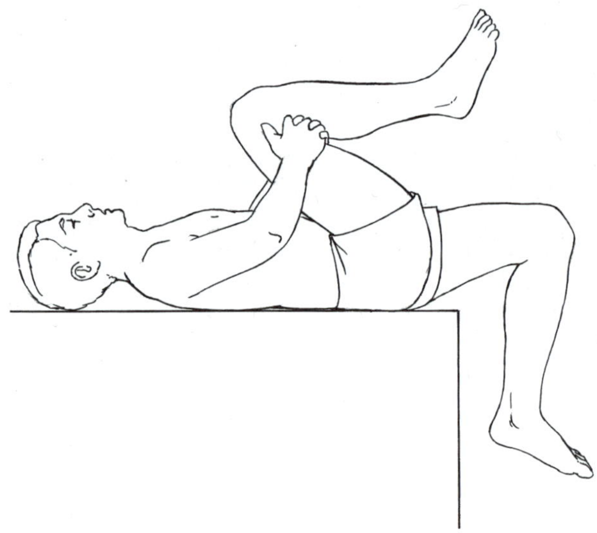

그림 7-38 단축된 단일관절 고관절 굴곡근과 단축되지 않은 이중관절 고관절 굴곡근.

정상 길이의 단일관절 고관절 굴곡근과 단축된 이중관절 고관절 굴곡근 Normal Length of One-Joint and Shortness of Two-Joint Hip Flexors

허리와 천골이 테이블 위에 편평하게 놓여 있고 무릎은 신전된 상태에서 대퇴부 후방 부위가 테이블에 닿아 있다. 이중관절 근육의 단축은 대퇴부를 테이블에 닿게 하고 무릎이 굴곡되게 함으로써 평가할 수 있다. 무릎 굴곡 각도(즉, 80° 미만의 각도)가 짧은 정도를 결정한다. 그림 7-36은 무릎관절이 신전되면 고관절이 신전될 수 있는 경우를 보여주고 있다. 이것은 단일관절 고관절 굴곡근의 길이는 정상이지만 대퇴직근(rectus femoris)이 단축되어 있다는 것을 의미한다.

선 자세에서 피검사자는 전만증이 없는 상태이다. 이것은 단축이 단일관절 고관절 굴곡근에 있지 않음을 나타내는 것이다.

무릎을 꿇은 자세는 단축된 대퇴직근과 대퇴근막장근을 고관절과 무릎관절 모두에 걸쳐 스트레칭되면서 골반이 전방으로 당겨지고 허리가 전만 자세로 되돌려진다(그림 7-37).

단축된 단일관절 고관절 굴곡근과 단축되지 않은 이중관절 고관절 굴곡근 Shortness of One-Joint and No Shortness of Two-Joint Hip Flexors

대퇴부 후방 부위는 테이블에 닿지 않으며 무릎은 고관절이 굴곡된 만큼 80° 이상으로 굽혀질 수 있다. 그림 7-38

에서 대퇴부는 15° 굴곡되어 있고 무릎은 95° 굴곡되어 있는 것을 알 수 있다.

과도하게 길어진 고관절 굴곡근 Excessive Hip Flexor Length

피검사자는 등을 편평하게 하고 고관절은 테이블의 끝자락에 맞춰 두고 무릎은 바로 편 상태에서 검사를 하도록 한다. 이때 대퇴부가 테이블 아래로 내려가면 이는 단일관절 고관절 굴곡근의 길이가 과도하게 길어져 있다는 근거이다(**그림 7-39**).

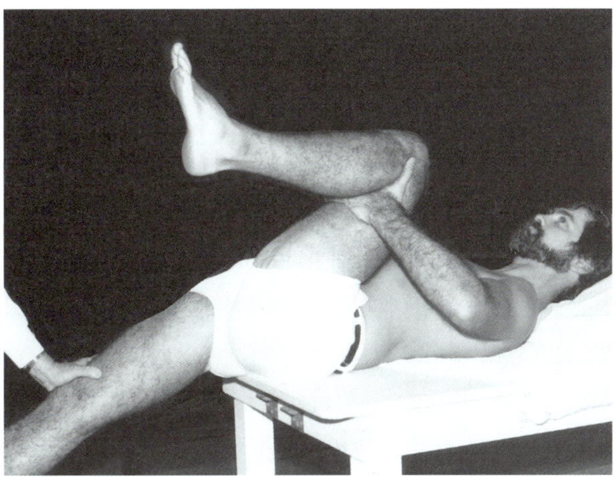

그림 7-39 과도하게 길어진 고관절 굴곡근.

봉공근의 단축 Shortness of Sartorius

고관절 굴곡근 길이 검사 중 고관절 외전, 굴곡, 외회전 및 무릎 굴곡 중 세 가지 혹은 그 이상의 조합이 나타나면 이는 봉공근에 긴장이 있다는 것을 나타내는 것이다(**그림 7-40**).

고관절 굴곡근 길이 검사 중 대퇴근막장근의 단축 Shortness of Tensor Fasciae Latae During Hip Flexor Length Testing

고관절 굴곡근 길이 검사 중에 나타난 다음의 변형들은 대퇴근막장근의 단축을 나타내지만 이 근육에 대한 길이 검사를 구성하지는 않는다.

신전 시 고관절 외전: 때로는 고관절이 외전과 함께 완전한 신전이 일어날 수 있다. 이 결과로 대퇴근막장근(tensor fasciae latae)의 단축을 알 수 있지만 장요근(iliopsoas)에서는 그렇지 않다.

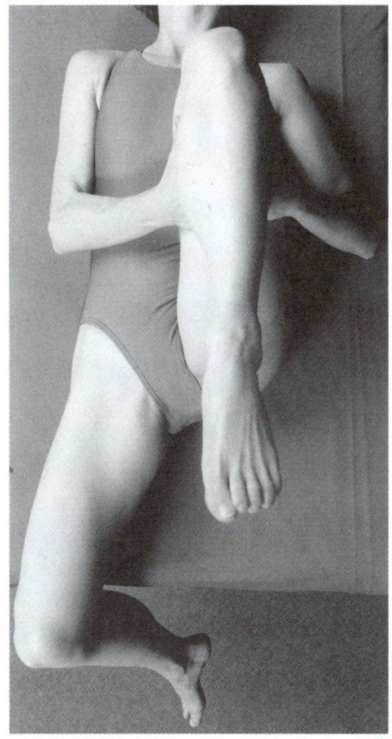

그림 7-40 단축된 봉공근(sartorius).

슬개골 외측 편위: 신전 시 고관절이 외전되지 않으면 대퇴근막장근의 단축으로 인해 슬개골에 강한 외측 당김이 나타날 수 있다. 고관절이 외전된 경우에도 발생할 수 있다.

만약, 대퇴부가 외전되지 않거나 또는 고관절이 신전될 때 수동적으로 내전되는 경우의 무릎 신전.

고관절 내회전.

무릎 외회전[열린 운동 사슬(open kinetic chain)].

대퇴근막장근과 봉공근의 단축: 유사점과 차이점 Shortness of Tensor Fasciae Latae and Sartorius: Similarities and Differences

표 7-2는 대퇴근막장근과 봉공근 단축의 유사점과 차이점들에 대해 기술해 놓고 있다.

표 7-2 대퇴근막장근과 봉공근의 단축: 유사점과 차이점

대퇴근막장근	관절	봉공근
외전	고관절	외전
굴곡	고관절	굴곡
내회전	고관절	외회전
신전	무릎관절	굴곡

슬와부근 길이 검사와 관련된 문제점 PROBLEMS ASSOCIATED WITH HAMSTRING LENGTH TESTING

전방으로 굽힌 상태에서 시행하는 슬와부근(hamstring) 길이 검사는 무릎관절과 고관절이라는 두 가지 변수만 있다. 무릎의 움직임은 고관절 굴곡의 움직임이 일어나는 동안 무릎을 신전 상태로 유지함으로써 조절이 된다. 고관절 굴곡은 골반이 대퇴부 쪽으로 이동하면서 이루어진다. 이 검사는 오른쪽과 왼쪽 슬와부근에 현저한 길이 차이가 있을 때는 유효하지 않으며 이 경우는 다리 직거상(SLR) 검사를 활용해야 한다.

다리 직거상 검사에는 세 가지의 변수가 존재하는데 즉 허리, 고관절 및 무릎관절이 이에 속한다. 무릎관절은 신전 상태로 조절하고 골반은 허리와 천골을 테이블 위에 편평하게 잘 유지시킴으로써 조절할 수 있다. 골반과 허리의 위치를 잘 조절해야 하는데 골반이 전방으로 기울어지고 허리가 과도하게 신전된 경우 고관절은 이미 굴곡된 상태가 된다. 이러한 측정 방법은 골반 전방 경사로 인한 고관절 굴곡의 양이 포함되지 않기 때문에 테이블과 하지의 각도로 측정할 때 슬와부근이 실제보다 단축된 것처럼 보인다.

고관절 굴곡근 단축은 바로 누운 자세에서 골반이 전방으로 경사되는 주요 원인이 되며, 단축 정도는 개인마다 다를 수 있다. 허리와 천골이 테이블 위에 편평하게 놓여 있는 상태에서 골반을 안정화시키기 위해서는 무릎 아래에 베개나 둥글게 말은 수건을 받쳐 수동적으로 굴곡시킴으로써 긴장된 고관절 굴곡근을 해결할 수 있지만 요구되는 골반의 위치를 확보하는 데 필요한 양 만큼만 활용하는 것이 좋다.

만약 약 40°의 고관절 굴곡이 가능하도록 고관절과 무릎이 굴곡되어 있다면 이 위치는 검사를 방해하는 골반의 전방 경사는 일어나지 않겠지만 과도하게 후방으로 경사지는 것을 방지하지는 못한다. 고관절과 무릎의 위치를 표준화한다고 해서 허리와 골반의 위치가 표준화되는 것은 아니다.

허리가 과도하게 굴곡된 상태에서 골반이 후방으로 기울어지면 슬와부근이 실제 길이보다 더 길어 보이게 된다. 한쪽 무릎과 고관절을 굽히고 발바닥은 테이블에 붙여 놓은 자세에서 다른 쪽 다리를 직거상 검사하면 골반은 후방 경사 움직임이 자유롭게 일어날 수 있다. 다리의 직거상 상태가 45° 밖에 되지 않는 사람도 90°정도의 길이를 가진 것처럼 보일 수 있다.

슬와부근의 길이 검사 TESTS FOR LENGTH OF HAMSTRING MUSCLES

다리 직거상 검사 Straight-Leg Raising

장비:

테이블 혹은 바닥

접은 담요를 사용할 수 있지만, 푹신하지 않는 것이 좋다. (패드가 너무 푹신하거나 부드러우면 검사자가 피검사자의 허리와 천골이 바닥에 편평하게 유지되어 있는지에 대한 확인이 불가능하다.)

거상된 다리와 테이블 사이의 각을 측정할 경사계.

베개나 둥글게 말은 수건(단축된 고관절 굴곡근에 대한 대비).

결과를 기록할 차트.

시작 자세: 다리를 신전시켜 놓고, 허리와 천골을 테이블 위에 편평하게 위치시킨 상태로 바로 누운 자세. (검사의 표준화는 무릎이 신전된 상태이어야 하고, 허리와 골반은 골반에서 과도한 전방이나 후방 경사가 일어나지 않도록 잘 고정되어 있어서 한다.) 직거상 검사에서, 허리와 천골을 테이블 바닥에 편평하게 안착시켜 놓고, 한쪽 대퇴부를 바닥에 견고하게 내려놓은 상태에서 다른 쪽 다리를 들어 올리기 전에 과도한 골반의 후방 경사를 방지하기 위해 고관절 굴곡근에 의한 수동적 억제를 사용하도록 한다.

검사 동작: 허리와 천골을 테이블 바닥에 편평하게 위치시켜 놓고, 한쪽 대퇴부를 바닥에 견고하게 내려놓은 상태에서 피검사자에게 다른 쪽 다리의 무릎을 곧게 펴고, 발에 힘을 뺀 상태에서 들어 올리게 한다.

근거: 검사 실행의 표준화를 위해 무릎을 편 상태를 유

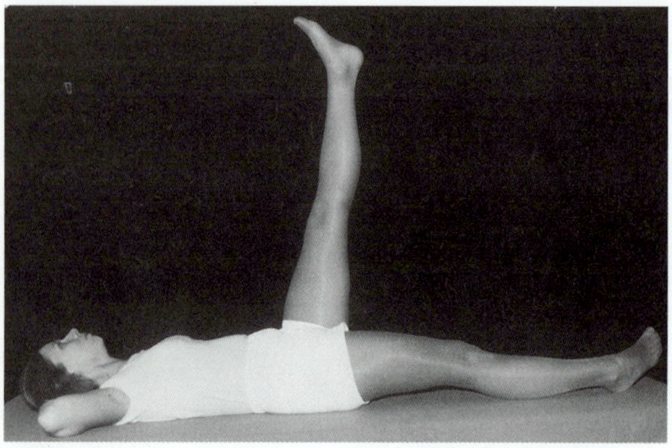

그림 7-41 슬와부근의 길이를 다리를 직거상시켜 검사하는 모습.

지하게 한다. 무릎에 비복근(gastrocnemius) 관여를 피하기 위해 발은 편안하게 유지한다. (비복근이 긴장하면, 발의 족배굴곡이 무릎을 굴곡시키게 되어 슬와부근 검사에 방해가 된다.) 무릎이 굽혀지기 시작하면 다리를 약간 내리고 무릎을 완전히 펴서 다시 들어 올리게 한다. 피검사자가 약간의 제약과 함께 불편함을 느낄 때까지 다리를 들어 올린다.

허리를 테이블 위에 편평하게 내려놓은 상태의 다리 직거상 검사(그림 7-41)에서는 슬와부근의 정상 길이를 나타내 보이고 있으며, 테이블에서 약 80° 이상의 고관절 굴곡을 보여주고 있다.

앉아서 양 팔 뻗기(전방으로 굽히기) Sit and Reach (Forward Bending)

장비:

테이블(패드가 깔려 있지 않은) 혹은 바닥.

천골을 편평하게 받쳐줄 수 있는 판(board)(폭 3인치, 길이 12인치, 두께 약 1/4인치).

천골과 테이블 사이의 각을 측정하기 위한 각도계.

결과를 기록할 차트.

시작 자세: 고관절을 굴곡시키고 무릎을 완전히 신전시킨 상태로 앉는다(다리를 쭉 뻗고 길게 앉은 자세). 발의 긴장을 풀고 족배굴곡이 되지 않게 한다.

근거: 무릎이 신전되면 무릎관절에서 슬와부근이 신장된 상태로 고정되어 무릎에서 변수로 나타나는 움직임을 제거할 수 있다. 발에서 족배굴곡이 일어나지 않도록 하면 비복근의 긴장으로 인해 발생할 수 있는 무릎 굴곡 현상을 방지할 수 있다.

검사 동작: 피검사자가 손가락 끝이 발가락이나 그 이상 넘어가도록 가능한 한 전방으로 멀리 손을 뻗게 한다.

근거: 피검사자는 골반을 대퇴부를 향해 전방으로 기울이고 슬와부근 길이가 허용하는 한도까지 고관절을 굴곡시킨다.

움직임의 호(arc) 측정: 슬와부근의 길이가 정상이거나 과도하게 보일 때 판(board)의 3인치 길이 부분을 테이블 위에 놓고 12인치 길이 부분을 천골에 닿게 위치시킨다(그림 7-42). 슬와부근이 긴장되어 있을 때에는 12인치 부분을 테이블 위에 놓고 3인치 부분을 천골에 닿게 판을 위치시킨다. 세워져 있는 판과 테이블 사이의 각도를 측정한다.

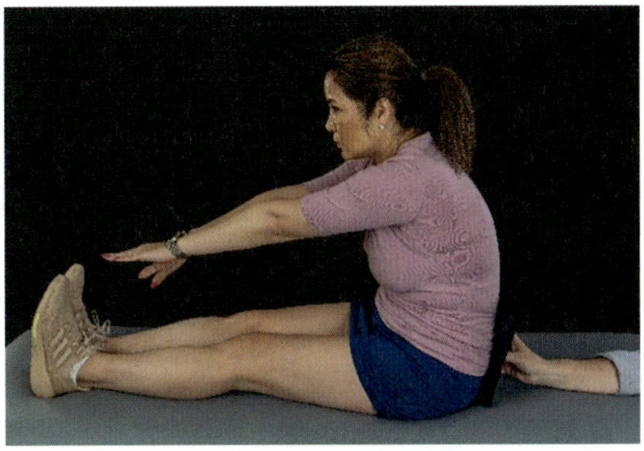

그림 7-42 움직임의 호(arc)를 측정하는 모습.

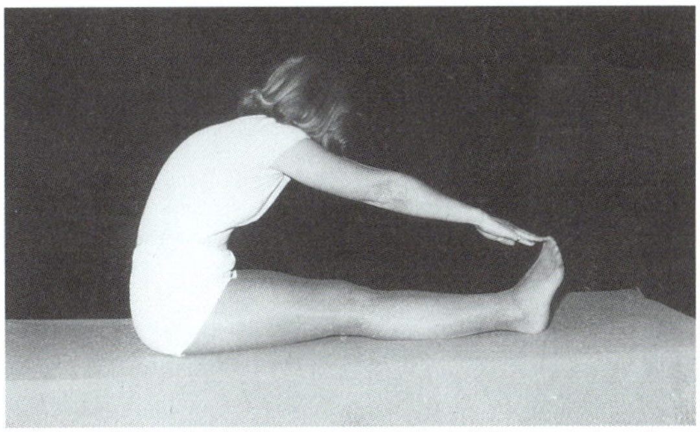

그림 7-43 슬와부근의 길이 평가를 위한 전방 굽힘 검사(forward bending test).

정상 관절가동범위: 골반은 천골과 테이블 사이의 각도가 약 80°가 되는 지점까지 대퇴부를 향해 전방으로 기울어져 있으며(그림 7-43) 이것은 다리 직거상 검사에서 다리와 테이블 사이의 각도와 같다..

전방으로 굽힐 때 정상적인 슬와부근의 길이는 그림 7-43에 나와 있는 것처럼 골반이 대퇴부 쪽으로 기울어지는(즉, 고관절 굴곡) 것을 허용한다.

바로 누운 자세에서 고관절 90° 굴곡상태에서 무릎의 수동적 혹은 능동적 신전 Hip Flexion at 90° with Passive or Active Knee Extension in Supine

때때로 무릎관절 신전의 부족한 정도를 확인하여 슬와부근의 길이를 결정하려는 노력이 있다. 바로 누운 자세에서 한쪽 하지의 고관절을 40° 굴곡시켜 놓고 무릎은 굴곡시킨 상태에서 발은 테이블 위에 편한 위치에 둔다. 반대쪽 다리의 대퇴부를 테이블에 수직으로 들어 올리게 한다(진정한 고관절 굴곡이 90°일 수도 있고 아닐 수도 있음). 그런 다음 무릎을 신전시켜 나간다. 슬와부근의 길이는 무릎관절이 신전에 못 미치는 각도로 표시된다.

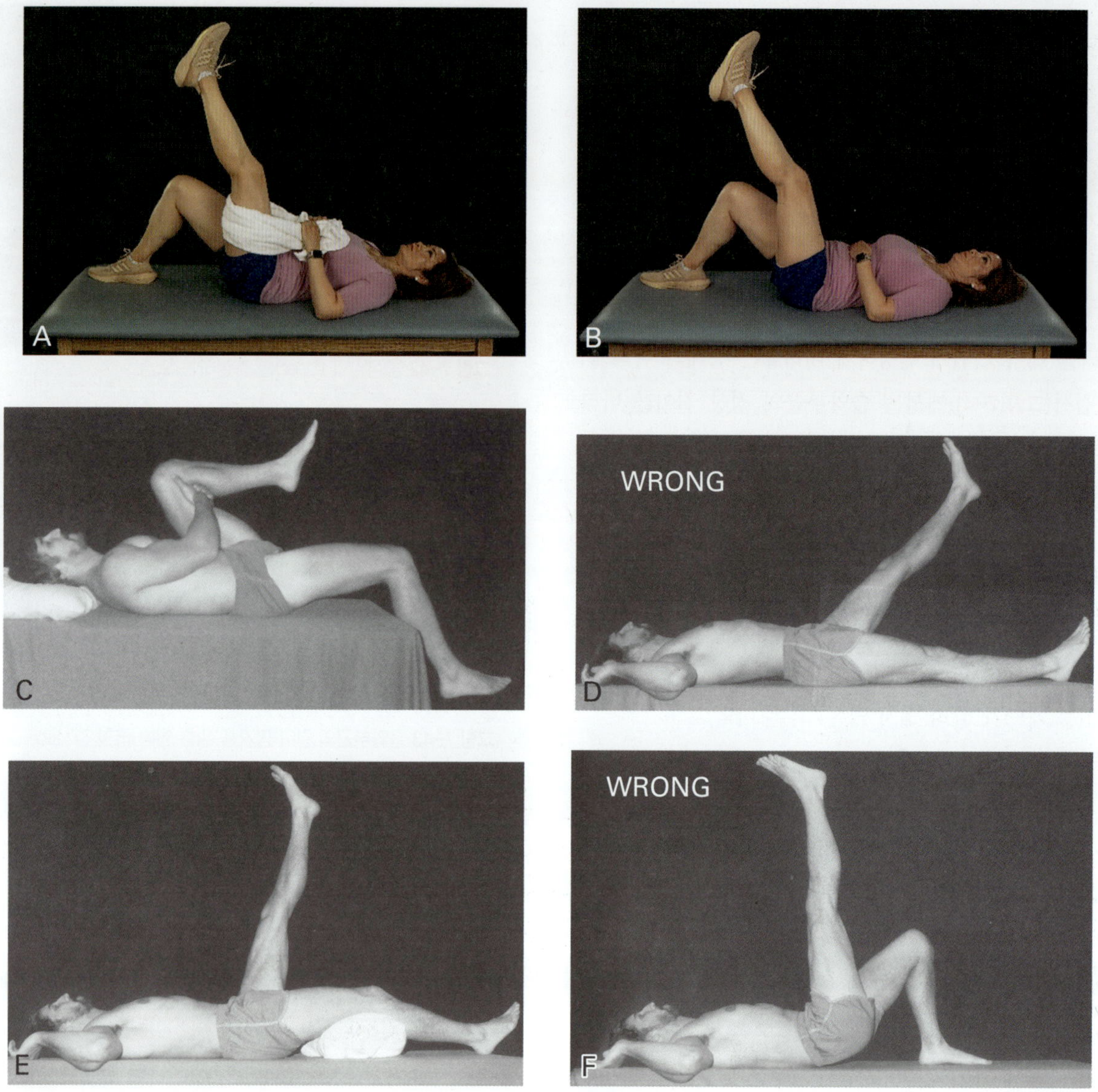

그림 7-44 A-F: 고관절 굴곡근 단축의 영향과 관련된 슬와부근 길이 검사.

슬와부근 길이 검사에 고관절 굴곡근 단축이 미치는 영향 EFFECT OF HIP FLEXOR SHORTNESS ON HAMSTRING LENGTH TESTS

수건을 사용하여 자세를 유지한다(그림 7-44A).

아무 도움 없이 자세를 유지한다(그림 7-44B).

고관절 굴곡근 길이 검사는 이러한 근육의 단축을 확인할 수 있다(그림 7-44C)(고관절 굴곡근 길이 검사 참조).

슬와부근이 단축된 것처럼 나타나 보이나 이 검사에서는 정확하다고 볼 수 없다. 왜냐하면 허리가 테이블에 편평하게 되어 있지 않기 때문이다. 신전된 다리의 고관절 굴곡근 단축은 등을 과신전 상태로 유지시킨다(그림 7-44D).

고관절 굴곡근 단축을 수용하고 허리가 편평해지게 하기 위해 무릎 아래에 베개를 받쳐 대퇴부가 수동적으로 굴곡되도록 하고 피검사자가 능동적으로 굴곡 상태를 유지하지 않게 한다. 등이 편평한 상태에서 하는 검사에서 슬와부근의 길이가 정상임을 정확하게 보여주고 있다(그림 7-44E).

슬와부근의 길이를 검사하고 단축된 슬와부근을 스트레칭시킬 때 한쪽 고관절과 무릎을 굽혀 놓은 자세(그림에 묘사된 바와 같이)에서 다른 쪽 다리를 들어 올리는 동작은 피해야 한다. 그렇지 않으면 허리의 유연성이 고관절 굴곡 범위에 추가되어 슬와부근이 실제보다 더 길어 보이게 된다. 드물지 않게 피검사자는 슬와부근의 단축과 함께 과도한 등의 유연성을 나타내 보이는 경우가 있다(그림 7-44F).

대퇴부 쪽으로 향한 골반의 굴곡(즉, 고관절 굴곡)은 전

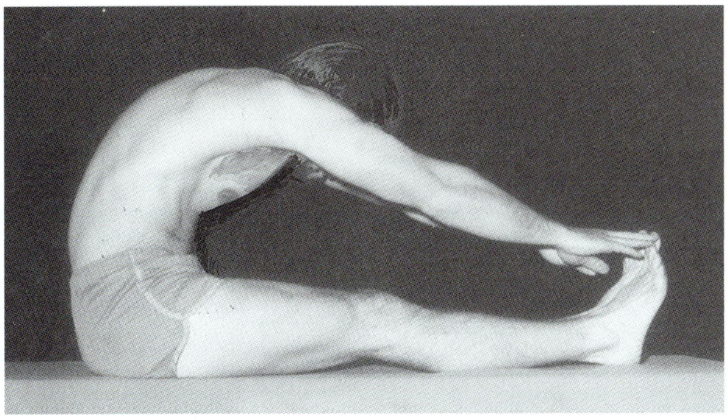

그림 7-45 전방 굽힘과 고관절 굴곡근이 단축된 상태.

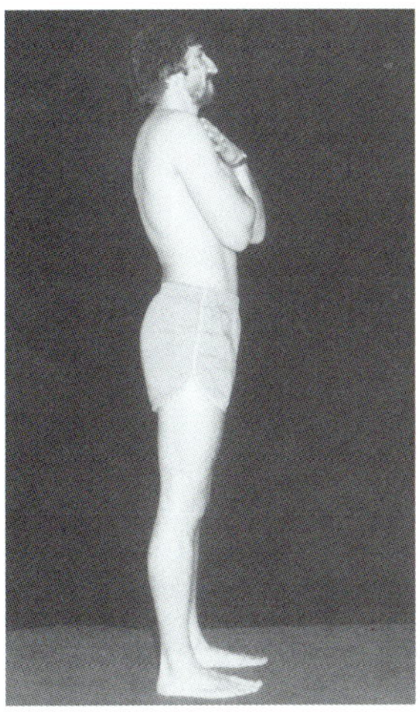

그림 7-46 선 자세에서 나타난 허리의 전만 모습.

방 굽힘(forward bending)에서 정상적인 것으로 보인다. 양쪽 고관절이 전방 굽힘(forward bending) 상태로 굴곡되어 있기 때문에 고관절 굴곡근의 단축은 바로 누운 자세에서 한쪽 다리를 신전시킬 때 발생하는 것과 같이 대퇴부 쪽으로 향한 골반의 움직임을 방해하는 일은 일어나지 않는다(그림 7-45).

선 자세에서 허리의 전만은 단일관절 고관절 굴곡근이 단축되어 있다는 근거가 된다(그림 7-46).

슬와부근 길이 검사에서 발생하는 오류

ERRORS IN TESTING HAMSTRING LENGTH

검사에서 발생하는 오류 Error in Testing

한쪽 무릎과 고관절을 굴곡시켜 놓고 발바닥을 테이블 위에 내려놓은 상태에서 다른쪽 다리를 들어 올리는 직거상 검사를 하면 천골은 더 이상 테이블에 편평하게 유지되지 않으면서 골반이 과도하게 후방으로 기울어지는 움직임이 자유롭게 일어나게 된다. 허리의 유연성 정도에 따라 고관절 굴곡에 등 굴곡이 더해지기 때문에 슬와부근 길이가 실제보다 더 길게 나타날 수 있다. 그림 7-47에서 볼 수 있듯이 실제 슬와부근 길이가 45°에 불과한 사람이 90°까지 길게 나타날 수 있다.

허리와 골반의 표준화는 없음 No Standardization of Low Back and Pelvis

약 40°의 고관절 굴곡이 가능할 정도로 고관절과 무릎을 굴곡시키면 고관절 굴곡근이 충분히 느슨해져 골반이 전방으로 기울어지지 않게 된다. 그러나 이것은 과도하게 후방으로 기울어지는 것을 방지하지는 못한다. 고관절과 무릎의 굴곡량을 표준화한다고 해서 반드시 표준화해야 하는 허리와 골반의 위치가 표준화되는 것은 아니다. 고관절 굴곡근 단축은 바로 누운 자세에서 골반이 전방으로 경사되는 주요 원인이 되며 단축 정도는 개인마다 다르다. 허리와 천골이 테이블 위에 편평하게 놓인 상태에서 골반을 안정화시키려면 무릎 아래에 베개나 둥글게 말은 수건을 사용하여 단단한 고관절 굴곡근을 "수용(give in)"해야 하지만 요구되는 골반의 위치를 확보하는 데 필요한 양 만큼만 활용하는 것이 좋다.

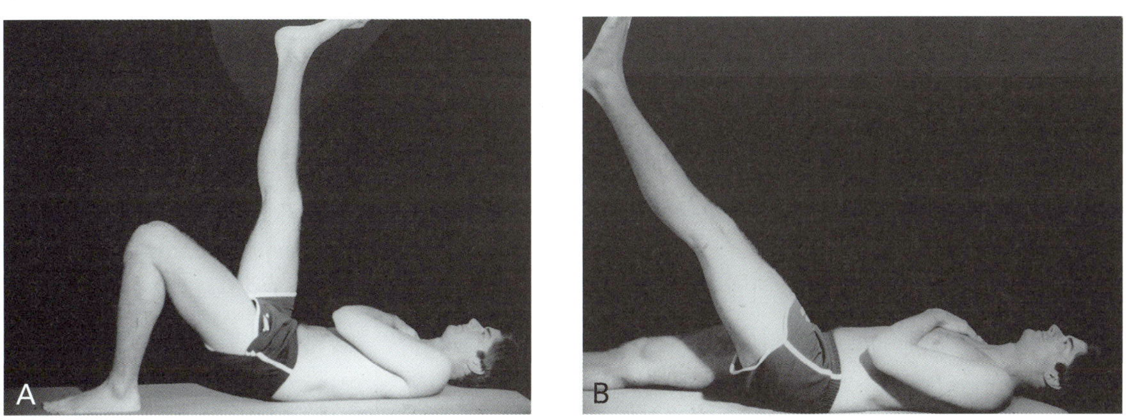

그림 7-47 **A**, 슬와부근 길이 검사에서 발생하는 오류; **B**, 정확한 슬와부근 길이 검사.

Ober 테스트와 변형된 Ober 테스트 THE OBER AND MODIFIED OBER TEST

역사적 고찰

1935년 5월 4일자 미국의학협회저널(Journal of the American Medical association)에 "Back Strain and Sciatica"라는 제목으로 Boston의 Frank Ober에 의해 기사가 실렸다(7). 여기에서 그는 수축된 대퇴근막장근 및 장경인대와 요통 및 좌골신경통과의 관계에 대한 논의가 있었다. 여기서 긴장(tightness)에 대한 검사가 설명되었는데 Ober는 대퇴부를 내전시킬 수 있는 고관절 굴곡과 내회전을 피해야 하는 것에 대해서는 언급이 없었다.

기사가 나온 후 당시 Baltimore에 있는 어린이병원학교(Children's Hospital School)의 물리치료사였던 Henry O. Kendall은 그의 의료 책임자인 George E. Bennett에게 검사에 대한 우려를 표명했다(8, 9). 문제는 대퇴부의 굴곡과 내회전이 허용되면 긴장된 대퇴근막장근에 "수용(give in)"되어 정확하게 길이 검사를 하지 못한다는 것이다. 1935년 말 또는 1936년 초 어느 시점에 Ober 박사는 어린이병원학교를 방문했고, Kendall은 그에게 개인적으로 검사에 대한 우려를 표명했다.

1937년 8월 21일자 미국의학협회저널(Journal of the American Medical Association)에 Ober 박사가 다시 자신의 검사를 설명했는데 이번에는 대퇴부가 내전될 수 있으므로 검사자에게 고관절 굴곡과 내회전을 피하라고 경고한 또 다른 기사가 실렸다(10).

분명히 검사를 설명한 일부 사람들은 첫 번째 기사에 접근할 수 있었지만 두 번째 기사에는 접근할 수 없었다. 잘 알려져 있는 텍스트는 고관절을 중립 위치에 놓고 무릎을 90° 굴곡한 다음 외전된 다리를 이완시켜 주는 외전 자세를 설명한다(11). 또한 이 텍스트에서 정상적인 장경인대(iliotibial band)에서는 대퇴부의 내전이 허용된다고 설명한다(무릎이 다른 다리나 테이블에 닿는 것으로 설명됨). 정상적인 길이의 대퇴근막장근은 고관절이 약간의 내회전 및 굴곡이 되지 않는 한 대퇴부가 테이블 높이로 떨어지는 것을 허용하지 않는다.

첫 번째 기사에서 Ober는 "대퇴부가 신체의 관상면에서 외전되고 신전된다"라고 말했다. 내전 방향에서 "정상" 관절가동범위로 간주되어야 하는 것과 관련하여 이 기사에서는 "수축이 없으면 대퇴부가 정중선을 넘어 내전될 것이다"라고 말했다. 이 진술은 굴곡 및 내회전 방지에 대한 언급이 없는 검사를 언급했다는 점에 유의해야 한다.

두 번째 기사에서 Ober는 관상면을 구체적으로 언급하지 않았지만, "대퇴부는 이 평면에서 테이블 쪽으로 떨어질 수 있다"라고 말했다. 설명에서 Ober는 관상면을 언급하고 있었다. 관상면에서 대퇴부를 유지하면 고관절 굴곡을 방지할 수 있다.

두 번째 기사는 대퇴부가 테이블을 향해 얼마나 떨어져야 하는지에 대해서는 언급이 없었다(내전 시 정상 관절가동범위에 대한 자세한 내용은 아래 참조).

Ober 테스트에서 정상적 내전 범위로 간주될 수 있는 것을 결정하기 전에 고관절의 정상 관절가동범위를 검토해야 한다. 여러 책(12-16)의 정보와는 달리 해부학적 자세(즉, 관상면)에서 고관절 내전의 정상 범위는 약 10°로 제한되어야 한다.

만약 내전이 10°로 제한되면 골반을 중립 위치로 한 채 옆으로 누운 자세에서 관상면에 유지되는 경우에는 신전된 하지가 수평 아래로 10° 이상 떨어지지 않아야 한다. 굴곡과 내회전된 상태에서 내전의 관절가동범위는 더 크지만 그러한 자세는 더 이상 대퇴근막장근의 길이 검사가 될 수 없다. 근육의 작용은 고관절의 외전, 굴곡, 내회전뿐 아니라 무릎의 신전을 보조하는 것이다. 굴곡과 내회전에 "수용(give in)"됨으로써 근육이 늘어나지 않게 된다.

관절가동범위 제한은 과도한 동작을 방지하여 안정성을 제공한다. 무릎관절 신전의 제한은 과신전을 방지하고 고관절 신전의 제한은 서 있을 때 골반이 비정상적으로 전방으로 흔들리는 것을 방지하며, 고관절 내전의 제한은 한쪽 다리로 서 있을 때 안정성을 제공하는 역할을 한다.

1937년 논문에서 Ober는 또한 "근막 구축의 최대량이 대퇴골의 측면과 전면에 있을 때 척추는 전만(lordosis) 상태로 유지되고 구축이 후방과 외측에 있으면 요추 만곡이 편평해진다. 전자의 상태가 일반적인 경우이고 후자는 드문 상태이나 두 경우 모두 등 통증 및 좌골신경통과 관련이 있을 수 있다. 일측성 구축은 척추의 측면 만곡을 생성할 수 있다"라고 기술되어 있다(10).

장경인대(iliotibial band)의 후방 외측 부위의 긴장도를 검사하기 위해 고관절을 약간 굴곡시키고 내전과 함께 내회전시킨다. 이 밴드의 긴장성(tightness)은 슬와부근 길이에 대한 다리 직거상 검사의 요인이 될 수 있다.

대둔근(gluteus maximus)의 3/4이 장경인대에 정지되어 되는데 대둔근의 섬유는 밴드에 비스듬하게 기울어져 연결되어 있으며 대퇴근막장근처럼 직접적인 당김선은 없다. 더군다나 대둔근은 좀처럼 긴장된 상태가 발생하지 않는다.

Ober 테스트 Ober Test

아래는 저자의 정확한 설명을 독자에게 제공하기 위해 1937년 기사에서 직접 인용한 검사[Ober가 "외전 검사(The Abduction Test)" 명명]에 대한 설명이다(10).

외전 검사(Abduction Test)

1. 환자는 테이블 위에 옆으로 누운 자세에서 어깨와 골반을 테이블과 수직이 되게 한다.
2. 환자는 누워있는 자세에서 무릎과 고관절을 굽혀 요추 만곡이 편평하게 유지되도록 한다.
3. 환자가 왼쪽을 바닥에 대고 누워 있는 경우 검사자는 환자를 안정화시키기 위해 고관절의 대전자 부위에 왼손을 올려놓는다.

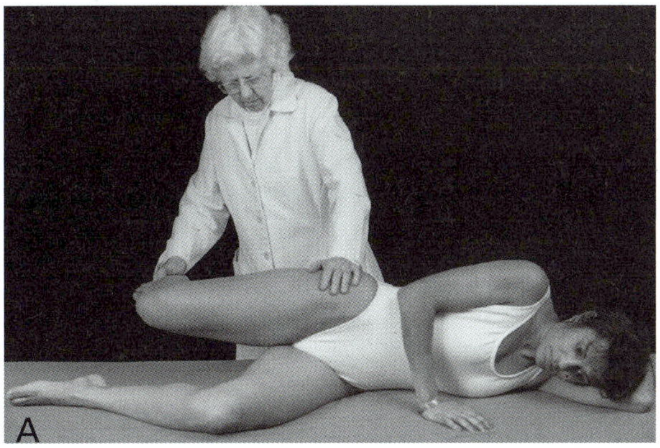

A

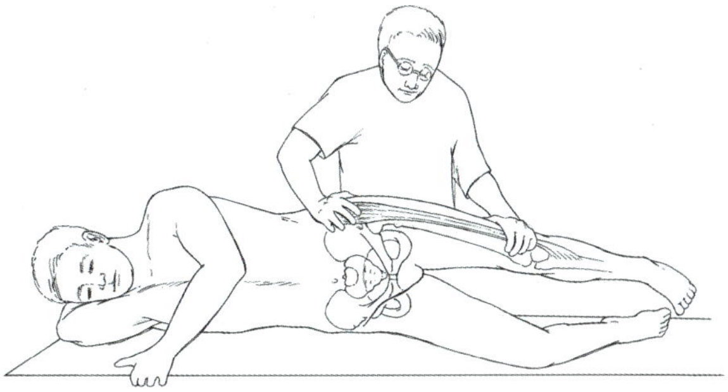

B

그림 7-48 정상 길이: **A,** Ober 테스트; **B,** 변형된 Ober 테스트.

4. 검사자는 환자의 오른쪽 무릎을 직각으로 굽히고 오른손으로 무릎 바로 아래 부위를 잡고 다리와 발목을 팔과 팔꿈치 아래에서 뒤로 신전시킨다.
5. 오른쪽 대퇴부를 넓게 외전시키고 과신전시킨 상태에서 하지를 바닥과 수평 상태를 유지한다. 고관절을 회전을 감안하여 중립 위치를 유지하도록 주의를 기울인다.
6. 검사자는 오른손을 환자의 다리를 따라 뒤로 미끄러져 가서 발목을 가볍게 잡는다. 그러나 고관절의 굴곡 상태가 유지될 수 있도록 충분한 긴장을 가지도록 한다.
7. 대퇴부는 이 수평면에서 테이블 쪽으로 떨어질 수 있다(주의: 다리를 누르지 않도록 한다). 만약 대퇴근막장근과 장경인대가 긴장되어 있다면 하지가 영구적으로 외전된 상태로 유지될 것이다. 만약 고관절이 굴곡되거나 내회전이 일어나게 되면 장경인대가 이완되고 하지는 자체 무게로 인해 바닥에 떨어지게 된다.
8. 반대쪽도 같은 방법으로 시행한다.

Ober 테스트, 정상 길이: 무릎이 직각을 이룬 상태에서,대퇴부가 수평면 아래로 약간 떨어진다(그림 7-48A).

변형된 Ober 테스트 Modified Ober Test

변형된 Ober 테스트는 Kendalls in Posture and Pain(6)에서 처음 권장되었다. 검사를 변형한 이유는 다음과 같다. 무릎관절 부위의 내측 스트레인(strain)을 줄이고 슬개골의 긴장(tension)을 줄이며 단단해진(tight) 대퇴직근(rectus femoris)의 간섭을 줄이기 위함이다. 게다가 대퇴근막장근(tensor fascia latae)과 같이 여러 작용을 가지고 있는 근육의 경우에는 길이를 검사할 때 모든 작용의 역방향으로 스트레칭할 필요가 없다(17).

피검사자를 옆으로 눕혀 놓고 고관절과 무릎을 굽히고 허리는 편평하게 하며 골반이 전방으로 경사되지 않도록 안정화시킨다. 골반 전방 경사는 고관절 굴곡과 동일하며 이는 대퇴근막장근의 긴장 가능성에 "수용"되기 때문에 피해야 한다.

검사하는 쪽의 골반이 하방 외측으로 기울어지는 것을 방지하기 위해 골반을 안정화시켜야 한다. 하방 외측으로의 기울기는 고관절 외전과 동일한 것이며 골반의 이러한 움직임은 긴장된 대퇴근막장근에 "수용"된 것으로 볼 수 있다. 대부분의 사람들은 옆으로 누운 자세에서 외측 체간은 테이블에 접촉하게 되지만 엉덩이가 넓고 허리가 좁은 사람은 예외이다.

검사를 받는 쪽에서 검사자는 장골능 바로 아래 피검사자의 골반에 한 손을 대고 골반이 충분히 안정화될 수 있도록 상방으로 밀어 올려 주고 체간의 외측 부위가 테이블과의 접촉이 유지되도록 한다. 검사자는 고관절을 외회전시키지 않고 내회전된 상태에서 뒤로 신전시킨다. 하지를 신전시켜 체간과 일직선(즉, 관상면)을 이룬 상태로 유지하고 테이블 쪽으로 내전될 수 있도록 한다.

그림 7-48B에서 골반은 중립 위치에 있고 고관절 역시 내회전과 외회전 사이의 중립 위치에 있으며 다리는 관상면에 있으면서 내전 시 떨어질 수 있다. 이 경우 다리는 수평보다 10° 아래로 떨어지는데 이는 대퇴근막장근의 정상 길이로 간주될 수 있다.

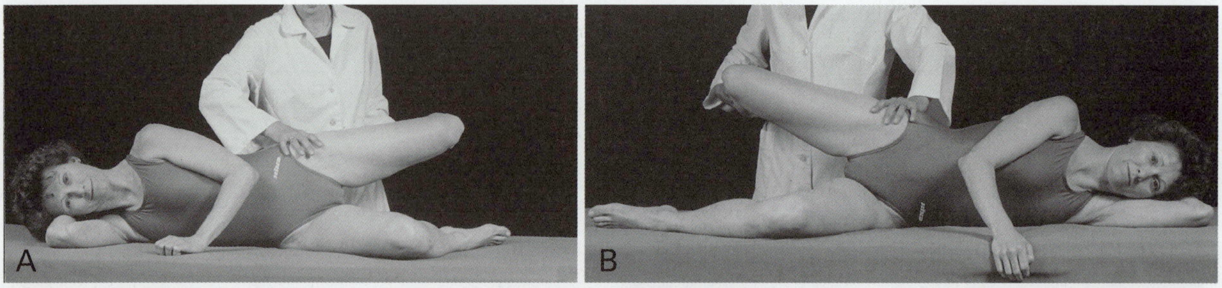

그림 7-49 A, B, 양성 Ober 테스트; 양쪽 대퇴근막장근이 긴장된 상태.

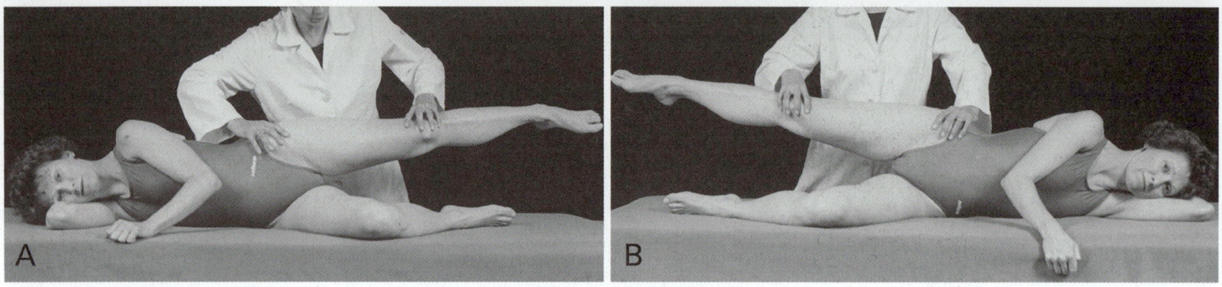

그림 7-50 A, B, 변형된 Ober 테스트(무릎 신전: 양쪽 대퇴근막장근이 긴장된 상태)

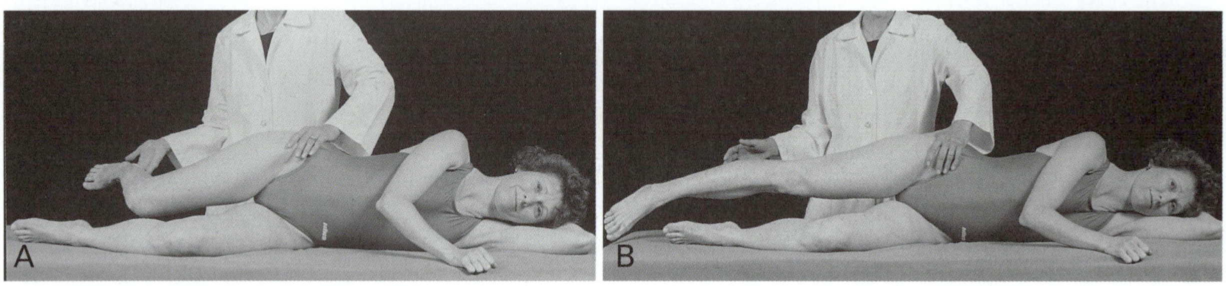

그림 7-51 A, B, 대퇴근막장근과 장경인대의 긴장 검사에서 발생하는 오류.

양쪽 대퇴근막장근 긴장: 양성 Ober 테스트

Bilateral Tightness of Tensor Fasciae Latae: Positive Ober Test

관상면에서 대퇴부가 중립 회전되어 있고 무릎이 90° 굴곡된 상태에서 하지가 수평보다 약간 아래로 떨어지면 내전 가동범위가 정상으로 간주될 수 있다. 이 피검사자의 대퇴부는 대퇴근막장근과 장경인대의 양쪽 압박으로 인해 현저한 외전 상태를 유지하게 된다(**그림 7-49**).

양쪽 대퇴근막장근 긴장: 변형된 Ober 테스트(무릎 신전된 상태): (Bilateral Tightness of Tensor Fasciae Latae: Modified Ober Test(Knee Extended)

관상면에서 대퇴부가 중립 회전되어 있고, 무릎이 90° 굴곡된 상태에서 하지가 수평보다 약간 아래로 떨어지면 내전 가동범위는 정상으로 간주될 수 있다. 이 검사에서, 피검사자는 대퇴근막장근(tensor fasciae latae)과 장경인대(iliotibial band)의 긴장 때문에 하지가 수평 레벨까지 떨어지지 않는다(**그림 7-50**).

대퇴근막장근과 장경인대의 긴장 검사에서 발생하는 오류 Errors Testing for Tensor Fasciae Latae and Iliotibial Band

어떤 한 참고사항에 의하면 무릎을 굽힌 상태에서 하지를 올바른 Ober 검사 위치로 이동한 다음 이완시켰더니 (7), **그림 7-51A** 및 **B**에서 볼 수 있듯이 고관절은 검사자가 제어하지 않을 때 내회전과 굴곡이 일어났다. 대퇴근막장근과 장경인대의 긴장 상태를 정확하게 검사하기 위해서는 대퇴부는 관상면(coronal plane)에 유지되고 내회전이 방지되어야 한다.

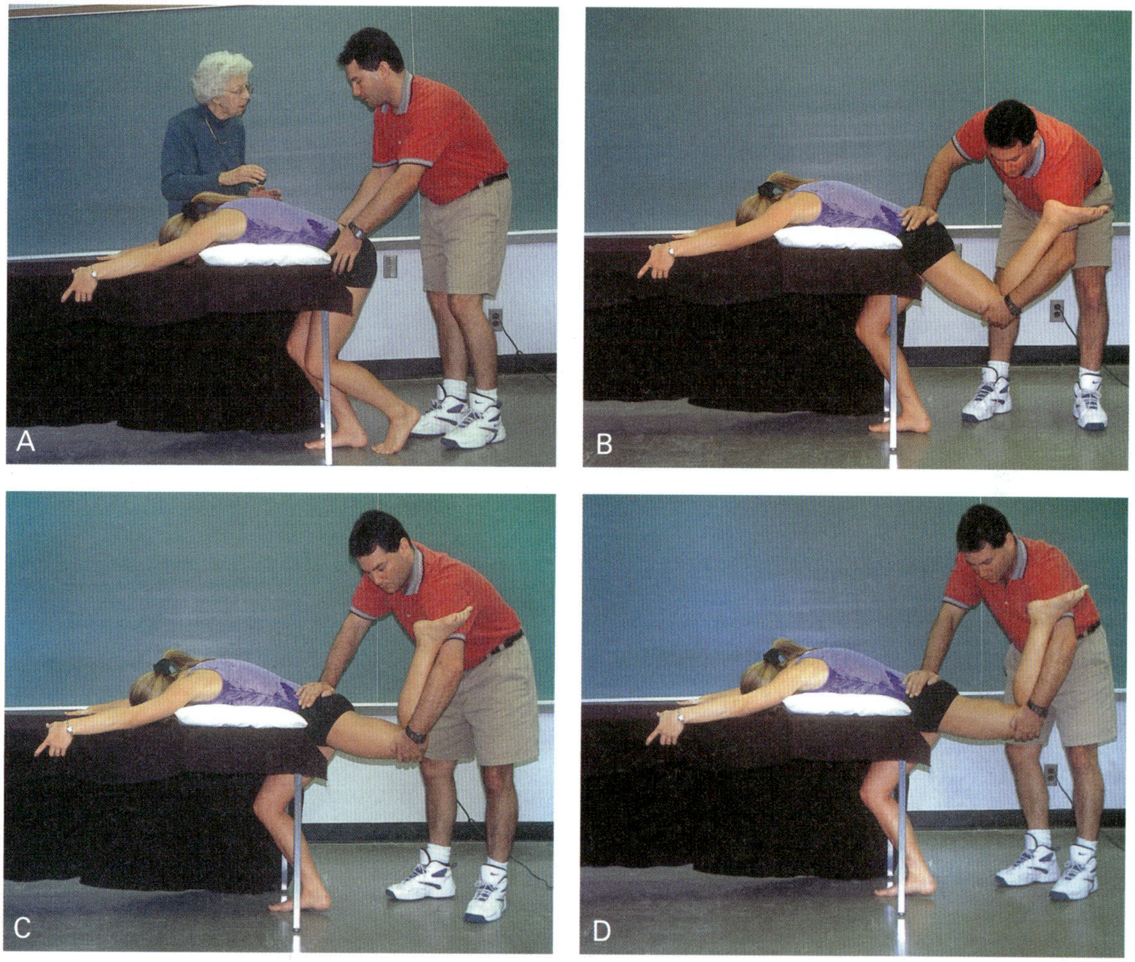

그림 7-52 A-D, 변형된 Ober 테스트: 상체를 대고 엎드려 누운 자세.

변형된 OBER 테스트: 상체 대고 엎드려 누운 자세 MODIFIED OBER TEST: TRUNK PRONE

장비: 치료 테이블. 테이블이 푹신하지 않은 경우 쿠션용으로 접은 수건이나 얇은 베개를 테이블 끝부분에 놓는다. 이 검사에서 테이블은 피검사자의 키에 맞게 높낮이 조절이 가능한 것이 바람직하다(이 검사를 제외하고는 테이블 상판 패딩이 두껍거나 중앙에 경첩으로 연결된 치료 테이블은 대부분의 고관절 근육과 체간 근육의 길이 검사와 근력 검사에 적합하지 않다). 피검사자가 가능하도록 테이블의 높이를 필요에 따라 조절하되 무릎을 약간 굽힌 상태에서 두 발이 바닥에 닿도록 한다.

시작 자세: 피검사자는 테이블 끝부분과 닿은 위치에 서서 몸을 앞으로 굽혀 테이블 위에 엎드려 누운 자세를 취한다. 상체가 테이블 위에 완전히 놓이도록 무릎을 굽히고 발은 필요한 만큼 테이블 아래 전방에 위치시켜 놓고 두 팔은 머리 위로 뻗어 테이블의 양 측면을 잡는다(그림 7-52).

근거: 상체를 엎드려 누운 자세에서 허리는 편평한 상태가 된다. 팔을 머리 위로 완전히 뻗은 상태를 유지하여 골반이 측면으로 기울어지는 것을 방지하게 된다. 이렇게 엎드려 누운 자세는 Ober 테스트의 요구사항을 충족하며 옆으로 누운 자세보다 더 안정적이다.

검사 동작: 왼쪽 대퇴근막장근과 장경인대의 길이를 검사하기 위해 검사자는 왼팔로 피검사자의 왼쪽 대퇴부와 하퇴를 잡아 직각으로 굽힌 무릎을 유지시키고 오른손으로는 골반을 테이블 위에 단단히 고정시킨다. 검사자는 무릎을 굽힌 상태에서 고관절을 완전히 외전시키고 상방으로 신전시킨 다음 내전시켜 나간다(피검사자의 오른쪽 다리를 검사하기 위한 지침의 반대이다).

정상 관절가동범위: 대퇴부를 내전이 전혀 없는 위치로 이동(예: 옆으로 누운 자세에서 수평에 해당). (만약 고관절이 완전히 신전되지 않으면 약간 더 내전된다.)

다리 길이 측정 LEG-LENGTH MEASUREMENT

소위 "실제 다리 길이(actual leg length)"는 전상장골극(PSIS)에서 내복사과까지 길이를 측정한 것이다. 측정 지점이 골반과 다리의 랜드마크이기 때문에 분명 그러한 측정은 다리 길이의 절대적으로 정확한 결과는 될 수 없다. 전상장골극 아래 대퇴골의 한 지점을 촉진하는 것은 불가능하므로 골반의 랜드마크를 이용할 수밖에 없다. 따라서, 골반에 대한 양 사지의 동일한 관계를 보장하기 위해 측정하기 전에 체간과 다리에 대한 골반의 정렬 상태가 고정되어야 한다. 골반의 회전 또는 외측 경사는 측정에서 상당한 차이를 일으킬 수 있을 정도로 골반과 사지의 관계를 변경시킬 수 있다. 가능한 한 최대한의 정확도를 얻기 위하여 환자는 테이블 위에 바로 누운 자세에서 체간, 골반 및 다리를 일직선으로 정렬시켜 놓고 서로 밀착시킨 상태를 취해야 한다. 전상장골극에서 배꼽까지의 거리를 오른쪽과 왼쪽 양쪽 모두 측정하여 골반의 외측 경사 또는 회전 상태를 평가한다. 측정치의 차이가 발견되면 다리 길이를 측정하기 전에 골반을 편평하게 하고 가능한 한 모든 회전이나 경사진 상태를 교정하도록 한다.

"외관적 다리 길이(apparent leg length)"는 배꼽에서 내복사과까지 길이를 측정한 것이다. 이러한 유형의 측정은 골반 기울기를 교정하기 위해 힐 리프트(heel lift)를 적용할 목적으로 다리 길이 차이를 결정하는 데 도움이 되기보다는 혼란을 일으키는 원인이 되는 경우가 더 많다. 이러한 혼동은 서 있는 자세와 누워 있는 자세가 서로 반대로 나타나고, 골반 경사는 실제 다리 길이의 차이에 의한 것이 아니라 근육 불균형으로 인해 발생하는 것이기 때문이다.

서 있을 때 약한 근육이 체중을 적절하게 지지해 주지 못하면 정렬에 결함이 발생한다. 예를 들어, 오른쪽 중둔근의 약화로 인해 골반이 오른쪽으로 편향되어 상대적으로 왼쪽이 떨어지기 때문에 오른쪽이 올라간 것처럼 보이면서 다리도 길어 보인다. 자세 결함이 오래 지속되면 일반적으로 외측 체간과 관련된 근육에 불균형이 발생하며 오른쪽 외측 체간 근육이 왼쪽보다 짧고 강하게 나타난다.

누운 자세에서 부정렬은 강한 근육의 당김으로 인해 더욱 빈번하게 발생한다. 바로 누운 자세에서 위에서 설명한 근육 불균형 유형(예: 오른쪽 중둔근이 약하고 오른쪽 외측 체간 근육이 강한 사람)은 더 강한 외측 복근에 의해 오른쪽 골반이 위로 당겨져 더 높게 나타나는 경향이 있다. 나중에는 이 위치는 오른쪽 다리를 위로 당겨 올려 왼쪽 다리보다 짧게 보인다.

신발의 높이 조절이 필요한지 여부는 누운 자세가 아니고 선 자세로 측정해야 한다. 다양한 두께의 판(board)이 이 목적을 위해 사용된다(또한 근육 불균형으로 인한 외견적 다리 길이 불일치 참조).

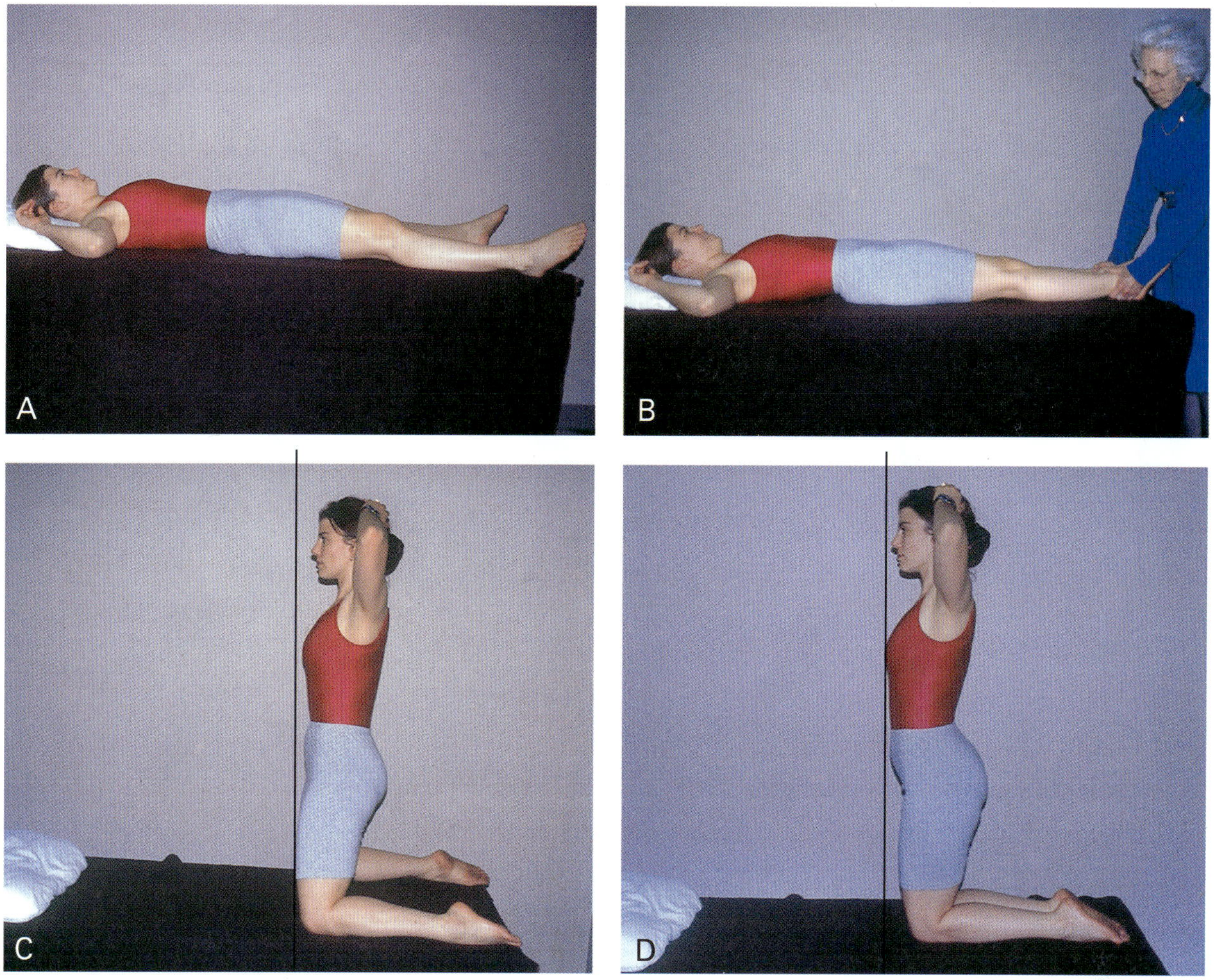

그림 7-53 A–D, 고관절 굴곡근 길이 검사와 대퇴근막장근이 긴장된 상태.

고관절 굴곡근 길이 검사 HIP FLEXOR LENGTH TESTING

긴장된 단일관절 근육은 동작의 반대 방향으로의 관절 가동범위를 제한한다. 두 개 혹은 그 이상의 관절을 가로지르는 근육은 만약 다른 관절(또는 관절들)이 정상적으로 근육이 길어진(normal elongation) 위치에 유지되어 있다면 한 관절에서만 긴장을 나타낼 수 있다.

그림 7-53A: 피검사자는 다리를 외전시켜 놓은 채 바로 누운 자세를 취하고 있다. 허리는 테이블에 편평한 상태인데, 즉 그것은 허리가 정상적인 굴곡 상태라는 의미이다. 골반이 후방으로 기울어져 있고 고관절은 신전되어 있다. 외견상 고관절 굴곡근의 단축은 보이지 않는다.

그림 7-53B: 다리는 내전도 외전도 아닌 중립 위치에 있다. 허리는 더 이상 테이블에 편평하지 않은 상태이고 골반은 전방으로 기울어져 있다. 고관절은 골반 전방 경사로 인해 굴곡된 상태에 있다.

그림 7-53C: 피검사자는 무릎을 약 90° 굽혀 꿇어 앉아 있으며 대퇴부는 외전되어 있다. 골반과 대퇴골의 정렬 상태는 양호하다.

그림 7-53D: 피검사자는 무릎을 약 90° 굽혀 꿇어 앉아 있으며 대퇴부를 중립 위치(외전도 내전도 아님)에 두고 있다. 체간의 정렬 상태는 전방으로 이동되어 있으며 허리의 신전(아치 형성)이 증가되어 있는데 이는 고관절 굴곡근이 긴장되어 있다는 근거이다.

결론: 고관절을 굴곡시키고 외전시키는 근육, 즉 대퇴근막장근이 긴장(tightness)되어 있다.

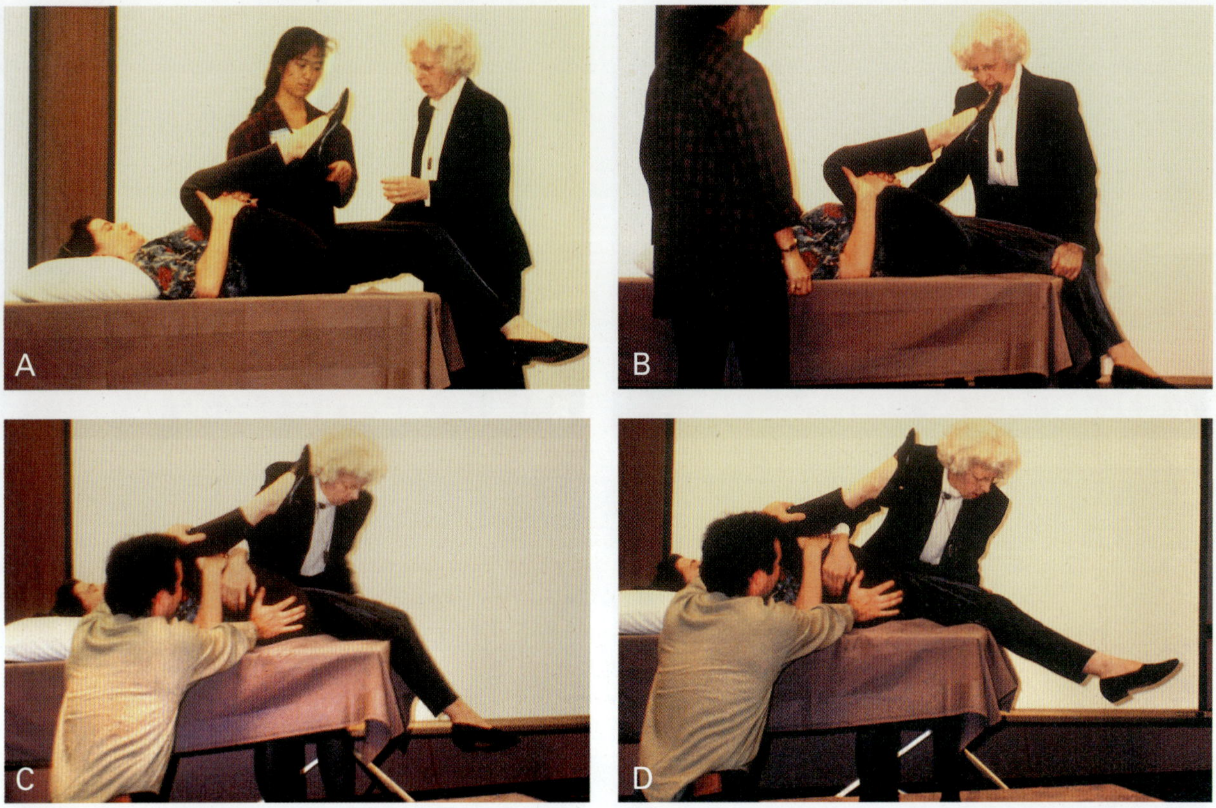

그림 7-54 A-D, 이 고관절 굴곡근 길이 검사는 그림 7-53에서의 검사 시행 후 5년 뒤에 동일한 피검사자와 검사자에 의해 시행된 것이다.

감별진단 Differential Diagnosis

고관절 굴곡은 대퇴골을 골반 쪽으로 굴곡시키거나, 골반을 대퇴부 쪽으로 전방 경사시켜 실행할 수 있다. 고관절 굴곡근은 다음의 요건 사항으로 구성되어 있다(봉공근은 고관절을 굴곡 및 외회전시키고 무릎관절을 굴곡시키는 역할을 하기 때문에 여기서 생략되었음).

1. 고관절을 굴곡시키는 단일관절 장요근(iliopsoas).
2. 고관절을 굴곡시키고 무릎관절을 신전시키는 이중관절 대퇴직근(rectus femoris).
3. 고관절을 굴곡, 외전 및 내회전시키고, 무릎의 신전을 돕는 이중관절 대퇴근막장근 (tensor fasciae latae).

고관절 굴곡근 길이 검사 Hip Flexor Length Tests

이 사진에서는 고관절 굴곡근 긴장(tightness)의 감별진단을 위한 검사를 보여주고 있다. 동일한 피검사자와 검사자가 그림 7-53 및 7-54에 잘 비교되어 나타나 있다.

그림 7-54A: 고관절 굴곡근 길이 검사를 위한 시작 자세. 허리는 테이블 위에 편평하게 위치시켜 놓은 상태에서 왼쪽 하지를 검사할 때는 오른쪽 무릎을 가슴 쪽으로 당겨 놓은 자세를 유지한다. 대퇴부가 테이블에 닿지 않는다는 사실은 왼쪽 고관절 굴곡근이 단축되어 있다는 근거가 된다.

그림 7-54B: 하지가 고관절 외전 자세로 이동되어 있다. 대퇴부가 테이블에 닿아 있어 장요근(iliopsoas)에 긴장감이 없다는 근거를 제공해 준다. 무릎 굴곡의 정도로 보아 대퇴직근(rectus femoris)에 긴장감이 거의 없거나 전혀 없다는 것을 알 수 있다.

그림 7-54C: 대퇴부가 테이블과 접촉한 상태로 유지되어 있다(장요근을 정상 길이로 유지하기 위해). 하지가 외전 자세에서 영점 자세로 뒤로 이동함에 따라(대퇴근막장근에 의한 약간의 저항에 대항해) 골반의 측면 이동을 방지하기 위해 골반을 안정화시켜 놓고 있다.

그림 7-54D: 대퇴근막장근의 정상 길이는 고관절 신전 및 내전과 함께 무릎 굴곡을 일으킨다. 무릎이 신전되어 있는 자세에서 알 수 있듯이 이는 대퇴근막장근이 긴장되어 있다는 부인할 수 없는 근거 자료가 되며 특히 첫 번째 검사에서 분명히 나타난다.

섹션 Ⅳ

근력 검사 MUSCLE STRENGTH TESTS

하지 근육 불균형 분석을 위한 차트 CHART FOR ANALYSIS OF MUSCLE IMBALANCE: LOWER EXTREMITY

Name:.. *Date: 1st. Ex.-*.................... *2nd. Ex.-*........................

Diagnosis:.. *Onset:*.......................... *Exam. of*.............. *extremity*

		2nd EX.	1st. EX.	1st. EX.	2nd. EX.		
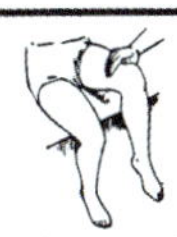	ILIOPSOAS SARTORIUS TENSOR FAS. LAT. RECTUS FEMORIS } HIP FLEXORS					GLUTEUS MAXIMUS	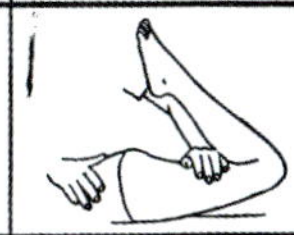
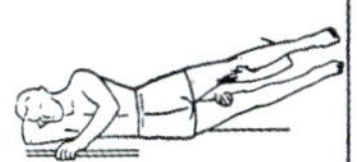	HIP ADDUCTORS					GLUTEUS MEDIUS	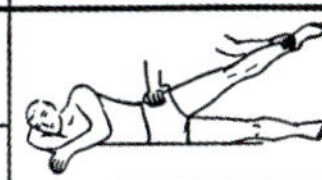
						GLUTEUS MINIMUS	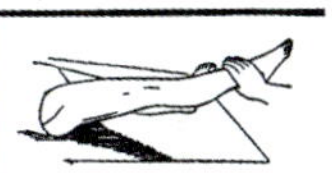
						TENSOR FASCIAE LATAE	
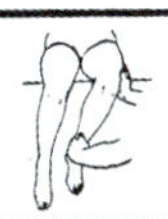	HIP LATERAL ROTATORS					HIP MEDIAL ROTATORS	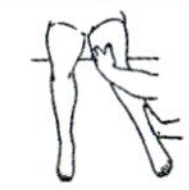
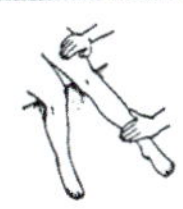	QUADRICEPS					MEDIAL HAMSTRINGS	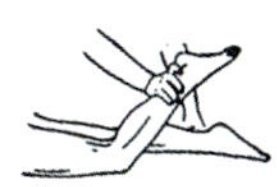
						LATERAL HAMSTRINGS	
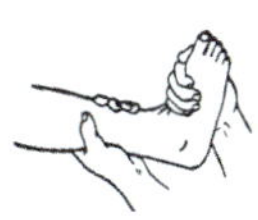	TIBIALIS ANTERIOR					SOLEUS	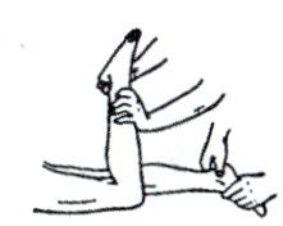
						GASTROCNEMIUS & SOLEUS	
						PERONEUS LONGUS & BREVIS	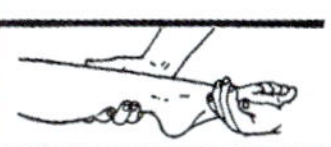
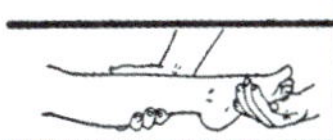	TIBIALIS POSTERIOR					PERONEUS TERTIUS	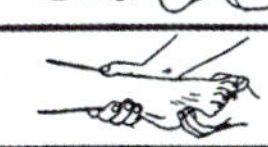
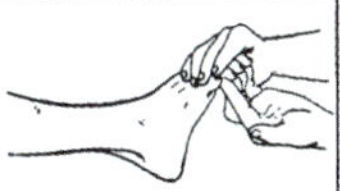	FLEXOR DIGITORUM LONGUS 1					1 DISTAL INTER-PHALANGEAL JOINT EXTENSORS	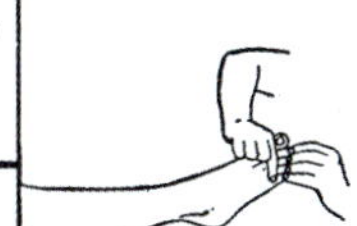
	2					2	
	3					3	
	4					4	
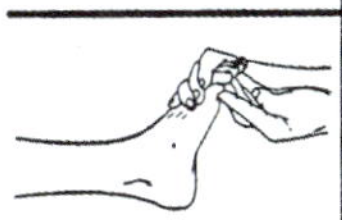	FLEXOR DIGITORUM BREVIS 1					1 PROXIMAL INTER-PHALANGEAL JOINT EXTENSORS	
	2					2	
	3					3	
	4					4	
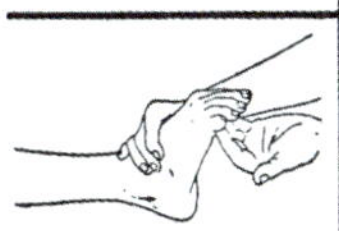	LUMBRICALES & INTEROSSEI 1					1 EXT. DIGITORUM LONGUS & BREVIS	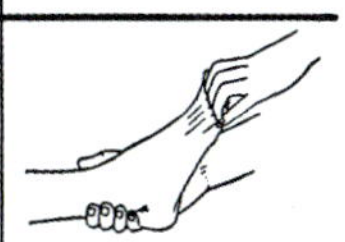
	2					2	
	3					3	
	4					4	
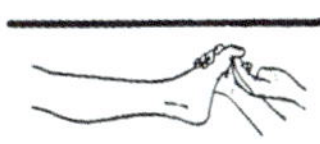	FLEXOR HALLUCIS LONGUS					EXTENSOR HALLUCIS LONGUS & BREVIS	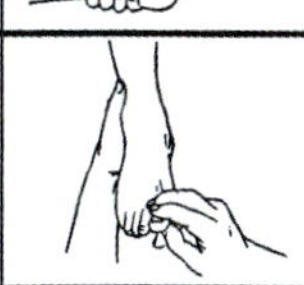
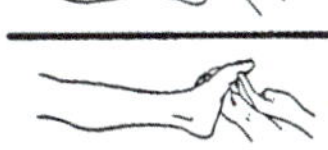	FLEXOR HALLUCIS BREVIS						
	ABDUCTOR HALLUCIS					ADDUCTOR HALLUCIS	

그림 7-55 하지 근육 불균형 분석을 위한 차트. © 2005 Florence P. Kendall.

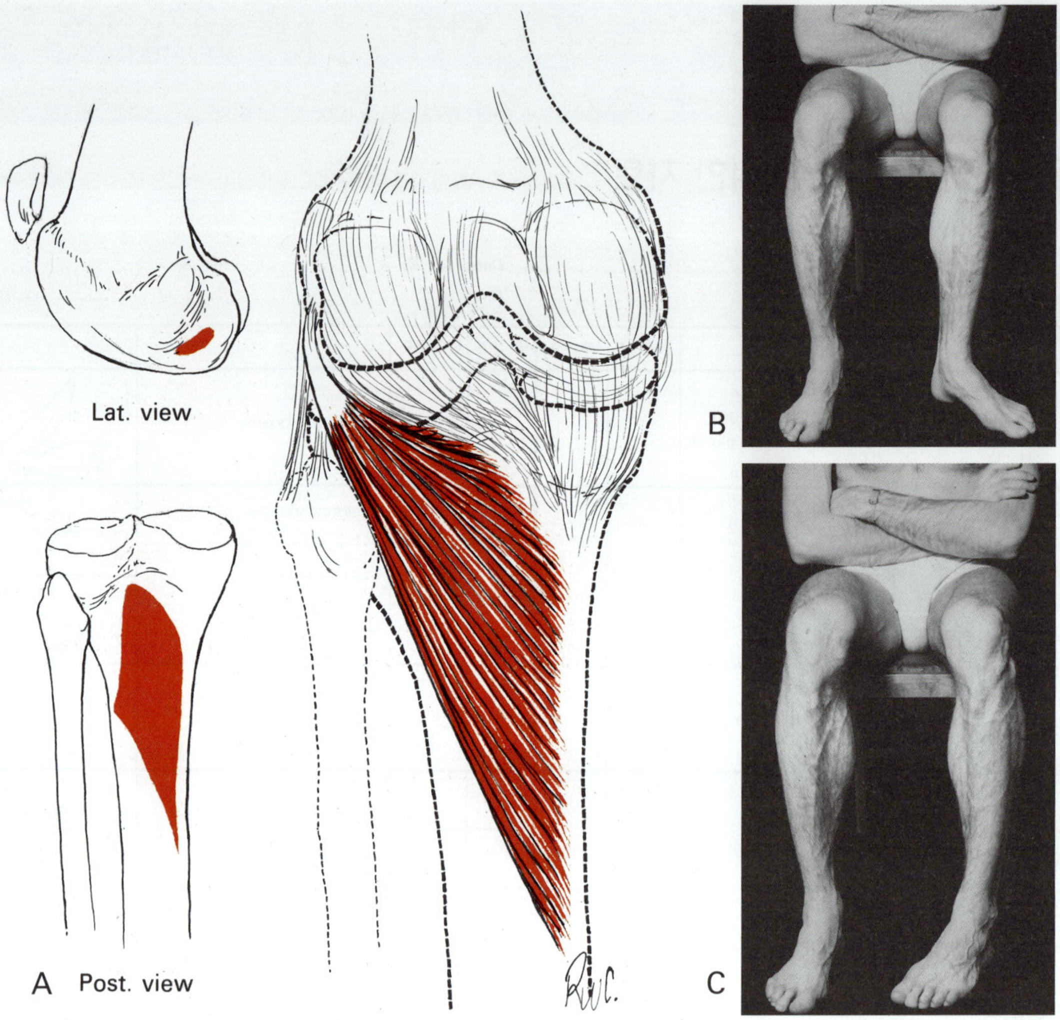

그림 7-56 슬와근: A, 외측 및 후면; B, 슬와근의 근력을 검사하는 모습; 시작 자세, 왼쪽 다리; C, 완전한 검사 자세, 왼쪽 다리.

슬와근 Popliteus

기시부: 대퇴골 외측과(lateral condyle) 관절구의 전방 부위, 무릎관절의 사슬개인대(oblique popliteal ligament) (그림 7-56A).

정지부: 경골 후면 가자미선의 근위 삼각지대, 근육을 덮고 있는 심부근막.

작용: 체중이 가해지지 않은 경우(즉, 기시부가 고정된 상태), 슬와근은 대퇴골에 대해 경골을 내회전시키고, 무릎관절을 굴곡시킨다. 체중이 가해지는 경우(즉, 정지부가 고정된 상태)에는 경골에 대해 대퇴골을 외회전시키고 무릎관절을 굴곡시킨다. 이 근육은 무릎관절의 후면 인대 보강에 도움이 된다.

신경: 경골신경, L4, 5, S1.

환자: 무릎을 직각으로 굽히고 앉은 자세에서 다리는 대퇴골에 대해 경골을 외회전시킨 상태를 유지한다.

고정: 필요 없음.

검사 동작: 대퇴골에 대해 경골의 내회전(그림 7-56C).

저항: 검사 동작은 슬와근의 등급을 결정하기 위해서가 아니라 단지 슬와근의 작용 여부를 나타내기 위한 것이므로 저항이나 압력을 가하지 않는다.

약화: 대퇴골에 대해 경골 외회전이 발생하고 무릎의 과신전 현상을 초래한다. 슬와근의 약화는 대체로 슬와부근 내측 부위가 약하다든가 외측 부위가 강하다든가 하는 양쪽 근육 사이의 불균형 사례에서 발견된다.

단축: 약간의 무릎 굴곡과 대퇴부에 대해 경골의 내회전이 초래된다.

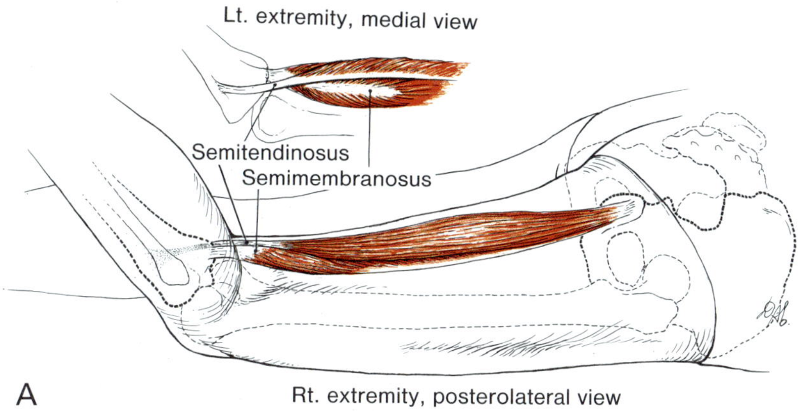

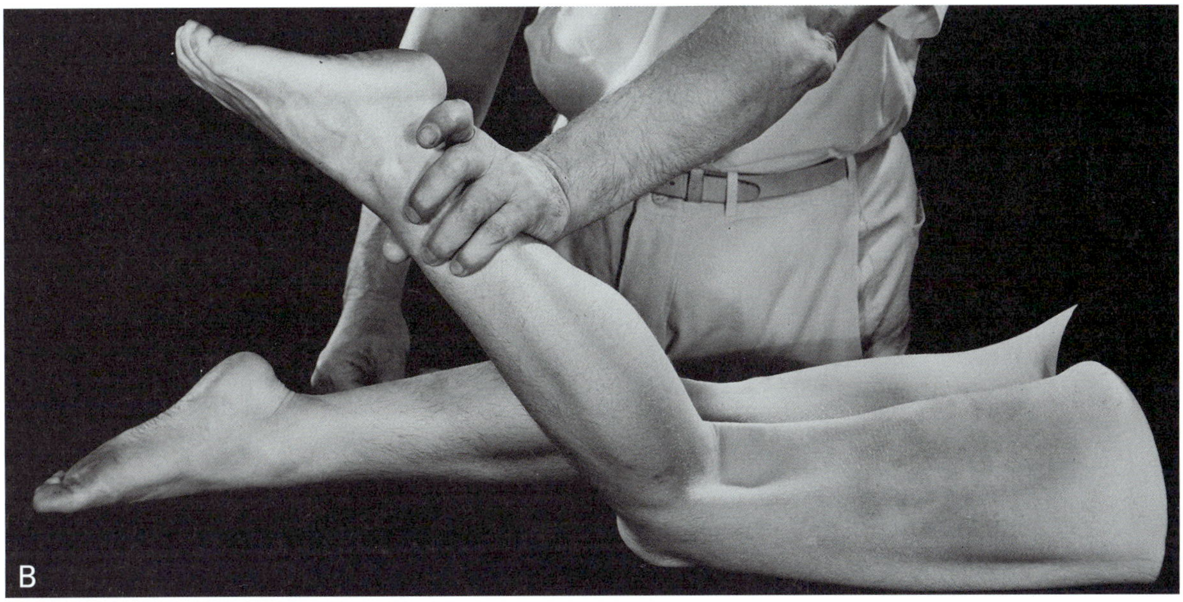

그림 7-57 A, 내측 슬와부근; B, 반막양근과 반건양근의 근력을 검사하는 모습.

내측 슬와부근: 반건양근 및 반막양근

MEDIAL HAMSTRINGS: SEMITENDINOSUS AND SEMIMEMBRANOSUS

반건양근 Semitendinosus

기시부: 대퇴이두근의 장두 건과 함께 좌골결절(그림 7-57A)

정지부: 경골 내측 근위부와 다리의 심부근막.

작용: 무릎관절을 굴곡 및 내회전시킨다. 고관절을 신전시키며 내회전을 보조한다.

신경: 경골신경, L4, **5, S1,** 2.

환자: 엎드려 누운 자세.

고정: 검사자는 테이블에 환자의 대퇴를 단단히 고정시켜야 한다(그림 7-57B). (내측 슬와부근의 근복 부위를 가리지 않기 위해 그림에는 고정시키는 장면을 나타내지 않고 있다.)

반막양근 Semimembranosus

기시부: 좌골조면, 대퇴이두근과 반건양근보다 근위부 외측(그림 7-57A).

정지부: 경골 내측과(medial condyle) 후방 내측 부위.

작용: 무릎관절을 굴곡 및 내회전시킨다. 고관절을 신전시키며 내회전을 보조한다.

신경: 좌골신경(경골신경지), L4, **5, S1,** 2.

검사: 대퇴가 내회전된 상태에서 무릎 50~70° 굴곡, 대퇴골에 대해 경골의 내회전(그림 7-57B).

압력: 발목 위에서 무릎의 신전 방향으로 압력을 가한다. 회전 작용에 대해서는 압력을 가하지 않도록 한다.

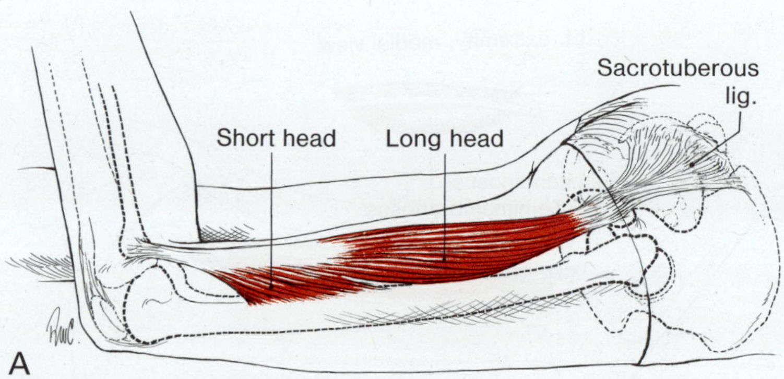

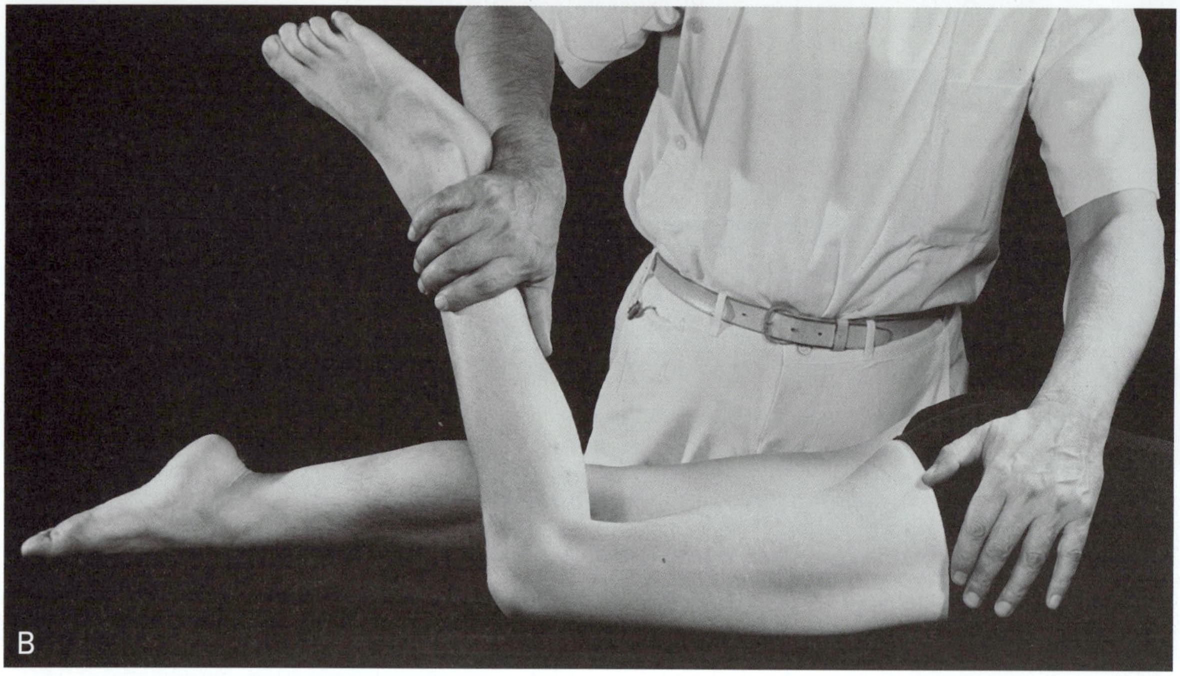

그림 7-58 A, 외측 슬와부근; B, 대퇴이두근의 근력을 검사하는 모습.

외측 슬와부근: 대퇴이두근 LATERAL HAMSTRINGS: BICEPS FEMORIS

대퇴이두근 Biceps Femoris

장두의 기시부: 천골 결절인대의 원위부, 좌골결절의 후면 부위.

단두의 기시부: 조선의 외측 가장자리, 상과선 근위부 2/3, 외측 근간중격 부위.

정지부: 비골두의 외측, 경골의 외측과, 하퇴 외측 심부근막 부위.

환자: 엎드려 누운 자세.

고정: 검사자는 환자의 대퇴부를 테이블에 고정시켜야 한다(그림 7-58). (검사할 근육 부위를 가리지 않기 위해 그림에는 나타내지 않고 있다.)

작용: 장두와 단두는 무릎관절을 굴곡시키고 외회전시킨다. 장두는 고관절의 신전 및 외회전을 보조한다.

장두의 신경: 경골신경지, L5, **S1, 2**, 3.

단두의 신경: 총비골신경, **L5, S1, 2**.

검사: 대퇴가 약간 외회전된 상태에서 무릎 50~70° 굴곡, 대퇴골에 대해 경골의 경미한 외회전.

압력: 무릎의 신전 방향으로 발목 위에 압력을 가한다. 회전 작용에 대해서는 압력을 가하지 않도록 한다.

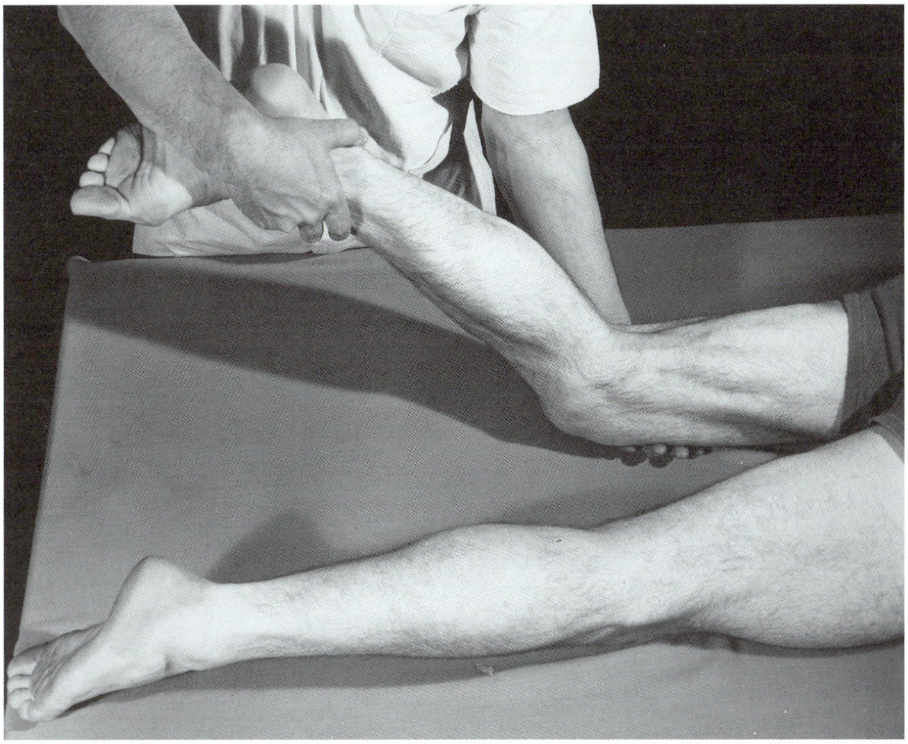

그림 7-59 무릎 굴곡근으로서 박근의 작용.

슬와부근과 박근 HAMSTRINGS AND GRACILIS

약화: 피검사자에게 검사 자세를 유지하라고 했을 때 회전된 상태를 유지하지 못한다면 슬와부근의 내측 또는 외측 근육 중 어느 하나가 약간 약화되어 있음을 알 수 있다. 이러한 약화가 양쪽 모두에 발생하면 무릎에 과신전이 일어나고 골반은 전방으로 기울어지며 요추는 전방 만곡을 형성하게 된다. 약화가 일측성에 발생하면 골반에 회전이 일어나게 된다. 외측 슬와부근이 약하면 체중을 실은 상태에서 내반슬(bowleg) 방향으로 힘이 작용하여 무릎 외측에 안정성이 감소하고 내측 슬와부근이 약하면 무릎 내측에 안정성이 감소되고, 대퇴골이 외회전되면서 외반슬(genu valgum) 자세를 형성하게 된다.

구축: 슬와부근의 내측 및 외측 근육 모두가 구축되면 무릎 굴곡 상태가 초래되며 구축이 극심한 경우에는 골반이 후방 경사되고 요추는 편평해지게 된다.

단축: 고관절 굴곡 시에는 무릎 신전에 제한이 나타나고 무릎 신전 시에는 고관절 굴곡에 제한이 나타난다. 슬와부근의 단축은 골반의 후방 경사를 유발하지는 않으나 골반 후방 경사와 요추 만곡 감소(요추 굴곡)는 주로 슬와부근이 단축된 피검사자에게서 나타난다.

> **주의:** 보통 고관절 굴곡근은 무릎이 굴곡 시에 슬와부근(hamstrings)의 보호근으로 작용한다. 따라서 엎드려 누운 자세(고관절이 신전된 자세)에서는 무릎을 완전히 굴곡된 상태를 유지하게 해서는 안 되며 앉은 자세(고관절이 굴곡된 자세)에서와 같은 정도의 압력을 견디게 해서도 안 된다. 슬와부근을 검사하는 동안 강한 압력에 대항해야 하기 때문에 근육이 지나치게 단축된 자세에서는 근육에 경련이 자주 발생한다. 무릎을 완전히 굴곡시킨 상태에서 슬와부근을 검사하려면 고관절이 굴곡되어야 한다. 그러나 고관절을 굴곡시킨 채로 무릎을 굴곡시켜 슬와부근을 검사할 때는 봉공근(sartorius)의 작용이 나타나게 된다.
> 슬와근(popliteus)과 비복근(gastrocnemius)의 약화는 무릎 굴곡의 초기 동작에 제한이 나타나며 무릎 굴곡이 시작됨에 따라 봉공근의 대체작용으로 고관절 굴곡이 나타난다. 무릎 굴곡의 관절가동범위를 제한하는 대퇴직근(rectus femoris)의 단축은 무릎 굴곡이 완성됨에 따라 고관절 굴곡을 유발한다(엎드려 누운 자세에서 고관절의 굴곡은 요추가 과신전된 상태에서 골반이 전방으로 기울어진 것으로 보인다). 무릎이 굴곡된 상태에서 비복근의 보조 역할은 발목의 족배굴곡으로 나타나는데 이는 발목에서 비복근을 늘여서 보다 효과적으로 무릎을 굴곡하도록 하기 위함이다.

무릎 굴곡근으로서 박근(gracilis)의 작용이 설명되어 있다(그림 7-59). 박근은 내측 슬와부근에 사용되는 검사 위치와 압력에 의해 작동되며 치골에서 기시하고 내측 슬와부근은 좌골에서 기시한다.

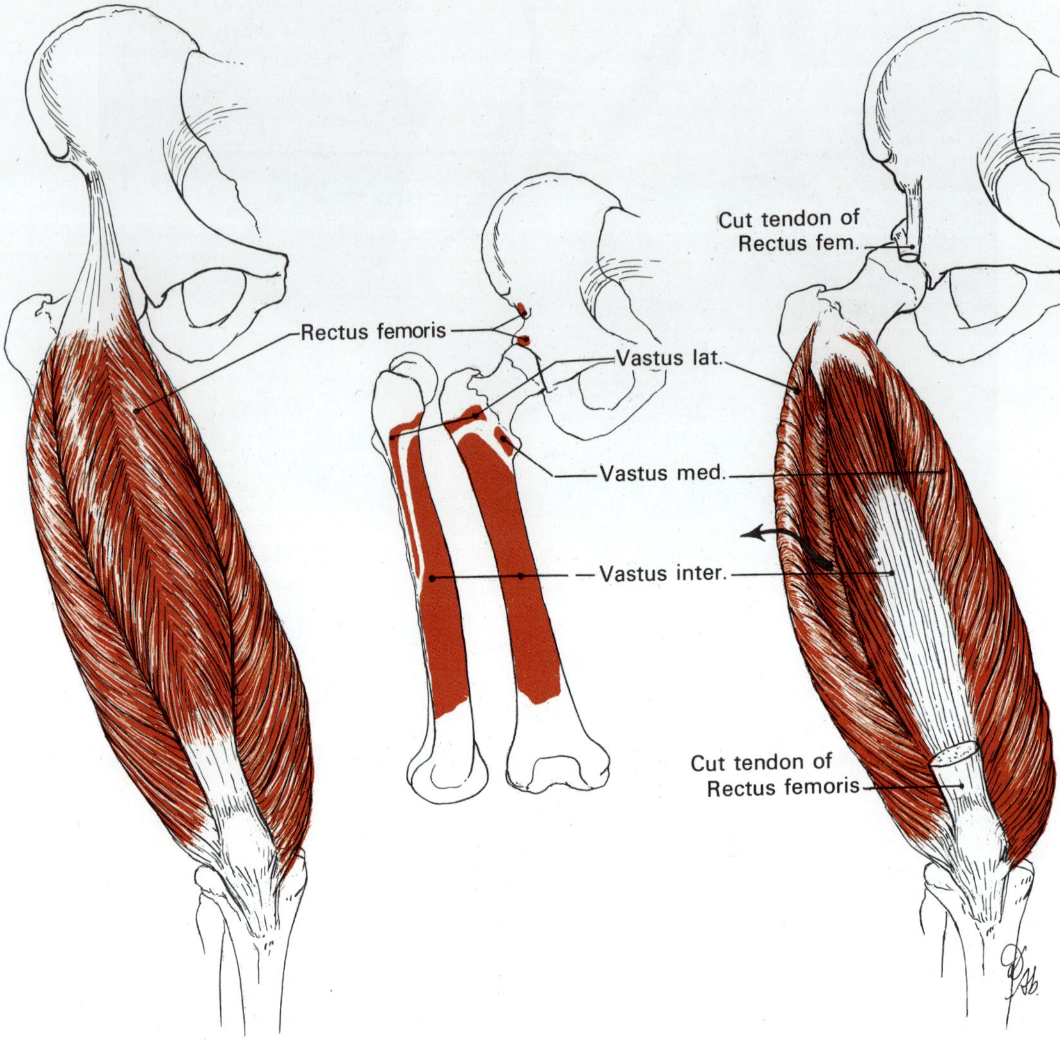

그림 7-60 대퇴사두근(Quadriceps femoris).

대퇴사두근 Quadriceps Femoris

대퇴직근의 기시부:

직두(straight head): 전하장골극(그림 7-60).

반전두(reflected head): 관골구의 가장자리 위의 구(groove).

외측광근 기시부: 전자간선(intertrochantric line)의 근위부, 대전자의 전연과 하연, 둔근 조면의 외측 가장자리, 조선의 외측 가장자리 원위부 1/2 및 외측 근간중격.

중간광근 기시부: 대퇴골 근위 2/3의 전면과 외측면, 조선의 원위 1/2 부위, 외측 근간중격.

내측광근의 기시부: 전자간선의 원위 1/2 부위, 조선의 내측 가장자리, 상과선의 내측 근위부, 장내전근과 대내전근의 건, 내측 근간중격.

정지부: 슬개골의 근위연과 슬개인대를 통해서 정지.

작용: 대퇴사두근은 무릎관절을 신전시키고, 대퇴직근은 고관절을 굴곡시킨다.

신경: 대퇴신경, L2, 3, 4.

슬관절근(articularis genus)은 중간광근과 합쳐지는 작은 근육이다. 하지만 대체로 중간광근과는 구별된다(그림에 나타나 있지 않음).

기시부: 대퇴골 원위부 전면.

정지부: 무릎관절의 활액막 근위부.

작용: 관절낭을 근위부로 끌어당긴다.

신경: 중간광근 가지신경.

환자: 양 무릎을 굽혀 테이블 모서리에 걸쳐 놓고 앉은 자

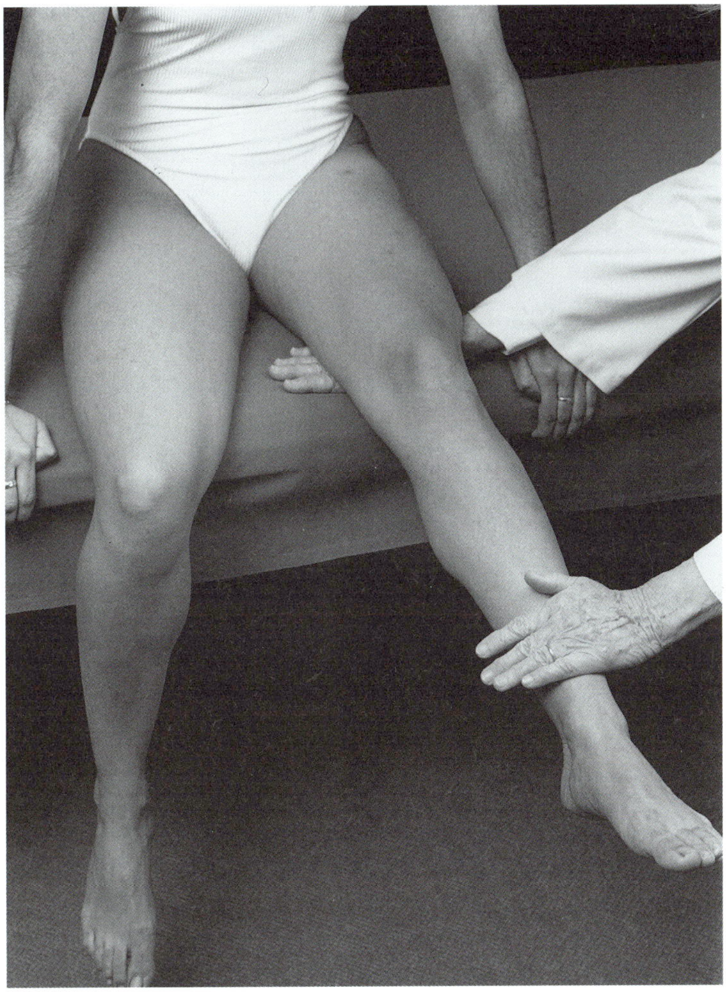

그림 7-61 대퇴사두근의 근력을 검사하는 모습.

세(그림 7-61).

고정: 검사자는 대퇴부를 테이블에 고정시킨다. 또는 체중이 환자를 안정시키기에 충분하기 때문에 대퇴 원위부 아래에 손을 넣어 테이블에 가해지는 압력에 대한 쿠션 역할을 하게 한다.

검사: 대퇴부의 회전 없이 무릎관절의 신전.

압력: 발목 상부에 손을 대고 무릎 굴곡 방향으로 압력을 가한다.

주의: 몸을 뒤로 기울이는 것은 이들 근육이 수축될 때 슬와부근의 긴장을 풀어주려는 시도일 수 있다. 대퇴근막장근이 대퇴사두근의 대체작용을 할 경우 대퇴를 내회전시키며 고관절이 신전되었을 때는 강하게 당기는 힘을 발휘하게 된다. 대퇴사두근 중 대퇴직근이 강하면 환자는 고관절을 신전시키기 위해 몸을 뒤로 기울이게 되며, 따라서 대퇴직근의 최대 작용이 발휘하게 될 것이다.

약화: 무릎의 과신전 결과는 무릎이 후방에 위치되는 것이 아니라 환자가 걸을 때 무릎관절을 약간 과신전된 상태에서 잠겨지게 요구되는 것이다. 기능적으로 이러한 약화는 계단 오르기, 경사면 걷기, 앉은 자세에서 일어나기 등과 같은 동작에 방해를 받게 된다.

구축: 무릎 신전.

단축: 무릎 굴곡의 제한, 대퇴사두근의 일부인 대퇴직근이 단축되면 고관절 신전 시에 무릎 굴곡 동작에 제한이 생기거나 무릎 굴곡 시에 고관절의 신전 동작에 제한이 발생한다(이 장에서 앞서 언급된 고관절 굴곡근 길이 검사 참조).

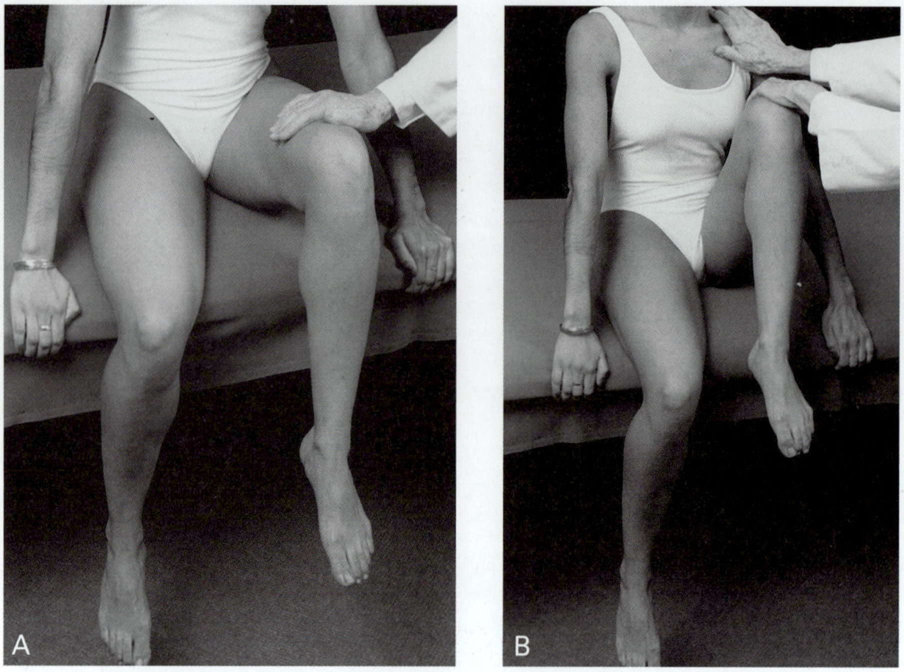

그림 7-62 고관절 굴곡근: A, 고관절 굴곡근 그룹 검사; B, 장요근 검사.

고관절 굴곡근 Hip Flexors

환자: 무릎을 굽혀 테이블 모서리에 걸쳐 놓고 앉은 자세. 이중관절 고관절 굴곡근의 도움을 받기 위해 뒤로 젖혀지지 않게 하기 위해 테이블을 잡는다.

고정: 테이블에 그대로 앉아 있는 것으로도 충분히 안정된다. 만약 체간이 약하면 바로 누운 자세에서 검사를 하도록 한다.

고관절 굴곡근의 그룹 검사: (그림 7-62A) 무릎을 굴곡시킨 상태에서 고관절을 굴곡시켜 대퇴부를 테이블에서 몇 인치 들어 올린 자세를 취하게 한다.

압력: 신전 방향으로 대퇴부 전면에 압력을 가한다.

장요근 검사: (그림 7-62B) 무릎을 굽힌 상태에서 고관절을 완전히 굴곡시킨다. 이 검사는 호(arc) 움직임을 끝까지 이룰 수 있는가를 봄으로써 고관절 굴곡근에 초점을 맞추고 완성된 자세를 유지하는 능력을 바탕으로 등급을 결정한다. 장요근(Iliopsoas)이 약하면 저항에 대해 완전한 굴곡 자세를 유지할 수 없으나 대퇴가 근육 그룹 검사에서 측정할 수 있는 위치로 떨어지는 것은 정상 등급으로 평가된다. 이 검사는 바로 누운 자세에서의 검사 결과를 확인하는 데 사용된다.

압력: 어깨 전면부에 댄 한 손은 역압(counterpressure)을 가하고 다른 손은 고관절의 신전 방향으로 대퇴에 압력을 가한다.

> **주의:** 압력을 가할 때, 대퇴부의 외전과 외회전이 일어나는 것은 봉공근 작용이 일어난 것이거나 대퇴근막장근이 너무 약해 봉공근의 움직임에 반작용을 하지 못하는 것일 수도 있다. 대퇴부의 내회전은 대퇴근막장근이 봉공근보다 강하다는 것을 의미한다. 만약 내전근이 주로 굴곡 운동에 반응하면 대퇴골이 굴곡되며 내전될 것이다. 만약 전방 복근이 골반을 체간에 고정시키지 못한다면 골반은 대퇴부를 향해 전방으로 기울어질 것이고 고관절 굴곡근이 강한 압력에 대항해 유지시킬 수도 있으나 최대 강도에서는 그렇지 않다.

약화: 고관절을 굴곡시키는 능력이 감소되어 계단을 오르거나, 비탈길을 오르거나, 앉은 자세에서 일어나기와 같은 동작이 어렵게 될 것이고 의자에서 일어나는 동작에 앞서 앉은 자세에서는 체간을 앞으로 숙이는 동작에 어려움이 있다. 심하게 약화될 경우, 고관절 굴곡에 의해서라기보다는 (전면 또는 외측 복근의 작용에 의한) 골반의 움직임에 의해 다리가 앞으로 나오기 때문에 보행이 힘들게 된다. 고관절 굴곡근의 약화가 자세에 미치는 영향은 섹션 Ⅱ, 2장에 기술되어 있다.

구축: 양쪽이 구축되면, 요추의 전방 만곡을 증가시키는 고관절이 굴곡되는 변형(2장 후만-전만형 자세 참조)이 발생하고 한쪽만 구축되면 고관절이 굴곡, 외전, 외회전된 자세가 나타난다.

단축: 선 자세에서 고관절 굴곡근의 단축은 골반의 전방 경사와 함께 요추의 전방 만곡을 일으킨다.

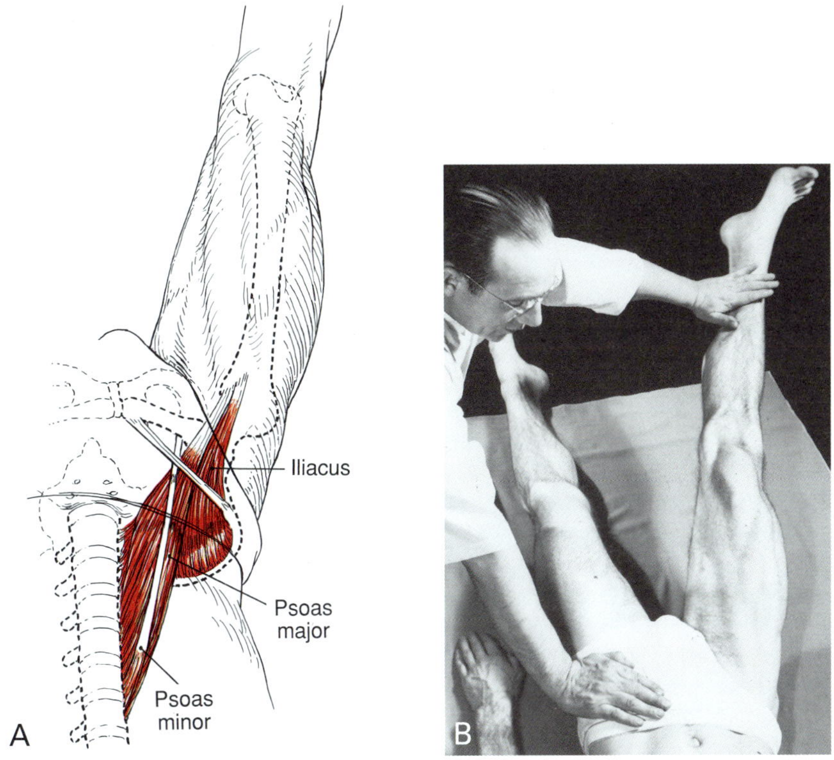

그림 7-63 A, 대요근, 소요근, 장골근; B, 대요근에 초점을 맞춘 장요근의 근력을 검사하고 있는 모습.

장요근과 소요근 ILIOPSOAS AND PSOAS MINOR

대요근 Psoas Major

기시부: 모든 요추의 횡돌기 전면 부위, 마지막 흉추와 모든 요추의 추체 측면 및 추간판, 요추의 추체 측면을 넘어 확장되어 있는 막궁(membranous arches)(그림 7-63A).

정지부: 대퇴골 소전자(lesser trochanter).

신경: 요추신경총, L1, 2, 3, 4.

장골근 Iliacus

기시부: 장골와 상면 2/3, 장골능의 내측 가장자리, 장요인대와 복측 천장인대, 천골 익(sacrum ala).

정지부: 대요근 건의 외측 부위, 소전자의 원위부.

신경: 대퇴신경, L(1), 2, 3, 4.

장요근 Iliopsoas

작용: 바로 누운 자세에서 기시부가 고정된 상태로 다리를 교대로 들어 올리면 체간에 대해 대퇴가 굽혀지는 고관절 굴곡을 일으키고 고관절의 외회전과 외전을 보조한다. 정지부가 고정되고 양쪽으로 작용하면 바로 누운 자세에서 일어나 앉을 때 대퇴부에 대해 체간을 굽힘으로써 고관절을 굴곡시킨다. 대요근은 정지부가 고정된 채로 양쪽이 작용하면 요추의 전방 만곡을 증가시키고 한쪽만 작용하면 같은 쪽 체간의 측면 굴곡을 보조하게 된다.

장요근(대요근에 초점을 맞춘) Iliopsoas (with Emphasis on Psoas Major)

환자: 바로 누운 자세.

고정: 검사자는 반대쪽의 장골능을 고정시킨다. 대퇴사두근은 무릎을 신전된 상태로 안정화시킨다.

검사: 약간의 외전과 외회전 자세에서의 고관절 굴곡. 장요근은 봉공근과 대퇴삼각(femoral triangle) 안에 있는 대퇴신경, 대퇴동맥 및 정맥 구조물 아래 깊숙한 곳에 위치해 있기 때문에 위 사진에서는 보이지 않는다(그림 7-63B).

압력: 다리의 전방 내측면에서 신전과 약간의 외전 방향으로 압력을 가한다. 기시부인 요추에서 정지부인 대퇴골 소전자에 이르는 대요근의 움직임 방향과 반대쪽으로 압력을 가한다.

약화와 **구축:** 앞서 논의된 고관절 굴곡근을 참조하라. 양쪽이 약한 경우는 요추의 후만과 굽은등(sway-back) 자세가 발생하고 한쪽만 약화면 척주측만증을 유발한다.

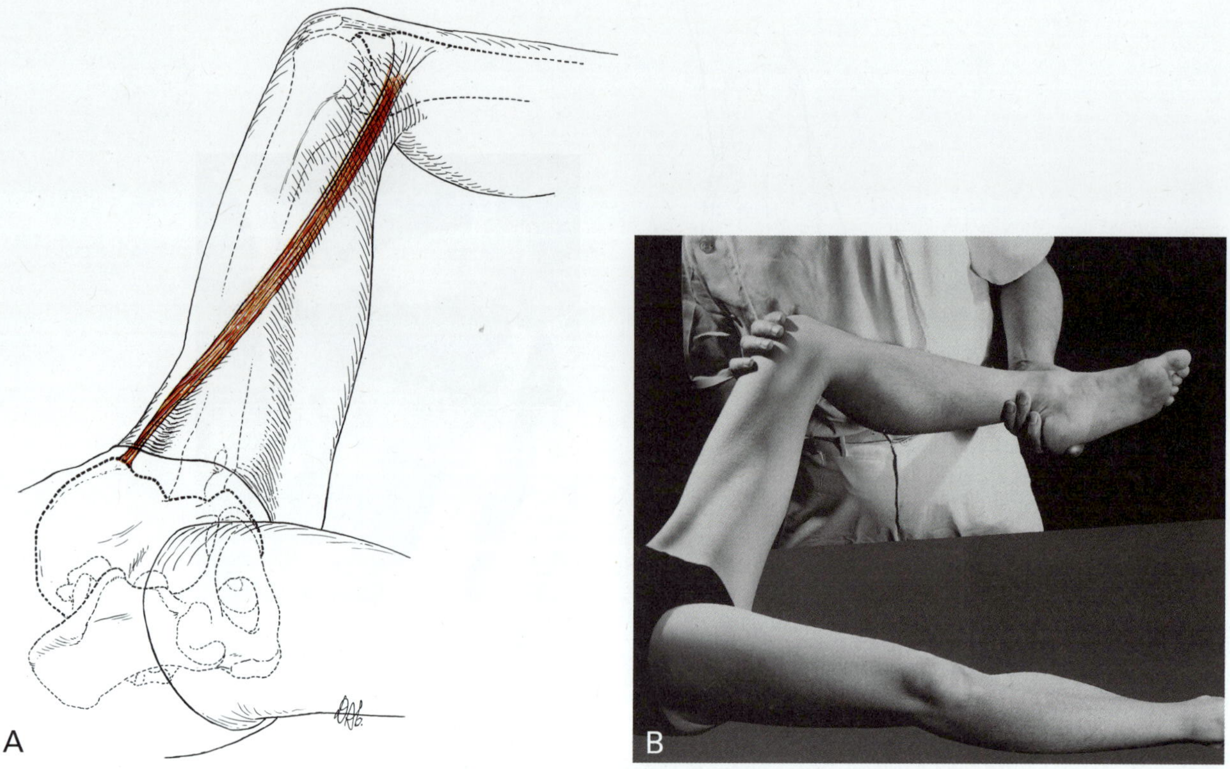

그림 7-64 A, 봉공근; B, 봉공근의 근력을 검사하는 모습.

소요근 Psoas Minor

소요근은 고관절을 교차하지 않기 때문에 하지의 근육에 속하지 않는다. 비교적 중요하지 않은 편이고 항상 존재하는 것도 아니다. 장골근막 원위부에 부착해 있으며 장요근의 건을 안정화시켜 주는 역할을 한다(18).

기시부: 열두 번째 흉추와 첫 번째 요추의 추체 외측 부위와 그 사이의 추간판(그림 7-63A).

정지부: 장골치골 융기, 장골의 궁상선(arcuate line), 장골근막.

작용: 요추에 대해 골반의 굴곡 및 골반에 대해 요추의 굴곡.

신경: 요추신경총, L1, 2.

봉공근 Sartorius

기시부: 전상장골극과 골극 원위부의 절흔 상부 1/2 부위(그림 7-64A).

정지부: 경골 근위부의 전면 경계부 내측.

작용: 고관절을 굴곡, 외회전, 외전시킨다. 무릎관절을 굴곡시키고 내회전을 보조한다.

신경: 대퇴신경, L2, 3, (4).

환자: 바로 누운 자세.

고정: 검사자는 검사 부위를 고정할 필요가 없다. 환자는 테이블에 그대로 누워 있으면 된다.

검사: 무릎의 굴곡을 동반한 대퇴골의 외회전, 외전 및 굴곡(그림 7-64B).

압력: 대퇴 원위부의 전측면에서 고관절의 신전, 내전, 내회전 방향으로 압력을 가하고, 다른 손으로는 무릎 신전 방향으로 압력을 가한다. 검사자의 손은 압력과 역압으로 고관절의 외회전에 저항하는 자세를 취한다(그림 7-72에 기술되어 있는 고관절 외회전 검사 참조).

약화: 고관절의 굴곡, 외전 및 내회전 근력이 감소된다. 무릎관절의 전중면(anteromedial)이 불안정해진다.

구축: 무릎의 굴곡과 함께 고관절의 굴곡, 외전 및 외회전 변형이 발생한다.

봉공근 검사에서 발생하는 오류 Error In Testing Sartorius

그림 7-65에 기술되어 있는 다리 자세는 굴곡, 외전 및 외회전된 상태로 봉공근 검사 자세와 비슷하다. 그러나 이 자세는 고관절 내전근의 기능을 검사하는 것이며, 여기에서 봉공근의 보조 작용은 거의 없다.

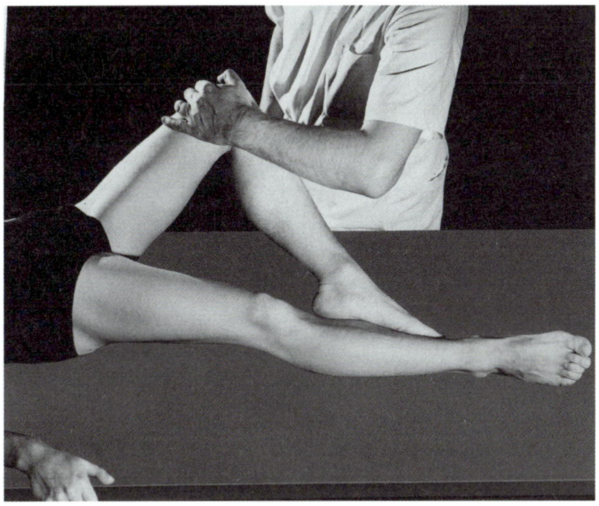

그림 7-65 봉공근 검사에서 발생하는 오류.

대퇴근막장근 Tensor Fasciae Latae

기시부: 장골능 외측 가장자리의 전면 전상장골극의 외측면과 대퇴근막의 심층부(그림 7-66A).

정지부: 대퇴부의 근위와 중간의 교차점에 있는 대퇴근막의 장경인대.

작용: 고관절을 굴곡시키고 내회전 및 외전시킨다. 대퇴근막을 긴장시킨다. 무릎 신전을 보조하기도 한다.

신경: 상둔신경, L4, 5, S1.

단축: 서 있을 때 대퇴근막장근의 단축으로 발생하는 효과는 긴장이 일측성인지 양쪽성인지에 따라 달라진다. 양쪽성인 경우에는 골반 전방 경사가 일어나고 종종 외반슬(genu valgum)이 나타나기도 한다. 일측성인 경우에는 고관절이 외전되고, 대퇴근막이 대퇴근막장근을 따라 긴장되며 관련된 골반 외측 기울기가 나타난다(긴장된 쪽이 낮아짐). 그 쪽의 무릎이 외반슬이 되기 쉽다. 대퇴근막장근과 다른 고관절 굴곡근이 긴장되면 골반 전방 경사와 대퇴골의 내회전 현상이 일어나는데 슬개골의 위치로 이를 알 수 있다.

환자: 바로 누운 자세.

A

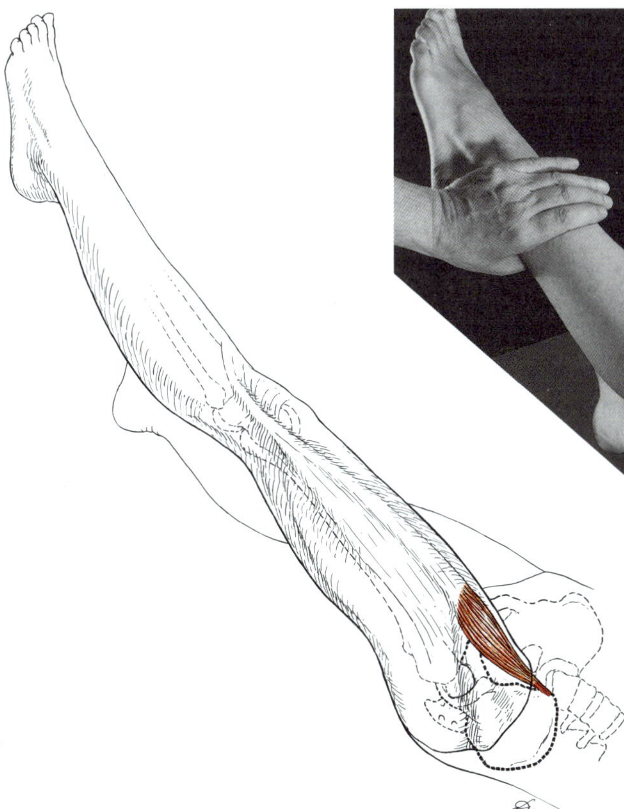

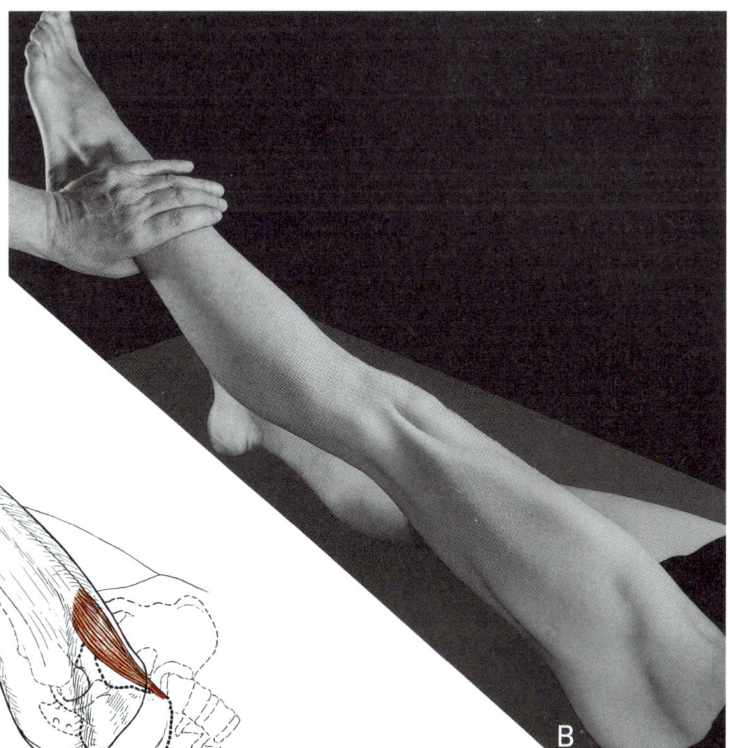

B

그림 7-66 A, 대퇴근막장근; B, 대퇴근막장근의 근력을 검사하는 모습.

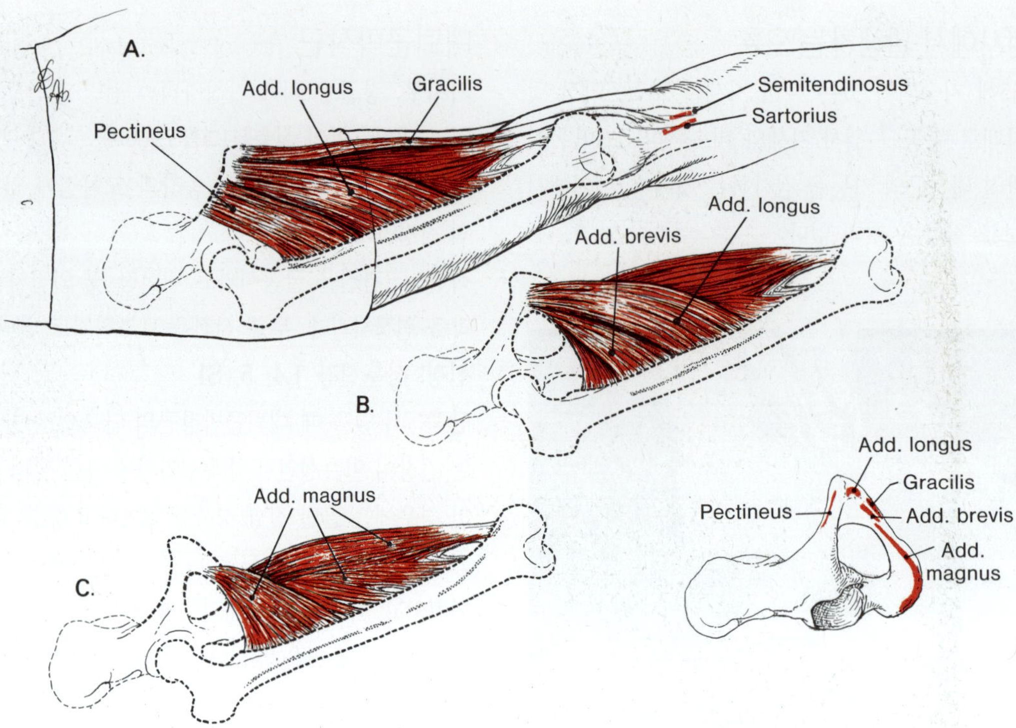

그림 7-67 고관절 내전근(Hip adductors).

고정: 환자는 테이블에 고정된 자세를 취한다. 무릎이 신전된 상태를 유지하기 위해서는 대퇴사두근의 작용이 필요하다. 일반적으로 검사자가 고정시킬 필요는 없지만 불안정성이 있거나 환자가 골반을 테이블에 고정시키기 어려울 경우에는 검사자의 다른 한쪽 손으로 반대쪽의 골반 전면을 눌러 고정시키도록 한다.

검사: 무릎을 편 상태에서 고관절의 외전, 굴곡 및 내회전(그림 7-66B).

압력: 신전과 내전 방향으로 다리에 압력을 가한다. 회전 작용에 관여하는 요인에 대해서는 압력을 가하지 않는다.

약화: 내회전되어 있는 검사 자세를 유지하지 못하는 것은 중간 정도로 약화가 되었기 때문이다. 선 자세에서 내반슬(bow leg) 방향으로 힘을 가하면 하지는 고관절에서 외측으로 회전하는 경향이 나타난다.

구축: 고관절 굴곡과 외반슬 자세, 바로 누운 자세나 선 자세에서 다리가 내전되면 골반은 전방으로 기울어지게 된다.

고관절 내전근 HIP ADDUCTORS

그림 7-67에서 파선은 뼈의 경계를 나타내는 것이고 점선은 대퇴골의 후방 표면에 위치한 근육의 부착점을 나타내는 것이다.

치골근 Pectineus

기시부: 장치골(iliopectineal) 융기와 치골결절 사이의 상치골지 및 치골근선 복측 부위.

정지부: 대퇴골의 치골 융기선.

신경: 대퇴신경, 폐쇄신경, **L2, 3**, 4.

대내전근 Adductor Magnus

기시부: 하치골지, 좌골지(전방 섬유), 좌골조면(후방 섬유).

정지부: 둔근조면 내측, 조선(linea aspera)의 중앙, 내측상과선, 대퇴골 내측과의 내전근 결절(adductor tubercle) 부위.

신경: 폐쇄신경, L2, **3, 4** 및 좌골신경, **L4**, 5, S1.

박근 Gracilis

기시부: 치골결합의 하부 1/2 부위, 하치골지의 내측연.

정지부: 경골체의 내측면, 내측과 원위부, 반건양근 정지부의 근위부, 봉공근의 정지부 외측면.

신경: 폐쇄신경, **L2, 3, 4**.

단내전근 Adductor Brevis

기시부: 하치골지 바깥 부위(outer surface).

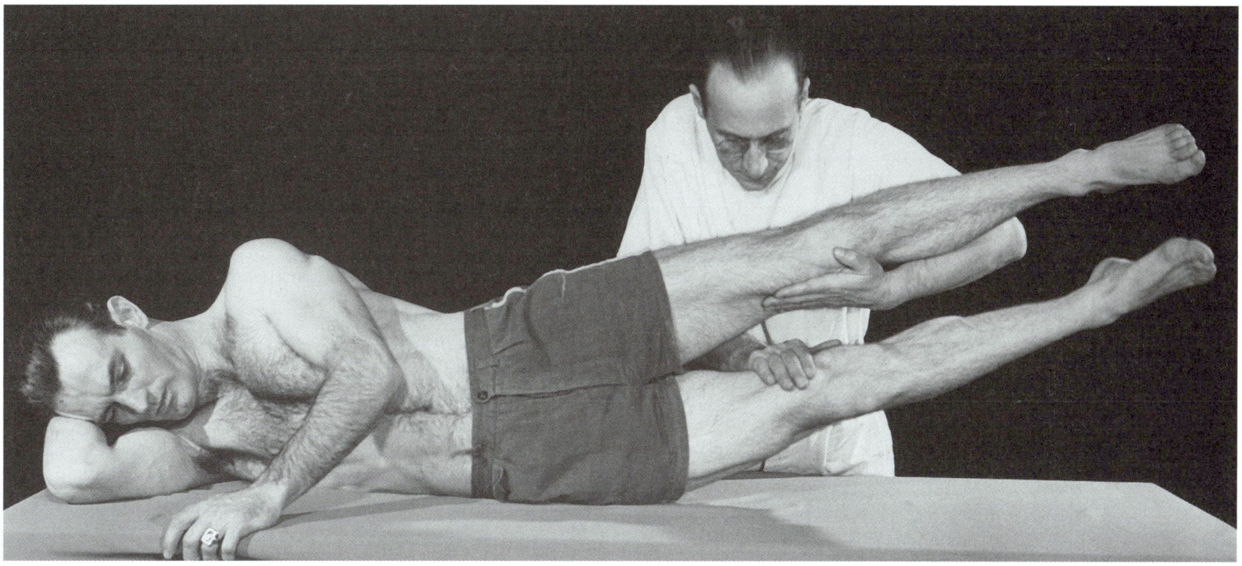

그림 7-68 고관절 내전근의 근력을 검사하는 모습.

정지부: 치골 융기선의 원위 2/3 부위, 조선의 내측연 근위 1/2 부위.

신경: 폐쇄신경, L2, 3, 4.

장내전근 Adductor Longus

기시부: 치골릉과 치골결합 접합부의 전면 부위.

정지부: 조선의 내측연 중앙 1/3 부위.

신경: 폐쇄신경, L2, 3, 4.

고관절 내전근 Hip Adductors

작용: 여기에서 기술된 모든 근육은 고관절을 내전시키는 역할을 한다. 게다가 치골근, 단내전근(adductor brevis), 장내전근(adductor longus)은 고관절을 굴곡시킨다. 치골지와 좌골에서 발생하는 대내전근(adductor magnus)의 전방 섬유는 굴곡을 보조하는 반면, 좌골결절에서 발생되는 후방 섬유는 신전을 보조한다. 박근(gracilis)은 고관절의 내전과 더불어 무릎관절을 굴곡시키고 내회전시킨다. 대내전근의 후방 섬유와 치골근을 제외한 모든 내전근은 고관절의 내회전에 도움을 주기도 한다. 하지만, 일부 저자는 이 동작에 대해 이의를 제기하고 있다(고관절의 회전 작용에 대한 논의 참조).

환자: 오른쪽을 검사하기 위해서는 오른쪽을 바닥으로 해서 옆으로 눕는다(반대쪽도 동일하게 실시). 요추를 똑바로 펴고 상체와 하지가 일직선이 되게 한다.

고정: 검사자는 환자의 두 다리를 외전된 상태로 유지한다. 환자는 테이블 위에 그대로 안정성이 유지되어 있어야 한다.

검사: 검사할 다리의 내전. 고관절의 회전과 굴곡, 신전 또는 골반 경사 없이 테이블 위로 들어 올려진 상태이다(그림 7-68).

압력: 대퇴부의 원위부 내측에서 외전 방향(테이블 아래쪽)으로 압력을 가한다. 경골의 외측인대의 긴장을 피하기 위해 무릎 윗부분에 압력을 가한다.

> **주의:** 고관절이 신전된 상태에서 골반의 전방 회전은 대둔근의 하부 섬유로 고정하려는 시도로 볼 수 있다. 골반의 전방 경사나 고관절의 굴곡은 (위쪽은 골반의 후방 회전) 고관절 굴곡근의 대체작용을 허용하게 된다. 장내전근(adductor longus), 단내전근(adductor brevis), 치골근(pectineus)은 고관절의 굴곡을 보조한다. 검사하는 동안 옆으로 누운 자세가 유지되고 대퇴부가 내전될 때 고관절이 굴곡되는 경향이 있다면 이는 대체작용의 근거가 아니라 고관절을 굴곡시키는 내전근이 이러한 움직임을 돕고 있는 것이다. 달리 말하자면 고관절 신전근이 대퇴부를 중립 자세로 유지하는 것을 돕지 않고 있다는 근거가 된다.

구축: 고관절의 내전 변형이 초래된다. 서 있을 때 이 자세는 외측 골반 경사의 일종에 해당되며, 구축된 쪽의 골반이 높아져서 발을 족저굴곡시키며 첨족 자세(equinus)를 형성하게 되면서 발가락이 테이블에 닿게 된다. 그렇지 않으면 발을 바닥에 편평하게 놓게 되면 반대쪽 다리의 고관절과 무릎이 굴곡되거나 내전된 쪽의 단축을 보상하기 위해 외전을 일으킨다.

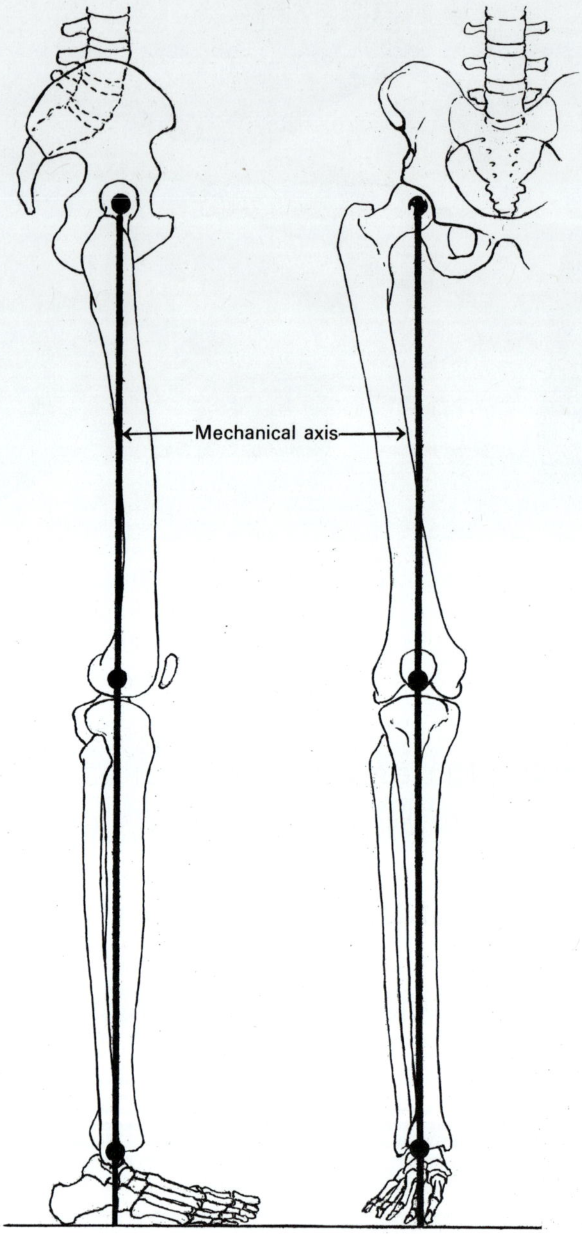

그림 7-69 대퇴골의 역학적 축(mechanical axis)과 내전근의 회전 작용.

대퇴골의 역학적 축과 내전근의 회전 작용

MECHANICAL AXIS OF FEMUR AND ROTATION ACTION OF ADDUCTORS

내전근의 회전 작용에 대한 아래의 논의는 논쟁을 해결하려는 시도가 아니라 오히려 이 논쟁이 존재하는 몇 가지 이유를 제시하고자 함에 있다(19).

그림 7-69를 고려해 볼 때 전면의 해부학적 자세에서 대퇴골이 비스듬히 확장되어 있는데 중요한 점은 원위부 끝부분이 근위부 끝부분보다 좀 더 내측에 있다는 점에 주목해야 한다. 측면에서 볼 때 대퇴골의 축은 전방으로 볼록하게 만곡되어 있다. 대퇴골의 해부학적 축은 대(shaft)를 따라 세로로 확장되어 있다. 만약 고관절이 이 축을 중심으로 회전한다면 내전근이 회선선(linea aspera)을 따라 후방에 부착되어 외회전근이 될 것이라는 데는 의심의 여지가 없다.

그러나 고관절의 회전은 대퇴골의 해부학적 축이 아니라 고관절 중심에서 무릎관절 중심을 지나 대퇴골의 교차점에 있는 역학적 축을 중심으로 일어나며 그림 7-69에서 두 면(측면, 전면)에 검은 실선으로 표시되어 있다.

역학적 축(mechanical axis)의 전방에 있는 대퇴골 부분에 정지하는 근육 또는 근육의 주요 부분은 대퇴골의 내회전근으로 작용한다(측면 참조). 한편, 대퇴골의 역학적 축 후방 부분에 정지하는 근육 또는 근육의 주요 부분은 외회전근으로 작용한다(20).

골반에 대한 하지의 위치가 해부학적 자세에서 변경되면 근육의 작용도 변경된다. 따라서 대퇴골이 내측으로 회전되면 축의 더 많은 부분이 역학적 축의 앞쪽에 놓이고 그 결과 더 많은 내전근의 정지부가 축의 전방에 놓여 내회전근으로 작용하게 된다. 외회전이 증가하면 더 많은 내전근이 외회전근으로 작용한다.

움직임에 따라 발생하는 변화 외에도 대퇴골의 구조에서 정상적인 변형(normal variation)이 발생하여 내전근의 회전근 작용을 가변화하는 경향도 있다.

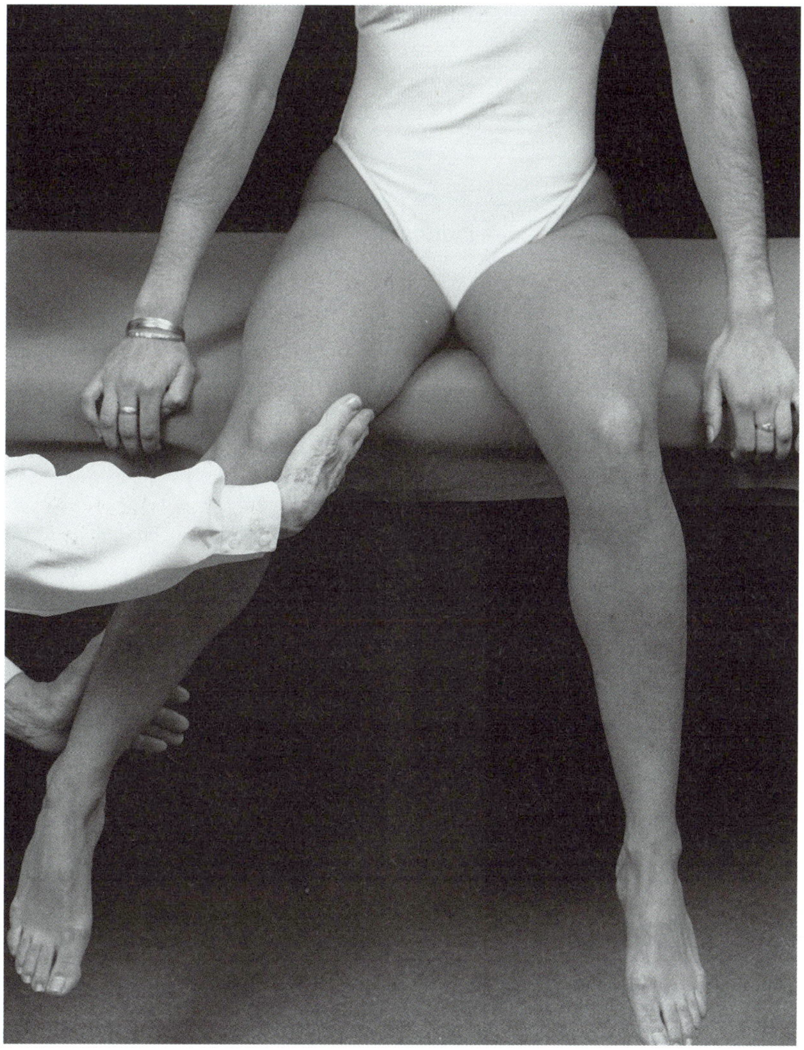

그림 7-70 고관절 내회전근의 근력을 검사하는 모습.

고관절 내회전근 MEDIAL ROTATORS OF HIP JOINT

고관절 내회전근은 대퇴근막장근, 소둔근 및 중둔근(전방 섬유)으로 구성되어 있다.

환자: 양 무릎을 굽혀 테이블 모서리에 걸쳐 놓고 앉은 자세.

고정: 체간의 무게에 의해 환자가 안정된다. 아래 '압력'에서 설명된 것처럼 역압의 형태가 고정시키는 작용을 한다.

검사: 하퇴가 바깥쪽으로 완전한 호(arc)를 그리는 움직임이 동반된 대퇴부의 내회전.

압력: 검사자는 한 손으로 대퇴의 끝부분 내측에 역압을 가한다. 검사자의 다른 손은 하퇴 외측 발목에서 안쪽으로 밀어 대퇴의 내회전에 대해 저항을 가한다(그림 7-70).

약화: 서 있거나 보행 시 하지의 내회전이 유발된다.

구축: 고관절의 내회전이 초래된다. 발가락이 내향(in-toeing)됨과 동시에 체중이 가해지면 외반슬이 되는 경향이 있다.

단축: 대퇴를 완전한 관절가동범위의 외회전이 불가능하게 된다. 다리를 꼬고 앉는 자세를 하지 못한다(예: 재봉사 자세).

주의: 바로 누운 자세에서 회전근 검사를 하면 높은 압력을 가할 때 골반이 전방으로 경사진다. 이는 대체작용에 의해 일어나는 움직임이 아니고 고관절 내회전근의 부착 부위 때문인데 대퇴근막장근이 최대한 구축되어 고관절을 내회전시키면서 골반을 전방으로 당기게 되어 일어나는 현상이다.

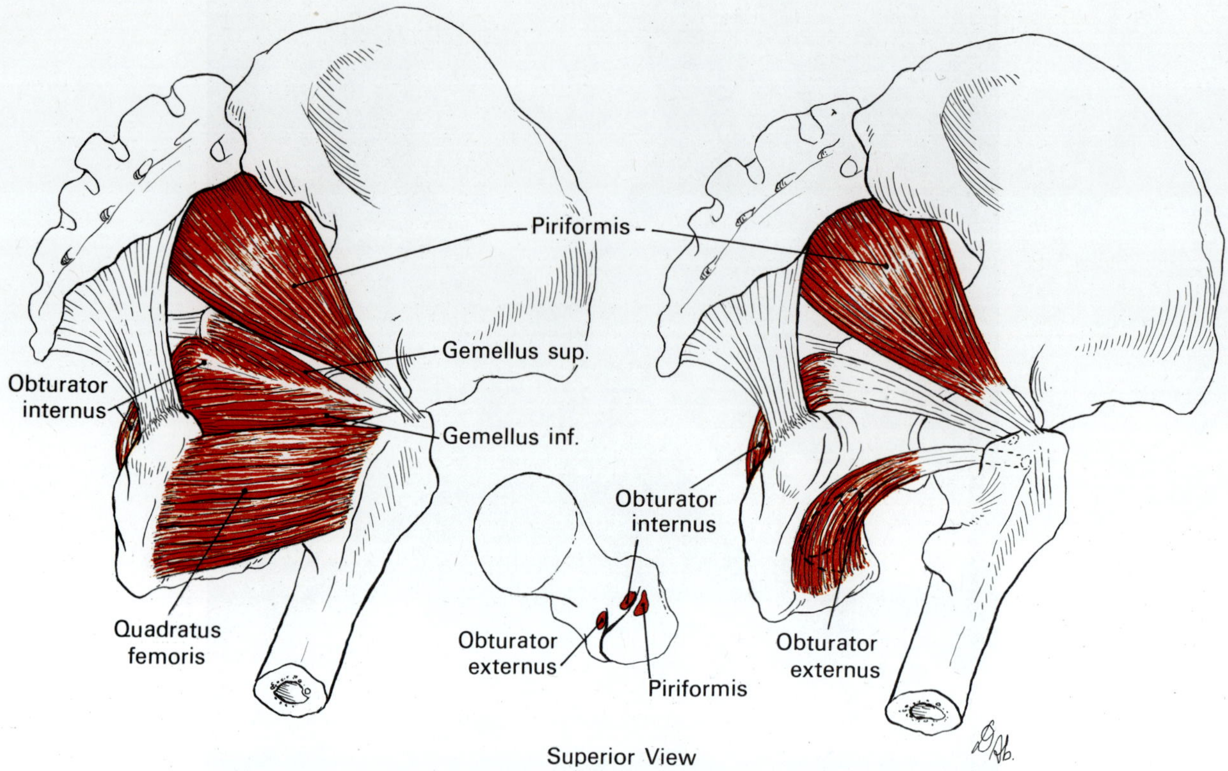

그림 7-71 고관절 외회전근의 상방 뷰어.

고관절 외회전근 LATERAL ROTATORS OF HIP JOINT

이상근 Piriformis

기시부: 첫 번째부터 네 번째 천골공(sacral foramina) 사이의 천골의 골반 표면, 대좌골공(greater sciatic foramen)의 가장자리, 천골결절인대(sacrotuberous ligament)의 골반 표면.

정지부: 대퇴골 대전자(greater trochanter)의 상연(그림 7-71).

신경: 천골신경총, L(5), S1, 2.

대퇴방형근 Quadratus Femoris

기시부: 좌골조면(ischium tuberosity)의 외측연 근위부.

정지부: 전자간능(intertrochanteric crest)에서 근위로 뻗은 정방형선의 근위부.

신경: 천골신경총, L4, 5, S1, (2).

내폐쇄근 Obturator Internus

기시부: 폐쇄막의 내면 혹은 골반 표면과 폐쇄공의 가장자리, 폐쇄공과 가까운 좌골후면의 골반 표면, 폐쇄근막 부위까지도 약간 확장.

정지부: 전자와(trochanteric fossa)에 가까운 대퇴골 대전자의 내측면.

신경: 천골신경총, L5, S1, 2

외폐쇄근 Obturator Externus

기시부: 치골과 좌골지(rami), 폐쇄막의 외측면.

정지부: 대퇴골의 전자와(trochanteric fossa).

신경: 폐쇄신경, L3, 4.

상쌍자근 Gemellus Superior

기시부: 좌골극의 외측면.

정지부: 내폐쇄근의 건과 함께 대퇴골 대전자 내측면.

신경: 천골신경총, L5, S1, 2.

하쌍자근 Gemellus Inferior

기시부: 좌골조면의 근위부.

정지부: 내폐쇄근의 건과 함께 대퇴골 대전자 내측면.

신경: 천골신경총, L4, 5, S1, (2).

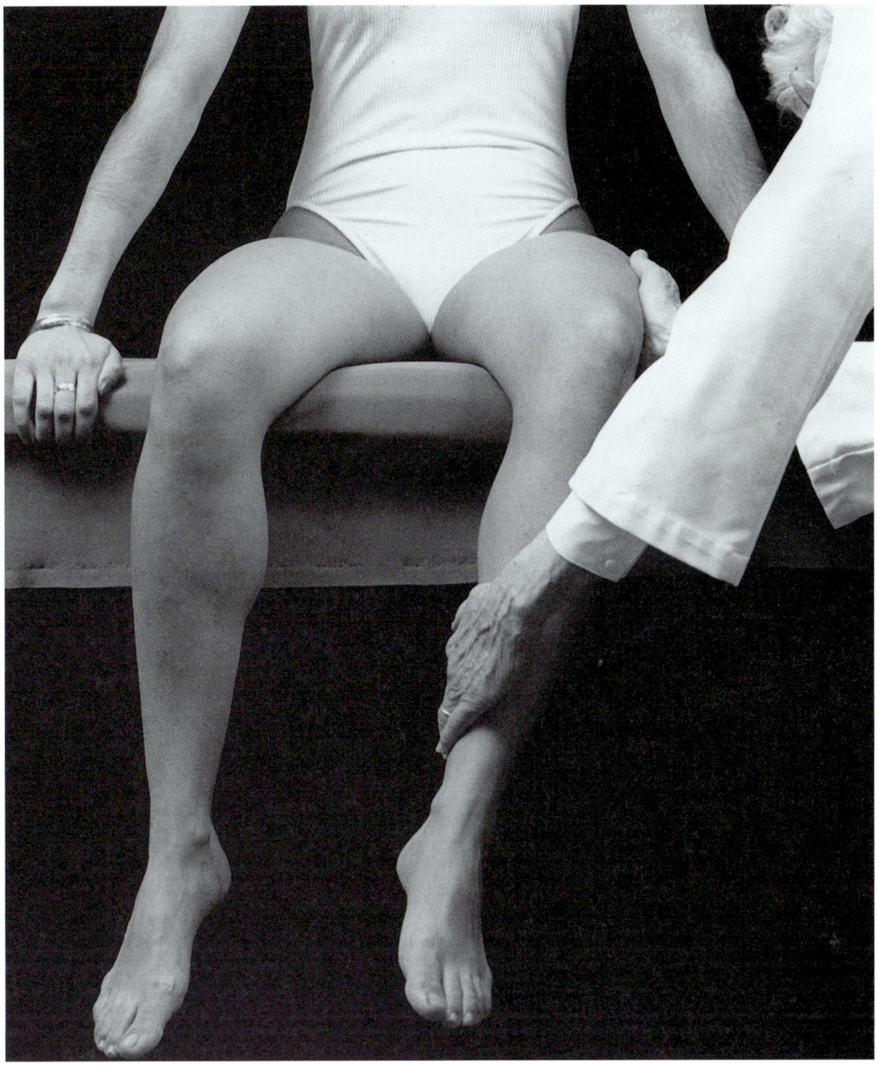

그림 7-72 고관절의 외회전근의 근력을 검사하는 모습.

고관절 외회전근 Lateral Rotators of Hip Joint

여기에 언급된 모든 근육들은 고관절을 외측으로 회전시킨다. 또한, 외폐쇄근은 고관절의 내전에 도움을 주는 반면 이상근, 내폐쇄근, 쌍자근은 고관절이 굴곡될 때 외전에 도움을 준다. 그 중 이상근은 신전에 도움이 되기도 한다.

환자: 양 무릎을 굽혀 테이블 모서리에 걸쳐 놓은 채 테이블을 붙들고 앉은 자세.

고정: 체간의 무게가 이 검사 동안 환자를 안정화시킨다. 안정화는 아래 '압력'에서 설명하는 것처럼 역압의 형태로도 제공된다.

검사: 다리가 안쪽으로 움직이는 호(arc)가 완성된 위치에서의 고관절 외회전.

압력: 검사자는 한 손으로 대퇴부 하단의 외측 부위에 역압(counterpressure)을 가한다. 다른 손으로는 발목 상부 내측 부위에 압력을 가하여 고관절을 내회전시키기 위해 다리를 외측으로 밀어낸다(그림 7-72).

약화: 일반적으로 발의 회내(pronation)를 동반한 고관절 내회전이 발생하고 외반슬(genu valgum)의 형태도 발생 가능하다.

구축: 일반적으로 외전된 상태에서 고관절 외회전 발생.

단축: 고관절의 내회전 가동범위가 제한된다(과도한 외회전 가동성이 자주 나타난다). 선 자세에서 고관절의 외회전과 발끝이 외향(out-toeing)되는 것이 관찰된다.

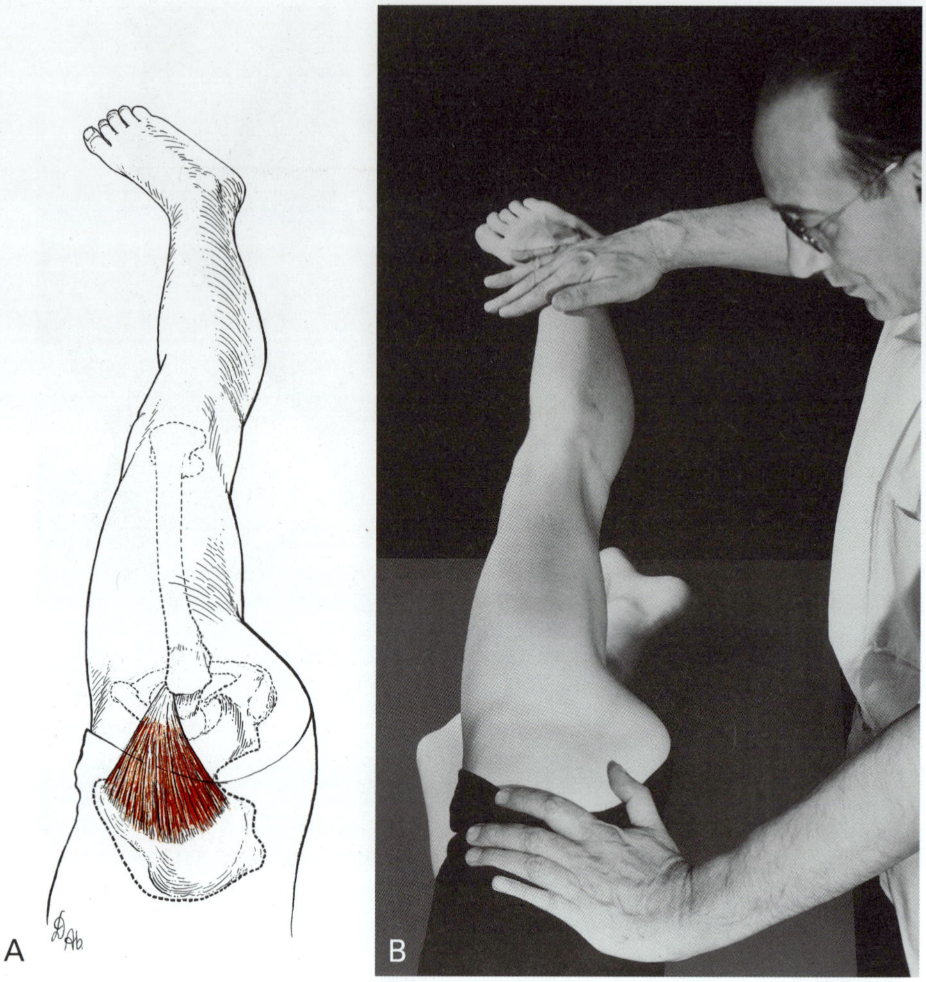

그림 7-73 A, 소둔근; B, 소둔근의 근력을 검사하는 모습.

소둔근 Gluteus Minimus

기시부: 장골의 외부 표면, 전방 둔근선과 하방 둔근선 사이, 대좌골절흔(greater sciatic notch)의 가장자리(그림 7-73A).

정지부: 대퇴골의 대전자의 전방 경계면 고관절 캡슐 부위.

작용: 고관절을 외전 및 내회전시키고 굴곡에 도움을 주기도 한다.

신경: 상둔신경, L4, 5, S1.

환자: 옆으로 누운 자세.

고정: 검사자는 골반을 안정화시킨다(참고 참조).

검사: 굴곡과 신전 사이의 중립 위치에서 고관절의 외전 및 회전과 관련한 중립 위치(그림 7-73B).

압력: 내전 및 약간의 신전 방향으로 다리에 압력을 가한다.

약화: 고관절의 내회전 및 외전 강도를 감소시킨다.

구축 및 단축: 고관절의 외전 및 내회전 상태가 초래된다. 서 있을 때 골반 외측 경사가 발생하고 단축된 쪽이 낮아지며 게다가 고관절 내회전이 발생하게 된다.

주의: 소둔근과 중둔근 또는 외전근 그룹 검사에서 골반의 안정화가 필요하지만 결코 쉬운 일이 아니다. 그것은 검사자의 안정화에 도움을 받는 많은 체간 근육에 의한 강한 고정이 필요하기 때문이다. 고관절과 무릎의 굴곡은 전방 또는 후방 경사에 대해 골반을 안정화시키는 데 도움이 된다. 검사자는 손으로 골반이 앞뒤(forward or backward)로 구르거나 전후방(anteriorly or posteriorly)으로 기울어지는 것을 방지하기 위해 골반을 안정화시켜야 하며 가능하다면, 불필요한 하이킹(hiking)이나 골반이 옆으로 기울어지는 일이 없도록 해야 한다. 골반 위치의 이러한 여섯 가지 동작 중 하나는 주로 체간의 약화로 인해 발생할 수 있는데 그것이 아니라면, 이러한 동작은 다리 외전 동작에서 전방이나 후방 고관절 근육 또는 측면 복근을 대체하려는 시도일 수 있다. 체간 근육이 강하면 골반의 안정을 잘 유지하는 것이 어렵지 않지만 약한 경우에는 골반을 안정적으로 유지하기 위해 보조자의 도움이 필요할 수 있다.

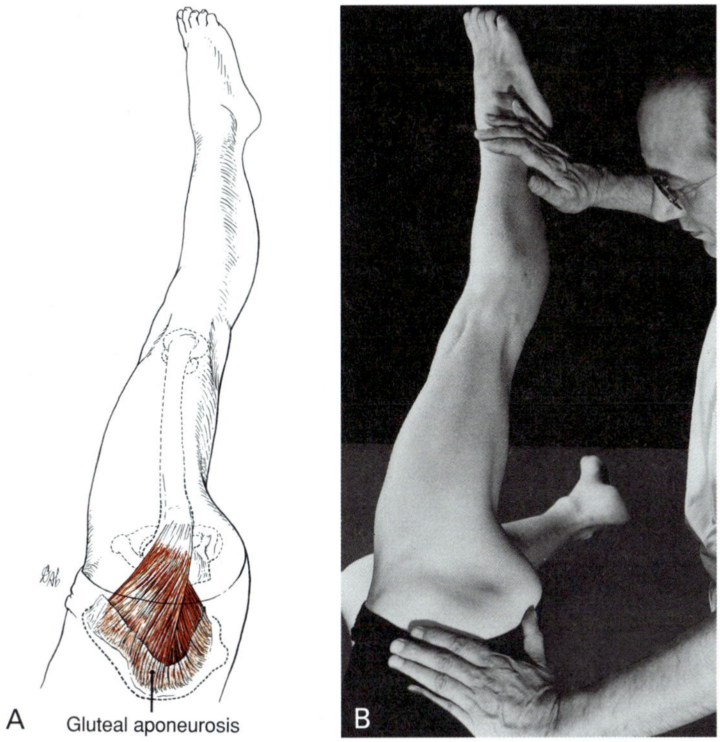

그림 7-74 A, 중둔근; B, 중둔근의 근력을 검사하는 모습.

중둔근 Gluteus Medius

기시부: 장골의 외부 표면, 배측으로는 장골능과 후둔근선 사이, 복측으로는 전둔근선과 둔근의 건막 사이(그림 7-74A).

정지부: 대퇴골 대전자 외측면의 사선 융기부.

작용: 고관절을 외전시킨다. 전방 섬유는 고관절을 내회전시키고 굴곡을 돕기도 한다. 후방 섬유는 외회전시키고 신전을 돕기도 한다.

신경: 상둔신경, L4, 5, S1.

환자: 옆으로 누운 자세에서 아래 다리의 고관절과 무릎을 굽히고 골반을 약간 전방으로 회전시켜 중둔근을 반중력 상태가 되도록 자세를 만든다.

고정: 체간 근육과 검사자에 의해 골반이 안정화된다(소둔근 참고 사항 참조).

검사(후방 부위에 중점): 약간의 신전과 외회전 상태에서의 고관절 외전. 무릎은 신전된 상태로 유지된다. 중둔근을 구별하는 것은 매우 중요하다. 중둔근의 정밀한 검사에서는 눈에 띄는 약화가 나타날 수 있지만 고관절 외전근을 그룹으로 함께 검사했을 때 근력이 정상으로 나타날 수 있다(그림 7-74B).

고관절의 외회전이 제한될 때 고관절 외회전을 일으키기 위해 골반이 횡단면에서 후방으로 회전을 일으키지 않도록 해야 한다. 골반이 후방으로 회전하면 대퇴근막장근과 소둔근이 외전시키는 작용을 하게 된다. 중둔근에 적절하게 압력이 가해지더라도 검사의 특성은 크게 떨어진다. 중둔근의 약화는 피검사자가 정확한 검사 자세를 유지하지 못하거나, 근육에 경련이 발생하거나, 대퇴근막장근과 소둔근으로 대체하기 위해 골반을 후방으로 회전시키려는 시도로 인해 즉시 명백해질 수 있다.

압력: 내전 및 약간의 굴곡 방향으로 발목 주변에 압력을 가한다. 회전과 관련된 요소에는 압력을 가하지 않는다. 긴 레버를 얻기 위해 다리에 압력을 가한다. 정상 강도를 결정하기 위해서는 강한 힘이 필요하며 이 힘은 검사자가 긴 레버의 이점을 추가하여 얻을 수 있다. 무릎관절의 측면은 강한 장경인대(iliotibial tract)에 의해 강화되기 때문에 부상 위험이 상대적으로 적다.

약화: 중둔근과 외전근의 약화에 대해서는 아래의 논의 부분을 참조하라.

구축 및 단축: 서 있을 때 하지가 외전되는 변형이 나타나는데 이는 골반의 외측 경사로 보일 수 있으며 긴장된 쪽이 낮게 나타난다.

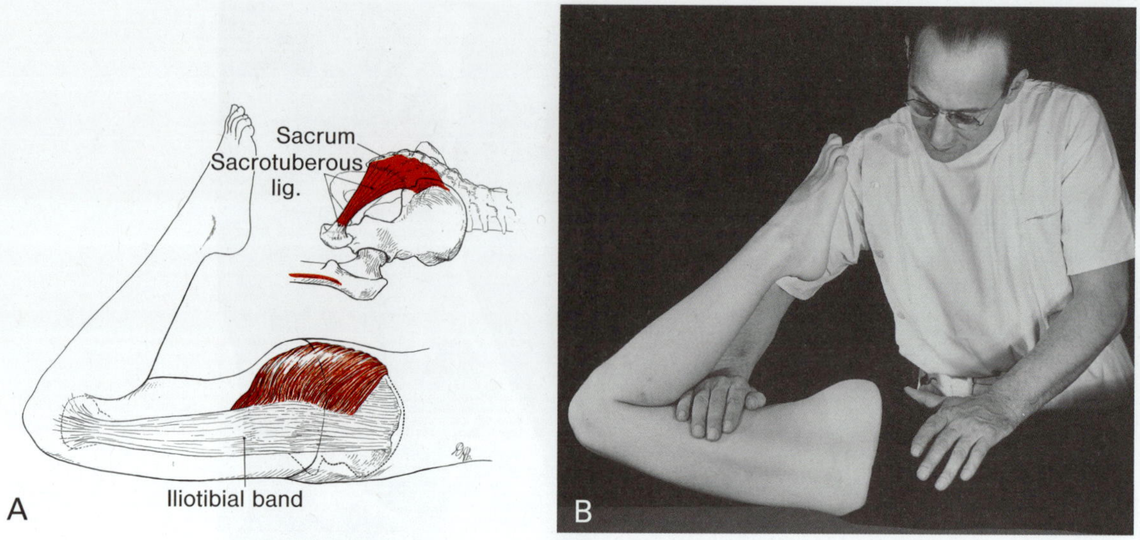

그림 7-75 A, 대둔근; B, 대둔근의 근력을 검사하는 모습.

대둔근 Gluteus Maximus

기시부: 장골의 후둔선(posterior gluteal line), 장골의 상후면, 천골 하부의 후면, 미골 양 측면, 척주기립근의 건막, 천결인대(sacrotuberous ligament), 둔근건막(**그림 7-75A**).

정지부: 근위부의 대다수 근육과 원위부의 표면 섬유는 대퇴근막의 장경인대에 정지. 원위부의 심부 섬유는 대퇴골의 둔근조면(gluteal tuberosity)에 정지.

작용: 고관절을 신전 및 외회전시킨다. 하부 섬유는 고관절 내전을 보조하고, 상부 섬유는 외전을 보조한다. 정지부에서 장경인대에 이르는 근육은 신전된 상태에서 무릎의 안정을 돕는다.

신경: 하둔신경, L5, S1, 2.

환자: 무릎을 90° 또는 그 이상으로 굽히고 엎드려 누운 자세.

고정: 후방에서는 등근육, 측면에서는 측면 복근, 전방에서는 대립근인 고관절 굴곡근이 골반을 체간에 고정시킨다.

검사: 무릎 굴곡 상태에서 고관절의 신전(**그림 7-75B**).

압력: 대퇴골 후하방 부위에서 고관절 굴곡 방향으로 압력을 가한다.

약화: 양쪽 대둔근의 현저한 약화는 보행을 매우 힘들게 하기 때문에 목발이 필요하며 체간이 후측면으로 편위된 자세에서 그쪽 대퇴골에 체중을 실은 자세를 취하게 된다. 전방으로 굽힌 자세에서 체간을 일으키는 동작에는 대둔근의 작용이 필요한데 약화된 환자의 경우 팔을 사용하여 체간을 일으켜야 한다.

> **주의:** 대둔근의 근력 검사는 등 신전근의 근력을 예비 검사하는 경우와 미골통(coccyalgia)의 케이스에 매우 중요하다.

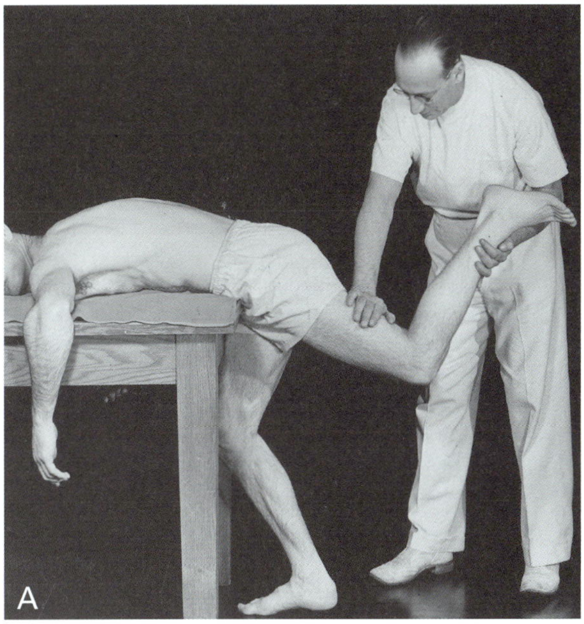

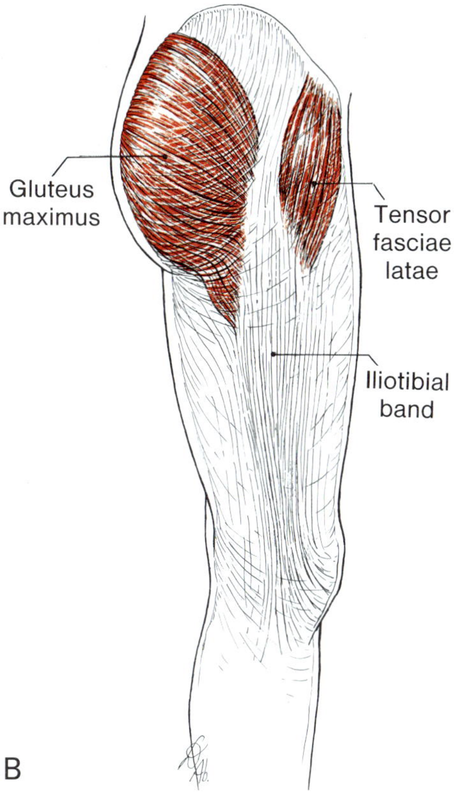

그림 7-76 A, 대둔근의 변형된 검사방법; B, 대둔근과 대퇴근막장근은 함께 장경인대에 정지한다.

변형된 대둔근 검사 Modified Test for Gluteus Maximus

등 신전근이 약하거나 고관절 굴곡근이 긴장되어 있는 경우에는 변형된 대둔근 검사의 방법을 사용하는 것이 좋다. 그림 7-76A는 변형된 대둔근 검사를 보여주고 있다.

환자: 상체를 테이블 바닥에 대고 엎드려 눕고 다리는 테이블 끝에 매달리게 한 자세를 취한다.

고정: 압력이 가해질 때 환자는 테이블에 자세가 그대로 유지되어 있어야 한다.

검사: 사진에 나와 있는 것처럼 검사자가 무릎을 수동적으로 굽히거나 또는 슬와부근의 도움으로 무릎을 굴곡시킨 상태에서 고관절 신전.

압력: 이 검사는 압력의 적용과 관련하여 다소 어려운 문제가 있다. 만약 대둔근이 가능한 슬와부근과 분리되어야 한다면 검사자에 의해 무릎 굴곡 상태가 계속 유지되어야 한다. 그렇지 않으면 슬와부근은 불가피하게 중력의 반대 방향으로 무릎 굴곡을 유지하려고 한다. 수동적으로 무릎 굴곡을 유지하고 대퇴부에 압력을 가하는 것으로는 정확한 검사 결과를 얻기 힘들다.

고관절 굴곡근이 심각하게 긴장되어 있다는 이유로 이 검사를 사용한다면 고관절에 대해 대퇴직근의 긴장을 증가시켜 무릎을 굴곡시키는 것은 실용적이지 않을 수도 있다.

섹션 V

임상 결과 CLINICAL FINDINGS

발과 발목의 변형 DEFORMITIES OF FOOT AND ANKLE

다음 목록에서 발의 변형은 관련된 관절의 위치에 의해 정의된다. 심한 변형의 경우는 관절의 위치가 정상적인 관절가동범위를 벗어나게 된다.

외반족(Talipes valgus): 발이 외반되고 종족궁이 편평하다.

내반족(Talipes varus): 발이 내반되고 종족궁의 높이가 증가한다.

첨족(Talipes equinus): 발목관절이 족저굴곡된 상태이다.

외반첨족(Talipes equinovalgus): 발목관절이 족저굴곡되고 발이 외반된 상태이다.

내반첨족(Talipes equinovarus): 발목관절이 족저굴곡되고 발이 내반된 상태(예: 만곡족; clubfoot)이다.

구족(Talipes calcaneus): 발목관절이 족배굴곡된 상태이다.

앙지외반족(Talipes calcaneovalgus): 발목관절이 족배굴곡되고, 발이 외반된 상태이다.

앙지내반족(Talipes calcaneovarus): 발목관절이 족배굴곡되고 발이 내반된 상태이다.

요(척)족(Talipes cavus): 발목관절이 족배굴곡되고 전족은 족저굴곡되어 종족궁이 증가한다. 종골의 위치 변화에 따라 발뒤꿈치의 후방 돌출부가 사라지는 경향이 있고 종골에 대한 체중 부하가 후방으로 이동한다.

족부의 문제점 FOOT PROBLEMS

발에는 발뒤꿈치에서 발의 볼(ball)까지 세로 길이 방향으로 연장되는 두 개의 종족궁(longitudinal arch)이 있다. 내측 종족궁은 종골, 거골, 주상골 및 세 개의 설형골과 세 개의 내측 중족골로 구성되어 있으며, 바깥 또는 외측 종족궁은 종골과 입방골 및 두 개의 외측 중족골로 구성되어 있다. 외측 아치는 내측 아치보다 낮으며 체중 부하 시 사라지는 경향이 있다. 따라서 종족궁에 대한 모든 참조사항이나 기준은 내측 아치를 의미하는 것으로 보아야 한다.

두 개의 중족골 횡족궁(transverse arch)이 있는데 하나는 발의 중간 부분을 가로지르고 다른 하나는 발의 볼을 가로지른다. 후방 중족골 아치는 중족골의 근위 말단(또는 기저부)에 있다. 아치의 정점에 쐐기 모양의 뼈가 있는 구조적 아치이며, 전방 중족골 아치는 중족골의 원위 끝부분(또는 중족골두)에 있다.

발의 통증을 일으키는 상태는 크게 다음과 같이 세 그룹으로 나눌 수 있다.

- 종족궁(longitudinal arch)의 스트레인(strain).
- 중족골 아치(metatarsal arch)의 스트레인(strain).
- 발가락의 잘못된 위치.

결함과 통증이 있는 발의 검사에는 다음 단계가 포함되어야 한다.

1. 체중이 발의 볼 위로 너무 멀리 쏠리는 자세의 결함인 경우에 발생하는 것과 같이 발에 가해지는 긴장의 근거에 대한 전반적인 자세 정렬을 검사한다.
2. 선 자세에서 신발을 착용했을 때와 미착용했을 때 발의 정렬 상태를 확인한다.
3. 보행 시 신발을 착용했을 때와 미 착용했을 때, 보행 패턴을 관찰한다.
4. 발가락과 발의 근력 약화 또는 긴장도를 검사한다.
5. 직업상의 불리한 영향을 주는 요소가 있는지 확인한다.
6. 신발이 전체적으로 잘 맞는지 살펴보고, 신발에 편마모된 부분이 있는지 확인한다. 서 있거나 보행 시 잘못된 체중 분포는 종종 신발의 특정 부분을 과도하게 마모시키게 된다. 보편적으로 마모되는 부위는 신발의 뒤꿈치와 깃(collar) 부분이다.

결함과 통증을 일으키는 발 상태 및 치료 적응증 FAULTY AND PAINFUL FOOT CONDITIONS AND TREATMENT INDICATIONS

"발을 다치면 온 몸에 문제가 발생한다"는 말이 있다. 계속 서 있어야 하는 직업을 가진 사람이나 발에 큰 스트레스를 주는 활동에 종사하는 사람에게는 특히 더 설득력 있게 와닿을 것이다.

노년층의 경우 발바닥의 정상적인 패딩의 손상이나 손실

로 인해 발이 아플 수 있다(21). 발에 쿠션을 제공하는 인솔(깔창; insoles)은 편안함과 기능을 현저하게 향상시켜 준다. 인솔은 발에 무리를 주지 않고 신발에 들어갈 수 있을 만큼 충분히 얇아야 하지만 견실하고 또한 탄력 있는 쿠션을 제공할 만큼 충분한 두께는 있어야 한다.

인솔은 통증을 일으키는 발 상태로 인해 다른 곳까지 발생하는 불편함을 완화시켜 주는 간접적인 도움이 될 수 있다.

종족궁이 존재하는 발의 회내 Pronation without Flatness of the Longitudinal Arch

이러한 유형의 결함은 하이힐을 신는 여성에게서 가장 자주 발견된다. 체중을 실을 때 발의 긴장의 일부 증상은 종족궁에서 발생할 수 있지만 오히려 회내로 인해 무릎의 내측에 더 빈번하게 긴장이 발생한다. 발 자체에서 전방 아치는 종족궁보다 더 많은 변형의 영향을 받는다.

흔하지는 않지만 종족궁이 평균보다 높은 경우가 있다. 이 상황에서는 보조기가 발에 맞고 균일한 지지 기반을 제공할 수 있도록 아치가 일반적인 것보다 좀 더 높은 보조기가 요구된다.

종족궁이 무너진 발의 회내 Pronation with Flatness of the Longitudinal Arch

발의 이 위치는 족배굴곡과 외번이 된 위치와 비슷하다. 체중 부하 시 종족궁이 무너진 상태에서의 발의 회내는 일반적으로 전족에서 발가락이 외향(out-toeing)하게 된다. 이때 종족궁을 지지하는 발 안쪽의 근육과 인대에 과도한 긴장이 가해진다. 과도한 압박이 발의 안쪽 거종주상관절(talocalcaneonavicular joint) 부위에 가해진다.

후경골근(tibialis posterior)과 무지외전근(abductor hallucis)은 일반적으로 약하며 발가락 신전근과 단지굴근(Flexor brevis digitorum)도 약할 수 있다. 비골근(fibular muscle)은 회내가 심하면 긴장(tight)해지는 경향이 있다.

회외된 발 Supinated Foot

회외된 발(supinated foot)은 매우 보기 드문 자세 결함이다. 본질적으로 회내된 발의 반대이며 아치가 높고 주로 발의 바깥쪽에 체중이 실리게 된다. 마찬가지로 신발 교

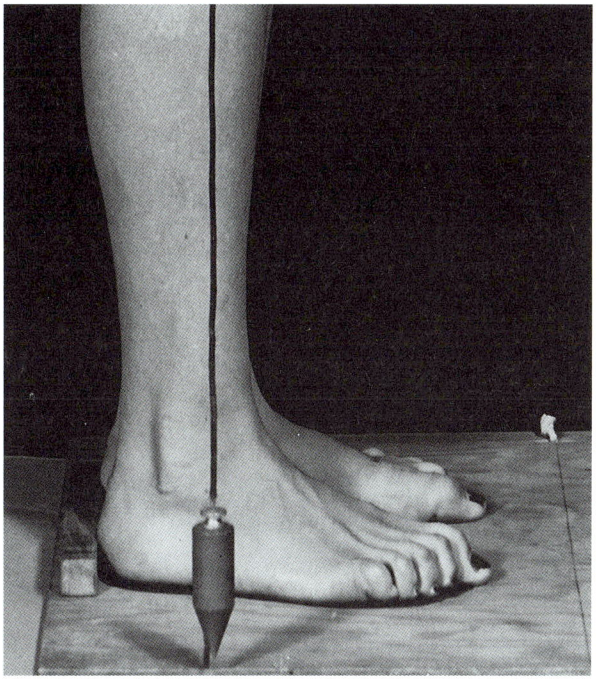

그림 7-77 망치발가락(Hammer toes).

정은 본질적으로 회내된 발에 적용되는 것과 반대이다. 발뒤꿈치의 바깥쪽 웨지(wedge), 역변형 토마스 힐(Tomas hill), 발바닥 바깥쪽 웨지(wedge)가 일반적으로 적용된다.

외반슬(genu valgum)이 발의 회외와 관련이 있는 경우 위에서 설명한 신발 교정은 무릎의 변형을 증가시킬 수 있다. 관련된 결함을 주의 깊게 고려하길 바란다.

망치발가락 Hammer Toes

망치발가락(hammer toes)(그림 7-77에 묘사된 바와 같이) 형태는 발가락이 중족지관절과 원위지골간관절에서 신전되고 근위지골간관절에서 굴곡되는 자세이다. 신발의 압력으로 인해 일반적으로 굳은살(calluses)은 발바닥의 볼(ball) 아래에 나타나고 티눈(corns)은 발가락 아래에서 발견된다. 너무 짧거나 너무 좁은 신발이 문제의 원인이 될 수 있다.

중족골 아치의 스트레인 Metatarsal Arch Strain

이러한 유형의 스트레인(strain)은 일반적으로 하이힐을 신거나 밑창이 너무 부드러운 신발을 신고 딱딱한 바닥을 걸은 결과로 많이 발생한다. 또한 비정상적으로 많은 양의 달리기, 점핑(jumping) 또는 뜀뛰기(hopping)로 인해 발생할 수도 있다.

중족골 아치 스트레인(strain)의 경우 요추, 무지내전근(횡측 및 사측), 엄지 굴곡근이 가장 현저하게 약하게 나타난다. 발가락을 굽히고 발 앞 부분을 오므리라고 지시하면 환자는 발가락 끝 관절만 굽히고 발 앞부분 오므리는 동작은 하지 못한다. 중족지관절(metatarsophalangeal joint)의 굴곡은 거의 또는 전혀 일으키지 못한다.

무지외반 Hallux Valgus

무지외반(hallux valgus)은 엄지발가락의 정렬 상태가 불량한 것으로 발가락 끝이 발의 정중선에서 일탈하고 때로는 다른 발가락과 겹치는 상황까지 이르게 된다. 무지외전근(abductor hallucis)은 늘어나고 약해지며 무지내전근(adductor hallucis)은 팽팽해진다.

이러한 경우 결함을 교정할 수 없거나 보존적 수단으로 통증을 완화할 수 없는 경우에는 수술이 필요할 수 있다. 그러나 초기 단계에서는 상당한 교정 효과가 가능할 수도 있다.

발가락이 내향된 발의 자세 In-Toeing Position of the Foot

발가락이 외향(out-toeing)된 자세와 마찬가지로 내향(in-toeing)된 자세도 다양한 수준의 결함과 관련될 수 있다. 비둘기 발가락(내번족; pigeon-toes)이라는 용어는 발가락 내향과 동의어로 간주될 수 있다.

다리가 엉덩이 높이에서 내회전되면 슬개골이 안쪽을 향하고 발이 내향되며 일반적으로 발의 회내(pronation)가 발생한다. 경골의 내회전과 관련된 발가락 내향 자세는 슬개골이 정면을 향하고 있고, 발은 안쪽을 향해 있다. 만약 문제가 발 자체에 있는 경우에는 고관절과 무릎이 잘 정렬되어 있을 수 있지만 전족에 내반(즉, 앞발의 내전)이 나타날 수 있다(그림 7-78).

발가락이 외향된 발의 자세 Out-Toeing Position of the Foot

발가락이 외향(out-toeing)된 자세는 (a)고관절 레벨에서 하지 전체의 외회전, (b)경골의 대(shaft)가 외회전을 일으키게 된 경골 비틀림, 또는 (C)전족이 후족과 관련하여 일어나는 외전과 같은 발 자체의 결함으로 인해 발생할 수 있다(그림 7-79).

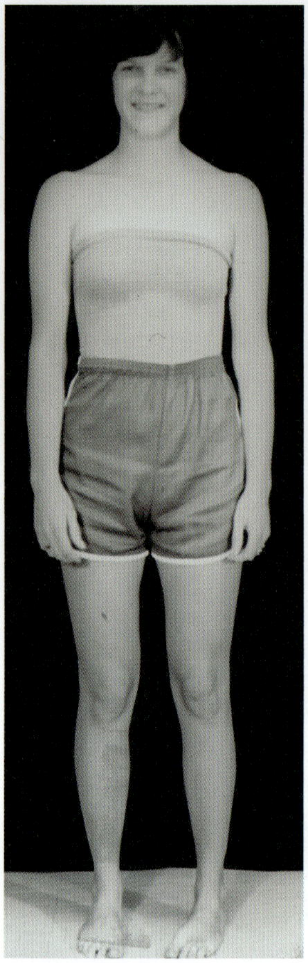

그림 7-78 전족이 내반(varus)되어 있고 발가락이 내향되어 있는 모습.

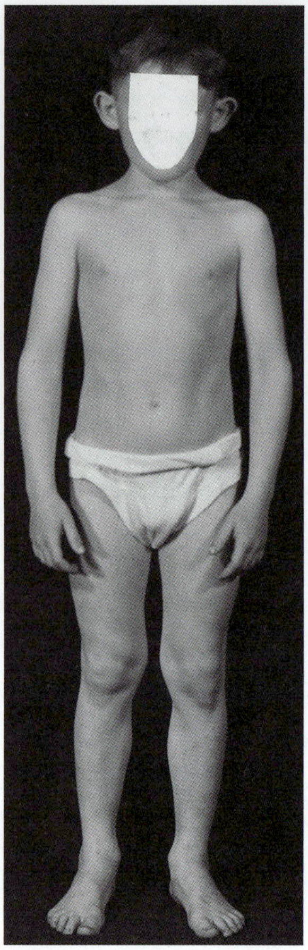

그림 7-79 고관절이 외회전되어 있고 발가락이 외향되어 있는 모습.

신발 Shoes

신발이 제공하는 보호 및 지지 기능은 서 있을 때 자세 정렬과 관련하여 중요한 고려사항이 된다. 다양한 요인으로 인해 부정렬과 발 변형이 발생하기 때문에 적절한 신발의 지지 기능의 필요성이 대두된다. 편평한 신발바닥, 보도 환경, 발의 안정성을 감소시키는 발뒤꿈치 사용, 직업상 요구되는 장시간 서 있는 자세는 발에 문제를 일으키는 몇 가지 중요한 원인이 된다.

신발의 크기, 모양 및 구성과 관련된 여러 요소를 고려해야 한다. 임상의는 과도한 교정이 오히려 발, 발목 및 자세의 잘못된 스트레스 요인에 기여할 수 있으므로 주의해야 한다. 신발 교정 가능성에 대해 다루는 것은 이 텍스트의 범위를 벗어나는 주제에 해당하는 것으로 본다.

무릎관절의 문제점 KNEE PROBLEMS

서 있을 때 습관적으로 나타나는 무릎의 위치는 과도한 압박과 긴장을 받는 부위를 알려 준다. 자세 결함은 개별적으로 또는 다양한 조합으로 나타날 수 있다. 예를 들어, 자세적 내반슬(genu varum)은 무릎의 과신전, 고관절의 내회전, 횡관절과 거골하관절의 회내의 조합으로 인해 발생한다. 고관절의 내회전과 경미한 외반슬(knee valgus)이 함께 나타나는 경우가 많다. 고관절의 외회전은 심한 외반슬에서 흔히 볼 수 있다.

이 책에서는 발과 무릎의 선천적 또는 후천적 변형에 관한 치료는 다루지 않는다. 이러한 치료에 대한 훌륭한 참고 자료는 Basmajian의 Therapeutic Exercise(제3판, 22가 가장 유효)의 Joseph H. Kite가 쓴 장에서 찾아 볼 수 있다.

내반슬 Genu Varum(Bowlegs)

내반슬(genu varum, bowlegs)의 자세는 실제적이거나 외견상에 명백한 것일 수 있다(즉, 구조적 또는 자세적). 실제로 뼈가 휘는 것은 대(shaft; 대퇴골, 경골)에서 발생하며 구루병이나 골연화증으로 인해 발생할 수 있다. 외견상으로 명백한 휘어짐(apparent bowing)은 장골(long bone)의 구조적 결함 없이 부정렬을 일으킬 수 있는 잘못된 관절의 위치 조합의 결과로 발생한다. 이는 고관절의 내회전, 무릎의 과신전, 발의 회내의 조합으로 인해 발생한다. 과신전만으로는 오다리 자세가 생기지 않으며 내회전 요소가 필요하다. 고관절의 내회전과 발의 내전은 과신전을 동반하지 않는 한 휘는(bowing) 결과를 초래하지는 않는다. 따라서 검사 중 무릎에 체중 부하가 가해지지 않은 상태이거나, 혹은 선 자세에서 무릎이 중립 신전 상태가 유지되는 경우 외견상에 명백한 자세성 휨(apparent postural bowing) 현상은 사라진다.

무릎 과신전 Knee Hyperextension

무릎관절의 과신전은 전방에 과도한 압박이 가해지고 후방에는 근육과 인대에 과도한 긴장을 초래한다. 통증은 전후방 어느 부위에서나 발생할 수 있다. 오금(popliteal area) 통증은 무릎을 과신전된 상태로 서 있는 성인에게서 흔히 나타나는 증상이다.

과신전은 교정하지 않으면 더 많은 문제를 일으킬 수 있다. 슬와근(popliteus)은 짧은(단일관절 근육) 근육으로 다소 넓은 무릎관절의 후방 인대 역할을 한다. 이 근육은 무릎을 굽히고 대퇴부에 대해 경골을 내회전시키는 작용을 한다. 무릎의 과신전으로 인해 이 근육이 스트레칭이 되면 하퇴가 굴곡 또는 과신전된 상태에서 대퇴골에 대해 외회전될 수 있다.

외반슬 Genu Valgum (Knock-Knees)

외반슬은 무릎 내측인대에 긴장이 가해지고 무릎관절 외측에 압박이 가해진다. 이 두 가지 모두가 잠재적으로 더 진행되기 전에 불편함과 통증이 먼저 서서히 나타날 수 있다. 대퇴근막장근(tensor fasciae latae)과 장경인대(iliotibial band)의 긴장은 외반슬(genu valgum)과 함께 자주 나타난다.

무릎 굴곡 Knee Flexion

무릎 굴곡(knee flexion)은 위에서 언급한 세 가지 문제보다 덜 일반적인 결과이지만 노년층에서는 상당히 보편적으로 나타나는 상황이다. 무릎을 굽힌 채 습관적으로 서 있으면(그림 7-80) 무릎과 대퇴사두근(quadriceps)에 문제가

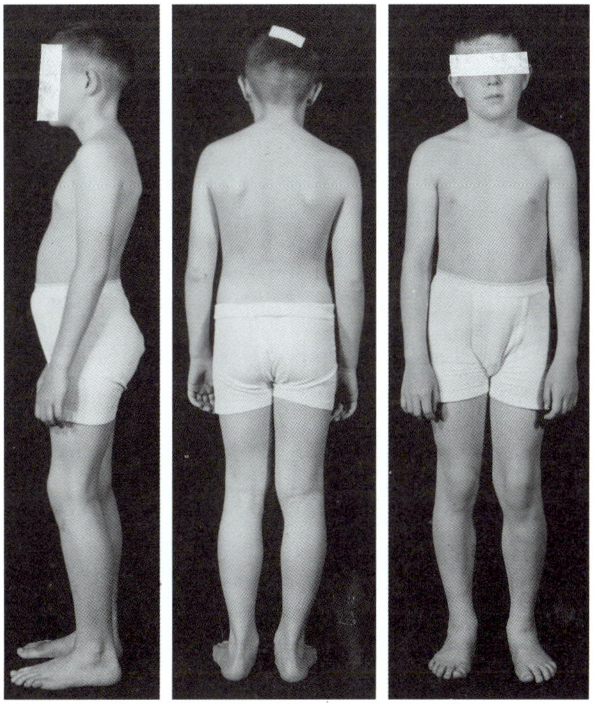

그림 7-80 무릎이 굴곡되어 있는 모습.

발생할 수 있다. 무릎이 더 굽혀지지 않도록 지속적인 근육 운동의 노력이 필요한 자세이다. 통증은 대부분 대퇴사두근(quadriceps)의 긴장 또는 경골에 대한 대퇴사두근의 견인 효과(슬개건 정지부를 통해)와 관련이 있다.

가끔은 무릎을 굽히는 자세가 긴장된 고관절 굴곡근에 의해 전만 곡선 쪽으로 당겨지는 요통을 완화시켜 주는 것으로 간주되기도 한다. 슬와근(popliteus)과 단일관절 햄스트링, 즉 대퇴이두근의 단두(biceps femoris short head)가 실제로 단축될 수도 있다. 고관절 굴곡근과 무릎 굴곡근이 긴장된 경우 적절한 스트레칭 운동을 실시해야 한다.

자세에 미치는 영향: 편측 무릎 굴곡은 무릎 영역을 넘어선 문제를 일으킨다. 자세에 대한 영향은 그림 7-80에서 찾아 볼 수 있다. 왼쪽 무릎을 굽힌 상태에서는 오른쪽 발은 왼쪽보다 더 많이 회내되고, 오른쪽 대퇴부는 내회전되고, 골반은 왼쪽 아래로 기울어지고, 척추는 왼쪽으로 볼록하게 만곡이 형성되고, 오른쪽 고관절은 높고, 오른쪽 어깨는 낮아진다.

고관절 내회전과 발 회내 Medial Rotation of Hip and Pronation of Feet

슬개골이 약간 안쪽을 향하는 무릎의 자세는 고관절의 내회전으로 인해 발생한다. 기능적 또는 외견상에 명백한(즉, 구조적이지 않은) 부정렬 상태로써 일반적으로 발의 회내(pronation)를 동반한다. 초기 문제는 고관절이나 발에 있을 수 있으며 고관절 외회전근 또는 발의 종족궁(longitudinal arch)을 지지하는 근육과 인대의 약화로 인해 발생할 수 있다. 어떤 것이 결함에 영향을 주었든지 간에 초기 문제가 교정되지 않으면 최종 결과는 일반적으로 두 가지의 결함이 모두 존재한다. 긴장된 대퇴근막장근이 원인이 될 수 있으며, 역 양반다리 자세(reverse tailor) 또는 “W”형 자세로 앉으면 관절, 무릎, 발 위치가 잘못될 수 있다(그림 7-81 참조).

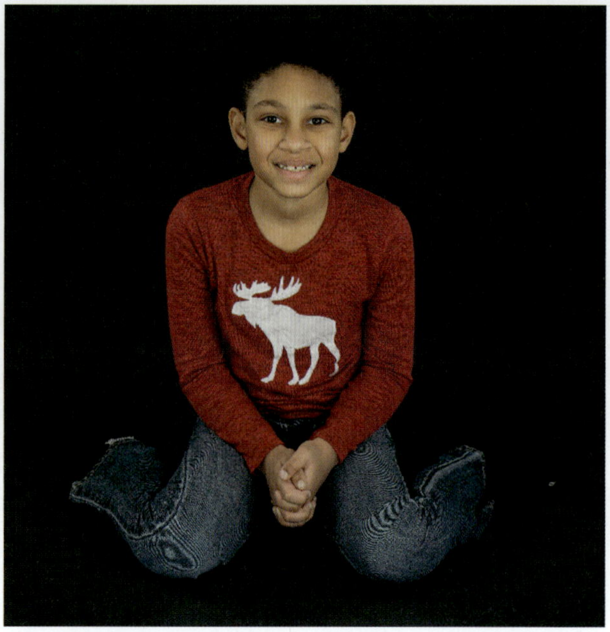

그림 7-81 역 양반다리 자세(reverse tailor) 혹은 “W”형 자세.

고관절 내회전을 수반하는 경골 외측 비틀림과 함께 구조적 부정렬이 있을 수 있다. 두 경우 모두 거골하관절과 횡족근관절의 회내(pronation)가 나타나는 경향이 있지만 경골 염전(torsion)의 경우 발이 더 외향하게 된다. 부정렬은 무릎관절의 전방 내측인대에 긴장을 초래하고 관절 측면에 압박을 유발하는 악영향을 미친다.

역 양반다리 자세(reverse tailor) 또는 “W”형 자세.

양쪽 적응성 단축에 취약한 습관적 자세 Habitual Positions that Predispose to Bilateral Adaptive Shortening

“W”형 자세 또는 역 양반다리 자세로 앉으면 대퇴근막장근(tensor fasciae latae)이 단축되고 재단사 자세 또는 요가 자세로 앉는 것은 봉공근(sartorius) 단축을 초래한다. 이러한 자세 중 한 자세에서 항상 같은 한쪽 다리로만 앉는 습관을 가지면 일측성 단축을 일으키게 된다. 자세 습관을 바꾸는 것은 치료의 중요한 부분이 된다.

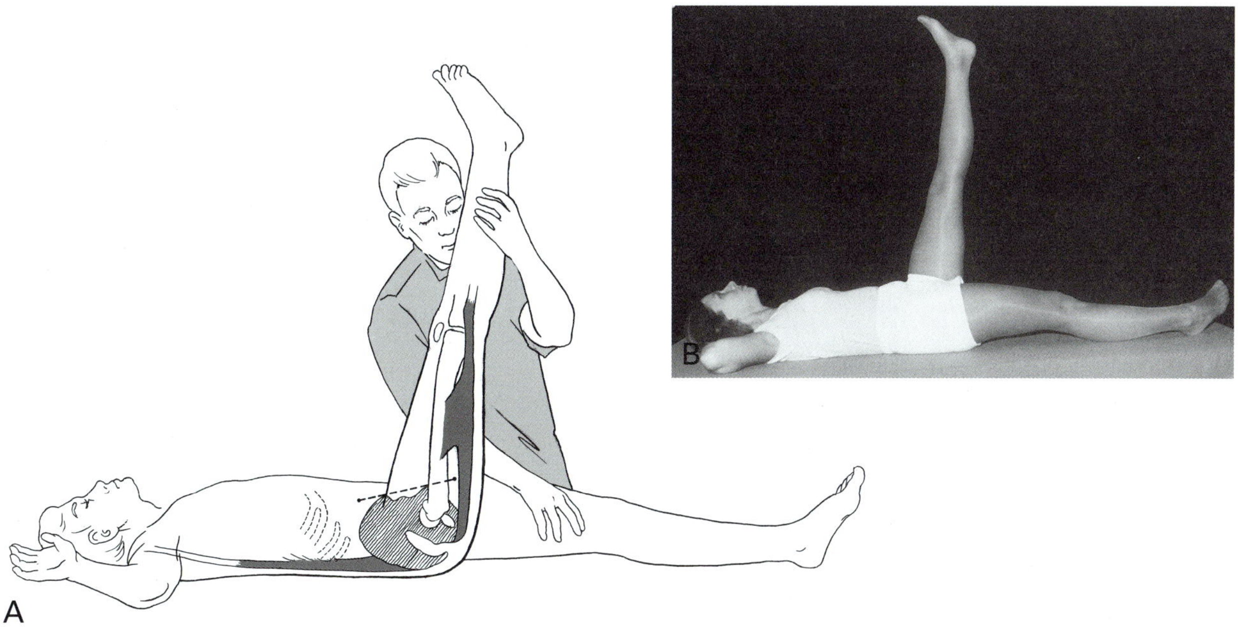

그림 7-82 슬와부근의 정상 길이.

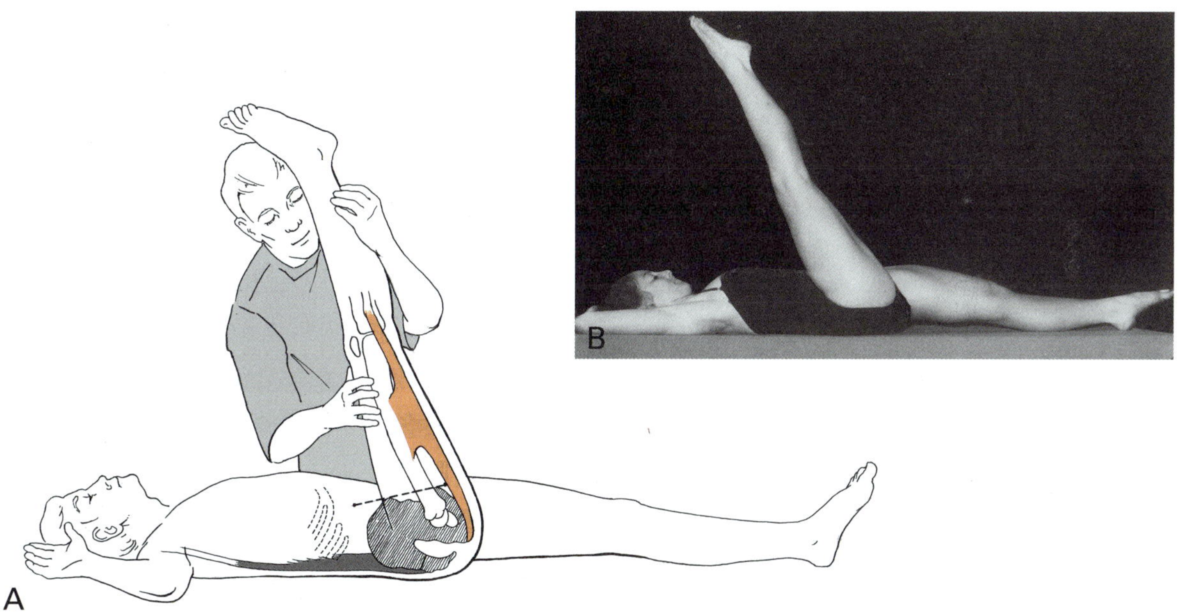

그림 7-83 슬와부근의 과도한 길이; B, 단축된 고관절 굴곡근이 허리는 과신전된 상태를 형성시키고 고관절은 굴곡 상태를 형성시켜 유지하고 있다.

슬와부근의 정상 길이 Normal Hamstring Length

고관절 굴곡근 단축 없음: 피검사자가 바로 누운 자세에서 허리와 천골을 테이블 위에 편평하게 해 놓고 반대쪽 다리를 피검사자가 펴거나 검사자가 누른 상태에서 다리를 곧게 들어 올린다. 테이블과 거상된 다리 사이의 각도가 약 80°이면 슬와부근의 정상적인 길이 범위로 간주된다(그림 7-82).

슬와부근의 과도한 길이 Excessive Hamstring Length

슬와부근의 과도한 길이(테이블과 거상된 다리 사이의 각도가 80° 이상)는 허리와 천골이 테이블에 편평하게 유지되고, 반대쪽 다리가 고관절의 영점 자세까지 신전되어야만 신뢰성 있는 결론을 내릴 수 있다(그림 7-83).

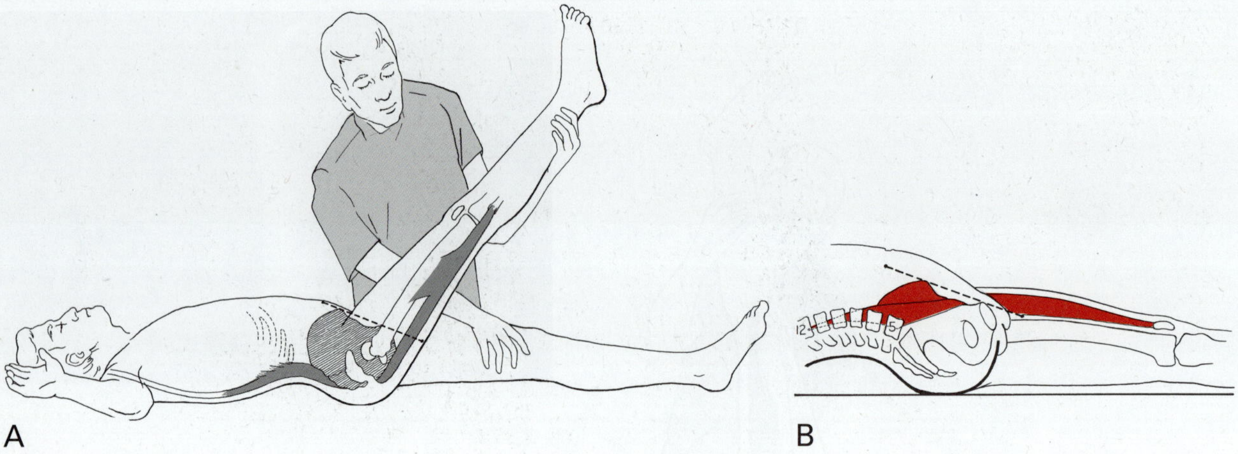

그림 7-84 A, 외견상에는 짧아 보이지만, 실제로는 정상 길이인 슬와부근; B, 고관절 굴곡근이 단축되면 허리가 과신전되고 고관절이 굴곡된 상태가 형성된다.

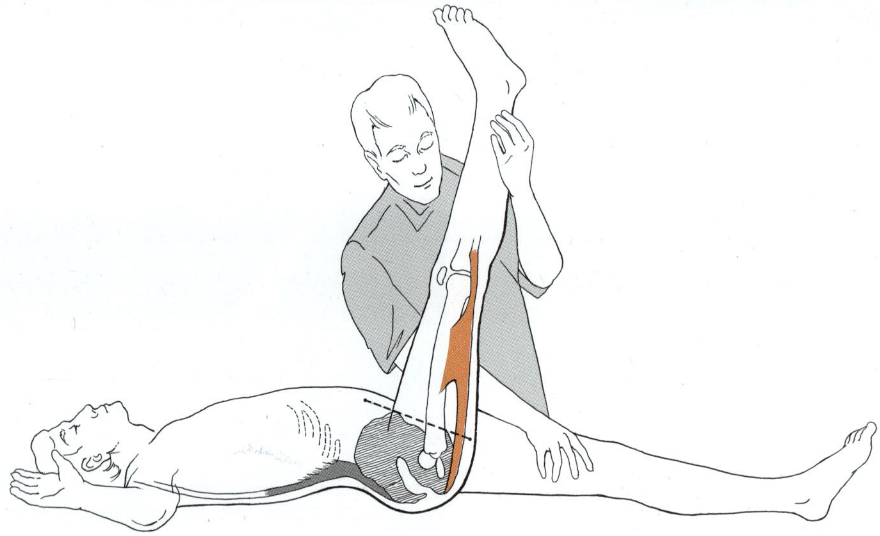

그림 7-85 외견상에는 정상이지만 실제로는 과도한 슬와부근의 길이.

슬와부근의 단축 SHORTNESS OF HAMSTRINGS

슬와부근 길이: 외견상은 짧지만 실제로는 정상인 상태 Hamstring Length: Apparently Short, Actually Normal

다리는 펴고 골반을 전방으로 기울이고 허리를 과신전시켜 바로 누운 자세에서 고관절은 이미 굴곡 상태에 놓여 있게 된다. 허리와 골반이 이 자세인 상태에서 다리 직거상 검사를 하면 정상 길이의 슬와부근이 짧게 나타날 것이다(그림 7-84A).

몇 가지 예외를 제외하고 골반 전방 경사는 단일관절 고관절 굴곡근의 단축으로 인해 발생하며 경사의 정도는 고관절 굴곡근의 단축 정도에 따라 달라진다. 골반 경사에 의해 고관절 굴곡의 변화 각도를 결정할 수 있다면 이 각도의 수치는 슬와부근 길이를 결정할 때 다리 직거상의 각도에 더해질 수 있다. 그러나 그 굴곡 정도를 측정하는 것은 불가능하다. 따라서 허리와 골반은 테이블에 편평해야 한다. 고관절 굴곡근 단축이 있는 대상자가 요추와 천골을 편평하게 하려면 고관절을 굴곡시켜야 하지만 원하는 위치를 얻는 데 필요한 양만큼만 굴곡시켜야 한다(그림 7-84B).

슬와부근 길이: 외견상은 정상이지만 실제로는 과도한 상태 Hamstring Length: Apparently Normal, Actually Excessive

실제 슬와부근의 길이는 그림 7-83A와 동일하다(그림 7-85).

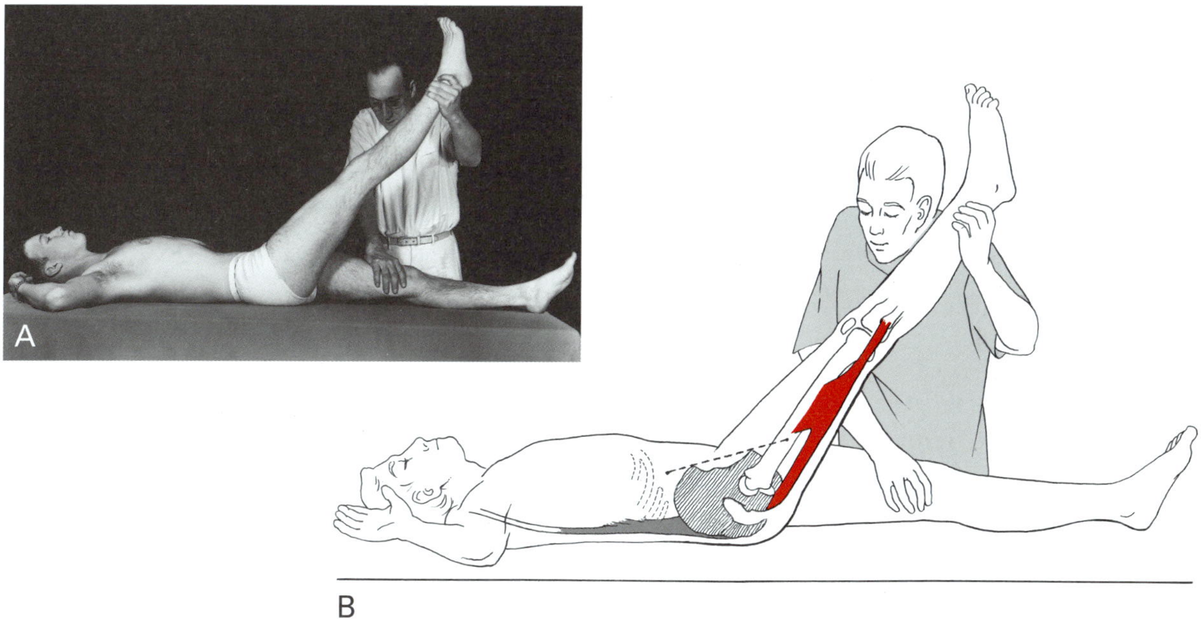

그림 7-86 A, B, 단축된 슬와부근.

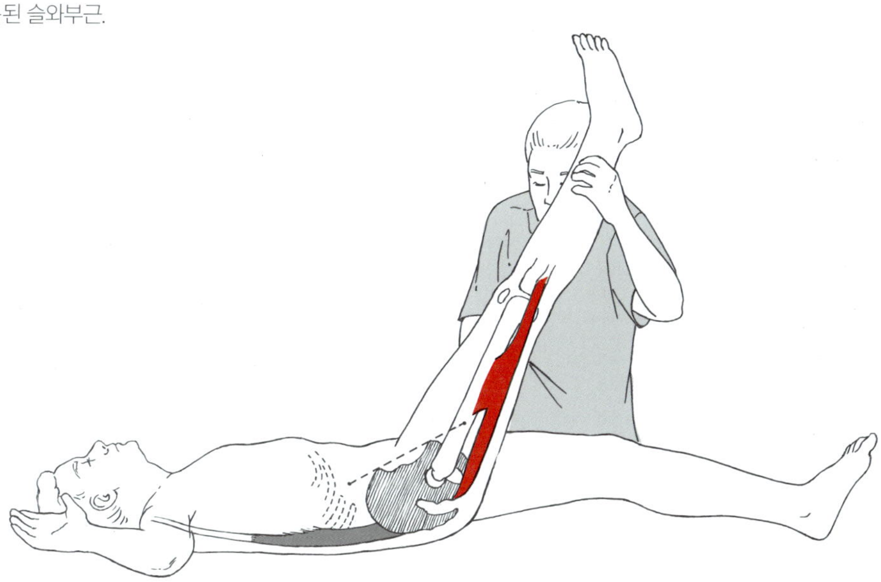

그림 7-87 슬와부근의 외견상 길이가 실제 길이보다 긴 상태.

단축된 슬와부근 Short Hamstrings

다리를 직거상시킬 때 고관절 굴곡이 슬와부근 길이의 한계에 도달하면 슬와부근은 골반을 후방으로 기울이는 방향으로 좌골을 하방으로 당기게 된다(그림 7-86). 골반의 과도한 후방 경사 및 등의 과도한 굴곡을 방지하기 위해 반대쪽 다리를 단단히 잡고 허리를 편평한 자세에서 골반을 고정해야 한다. (만약, 고관절 굴곡근이 단축되어 있다면 등을 편평하게 만들기 위해 수건을 말아 만든 롤이나 베개를 무릎 아래에 넣은 다음 한쪽 다리를 베개에 단단히 고정시켜 과도하게 후방 경사되는 것을 방지해야 한다.)

외견상 슬와부근 길이가 실제 길이보다 긴 경우 Apparent Hamstring Length Greater than Actual Length

그림 7-87에서 골반의 과도한 후방 경사로 인해 그림 7-86A, B에 나타난 것보다 다리가 약간 더 높게 들어 올릴 수 있다. 반대쪽 다리를 단단히 고정한 상태에서 과도한 후방 경사는 고관절 굴곡근의 길이가 과도하게 길어진 드문 경우를 제외하고는 발생하지 않는다.

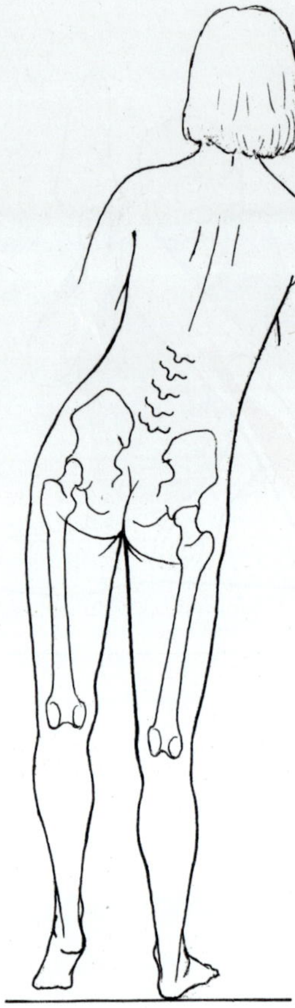

그림 7-88 오른쪽 중둔근이 약화된 상태.

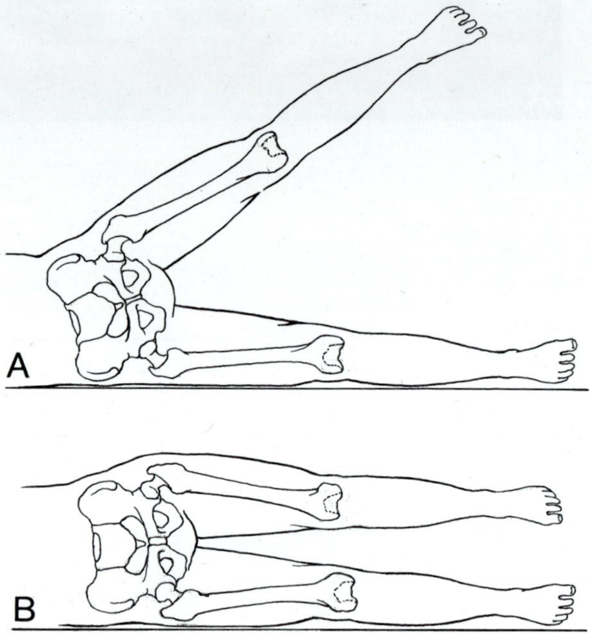

그림 7-89 A, B, 고관절이 외전된 상태.

중둔근 약화 GLUTEUS MEDIUS WEAKNESS

우측 중둔근의 마비 또는 현저한 약화: 중둔근의 마비 또는 현저한 약화는 관찰 가능한 보행 변위를 초래할 수 있다(그림 7-88). 이것은 신체가 고관절 위에서 최소한의 근육 지지 작용으로 하지에서 균형을 잡을 수 있는 방법으로 무게 중심이 이동하여 약한 쪽을 향해 외측으로 체간을 변위시킨다.

고관절 외전: 고관절의 실제 외전은 고관절 외전근에 의해 실행되며 그림 7-89A에 나타나 있는 것처럼 외측 체간 근육에 의한 정상적인 고정이 이루어진다. 고관절 외전근이 약할 때, 외측 체간 근육의 대체작용에 의해 외견상에 명백한 외전이 발생할 수 있다. 이 경우 그림 7-89B와 같이 다리는 내전된 상태로 떨어지지만 골반은 외측으로 올라가고 다리가 테이블 위로 들어 올려진다.

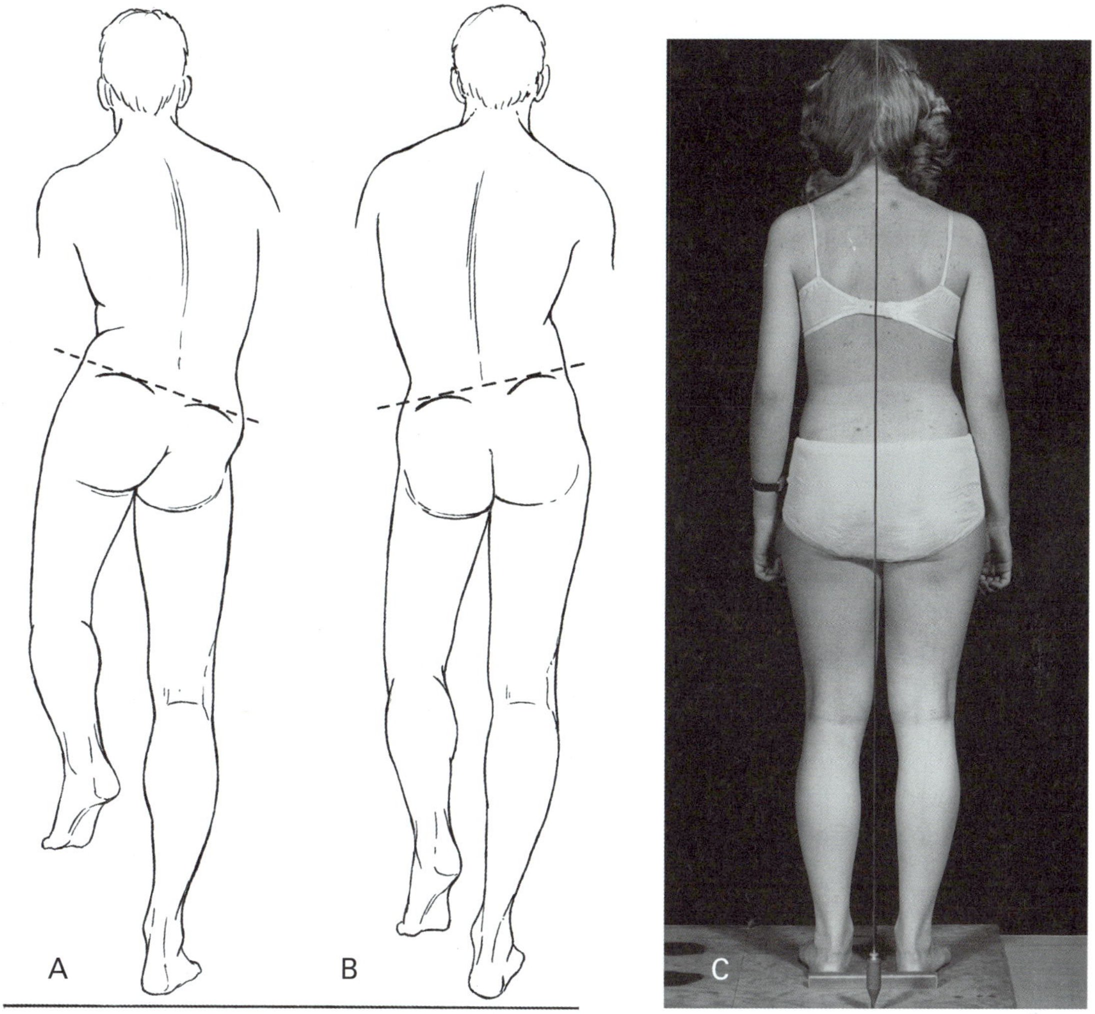

그림 7-90 Trendelenburg 징후 및 고관절 외전근 약화; A, 고관절이 외전된 상태; B, 고관절이 내전된 상태; Trendelenburg 징후를 위한 검사; C, 오른쪽 고관절 외전근이 조금 약화된 상태.

TRENDELENBURG 징후 및 고관절 외전근 약화 TRENDELENBURG SIGN AND HIP ABDUCTOR WEAKNESS

보행 시와 같이 한쪽 다리에 체중을 번갈아가며 지탱할 때 각 걸음마다 체중이 실린 다리에서 몸이 안정되어야 한다. 그림 7-90A에서와 같이 역작용(즉, 정지부에서 기시부를 당김)으로 강한 고관절 외전근은 고관절 외전 시 대퇴골에 골반을 안정화시킬 수 있다. 왼쪽 외측 체간 굴곡근도 골반을 위로 당기는 역할을 한다.

그림 7-90B는 고관절 외전근이 너무 약해서 대퇴골에 골반을 고정할 수 없을 때 발생하는 고관절 내전 상태를 보여주고 있다. 골반은 반대쪽에서 하방으로 떨어진다. 선 자세에서 왼쪽 강한 외측 체간 굴곡근은 오른쪽에서 역당김(counter-pull)을 제공하는 반대편 외전근 없이는 골반을 들어 올릴 수 없다. 이것은 또한 Trendelenburg 징후를 유도하기 위해 사용되는 검사이기도 하다.

Trendelenburg 보행이란 보행의 각 체중 부하 단계에서 문제가 있는 쪽의 고관절이 고관절 내전이 일어나는 보행 패턴을 말한다. 비구(acetabulum)가 너무 얕아서 대퇴골두를 지탱할 수 없기 때문에 대퇴골이 위로 올라가는 것이다. 양쪽에 문제가 있으면 뒤뚱거리는 걸음걸이가 관찰된다.

그림 7-90C는 오른쪽 고관절 외전근에 경미한 약화가 있는 편안한 자세를 보여주고 있다. 중둔근(gluteus medius)은 주된 외전근이며 후중둔근을 강조하는 검사는 종종 그룹으로서의 고관절 외전근에 대한 검사보다 더 약한 것으로 나타난다. 종종, 중둔근의 이러한 약화는 손사용 패턴(즉, 오른손잡이 혹은 왼손잡이)의 다른 근육의 약화와 관련하여 발견된다. 중둔근의 근력 검사는 이 근육 부위에 통증이나 골반 외측 경사와 관련된 요통이 있는 경우에 중요하다.

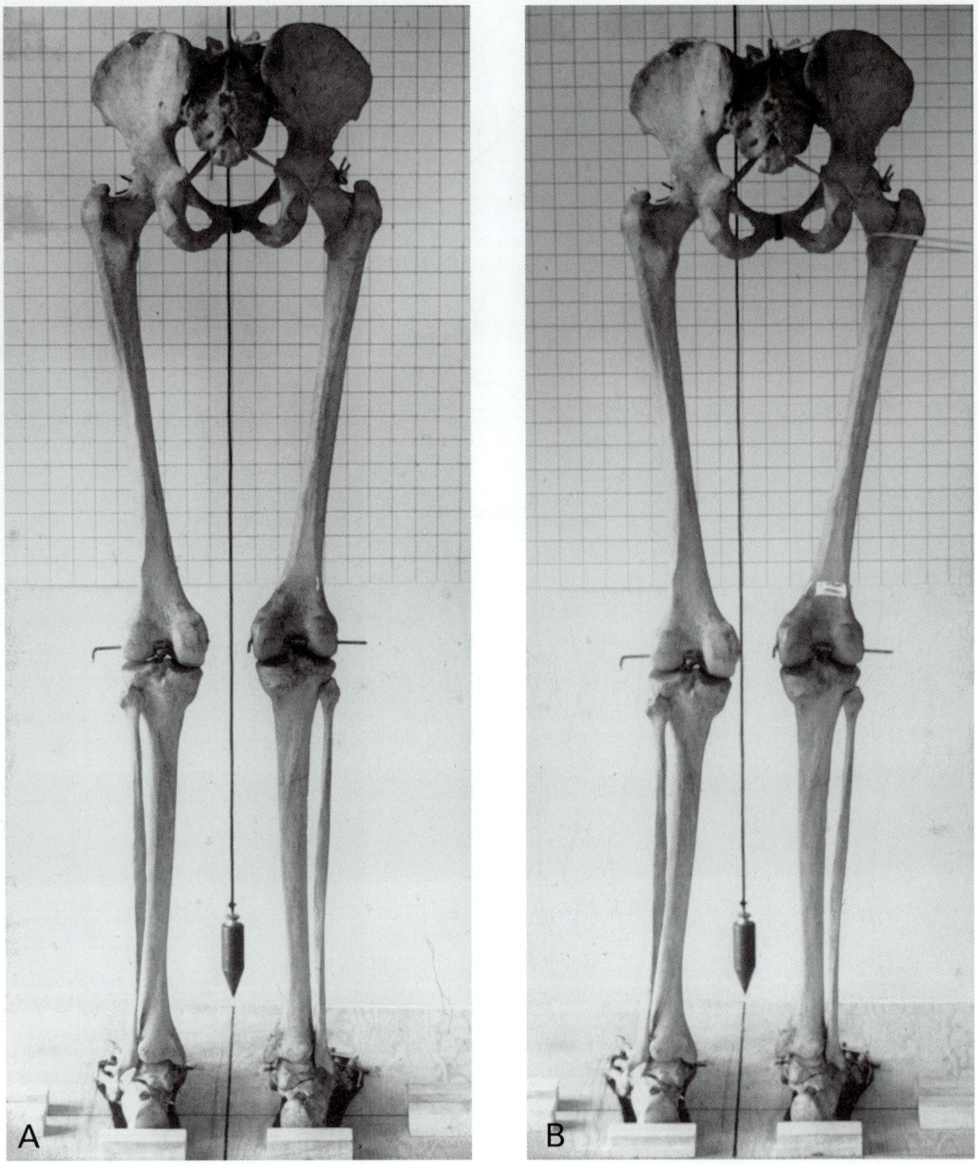

그림 7-91 외견상에 명백한 다리 길이의 불일치 원인으로 A, 골반 외측 경사로 인한 경우와 B, 골반의 외측 변위로 인한 경우를 보여주고 있다.

근육 불균형으로 인한 외견상의 다리 길이 불일치 APPARENT LEG-LENGTH DISCREPANCY CAUSED BY MUSCLE IMBALANCE

다리 길이의 실제 차이는 없지만 골반이 옆으로 기울어져 있으면 골반이 높은 쪽 다리가 더 길어 보인다(그림 7-91A). 그림 7-91B에서 이러한 양상은 골반이 외측으로 변위되면서 만들어진다(발은 바닥에 안착되어 있다).

대퇴근막장근(tensor fasciae latae)과 장경인대(iliotibial band)의 긴장이 한쪽에서 발생하면 골반이 그쪽으로 기울어진다. 한쪽 중둔근이 약해지면 약해진 쪽에서 골반이 더 높이 올라간다.

다리 길이는 동일하다.

골반은 수평이다.

양쪽 고관절은 내전과 외전 사이에서 중립적인 위치에 있다.

외전근의 길이는 같다.

골반은 양옆으로 흔들거리고, 오른쪽 골반이 더 높다.

오른쪽 고관절은 내전되어 있다.

왼쪽 고관절은 외전되어 있다.

오른쪽 고관절 외전근은 길어져 있다.

왼쪽 고관절 외전근과 대퇴근막장근은 단축되어 있다.

다리 통증 LEG PAIN

여기에서 논의되는 다리 질환은 대퇴근막장근과 장경인대의 긴장 및 스트레치와 관련된 통증 그리고 추간판탈출증 또는 이상근(piriformis)의 스트레칭으로 인한 좌골신경통이 포함되어 있다.

긴장된 대퇴근막장근과 장경인대 Tight Tensor Fasciae Latae and Iliotibial Band

긴장된 대퇴근막장근 및 장경인대와 관련된 통증은 종종 좌골신경통으로 잘못 진단되는 경우가 있다. 피부 분포의 피부 분절 영역(dermatome)은 통증 영역과 밀접하게 일치한다. 통증은 대퇴부의 외측면을 따라 근막으로 덮인 부위로 제한되거나 둔부근막을 포함하여 고관절 위쪽으로 확장될 수도 있다.

대퇴근막장근의 전체 길이에 걸친 촉진은 장골릉에서 시작하여 경골의 외측과 부위의 장경인대 정지부까지 통증이나 압통을 유발할 수 있다. 특히 대전자(greater trochanter)의 위쪽 가장자리를 따라 그리고 비골두(head of the fibula) 근처 정지부에 압통이 나타난다.

고통스러운 증상은 대퇴부 부위에 국한되거나 비골신경이 공급하는 부위에 나타날 수 있다. 무릎 외측에 대한 해부학적 검토에서 이 영역의 근육 및 근막에 대한 총비골신경(common fibular nerve)의 관계를 알 수 있다(그림 7-92).

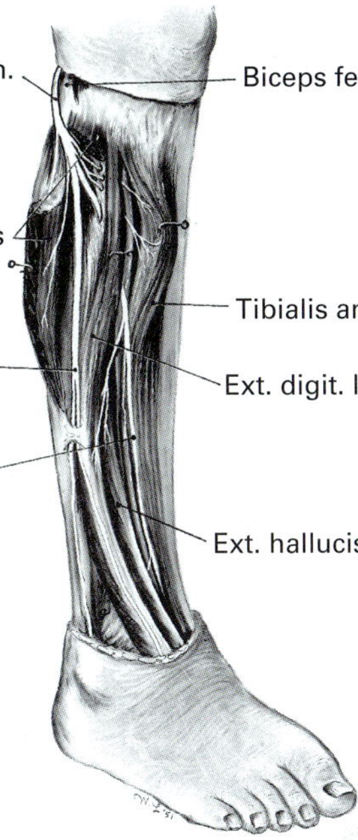

그림 7-92 하퇴의 해부학적 외측면.

좌골신경의 비골분지는 비골경(fibula neck) 위를 비스듬히 전방으로 지나가고 장비골근의 기시부 섬유 바로 아래를 가로지른다. 경미한 경우라도 이 부위에 지속적인 압력이 가해지면 비골신경 마비의 위험이 있으므로 피해야 한다. 하지에 접착식 견인(adhesive traction)을 적용하는 경우에도 해당 영역에서 신경에 대한 압박이나 연부조직에 대한 과도한 견인은 피해야 한다.

장경인대(iliotibial band)가 긴장된 경우에 비골신경이 자극을 받는 기전은 근막의 단단한 밴드의 압력에 의한 영향이나 이 부분에 대한 견인의 영향으로 설명할 수 있다. 근막이 팽팽하게 당겨질 때 보행이나 긴장 검사에서와 같이 근막은 종종 극도로 경직된 것으로 관찰된다.

견인에 의한 영향은 종종 급성 사례에서 나타난다. 환자가 문제가 있는 다리를 위로 한 채 옆으로 누워 있는 자세에서 발을 내번(inversion) 상태로(즉, 테이블을 향해 아래로) 떨어뜨리는 것만으로도 근육과 근막 밴드에 긴장이 가해진다. 비골신경에 의해 공급되는 영역의 신경 자극 증상은 발의 이러한 단순한 움직임에 의해 유발될 수 있다. 수면이나 치료를 위한 자세에서처럼 옆으로 누워서 다리 사이에 베개를 넣어 다리가 외전된 상태를 유지하도록 할 때 발도 내번 상태로 떨어지지 않도록 지지해야 한다. 이 비골신경 자극의 말초적 신경에 의한 원인을 인식하지 못하는 경우 종종 이 문제에 대한 다소 애매모호한 설명의 결과를 가져올 수 있다.

섹션 IV

치료 중재 INTERVENTION

근육 길이 문제점의 치료 TREATMENT OF MUSCLE LENGTH PROBLEMS

근육 길이가 과도한 경우 이미 신장된 근육의 상태를 그대로 유지하는 자세를 취하거나 스트레칭시키는 운동은 피하는 것이 좋다. 잘못된 자세를 바로 교정하도록 해야 한다. 늘어난 근육은 대개 약하기 때문에 강화 운동이 필요하다. 그러나 매우 활동적인 사람의 경우는 단순히 과도한 스트레칭을 피하는 것만으로도 근력이 향상될 수 있다.

자세 교정이나 교정 운동을 통해 문제를 해결할 수 없는 경우에는 과도한 가동범위를 방지하기 위해 보조기를 적용할 수 있다. 예를 들어, 무릎이 현저하게 과신전된 상태에서 체중 부하가 불가피한 경우라면 무릎관절 후방인대와 근육이 단축될 수 있도록 적절한 보조기를 활용하여 보호해야 한다.

근육 단축이 존재하고 스트레칭 운동이 필요할 때 긴장된 근육이 실제로 스트레칭되는 근육인지 확인하고 신체의 다른 부분에 악영향이 미치지 않도록 정확하게 수행되어야 한다.

족부의 문제 치료 TREATMENT OF FOOT PROBLEMS

치료는 교정 또는 완화하는 것으로 간주될 수 있다. 이상적으로는 치료가 교정적이어야 하지만 교정 조치에 적응할 수 없는 뼈, 인대 및 근육 구조를 가진 많은 노년층에게서 발에 통증이 발생한다는 점을 고려하면 최소한의 교정으로 완화되도록 고안된 방법을 사용할 필요가 있다.

무지외반 Hallux Valgus

환자는 안쪽 테두리가 직선인 신발을 신어야 하며 발가락 공간이 잘린 신발은 피해야 한다. 작은 고무 조각으로 만든 "발가락 분리기(toe-separator)"는 엄지발가락과 두 번째 발가락 사이에 삽입되어 엄지발가락을 보다 정상적인 정렬 상태로 교정하는 데 도움이 된다. 압력으로 인한 통증을 완화하기 위한 순수 완화 절차로서 건막류 가드(bunion guard)가 종종 유용할 때가 있다.

과도한 회내(pronation)가 무지외반의 원인으로 많은 비중을 차지하기 때문에 예방이나 교정을 위해서 발바닥의 아치를 지지해 줄 필요가 있다. "과도한"이란 발바닥의 아치를 지지하는 구조물이 현저하게 이완되어 있어서 견고한 지지가 필요한 상태를 의미하는 것으로서 이러한 경우에는 단단한 보조기가 필요하다.

망치발가락 Hammer Toes

마사지와 스트레칭은 초기 단계에서 잘못된 발가락 정렬을 교정하는 데 도움이 될 수 있으며, 중족골 바(metatarsal bar)를 사용하면 효과를 얻을 수 있다. 내측 중족골 바가 더 효과적일 수 있지만 외측 중족골 바가 더 편안할 수 있다(그림 7-93).

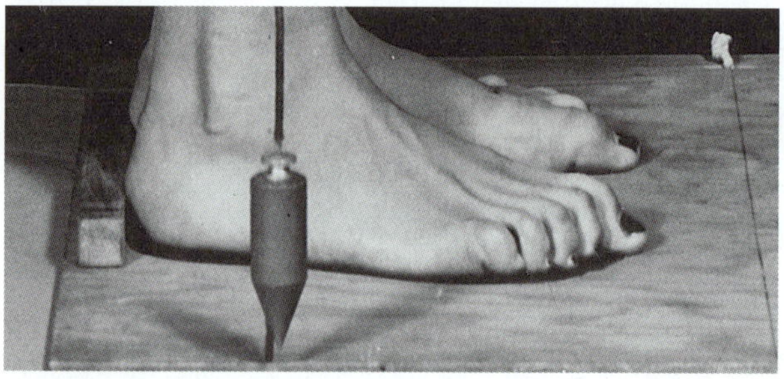

그림 7-93 망치발가락(hammer toe).

종족궁이 존재하는 상태에서 회내된 발의 치료 Treatment of Pronation without Flatness of the Longitudinal Arch

회내된(pronation) 발의 치료는 안쪽 발뒤꿈치 웨지(wedge) 또는 동일한 유형의 교정을 제공하는 보조기를 사용하는 것이다. 일반적으로 발이나 무릎 통증 증상이 있는 환자는 하이힐을 신지 않도록 해야 하지만 굽이 거의 없거나 전혀 없는 신발을 추천하는 것도 바람직하지 않다. 굽이 편평한 신발을 신으면 발이 더 많이 회내되는 경향이 있기 때문이다. 중간 굽의 경우 종족궁이 증가하고 발뒤꿈치 웨지 또는 아치 지지대가 회내(pronation) 교정에 도움이 된다.

신발 교정과 관련하여 중간 높이의 힐에서는 일반적으로 1/16인치 내부 웨지(wedge)가 사용되는 반면 낮은 힐에서는 1/8인치 웨지가 일반적으로 적용된다. 하이힐은 피검사자의 안정성을 유지하면서 내부 웨지를 사용하여 변경하기는 힘들다.

종족궁이 무너진 상태에서 회내된 발의 치료

Treatment of Pronation with Flatness of the Longitudinal Arch

지지대를 이용한 치료(supportive treatment)에는 발뒤꿈치 안쪽 웨지와 종족궁 지지대를 사용하는 것이 있다. 힐의 베이스가 넓은 경우에는 1/8인치 두께의 웨지가 가장 많이 사용된다. 결함이 심할 때는 환자는 굽이 없는 신발을 신지 않도록 해야 한다. 이러한 잘못된 형태의 유형은 여성보다 남성과 어린이에게 더 널리 만연해 있다.

회내된 발 교정 운동 Corrective Foot Exercises for Pronated Foot

등을 대고 누운 자세:

1. 발가락을 아래로 굽힌 상태에서 발을 상방 내측으로 당긴다.
2. 다리를 곧게 편 상태에서 발바닥이 서로 닿게 한다.

의자에 앉은 자세:

3. 왼쪽 무릎을 오른쪽 다리 위에 올려놓고 왼발을 상, 하, 내측으로 반원형을 그리며 움직인 후 이완시킨다(발을 바깥쪽으로 돌리지 않도록 한다). 교대로 오른쪽 발도 반복한다.
4. 무릎을 벌린 상태에서 발바닥을 맞닿게 하고 무릎을 서로 모으면서 버틴다.
5. 바닥에 수건을 깔아두고 발은 바닥과 평행하고 약 6인치 떨어져 있는 상태에서 발가락으로 수건을 움켜잡고 두 발을 서로 내측으로 당겨(내전시켜) 발 사이에 수건이 뭉쳐지게 한다.
6. 작은 공(직경 ~$1\frac{1}{4}$에서 $1\frac{1}{2}$인치)을 반으로 잘라 전족아치 아래에 놓고 발가락으로 공을 감싸쥔다.

선 자세:

7. 발을 정면을 향하게 하거나 약간 바깥쪽으로 향하게 한 상태에서 아치를 위로 당겨 올려 체중이 발의 외측 가장자리에 실리게 한다.

보행 시:

8. 바닥에서 직선을 따라 걷는다. 발가락은 똑바로 앞을 가리키고 발 바깥쪽 가장자리를 따라 발뒤꿈치에서 발가락으로 체중을 옮긴다.

회외된 발의 치료 TREATMENT OF SUPINATED FOOT)

신발 교정은 본질적으로 회내된 발에 적용되는 것과 반대이다. 발뒤꿈치의 바깥쪽 웨지, 역 변형된 토마스 힐(reverse modified Thomas heel), 바닥의 바깥쪽 웨지가 일반적으로 적용된다.

중족골 아치 스트레인 Metatarsal Arch Strain

발가락 신전근이 긴장되어 있는 경우 스트레칭이 필요하다. 지지대를 이용한 치료에는 중족골 패드(metatarsal pad) 또는 중족골 바(metatarsal bar)의 사용이 있을 수 있다. 굳은살이 두 번째부터 네 번째 중족골두 아래에 있으면 일반적으로 패드(pad)를 적용하는데 만약 굳은살이 모든 중족골두 아래에 있으면 바(bar)를 적용하는 것이 좋다.

발가락이 내향된 발의 자세 In-Toeing Position of the Foot

일반적으로 어린이는 근육 긴장이 나타나지 않는다. 그러나 고관절 내회전이 있는 어린이에게서 내회전근인 대퇴근막장근(tensor fasciae latae)이 긴장되어 있는 것을 흔히 발견할 수 있다. 대퇴근막장근에 스트레칭이 적용될 수 있지만 이는 신중하게 수행되어야 한다.

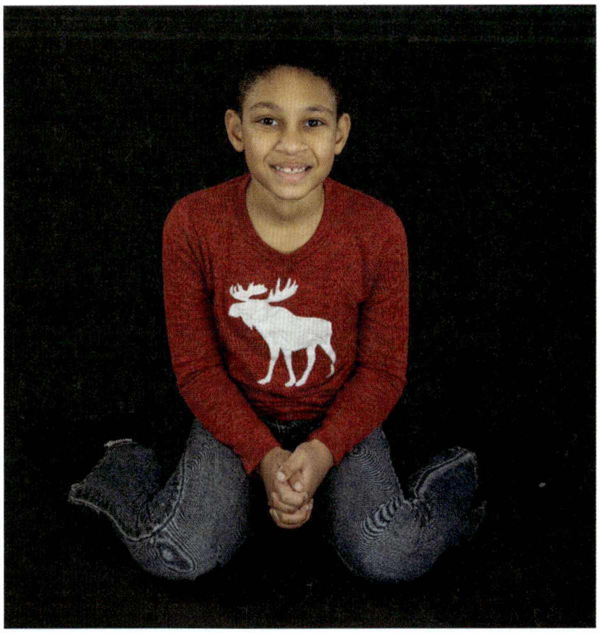

그림 7-94 발가락의 내향(in-toeing)을 유발시키는 "W"형 자세로 앉아 있는 모습.

고관절 내회전근이 발달한 어린이는 종종 역 양반다리 자세(reverse tailor) 또는 "W"형 자세로 잘 앉게 된다(그림 7-94). 어린이가 교차시킨 자세(cross legged position)로 앉도록 격려하면 다른 자세의 영향을 상쇄하는 경향이 있다.

하지의 내회전과 관련하여 발가락이 내향되는 경우에 사용되는 신발 교정은 작은 반원형 패치로써 다섯 번째 중족골 기저부 근처 외측 바닥에 부착시킨다. 패치 영역을 표시하기 위해 신발을 뒤집어 놓고 보행 시 굽혀지는 것과 같은 방식으로 밑창을 정확하게 굽힌다. 패치는 굽혀진 곳의 정점에서 앞뒤로 거의 동일하게 확장시켜 부착한다.

패치(patch)는 외측 테두리를 따라 두께(신발 크기에 따라 1/8 또는 3/16인치)가 주어져 있으며 밑창의 전방, 중앙, 후방을 향해 0의 두께로 점점 가늘어진다.

하지의 내회전과 관련된 발가락의 내향(in-toeing)은 서 있을 때보다 걸을 때 더 두드러지는 경향이 있으며 신발 교정은 선 자세 패턴보다 보행 패턴 변화에 더 도움이 된다. 보행 패턴을 바꾸면 그 효과는 선 자세를 교정하는데 도움이 된다.

볼록한 형태의 패치는 일반적인 전방으로 체중 이동 중에 신발바닥이 바닥에 닿을 때 발을 외향시키는 역할을 한다. 교정을 위해 신발을 표시하기 전에 가죽 패치를 신발 밑창에 테이프로 붙이고 어린이의 보행을 관찰하여 위치를 검사할 수 있다.

발의 나머지 부분과 관련하여 전족의 부정렬 상태로 인해 발생하는 발가락이 내향된 자세는 첨족(equinus) 또는 발뒤꿈치의 외전이 없는 가벼운 만곡족(clubfoot)과 유사하다. 사실상, 내전과 함께 발뒤꿈치의 회내(pronation)가 있을 수 있다(그림 7-95).

인플레어(Inflare)된 신발은 편할 수 있지만 교정되지는 않는다. 어린이는 똑바른 형태로 만들어진 신발을 신어야 한다. 신발에 첫 번째 중족골 기저부에서 엄지발가락 끝까지 이어지는 단단한 내측 카운터(inner counter)가 추가되어야 한다. 외측 카운터(outer counter)는 뒤꿈치에서 입방골(cuboid)까지 단단하게 이어져야 한다.

발가락이 외향된 발의 자세 Out-Toeing Position of the Foot

고관절에 문제가 있는 어린이의 경우(그림 7-96) '트위스터(twister)'를 사용할 수 있으며, 그 결과는 일반적으로 비교적 짧은 기간(예: 몇 개월) 내에 얻을 수 있다(그림 7-97).

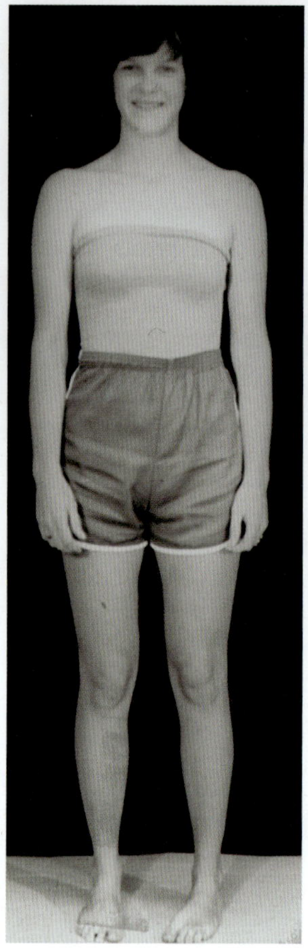

그림 7-95 왼쪽 발의 전족이 내반되고 발가락이 내향(in-toeing)된 모습.

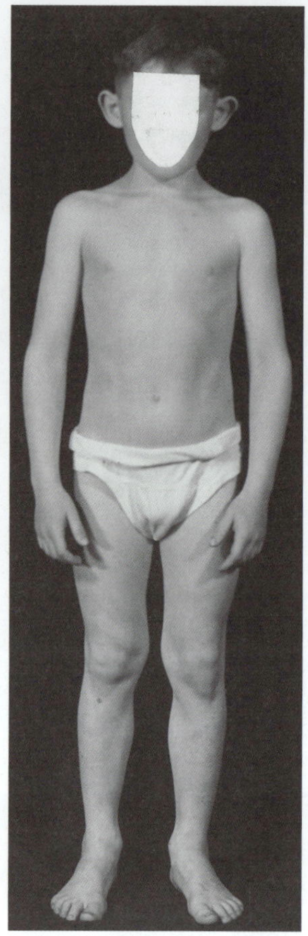

그림 7-96 고관절이 외회전되고 발가락이 외향된 모습.

하지의 외회전(그림 7-96 참조)이 선 자세에 자동적으로 어려움을 유발하지는 않는다. 그러나 발가락이 외향된 상태로 걷는 자세는 체중이 발뒤꿈치에서 발끝으로 전달되기 때문에 종족궁에 부담을 주는 경향이 있다.

경골 염전(tibial torsion)이 성인에게서 결점으로 나타나는 경우에는 발을 똑바로 정면을 향한 채 걷는 노력을 해서는 안 된다. 이러한 발 위치의 "교정"은 무릎과 고관절의 잘못된 정렬을 초래하게 된다.

전족부의 외전은 종족궁 붕괴의 결과로 발생한다. 어린이의 경우 아치 위치를 교정하는 조치가 발가락 외향(out-toeing) 자세 교정에 도움이 된다. 인플레어(inflare)되어 있는 교정용 신발을 신는 것이 좋다. 그러나 결점이 있는 성인의 경우는 교정용 신발을 신어도 발의 정렬이 바뀌지 않고 오히려 발에 과도한 압력이 가해질 수 있다. 일반적으로 환자가 똑바른(straight) 신발이나 심지어 아웃플레어(outflare) 형태의 신발을 신도록 해야 한다. 환자는 일

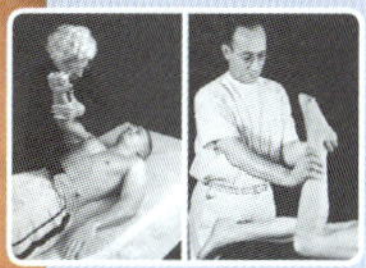

Kendall의 전통 학습지침

트위스트(The "Twister")

탄성 다리 회전조절 장치인 트위스트(Twister)는 다리와 발에 역회전 힘을 가하여 과도하게 내회전 또는 외회전된 다리를 교정하도록 설계되어 있는 장비이다. 이 장비는 경증에서 중등도의 회전 문제가 있는 어린이에게 권장되며 신발 교정 및 발목 지지대와 같은 다른 형태의 치료와 자주 결합되어 사용되고 있다. 그림 7-97에 나타나 있는 바와 같이 트위스트는 신발 후크를 신발에 묶고, 벨크로(velcro) 장금 장치로 골반 벨트를 고정하고, 탄성 스트랩을 확장시켜서 원하는 위치에서 효과적인 회전을 조절할 수 있도록 스트랩 장력을 조절만 하면 되도록 설계되어 있다. 이렇게 피팅 절차가 간단하게 되어 있기 때문에 환자에게는 단지 조절할(adjust) 짧은 시간만 요하게 된다(Courtesy C.D. Denison Orthopaedic Appliance Corp, 23).

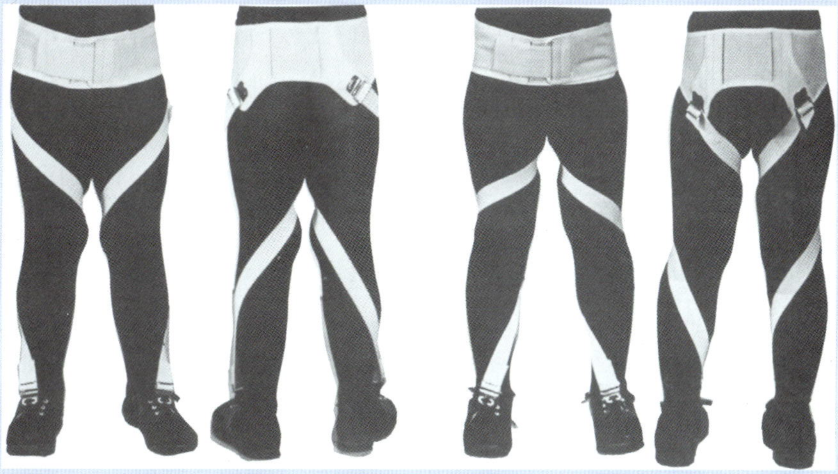

그림 7-97 "트위스트(Twister)" 탄성 다리 회전 조절 장비.

부 아치 지지대와 내측 웨지의 변경이 필요한 경우 이를 견딜 수 있지만 신발의 정렬은 압력을 피하기 위해 반드시 발의 정렬과 일치해야 한다.

걸을 때 발가락이 외향되는 것은 아킬레스건의 긴장으로 인해 발생할 수 있으며 이 경우 족저굴곡근의 스트레칭이 필요하다.

신발과 신발 교정 SHOES AND SHOE CORRECTIONS

신발 Shoes

신발이 제공하는 보호 및 지지 기능은 서 있을 때 자세 정렬에 중요한 고려사항이 된다. 다양한 요인으로 인해 자세 부정렬과 발에 변형이 발생하고 따라서 적절한 신발에 의한 지지가 필요하게 된다. 우리 환경의 편평하고 딱딱한 바닥과 보도, 발의 안정성을 감소시키는 힐 사용, 일부 직업에서 요구되는 장시간 서 있는 자세는 발 문제에 영향을 미치는 몇 가지 중요한 원인이 된다.

신발의 크기, 모양 및 구성과 관련된 여러 요소를 고려해야 한다. 즉, 임상의는 과도한 교정이 발, 발목 및 자세에 잘못된 스트레스 요인에 기여할 수 있으므로 주의해야 한다. 신발 교정 가능성에 대해 다루는 것은 이 텍스트의 범위를 벗어나는 주제에 해당하는 것으로 본다.

내반슬 GENU VARUM

교정의 효과는 적절한 신발교정, 회내 교정 운동, 고관절 외회전근 강화 운동, 무릎 과신전 자세를 피하는 피검사자의 협력에 따라 달라진다.

경우에 따라 1장에서 설명한 것처럼, 자세로 인해 휜(bowing) 현상과 과신전이 외반슬(knock-knees)에 대한 보상작용일 수 있다. 역설적이게도 이러한 유형의 자세로 인한 휨(bowing) 상태에 대한 교정은 근본적인 무릎관절 교정을 기반으로 해야 한다.

구조적으로 휜(structural bowing) 상태의 교정은 주로 시기적절한 개입과 효과적인 보조기 착용에 달려 있다. 다리가 바깥쪽으로 휘어지면서 발이 회내되는 경향이 있기 때문에 발뒤꿈치나 신발 바닥의 바깥쪽 웨지는 일반적으로 적용하지 않는다.

무릎 과신전 KNEE HYPEREXTENSION

무릎 과신전의 예방 또는 교정은 올바른 자세 정렬에 대한 조언과 서 있을 때 무릎 과신전 자세를 피하고자 하는 피검사자의 협력을 바탕으로 이루어진다. 무릎 굴곡근에 대한 특정 운동이 적용될 수 있는데 별다른 반응이 없는 경우와 심한 경우에는 보조기가 필요할 수 있다.

외반슬 GENU VALGUM

근육과 근막에 온열, 마사지, 스트레칭이 자주 필요하며 재정렬을 위한 신발 교정이 필요하기도 하다.

초기의 경미한 외반슬의 치료에서 신발의 내측 가장자리 웨지(wedge)는 하지를 재정렬하는 경향이 있으므로 무릎 내측 긴장과 외측 압박이 완화된다. 그러나 너무 높은 내부 웨지를 사용하면 발의 과도한 교정으로 인한 보상작용이 심하게 일어나 외반슬이 더 악화될 수 있다. 내부 힐 웨지(heel wedge)의 두께는 1/8인치부터 3/16인치가 일반적으로 적합하다. 중등도의 외반슬은 신발교정 외에도 무릎 지지대(support)를 사용하면 도움이 될 수 있다. 지지대에는 무릎관절이 있는 측면에 쇠로 만든 버팀 기둥이 장착되어 있어야 한다. 외반슬이 심할 경우에는 보조기(bracing) 또는 수술이 필요할 수 있다.

고관절 굴곡근 스트레칭 HIP FLEXOR STRETCHING

바로 누운 자세에서, 한쪽 무릎을 가슴 쪽으로 당겨놓고, 다른 쪽 다리는 펴서 허리를 바닥에 편평하게 유지시켜 놓은 상태에서 시작한다. 피검사자는 고관절을 능동적으로 신전시키기 위해 둔근을 수축시킨 상태로 대퇴부를 바닥으로 내리도록 하는데 이때 등에 아치가 형성되어서는 안 된다. (참고: 테이블이 없는 경우 바로 누운 자세에서 수행할 수 있는 유일한 고관절 굴곡근 스트레칭 운동이다. 스트레칭은 단일관절 고관절 굴곡근에만 영향을 미친다.)

검사 자세는 단일관절(one-joint) 및 이중관절(two-joint) 고관절 굴곡근을 스트레칭하는 데 사용된다. 긴장이 심할 경우에는 스트레칭으로 서서히 진행해야 하는 주의가 필요하다. 약간의 스트레칭이 다음날 통증을 좀 더 많이 유발할 수 있다. 또한 요근(psoas)은 요추의 추체, 횡돌기, 추간판에 부착되어 있어서 과격한 스트레칭은 허리에 무리를 주게 되어 문제를 야기하거나 악화시킬 수 있다.

테이블 위에 엎드려 누운 자세는 이미 허리는 과전만 상태로 되어 있어 허리를 편평하게 유지하거나 고정된 자세로 조절이 불가능하기 때문에 고관절 굴곡근을 늘리기에 만족스러운 자세가 될 수 없다. 테이블 사용이 가능하다면 피검사자는 테이블 끝에 상체를 대고 엎드려 누운 상태에서 다리를 테이블 끝에서 아래로 널어뜨려 놓고 무릎은 필요에 따라 굽힐 수도 있고 발을 바닥에 대고 있는 자세를 취한다. 피검사자가 한쪽 다리를 고관절 신전근으로 고관절 굴곡근에 스트레칭이 가해질 수 있을 만큼 충분히 들어 올리게 한다. 무릎은 단일관절 스트레칭을 위해 곧게 펴고 단일관절 및 이중관절 근육 스트레칭을 위해 약 80° 정도 굽힌다.

이중관절 고관절 굴곡근이 단축되어 있을 때는 무릎을 꿇은 런지 자세(kneeling lunge)는 피하는 것이 좋다(무릎을 꿇은 런지 자세는 이중관절 고관절 굴곡근이 긴장하지 않은한 단일관절 근육을 사용할 수 있다). 무릎을 꿇은 런지 자세 수행 시 천장관절과 허리에 부담이 가해질 수 있으므로 각별한 주의가 필요하다.

단일관절 고관절 굴곡근이 단축되었을 때 런지 자세(그림 7-98)는 피하는 것이 좋은데 이는 허리가 안정되지 않아 긴장된 고관절 굴곡근이 허리를 과전만 상태로 끌어당기게 되기 때문이다. 바로 누운 자세에서 허리는 편평하게 유지하면 고관절에 긴장감이 나타난다.

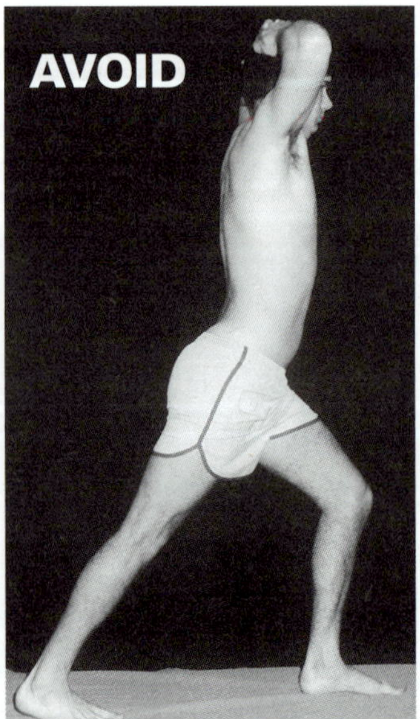

그림 7-98 런지 자세는 고관절 굴곡근이 긴장되어 있는 상태에서는 피하는 것이 좋다.

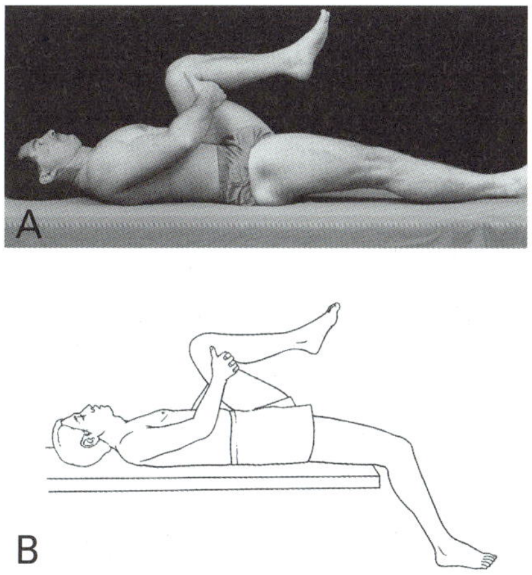

그림 7-99 스트레치 운동. A, 단일관절 고관절 굴곡근을 스트레칭시키는 자세. B, 이중관절 고관절 굴곡근을 스트레칭시키는 자세.

단일관절 고관절 굴곡근을 스트레칭하는 운동을 하도록 한다(그림 7-99A). 대둔근을 수축하여 대퇴부를 테이블 쪽으로 당겨 붙이고 무릎은 펴진 상태로 유지하고 등은 바닥에 편평하게 유지한다.

오른쪽의 단일관절 및 이중관절 고관절 굴곡근을 스트레칭하려면 오른쪽 다리를 테이블 끝에서 아래로 늘어뜨려 놓은 상태로 등을 대고 바로 누운 자세를 취한다(그림 7-99B). 왼쪽 무릎을 가슴 쪽으로 당겨 요추와 천골이 테이블에 편평하게 펴지도록 한다. 고관절 굴곡근이 긴장되어 있으면 대퇴부가 테이블에서 들어 올려진다. 등을 편평하게 유지하고, 무릎을 굽힌 상태에서 둔근을 사용하여 오른쪽 대퇴부를 테이블 쪽으로 당겨 내린다. 만일 단일관절 고관절 굴곡근만 스트레칭시키고자 한다면 무릎을 수동으로 신전시키면 된다. 절차를 반대로 하여 왼쪽 고관절 굴곡근도 스트레칭시키도록 한다.

단일관절 고관절 굴곡근의 효과적인 스트레칭은 문틀 옆에 서서 수행할 수 있다. 한쪽 다리를 앞에 놓아 몸을 문틀에 기대어 지지되게 하고 다른 쪽 다리를 뒤에 놓아 고관절을 신전시킨다. 시작 자세(그림 7-100A)에서 허리는 고관절 굴곡근의 긴장으로 인해 아치가 형성된다. 고관절을 신전된 상태를 유지시켜 놓고 하복근을 사용하여 상방 내측으로 당긴다. 고관절을 신전된 상태로 유지하고 하복근을 상방 내측으로 당겨 골반을 후방으로 기울이고 고관절 굴곡근을 늘린다(그림 7-100B). 이 운동은 복근에 의한 강한 당김이 필요하며 서 있을 때 고관절 굴곡근의 직접 대항근인 이 근육의 근력을 강화시키는 데 유용하다.

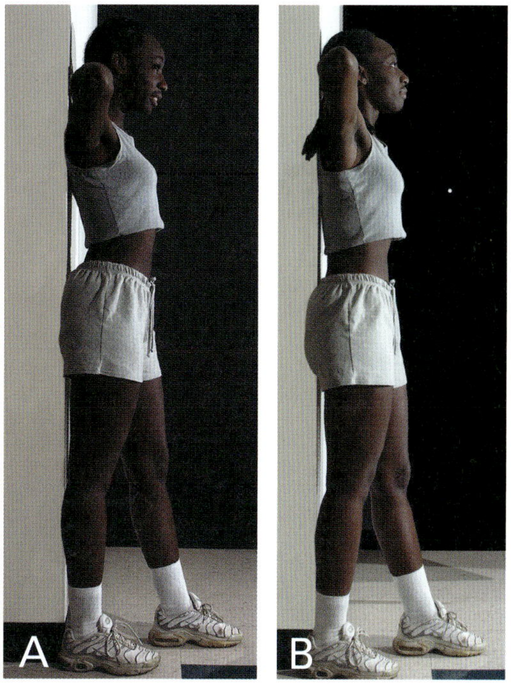

그림 7-100 선 자세에서 단일관절 고관절 굴곡근을 스트레칭시키기 위한 자세: A, 시작 자세; B, 골반을 후방으로 기울여 고관절 굴곡근을 스트레칭시키고 있는 자세.

슬와부근 스트레칭 HAMSTRING STRETCHING

다리 직거상 Straight-Leg Raising

그림 7-101에서 볼 수 있듯이 슬와부근(hamstrings) 스트레칭은 수동적인 운동이나 능동적인 보조운동으로 수행될 수 있다. 고관절 굴곡근의 긴장으로 인한 금기사항이 아니라면 능동적인 운동으로 수행할 수 있다.

슬와부근을 스트레칭시키기 위해 두 다리를 펴고 테이블에 바로 누운 자세를 취한다. 오른쪽 슬와부근을 스트레치시키기 위해 보조자는 왼쪽 다리를 바닥에 눌러 고정시키고 오른쪽 다리의 무릎을 곧게 편 상태에서 서서히 들어 올린다(또는 왼쪽 다리를 묶어 놓고 오른쪽 다리를 능동적으로 들어 올리게 한다). 왼쪽 다리도 반복 시행한다.

이 운동은 또한 바닥에 바로 누운 자세로 슬와부근을 스

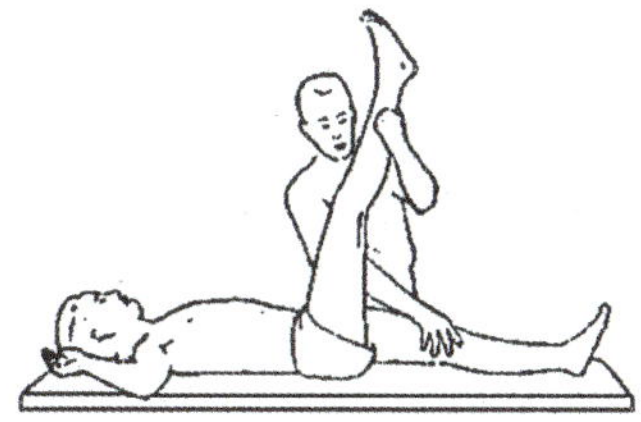

그림 7-101 슬와부근을 스트레칭시키기 위해 다리를 직거상시키고 있는 모습.

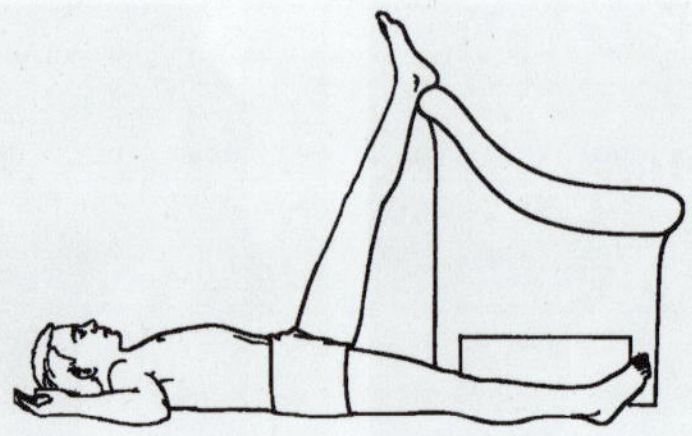

그림 7-102 의자 뒤 바닥에 바로 누워 슬와부근을 스트레칭시키고 있는 모습.

트레칭하는 방법으로 한쪽 다리를 펴고 다른 쪽 다리를 들어 올려 발뒤꿈치를 의자 등받이 위에 올려놓거나 방문 틀 또는 벽에 기대어 걸쳐놓고 수행할 수 있다(그림 7-102). 스트레칭의 강도를 증가시키려면 몸을 의자나 벽에 더 가깝게 하면 된다. 두 다리를 동시에 들어 올리지 않도록 해야 하는데, 슬와부근 대신에 허리가 스트레칭되기 때문이다. 한쪽 다리를 뻗은 상태를 유지하면 골반의 과도한 후방 경사와 골반의 과도한 굴곡을 방지할 수 있다.

의자가 넘어져 부상당하는 일이 없도록 튼튼한 의자 뒤 바닥에 눕도록 한다.

앉은 자세에서의 무릎 신전 Knee Extension in Sitting Position

그림 7-103에서 보는 바와 같이 벽에 등을 대고 의자에 앉는다. 등을 곧게 펴고 엉덩이가 벽에 닿은 상태에서 한쪽 다리를 들어 올리고 무릎을 최대한 펴준다.

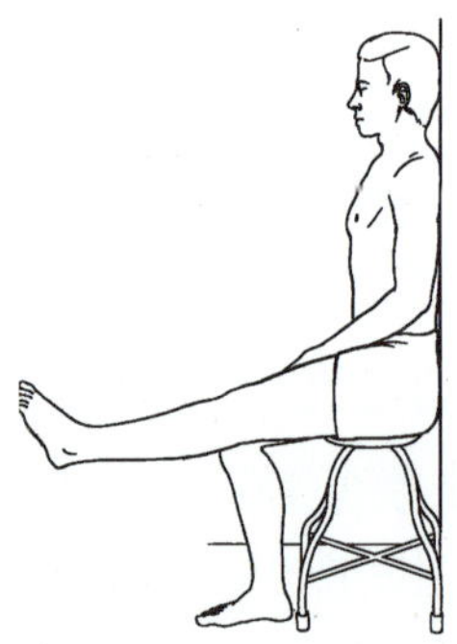

그림 7-103 슬와부근을 스트레칭시키기 위해 의자에 앉아 무릎을 신전시키고 있는 모습.

피해야 할 자세 Positions to Avoid

한쪽 발뒤꿈치를 의자나 테이블 위에 올려놓고 앞으로 굽히는 자세는 피하도록 한다(그림 7-104). 통증이나 장애가 있는 환자에게 이 자세는 위험한 방법이며 또한 적절한 슬와부근 스트레칭을 보장하기 위해 골반 위치를 제어하기도 힘든 자세일뿐 아니라, 등 상부에 후만증이 있는 사람에게 역효과를 줄 수 있다. 운동은 슬와부근만을 스트레칭시킬 수 있는 것에 국한되어야 한다.

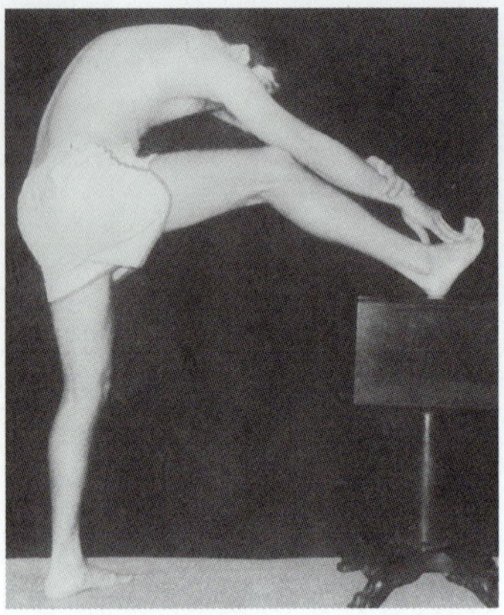

그림 7-104 슬와부근을 스트레칭시키기 위한 방법의 일환으로써 선 자세에서 발아래에 버팀대를 사용하는 것은 피하는 것이 좋다.

피해야 할 슬와부근 스트레칭 자세로는 "허들 자세(hurdler s position)"가 있다. 굽힌 무릎에는 과도한 스트레인(strain)이 발생하고 허리는 과도하게 스트레칭된 상태가 된다(그림 7-105).

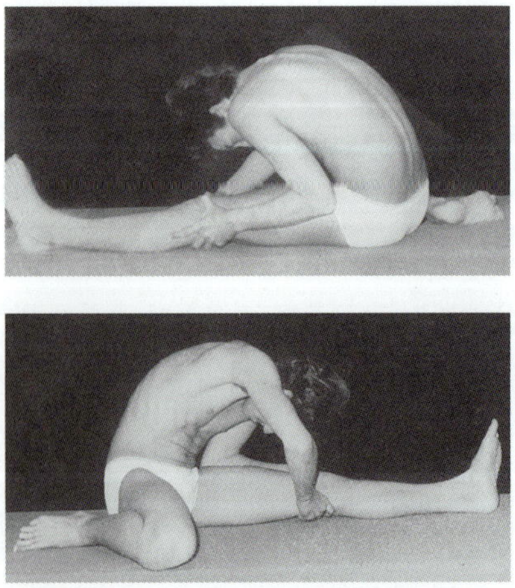

그림 7-105 슬와부근을 스트레칭할 때 "허들 자세(hurdler's position)"는 피해야 한다.

그림 7-106에서 보는 바와 같이, 슬와부근을 스트레칭시키기 위해 앞으로 굽힐 때 등이 과도하게 굴곡되는 것을 피해야 한다.

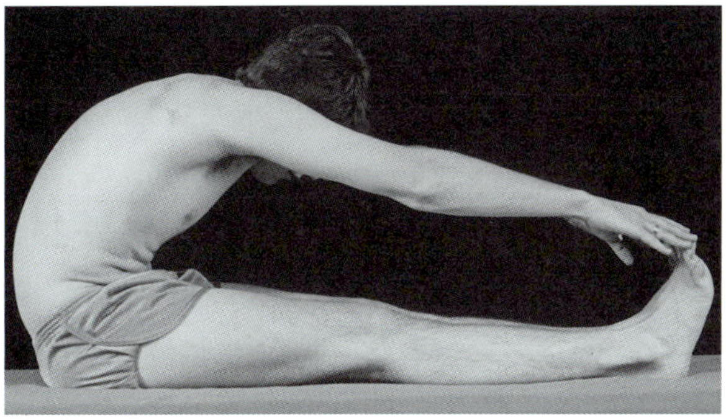

그림 7-106 슬와부근을 스트레칭시키기 위해 앞으로 굽힐 때 등이 과도하게 굴곡되는 것을 피해야 한다.

고관절의 내회전 및 발의 회내 MEDIAL ROTATION OF HIP AND PRONATION OF FEET

이에 관련된 치료에는 종족궁(longitudinal arch)을 지지하는 개조된 신발 및/또는 보조기, 발 내번근 및 고관절 외회전근 강화운동, 대퇴근막장근 스트레칭으로 구성될 수 있다.

근육 불균형으로 인한 외견상의 다리 길이 차이 APPARENT LEG-LENGTH DISCREPANCY CAUSED BY MUSCLE IMBALANCE

주로 한쪽 다리에 체중을 싣고 골반을 옆으로 흔드는 자세로 서 있는 습관은 주로 외전근이 약한 경우에 많이 나타나는 데 특히 그쪽의 중둔근(gluteus medius)이 약한 경우가 많다. 한쪽의 대퇴근막장근(tensor fasciae latae)이 긴장된 상태이고 다른 쪽 중둔근의 약화가 경미한 경우에는 습관을 고치고 양발에 체중을 균등하게 싣고 서 있는 정도로 간단하게 치료할 수 있다. 불균형이 더 두드러지면 치료는 긴장된 대퇴근막장근과 장경인대를 스트레칭시키고 낮은 쪽 발뒤꿈치에 리프트(lift) 사용을 고려해 볼 필요가 있다. 리프트(lift)는 긴장된 대퇴근막장근을 스트레치시키는데 도움이 되고 반대쪽에 스트레인(strain)된 중둔근을 이완시키는 데 도움이 된다.

대퇴근막장근 스트레칭 TENSOR FASCIAE LATAE STRETCHING

장경인대(iliotibial band)는 긴장이나 구축 현상이 자주 발생한다. 통증과의 관련성에 관해서는 섹션 IV에 논의되어 있다. 다음에서 논의되는 것은 대퇴근막장근(tensor fasciae latae)과 전방 외측 장경인대(iliotibial band)를 스트레칭시키기 위한 운동에 관한 것이다(24).

대퇴근막장근(tensor fasciae latae)은 고관절을 외전, 굴곡 및 내회전시키고 무릎 신전을 돕는다. 근육이 여러 동작을 할 때 그 작용과 반대되는 모든 방향의 근육은 스트레칭을 위해 늘일 필요가 없다. 운동은 스트레칭 방향으로 2~3개의 동작만 포함하면 충분하다. 가장 중요한 것은 스트레칭이 필요한 부위에 집중적으로 이루어져야 한다. 일반적으로 처방되고 있는 일부 운동은 이 요구사항을 충족하지 못하고 있다.

다리를 교차시켜 선 자세는 고관절을 내전 상태로 만든다(그림 7-107A). 그러나 이 자세에서 고관절은 일반적으로 내회전된 상태이며 골반이 전방으로 기울어져 어느 정도 굴곡이 일어난다. 내전 자세로 서 있는 것 외에도 사람이 벽이나 테이블을 향해 옆으로 몸을 흔드는 동작(그림 7-107B)으로 인한 스트레칭은 종종 대퇴근막장근보다 후중둔근에 더 많은 영향을 미친다.

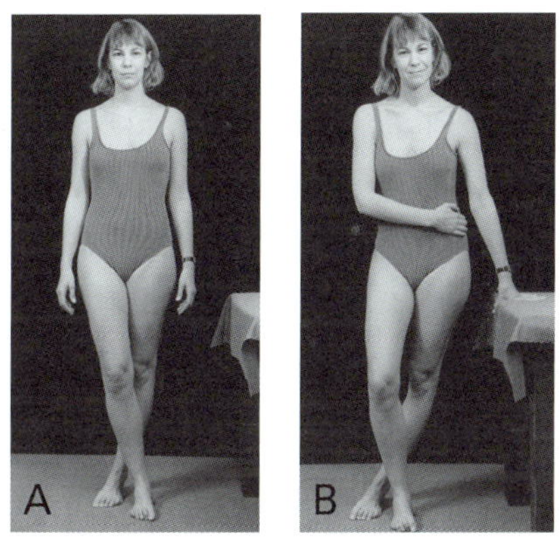

그림 7-107 A, B, 외견상에 명확하게 나타나는 다리 길이 차이(apparent leg length discrepancy)가 주로 한쪽 다리에 체중을 싣고, 골반을 옆으로 흔드는 자세로 서 있는 습관의 결과로 야기된다.

대퇴골과 관련하여 골반을 움직이면 더 나은 통제와 스트레칭의 정확성을 얻을 수 있다. 이 메커니즘을 이해하기 위해서는 골반 경사가 고관절에 미치는 영향에 대한 설명이 필요하다.

선 자세에서 다리 길이가 같고 골반이 수평일 때 양쪽 고관절은 내전과 외전에서 중립 위치에 있다. 그러나 체중을 한쪽으로 옮기면 고관절의 위치가 바뀐다. 체중이 왼쪽으로 이동하면 왼쪽 고관절이 내전된다. 마찬가지로 왼쪽 발아래에 리프트(lift)를 받쳐 두면(그림 7-108) 왼쪽 골반이 상승하고 왼쪽 고관절이 내전하게 된다.

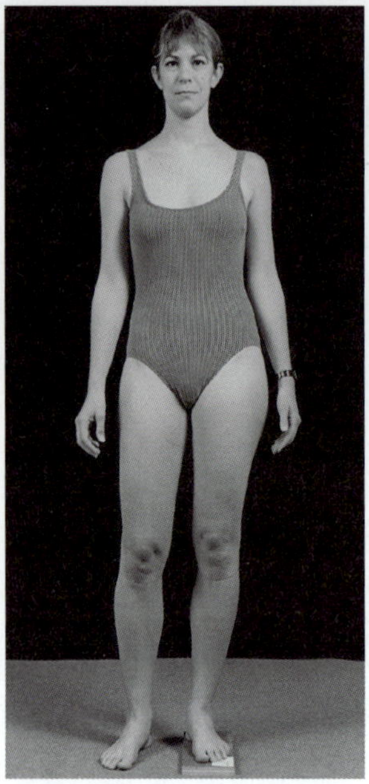

그림 7-108 왼쪽 발아래에 리프트를 받쳐 두면 왼쪽 골반이 상승하고 왼쪽 고관절이 내전하게 된다.

긴장된 왼쪽 대퇴근막장근과 전방 장경인대를 스트레칭 시키려면 왼쪽 발아래에 판, 책 또는 잡지를 놓고 올라서게 하면 된다. 이러한 높이의 두께는 허용되는 양에 따라 결정되어야 한다. 양쪽 발에 체중을 균등하게 싣고, 발과 무릎(즉, 대퇴골)을 올바른 정렬 상태로 유지한다(즉, 발은 약 8°~10° 외향시켜 놓고, 슬개골은 정면을 향함). 그런 다음 골반을 후방으로 기울인다. 이 골반 후방 경사는 고관절의 신전의 결과를 초래한다. 관절가동범위는 미미하지만 스트레칭은 왼쪽 대퇴근막장근 영역에서 매우 구체적으로 느껴져야 한다. 대퇴근막장근은 내회전을 허용하지 않고, 고관절의 내전 및 신전에 의해 스트레칭된다. 또한 스트레칭은 왼발 아래에 리프트를 받쳐 두는 대신 오른쪽 신발을 제거(너무 높지 않은 경우)하여 수행할 수 있다.

양쪽의 긴장을 위해 리프트(lift)를 왼쪽과 오른쪽 발아래에 번갈아 가며 받쳐 놓거나 한쪽 신발을 번갈아 벗고 편안한 시간(예: 1~2분) 동안 스트레칭 자세를 유지한다.

긴장이 일측성일 때 긴장된 쪽 신발 안에 착용된 리프트(¼인치 힐 패드)는 수동적으로 대퇴근막장근을 늘리게 된다. 모든 신발과 침실 슬리퍼에 이 리프트를 착용하고 반대쪽 다리로 서 있는 나쁜 습관은 피해야 한다. 두 발에 체중을 균등하게 분산시킨 상태로 서 있지 않는 한 리프트는 아무 소용이 없다[긴장된 대퇴근막장근의 보조 스트레칭에 대해서는 다리 통증(Leg Pain) 섹션을 참조한다].

스트레칭된 대퇴근막장근과 장경인대 Stretched Tensor Fasciae Latae and Iliotibial Band

수축된 대퇴근막장근과 관련하여 발생하는 통증이 더 흔하게 나타나지만 골반 위쪽에 스트레인(strain)이 있는 경우가 있다. 하지가 내전 자세에 있을 때 동측 대퇴 외전근에 지속적인 긴장이 존재하며 통증의 증상은 매우 심각해질 수 있다. 만약 통증이 있는 경우 스트레인(strain)을 완화시켜 치료하도록 하는데, 즉 골반의 레벨을 맞추고 지속적인 긴장을 유발할 수 있는 대응 근육의 긴장을 교정하는 것이다. 주요 상대는 반대쪽 대퇴근막장근이기 때문에 이 문제는 높은 쪽에서 스트레인(strain) 증상이 나타나더라도 낮은 쪽의 수축된 근육과 근막을 치료하면 해결될 수 있다.

대퇴근(tensor)과 대퇴근막(fascia latae)이 골반이 고정된 하지에서 옆으로 흔들리거나 외측 이동으로 인해 고관절을 내전시킴으로써 스트레칭되는 경우가 있다.

여러 경우에 접착식 테이핑 요법이 내전을 제한하는 방식으로 사용되어 많은 성공적 치료 효과를 거둔 사례가 있다. 그림 7-109, 7-110 및 아래의 정보는 절차를 설명한 것이다.

바람직하게는 1½인치 너비의 접착식 테이프를 골반의 전상장골극 영역에서 외측 바로 아래까지 확장되는 길이로 절단한다.

피검사자는 문제가 있는 쪽의 신발을 벗거나 양 신발을 모두 벗은 경우 문제가 없는 쪽 발아래에 약 0.5인치 높여준다. 피검사자는 발을 벌리고 서서 문제가 있는 다리를 약간 외전 상태에 둔다. 테이프가 같은 각도의 외전을 유지할 것으로 예상되지 않지만 항상 테이프를 적용시킨다.

특히 날씨가 더운 경우에는 환자가 접착식 테이프에 대한 피부 민감도를 반드시 확인해야 한다. 테이핑 요법이 적용될 때마다 피부에 안식향 팅크(Tincture of benzoin)가 사용되었다.

테이프는 고관절과 무릎 굴곡이 앉은 자세에서 제한되지 않는 방식으로 골반의 전방외측 부위에서 무릎의 후방외측 부위로 향하게 한다 [이 장 후반부에 소개되어 있는 간략한 병력 사례(Brief Case History) 참조].

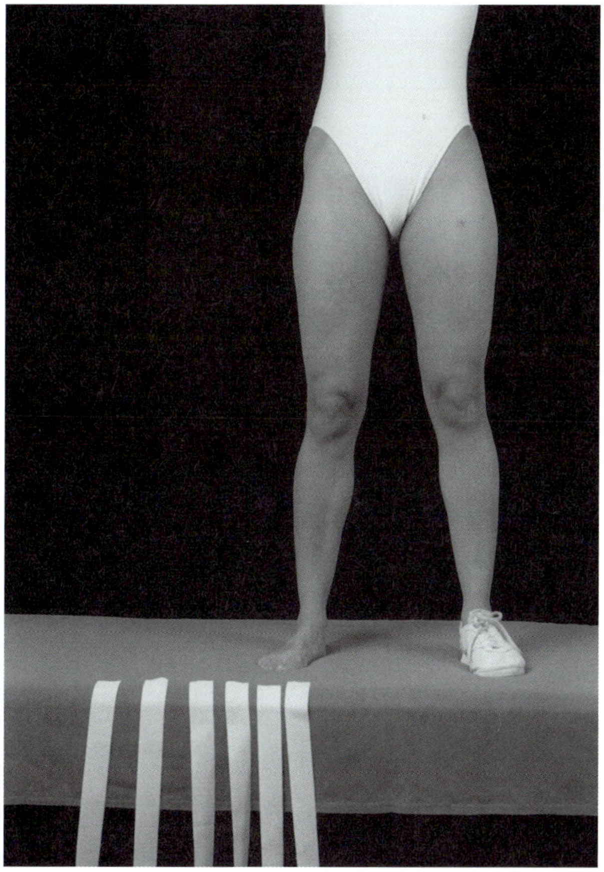

그림 7-109 장경인대를 사용하여 대퇴근막장근을 스트레칭시키는 모습.

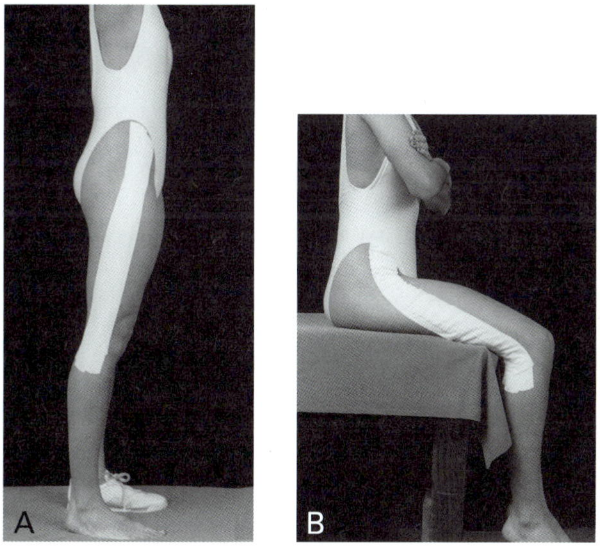

그림 7-110 A, B, 대퇴근막장근을 스트레칭시키는 동안 다리의 내전을 방지하기 위해 접착식 테이프를 사용하는 모습.

외전근 운동 Abductor Exercises

고관절 정상 외전 가동범위는 약 45°이고 내전 가동범위는 약 10°이다. 외전근은 너무 약해서 옆으로 누운 자세에서 중력에 대항하여 다리를 들어 올릴 수 없는 경우에는 그 자세에서 하는 운동은 피하는 것이 좋다. 피검사자는 골반을 옆으로 들어 올려서 하지를 외견상에 명백히 외전시키는 대체방법을 배울 수 있지만, 그렇게 하면 외전근이 단축되고 강화되는 것이 아니라 오히려 스트레칭되고 스트레인(strain)된다. 바로 누운 자세에서도 대체작용은 발생할 수 있지만, 이를 방지하고 적절한 운동을 수행할 수 있다.

테이블이나 단단한 침대에서 문제가 없는 다리를 완전한 관절가동범위의 외전을 시킨다. 이 자세는 문제가 있는 쪽에서 골반을 위로 올리려는 모든 노력을 차단하여 대체작용이 일어나는 것을 방지할 수 있다. 외전된 상태에서 대퇴부의 움직임은 하지의 외측 움직임이 아닌 진정한 고관절의 움직임이 요구된다. 도움이 되는 적절한 지원으로 무엇이든 사용될 수 있다. 직접 손으로 도움을 줄 수도 있고 부드럽거나 가루 분말로 만든 판이나 롤러스케이트(roller skate)와 같은 일부 장치 또는 적응형 기구 등을 활용하는 것이 가능하다.

급성 다리 통증 증상에 대한 치료 적응증 Treatment Indication for Symptoms of Acute Leg Pain

환자가 대퇴부 근육이 단단해지는(tight) 자세를 취하고 있는 동안 대퇴부의 측면에 온열을 가할 수 있다. 이것은 바로 누운 자세 또는 옆으로 누운 자세에서 하지를 외전시킴으로써 이루어진다. 옆으로 누워 외전 시 하지의 지지를 위해 단단한 베개를 대퇴부와 아래 다리 사이에 놓아 발까지 지지될 수 있도록 한다. 등이나 복부에 베개를 받쳐두면 환자가 옆으로 누운 자세에서 편안하게 균형을 잡는 데 도움이 된다. 환자가 이 자세를 견딜 수 있게 되면(첫 치료일 수도 있고, 2~3일 후일 수도 있음) 마사지를 시작할 수 있다. 마사지는 견고하지만 깊지는 않아야 한다. 견고하고 부드러운 마사지보다 표층을 쓰다듬는 마사지가 더 자극적일 수 있다. 마사지는 상방보다 하방으로 하는 것이 더 효과적이다. 환자들은 종종 마사지에 대한 반응을 "아프지만 느낌은 좋다"라고 표현한다. 그들은 근육이 단단해 있는 느낌을 인식하고 "근육을 풀어줄 수 있으면 좋겠다" 또는 "누군가 근육을 스트레칭시켜 주면 기분 좋겠다"라고 표현한다. 약간의 노출이지만 종종 통증을 증가시키는 경우가 있기 때문에 추위나 통풍에 환자가 노출되는 것을 피해야 한다.

몇몇 경우에 있어 발생하는 증상이 거의 즉각적으로 경

감되는 것은 그 상태가 기본적으로 긴장된 근육과 근막 중 하나임을 나타낸다(이러한 치료에 대한 반응은 좌골신경통의 경우와 다르다. 좌골신경 자극의 경우는 슬와부근을 따라 통증이 있는 부위에 동일한 절차를 적용하면 통증이 증가된다).

아급성 단계: 급성 통증이 가라앉으면 후속 치료는 단단한 근막을 스트레칭하는 방향으로 진행되어야 한다. 그림 7-111에 보조가 필요한 스트레칭 자세와 움직임에 대해 잘 설명되어 있다.

선 자세에서 자가 스트레칭(Frank Ober(7)가 처음 기술한 것과 같이)은 고관절 내회전이나 굴곡이 되지 않는 경우 수행할 수 있지만 조절하기가 힘들다. 대신 아래에 설명 및 그림에 묘사된 것과 같이 더 정확한 스트레칭을 사용하는 것이 좋다.

왼쪽 대퇴근막장근(tensor fasciae latae)을 늘리려면 오른쪽 고관절과 무릎을 굽힌 상태에서 오른쪽을 바닥으로 해서 옆으로 눕게 한다. 대퇴부와 아래 다리 사이에 베개를 놓고 왼쪽 다리를 편안하게 한다. 왼쪽 측면 대퇴부에 온열을 가하고 마사지를 한다. 베개를 제거한다. 오른쪽 고관절과 무릎을 충분히 굽혀 허리를 편평하게 만든다. 한 손으로 골반을 단단히 고정하고 대퇴부를 잡고 약간 뒤로 당긴 다음 테이블을 향해 부드럽게 아래로 눌러(다리가 아닌 대퇴부 위) 고관절과 무릎 사이의 근육과 근막을 스트레칭시킨다(무릎이 안쪽으로 회전하지 않도록 해야 하며, 무릎관절에 스트레인(strain)이 일어나지 않도록 주의해야 한다). 오른쪽 대퇴근막장근을 스트레칭하려면 피검사자는 왼쪽을 바닥으로 해서 눕히고 절차를 반대로 하면 된다.

경증에서 중등도의 대퇴근막장근 긴장이 일측성에 있는 경우 문제 있는 쪽 신발 안에 1/8~3/16인치 두께의 힐 리프트(heel lift)를 배치하여 골반의 레벨을 맞추고 선 자세에서 점진적인 스트레칭을 제공한다.

대퇴근막장근의 긴장과 관련된 골반 외측 경사 치료를 위해 적용된 신발 교정은 근막의 긴장에 대한 점진적인 스트레칭도 보조한다. 이러한 이유로 신발 교정은 급성 증상이 가라앉거나 온열, 마사지 및 스트레칭 형태의 일부 적극적인 치료가 긴장된 근막을 이완시키기 전까지는 허용되지 않을 수 있다.

간략한 병력 사례 Brief Case History

피검사자는 계단을 내려오다가 계단 가장자리에 오른쪽 발뒤꿈치가 닿는 바람에 갑자기 왼쪽 다리로 세 개 아래 계단에 착지해서 간신히 넘어지는 것을 피했다.

처음에는 왼쪽 고관절에 통증이 느껴졌다. 이틀 후 왼쪽 무릎에 힘이 빠졌고 지속적으로 통증이 나타났다.

부상을 입은 지 4일 후 환자는 정형외과 의사에게 진찰을 받았으며 왼쪽 무릎에 방사선 촬영도 하였다. 5일 후 환자는 다른 정형외과 의사에게 진료를 받았는데 여기서는 고관절과 무릎에 방사선 촬영을 하였다.

부상이 발생한 지 2주 후에 환자는 신경외과 의사에게 진료를 받았고, 디스크 수술을 권유받았다.

4일 후에 환자는 물리치료사에게 의뢰되었다. 관련 결과는 다음과 같다.

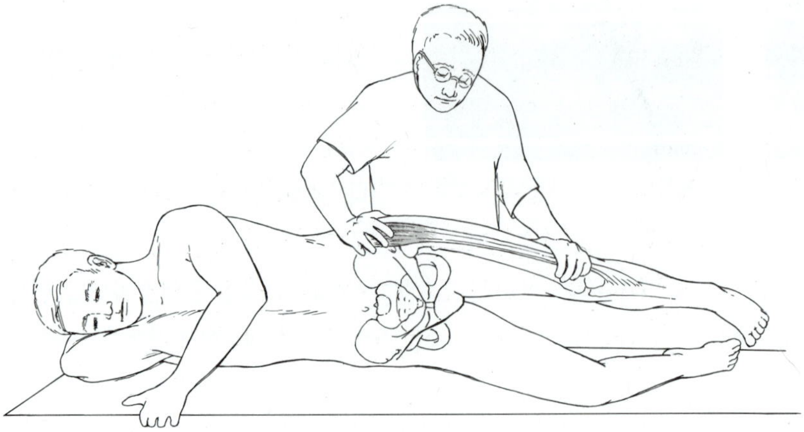

그림 7-111 보조에 의한 스트레칭을 위한 자세와 움직임.

1. 바로 누운 자세에서 무릎을 펼 때 심한 통증이 발생했다.
2. 앉은 자세에서 대퇴사두근의 근력을 검사했을 때 무릎이 완전히 펴졌고 통증도 없었다.
3. 다시 바로 누운 자세로 대퇴부를 지지하여 고관절이 굴곡된 상태를 유지하였을 때 환자는 통증 없이 무릎관절을 신전시킬 수 있었다.
4. 바로 누운 자세에서 고관절을 신전시키면서 무릎을 신전시키려는 시도에서는 무릎에 심한 통증이 유발되었다.
5. 대퇴근막장근(tensor fasciae latae)의 근력 검사에서는 통증이 나타났다.
6. 촉진 시, 대퇴근막장근에 경련이 발생하는 것이 보였다.

추적진단(Impression): 부상 부위는 대퇴근막장근에 있는 것으로 나타났으며, 통증은 대퇴근막(즉, 고관절이 신전될 때마다 장경인대에 긴장을 가하는 연축 근육)을 통해 무릎 외측에 연관통이 발생하였다.

검사 후, 환자는 대퇴근막장근에 습열 및 마사지(하방으로 쓰다듬기)를 제공받았다. 환자는 누운 자세에서 통증이 상당히 완화되는 것을 느꼈지만 선 자세에서는 여전히 통증을 느꼈다. 왼쪽 대퇴부의 장골릉 전방외측 부분에서 무릎 바로 아래까지 테이프를 붙였다(고관절 또는 무릎 굴곡을 방해하지 않는 방식으로). 환자는 테이프를 붙인 후 증상이 많이 완화됨을 느꼈다(비알레르기성 접착제를 사용하였다).

2일 후(그리고 그로부터 다시 6일 후) 피부에 자극이 없는지 확인하였고 보강하기 위해 더 많은 테이프를 적용하였다.

3일 경과 후 피부 자극은 없었고 새로운 테이프를 적용하였다.

방문 6일 후 환자는 테이프를 제거하고 지팡이 없이 걸을 수 있었다.

환자가 테이프를 제거한 지 약 5주 후에 의사로부터 받은 메모에는 "환자의 다리를 진찰한 결과 환자는 건강하고 어떠한 후유증도 없음을 확인한다. 우리는 환자를 퇴원시킬 수 있고 환자는 일반적인 임무 수행을 할 생각한다"라고 적혀 있었다.

테이핑 절차는 그림 7-110A, B에 설명된 것과 동일하다.

돌출된 추간판 Protruded Intervertebral Disk

디스크 돌출과 관련된 척추의 굴곡과 신전에 대한 기본 개념은 치료를 결정하는데 중요한 역할을 한다. 다음 인용문은 이 주제와 관련이 있다.

Nordin과 Frankel은 "척추가 앞으로 기울어지면 오목한 쪽에서 디스크가 부풀어 오른다. 따라서 척추가 굴곡하면 디스크가 전방으로 돌출되고 후방으로 후인이 일어난다(25)." Pope와 그의 동료 학자들은 Brown과 Roaf 등의 연구 결과를 기록하였다(26). Brown과 그의 동료들은 디스크는 척축 굴곡 시 전방으로 돌출하고 신전 시 후방으로 돌출하며 외측 굴곡 시에는 척추 곡선의 오목한 쪽으로 돌출된다고 보고하였다(27). Roaf는 섬유륜의 돌출은 항상 척추 곡선의 오목한 면에 나타나며 굴곡 및 신전 중에 핵의 형태나 위치는 변하지 않는다고 말했다(28). 이러한 정보는 많은 사람들이 지금까지 믿고 있거나 배운 것과는 상반되는 내용이다. 그러나 이 개념은 허리 문제와 좌골신경통의 분석에 매우 중요한 부분이다.

강한 등 근육은 자세와 기능 모두에 해당되는 필수사항이다. 비록 허리근육이 약해지는 경우는 드물지만 등 신전 운동이 자주 처방된다. 등 신전 운동에 대한 지나친 강조는 허리 전만의 증가에 기여할 수 있다. 다시 Nordin과 Frankel의 말을 인용하자면 다음과 같다. "척주기립근은 엎드려 누운 자세에서 등을 휘어지게 신전시키면 강하게 활성화된다. 이와 같은 극단적인 위치에서 척추에 하중을 가하면 척추 구조에 높은 스트레스가 발생하므로 과도하게 신전된 자세는 피해야 한다(25)."

강한 복근 또한 등 근육의 균형을 유지하고 올바른 자세 정렬과 물건 들어 올리는 동작에서 몸을 안정화시키는 데 중요한 역할을 한다. 그러나 복근, 특히 하복근이 약한 경우가 흔히 나타나는데 이에 맞는 적절한 운동에 충분한 주의를 기울이지 않고 있는 것이 안타까운 실정이다.

디스크가 파열로 인해 신경근을 압박되어 난치성 통증이 발생하고 보존적 조치로도 완화되지 않는 경우에는 수술 외에 다른 대안이 없을 수 있다. 그러나 좌골신경통은 임상적 소견상 디스크 병변을 시사하는 경우가 많지만 증상의 변동은 돌출이 일정하지 않다는 것을 보여준다. 그러한 경우 보존적 치료가 수술 없이 증상을 효과적으로 완화시킨 많은 사례가 있으며 환자가 수술을 거부하거나 의사가 수술을 선택하지 않는 경우 보존적 치료가 필요한 대안이 될 수 있다.

보존적 치료의 이론적 근거는 굴곡, 비틀림 하중 또는 압축력이 근육 경련이나 등 근육의 경직 또는 요추에 가해진 무게 스트레스로 인한 것이든지 간에 디스크 돌출을 유발하는 요인이 될 수 있다.

효과적인 보존적 치료를 제공하는 조처는 다음과 같이 두 가지가 있다. 첫째, 급성 근육 경련 완화 및 동작 제한을 위해 등을 고정시키는 것이고 둘째, 흉곽의 무게를 골반으로 전달하는 역할을 하는 모래시계 형태의 지지대를 사용하여 요추에 가해지는 스트레스를 완화하는 것이다(경추에 가해지는 압력을 완화하기 위해 경추 지지대를 사용하는 것과 거의 같은 방식).

고정시키는 방법으로 치료하고 과중된 체중을 완화하기 위해 장착된 지지대가 측면 및 후방을 보강하게 된다. 급성 증상이 완화된 후 근본적인 근육 불균형이나 부정렬을 교정하기 위한 치료 조치를 취할 수 있다.

파열되어 돌출된 추간판과 관련된 급성 좌골신경통 증상은 마치 물건을 들어 올리면서 상체를 비트는 동작과 같이 굴곡 상태에서 갑자기 몸을 비틀거나 신전시키는 결과로 자주 발생한다. 그러한 타입의 스트레스가 이러한 유형의 병변과 관련이 있다는 것은 "요추의 회전이 추간판에서 일어난다"는 사실을 고려할 때 그리 놀라운 일은 아니다(29).

급성 또는 아급성 좌골신경통 증상은 종종 신체를 부정렬로 끌어당겨 이로 인한 압박 및 근육 긴장으로 생긴 이차 증상이 원래 문제에 추가된다. 이러한 이차 증상은 경우에 따라 원래의 근본적인 문제가 가라앉은 후에도 지속될 수 있다.

이상근과 그와 관련된 좌골신경통 Piriformis Muscle and Its Relation to Sciatic Pain

Albert Freiberg는 이상근과 좌골신경통과의 관계를 설명하고 좌골신경통 증상을 일으키는 가능한 원인에 대한 흥미로운 설명을 제공했다(30). 좌골신경통이 이상근 수축과 관련되는 경우가 많을 수 있지만 그가 설명한 바와 같이 이상근에 의한 좌골신경의 자극은 종종 이상근의 스트레인과 관련이 있다는 것이 이전 저자들의 의견이었다.

이상근(piriformis)은 천골의 전방 외측면에서 넓은 기시부에서 발생하여 대전자(greater trochanter)의 상연에 정지한다. 이 근육은 서 있을 때 세 가지 기능을 하는데 대퇴골을 외회전시키는 역할을 하고, 골반을 약간 외측 하방으로 기울이는 데 기여하며, 천골을 대퇴부를 향해 하방으로 당겨서 골반을 후방으로 기울이는 동작을 보조한다.

전방으로 기울어진 골반과 관련하여 내전 및 내회전되어 있는 다리의 잘못된 위치에서 유사한 방식으로 기능하는 다른 근육과 함께 이상근이 현저하게 스트레칭된 상태가 된다. 이 위치의 역학적인 상태를 보자면 이상근과 좌골신경이 밀접하게 접촉해 있다는 것이다. 그림 7-112는 좌골신경과 이상근의 연관관계를 보여주고 있다.

평가(Evaluation): 스트레칭된 이상근과 관련된 좌골신경통 진단 시 다음 사항을 고려해야 한다(그림 7-112).

1. 체중이 가해지지 않았을 경우 좌골신경통 증상이 감소하거나 사라지는가?
2. 환자가 바로 누운 자세에서 고관절을 굴곡시켜 놓고 내회전 및 내전시켰을 때 좌골신경통 증상이 증가되는가?
3. 선 자세에서 반대편 발아래에서 다리가 직거상되었을 때 증상이 감소하는가?
4. 환자는 누운 자세와 선 자세 모두에서 다리를 외회전 및 외전시켜 증상 완화를 추구할 수 있는가?

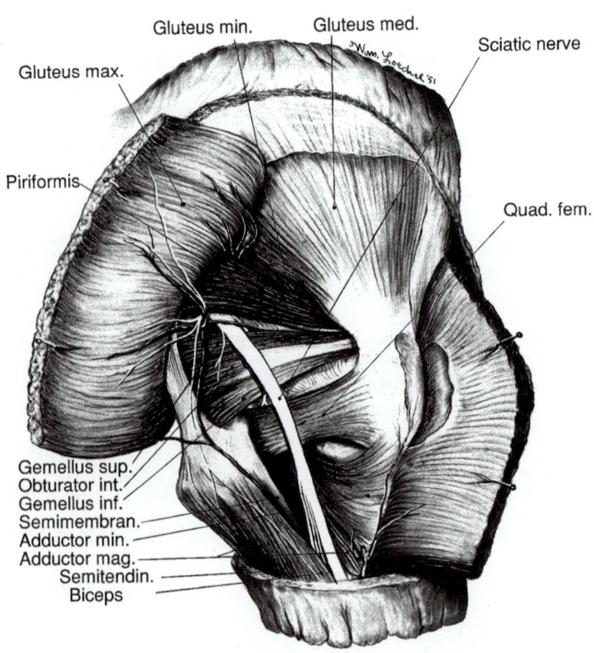

그림 7-112 좌골신경과 이상근의 상호 연관관계.

이상근을 최대한 스트레칭(위의 2번 항목 참조)된 자세로 실시한 검사 동작은 다음과 같은 방식으로 이루어진다. 환자는 테이블 위에 문제가 있는 다리의 무릎과 고관절을 직각으로 굽혀 놓고 바로 누운 자세를 취한다. 무릎을 굽히는 것은 슬와부근의 자극으로 인한 통증과의 혼란을 배제시키기 위한 것이다. 그런 다음 검사자는 대퇴부를 내회전 및 내전시킨다.

위의 3번 항목과 관련하여 검사 과정에서 문제가 있는 쪽 발아래에 리프트(lift)를 적용하면 증상이 증가하는 반면 문제가 없는 쪽 발아래에 리프트를 적용하면 증상이 즉시 완화된다는 것이 임상적으로 자주 관찰되었다.

이상근의 수축에 의한 것이 아니라 스트레칭에 의해 발생한 자극인 경우 신발 교정은 문제가 있는 쪽 외전근의 긴장을 완화하기 위해 문제 없는 쪽의 발뒤꿈치를 똑바로 들어 올리는(보통 ⅛~¼인치) 것으로 이루어지고 마찬가지로 다리의 내회전을 교정하기 위해 문제 있는 쪽 발뒤꿈치 내측에 웨지를 적용한다. 허리근육이 수축된 경우 온열 마사지 및 스트레칭 요법을 적용하고 복근에 약화가 있는 경우는 복근 강화 운동과 함께 선 자세에서 골반의 잘못된 위치를 교정한다.

좌골신경통 Sciatica

좌골신경통(sciatica)은 좌골신경을 따라 신경염 유형의 통증을 나타낸다. 통증은 대퇴 후방 부위에서 종아리를 거쳐 발바닥까지 이어지고 종아리의 측면을 따라 발등까지 확장되기도 한다.

좌골신경통은 다양한 감염이나 염증성 질환과 관련하여 발생하거나 기계적 압박이나 긴장으로 인해 발생할 수 있다.

증상은 후에 좌골신경을 형성하기 위해 신경총을 통해 합류하는 하나 이상의 신경근(nerve root)의 병변에서 발생할 수 있다. 돌출된 추간판은 척추관에서 나오는 신경근에 기계적 자극을 일으키는 하나의 예가 된다. 통증의 분포는 신경근에서 말초신경 종말까지 확장되는 경향이 있으며 그 결과 통증이 상당히 광범위하게 퍼진다. 예를 들어, L5 병변은 좌골신경을 따라 내려가는 증상뿐 아니라 하둔신경(inferior gluteal nerve)과 상둔신경(superior gluteal nerve)에 의해 공급되는 대퇴 후방과 외측 부위에도 통증을 유발할 수 있다.

좌골신경통의 증상은 천골신경총, 좌골신경 줄기 또는 말초신경가지에 대한 자극으로 인해 발생할 수 있고 말초신경 종말의 자극으로 인한 반사 통증으로 발생할 수도 있다. 신경이나 그 가지의 경로를 따라 있는 병변은 통증이 병변 아래의 분포에 국소화되어 신경근 병변과 구별되는 경우가 많다.

신경근 이외에 일반적으로 알려져 있는 좌골신경통이 유발되는 두 개의 병변 부위가 있는데 우선 척추신경이 천골공(sacral foramen)을 통해 나오는 천장 부위(sacroiliac region)를 들 수 있고 또 다른 한 부위는 좌골신경 줄기가 좌골절흔(sciatic notch)을 통해 이상근 아래를 지나가는 곳이다.

좌골신경통에 대한 이 논의는 추간판 탈출과 관련된 잘못된 신체역학 및 이상근증후군과 관련된 좌골신경 증상과 관련이 있다. 천골 긴장과 관련된 좌골신경통에 대한 논의는 이 영역에 관련된 구조의 밀접한 연관성 때문에 이 긴장을 유발하는 잘못된 역학이 천골신경총에 긴장을 가할 수 있다는 것을 시사하는 것 외에는 없다.

신경근육의 문제점 NEUROMUSCULAR PROBLEMS

그림 7-113부터 7-118까지 여섯 가지 사례에서 설명된 것처럼 도수근육검사의 사용과 결과의 정확한 기록은 진단을 확립하는 데 많은 도움이 된다. 케이스 1~3의 그림에서 왼쪽 열에는 검사 결과를 기록하고, 오른쪽에 해당하는 점을 원으로 표시하여 관련 신경을 나타내고 있다.

케이스 1: 비골신경 부상 FIBULAR NERVE INJURY

체간 및 하지 Trunk and Lower Extremity

Name Date

Group	Sub	MUSCLE STRENGTH GRADE	LEFT LEG MUSCLE	D. T1-12, L1-5, S1-3	V. T1, 2, 3, 4	V. T5, 6	V. T7, 8	V. T9, 10, 11, 12	V. Iliohypogastric T12 L1	V. Ilioinguinal T(12) L1	V. Lumb. Plex. T(12) L1, 2, 3, 4	P. Femoral L(1) 2, 3, 4	A. Obturator L(1) 2, 3, 4	P. Sup. Glut. L4, 5, S1	P. Inf. Glut. L5, S1, 2	V. Sac. Plex. L4, 5, S1, 2, 3	P. Sciatic L4, 5, S1, 2	A. Sciatic L4, 5, S1, 2, 3	P. C. Peroneal L4, 5, S1, 2	A. Tibial L4, 5, S1, 2, 3	SENSORY
			ERECTOR SPINAE	•																	
Thoracic Nerves			SERRATUS POST SUP		•																
			TRANS THORACIS		•	•	•														
			INT INTERCOSTALS		•	•	•	•													
			EXT INTERCOSTALS		•	•	•	•													
			SUBCOSTALES		•	•	•	•													
			LEVATOR COSTARUM		•	•	•	•													
			OBLIQUUS EXT ABD			(•)	•	•													
			RECTUS ABDOMINIS			•	•	•													
			OBLIQUUS INT ABD				•	•	•	(•)											
			TRANSVERSUS ABD				•	•	•	(•)											
			SERRATUS POST INF					•													
Lumb.	Plexus		QUAD LUMBORUM								•										
			PSOAS MINOR								•										
			PSOAS MAJOR								•										
Femoral			ILIACUS									•									
			PECTINEUS									•	(•)								
			SARTORIUS									•									
			QUADRICEPS									•									
Obturator	Ant.		ADDUCTOR BREVIS										•								
			ADDUCTOR LONGUS										•								
			GRACILIS										•								
	Post		OBTURATOR EXT										•								
			ADDUCTOR MAGNUS										•					•			
Gluteal	Sup		GLUTEUS MEDIUS											•							
			GLUTEUS MINIMUS											•							
			TENSOR FAS LAT											•							
	In.		GLUTEUS MAXIMUS												•						
Sacral	Plexus		PIRIFORMIS													•					
			GEMELLUS SUP													•					5 1 2
			OBTURATOR INT													•					5 1 2
			GEMELLUS INF													•					4 5 1 (2)
			QUADRATUS FEM													•					4 5 1 (2)
Sciatic	P.		BICEPS (SHORT H)														•				5 1 2
	Tibial		BICEPS (LONG H)															•			5 1 2 3
			SEMITENDINOSUS															•			4 5 1 2
			SEMIMEMBRANOSUS															•			4 5 1 2
Common Peroneal	Deep	3	TIBIALIS ANTERIOR																⊙		4 5 1
		0	EXT HALL LONG																⊙		4 5 1
		0	EXT DIGIT LONG																⊙		4 5 1
		0	PERONEUS TERTIUS																⊙		4 5 1
		0	EXT DIGIT BREVIS																⊙		4 5 1
	Sup	2	PERONEUS LONGUS																⊙		4 5 1
		2	PERONEUS BREVIS																⊙		4 5 1
Tibial	Tibial	—	PLANTARIS																	•	4 5 1 (2)
		10	GASTROCNEMIUS																	•	1 2
		—	POPLITEUS																	•	4 5 1
		10	SOLEUS																	•	5 1 2
		7	TIBIALIS POSTERIOR																	⊙	(4) 5 1
		0	FLEX DIGIT LONG																	⊙	5 1 (2)
		0	FLEX HALL LONG																	⊙	5 1 2
	Med Pl	10	FLEX DIGIT BREVIS																	•	4 5 1
		—	ABDUCTOR HALL																	•	4 5 1
		10	FLEX HALL BREVIS																	•	4 5 1
		8	LUMBRICALIS I																	•	4 5 1
	Lat Plant	—	ABD DIGITI MIN																	•	1 2
		—	QUAD PLANTAE																	•	1 2
		—	FLEX DIGITI MIN																	•	1 2
		—	OPP. DIGITI MIN																	•	1 2
		—	ADDUCTOR HALL																	•	1 2
		—	PLANT INTEROSSEI																	•	1 2
		—	DORSAL INTEROSSEI																	•	1 2
		8	LUMB II,III,IV																	•	(4) (5) 1 2

KEY
- D Dorsal Primary Ramus
- V Ventral Primary Ramus
- A Anterior Division
- P Posterior Division

환자가 유리문에 넘어지면서 왼쪽 다리에 열상을 입은 케이스이다. 발병 6주 후 근육 검사와 감각 검사를 받았는데 근육 검사에 대한 결과는 다음과 같다.

- 경골신경과 말단 분지에는 침범이 없고, 장지굴근(flexor digitorum longus) 및 장무지굴근(flexor hallucis longus) 신경가지에는 침범된 상태.
- 표재비골신경(superficial peroneal nerve)과 심부비골신경(deep peroneal nerve)에 침범, 아마도 전경골근(tibialis anterior)에 공급하는 근위 분지 레벨 아래.

후경골근(tibialis posterior)의 약화는 발병 후 3.5개월 이내에 완전히 회복되었기 때문에 신경 침범보다는 근육 외상에 의한 것으로 추정된다. 그때까지 장지굴근과 장무지굴근은 잘 회복되었고 6개월째 말경에는 완전히 회복되었다. 진행 속도는 느렸고, 심부비골신경과 표재비골신경이 공급하는 모든 근육에 근력 약화가 남아 있었다.

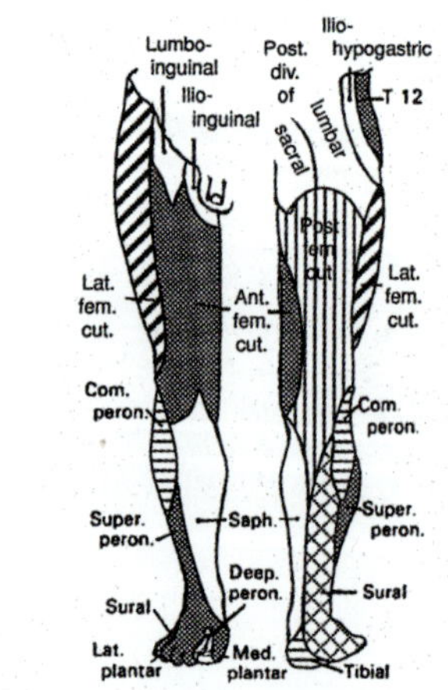

Dermatomes redrawn from Keegan and Garrett Anat Rec 102, 409, 437, 1948
Cutaneous Distribution of peripheral nerves redrawn from *Gray's Anatomy of the Human Body*, 28th ed

그림 7-113 케이스 1: 총비골신경이 포함된 말초신경.

케이스 2: 요천골신경이 관련된 병변 LESION INVOLVING LUMBOSACRAL NERVES

신경 병변을 위한 진단 차트: 체간 및 하지 Diagnostic Chart for Nerve Lesions: Trunk and Lower Extremity

Name ______________________ Date ______________________

MOTOR — SPINAL SEGMENT

	MUS. STREN. GRADE	*Left leg* MUSCLE	T 1-12, L1-5, S1-5, Dorsal	VENTRAL DIVISION T 2-6	T 5-6	T 7-11	T 9-11	Iliohypogastric (L1)	Ilioinguinal (L1)	Lumb. Plex. (T12, L1-4) V.	Obturator (L2,3,4,) Vent.	Femoral (L2,3,4,) Dorsal	Sup. Gluteal (L4,5, S1) D.	Inf. Gluteal (L5, S1,2) D.	Sac. Plex. (L4,5 S1,2,3)	Sciatic (L4,5,S1,2,3) D.&V.	Tibial (Int. Popliteal) V.	Peroneal (Ext. Popliteal) D.	T 2,3,4	T 5,6	T 7,8	T 9,10,11	T 12	L 1	L 2	L 3	L 4	L 5	S 1	S 2	S 3
	100	ERECTOR SPINAE	x																x	x	x	x	x	x	x	x	x	x	x	x	x
THORACIC NERVES		INT. INTERCOSTALS		x															x	x											
THORACIC NERVES		EXT. INTERCOSTALS		x															x	x											
THORACIC NERVES		SUBCOSTALES		x															x	x											
THORACIC NERVES		LEVATOR COSTARUM		x															x	x											
THORACIC NERVES		SERRATUS POST. SUP.		x															x	x											
THORACIC NERVES		TRANS. THORACIS		x															x	x											
THORACIC NERVES		EXTERNAL OBLIQUE			x															x											
THORACIC NERVES		RECTUS ABDOMINIS				x															x	x									
THORACIC NERVES		DIAPHRAGM				x															x	x									
THORACIC NERVES		INTERNAL OBLIQUE				x		x	(x)												x	x		x							
THORACIC NERVES		TRANSVERSUS ABD.				x		x	(x)												x	x		x							
THORACIC NERVES		SERRATUS POST. INF.					x															x									
LUMBAR PLEXUS		PSOAS MINOR								x														x							
LUMBAR PLEXUS	100	PSOAS MAJOR								x														(x)	X	X	(x)				
LUMBAR PLEXUS		ILIACUS								x														(x)	X	X	(x)				
LUMBAR PLEXUS		QUADRATUS LUMBORUM								x													x	x	x						
OBTURATOR		GRACILIS									x														X	X	x				
OBTURATOR		ADDUCTOR BREVIS									x														X	X	x				
OBTURATOR	100	ADDUCTOR LONGUS									x														X	X	x				
OBTURATOR		ADDUCTOR MAGNUS									x														X	X	x				
OBTURATOR		OBTURATOR EXTERNUS									x															x	x				
OBTURATOR		PECTINEUS									x	x													x	x	x				
FEM.	100	SARTORIUS										x													X	x	x				
FEM.	100	QUADRICEPS										x													x	X	X				
SUP. GLUT.	70	GLUTEUS MEDIUS											ⓧ														X	X	X	(x)	
SUP. GLUT.	70	GLUTEUS MINIMUS											ⓧ														X	X	X	(x)	
SUP. GLUT.	70	TENSOR FASCIA LAT.											ⓧ														X	X	X	(x)	
IN. GL.	70	GLUTEUS MAXIMUS												ⓧ														X	X	x	
SACRAL PLEXUS		PIRIFORMIS													ⓧ														x	x	
SACRAL PLEXUS		QUADRATUS FEMORIS													ⓧ												(x)	x	x		
SACRAL PLEXUS	60	GEMELLUS SUPERIOR													ⓧ													(x)	x	x	x
SACRAL PLEXUS		GEMELLUS INFERIOR													ⓧ												(x)	x	x		
SACRAL PLEXUS		OBTURATOR INTERNUS													ⓧ													(x)	x	x	x
SCIATIC TIBIAL	70	SEMI-MEMBRANOSUS														ⓧ											x	X	X	(x)	(x)
SCIATIC TIBIAL	70	SEMI-TENDINOSUS														ⓧ											(x)	X	X	x	(x)
SCIATIC TIBIAL	60	BICEPS (LONG HEAD)														ⓧ											(x)	X	X	x	x
SCIATIC P.	60	BICEPS (SHORT HEAD)														ⓧ											(x)	X	X	x	x
TIBIAL (INTERNAL POPLITEAL) TIBIAL	?	GASTROCNEMIUS	*Tendon has been lengthened*																										x	X	
TIBIAL (INTERNAL POPLITEAL) TIBIAL	—	PLANTARIS															x										x	x	x		
TIBIAL (INTERNAL POPLITEAL) TIBIAL	—	POPLITEUS															ⓧ										x	x	x		
TIBIAL (INTERNAL POPLITEAL) TIBIAL	?	SOLEUS	*Tendon has been lengthened*														ⓧ												x	x	
TIBIAL (INTERNAL POPLITEAL) TIBIAL	0	TIBIALIS POSTICUS															ⓧ										X	x	x		
TIBIAL (INTERNAL POPLITEAL) TIBIAL	0	FLEX. DIGIT. LONG.															ⓧ											x	x	x	
TIBIAL (INTERNAL POPLITEAL) TIBIAL	0	FLEX. HALL. LONG.															ⓧ										(x)	x	x	(x)	
TIBIAL (INTERNAL POPLITEAL) MED. PLANT.	0	FLEX. DIGIT. BREVIS															ⓧ										x	x	x	x	(x)
TIBIAL (INTERNAL POPLITEAL) MED. PLANT.	0	FLEX. HALL. BREVIS															ⓧ										x	x	x	x	(x)
TIBIAL (INTERNAL POPLITEAL) MED. PLANT.	0	ABDUCTOR HALLUCIS															ⓧ										x	x	x	x	(x)
TIBIAL (INTERNAL POPLITEAL) MED. PLANT.	—	LUMBRICALES (1 & 2)															—										x	x	x	x	(x)
TIBIAL (INTERNAL POPLITEAL) LAT. PLANTAR	—	LUMBRICALES (3 & 4)															—										x	x	x	x	(x)
TIBIAL (INTERNAL POPLITEAL) LAT. PLANTAR	—	DORSAL INTEROSSEI															—										x	x	x	x	(x)
TIBIAL (INTERNAL POPLITEAL) LAT. PLANTAR	—	PLANTAR INTEROSSEI															—										x	x	x	x	(x)
TIBIAL (INTERNAL POPLITEAL) LAT. PLANTAR	—	QUADRATUS PLANTAE															—										x	x	x	x	(x)
TIBIAL (INTERNAL POPLITEAL) LAT. PLANTAR	—	FLEX. DIGITI QUINTI															—										x	x	x	x	(x)
TIBIAL (INTERNAL POPLITEAL) LAT. PLANTAR	—	ABD. DIGITI QUINTI															—										x	x	x	x	(x)
PERONEAL (EXT. POP.) SUP.	(60)	PERONEUS LONGUS																x									x	X	X	(x)	
PERONEAL (EXT. POP.) SUP.	(60)	PERONEUS BREVIS																x									x	X	X	(x)	
PERONEAL (EXT. POP.) DEEP	(60)	PERONEUS TERTIUS																x									x	x	x	(x)	
PERONEAL (EXT. POP.) DEEP	10	TIBIALIS ANTICUS																x									X	x	x	(x)	
PERONEAL (EXT. POP.) DEEP	10	EXT. DIGIT. LONG.																x									x	X	x	(x)	
PERONEAL (EXT. POP.) DEEP	0	EXT. HALL. LONG.																x									x	X	x	(x)	
PERONEAL (EXT. POP.) DEEP	0	EXT. DIGIT. BREVIS																x									x	x	X	(x)	

Note: Lesion involves lumbo-sacral nerves (L4+5, S1,2,3) on left side only, with slightly more severe involvement of ventral than of dorsal division.)

SENSORY

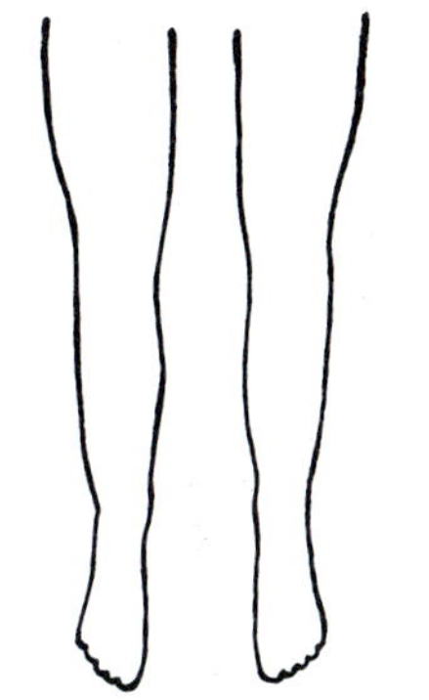

Post.: Left or Ant.: Right — Post.: Right or Ant.: Left

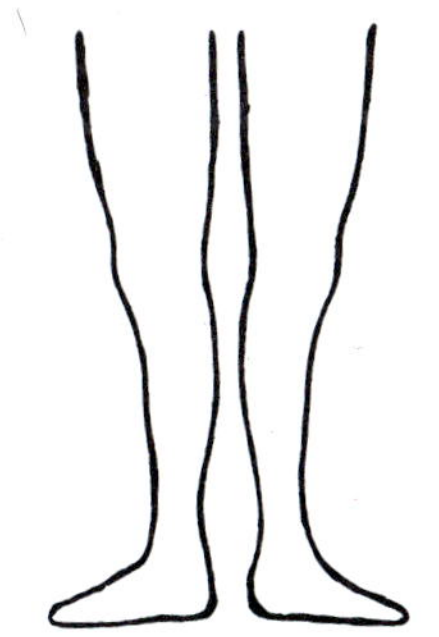

Lat.: Left or Med.: Right — Lat.: Right or Med.: Left

그림 7–114 케이스 2: 한쪽 L4, 5와 S1, 2, 3의 배측 분지(dorsal division)와 복측 분지(ventral division) 침범. (다른 쪽은 본질적으로 정상인 상태)

Name____ Date________________________

			MOTOR																SPINAL SEGMENT													SENSORY
	MUS. STREN. GRADE	*Right leg* MUSCLE	T 1-12, L1-5, S1-5, Dorsal	VENTRAL DIVISION T 2-6	T 5-6	T 7-11	T 9-11	Iliohypogastric (L1)	Ilioinguinal (L1)	Lumb. Plex. (T12, L1-4) V.	Obturator (L2,3,4,) Vent.	Femoral (L2,3,4,) Dorsal	Sup. Gluteal (L4,5, S1) D.	Inf. Gluteal (L5, S1,2) D.	Sac. Plex. (L4,5 S1,2,3)	Sciatic (L4,5, S1,2,3) D.&V.	Tibial (Int. Popliteal) V.	Peroneal (Ext. Popliteal) D.	T 2,3,4	T 5,6	T 7,8	T 9,10,11	T 12	L 1	L 2	L 3	L 4	L 5	S 1	S 2	S 3	
	100	ERECTOR SPINAE	x																x	x	x	x	x	x	x	x	x	x	x	x	x	
THORACIC NERVES		INT. INTERCOSTALS		x															x	x												
THORACIC NERVES		EXT. INTERCOSTALS		x															x	x												
THORACIC NERVES		SUBCOSTALES		x															x	x												
THORACIC NERVES		LEVATOR COSTARUM		x															x	x												
THORACIC NERVES		SERRATUS POST. SUP.		x															x	x												
THORACIC NERVES		TRANS. THORACIS		x															x	x												
THORACIC NERVES		EXTERNAL OBLIQUE			x															x												
THORACIC NERVES		RECTUS ABDOMINIS				x															x	x										
THORACIC NERVES		DIAPHRAGM				x															x	x										
THORACIC NERVES		INTERNAL OBLIQUE				x		x	(x)												x	x		x								
THORACIC NERVES		TRANSVERSUS ABD.				x		x	(x)												x	x		x								
THORACIC NERVES		SERRATUS POST. INF.					x															x										
LUMBAR PLEXUS		PSOAS MINOR								x														x								
LUMBAR PLEXUS	*100*	PSOAS MAJOR								x														(x)	X	X	(x)					
LUMBAR PLEXUS		ILIACUS								x														(x)	X	X	(x)					
LUMBAR PLEXUS	*—*	QUADRATUS LUMBORUM								x													x	x	x							
OBTURATOR		GRACILIS									x														X	X	x					
OBTURATOR		ADDUCTOR BREVIS									x														X	X	x					
OBTURATOR	*100*	ADDUCTOR LONGUS									x														X	X	x					
OBTURATOR		ADDUCTOR MAGNUS									x														X	X	x					
OBTURATOR		OBTURATOR EXTERNUS									x															x	x					
OBTURATOR		PECTINEUS									x	x													x	x	x					
FEM.	*100*	SARTORIUS										x													X	x	x					
FEM.	*100*	QUADRICEPS										x													x	X	X					
SUP. GLUT.	*60*	GLUTEUS MEDIUS											x														X	X	X	(x)		
SUP. GLUT.	*60*	GLUTEUS MINIMUS											x														X	X	X	(x)		
SUP. GLUT.	*80*	TENSOR FASCIA LAT.											x														X	X	X	(x)		
IN. GL.	*100*	GLUTEUS MAXIMUS												x														X	X	x		
SACRAL PLEXUS		PIRIFORMIS													x														x	x		
SACRAL PLEXUS		QUADRATUS FEMORIS													x												(x)	x	x			
SACRAL PLEXUS	*70*	GEMELLUS SUPERIOR													x													(x)	x	x	x	
SACRAL PLEXUS		GEMELLUS INFERIOR													x												(x)	x	x			
SACRAL PLEXUS		OBTURATOR INTERNUS													x													(x)	x	x	x	
SCIATIC TIBIAL	*100*	SEMI-MEMBRANOSUS														x											x	X	X	(x)	(x)	
SCIATIC TIBIAL	*100*	SEMI-TENDINOSUS														x											(x)	X	X	x	(x)	
SCIATIC TIBIAL	*100*	BICEPS (LONG HEAD)														x											(x)	X	X	x	x	
SCIATIC P.	*100*	BICEPS (SHORT HEAD)														x											(x)	X	X	x	x	
POPLITEAL) TIBIAL	*100*	GASTROCNEMIUS															x												x	X		
POPLITEAL) TIBIAL	*—*	PLANTARIS															x										x	x	x			
POPLITEAL) TIBIAL	*—*	POPLITEUS															x										x	x	x			
POPLITEAL) TIBIAL	*100*	SOLEUS															x												x	x		
POPLITEAL) TIBIAL	*100*	TIBIALIS POSTICUS															x										X	x	x			
POPLITEAL) TIBIAL	*100*	FLEX. DIGIT. LONG.															x											x	x	x		
POPLITEAL) TIBIAL	*100*	FLEX. HALL. LONG.															x										(x)	x	x	(x)		
TIBIAL (INTERNAL MED. PLANT.	*100*	FLEX. DIGIT. BREVIS															x										x	x	x	x	(x)	
TIBIAL (INTERNAL MED. PLANT.	*100*	FLEX. HALL. BREVIS															x										x	x	x	x	(x)	
TIBIAL (INTERNAL MED. PLANT.	*—*	ABDUCTOR HALLUCIS															x										x	x	x	x	(x)	
TIBIAL (INTERNAL MED. PLANT.	*100*	LUMBRICALES (1 & 2)															x										x	x	x	x	(x)	
TIBIAL (INTERNAL LAT. PLANTAR	*100*	LUMBRICALES (3 & 4)															x										x	x	x	x	(x)	
TIBIAL (INTERNAL LAT. PLANTAR	*—*	DORSAL INTEROSSEI															—										x	x	x	x	(x)	
TIBIAL (INTERNAL LAT. PLANTAR	*—*	PLANTAR INTEROSSEI															—										x	x	x	x	(x)	
TIBIAL (INTERNAL LAT. PLANTAR	*—*	QUADRATUS PLANTAE															—										x	x	x	x	(x)	
TIBIAL (INTERNAL LAT. PLANTAR	*—*	FLEX. DIGITI QUINTI															—										x	x	x	x	(x)	
TIBIAL (INTERNAL LAT. PLANTAR	*—*	ABD. DIGITI QUINTI															—										x	x	x	x	(x)	
PERONEAL (EXT. POP.) SUP.	*100*	PERONEUS LONGUS																x									x	X	X	(x)		
PERONEAL (EXT. POP.) SUP.	*100*	PERONEUS BREVIS																x									x	X	X	(x)		
PERONEAL (EXT. POP.) DEEP	*100*	PERONEUS TERTIUS																x									x	x	x	(x)		
PERONEAL (EXT. POP.) DEEP	*100*	TIBIALIS ANTICUS																x									X	x	x	(x)		
PERONEAL (EXT. POP.) DEEP	*100*	EXT. DIGIT. LONG.																x									x	X	x	(x)		
PERONEAL (EXT. POP.) DEEP	*100*	EXT. HALL. LONG.																x									x	X	x	(x)		
PERONEAL (EXT. POP.) DEEP	*100*	EXT. DIGIT. BREVIS																x									x	x	X	(x)		

Note: The abductor and external rotator weakness in the right leg is undoubtedly weight-bearing weakness, secondary to the involvement of the left leg.

SENSORY

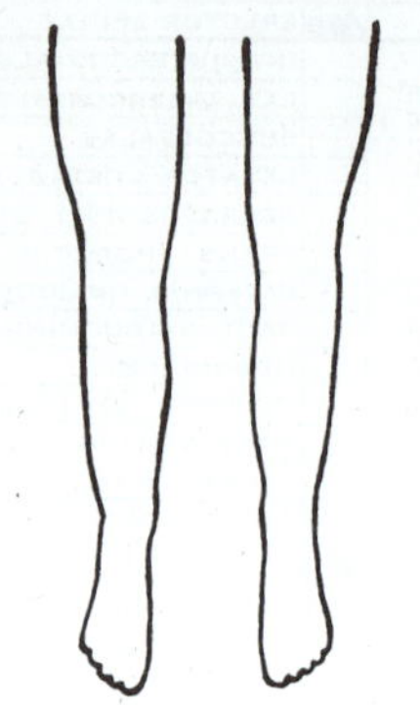

Post.: Left or Ant.: Right | Post.: Right or Ant.: Left

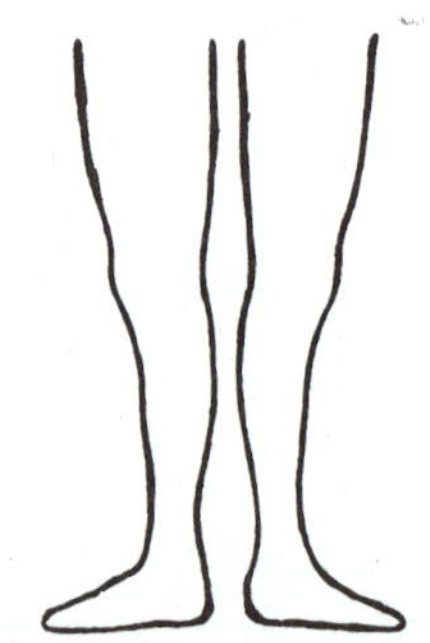

Lat.: Left or Med.: Right | Lat.: Right or Med.: Left

그림 7–114 (계속)

케이스 3: 가능한 L5 병변 POSSIBLE L5 LESION

체간 및 하지 Trunk and Lower Extremity

Name Date

		MUSCLE STRENGTH GRADE	RIGHT LEG MUSCLE	D. T1-12, L1-5, S1-3	V. T1, 2, 3, 4	V. T5, 6	V. T7, 8	V. T9, 10, 11, 12	V. Iliohypogastric T12 L1	V. Ilioinguinal T(12) L1	V. Lumb. Plex. T(12) L1, 2, 3, 4	P. Femoral L(1) 2, 3, 4	A. Obturator L(1) 2, 3, 4	P. Sup. Glut. L4, 5, S1	P. Inf. Glut. L5, S1, 2	V. Sac. Plex. L4, 5, S1, 2, 3	P. Sciatic L4, 5, S1, 2	A. Sciatic L4, 5, S1, 2, 3	P. C. Peroneal L4, 5, S1, 2	A. Tibial L4, 5, S1, 2, 3	L1	L2	L3	L4	L5	S1	S2	S3
			ERECTOR SPINAE	•																								
Thoracic Nerves			SERRATUS POST SUP		•																							
			TRANS THORACIS		•	•	•																					
			INT INTERCOSTALS		•	•	•	•																				
			EXT INTERCOSTALS		•	•	•	•																				
			SUBCOSTALES		•	•	•	•																				
			LEVATOR COSTARUM		•	•	•	•																				
			OBLIQUUS EXT ABD			(•)	•	•																				
			RECTUS ABDOMINIS			•	•	•																				
			OBLIQUUS INT ABD				•	•																				
			TRANSVERSUS ABD				•	•																				
			SERRATUS POST INF					•																				
Lumb. Plexus		—	QUAD LUMBORUM																									
		—	PSOAS MINOR																									
		10	PSOAS MAJOR																									
Femoral		10	ILIACUS																									
		—	PECTINEUS																									
		10	SARTORIUS																									
		10	QUADRICEPS																									
Obturator	Ant.	10	ADDUCTOR BREVIS										•									2	3	4				
			ADDUCTOR LONGUS										•									2	3	4				
			GRACILIS										•									2	3	4				
	Post		OBTURATOR EXT										•										3	4				
			ADDUCTOR MAGNUS										•					•				2	3	4	5	1		
Gluteal	Sup	4	GLUTEUS MEDIUS											•										4	5	1		
		4	GLUTEUS MINIMUS											•										4	5	1		
		6	TENSOR FAS LAT											•										4	5	1		
	In.	6	GLUTEUS MAXIMUS												•										5	1	2	
Sacral	Plexus	7	PIRIFORMIS													•									(5)	1	2	
			GEMELLUS SUP													•									5	1	2	
			OBTURATOR INT													•									5	1	2	
			GEMELLUS INF													•								4	5	1	(2)	
			QUADRATUS FEM													•								4	5	1	(2)	
Sciatic	P	7	BICEPS (SHORT H)														•								5	1	2	
	Tibial	7	BICEPS (LONG H)															•							5	1	2	3
			SEMITENDINOSUS															•						4	5	1	2	
			SEMIMEMBRANOSUS															•						4	5	1	2	
Common Peroneal	Deep	4	TIBIALIS ANTERIOR																•					4	5	1		
		8	EXT HALL LONG																•					4	5	1		
		8	EXT DIGIT LONG																•					4	5	1		
		8	PERONEUS TERTIUS																•					4	5	1		
		8	EXT DIGIT BREVIS																•					4	5	1		
	Sup	7	PERONEUS LONGUS																•					4	5	1		
		7	PERONEUS BREVIS																•					4	5	1		
Tibial	Tibial	—	PLANTARIS																	•				4	5	1	(2)	
		10	GASTROCNEMIUS																	•						1	2	
		—	POPLITEUS																	•				4	5	1		
		10	SOLEUS																	•					5	1	2	
		7	TIBIALIS POSTERIOR																	•				(4)	5	1		
		6	FLEX DIGIT LONG																	•					5	1	(2)	
		7	FLEX HALL LONG																	•					5	1	2	
	Med Pl	7	FLEX DIGIT BREVIS																	•				4	5	1		
		—	ABDUCTOR HALL																	•				4	5	1		
		7	FLEX HALL BREVIS																	•				4	5	1		
		8	LUMBRICALIS I																	•				4	5	1		
	Lat Plant	—	ABD DIGITI MIN																	•						1	2	
		—	QUAD PLANTAE																	•						1	2	
		—	FLEX DIGITI MIN																	•						1	2	
		—	OPP. DIGITI MIN																	•						1	2	
		—	ADDUCTOR HALL																	•						1	2	
		—	PLANT INTEROSSEI																	•						1	2	
		—	DORSAL INTEROSSEI																	•						1	2	
		6	LUMB II,III,IV																	•				(4)	(5)	1	2	

KEY
D Dorsal Primary Ramus
V Ventral Primary Ramus
A Anterior Division
P Posterior Division

근육 검사에 대한 결과는 L5의 병변 가능성을 나타낸다. L4로부터 신경지배를 받는 수많은 근육은 근력이 정상이어서 L4가 관여하지 않는다는 가정을 이끌어 냈다. 환자는 어려움 없이 번갈아가며 한 발로 서고 발가락으로 일어설 수 있었으므로 비복근(gastrocnemius)은 정상 등급으로 볼 수 있다. S1과 S2에 의해 지배되는 근력에 대한 정상 등급은 L5 아래의 디스크는 문제가 없으므로 배제될 수 있다.

신경전문의에 의한 후속 검사에서 추간판 병변 가능성이 확인되었고 환자는 완전히 회복되었다.

SENSORY

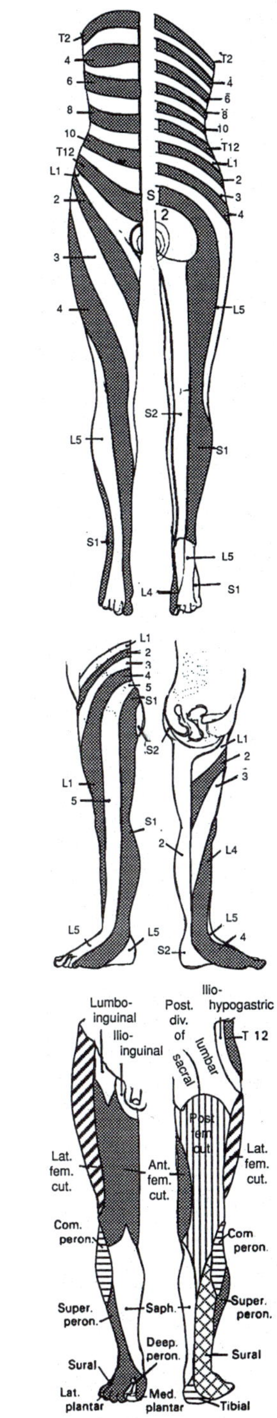

Dermatomes redrawn from
Keegan and Garrett Anat Rec 102. 409. 437. 1948
Cutaneous Distribution of peripheral nerves
redrawn from *Gray's Anatomy of the Human Body*. 28th ed

그림 7–115 케이스 3: L5 돌출된 추간판.

케이스 4: GUILLAIN-BARRE 증후군 1 GUILLAIN-BARRE SYNDROME 1

PATIENT'S NAME CLINIC No. 6694

LEFT MUSCLE CHART, No. 3 RIGHT

LEFT 6-7-47 HOK		RIGHT 6-7-47 HOK
70	Anterior Neck	70
100	Posterior Neck	100
100	Back	100
—	Quadratus Lumborum	—
	Rectus Abdominis	
	External Oblique	
	Internal Oblique	
	Lateral Abdominals	
55	Gluteus Maximus	55
60	Gluteus Medius	60
70	Inner Hamstrings	60
70	Outer Hamstrings	70
65	Internal Rotators	70
60	External Rotators	60
70	Hip Flexors	80
60	Sartorius	80
60	Hip Abductors	60
70	Hip Adductors	60
60	Tensor Fascia Lata	80
70	Quadriceps	70
100	Soleus	100
weak	Gastrocnemius	weak
20	Longus Peroneals Longus	55
20	Brevis Peroneals Brevis	55
10	Tertius Peroneals Tertius	30
30	Tibialis Posticus	20
20	Tibialis Anticus	10
0	Extensor Proprius Hallucis	0
55	Flexor Longus Hallucis	60
70	Flexor Brevis Hallucis	70
0	1 Extensor Longus Digitorum 1	0
0	2 Extensor Longus Digitorum 2	0
0	3 Extensor Longus Digitorum 3	0
0	4 Extensor Longus Digitorum 4	0
0	1 Extensor Brevis Digitorum 1	0
0	2 Extensor Brevis Digitorum 2	0
0	3 Extensor Brevis Digitorum 3	0
0	4 Extensor Brevis Digitorum 4	0
60	1 Flexor Longus Digitorum 1	70
55	2 Flexor Longus Digitorum 2	60
50	3 Flexor Longus Digitorum 3	60
20	4 Flexor Longus Digitorum 4	60
0	1 Flexor Brevis Digitorum 1	55
0	2 Flexor Brevis Digitorum 2	(60)
0	3 Flexor Brevis Digitorum 3	60
0	4 Flexor Brevis Digitorum 4	60
0	1 Lumbricales 1	0
0	2 Lumbricales 2	0
0	3 Lumbricales 3	0
0	4 Lumbricales 4	0
	Length	
	Calf	
	Thigh	

	Contractions and Deformities	
	Neck	
	Back	
	Hip	
	Knee	
	Ankle	
	Foot	

그림 7-116 케이스 4: GUILLAIN-BARRE 증후군 1. 1회 검사로 좌우 하지의 강약 대칭성을 기반으로 확진된 진단.

케이스 5: GUILLAIN–BARRE 증후군 2 GUILLAIN–BARRE SYNDROME 2

PATIENT'S NAME CLINIC No.

LEFT MUSCLE CHART, No. 3 RIGHT

12-1-47 HOK	8-11-47 HOK	7-15-47 HOK	5-22-47 HOK	5-3-47 HOK	4-30-47 HOK		4-30-47 HOK	5-3-47 HOK	5-22-47 HOK	7-15-47 HOK	8-11-47 HOK	12-1-47 HOK
100	80	85	60	40	30	Anterior Neck	30	40	60	85	80	100
100	100	100	100	80	80	Posterior Neck	80	80	100	100	100	100
100	90	100	100	70	70	Back	70	70	100	100	90	100
—	—	—	—	—	—	Quadratus Lumborum	—	—	—	—	—	—
						Rectus Abdominis						
						External Oblique						
						Internal Oblique						
						Lateral Abdominals						
100	100	100	70	50	50	Gluteus Maximus	60	60	70	100	100	100
90	60	80	60	45	50	Gluteus Medius	50	50	60	75	60	90
100	100	100	100	65	60	Inner Hamstrings	60	65	100	100	100	100
100	100	100	90	65	60	Outer Hamstrings	60	65	100	100	100	100
100	80	100	70	60	60	Internal Rotators	60	60	80	70	90	100
100	90	90	70	60	60	External Rotators	60	60	90	85	70	100
100	90	100	60	(50)	(50)	(1) Hip Flexors (1)	(50)	(50)	60	100	100	100
100	100	100	100	80	70	Sartorius	70	80	100	100	100	100
90	60	80	60	45	50	Hip Abductors	50	50	60	75	60	100
100	90	80	65	55	50	Hip Adductors	50	55	65	80	90	100
100	90	100	60	60	60	Tensor Fascia Lata	60	60	60	100	80	100
100	100	100	70	60	70	Quadriceps	70	60	70	100	100	100
100	100	100	100	100	60	Soleus	80	90	85	100	100	100
100	90	L) 100	L) 100	L) 90	L) 80	Gastrocnemius	L) 80	L) 90	L) 100	L) 100	100	100
100	100	100	100	80	70	Longus Peroneals Longus	90	100	100	100	100	100
100	100	100	100	80	70	Brevis Peroneals Brevis	90	100	100	100	100	100
100	100	100	100	80	70	Tertius Peroneals Tertius	100	100	100	100	100	100
100	100	100	100	100	80	Tibialis Posticus	90	100	90	100	100	100
100	100	100	100	100	80	Tibialis Anticus	100	100	100	100	100	100
100	90	100	70	60	80	Extensor Proprius Hallucis	70	60	70	100	90	100
100	100	100	80	70	70	Flexor Longus Hallucis	90	100	100	100	100	100
100	100	100	100	100	100	Flexor Brevis Hallucis	100	100	100	90	100	100
100	100	100	100	70	90	1 Extensor Longus Digitorum 1	90	80	100	100	100	100
/	/	/	/	/	/	2 Extensor Longus Digitorum 2	/	/	/	/	/	/
/	/	/	/	/	/	3 Extensor Longus Digitorum 3	/	/	/	/	/	/
/	/	/	/	/	/	4 Extensor Longus Digitorum 4	/	/	/	/	/	/
100	100	100	100	70	90	1 Extensor Brevis Digitorum 1	90	80	90	100	100	100
/	/	/	/	/	/	2 Extensor Brevis Digitorum 2	/	/	/	/	/	/
/	/	/	/	/	/	3 Extensor Brevis Digitorum 3	/	/	/	/	/	/
/	/	/	/	/	/	4 Extensor Brevis Digitorum 4	/	/	/	/	/	/
100	100	100	100	80	80	1 Flexor Longus Digitorum 1	100	100	100	100	100	100
/	/	/	/	/	/	2 Flexor Longus Digitorum 2	/	/	/	/	/	/
/	/	/	/	/	/	3 Flexor Longus Digitorum 3	/	/	/	/	/	/
/	/	/	/	/	/	4 Flexor Longus Digitorum 4	/	/	/	/	/	/
100	100	90	80	70	60	1 Flexor Brevis Digitorum 1	80	80	80	90	100	100
/	/	/	/	/	/	2 Flexor Brevis Digitorum 2	/	/	/	/	/	/
/	/	/	/	/	/	3 Flexor Brevis Digitorum 3	/	/	/	/	/	/
/	/	/	/	/	/	4 Flexor Brevis Digitorum 4	/	/	/	/	/	/
100	100	100	100	80	90	1 Lumbricales 1	100	100	100	100	100	100
/	/	/	/	/	/	2 Lumbricales 2	/	/	/	/	/	/
/	/	/	/	/	/	3 Lumbricales 3	/	/	/	/	/	/
/	/	/	/	/	/	4 Lumbricales 4	/	/	/	/	/	/
						Length						
						Calf						
						Thigh						

Notes	Contractions and Deformities	
(1) 4-30-47, 5-3-47 } Masked hamstring tightnes s.	Neck	
L) Lying dow n	Back	
	Hip	
	Knee	
	Ankle	
	Foot	

그림 7–117 케이스 5: GUILLAIN–BARRE 증후군 2. 7개월 동안 여섯 번의 검사를 기반으로 한 좌우측 대칭성.

케이스 6: 소아마비 POLIO

PATIENT'S NAME CLINIC No.

LEFT MUSCLE CHART, No. 3 RIGHT

4-18-45 HOK	3-8-45 HOK	1-22-45 HOK	12-18-49 HOK	10-18-44 HOK	9-21-44 HOK		9-21-44 HOK	10-18-44 HOK	12-18-44 HOK	1-22-45 HOK	3-8-45 HOK	4-18-45 HOK
	50	40	40	30	10	Anterior Neck	10	30	40	40	40	
	60		60		20	Posterior Neck	20		60	60	60	70
70			40		20	Back	20		40			70
						Quadratus Lumborum						
						Rectus Abdominis						
						External Oblique						
						Internal Oblique						
						Lateral Abdominals						
100	100	60	40	30	10	Gluteus Maximus	50	100	100	100	100	100
60	80	40	30	20	10	Gluteus Medius	30	40	60	70	70	60
60	60	30	30	20	10	Inner Hamstrings	100	100	100	100	100	100
60	40	30	30	5	0	Outer Hamstrings	100	100	100	100	100	100
70	70	60	60	60	20	Internal Rotators		80	80	90	90	
90	90	70	70	60	60	External Rotators		80	80	100	100	
90	90	60	60	40	10	Hip Flexors	30	40	70	90	90	
80	80	80	60	40	10	Sartorius	60	90	100	100	100	100
60	80	60	30	20	10	Hip Abductors	30	60	60	60	70	60
100	90	80	80	60	60	Hip Adductors	60	60	90	90	100	100
80	100	80	80	40	20	Tensor Fascia Lata	50	60	70	80	100	100
100	100	70	60	60	10	Quadriceps	80	70	70	80	100	100
10	5	5	5	0	5	Soleus	90	100	90	100	100	100
0	0	0	5	0	5	Gastrocnemius	100	100	100	100	100	100
5	5	5	5	5	0	Longus Longus	100	100	100	100	100	
5	5	5	5	5	0	Brevis Peroneals Brevis	100	100	100	100	100	
0	0	0	0	0	0	Tertius Tertius	100	100	100	100	100	
100	5	5	5	0	0	Tibialis Posticus	100	100	90	100	90	100
20	20	20	20	5	0	Tibialis Anticus	60	100	100	100	100	
0	0	0	0	0	0	Extensor Proprius Hallucis	100	100	90	100	100	
20	20	0	0	0	0	Flexor Longus Hallucis	60	80	100	100	100	
60	70	20	5	5	5	Flexor Brevis Hallucis	100	100	100	100	100	
0	0	5	0	0	5	1 Extensor Longus Digitorum 1	80	100	100	100	100	
0	0	5	0	0	5	2 Extensor Longus Digitorum 2	80	100	100	100	100	
0	0	5	0	0	5	3 Extensor Longus Digitorum 3	80	100	100	100	100	
0	0	5	0	0	5	4 Extensor Longus Digitorum 4	80	100	100	100	100	
0	0	0	0	0	0	1 Extensor Brevis Digitorum 1	100	100	100	100	100	
0	0	0	0	0	0	2 Extensor Brevis Digitorum 2	100	100	100	100	100	
0	0	0	0	0	0	3 Extensor Brevis Digitorum 3	100	100	100	100	100	
0	0	0	0	0	0	4 Extensor Brevis Digitorum 4	100	100	100	100	100	
40	0	0	0	0	0	1 Flexor Longus Digitorum 1	70	60	90	100	90	
40	0	0	0	0	0	2 Flexor Longus Digitorum 2	70	60	90	100	100	
60	60	0	0	0	0	3 Flexor Longus Digitorum 3	70	60	90	100	100	
60	60	0	0	0	0	4 Flexor Longus Digitorum 4	70	60	90	100	100	
70	60	60	60	60	50	1 Flexor Brevis Digitorum 1	40	70	60	60	80	
60	70	60	60	60	50	2 Flexor Brevis Digitorum 2	40	70	60	70	80	
70	70	60	60	60	40	3 Flexor Brevis Digitorum 3	40	70	60	70	80	
70	70	60	60	60	40	4 Flexor Brevis Digitorum 4	60	70	60	70	80	
70	70	60	40	40	10	1 Lumbricales 1	70	80	90	90	100	
70	70	60	40	40	10	2 Lumbricales 2	70	80	90	90	100	
60	60	60	40	40	10	3 Lumbricales 3	70	60	90	70	100	
60	60	60	40	40	10	4 Lumbricales 4	70	60	90	70	100	
						Length						
						Calf						
						Thigh						

	Contractions and Deformities	
	Neck	
	Back	
	Hip	
	Knee	
	Ankle	
	Foot	

그림 7-118 케이스 6: 소아마비 사례. 이 예에서 왼쪽 다리는 다소 광범위하게 관여되어 있고, 오른쪽 다리는 본질적으로 정상이다. 소아마비 사례는 약화의 패턴을 나타내지 않는다.

교정운동: 하지 CORRECTIVE EXERCISES: LOWER EXTREMITY

바로 누운 자세에서 교정 운동을 수행할 때에는 바닥 표면이 단단해야 한다(예: 판자가 설치된 침대, 치료 테이블, 맨 바닥, 단단한 표면에 편안함을 위해 얇은 패드나 접은 담요를 깐 경우)(그림 7-119).

스트레칭 운동은 경직된 근육을 이완시키는 데 도움이 되도록 온열과 부드러운 마사지가 선행되어야 한다(약하고 과도하게 스트레칭된 근육에 열을 가하는 것은 피하는 것이 좋다). 스트레칭은 긴장을 풀기 위한 의식적인 노력과 함께 점진적으로 이루어져야 한다. 단단하지만 견딜 수 있는 "당김" 느낌이 있을 때까지 계속하고 스트레칭된 상태를 유지하면서 편안하게 호흡을 한 다음 천천히 제자리로 되돌아온다.

근력 강화운동 또한 운동 중인 근육이 강하게 "당김" 느낌이 들도록 천천히 해야 한다. 완성된 자세를 몇 초 동안 유지한 다음 긴장을 풀고 치료사가 지시한 횟수만큼 운동을 반복한다.

슬와부근 능동적 스트레칭(Active Hamstring Stretching)

오른쪽 슬와부근(hamstrings)을 스트레칭시키기 위해 테이블 위에 다리를 펴고 바로 누운 자세를 취한다.
왼쪽 다리를 내려놓은 상태에서 오른쪽 다리를 무릎을 편 채 천천히 들어 올린다(절차를 반대로 하여 왼쪽 슬와부근도 스트레치시킨다).

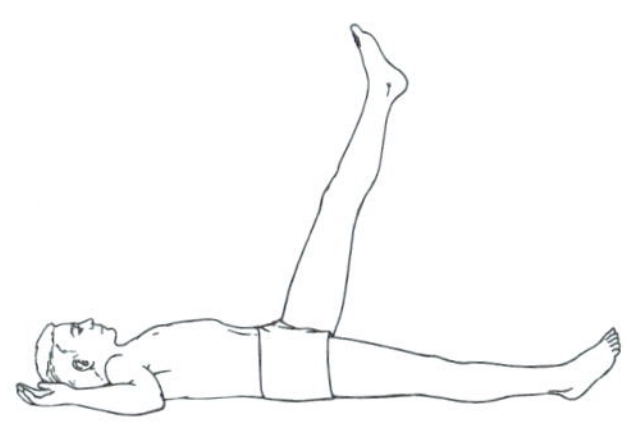

A

문틀을 이용한 슬와부근 수동적 스트레칭(Passive Hamstring Stretching in Doorway)

실내 출입구 옆 바닥에 눕는다. 한쪽 다리를 출입구 안쪽 바닥에 똑바로 놓고 다른 쪽 다리는 똑바로 들어 올려 발뒤꿈치를 문틀에 기대어 놓는다. 근육이 이완되면 문틀에 더 가까이 다가가 다리를 더 높이 올려 슬와부근을 좀 더 스트레칭시킨다.

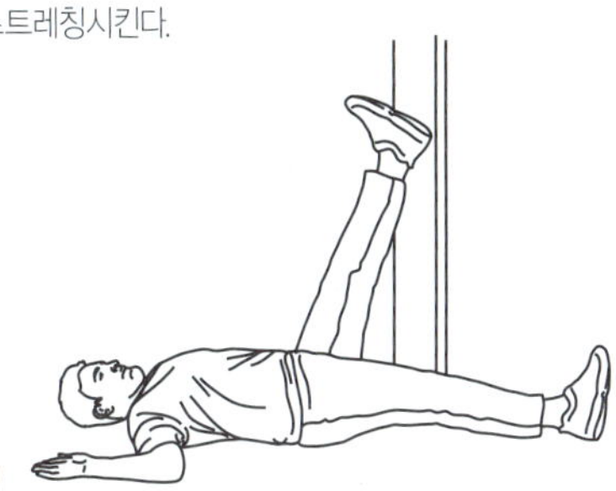

D

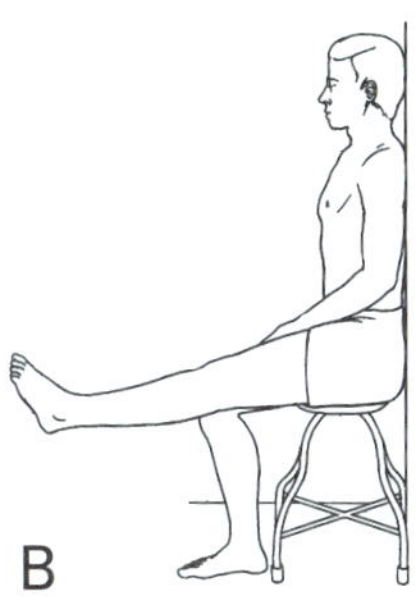

B

벽에 등을 대고 의자에 앉는다. 한쪽 무릎은 굽힌 상태를 유지하고, 다른 쪽 다리는 곧게 편다. 무릎 아래와 슬와부근을 따라 스트레칭이 느껴져야 한다.

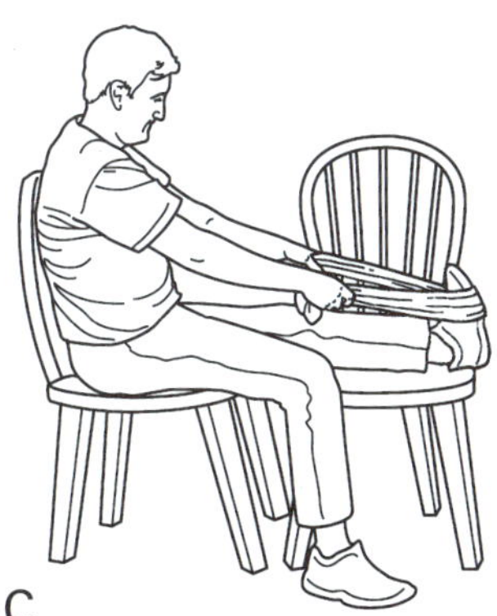

C

앉은 자세에서의 슬와부근 및 종아리 근육 수동적 스트레칭(Passive Seated Hamstring and Calf Stretching)(수건 사용)

의자에 앉아 한쪽 다리를 같은 높이의 다른 의자 위에 올려놓고 무릎이 지지될 수 있도록 한다. 대퇴부 후방 부위에서 "당김" 느낌이 나타날 것이다. 종아리 근육에 스트레치를 더 증가시키기 위해서는 발바닥에 수건을 대고 천천히 잡아당기면 된다.
유지 ( )초, 반복 ( )회

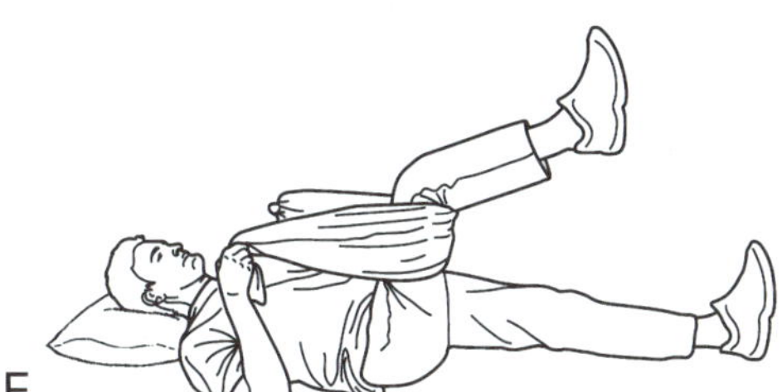

E

슬와부근 능동적 스트레칭(Active Hamstring Stretching)(수건 사용)

단단한 바닥 표면에 패드를 깔고 등을 대고 누워 수건을 사용하여 허벅지를 수직보다 약간 낮게(80°) 당겨 놓고, 상완은 양 몸 옆에 둔다. 대퇴부와 무릎 후방 부위에 "당김" 느낌이 들 때까지 무릎을 펴나간다.
유지( )초, 반복( )회

그림 7-119 A-K, 하지 교정 운동. © 2005 Florence P. Kendall and Patrica G. Provance.

단일관절 고관절 굴곡근 스트레칭(One-Joint Hip Flexor Stretching)

등을 대고 바로 누운 자세에서 허리가 테이블 위에 편평해질 때까지 한쪽 무릎을 가슴 쪽으로 잡아당긴다. 등을 편평하게 유지하고, 다른 쪽 다리는 엉덩이 근육을 조여 무릎을 편 채 테이블 쪽 바닥을 향해 내려 누른다.

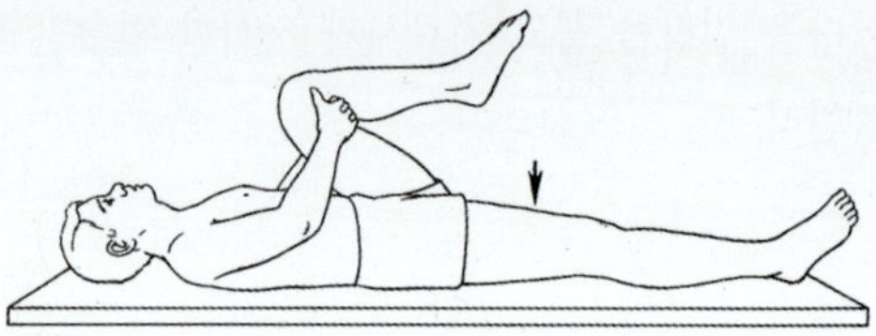

F

고관절 외전근 강화운동, 바로 누운 자세(Hip Abduction Strengthening, Back-Lying)

양 고관절에 손을 대고 바로 누운 자세에서(오른쪽)(왼쪽) 다리를 옆으로 밀어 그 자세를 유지하도록 하는데 이때 엉덩이가 올라가지 않도록 주의한다. 반대쪽 다리를 천천히 최대한 멀리 밀어낸다.

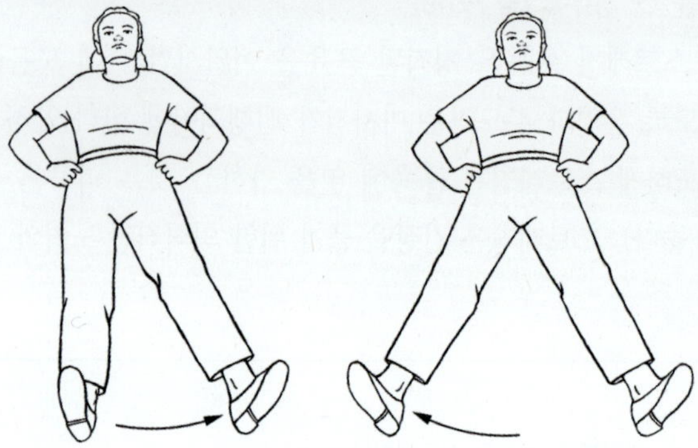

H I

이중관절 고관절 굴곡근 스트레칭 및 고관절 신전근 강화운동(Two-Joint Hip Flexor Stretching and Hip Extensor Strengthening)

오른쪽 고관절 굴곡근을 스트레치시키려면 오른쪽 다리를 튼튼한 테이블 끝에 걸쳐 놓고 등을 대고 눕는다. 왼쪽 무릎을 가슴 쪽으로 잡아당겨 허리가 테이블에 편평하게 펴지도록 한다(고관절 굴곡근이 조여지면 오른쪽 허벅지가 테이블에서 들어 올려진다). 등을 편평하게 유지하면서 오른쪽 엉덩이 근육을 사용하여 대퇴부를 아래로 당겨 테이블에 닿게 하여 오른쪽 고관절 굴곡근을 스트레칭시킨다. 대퇴부를 테이블에 유지하면서 오른쪽 대퇴부 전방 부위에서 단단한 "당김" 느낌이 느껴질 때까지 무릎을 굽힌다(80° 이하). 왼쪽 고관절 굴곡근을 스트레칭시키려면 오른쪽 무릎을 가슴 쪽으로 당기고 위에서 설명한 대로 스트레칭 과정을 왼쪽 대퇴부에 적용한다. (참고: 견고한 테이블을 사용할 수 없는 경우에는 계단 꼭대기에서 이 운동을 수행할 수 있다.)

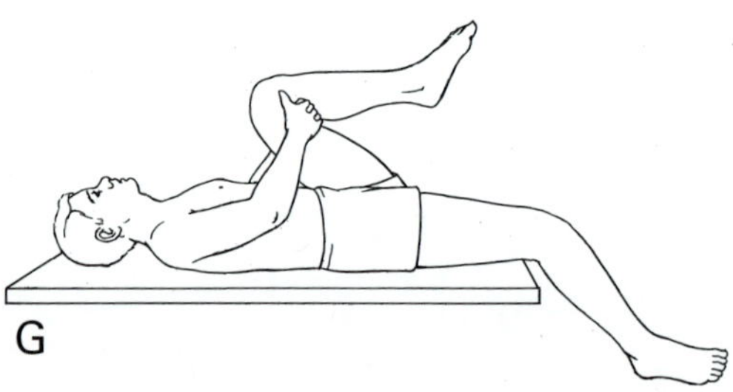

G

역동적 외다리 자세(균형, 둔근 및 대퇴사두근 강화를 위한) [Dynamic Single Leg Stand (for balance, Gluteal, and Quadriceps strengthening)]

균형과 안전을 위해 필요하다면 손을 사용하는 것도 좋다.
자세를 똑바로 세우고 한 발로 균형을 잡고 서서 골반의 레벨을 맞추고 복부 및 엉덩이는 힘을 주어 단단하게 유지한 상태에서 다른 쪽 다리를 바닥에서 앞으로 들어 올린다. 몸을 지지하고 있는 다리에 체중을 실은 상태에서 마치 다른 쪽 다리의 발을 연석(curb)에서 들어 올리듯 천천히 무릎을 굽힌다. 허리를 곧게 펴고 골반이 전, 후, 좌, 우로 기울지 않도록 주의한다.

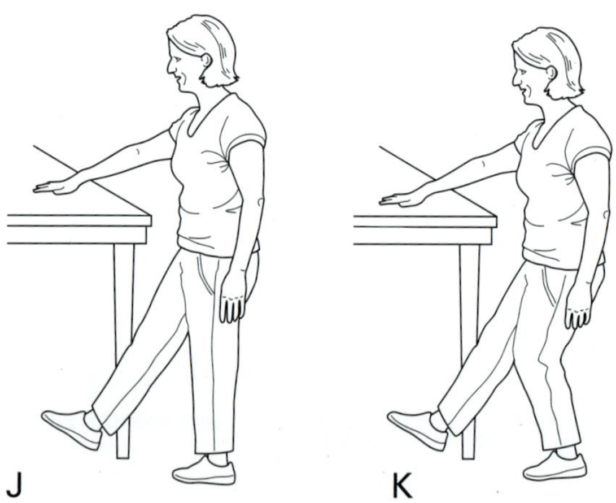

J K

그림 7-119 (계속)

REFERENCES

1. Reddy RS, Alahmari KA. Effect of lower extremity stretching exercises on balance in geriatric population. Int J Health Sci(Qassim). 2016; 10(3): 389-395.
2. Reiman MP, Thorborg K. Clinical examination and physical assessment of hip joint-related pain in athletes. Int J Sports Phys Ther. 2014; 9(6): 737-755.
3. Agur AMR. Grants Atlas of Anatomy. 9th ed. Baltimore: Williams and Wilkins; 1991: 263.
4. Monteiro DP, Britto RR, Fregonezi GAF, Dias FAL, Silva MGD, Pereira DAG. Reference values for the bilateral heel-rise test. Braz J Phys Ther. 2017; 21(5): 344-349. doi:10.1016/j. bjpt.2017.06.002.
5. Hebert-Losier K, Wessman C, Alricsson M, Svantesson U. Updated reliability and normative values for the standing heelrise test in healthy adults. Physiotherapy. 2017; 103(4): 446-452. doi:10.1016/j.physio.2017.03.002.
6. Kendall HO, et al. Posture and Pain. Baltimore: Williams & Wilkins; 1952.
7. Ober FR. Back strain and sciatica. JAMA. 1935; 104(18): 1580-1581.
8. Kendall HO, Kendall FP. Muscles, Testing and Function, 1st ed. Baltimore: The Williams and Wilkins Company; 1949.
9. Kendall HO, Kendall FP, Wadsworth GE. Muscles, Testing and Function, 2nd ed. The Williams and Wilkins Company; 1971.
10. Ober FR. Relation of the fascia lata to conditions of the lower part of the back. JAMA. 1937; 109(8): 554-555.
11. Hoppenfeld S. Physical examination of the spine and extremities. East Norwalk: Appelton-Century-Crofts; 1976: 167.
12. Rothstein J, Roy S, Wolf S. The rehabilitation specialist's handbook. Philadelphia: FA Davis; 1991: 64-65
13. Guides to the evaluation of permanent impairment. Chicago: American Medical Association; 1984.
14. Daniels L, Worthingham C. Muscle Testing-Techniques of Manual Examination, 5th ed. Philadelphia: WB Saunders; 1986: 54.
15. Palmer M, Epler M. Clinical assessment procedures in physical therapy. Philadelphia: JB Lippincott; 1990: 247-248.
16. Norkin CC, White DJ. Measurement of Joint Motion: A Guide to Goniometry. Philadelphia: FA Davis; 1985: 139.
17. Willett GM, Keim SA, Shostrom VK, Lomneth CS. An anatomic investigation of the Ober test. Am J Sports Med. 2016 Mar; 44(3): 696-701. doi: 10.1177/0363546515621762. Epub 2016 Jan 11. PMID: 26755689.
18. Neumann DA, Garceau LR. A proposed novel function of the psoas minor revealed through cadaver dissection. Clin Anat. 2015; 28(2): 243-252. doi:10.1002/ca.22467.
19. Reimann R, Sodia F, Klug F. Die umstrittene Rotationswirkung ausgewahlter Muskeln im Huftgelenk [Controversial rotation function of certain muscles in the hip joint]. Ann Anat. 1996; 178(4): 353-359.
20. Leighton RD. A functional model to describe the action of the adductor muscles at the hip in the transverse plane. Physiother Theory Pract. 2006; 22(5): 251-262. doi:10.1080/09593980600927385.
21. Yi TI, Lee GE, Seo IS, Huh WS, Yoon TH, Kim BR. Clinical characteristics of the causes of plantar heel pain. Ann Rehabil Med. 2011; 35(4): 507-513. doi:10.5535/arm.2011.35.4.507.
22. Kite JH. Exercise in foot disabilities. In: Basmajian JV, ed. Therapeutic Exercise, 3rd ed. Baltimore: Williams and Wilkins; 1978: 485-513.
23. Denison CD. Orthopaedic Appliance Corporation, 220 W. 28th St. Baltimore, MD.
24. Bae HI, Kim DY, Sung YH. Effects of a static stretch using a load on low back pain patients with shortened tensor fascia lata. J Exerc Rehabil. 2017; 13(2): 227-231. Published 2017 Apr 30. doi:10.12965/jer.1734910.455.
25. Nordin M, Frankel V. Basic Biomechanics of the Musculoskeletal System, 2nd ed. Philadelphia: Lea and Feibiger; 1989: 193, 201.
26. Pope M, Wilder D, Booth J. The biomechanics of low back pain. In: White AA, Gordon SL, eds. Symposium on Idiopathic Low Back Pain. St. Louis, MO: CV Mosby; 1982.
27. Brown T, Hanson R, Yorra A. Some mechanical tests on the lumbosacral spine with particular reference to the intervertebral disc. J Bone Joint Surg [AM]. 1957; 39-A: 1135.
28. Roaf R. A study of the mechanics of spinal injuries. J Bone Joint Surg [Br]. 1960; 42-B: 810.
29. Goss CM, ed. Gray's Anatomy of the Human Body, 28th ed. Philadelphia: Lea & Febiger; 1966: 311.
30. Freiberg AH Vinke TH. Sciatica and sacro-iliac joint. J Bone Joint Surg. 1934;16:126-136.

어린이 자세

POSTURE OF CHILDREN

A

APPENDIX

목차

개요 INTRODUCTION

이 부록에서는 성장하는 개개인의 자세 습관 발달을 다루는 각종 개념과 그러한 발달에 영향을 미치는 다양한 영향력을 소개하고자 한다. 다양한 개념을 철저한 치료나 동등하게 치료하려는 시도는 하지 않았다. Kendall 부부는 이 자료가 예방의 관점에서 유용하고 자세 발달과 관련된 요인을 인식하여 가능한 한도 내에서 좋은 자세를 위한 최상의 환경을 제공하는 보다 긍정적인 접근 방식을 만들 수 있기를 바라는 마음이었다.

좋은 자세는 그 자체로 최종 목적이 아니고 일반적인 웰빙의 일부일 뿐이다. 이상적으로는 자세 교육과 훈련은 별다른 수련법이 아니라 일반적인 경험의 일부여야 한다. 부모와 교사가 좋은 자세 또는 잘못된 자세를 형성시키는 데 도움이 되는 영향과 습관을 인식할 수 있는 한, 성장하는 어린이의 일상생활 속의 웰빙 측면에 기여할 수 있다. 그럼에도 불구하고 좋은 건강 교육 프로그램에서 자세 교육과 훈련을 소홀히 해서는 안 되며 관찰 가능한 결함에 주의를 기울여야 한다. 교육을 할 때는 간단하고 정확해야 하며 무시해서는 안 되지만 지나치게 강조해서도 안 된다. 어린이의 관심과 협조를 이끌어내는 방식으로 제공되어야 한다.

어린이 자세에 영향을 미치는 요인

FACTORS INFLUENCING CHILDREN S POSTURE

영양학적 요인 Nutritional Factors

좋은 자세 발달은 신체의 좋은 구조적 및 기능적 발달에 달려 있으며 이는 결국 적절한 영양 섭취에 크게 의존한다. 특히 골격과 근육조직의 적절한 구조적 발달에 영향이 미치는 요인은 매우 중요하다. 예를 들어, 종종 어린이의 심각한 골격 기형을 일으키는 구루병은 비타민 D 결핍 질환이다.

성장이 완료된 후에 일어나는 영양 부족은 자세에 직접적인 영향을 미치는 구조적 결함을 일으킬 가능성은 적다. 이 단계에서 영양 결핍은 생리적 기능을 방해하고 허약한 자세로 나타날 가능성이 더 높다. 인체는 음식을 성장에 사용할 뿐 아니라 연료로도 사용하여 열과 에너지로 변환하는데 연료가 부족하면 에너지 출력이 감소하고 일반적인 생리적 효율도 감소한다. 성인의 경우에 있어서 영양결핍은 시간이 지남에 따라 개개인에게 비일상적인 생리적 요구가 있을 때 발생할 가능성이 가장 높다.

결함, 질병 및 장애 Defects, Diseases, and Disabilities

특정한 신체적 결함, 질병 및 장애는 자세 문제와 관련이 있다. 이러한 상태는 치료에 있어서 자세에 대한 관심의 중요성과 관련하여 대략 세 그룹으로 나눌 수 있다.

첫 번째 그룹은 주로 신체적 결함으로 구성되어 초기 단계에서 자세가 실제보다 더 잠재적인 경우로 내과적 또는 외과적 방법으로 결함을 완전히 치유할 수 없는 경우에만 문제가 된다. 이러한 결함은 시각, 청각, 골격(예: 내반족 또는 고관절 탈구), 신경근(예: 상완신경총 손상) 또는 근육(예: 사경)에 발생할 수 있다.

두 번째 그룹은 그 자체로 잠재적 장애가 있지만 초기 단계부터 자세에 대한 지속적인 관심이 장애 효과를 최소화할 수 있는 조건을 포함하고 있다. 척추의 관절염 상태(예: Marie-Strumpell)에서 척추가 융합되는 과정 동안에 신체가 우수한 기능적 정렬을 유지할 수 있다면 융합이 완성된 명백한 기형은 발생하지 않을 수 있다. 그러나 자세적 측면이 고려되지 않으면 척추의 융합이 완료되었을 때 체간은 일반적으로 현저하게 굴곡된 상태가 될 것이며, 이것은 심각한 기형에 해당하고 또한 그와 관련된 심각한 장애 형태가 된다.

세 번째 그룹에는 부상이나 질병의 결과로 어느 정도의 영구장애가 존재하지만 추가된 자세 부담이 장애를 크게 증가시킬 수 있는 조건이 포함된다. 예를 들어, 하지의 절단은 나머지 체중 지지 구조에 피할 수 없는 추가 부담을 주게 된다. 자세와 동작의 기계적 변형을 최소화하는(가능한 많이) 자세 정렬은 이러한 구조가 무너지는 것을 방지하는 데 많은 역할을 한다.

환경적 요인 Environmental Factors

많은 환경적 요인이 좋은 자세의 발달과 유지에 영향을 미친다. 이러한 환경적 영향은 가능한 한 좋은 자세에 유리하도록 만들어져야 한다. 대대적인 조정이 불가능할 때 작은 조정이 좋은 결과 도출에 상당한 기여를 하는 경우가 많다. 다음 논의에서는 앉은 자세와 바로 누운 자세에 대한

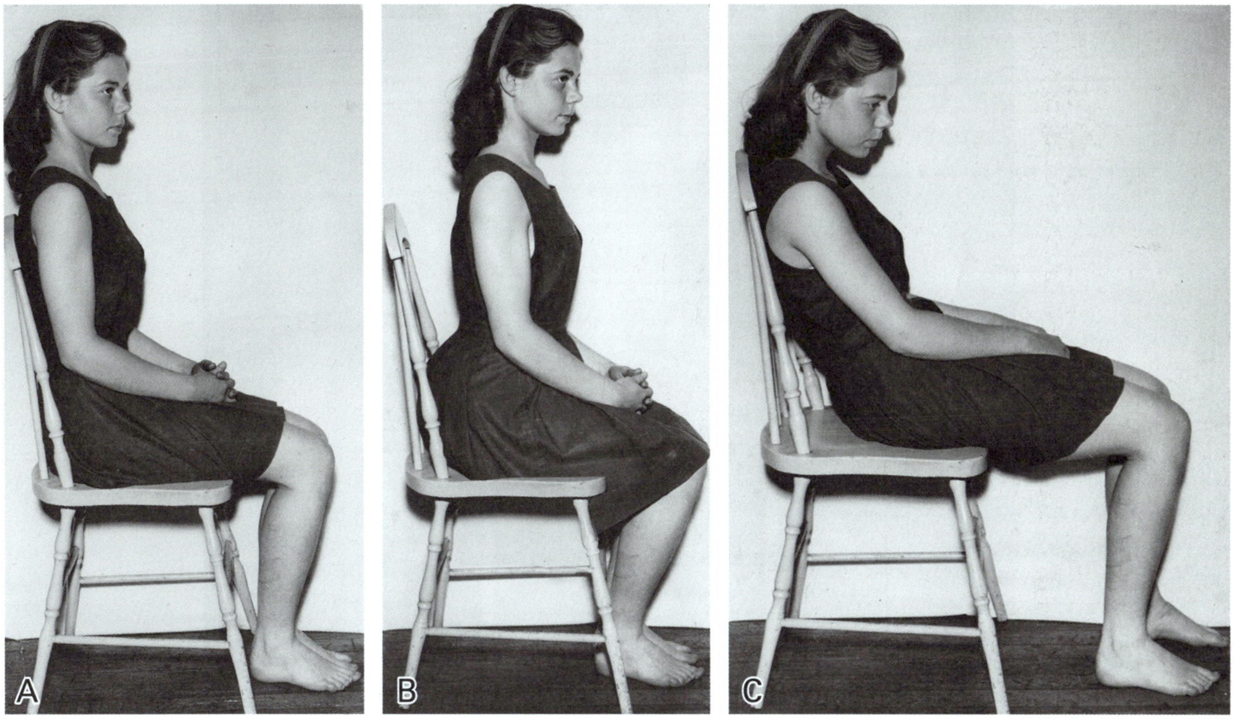

그림 부록-A-1: 앉은 자세와 정렬 상태: **A,** 바른 정렬 상태; **B,** 허리가 만곡된 자세; **C,** 등이 구부정한 자세.

환경적 영향을 설명하기 때문에 의자, 책상 및 침대와 같은 요소를 고려해야 한다. 어린이들이 학교를 다니기 시작하면 앉은 자세로 보내는 시간이 상당히 늘어난다. 따라서 학교 의자는 자세에 영향을 미치는 중요한 요소가 된다.

의자와 책상 모두 어린이에 맞게 조절되어야 한다. 어린이는 두 발을 바닥에 편평하게 놓고, 무릎을 직각으로 구부린 채 앉을 수 있어야 한다. 의자가 너무 높으면 발이 바닥에서 떨어지게 되면서 발에 대한 지지력이 부족하게 되고, 의자가 너무 낮으면 고관절과 무릎이 너무 많이 굽혀지게 된다. 의자의 좌석 부분은 대퇴부를 적절하게 지지할 수 있을 만큼 전후로 충분히 깊어야 하지만 그 깊이는 무릎을 굽히는 데 방해가 되지 않을 정도여야 한다. 의자의 등받이는 어린이의 등을 받쳐줄 수 있어야 하고, 편안하게 쉴 수 있도록 뒤로 어느 정도 기울어질 수 있어야 한다(그림 부록-A-1).

책상 높이는 어린이가 바른 자세로 앉았을 때 팔꿈치 높이 정도가 가장 적절하며 앞으로 약간 기울어질 수 있으면 더욱 좋다. 책상과의 거리는 몸을 앞으로 기울이지 않고 두 팔을 책상 위에 편하게 올려놓을 수 있고 의자의 좌석 앞부분에 앉을 필요가 없을 정도로 충분히 가까워야 한다.

성장 요인 Developmental Factors

성장하는 개개인의 현저한 또는 지속적인 자세 편차를 인식하는 것이 중요하지만 마찬가지로 성장기 어린이의 정렬 기준이 성인 기준을 따르지 않을 것이라는 점을 인식하는 것도 중요하다. 이것은 여러 가지 이유에 의해 사실로 나타나지만 주로 성장 중인 어린이 개개인이 성인보다 훨씬 더 큰 움직임과 유연성을 보이기 때문이다.

성장기 아동의 대부분의 자세 편차는 성장 편차 범주에 속한다. 패턴이 습관화되면 자세 결함이 발생할 수 있다. 성장 편차는 거의 같은 나이의 많은 어린이에게 나타나며 때로는 바람직하지 않은 환경 영향에도 불구하고 교정치료 없이 개선되거나 사라지기도 한다(1). 어린이의 일탈이 자세 결함이 되는지 여부는 한 번의 검사가 아니라 반복적이거나 지속적인 관찰을 통해 결정해야 한다. 상태가 그대로 유지되거나 편차가 증가하면 시정 조치가 필요하며 그 결함이 심각하면 개인의 나이와 관계없이 관찰되는 즉시 치료가 시행되어야 한다.

어린이는 습관적인 결점이 있을 가능성이 없으며 실제로 불필요한 시정 조치로 인해 해를 입을 수 있다. 과잉 교정은 원래 문제를 야기한 결함보다 더 해롭고 다루기 어려운 비정형 결함으로 이어질 수 있다.

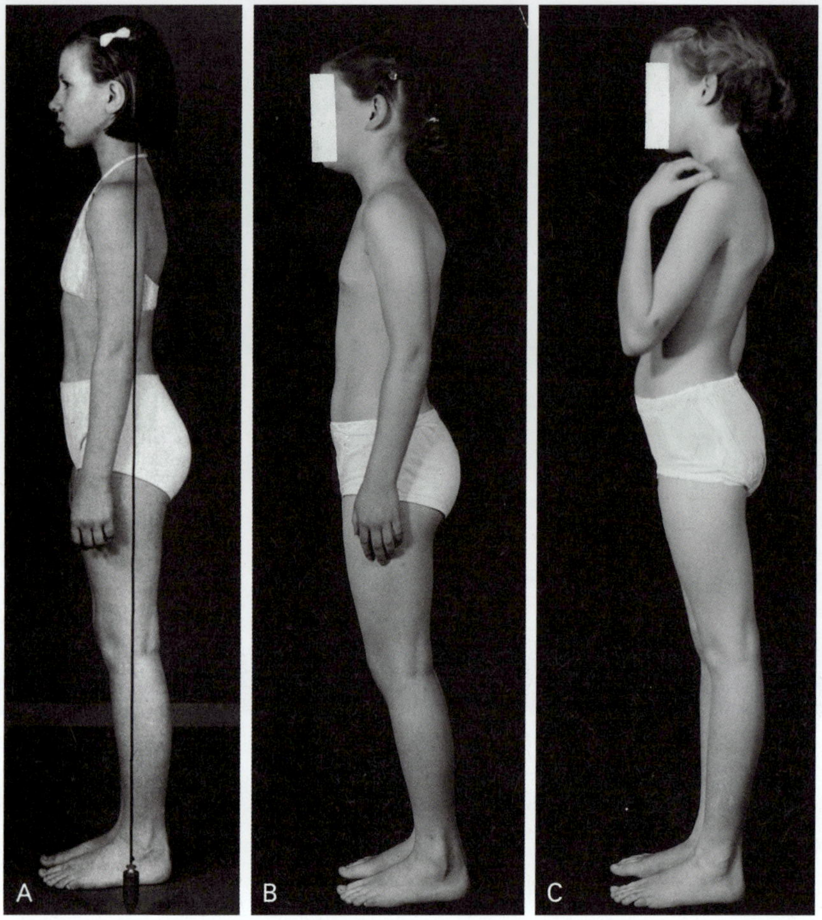

그림 부록-A-2: 선 자세와 정렬 상태: **A,** 바른 정렬 자세; **B,** 9세 평균 정렬 자세; **C,** 잘못된 자세.

어린이와 성인의 차이 중 일부는 출생에서 성장 과정 사이의 몇 년 동안 신체 구조가 다양한 속도로 성장하기 때문에 발생한다. 일반적으로 신체 구조는 처음에는 빠르게 성장하다가 점차 감소하는데 이것의 예로, 뼈의 성장 증가를 들 수 있다. 골격의 전체 길이 증가와 관련하여 다양한 부분의 길이에 비례하는 변화가 있다. 이 비율의 변화는 처음에는 골격의 한 부분에서 발생하고 다음으로 가장 빠른 성장 속도를 보이는 다른 부분에서 발생한다(2,3). 인대와 근막의 점진적인 경직과 근육의 강화는 중요한 발달 요인이 된다. 그것의 효과는 관절가동범위를 성숙의 전형적인 범위로 점진적으로 제한하는 것이다. 결과적으로 안정성이 증가하면 무거운 물체를 다루거나 다른 격렬한 활동으로 인한 긴장의 위험이 줄어들기 때문에 유리하다. 성인의 정상적인 관절가동범위는 움직임과 안정성 사이에 효과적인 균형을 제공해야 한다. 가동범위가 너무 제한적이거나 충분히 제한되지 않은 관절은 스트레인(strain)에 취약할 수밖에 없다.

그림 부록-A-2는 10세 어린이로서 나이에 비해 매우 좋은 자세를 나타내 보이고 있다. 자세는 어린이 자세라기보다 정상적인 성인의 자세와 더 비슷하다. 척추의 만곡은 거의 정상이며, 견갑골은 크게 두드러져 있지 않다. 복부가 튀어나온 것은 어린이의 특징이지만 10~12세 정도가 되면 허리둘레가 상대적으로 작아지고 복부가 더 이상 나오지 않게 되면서 눈에 띄는 변화가 나타난다.

그림 부록-A-2, B는 자세가 이 연령대의 평균 정도인 9세 아동의 상태를 보여주고 있다.

그림 부록-A-2, C는 11세 어린이로서 머리 전방 돌출, 등 후만, 허리 전만, 골반 전방 경사 그리고 무릎은 과신전된 상태로 매우 잘못된 자세를 보여주고 있다.

어린이의 더 큰 관절가동범위는 성인의 경우에 있어서 변형으로 간주되는 순간적이고 습관적인 가동의 변위에 해당하는 것으로 볼 수 있다. 동시에 유연성은 고착된 자세 결함 발생을 방지하는 역할을 한다.

이르면 8~10세부터 자세와 관련된 손의 사용 패턴(오른손잡이/왼손잡이)이 나타날 수 있다. 초기에는 상승된 고관절 반대쪽으로 척추가 약간 편위되는 것으로 나타나며 또한 보상작용으로 상승된 고관절 쪽으로 어깨가 하강하는 경향이 있다. 대부분의 경우 어깨의 하강은 심각성이 약한 요인으로 볼 수 있다. 일반적으로 어깨 교정은 골반의 외측 경사를 먼저 교정한 후 진행하는 것이 정석이며 그 반대의 경우는 없다. 따라서 지속적인 근육 작용의 노력을 통해 어깨를 제 위치로 교정하려는 시도를 해서는 안 된다.

자세에 미치는 영향이 다소 중립적인 활동으로는 걷기나 달리기가 주종을 이루는 게임이나 스포츠를 들 수 있다. 근육 불균형에 영향을 미치는 스포츠는 주로 라켓이나 배트를 사용하는 스포츠와 같이 일방적이고 편향적인 운동이 이에 속한다.

어린이들의 놀이 활동은 일반적으로 근육 불균형이나 습관적인 부정렬의 문제가 발생하지 않을 정도로 충분히 다양하다. 그러나 어린이가 나이가 들어 경쟁적인 운동 경기에 참여하게 되면서 집중적이고 강력한 연습을 통해 기술을 더 발전시켜야 하는 경우가 생긴다면 어느 정도의 올바른 근육 균형과 골격 정렬 상태를 희생해야 하는 시점을 맞이할 수 있다. 그 당시에는 중요하지 않은 것처럼 보이지만 후천적인 결함은 고통스러운 결과를 가져올 때까지 진행될 수 있다.

만약, 반대쪽 근육이 활동에 의해 과도하게 발달하는 경우 관절가동범위를 유지하고 특정 근육을 강화하기 위해 특별한 운동이 필요할 수 있다. 이러한 운동은 해당 부분에 대해 구체적이어야 하고 신체 전체에 해당하는 운동치료이어야 한다.

어린이의 좋은 자세와 잘못된 자세

GOOD AND FAULTY POSTURE OF CHILDREN

어린이 자세의 정상과 비정상 변이에 대한 고려사항은 자세의 전반적인 면과 다양한 신체 분절의 부정렬이라는 관점에서 논의될 수 있다. 거의 같은 연령대의 아동의 전반적인 자세의 변화는 그림 부록-A-2 및 그림 부록-A-3A에 잘 설명되어 있다.

발 Feet

어린이가 서서 걷기 시작할 때 발바닥은 일반적으로는 편평하게 나타난다. 뼈는 형성 단계에 있으며 발바닥의 아치 구조는 불완전한 상태이다. 발바닥 아치는 뼈의 발달과 근육 및 인대의 강화와 함께 점진적으로 발달하는데 6~7세가 되면 좋은 아치 형성을 기대할 수 있다. 일정한 기간을 두고 정기적으로 찍은 발자국(footprint)은 아치의 발생 변화를 측정하는 데 많은 도움이 된다. 이러한 것들은 족인기(podograph)로 찍을 수도 있다. 이것이 가능하지 않은 경우에는 발바닥에 바셀린을 바르고 종이에 발자국을 형성시킬 수 있다. 아치의 높이가 증가함에 따라 발자국에서는 발의 아치 영역이 더 적게 나타난다.

종족궁(longitudinal arch)이 편평해지는 것은 고착된 결함(fixed fault)이 지속되거나 발의 긴장으로 인한 것으로 모든 연령층에서 재발할 수 있다. 부적합한 신발이나 발끝가락 끝이 외향(out-toeing)된 상태로 서서 걷는 습관은 이러한 스트레인(strain) 상태를 유발할 수 있다. 어린이의 발이 매우 편평하고 회내(pronation)되어 있고, 체중이 발 안쪽에 지속적으로 가해지는 형태에서 발가락이 외향하는 경우에 약간의 교정이 필요할 수 있다. 예를 들면, 어린이가 일어서서 걷기 시작한 직후에 신발 내측 발뒤꿈치에 웨지(heel-wedge)를 부착하거나 내측 종족궁(longitudinal arch) 부위에 작은 종 패드(longitudinal pad)를 부착하는 것이다. 그러나 대부분의 경우 일정 기간 관찰한 후에만 시정 조치를 취하는 것이 좋다. 일부 개인은 종족궁 형성에 실패하고 고정된 평발을 갖게 되는 경우도 있다. 이 경우 발의 정렬은 회내(pronation) 상태나 발가락이 외향되는 것이 아니며 발에서 스트레인(strain) 증상도 관찰되지 않는다. 이러한 경우에는 편평한 아치(flat arch)에 대해 일반적으로 적용되는 교정 조치는 적용되지 않는다.

무릎 Knees

무릎 과신전은 흔히 나타나는 결함으로 일반적으로 견고한 인대의 지지 능력 부족과 관련이 많다. 인대가 팽팽해지면서 과신전이 사라지는 경향이 있으나 자세 습관으로 지속된 것이라면 자세 훈련을 통한 교정 노력이 필요하다.

어느 정도의 외반슬(genu valgum, knock-knees)은 어린이에게 흔히 찾아볼 수 있으며 일반적으로 어린이가 서기 시작할 때 처음 관찰된다. 변위가 결함인지 판단할 때 어린이의 신장과 체격을 고려해야 하지만 일반적으로 무릎이 닿을 때 발목이 2인치 이상 벌어지면 결함이 있다고 할 수 있다. 외반슬은 확실한 개선을 보여야 하며, 6~7세서는 존

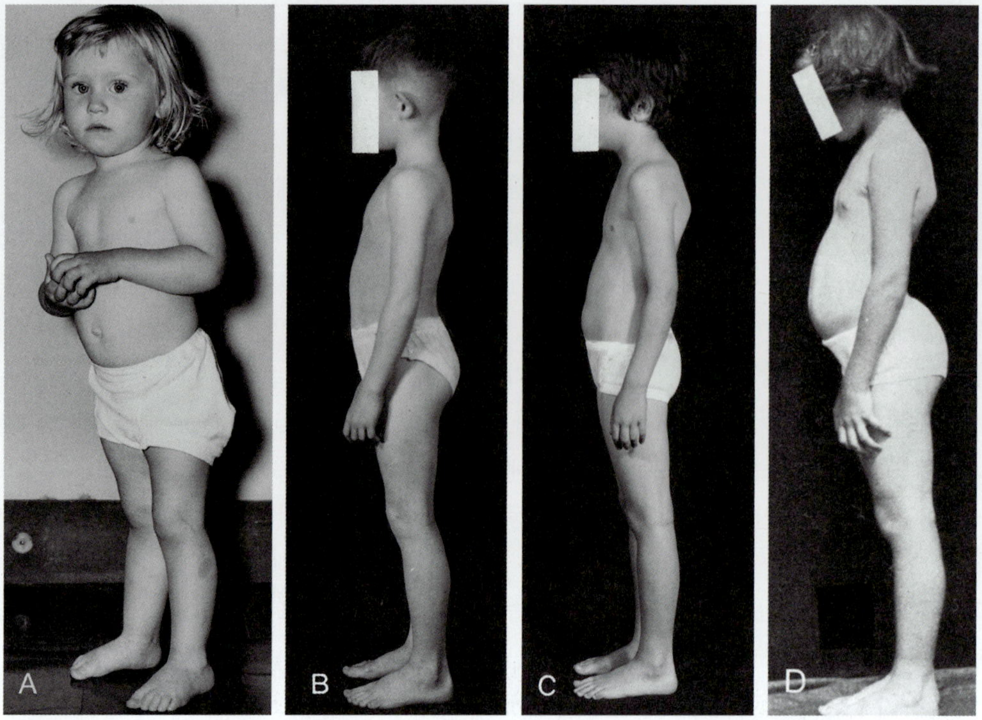

그림 부록-A-3: 서 있는 자세와 정렬 상태: **A**, 18개월 된 여아; **B**, 7세 남자 어린이의 나쁜 자세; **C**, 6세 남자 어린이; **D**, 8세 여자 어린이의 나쁜 자세.

재하지 않아야 한다(그림 부록-A-3, 파트 A 참조).

일부의 경우 외반슬이 있는 어린이는 한쪽 무릎은 약간 굽히고 다른 쪽 무릎을 약간 과신전시켜 무릎이 겹쳐지게 하여 발을 함께 유지한 채 서 있는 경향이 있다. 외반슬(genu valgum)은 지속될 수 있으며 성인의 경우 발생하는 빈도가 남성보다는 여성에게서 높게 나타난다.

외반슬 각도 변화에 대한 기록은 어린이가 무릎이 서로 닿은 상태로 서 있는 동안 종이에 다리의 윤곽을 그려서 기록할 수 있다. 경증에서 중등도의 외반슬 상태는 일반적으로 신발 교정으로 치료되지만 더 심한 경우에는 보조기 또는 수술이 필요할 수도 있다.

내반슬(genu varum, bowlegs)은 발을 함께 붙여 서 있을 때 무릎이 분리되는 부정렬 결함인데 이는 자세 또는 구조적 결함일 수 있다. 자세성 내반슬은 무릎의 과신전과 고관절의 내회전과 관련된 변위이다. 무릎 후방인대가 긴장되고 과신전이 감소함에 따라 이러한 유형의 결함은 완화되는 경향이 있다. 그것이 자세 습관으로 지속된다면 어린이에게 부정렬을 교정하도록 교육해야 한다. 이 결함은 성숙해지면서 교정이 어려워지는 것이 일반적이지만 매우 유연한 젊은 성인의 경우는 어느 정도 교정이 가능하다.

자세성 내반슬(postural genu varum)은 외반슬(genu valgum)에 대한 보상일 수 있다. 만약 외반슬이 있는 어린이가 무릎을 과신전시켜 놓은 상태로 서 있으면 무릎이 겹쳐지지 않으면서 발을 모을 수 있게 된다. 이 자세에서 외반슬 결함은 가려질 수 있지만 하지가 무릎 신전의 중립 위치로 되면 다시 외반슬이 명백하게 나타난다.

자세성 내반슬은 일반적으로 누워 있을 때 사라지지만 구조적 내반슬(structural genu varum)은 그렇지 않다. 구조적 내반슬은 조기 치료가 반드시 필요하며 그렇지 않을 경우 다음 단계에서는 수술이 필요할 수도 있다.

내반슬의 구조적 변화를 기록하기 위한 그림은 어린이가 발을 모으고 누운 자세로 있는 동안 그림을 그려 나타낼 수 있으나 자세성 내반슬은 반드시 서 있는 자세에서만 나타나기 때문에 서 있는 상태에서 그림을 그려야 한다. 이 작업은 서 있는 어린이의 뒤 벽에 종이를 설치함으로써 할 수 있다.

그림 부록-A-3, A는 18개월 된 아기의 자세를 보여주고 있다. 굴곡된 고관절과 다리를 벌려 서 있는 자세에서 이 나이와 관련된 불확실한 균형을 암시하고 있는 것을 알 수 있다. 사진상으로는 잘 드러나 있지 않지만 가벼운 외반슬이 있는 것으로 볼 수 있다(이 변위는 별다른 교정 조치 없이 점차 감소했으며 6세가 되면서 하지는 좋은 정렬 상태를 가지게 되었다). 종족궁의 발달 상태는 이 나이의 아기에 비해 매우 좋은 상태이다.

그림 부록-A-3, B는 나이에 비해 자세가 매우 좋은 7세 남자 어린이의 모습을 보여주고 있다.

그림 부록-A-3, C는 6세 남자 어린이의 잘못된 자세를 보여주고 있다. 전방 돌출된 머리, 흉추 후만, 함몰된 가슴, 굽은등(swayback) 자세 경향이 있다. 견갑골의 돌출은 측면에서 볼 때 분명히 확인할 수 있다.

그림 부록-A-3, D는 8세 여자 어린이의 과전만된 무릎을 보여주고 있다. 정렬에 이러한 결함이 있는 경우에는 치료 운동과 함께 등을 잘 정렬된 상태로 유지해야 하고 복부를 지지하는 코르셋이 필요하다.

목 및 체간 Neck and Trunk

유아기부터 체간과 목 근육 전후방 부위의 강도에 지속적인 불균형이 발생할 수 있다. 후방 근육의 더 강한 힘으로 인해 어린이가 머리와 체간을 뒤로 들어 올릴 수 있게 되고 도움 없이 둘 중 하나를 전방으로 들어 올릴 수 있게 한다. 복근과 목의 굴곡근은 대립근의 근력과 결코 일치하지 않지만 상대적인 근력은 어린이보다 성인이 훨씬 크다. 따라서 이와 관련하여 어린이 각 개인은 성숙기에 도달할 때까지 성인 표준을 따라 줄 것으로 기대해서는 안 된다.

배가 불룩하게 튀어나온 것은 어린이의 특징이다. 복벽의 윤곽은 대부분 점진적으로 변화하지만 10~12세 정도가 되면 허리선이 상대적으로 작아지고 복부가 더 이상 돌출되지 않게 되면서 눈에 띄는 변화가 나타난다.

등의 자세는 어린이의 나이에 따라 다소 다르게 나타난다. 어린이는 균형을 잡기 위해 고관절을 약간 굽히고 발을 벌린 채 서 있게 된다(그림 부록-A-3, A 참조). 초기 취학 연령대의 어린이는 견갑골이 상당히 두드러지는 등 상부의 전형적인 변위가 나타나 보인다. 약 9세부터 시작되는 허리의 전방 만곡 또는 전만증이 증가하는 경향이 있다. 어린이가 성장하면서 변위는 점점 적게 나타나게 된다(1, 4).

요추 굴곡 및 신전의 정상 가동범위는 어린이와 성인 모두에게서 연령이 증가함에 따라 감소하는 것으로 나타났다(5-7).

연령층에 따른 정상적인 유연성 NORMAL FLEXIBILITY ACCORDING TO AGE LEVEL

손가락 끝을 발가락에 닿게 할 수 있는 능력은 어린이와 성인 모두에게 정상적인 것으로 간주될 수 있다. 그러나 11~14세 까지의 많은 어린이들은 근육이나 관절 경직의 징후가 없지만 이 동작을 완전하게 할 수 없는 경우가 있는데, 이는 체간과 하지 길이의 비례가 어린이들이 젊은층과 노년층에 비해 다르기 때문이다.

그림 부록-A-4의 다섯 개 삽화는 다음 각 연령층의 대다수 개개인의 대표를 나타내 보여주고 있다: 그림 부록-A-

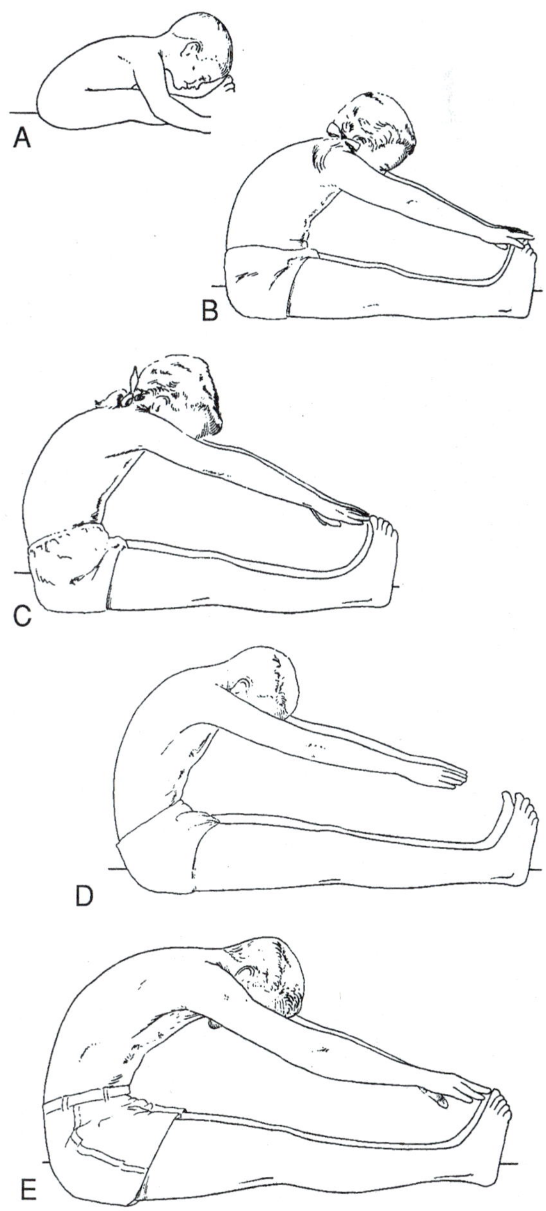

그림 부록-A-4: 연령층에 따른 정상적인 유연성

4, A, 1~3세; 그림 부록-A-4, B, 4~7세; 그림 부록-A-4, C, 8-10년; 그림 부록-A-4, D, 11-14세; 그리고 그림 부록-A-4, E, 15세 이상.

다리를 펴고 앉아 있는 자세에서 손가락을 발가락에 닿게 하기 위해 손을 뻗는 동작이 나이에 따라 달리 나타나는 결과는 매우 흥미롭고 중요한 변화를 보여주기도 한다. **그림 부록-A-5**부터 **A-8**까지는 다양한 연령 양상에서 이 동작의 정상적인 성취도의 변화를 보여주고 있다(8).

그림 부록-A-4, D에서 막내 아이의 명백한 최 극도의 유연성에서 제한된 유연성으로의 변화는 하지가 체간에 비해 비교적으로 길어짐에 따라 수년에 걸쳐 점진적으로 발생한 것이다. 어린이의 상체 앞으로 굽히기 수행과 관련된 표준 기준은 이 동작의 가동범위를 완성하는 능력의 정상적인 변화를 고려해야 한다(9).

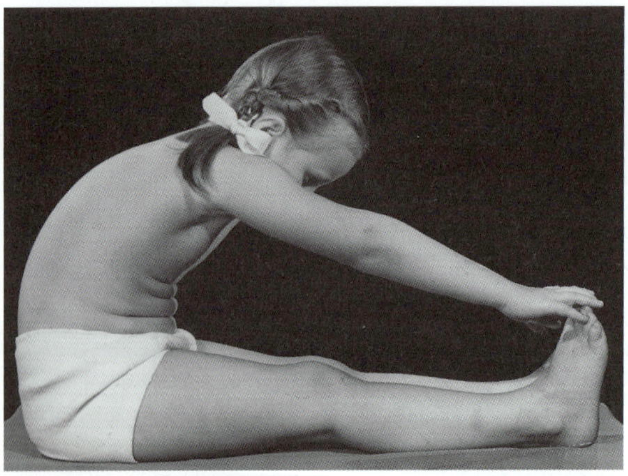

그림 부록-A-5: 두 다리를 쭉 뻗고 앉은 자세에서 손가락으로 발가락을 잡고 있는 6세 여자 어린이.

이 6세 여자 어린이는 쉽게 발가락을 잡을 수 있다. 등의 윤곽은 아무런 문제가 없으며 슬와부근의 길이는 정상이다.

이 피검사자는 12세 된 소녀이다. 손가락이 발가락에 닿

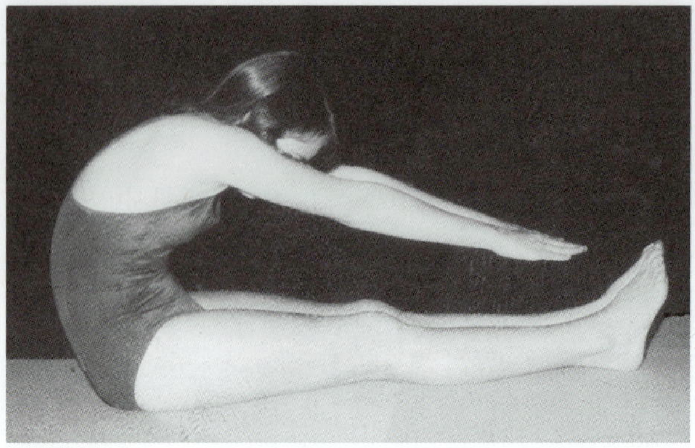

그림 부록-A-6: 손가락으로 발가락을 잡지 못하는 12세 된 소녀.

을 수 없는 것은 이 연령대의 전형적인 양상이다. 때로는 다리 길이가 결정 요인이 되기도 하고 때로는 이 경우에 있어서와 같이 이 연령대에서 슬와부근이 약간 단축된 경우도 있을 수 있다.

유연성 검사: 차트 FLEXIBILITY TESTS: CHARTS

유연성 검사 1: 손가락 발가락에 닿기 Flexibility Test 1: Touching Fingertips to Toes

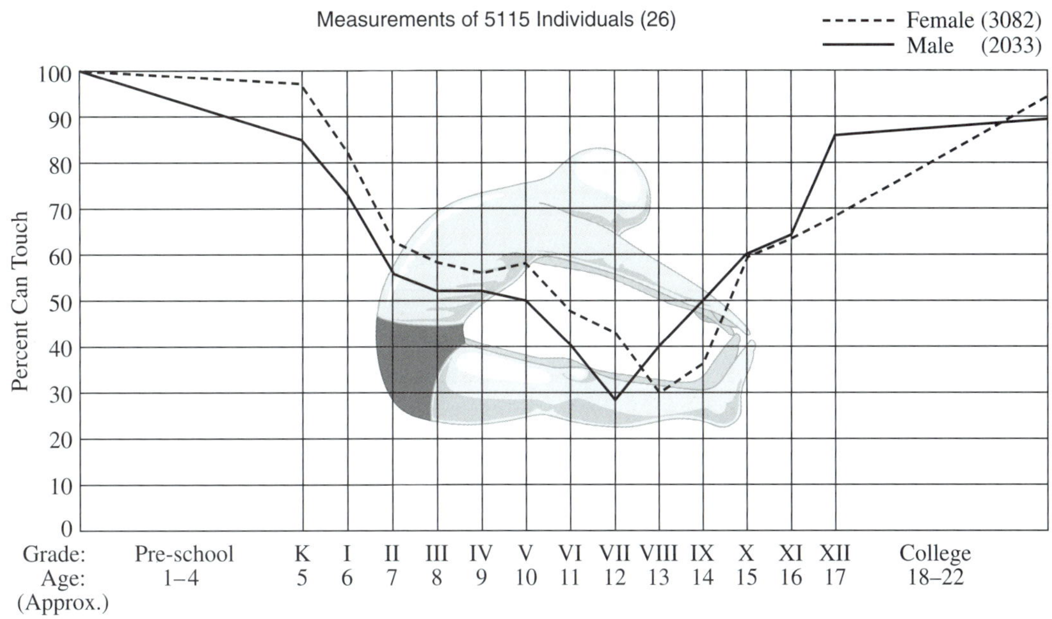

A

FLEXIBILITY TEST #I: TOUCHING FINGER TIPS TO TOES
Measurements of 5115 Individuals

MALE					FEMALE			
Range of Limitation	Mean	% Can Touch	Total Ex'd.	Grade Age	Total Ex'd.	% Can Touch	Mean	Range of Limitation
1/2″–9″	2 3/4″	86	102	K 5	102	98	3 3/4″	3 1/2″–4″
1″–10″	4″	74	125	I 6	108	83	3″	1/2″–4″
1/2″–10 1/2″	3″	56	147	II 7	152	63	3 1/2″	1/2″–10 1/2″
1/2″–9 1/2″	3 1/2″	52	150	III 8	192	59	4″	2″–8 1/2″
1/2″–10 1/2″	4 1/2″	52	150	IV 9	158	57	4 1/2″	1″–13 1/2″
1″–10″	4 1/2″	50	158	V 10	174	59	4″	1/2″–8″
1″–11 1/2″	4 1/4″	41	140	VI 11	156	49	4 1/2″	1/2″–10″
1/2″–9 1/2″	4″	28	100	VII 12	100	43	6″	1/2″–11 1/2″
1 1/2″–13″	4 1/2″	40	151	VIII 13	115	30	5″	1/2″–10″
1/2″–10″	4 1/2″	50	222	IX 14	108	37	5 1/2″	2″–13″
1/2″–12 1/2″	3 1/2″	60	100	X 15	498	59	5″	1/2″–12″
1/2″–12 1/2″	5″	64	100	XI 16	507	64	5″	1″–12″
1″–12″	3″	87	113	XII 17	405	69	5″	1″–14″
1″–11″	4″	90	275	18–22	307	95	3″	1″–6 1/2″
Total number tested:			2033		3082	:Total number tested		

B

그림 부록–A–7: 유연성 검사: 손가락 발가락에 닿기.

유연성 검사 2: 이마 무릎에 닿기 Flexibility Test 2: Touching Forehead Tips to Knees

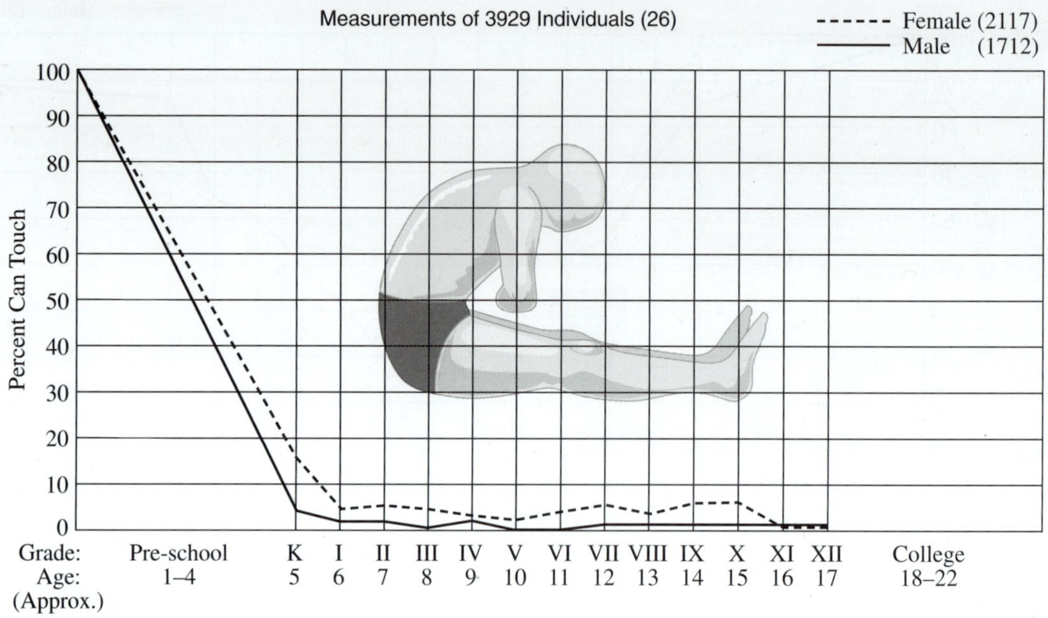

A

FLEXIBILITY TEST #2: TOUCHING FOREHEAD TO KNEES
Measurements of 3929 Individuals

MALE					FEMALE			
Range of Limitation	Mean	% Can Touch	Total Ex'd.	Grade Age	Total Ex'd.	% Can Touch	Mean	Range of Limitation
½″–10″	5″	5	102	K 5	102	16	4″	½″–7½″
2″–11½″	7″	2	125	I 6	108	5	6″	½″–10½″
3″–13″	7½″	2	147	II 7	152	6	7″	1″–13½″
½″–11″	6½″	1	150	III 8	192	5	6″	1″–11½″
4″–14″	9″	2	150	IV 9	158	3	7½″	1″–12½″
1″–12½″	7″	0	158	V 10	174	2	6″	1″–10½″
1½″–15″	7½″	0	140	VI 11	156	4	6¾″	2″–11½″
3½″–13½″	9″	1	100	VII 12	100	5	6″	½″–11½″
1″–18″	8″	1	112	VIII 13	116	4	7″	1½″–20″
2″–19″	10″	1	215	IX 14	129	6	7″	½″–12″
1½″–19″	9″	1	100	X 15	173	6	8″	1″–18½″
2½″–23½″	11″	1	100	XI 16	277	0	8″	1″–18½″
½″–18″	8″	1	113	XII 17	281	1	8″	1½″–20″
Total number tested:			1712		2117	:Total number tested		

B

그림 부록-A-8: 유연성 검사: 이마 무릎에 닿기.

체력 검사의 문제점 PROBLEMS WITH PHYSICAL FITNESS TESTS

학생, 군인, 운동팀 및 건강과 피트니스 프로그램에 참여하는 수많은 사람들의 체력을 평가하기 위해 많은 검사가 설계되어 있는데 동일한 동작이 근력, 지구력 및 유연성을 키우기 위한 운동으로도 사용되었다. 이러한 검사 결과에 따라 상장, 승진 또는 표창이 제공되거나 보류되기도 한다.

오랫동안 광범위하게 사용되었음에도 불구하고, 특히 이 세 가지 검사는 재평가되어야 한다.

- 무릎굽혀 윗몸일으키기(Knee-bent sit-ups)
- 팔굽혀펴기(Push-ups)
- 앉은 자세에서 팔뻗기(Sit-and-reach)

이러한 검사의 유용성은 결함을 감지하는 정확도와 능력에 따라 달라져야 하는데 불행하게도 이러한 검사는 수행자의 체력 측정이 아니라 수행 평가가 되었다(9, 10). 동작의 질과 특이성보다는 과잉(수행 속도, 반복 횟수, 스트레칭 정도)에 중점을 두고 있다.

Kendall 부부는 오해의 소지가 있는 정보를 수정해야 할 필요성과 이러한 검사와 그 결과가 어린이와 성인 모두에게 미치는 악영향 때문에 이 책에서 이러한 검사에 대해 논의하기로 결심한 것이다.

바닥에 발을 대고 무릎 굽힌 자세에서 윗몸일으키기 Knee-Bent Sit-Ups with Feet Held Down

무릎 굽혀 윗몸일으키기 검사는 60초 동안 가능한 한 많은 윗몸일으키기 동작을 수행해야 한다. 검사의 명시된 목적은 복근의 지구력과 강도를 측정하는 것이다. 그러나 검사는 그 목적을 달성하지 못하고 있으며 대신, 발의 안정화를 통해 수행에 도움이 되는 고관절 굴곡근의 근력과 지구력을 측정하는 것에 그치고 있다.

윗몸일으키기 동작은 고관절의 굴곡이 필요하며 이 동작은 고관절 굴곡근에 의해서만 수행될 수 있다. 복근은 고관절을 가로지르지 않으므로 고관절 굴곡 운동에 도움이 될 수 없다. 복근은 척추를 굽히는(즉, 상체를 웅크림) 기능을 하기 때문에 이 근육의 강도를 검사하려면 상체를 웅크려야만 한다. 이 근육들은 고관절 굴곡 운동이 수행될 때 상체가 굽혀진 상태로 유지될 수 있다면 이는 상복부 근력이 좋다는 것을 의미하는 것이다.

윗몸일으키기 동작을 시험이나 운동으로 사용할 때 나타나는 문제점은 "웅크린 상체 일으키기(curled-trunk sit-up)"와 "구부정한 등 일으키기(arched-back sit-up)"를 구별하지 못하는 것이다. 전자는 상체가 웅크러져 있는 상태를 유지하기 위해 복근의 강한 수축을 포함하고 있고 후자는 복근은 스트레치되고 허리는 스트레인(strain)된 상태이다. 할당된 시간 내에 윗몸일으키기 횟수를 가능한 한 많이 수행해야 하는 경우에 어린이와 성인 모두 이 스트레인(strain) 상태를 느낄 수 있다.

많은 사람들이 상체를 굽힌 채 윗몸일으키기를 시작한다. 복근의 지구력은 웅크린 상체를 유지하기에 충분하지 않지만 검사가 진행됨에 따라 등은 점점 아치형이 된다. 일부는 처음에 상체를 굽힐 힘조차 없을 것이고 검사는 전체 60초 동안 등을 아치형을 한 상태에서 수행된다. 문제는 복근이 약한 사람들이 이른바 '복근 검사'를 높은 점수로 통과할 수 있다는 점이다.

선호된 대로 검사에는 수행의 속도가 필요하다. 그러나

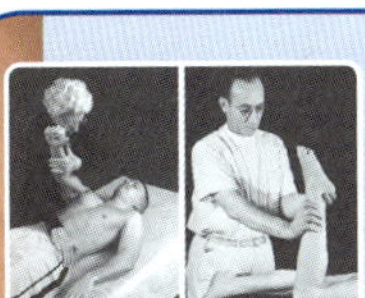

Kendall의 전통 학습지침

무릎을 굽힌 채 윗몸일으키기 동작을 반복적으로 했을 때 악영향을 받을 위험이 가장 큰 사람은 어린이와 청소년인데 이는 성인보다 유연성이 더 뛰어나기 때문이다. 과도한 허리 유연성과 관련된 허리 통증이 있는 성인도 이 운동으로 인해 부정적인 영향을 받을 수 있다. Kendall 부부가 지적한 흥미로운 현상은 무릎을 굽힌 채 윗몸일으키기를 많이 한 일부 피검사자는 앉거나 전방 굴곡 시에 과도한 굴곡을 보이지만 서 있을 때는 전만증을 보인다는 것이다.

윗몸일으키기의 수행 방식과는 상관 없이 일정 횟수가 체력 능력의 척도로 사용된다는 것은 참으로 불행한 일이다. 팔굽혀펴기와 함께 이 두 가지 운동은 아마도 피트니스 프로그램에서 다른 어떤 운동보다 더 많이 강조되는 운동일 것이다. 그러나 이러한 운동은 과도하게 수행하면 자세 결함을 증가시키거나 심지어는 자세 결함을 생성시키기도 한다.

무릎을 굽힌 자세를 언제, 어떻게, 어느 정도 사용해야 하는지는 5장에 잘 설명되어 있다.

복근의 정확한 근력 검사를 위해서는 고관절 굴곡이 시작되기 전에 상체가 웅크려져 있는지, 고관절 굴곡 상태가 시작에서부터 앉은 자세로 이동하는 전 과정 동안 상체가 웅크려진 자세가 그대로 유지되는지 확인하면서 천천히 검사해야 한다. 타당성을 갖기 위해 검사는 상체를 웅크린 상태(trunk curled)에서 수행하는 윗몸일으키기 횟수에 대해서만 점수를 부여해야 한다. 현재 검사에는 그러한 요구사항이 없다. 또한, 상체의 위치를 면밀히 관찰해야 하는 경우 검사를 신속하게 수행할 수 없다(윗몸일으키기 동작 및 상복부 및 하복부 근력 검사에 대한 광범위한 적용 범위에 관해서는 5장 참조).

팔굽혀펴기 Push-Ups

팔굽혀펴기를 제대로 수행하면 상체가 위로 밀려 올라가면서 견갑골이 외전된다. 견갑골은 전방으로 이동하게 되는데 팔이 앞으로 바로 뻗은 위치와 비슷하다. 전거근(serratus anterior)이 약한 경우에도 팔굽혀펴기 운동을 할 수 있지만 제대로 수행된 팔굽혀펴기에서와 같이 견갑골이 외전된 위치로 이동하지 않는다.

팔굽혀펴기의 주요 목적이 팔 근육의 근력과 지구력을 검사하는 것이라면 그 목적을 달성할 수 있지만 전거근이 약한 경우에는 오히려 전거근을 희생시키게 된다. 이것에 대한 근거로는 견갑골의 익상견과 외전 방향으로 견갑골 가동범위를 완성하지 못하는 것에서 볼 수 있다.

전거근을 희생시키면서 팔굽혀펴기를 수행하면 이 운동은 더 이상 검사 받는 대상자의 체력에 대한 지표로 간주될 수 없다.

앉아서 팔 뻗기 Sit-and-Reach

이 검사는 무릎을 펴고 앉은 자세에서 손가락 끝을 발가락에 닿게 하기 위해 팔과 손을 전방으로 뻗는 동작에 대한 평가이다. 어린이와 대부분의 성인의 경우에 이 위치에서 발가락을 잡을 수 있는 것은 정상적인 성과로 간주된다. 손가락이 발가락 너머에 닿는 것은 일반적으로 등의 유연성이 너무 과하거나 또는 슬와부근(hamstrings)의 길이가 과도하게 긴 경우 아니면 두 경우 모두 해당되는 것으로 볼 수 있다. 앉아서 팔 뻗기 검사의 명시된 목적은 허리와 슬와부근의 유연성을 평가하는 것이다. 점수는 개개인이 발가락 너머 몇 인치 도달할 수 있는지를 기준으로 한다. 표면적으로 그 이상의 거리는 등과 슬와부근의 '좋은, 더 좋은 또는 최고'의 유연성과 동일하며 "많을수록 좋다"에 중점을 둔다.

이 검사는 검사 결과에 영향을 미치는 중요한 변수를 처리하지 못한다. 연령대에 따라 '정상'의 편차가 발생하며 등근육과 슬와부근 길이의 불균형으로 인해 제한이 발생한다.

손가락이 발가락에 닿을 수 없는 무능력한 경우는 10~14세 사이의 많은 청소년에게서 나타나는 정상적인 현상이다. 이 아이들은 하지가 상체에 비해 길게 성장하는 단계에 있으므로 억지로 발가락을 잡게 해서는 안 된다(9).

슬와부근이 스트레칭되면 제한된 등 유연성이 감지되지 않을 수 있다. 이러한 불균형을 가진 개인은 검사를 "통과"할 수 있는 반면 나이에 비해 정상적인 유연성을 가진 많은 어린이는 "실패"하게 된다. 이 어린이들이 검사에서 떨어졌다고 말하는 것보다 이 검사가 어린이들을 떨어뜨렸다고 말하는 것이 더 정확할 것이다.

그들이 "실패"했다는 말을 들었음에도 많은 젊은이들에게 척추의 유연성을 증가시키거나 슬와부근을 스트레칭시키기 위한 운동이 불필요하거나 심지어 금기사항인 경우에도 운동을 한다.

성인은 슬와부근과 등 근육의 길이에 있어 다양한 변화를 보일 것이다. 청소년처럼 다리가 상체에 비해 긴 성인은 등과 슬와부근이 정상적으로 유연하지만 발가락에 닿을 수 없다.

체력 검사의 광범위한 사용과 그 결과에 대한 중요성으로 인해 이러한 검사를 면밀히 조사하고 수행할 필요성이 있다.

REFERENCES

1. Nissinen M. Spinal posture during pubertal growth. Acta Paediatr 1995; 84: 308-312.
2. Buschang P. Differential long bone growth of children between two months and eleven years of age. Am J Phys Anthropol 1982; 58: 291-295.
3. Nissinen M, Heliovaara M, Scitsamo J, Kononen M, Hurmerinta K, Poussa M. Development of trunk asymmetry in a cohort of children ages 11 to 22 years. Spine 2000; 25(5): 570-574.
4. Willner S, Johnson B. Thoracic kyphosis and lumbar lordosis during the growth period in children. Acta Paediatr Scand 1983; 72: 873-878.
5. Einkauf DK, Gohdes ML, Jensen GM, Jewell MJ. Changes in spinal mobility with increasing age in women. Phys Ther 1987; 67(3): 370-375.
6. Hein V. A method to evaluate spine and hip range of motion in trunk forward flexion and normal values for children at age 8-14 years. Med Sport 1996; 49: 379-385.
7. Widhe T. Spine: Posture, mobility, and pain. A longitudinal study from childhood to adolescence. Eur Spine J 2001; 10: 118-123.
8. Kendall HO, Kendall FP. Normal flexibility according to age groups. J Bone Joint Surg [AM] 1948; 30: 690-694.
9. Cornbleet SL, Woolsey NB. Assessment of hamstring muscle length in school-aged children using the sit-and-reach test and the inclinometer measure of hip joint angle. Phys Ther 1996; 76: 850-855.
10. Kendall F. A criticism of current tests and exercises for physical fitness. Phys Ther 1965; 45: 187-197.

전문 진단/집단에 대한 고려사항

B

APPENDIX

CONSIDERATIONS FOR SPECIALTY DIAGNOSES/POPULATIONS

목차

척주측만증 SCOLIOSIS

정상적인 척추는 전방과 후방으로 모두 만곡 형태를 가지고 있지만 외측 방향으로 만곡된 것은 비정상으로 간주된다. 척주측만증은 척추의 측면에 형성된 만곡이다. 척추는 회전을 동반하지 않고는 옆으로 휠 수 없기 때문에 척주측만증은 외측 굴곡과 회전이 모두 포함되어 있다.

척주측만증의 원인은 많이 알려져 있는 바와 같이 선천적일 수도 있고 후천적일 수도 있다. 질병이나 부상으로 인해 발생할 수 있다. 원인 중 일부는 척추체의 쐐기 모양과 같은 뼈 구조 변화가 포함되어 있고 또 다른 원인으로 체간 근육에 직접 영향을 미치는 신경 근육 문제와도 관련이 있을 수 있다. 또 다른 예로는 한쪽 다리가 짧은 하지장애나 시각 또는 청각장애와도 관련을 들 수 있다(1).

그러나 척주측만증의 많은 사례에서는 원인이 밝혀져 있지 않다. 이러한 경우를 **특발성(idiopathic)**이라고 하는데 원인 규명에 도움이 되는 일련의 검사에도 불구하고 높은 비율의 사례가 이 범주에 속한다. 이 섹션에서는 주로 특발성 척주측만증을 다루고 있다. 소아마비와 같은 질병의 결과로 존재하는 근육 불균형은 체간 근육계에 영향을 미칠 때 척주측만증의 원인으로 쉽게 인식될 수 있다. 그러나 근육 불균형은 소위 "정상적인" 개인에게도 존재하지만 잘못된 자세의 경우를 검사할 때 근육 검사를 사용하는 사람들을 제외하고는 종종 인식되지 않는다. 특발성 척주측만증 관리의 근본적인 문제는 원인 불명으로 존재할 수 있는 근육 불균형이 병인(etiology)에 중요한 역할을 한다는 사실을 받아들이지 못하는 것이다.

다음 논의는 주의를 기울일 가치가 있는 이 주제의 한 부분–즉, 적절한 운동과 보조기가 결과에 차이를 만들 수 있는 초기 척주측만증 환자의 치료에 초점을 맞추고 있다.

척주측만증 환자를 검사할 때 전체 자세와 추선(plumb line)의 관계를 관찰하는 것이 특히 중요하다. 일곱 번째 경추 또는 양 엉덩이 사이의 골을 중심으로 추선을 매달면(자주 했던 것처럼) 척추의 커브를 확인하는 데 유용할 수 있다. 그러나 그것은 골반의 외측 경사에 기여하고, 척추 변위에 관련된 골반의 측면 이동이나 다른 자세 결함을 보상할 수 있는 정도를 나타내지는 못한다. 자세 정렬 분석은 2장에 잘 기술되어 있다.

역사적 고찰

운동 프로그램(Exercise Programs)

척주측만증 환자의 치료 요구에 부응하여 수년에 걸쳐 정교한 운동 프로그램이 제정되었다. Klapp이 옹호한 기어가기 운동(creeping exercise)은 어린이 무릎에 문제가 제기되어 프로그램이 중단되면서 폐기되었다(2). 유연성을 지나치게 강조한 운동은 척추가 손상될 가능성을 더욱 높임으로써 또 다른 문제를 야기했다. S-커브 척주측만증 환자를 치료할 때에는 한 곡선을 교정하려고 시도하려다 다른 곡선에 악영향을 미칠 수 있는 운동은 피해야 한다.

따라서 척주측만증의 경우에 운동 치료에 대한 유용성이 의문시되는 것은 놀라운 일이 아니다. 수년 동안 운동은 효용 가치가 거의 또는 전혀 없다는 의견이 제기되었는데 이러한 의견은 새로운 것이 아니다. Risser는 몇 년 전에 다음과 같은 진술을 한 바가 있다.

> 1920~1930년까지 뉴욕 정형외과병원의 척주측만증 클리닉에서는 새로운 척주측만증 환자를 운동을 위해 체육관으로 보내는 것이 관례였다. 변함없이 12~13세의 환자에게서 척주측만증이 증가하는 경향이 나타났으며 따라서 운동과 척추 운동이 만곡을 증가시켰다고 추정했다(3).
> (Risser JC: Scoliosis Past and Present. In: Basmajian JV, ed. Therapeutic Exercise. 4th ed. Baltimore: Williams & Wilkins; 1984:469.)

일부 고립된 경우를 제외하고 척주측만증 환자를 위한 운동 프로그램은 계속해서 회의적인 시선을 받았다. American Academy of Orthopaedic Surgeons 1985 강의 시리즈에는 다음과 같은 내용이 포함되어 있다.

> 물리치료로는 척주측만증으로 인한 진행성 변형을 예방할 수 없으며, 특정 척추 운동 프로그램이 척추를 평소보다 더 유연하게 만들고 그렇게 함으로써 척주측만 진행을 더 취약하게 만들어 비생산적인 방식으로 작용한다고 믿는 사람들이 있다(4).

그러나 Schroth 운동 및 FITS(Functional Individual Therapy of Scoliosis)와 같은 전략은 감독 및 지도된 운동 요법이 이러한 환자 집단에 유익할 수 있음이 입증되었다(5, 6).

유연성에 대한 지나친 강조는 틀린 것으로써 적절한 근골격 평가가 부족한 것으로 볼 수 있다. 그 결과 치료 운동의 선택을 정당화할 과학적 근거가 거의 없었다. 척주측만증은 비대칭의 문제이며 대칭을 회복하려면 적절한 지원과 함께 비대칭 운동을 사용해야 한다. 경직된 근육의 스트레칭은 바람직하지만 척추의 전반적인 유연성은 그렇지 않다. 등에 너무 많은 유연성을 갖는 것보다 목적을 달성하고자 하는 최상의 위치에 경직성(stiffness)을 유지하는 것이 좋다(7).

신경 근육 질환의 결과로 발생한 척주측만증 Scoliosis Resulting from Neuromuscular Disease

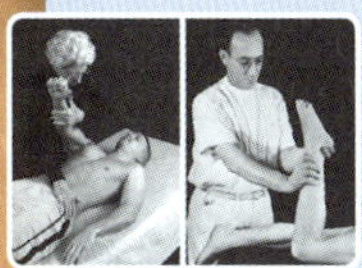

Kendall의 전통 학습지침

소아마비 치료(Treatment for Polio)

소아마비 환자를 치료하면서 얻은 교훈은 질병이 근육 기능에 명백한 영향을 미친다는 것을 쉽게 이해할 수 있다는 것이다. 척주측만증 환자들을 치료해 본 사람들은 근육 불균형이 존재하는 곳에서 변형이 발생할 수 있다는 점을 인정한다. 그들은 근력 약화의 파괴적인 영향과 뒤따르는 반대편 근육의 경직 또는 수축을 확인했으며, 그 중 가장 많은 것은 척추에 대한 영향이었다. 잠재적으로 심각한 일부 문제는 적절한 치료 중재로 도움을 받았다.

그림 부록-B-1은 오른쪽 복근의 현저한 약화와 관련된 측면만곡을 보여주고 있다. 이 환자는 1세 4개월째에 소아마비를 앓았으나 8세 8개월까지 병원에 입원하지 않고 치료를 받았다. 그녀에게 풀오버 스트랩(pullover strap)이 오른쪽 외복사근 방향으로 당겨지게 한 상태로 복근을 이완시키기 위해 굴곡된 프레임을 적용시켰다. 풀오버 스트랩의 보조와 함께 약한 체간 근육에 특정 운동이 주어졌다. 치료를 시작한 지 7개월 후 복근의 근력은 호전되었고 오른쪽 외복사근은 불량(poor–)에서 양호(good)로 증가하였다.

소아마비 환자를 치료할 때 많은 경우에 스트레칭으로 인한 약화가 질병으로 인한 초기 약화에 중첩되었다는 것이 명백해졌다. 여기에 설명된 사례에서와 같이 근육은 스트레칭과 긴장을 완화하여 신경을 재분배하지 않았으며 신경분포는 잠재 요인으로 존재했다. 스트레칭된 근육은 적절한 지지를 통해 스트레칭과 긴장이 완화되고 약한 근육이 적절한 운동으로 자극될 때까지 반응할 수 없었다.

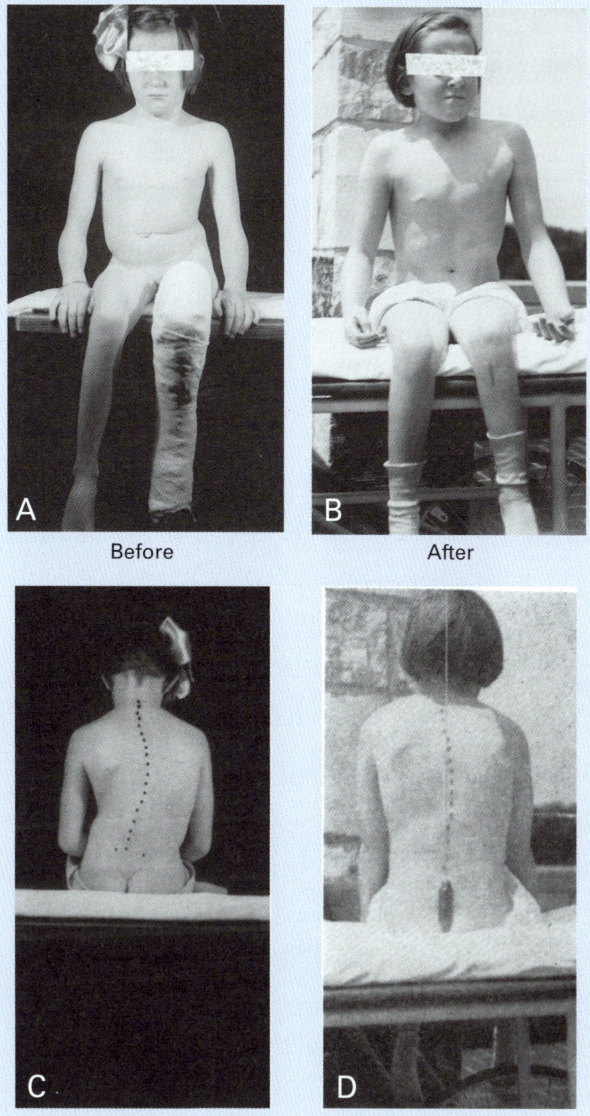

그림 부록-B-1: 소아마비 환자 사진: **A,** 치료 전; **B,** 치료 후; **C,** 치료 전; **D,** 치료 후.

자세 검진 Posture Examination

척주측만증 치료에 운동 적용을 포기하는 대신 적절한 운동의 평가 및 선택에 대한 보다 과학적인 접근에 주의를 기울여야 한다. 근골격 평가에는 정렬 및 근육 검사가 포함되어야 한다.

후면, 측면 및 전면에서 전체적인 추선(plumb line) 평가와 분절별 평가 모두 자세 정렬 검사에 포함되어야 한다.

근육 길이 검사에는 고관절 굴곡근, 슬와부근(hamstrings), 전방 굴곡을 위한 등의 윤곽과 후방 근육의 길이, 대퇴근막장근(tensor fasciae latae), 장경인대(iliotibial band), 대원근(teres major) 그리고 광배근(latissimus dorsi)이 포함되어야 한다.

근력 검사에는 등 신전근, 상, 하복근(upper, lower abdominals), 외측 체간 근육, 복사근(oblique abdominals), 고관절 굴곡근, 고관절 신전근, 고관절 외전근, 중둔근(gluteus medius), 고관절 내전근, 상, 중, 하승모근(upper, middle, lower trapezius)이 포함되어야 한다.

검사의 필수 파트는 움직임이 일어나는 동안 등에 대한 관찰이다. 검사자는 피검사자의 후방에 서고 피검사자는 상체를 전방으로 굽혔다가 다시 제자리로 천천히 들어 올린다. 이때 척주측만증의 유형이 구조적인 커브(structural curve)라면 커브의 볼록한 쪽에 돌출된 윤곽이 나타날 것이다. 만약 그 커브가 한 개(즉, C-커브)인 경우에는 돌출된 윤곽이 단지 한 곳에만 나타날 것이고 커브가 오른쪽에 흉추, 왼쪽에 요추 형태인 것처럼 두 개(즉, S-커브)인 경우에는 돌출된 윤곽이 오른쪽에는 등 상부 부위에 왼쪽에는 허리 부위에 존재할 것이다. 그러나 기능적 커브(functional curve)일 경우에는 상체를 전방으로 굽혔을 때 어떠한 형태의 회전된 근거를 찾아 볼 수 없다. 만약 기능적 커브가 고관절 외전근 또는 복근의 불균형의 결과로 인한 골반의 외측 경사가 그 원인으로 인해 발생한 것이라면 특히 진실에 더 가깝다.

척주측만증의 케이스에서 본 바와 같이 요추나 흉추의 회전은 환자가 전방으로 굽혔을 때 관찰된다(그림 부록-B-2).

대부분의 사람들에게 있어서 척추만곡은 기능적인 것이다. 그것들은 고정되어 있지도 않고 구조적이지도 않다. 곡선이 고정되면 변화하는 경향이 있으며 보상작용이 나타나는데, 즉 단일 C-곡선에서 S-곡선으로 변경되는 것이다. 일반적으로 왼쪽으로 향한 단일 곡선은 허리 부위에서 왼쪽 곡선으로 나타나고 등 상부에서 오른쪽 곡선으로 변화가 일어난다.

일반적인 C-커브에서 어깨는 상승된 고관절 쪽에 떨어지게 되는데 어깨가 오히려 상승된 고관절 쪽에서 올라가 있으면 S-커브일 가능성이 크다. 어떤 경우에는 잘못된 정렬이 척추에 국한되어 있는 것처럼 보일 때도 있다. 그림 부

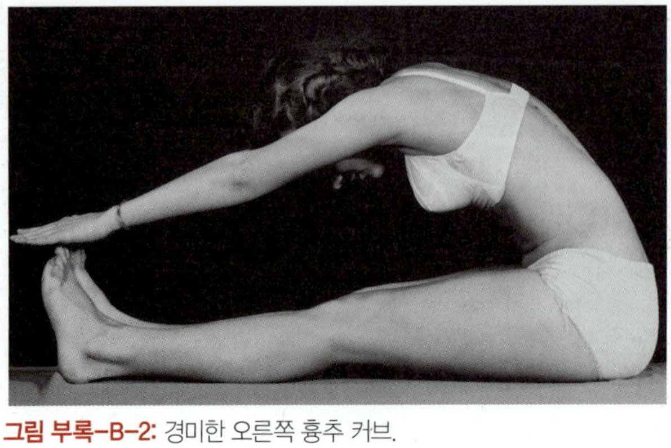

그림 부록-B-2: 경미한 오른쪽 흉추 커브.

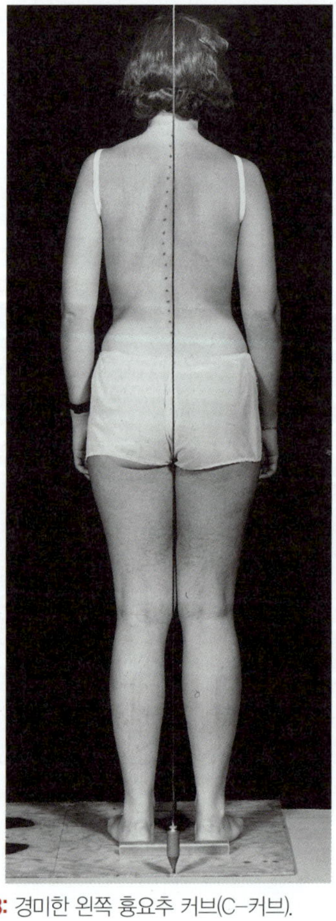

그림 부록-B-3: 경미한 왼쪽 흉요추 커브(C-커브).

록-B-3은 신체의 전체적인 추선 정렬이 좋은 단순한 C-곡선을 보여주고 있다. 분절적으로 볼 때 오른쪽 어깨가 C자 곡선을 따라 하강되어 있다.

이 환자의 경우 골반이 수평을 이루고 있기 때문에 신발에 리프트(shoe lift)가 필요하지 않다. 골반의 측면 이동 없이 상체의 상부 부위를 오른쪽으로 이동시키기 위해 오른쪽 내복사근과 왼쪽 외복사근 운동이 필요하다.

그림 부록-B-4 및 부록-B-5는 잘못된 정렬, 하복근의 약화, 슬와부근 길이 검사에서 발생하는 오류 그리고 정상 슬와부근 길이를 보여주고 있다.

Name .... Doctor —
Diagnosis ..... *Faulty posture, mild scoliosis* ..... Date of 1st Ex. —
Onset .... Date of 2nd Ex. —
Occupation .... *Student* .... Height — Weight —
Handedness .... *Right* .... Age ... *17* .... Sex .... Leg length: Left — Right —

PLUMB ALIGNMENT

Side view: Lt. .... Rt. ....
Back view: Deviated lt. .... Deviated rt. ....

SEGMENTAL ALIGNMENT

Feet	X	Hammer toes		Hallux valgus		Low ant. arch		Ant. foot varus
	L	Pronated >		Supinated		Flat long. arch		Pigeon toes
Knees	B	Med. rotat. >		Lat. rotat.	B	Knock-knees *slight*		
		Hyperext. >	B	Flexed *L>R*		Bowlegs		Tibial torsion
Pelvis	R	Leg in postural add.		Rotation	Ant.	Tilt	Ant.	Deviation
Low back	X	Lordosis *marked*		Flat		Kyphosis		Operation
Up. back	X	Kyphosis		Flat	B	Scap. abducted *R>L*		Scap. elevated
Thorax		Depressed chest		Elevated chest		Rotation	Post.	Deviation *slight*
Spine		Total curve	L	Lumbar *-Thoracic*		Dorsal	R	Cervical *-Thoracic*
Abdomen	X	Protruding *slight*		Scars		....		....
Shoulder		Low		High	B	Forward	—	Med. rotated
Head	X	Forward		Torticollis		....		Rotation ....

TESTS FOR FLEXIBILITY AND MUSCLE LENGTH

Forward bending .... *Limited 7"* .... Bk. ... *(1)* .... H.S. *N (2)* ... G.S. *Sl. tight*
Arm overhead elevation: Lt. *Sl. limited* .... Rt. *Normal length*
Hip flexors: Lt. *Tight* .... Rt. *Tight*
Tensor fas. lata.: Lt. *Sl. tightness* .... Rt. *Normal length*
Trunk extension: *Normal range*
Trunk lat. flex.: To lt. *slightly limited* .... To rt. *Normal range*

MUSCLE STRENGTH TESTS

L		R
G-	Mid. trapezius	*G+*
F+	Low. trapezius	*F+*
N	Back extensors	*N*
N	Glut. medius	*G-*
N	Glut. maximus	*N*
N	Hamstrings	*N*
N	Hip flexors	*N*
G	Tib. posterior	*N*
Weak	Toe flexors	*Weak*

R L

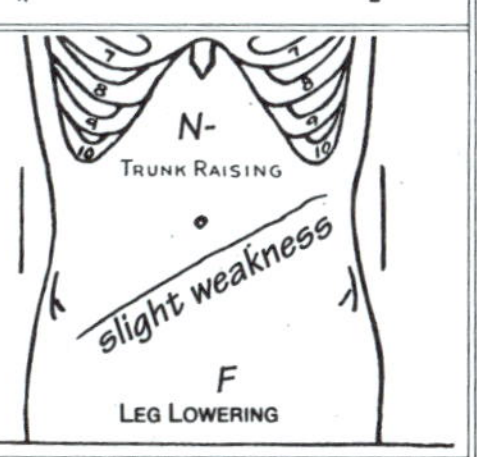

SHOE CORRECTION

Left		Right
1/8"	(Wide Heel) Inner wedge (Narrow heel)	
3/16"	Level heel raise	
medium bar	Metatarsal support	*medium bar*
	Longitudinal support	

NOTES: *(1) Back flexibility limited slightly in lower thoracic area*
(2) Hamstrings normal in forward bending (i.e., angle of sacrum with thigh.)
Hs. appear tight in leg raising due to tight hip flexors keeping pelvis in anterior tilt.

TREATMENT

Knees tend to flex slightly, left>right (probably due to hip flexor shortness).

Exercises:

Bk. Lying	Pel. tilt and breath.	X
	Pel. tilt and leg sl.	X
	Head and sh. raising	*(omit)*
	Shoulder add. stretch	X
	Straight leg-raise	*(omit)*
	Hip flex. stretch	X
Sd. Lying	Stretch . *left* ... tensor	X
Sitting	Forward bending	
	To stretch low bk.	—
	To stretch h. s.	—
	Wall-sitting	
	Middle trapezius	X
	Lower trapezius	X
Standing	Foot and knee ex.	X
	Wall-standing	X

Other Exercises:

stretch toe extensors

In standing, with pelvis stabilized, shift upper trunk slightly toward the right (using left external oblique and right internal oblique abdominal muscles).

Support:

그림 부록-B-4: 자세 검진 차트.

B 전문 진단/검단에 대한 고려사항

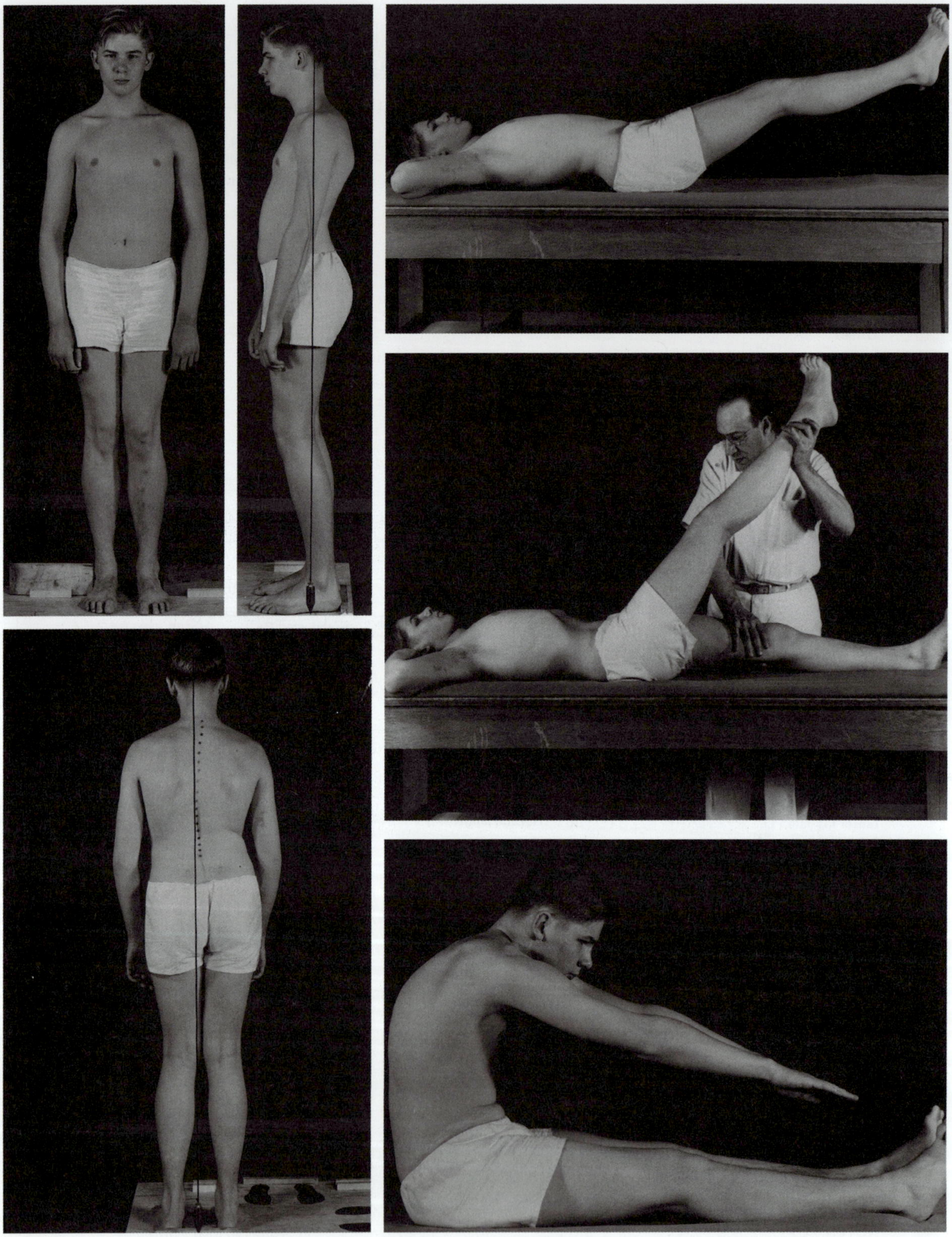

그림 부록-B-5: 부정렬 상태, 하복근의 약화, 슬와부근의 길이 검사에서 발생하는 오류 및 정상 슬와부근 길이를 보여주고 있다.

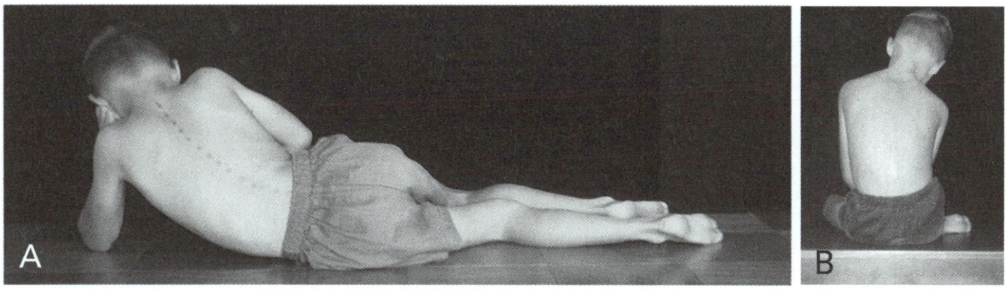

그림 부록-B-6: 잘못된 자세 습관.

기능적 척주측만증 Functional Scoliosis

척주측만증과 골반 외측 경사 Scoliosis and Lateral Pelvic Tilt

골반이 외측으로 기울어지면 요추는 골반과 함께 골반이 내려간 쪽에 볼록한 측면 곡선 형태를 형성하게 된다. 실제 다리 길이 차이는 서 있을 때 단족 쪽에 골반 외측 경사가 유발된다. 골반 외측 경사의 일시적인 자세는 발아래에 리프트(lift)를 받쳐 놓고 시연해 볼 수 있다.

소아마비 환자들 사이에서 척주측만증의 기여 원인으로 인식된 근육 문제의 예로는 대퇴근막장근(tensor fasciae latae)과 장경인대(iliotibial band)의 일측성 긴장을 들 수 있다. 그러한 긴장은 긴장된 쪽에 골반의 외측 경사를 생성시키는 효과가 있으며 이러한 구조의 일측성 긴장감의 존재는 일부 알려진 병인을 가진 사람에게만 국한되지 않고 소위 "정상" 이라는 개인에게서도 일반적으로 일어나는 일이다.

완벽한 이해는 되지 않지만 동등하게 중요한 것은 일측성 약화가 골반 외측 경사를 초래할 수 있다는 사실이다. 오른쪽 고관절 외전근 그룹 또는 더 구체적으로 오른쪽 후중둔근의 약화로 인해 골반이 오른쪽에서 상방 이동하면서 아래로 기울어진다. 마찬가지로 왼쪽 외측 체간 근육의 약화로 인해 왼쪽 골반이 아래로 기울어진다. 이러한 약화는 개별적으로 나타날 수도 있고, 결합되어 나타날 수도 있는데 결합된 경우가 더 자주 발생한다.

앉은 자세에서 척추의 측만을 동반한 골반 외측 경사는 일측성 약화 및 대둔근 위축의 결과로 인해 발생하는 경우이다.

척주측만증과 관련된 오른손/왼손잡이 Handedness in Relation to Scoliosis

왼발의 회내, 왼쪽 장경인대(iliotibial band)의 긴장, 오른쪽 중둔근(gluteus medius)과 왼쪽 고관절 내전근(hip adductor) 그리고 왼쪽 외측 복근(left lateral abdominals)의 약화와 같은 경우에 발생하는 기능적인 왼쪽 만곡 형태는 오른손잡이 사람들에게서 자주 나타난다. 대부분의 사람들은 척주측만증을 일으키지 않지만 척주측만증이 있는 사람들은 대체로 오른쪽 흉추, 왼쪽 요추 만곡 형태의 척주측만증 형태가 우세하게 나타난다. 또한 우리 사회는 오른손잡이가 우세하며 많은 활동과 자세 때문에 정확하고 적절한 도수근육검사를 통해서만 발견될 수 있는 근육 불균형 문제가 발생하기 쉽다. 왼손잡이의 경우는 그 패턴이 반대로 나타나는 경향이 있다. 그러나 이러한 증상은 발생 빈도가 다소 약하게 나타나는데 이는 아마도 왼손잡이 사람들이 오른손잡이용으로 고안된 많은 활동이나 자세를 따라야 하기 때문인 것으로 본다(손잡이와 관련된 근육 불균형은 2장에 잘 기술되어 있다).

잘못된 자세 습관 Faulty Postural Habits

서고, 앉고, 눕는 신체의 다양한 자세에서 어린이의 자세 습관을 인식하는 것이 매우 중요하다. 책상에 앉은 자세에서, 오른손잡이가 글을 쓰기 위해서는 몸(또는 상체)을 시계 반대 방향으로 약간 돌리고, 종이를 책상 위에서 비스듬히 돌리고 오른쪽 어깨를 약간 앞으로 내미는 자세가 된다.

어린이들은 종종 숙제를 하기 위해 바닥이나 침대에서 옆으로 누운 자세를 취하는 경우가 있다. 오른손잡이는 오른손으로 글을 쓰거나 책의 페이지를 넘길 수 있도록 왼쪽을 바닥으로 해서 눕게 되는데 이러한 자세는 척추에 왼쪽 커브를 형성시킨다(그림 부록-B-6-A).

한쪽 발을 깔고 앉는 자세를 예로 들어 보면 왼쪽 발을 깔고 앉을 때 왼쪽 발 때문에 오른쪽 엉덩이가 들려 올라가면서 골반이 왼쪽은 아래로 기울어지고, 오른쪽은 위로 올라가면서 척추는 왼쪽으로 휘어지게 된다(그림 부록-B-

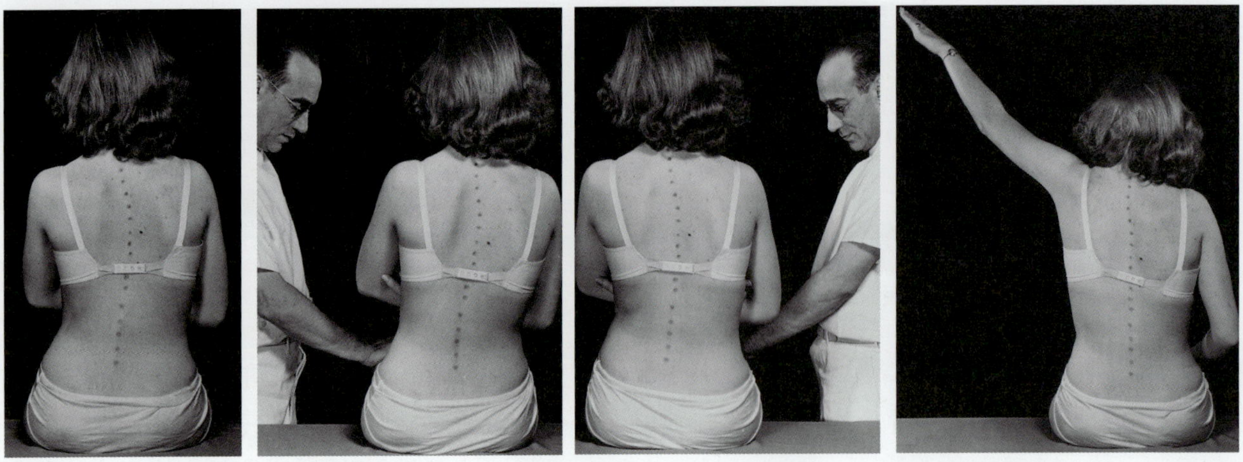

그림 부록-B-7: A, 앉은 자세, 오른쪽 흉추 커브 및 경미한 왼쪽 요추 커브; B, 왼쪽 장요근의 작용으로 인해 부정적인 영향을 받은 상태; C, 오른쪽 장요근 작용으로 요추측만 교정이 이루어진 상태; D, 흉추커브 교정을 위한 적절한 운동이 더해지면서 전반적인 교정이 이루어진 상태.

6-B).

배낭 끈을 왼쪽 어깨에 메고 어린이가 끈이 흘러내리지 않게 어깨를 들어 올리면 척추가 왼쪽으로 휘어지는 경향이 생긴다.

직업적이든, 여가 활동이든, 반복적이고 비대칭적인 활동에 참여하는 어린이는 척추의 외측 변위로 이어질 수 있는 근육 불균형 문제가 발생하기 쉽다(8).

다양한 자세 위치에서 습관적으로 척추가 같은 방향으로 휘게 되면 초기 척추측만증의 교정이나 예방에 문제가 된다. 간과하지 말아야 할 것은 항상 같은 무릎이 굽혀져 있는 경우 한쪽 무릎이 약간 굽혀진 상태에서 발의 회내와 관련된 문제점이다. 논리적으로 골반 외측 경사를 초래하는 고관절 근육계의 불균형과 잘못된 발 또는 다리의 자세는 일차 흉추 커브보다 일차 요추 또는 흉요추 커브와 더 밀접한 관련이 있다.

운동과 보조기 Exercise and Supports

운동 Exercises

운동은 검사 결과에 따라 신중하게 선택해야 하고 정확하게 수행할 수 있도록 적절한 지침이 있어야 한다. 가능하면 자녀가 감독 없이 직접 운동을 할 수 있을 때까지 부모나 같이 거주하는 다른 가족이 모니터링을 할 수 있어야 한다. 목표는 비대칭 운동을 사용하여 몸을 최적의 대칭 상태를 만드는 것이다.

그림 부록-B-7에서 피검사자는 무용수이며 오른쪽 장요근(ilopsoas)이 약한 것으로 확인되었다. 그녀가 수행하는 스트레칭 운동 중 하나는 한쪽 다리는 앞으로 내밀고 다른쪽 다리는 뒤로한 상태로 벌리는 것이다. 일반적으로 왼발이 앞으로 오른발은 뒤로 뻗는다. 이 자세에서 요추 부위에는 왼쪽 측면에 만곡이 생기고 흉추에는 오른쪽에 만곡이 생긴다.

요근(psoas)은 요추체, 요추 횡돌기 및 추간판에 부착되어 있기 때문에 이 근육은 척추를 직접 당길 수 있다. 척추가 유연하다면 측면 변위를 교정하는 데 도움이 되는 운동을 신중하게 수행하면 그 효과를 얻을 수 있다. 운동은 테이블에 앉아서 무릎을 굽히고 다리를 늘어뜨린 상태에서 시작한다(바로 누운 자세로 하지 않는다). 굴곡 상태에서 오른쪽 대퇴부를 들어 올리듯 강한 힘을 주되 대퇴부가 움직이지 않도록 보조자 또는 피검사자가 충분한 저항을 가한다. 그렇게 함으로써 그 힘이 대퇴부의 움직임에 의해 소멸되지 않고 척추에 가해져 척추를 오른쪽으로 잡아당기는 기전이 발생하게 된다(그림 부-B-7-C).

이 운동을 모니터링하는 사람은 운동이 수행되는 동안 피검사자 뒤에 서서 척추의 두 곡선이 동시에 변화가 일어나는지 확인해야 한다. 곡선은 매우 다양하기 때문에 한 곡선의 교정에 중점을 두는 바람에 다른 곡선이 희생되는 일이 없도록 면밀한 모니터링이 필요하다.

오른쪽 흉추 만곡, 왼쪽 요추 만곡 타입의 측만증에서는 오른쪽 외복사근 후외측 부분의 약화와 왼쪽 외복사근의 상전방 부분에 단축이 자주 발생한다. 바로 누운 자세에서 피검사자는 오른손을 오른쪽 측면 흉벽에 놓고 왼손은 골반 왼쪽에 놓는다. 운동의 목적은 손을 제자리에 유지하면서 상체를 굽히지 않고 복근을 수축하여 두 손을 더 가까이 가져가는 것이다. 마치 상체가 왼쪽으로 이동하고 골반이 오른쪽으로 이동하는 것과 같다. 상체 굴곡을 일으키지 않고 외복사근의 후외측 섬유를 수축시킴으로써 오른쪽이 회전이 수반된 흉추 만곡을 교정하는 방향인 시계 반대 방향으로 회전하는 경향이 있다.

10~14세 사이의 소녀들이 주기적으로 척추 검사를 받는 것이 특히 중요하다. 척주측만증은 남아보다 여아에서 더 많이 발생하며 일반적으로 이 연령대 사이에서 많이 나타난다.

흉추 측면 만곡 교정에 관하여 피검사사자는 똑바로 앉은 상태에서 가능한 한 몸을 똑바로 세워 척추의 전후방 정렬을 잘 맞춘 다음 관상면에서 약간 앞쪽인 대각선 상방으로 손을 뻗는다. 목표는 올바른 자세를 유지하여 직선에 대한 새로운 운동 감각을 개발하는 것이다. 잘못된 자세가 과하게 습관이 되어 올바른 자세가 비정상적인 자세로 느껴지게 된다.

척주측만증 초기의 경우 빈번하게도 특정된 시간을 간격으로 취득한 방사선 사진의 관찰에 의해서만 "치료"가 진행되고 있다. 측면에 발생한 만곡에 대한 초기 경향은 일반적인 잘못된 자세에서 볼 수 있는 전후 변위보다 잠재적으로 더 심각하다. 좋은 신체역학 및 적절한 자세 운동에 대한 교육과 정렬 교정을 기계적(mechanically)으로 지원하기 위해 필요한 신발 교정은 단순한 관찰보다 더 합리적인 치료를 구성하고 있다.

측만과 관련된 골반 외측 경사의 교정은 적절한 힐 리프트(heel lift) 사용으로 도움을 받을 수 있다(9). 이 경우 피검사자의 협조가 무엇보다 중요한데 힐 리프트는 모든 신발에 사용될 수 있으나 만약 피검사자가 주로 상승된 고관절 쪽 다리에 체중을 싣고 힐 리프트를 부착해 놓은 반대쪽 다리의 무릎을 굽힌 상태로 계속 서 있는 경우에 힐 리프트는 별로 도움이 되지 않는다. 긴장된 대퇴근막장근 및 장경인대와 관련된 힐 리프트 사용에 대해서는 7장을 참조한다. 약한 중둔근의 긴장을 완화하기 위해 반대쪽 신발의 발뒤꿈치에 힐 리프트를 사용하는 방법에 대해서도 7장을 참조한다.

적절한 운동의 사용과 함께 부작용을 일으킬 수 있는 운동을 피하는 것이 중요하다. 척추의 전반적인 유연성을 높이면 내재된 위험이 수반된다. 교정을 유지하기 위해 강도를 증가시키면 척추 커브를 교정하는 방향에서 향상된 유연성을 얻게 된다. 피검사자가 강해질 수 있는 잠재성이 있고 강화운동과 보조기 착용의 엄격한 프로그램에 전념하는 경우에 유연성을 증가시키는 운동은 바람직한 결과를 얻을 수 있다.

전만증과 함께 척주측만증이 진행 중인 피검사자는 엎드려 누운 자세에서 등 신전 운동을 해서는 안 된다. 더 나은 흉추 신전을 위한 노력이 오히려 허리 통증을 증가시킬 수 있기 때문이다. 흉추 신전은 등을 벽에 대고 의자에 앉아 할 수 있지만 흉추를 곧게 보이도록 하기 위해 요추를 아치형으로 만들어서는 안 된다. 이와 같은 경우 상복부가 약하더라도 윗몸일으키기에 의한 상복부 운동도 피해야 한다. 상체를 굽히는 것은 흉추를 굽히는 것이기 때문에 이 운동은 비생산적인 것이 된다. 후만증이 진행 중인 경우 그러한 운동은 후만 곡선을 증가시킬 것이다. 그러나 외복사근에 의한 작용을 강조하면서 골반 경사 또는 골반 경사와 다리를 슬라이딩시키는 형태의 하복부 운동은 강력하게 적용시켜야 할 운동이다.

특발성 척주측만증의 병인학적 요인으로서 근육 불균형과 전반적인 잘못된 자세의 중요성을 간과해서는 안 된다. 척주측만증은 자세 문제의 복합체이다. 따라서 정렬 왜곡을 초래하는 근육의 약화나 긴장을 결정하기 위한 철저한 평가 절차가 필요하다. 반복 검사를 통해서만 확인이 가능하지만 검사는 정밀하게 수행되어야 하기 때문에 도수근육검사의 기초가 되는 원칙을 준수해야 한다. 필요할 때마다 적절히 긴 레버를 사용하는 것은 한쪽을 다른 쪽과 비교할 때 일부 큰 근육(예: 고관절 외전근)의 강도 차이를 구별하는 데 매우 중요하다.

보조기 Supports

운동과 적절한 신발교정 외에도 초기 척주측만증을 가진 많은 환자들은 약간의 지원이 더 필요하다. 코르셋 유형의 보조기가 필요할 수도 있고 더 업그레이드된 단단한 보조기가 필요할 수도 있다. Kendall 부부는 이러한 단단한 보조기를 많이 착용시켰다.

그림 부록-B-8은 피검사자가 척주측만증 케이스에 자

B 전문 진단/검단에 대한 고려사항

주 사용되는 탈착식 셀룰로오스 재킷(cellulose jacket)을 입고 있는 모습이다. 이 재킷의 적용 절차에는 피검사자가 Sayre 헤드 슬링(Sayre head sling)에서 머리가 견인된 상태로 서 있는 자세가 요구된다. 골반의 레벨을 맞추기 위해 발뒤꿈치를 들어 올려 높일 필요가 있으며 접착식 테이프나 몰스킨(moleskin; 표면이 부드럽고 질긴 면직물)으로 만든 끈을 늑골에서 반대쪽 장골능까지 대각선으로 붙여 원래 석고 케이스를 만들기 전에 상체 위치를 최대한 교정한다. 젊은 여성의 경우 가슴 발달을 위한 공간을 확보하기 위해 약간의 여분의 패딩이 부착되어 있는 브래지어를 메리야스(stockinet) 속옷 안에 착용시킨다.

양각 석고 주형을 위한 틀에 액상 석고를 부어 넣고 건조시킨 후 볼록한 부분을 약간 깎아 내고 필요한 둘레 측정을 유지하기 위해 동일한 레벨의 오목한 부분에 동일한 양의 석고를 추가하여 조정한다. 그런 다음 석고 틀 위에 재킷을 만들었다.

오늘날 최신 재료는 더 많은 기능과 취급에 용이성을 가지고 있지만 보조기 사용에 대한 기본 원칙은 거의 변화되지 않고 있다. 최상의 정렬 상태가 이루어지고 부작용이나 불편함 없이 견딜 수 있어야 하며 오목한 영역에는 어느 정도 공간이 확보되고 볼록한 영역에는 얼마간의 압력이 가해진다.

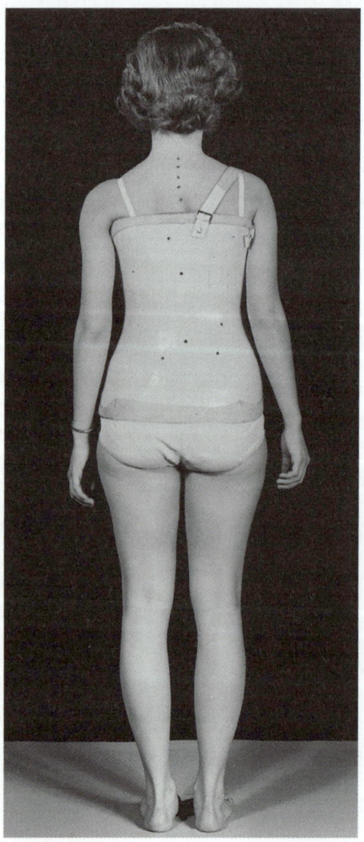

그림 부록-B-8: 피검사자가 척주측만증 케이스에 자주 사용되는 탈착식 셀룰로오스 재킷(cellulose jacket)을 착용하고 있는 모습.

초기 치료 중재 Early Intervention

척주측만증의 초기 단계에 치료를 중재한다는 것은 격렬하고 활동적인 운동 프로그램을 적용시키는 것을 의미하는 것은 아니다. 그것은 오히려 좋은 정렬에 대한 운동 감각(kinesthetic sense)을 확립하는 데 도움이 되는 몇 가지 신중하게 선택된 운동을 처방하는 것을 의미하며 이는 만곡률을 증가시키는 습관적인 자세나 활동을 피하는 방법에 대해 환자와 부모 또는 보호자에게 좋은 지침을 제공하는 것을 의미한다.

그것은 어린이가 자세에 대한 운동의 효과를 볼 수 있도록 평소 앉거나 서 있는 자세의 등 상태를 사진으로 찍은 다음 교정된 자세를 다시 찍어 비교하는 것을 의미할 수 있다. 그것은 또한 교정의 효과를 달성하는 것이 프로젝트의 목적이기 때문에 그 사람의 관심과 협력을 유지하는 데 도움이 되는 인센티브를 제공하는 것을 의미한다.

척주측만증이 더 진행된 사람들에게는 많은 경우 운동 프로그램을 통해 얻은 개선된 정렬 상태를 유지하는 데 도움이 되는 일종의 보조기 제공이 필요할 수도 있고, 또한 권장되기도 한다.

교정운동: 자세 Corrective Exercises: Posture

아래에 소개되어 있는 운동은 몇 가지 일반적인 자세 결함을 교정하는 데 도움이 되도록 고안된 것이다. 이 텍스트의 다른 부분에는 추가적인 교정운동이 준비되어 있다. 근육 균형을 개선하고 좋은 자세를 회복하기 위해 특정 운동을 하도록 해야 한다(**그림 부록-B-9**). 효과를 얻으려면 몇 주 동안 매일 운동을 수행해야 하며 좋은 자세를 습관이 될 때까지 취하고 또 그 자세를 유지하는 연습을 매일 실시해야 한다.

근육 불균형을 교정하기 위해 노력하는 동안 일반적으로 아래에 열거된 운동은 피하는 것이 좋다.

- 등을 대고 누워 두 다리를 동시에 들어 올리는 운동;

- 등을 대고 누워 발을 단단히 고정한 채 상체를 앉은 자세로 일으키는 운동.
- 대부분의 체중을 등에 싣고 반듯이 누워 "자전거 타기" 운동.
- 무릎을 곧게 펴고 서거나 앉은 자세에서 손가락을 발가락에 닿게 앞으로 뻗는 운동.
- 얼굴 대고 엎드려 누운 자세에서 등을 아치형으로 만들기 위해 상체를 들어 올리는 운동(허리의 전방 만곡이 증가한 경우).

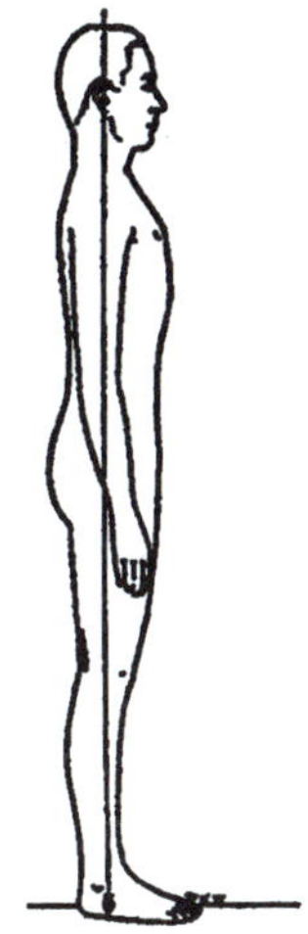

그림 부록-B-9: 이상적인 자세.

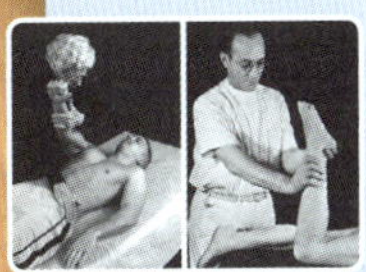

Kendall의 전통 학습지침

척주측만증에 대한 Kendall의 연구(Kendall's Work in Scoliosis)

Henry O. Kendall은 1920년 6월 볼티모어 아동 병원(Children's Hospital in Baltimore)에서 첫 물리치료사로 일을 시작했다. 아래의 내용은 1930년대 초에 그가 척주측만증에 관해 작성한 일부 손 글씨 메모를 인용한 것이다.

대칭 운동을 시도해서는 안 된다. 주의 깊은 근육 검사를 실시하고 근육의 강도에 따라 등급을 매겨야 한다. 그룹 또는 하나의 근육이 길항근에 비해 너무 강하면 해당 근육 또는 근육 그룹을 스트레칭시키고 약한 길항근은 대항할 수 있도록 충분한 강도로 강화시켜야 한다.

100건이 넘는 측면만곡 사례를 조사한 결과 척주기립근이 약한 사례를 아직 발견하지 못했으며 모든 사례에서 대부분의 경우 중력과 저항에 맞서 척추를 과신전시킬 수 있었다.

근육 약화는 항상 측면 복부, 전방 복부, 골반, 엉덩이 및 다리 근육에서 대부분 발견되었다. 이 약화로 인해 신체는 측면 정중면 또는 전후 정중면에서 벗어나게 되었고 환자는 균형을 유지하기 위해 다른 근육으로 대체하여 변위를 보상하게 된다. 대체작용을 할 때 환자는 항상 외회전 동작을 유발하는 근육을 발달시키고 회전과 함께 측면만곡이 발생하는 이유를 쉽게 알 수 있다.

근육 불균형을 교정함으로써 우리는 측면만곡의 많은 경우의 일차적인 주요 원인을 알게 된다.

후방 목 스트레치

등을 대고 누운 자세에서 무릎을 굽히고 발바닥을 바닥에 편평하게 놓는다(그림 부록-B-10-A). 팔꿈치를 굽혀 머리 옆에 손을 올려놓고 골반을 기울여 허리를 편평하게 만든다. 목을 편평하게 하기 위해 턱을 아래로 당기면서 머리를 바닥에 누른다.

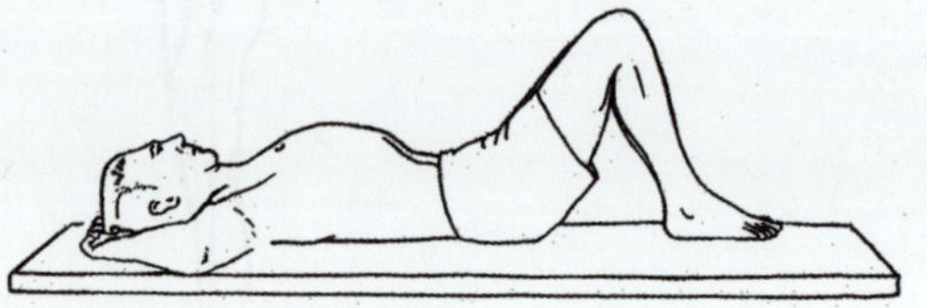

A

어깨 내전 스트레칭

무릎을 굽히고, 발바닥을 바닥에 편평하게 놓고 골반을 기울여 허리도 바닥과 편평하게 한다. 등을 편평하게 하고, 두 팔을 곧게 뻗어 머리 위에 올려 놓는다(그림 부록-B-10-B). 팔을 가능한 한 머리 옆에 가깝게 가져다 둔다(등에 아치가 형성되지 않도록 한다).

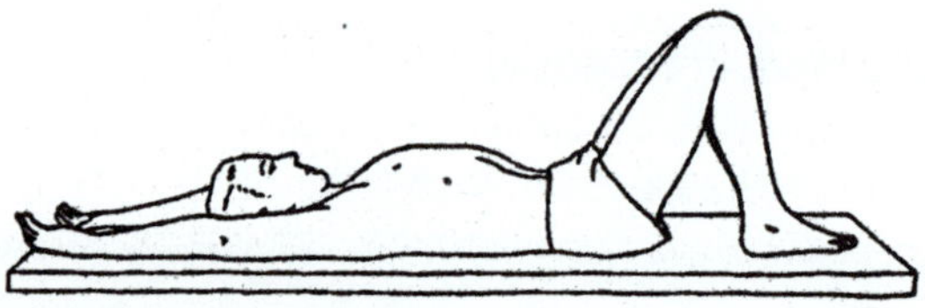

B

그림 부록-B-10: A, B, 어깨 내전근 교정을 위한 운동.

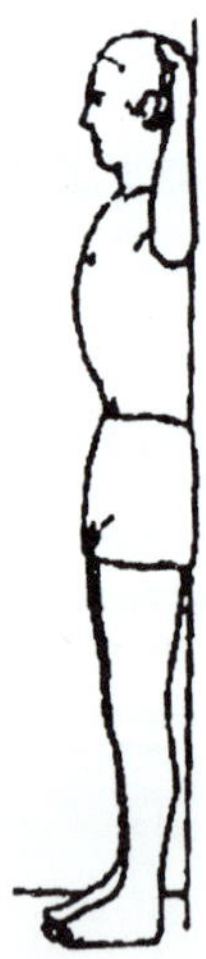

벽에 기대어 서서하는 운동

벽에 등을 대고 서고 발뒤꿈치는 벽에서 약 3인치 정도 떨어뜨린 자세를 취한다. 팔꿈치가 벽에 닿도록 손을 머리 옆에 둔다. 필요한 경우 그림 부록-B-11과 같이 발과 무릎을 바르게 한 다음 하복근을 상방 내측(up and in)으로 끌어당겨 벽에 등을 편평하게 만든다. 팔을 벽에 붙인 채 머리 위 대각선 방향으로 천천히 움직여 올라간다.

그림 부록-B-11: 벽에 기대어 서서 하는 교정운동.

벽에 기대어 앉아서 하는 운동

벽에 등을 대고 의자에 앉은 자세를 취한다(그림 부록-B-12). 머리 옆에 양팔을 곧게 뻗어 올려놓는다. 등 상부를 곧게 펴고 턱을 아래로 당기면서 머리를 뒤로 벽에다 밀고 팔은 팔꿈치를 벽에 대고 밀어 고정시킨다. 하복근을 상방 내측(up and in)으로 끌어당기면서 벽에 등을 편평하게 만든다. 팔을 벽에 붙인 채 머리 위 대각선 방향으로 천천히 움직여 올라간다.

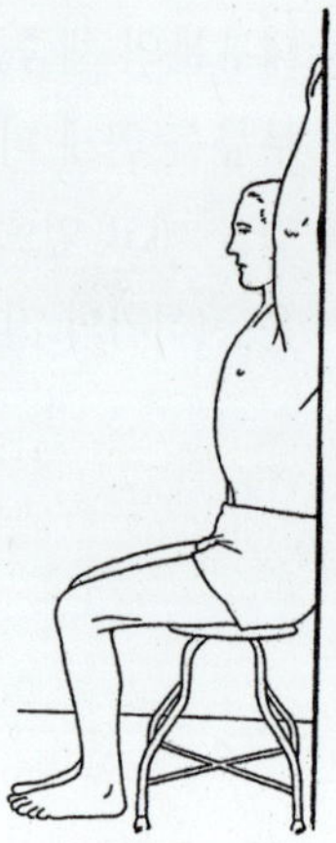

그림 부록-B-12: 벽에 기대어 앉아서 하는 교정운동.

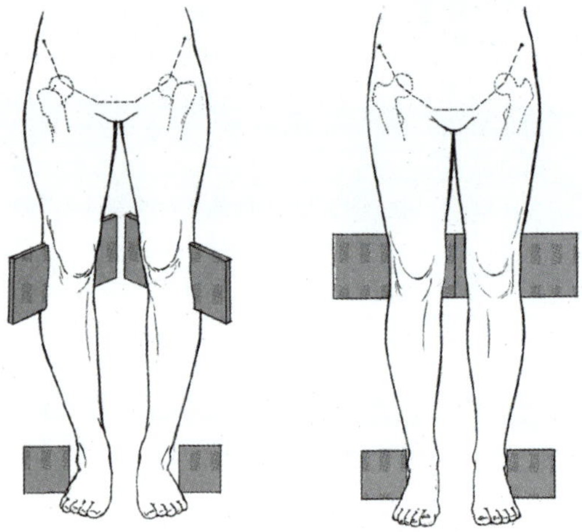

그림 부록-B-13: 회내, 과신전 및 내회전을 위한 교정운동.

회내, 과신전 및 내회전 교정

발을 4인치 정도 벌리고, 발끝을 약간 내밀고 서 있는 자세를 취한다(그림 부록-B-13). 무릎은 경직되지도 않고 굽혀진 상태도 아닌 "편안한" 자세로 이완시킨 상태를 유지한다. 엉덩이 근육을 수축시켜 다리를 약간 외측 방향으로 회전시킨다(슬개골이 정면을 향할 때까지). 발의 내측 종 아치를 들어 올리는 근육을 수축시키면서 체중을 발의 외측 가장자리로 약간 옮겨 싣는다.

소아마비 POLIO

치료에 영향을 주는 요인 Factors Influencing Treatment

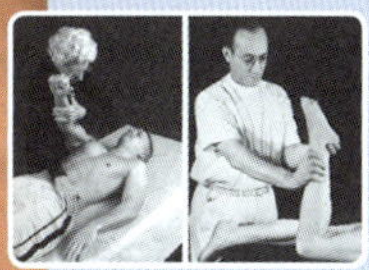

Kendall의 전통 학습지침

척수성 소아마비 치료의 정형외과적, 물리치료적 목적(Orthopedic and Physical Therapy Objectives in Poliomyelitis Treatment)

누군가 "소아마비를 어떻게 치료합니까?"라고 물으면 환자마다 치료법이 다르기 때문에 일률적인 정답은 있을 수 없다. 개별 케이스를 치료하는 것을 고려할 때 다음의 질문에 대한 답이 있어야 한다.

발병한지 얼마나 되었는가?
환자의 나이는 몇 살인가?
현재 질환 상태는 어느 정도인가?
원래 질환 상태는 어느 정도였는가?
각 개별 근육들이 얼마나 호전되었는가?
환자는 지금까지 어떤 치료를 받았는가?

질병의 단계에 따라 치료가 여러 측면에서 다르기 때문에 발병 이후의 시간이 중요하다. 질병의 지속 기간과 호전 사이의 관계는 예후를 결정하는 데 도움이 된다.

근본적인 뼈와 인대의 구조적 변이가 치료와 관련하여 고려되어야 하기 때문에 환자의 나이는 매우 중요하다.

초기 침범 범위와 현재 침범 정도를 비교하는 것은 추가 치료 과정을 고려하는 데 중요하다.

현재까지 적용된 치료의 종류는 여러 가지 이유에서 중요하다.

- 불필요한 구축이 발생할 수 있는 치료는 소아마비라는 측면을 왜곡하는 것이 된다. 이러한 구축은 대립근에 중첩된 스트레치 약화(stretch weakness)를 초래한다. 이러한 2차적인 중첩 요인들이 교정되기 전에는 정확한 진단이나 예후를 결정할 수 없다.
- 관절 구조에 스트레칭과 이완을 유발하는 치료는 근육의 구축보다 훨씬 더 심각한 문제를 일으킬 수 있다. 약간의 근육 긴장이 있는 경우 관절 동작을 복원하는 것보다 스트레칭된 인대를 정상적인 긴장 상태로 회복하는 것이 더 어렵다. 관절이 너무 이완되어 안정적이지 못하면 근육이 제대로 작용을 못하게 되어 정확한 근육의 힘을 결정할 수 없다.
- 조기에 적용된 과도한 치료나 장기간의 온열치료는 침범의 정도를 왜곡시키는 경향이 있다. 온열을 사용하는 기본적인 이유 자체가 이 현상을 잘 설명해 주고 있는데 온열은 근육을 이완시키고 일반적인 진정 작용을 위해 사용되기 때문이다. 따라서 지속적이고 장시간에 걸쳐 열이 가해지면 근육은 이완되어 정상적인 수축력이 감소하게 된다. 우리는 1944년 소아마비 초기에 온열과 스트레칭 운동을 시행했던 격리 병원에서 이송된 많은 소아마비 환자들에게서 발생한 특이한 상황을 관찰하게 되었다. 정형외과 병원에 입원하면서부터 더 많은 휴식을 취하였고, 덜 활동적인 치료를 시작하였는데 소아마비 근육의 일반적인 진행 과정과는 전혀 다른 갑작스럽고 예상치 못한 엄청난 호전이 발생한 것이다. 이러한 급속한 호전에 대한 우리의 설명은 뚜렷하지 않은 소아마비성 근육 약화에 대해 과도한 온열치료와 도수치료로 인해 약화가 중첩되어 있었던 상황에서 그러한 치료가 중단되었기 때문에 호전되었다고 보는 것이다.
- 관절의 경직이나 불필요한 불용성 위축이 발생할 수 있는 장기간의 고정(immobilization) 또한 소아마비 양상을 왜곡하고 회복을 지연시킨다.

Physiotherapy Review, Vol. 27, No. 3, 1947년 5~6월; 승낙하에 재인쇄됨.

소아마비 및 소아마비 후 근육 검사 Polio and Postpolio Muscle Tests

기능적 도수근육검사는 신경근육장애(neuromuscular disorder) 분야의 진단 절차에 필요한 부분이다. 근육 검사는 소아마비 환자의 초기 평가에 필수적인 도구였다. 근육 약화의 패턴을 통해 검사자는 신경 근육 병변의 유형과 위치를 결정할 수 있다. 특정 근육의 약화는 어떤 척수 운동 뉴런(spinal motor neuron)이 관련되어 있는지를 나타내는 데 도움이 된다.

소아마비는 현재 전 세계적으로 박멸된 상태이지만 일부 국가에서는 여전히 풍토병으로 남아 있으며 심각하게 건강을 위협하는 것으로 제기되고 있다. 2003년 나이지리아에서 발생한 소아마비는 주변 국가로 확산되어 1,500만 명의 어린이를 위험에 빠뜨렸다(10). 2004년 첫 6개월 동안 중부 및 서부 아프리카에서 소아마비로 마비된 어린이가 2003년 같은 기간보다 5배나 더 많았다(11).

또한 서반구에서 발생한 서부 나일 바이러스(West Nile Virus; WNV)의 출현도 크게 우려할 사항이다. 질병통제예방센터(Centers for Disease Control and Prevention)에 따르면, 2003년에 9,006건의 WNV 감염 사례가 보고되었다고 한다. 이는 2002년에 보고된 4,156건의 두 배 이상에 해당한다(12). 서부 나일 바이러스(WNV)는 소아마비의 경우와 동일하게 척수운동세포(spinal cord motor cells)를 공격하기 때문에 근육 약화 및 마비를 일으키는 소아마비 유사증후군을 초래할 수 있다(13). Richard Bruno는 "WNV에 감염된 사람의 거의 1%가 마비 증상을 겪었는데 이는 소아마비 바이러스에 걸린 사람들과 거의 같은 비율이다"라고 말했다(14).

소아마비 후기 합병증: 소아마비후증후군 Late Complications of Polio: Postpolio Syndrome

오늘날 미국 대부분의 의사들은 급성 소아마비의 신경 근육 약화와 마비를 본 적이 없지만 그들 중 다수는 이제 새로운 근육 약화, 통증, 피로 및 지구력 감소를 경험하고 있는 이전 소아마비 환자와 마주하고 있다. 소아마비후증후군(PPS)이라고 하는 이러한 소아마비 후유증은 초기 발병 후 10~40년 사이에 나타날 수 있다(15). "세계보건기구(WHO)는 전 세계적으로 1,000만~2,000만 명의 소아마비 생존자가 있다고 추산하고 있으며 일부 추산에 따르면 그 중 400만~800만 명이 소아마비후증후군(PPS)에 걸릴 수 있다"고 한다(16).

오늘날 거의 200만 명에 가까운 북미인이 50년 전에 소아마비에 걸린 사실이 있는 것으로 밝혀졌다(14). 추정치는 다양하지만 이들 중 최대 50%는 소아마비후증후군의 영향을 받았을 수 있다(17). 이 이전 환자들 중 많은 수가 건강한 근력과 가동성을 회복했고, 스스로 완치되었다고 생각했다. 오래된 근육 약화의 재발과 새로운 약화의 출현은 환자에게 심리적으로나 육체적으로 극도로 도전적이고 어려운 일이 아닐 수 없으며 보조기, 지지대, 지팡이 및 휠체어를 더 이상 사용하지 않았을 때 질병을 정복했다고 느꼈던 많은 사람들이 이제는 존재해 있는 힘을 보호하고 보존하기 위해 이러한 동일한 보조 장비가 다시 한 번 필요할 수 있다는 것을 알고 있다.

그러나 이전 치료와는 달리 목표는 더 이상 근력 회복이 아닐 수 있다. 대신, 소아마비후증후군과 관련된 약화는 종종 근육의 장기간 남용 및 대체 사용의 결과로 나타난다. 따라서, 근육 균형을 회복하고 힘을 보존하기 위해 그 치료로 일반적으로 활동의 일부 제한 또는 축소와 보호용 지지대 사용이 수반될 수 있다.

소아마비후증후군 진단 Diagnosis of PPS

소아마비후증후군(PPS)의 진단은 다른 신경근육장애(neuromuscular disorders)를 배제함으로써 확립된다. 수년 전에 소아마비를 앓은 사람들에게 다양한 증상들이 나타날 수 있다. 이러한 일련의 증상은 다발성경화증(multiple sclerosis), 근위축측삭경화증(amyotrophic lateral sclerosis), Guillain-Barre 증후군, 근섬유통(fibromyalgia) 및 관절염(osteoarthritis)과 같은 다른 질환의 증상과 유사하거나 겹칠 수도 있다. Lauro Halstead 의사는 새로운 약점이 소아마비후증후군의 특징적인 증상이라고 믿고 있다. 이전에 소아마비에 의해 영향을 받은 근육 및/또는 원래 영향을 받지 않았다고 생각되는 근육에 새로운 약화가 나타나면 다른 증상이 동반될 수도 있고 동반되지 않을 수도 있다는 점을 반드시 인식해야 한다. 환자는 새로운 약화가 유일한 증상인 경우에도 소아마비후증후군으로 볼 수 있다(18).

소아마비후증후군(PPS) 환자의 평가에서 도수근육검사의 정확한 역할과 가치에 대해서는 일부 논란이 있는데 이러한 검사는 검사하는 순간의 근력만을 측정하는데 반해 환자의 문제는 근력의 저하라기보다는 운동이나 활동 후에 근력을 유지하는 능력의 상실일 수 있다는 주장이 대세를 이루고 있다. 근육 피로가 증가하여 약화가 더 자주 발생하거나 약화가 점진적으로 진행되면서 나타나기도 한다.

단일 검사에서는 원래 근육에 공급했던 운동뉴런(motor neurons)의 50%를 잃었음에도 불구하고 정상으로 등급이 매겨진 근육을 볼 수 있다(19, 20). 달리 말하자면 근육 약화의 임상 증상이 관찰되기 전에 예비 근육의 절반이 손실될 수 있다(21, 22).

보존 능력의 상실 외에도 운동단위 기능장애(motor unit dysfunction)가 있을 수 있다. 환자는 운동단위가 근섬유에 증가된 작업 부하를 견딜 수 없을 때 과거에 발생했던 약화가 재발하는 현상을 경험하게 된다.

최상의 치료 계획을 세우는데 도움이 되기 위해서는 임상의는 발생된 약화가 원래 관련된 근육에 있는 것인지 또는 이전에는 영향을 받지 않았지만 현재 남용이나 대체작용 또는 두 가지 모두의 조합으로 인해 약해진 “새로운” 약화인지를 알아야 한다.

도수근육검사는 특히 이전 검사 결과를 사용할 수 있는 경우 문제를 정의하는 데 도움이 될 수 있다. 데이터를 비교해 보면 새로운 약화의 출현뿐 아니라 이전 약화의 재발인 것도 알 수 있다. 그러나 대부분의 경우 원래 검사 결과는 더 이상 사용할 수 없으며, 많은 경우에 유효한 비교 분석을 수행하기 위해 원래 너무 적은 수의 근육을 검사했었다.

장기간에 걸친 기록이 없거나 그 기록이 부적절한 경우에는 현재 증상과 과거 증상 간의 관계를 정확하게 판단하기가 어렵게 된다. 이 텍스트에서는 50년에 걸쳐 실시한 도수근육검사 결과를 제공함으로써 모든 임상의와 소아마비후유증을 앓고 있는 모든 사람들이 관심을 가져야 할 장기적인 사례 연구가 포함되어 있다.

약화의 성격과 정도를 결정하는 것이 필수적이다. 기본 도수근육검사(또는 몇 개월마다 수행되는 근육 검사)에 추가로 필요한 것은 운동 또는 활동 기간 후 선택된 근육에 대한 검사이다. 정상인과 운동 직후 소아마비후증후군(PPS) 환자의 일련의 근육 검사를 위한 특정 프로토콜의 데이터를 통해 임상의는 보다 적절하고 개별화된 치료 계획을 설계할 수 있다. 이러한 일련의 검사 결과는 운동을 처방해야 하는지, 그렇다면 어느 정도의 양을 처방해야 하는지, 또 어떤 종류의 운동을 처방해야 하는지에 대한 질문의 대답에 도움이 될 것이다. James Aston 의사는 다음과 같이 제안했다.

> “운동과 관련하여 고려되는 근육은 중력 이상을 견딜 수 있을 만큼 강해야 하며 환자가 1~2분 걸은 후 2~3회 다시 검사를 해야 한다. 걷기 후에 나타나는 근력 감소는 근육에 힘의 보존 능력이 없다는 것을 뜻하며 운동을 해서는 안 된다는 것을 의미한다(21).” (Paul Tornetta III, Mark W. Pagnano, 교 육 과정 강의 vol. 61 2012 American Academy of Orthopaedic Surgeons. 가격: AAOS 회원: $175, 레지던트: $130, 624페이지, Orthopaedic and Trauma, Elsevier의 승낙하에 재인쇄됨.)

소아마비후증후군(PPS) 환자의 치료는 임상적으로 매우 어려운 케이스에 해당한다. Patricia Andres는 물리치료사의 역할을 다음과 같이 요약했다.

> “소아마비후증후군 환자의 물리치료 관리는 (1) 보조기 및/또는 보조 장치를 사용하고, (2) 단축된 근육의 범위에서 과도하게 늘어난 근육 및 피곤하지 않은 운동임에도 약화되는 근육과 결합된 과로하고 긴장된 근육을 스트레칭시키는 운동을 통해 자세 정렬을 복원하는 데 중점을 두어야 한다(23).”

임상의는 이전 Kendall의 전통 학습지침 박스도 참조해야 한다. 이것은 소아마비 환자를 위해 특별히 작성되었지만 소아마비후증후군(Poliopost syndrome; PPS) 환자 및 서부 나일 바이러스(West Nile Virus; WNV) 감염 환자를 포함하여 전각세포(anterior horn cell) 침범으로 인해 근육 약화 또는 마비로 고통받는 모든 사람들에게도 적용할 수 있다.

소아마비/소아마비후설명 차트(Explanation of Polio/Postpolio Charts)

소아마비 환자 1명을 대상으로 50년 동안 단 2명의 검사자가 상지, 체간 및 하지에서 여섯 개의 근육을 검사한 것을 편집한 결과, 한 개인에게서 이 질병 병력에 관한 드물고 포괄적인 양상을 제공받게 되었다. 아홉 개의 기록된 검사 중 여섯 개가 이 텍스트에 나와 있다. 첫 검사 당시 이 남성 환자의 나이는 17세였으며, 마지막으로 검사를 받았을 때 그는 67세였다.

각 검사 중에 모든 동일한 근육을 검사하지는 않았으며, 검사할 근육은 검사 당시 환자의 특정 불만이나 통증, 이전 검사 결과 및 검사자의 재량에 따라 결정되었다. 목, 체간, 상지 및 하지 모두 소아마비의 영향을 받은 상태였으며 하지가 상지보다 더 많이 관여되어 있었다.

상지(Upper Extremity)

검사자 및 검사 날짜:

HOK: 10/18/49, 2/21/50, 8/30/50

FPK: 2/5/90, 2/21/92, 10/7/99

초기 검사에서 아홉 개의 근육이 현저하게 약화되어 있었다. 1년이 채 지나지 않아 그 범주에 세 개의 근육만이 남게 되었다.

두 개의 근육은 적절한 강도를 회복하지 못했으며 50년 후에는 근력이 0 또는 미약(trace) 수준으로 감소했다.

검사한 여든네 개의 근육 중 스물두 개만이 처음 검사했을 때 정상적인 강도(즉, 점수 8–10)를 보였으며, 1년이 채 지나지 않아 예순일곱 개의 근육 중 쉰아홉 개가 정상 근력으로 회복되었다.

첫 번째 검사 후 42년 동안 아흔네 개의 근육을 검사하였는데 네 개의 근육은 적당한 강도를 가지고 있었고 두 개의 근육은 상당히 약한 상태였다. 단 하나의 근육인 오른쪽 무지대립근이 처음 검사했을 때보다 약한 것으로 판명되었다.

50년 후 왼쪽 하승모근(lower trapezius), 오른쪽 무지대립근(opponens pollicis), 오른쪽 단무지외전근(abductor pollicis brevis)의 힘이 약했다. 후자 두 개 근육은 초기 시험 때보다 약하게 검사를 받았다. 회복된 근력의 상실은 왼쪽 상지 다섯 개 근육에서 관찰되었다. 현시점에서 현저한 약화가 있는 두 명을 제외하고 오른쪽 상지 근육은 검사하지 않았다(그림 부록-B-14).

하지(Lower Extremity)

검사자 및 검사 날짜:

HOK: 10/18/49, 2/21/50, 4/31/51, 5/16/68

FPK: 1/26/90, 10/7/99

초기 검사 동안 여든일곱 개의 근육을 검사하였다. 열일곱 개의 근육에서 현저한 약화(즉, 5점 미만)가 발견되었고, 일흔 개의 근육에서 약간의 약화(즉, 5–7점)가 발견되었다. 양호한 근력(즉, 8~10점)은 세 개의 근육에서만 발견되었다.

6개월 후 한 개의 근육에서만 현저한 약화로 나타났고, 열여섯 개의 근육에서는 약간의 약화로 나타났으며, 예순세 개의 근육에서는 양호한 강도가 그대로 유지되어 있었다.

첫 번째 검사 후 19년 동안 전경골근(tibialis anterior)에 현저한 약화가 지속되었으며, 스물네 개 근육이 약간 더 약해졌고, 쉰여덟 개 근육은 양호한 상태였다.

50년 후 네 개의 근육에서 현저한 약화가 나타났고 마흔여섯 개의 근육에서 양호한 강도가 나타났다(그림 부록-B-15).

> **주의:** 등급은 원래 근육의 강도 비율을 나타내기 위해 0–100의 척도에서 책정되었다. 이 숫자는 이 텍스트에 제시된 등급 시스템에 따라 0–10의 척도로 변환되었다. 0–5 등급으로의 변환은 등급을 나타내는 심볼기호(Key to Grading Symbols 1장)를 참조하여 책정할 수 있다.

PATIENT'S NAME CLINIC No.

LEFT RIGHT

10-7-99 FPK	2-21-92 FPK	2-5-90 FPK	8-30-50 HOK	2-21-50 HOK	10-18-49 HOK		10-18-49 HOK	2-21-50 HOK	8-30-50 HOK	2-5-90 FPK	2-21-92 FPK	10-7-99 FPK
						Facial						
						Tongue						
						Deglutition						
						Speech						
	10	10		6	3	*Anterior Deltoid*	8	10		10	10	
	10	9		6	3	*Middle Deltoid*	8	10		10	10	
	10	9		5	3	*Posterior Deltoid*		10		10	10	
	10	10				*Upper Trapezius*				10	10	
	6	6	5	4	POOR	*Middle Trapezius*	POOR	7	6	8	7	
4	5	6	5	3		*Lower Trapezius*		7	7	7	6	
	8	6				*Serratus Magnus*		10		8	10	
	10	10	10	9		*Rhomboids*		8	10	10	10	
	8	8		10		*Latissimus Dorsi*		9		8	8	
	10	10	10	10	7	*Pectoralis Major*	7	9	10	10	10	
		10		8	6	*Pectoralis Minor*	9	10		10	10	
		10		10	6	*Internal Rotators*	7	10		10	10	
				10	7	*External Rotators*	7	10		10	10	
10	10	10	10	10	7	*Biceps*	7	10	10	10	10	
10	10	10	10	10	6	*Triceps*	4	6		10	10	
10	10	10	10	10	7	*Brachio Radialis*	7	10	10	10	10	
7	10	10	10	/	7	*Supinators*	8	10		9	9	
7	10	10	10	/	7	*Pronators*	7	/		7		
10	10	10	10	/	7	*Flexor Carpi Radialis*	7	/	10	10	10	
10	10		/	/	7	*Flexor Carpi Ulnaris*	6	/	/	10	/	
10	/	10	/	/	7	*Extensor Carpi Radialis*	8	/	/	10	/	
10	/	10	/	/	7	*Extensor Carpi Ulnaris*	7	/	/	10	/	
10	10	10	10	10	10	*1 Flexor Profundus Digitorum 1*	7	10	10	10	10	
/	/	/	/	/	/	*2 Flexor Profundus Digitorum 2*	10	/	/	/	/	
/	/	/	/	/	/	*3 Flexor Profundus Digitorum 3*	10	/	/	/	/	
/	/	/	/	/	/	*4 Flexor Profundus Digitorum 4*	10	/	/	/	/	
10	10	10	10	/	10	*1 Flexor Sublimis Digitorum 1*	7	10	10	10	10	
/	/	/	/	/	/	*2 Flexor Sublimis Digitorum 2*	10	10	/	/	/	
/	/	/	/	/	/	*3 Flexor Sublimis Digitorum 3*	/	/	/	/	/	
/	/	/	/	/	/	*4 Flexor Sublimis Digitorum 4*	/	/	/	/	/	
10	10	10	10	10	7	*1 Finger Extensors 1*	7	9	10	10	10	
/	/	/	/	/	/	*2 Finger Extensors 2*	/	/	/	/	/	
/	/	/	/	/	/	*3 Finger Extensors 3*	/	/	/	/	/	
/	/	/	/	/	/	*4 Finger Extensors 4*	/	/	/	/	/	
10	10	10	10	10	7	*1 Lumbricales 1*	6	10	9	10	10	
/	/	/	/	/	/	*2 Lumbricales 2*	/	/	/	/	/	
/	/	/	/	/	/	*3 Lumbricales 3*	/	/	/	/	/	
/	/	/	/	/	/	*4 Lumbricales 4*	/	/	/	/	/	
10	10	10	10		6	*Dorsal Interossei*	7	9	10	10	10	
10	10	10	10	10	7	*Palmar Interossei*	7	10	10	10	10	
7	10	7	6	5	4	*Opponens Pollicis*	2	4	3	1	1	0
10	10	8	10	10	7	*Adductor Pollicis*	7	10	10	6	10	
10	10	10	10	9	8	*Adductor Pollicis—Longus*	6	10		10	10	
8	10	9	4	3	6	*Adductor Pollicis—Brevis*	3	4	3	(5)	4	1
	10	10	10	10	10	*Thumb Flexors*	7			10	10	
	10	7	8	10	7	*Thumb Extensors*	8	10	10	10	10	
	10	10				*Abductor Minimi Digiti*	7			10	10	
	10	10				*Opponens Minimi Digiti*	5			10	10	
	10	10				*Flexor Minimi Digiti*	7			9	10	

	Contractions and Deformities	
Key: ■ 4 and under ■ 5–7 ■ 8–10	*Shoulder*	
( ) Range of motion limited	*Elbow*	
	Forearm	
Poor = 2	*Wrist*	
	Fingers	
	Thumb	

그림 부록-B-14: 1949~1999년 소아마비 및 소아마비후 근육 검사를 위한 상지 근육 차트. © 2003 Elizabeth E. McCreary 및 Florence P. Kendall.

PATIENT'S NAME CLINIC No.

LEFT												RIGHT
10-7-99 FPK	1-26-90 FPK	5-15-68 HOK	4-3-50 HOK	2-21-50 HOK	10-18-49 HOK	EXAMINER DATE	10-18-49 HOK	2-21-50 HOK	4-31-51 HOK	5-15-68 HOK	1-26-90 FPK	10-7-99 FPK
				9	3	Neck Flexors	3	10				
					weak	Neck Extensors	weak					
		8	9	9		Back Extensors	3	9	9	8		
						Quadratus Lumborum						
weak	5	5	6	6	4	Trunk-raising Rectus abdominis Internal oblique / Leg-lowering Rectus abdominis External oblique	3	4	5	6	7	weak
10	7	9	10	10	5	Gluteus Maximus	5	10	10	10	9	10
10	7	9	10	10	4	Gluteus Medius	5	8	9	8	7	10
10	8	9			4	Hip Abductors	5			8	10	10
	7	7	10	4	2	Hip Adductors	4	10	10	10	9	
	9	9			6	Hip Medial Rotators	6			10	9	
	7	9			8	Hip Lateral Rotators	7			10	10	
6	7	6	10	6	3	Hip Flexors	7	10	10	10	10	10
5	7	10	10	9	6	Tensor Fasciae Latae	5	10	10	10	10	10
8	8	10	10	10	6	Sartorius	7	10	10	10	10	10
10	9	10	10	10	6	Medial Hamstrings	7	10	10	10	10	10
7	7	10	10	10	6	Lateral Hamstrings	7	10	10	10	8	7
5	(6) A.	8	10	7	6	Quadriceps	8	10	10	10	10	10
6 C.	B.	10		10		Gastrocnemius	7	10	10	10	B.	C.
		10		10	7	Soleus	7					
10	10	10	10	9	6	Peroneus Longus	7	10	10	10	10	6
10	10	10	10	9	6	Peroneus Brevis	7	/	/	/	/	6
10	10	10	10	9	4	Peroneus Tertius	7	/	/	/	/	10
4	6	6	6	6	3	Tibialis Posterior	4	6	8	9	9	5
0	0	1	3	3	3	Tibialis Anterior	4	6	10	10	8	6
10	10	10	9	7	6	Extensor Hallucis Longus	6	7	10	10		10
8	9	7	10	10	6	Flexor Hallucis Longus	6	10	9	8	10	10
(5)	8	6	(9)	10	8	Flexor Hallucis Brevis	7	9	10	8	10	9
7	8	6	6	7	5	1 Extensor Digitorum Longus 1	6	8	10	8	9	(7)
8	8	8	7	7	5	2 Extensor Digitorum Longus 2	6	/	/	10	/	(7)
4	6	8	7	7	7	3 Extensor Digitorum Longus 3	7	/	/	10	/	(6)
(5)	6	8	7	7	7	4 Extensor Digitorum Longus 4	7	/	/	8	/	?
9	10	10	9	7	6	1 Extensor Digitorum Brevis 1	7	8	10	10	10	10
/	/	/	10	/	/	2 Extensor Digitorum Brevis 2	/	/	/	/	/	/
/	/	/	/	/	/	3 Extensor Digitorum Brevis 3	/	/	/	/	/	/
/	/	/	/	/	/	4 Extensor Digitorum Brevis 4	/	/	/	/	/	/
2	8	7	10	7	?	1 Flexor Digitorum Longus 1	6	6	9	10	9	10
6	/	6	/	7	?	2 Flexor Digitorum Longus 2	/	6	/	7	/	/
8	/	7	/	8	5	3 Flexor Digitorum Longus 3	/	8	/	/	/	/
8	/	7	/	8	5	4 Flexor Digitorum Longus 4	/	8	/	/	/	/
7	8	6	9	7	6	1 Flexor Digitorum Brevis 1	5	6	8	8	9	8
/		/	10	/	/	2 Flexor Digitorum Brevis 2	5	6	8	8	/	/
/		/	/	/	/	3 Flexor Digitorum Brevis 3	6	8	9	8	/	/
/		/	/	8	/	4 Flexor Digitorum Brevis 4	6	8	9	8	/	/
5	5	5	6	7	7	1 Lumbricalis 1	5	8	7	9	9	8
/	/	/	/	/	/	2 Lumbricalis 2	5	/	/	9	9	8
/	/	/	/	/	/	3 Lumbricalis 3	6	/	/	7	7	6
/	/	/	/	/	/	4 Lumbricalis 4	6	/	/	7	7	6
						Leg Length						
						Thigh Circumference						
						Calf Circumference						

NOTES: KEY: ■ 4 and below ■ 5–7 ■ 8–10 ( ) = Range of motion limited ***weak*** = 5 or 6

A. 1-26-90 Quadriceps - cannot extend last 15∞ of knee in sitting

B. 1-26-90 Cannot rise on toes one foot at a time but can come up when rising on both at the same time but with some forward displacement of the body

C. 10-7-99 Cannot rise on toes one foot at a time

그림 부록-B-15: 목, 체간 및 하지 근육 차트. © 2003 Elizabeth E. McCreary 및 Florence P. Kendall.

소아마비 후기 합병증 Late Complications of Polio

그림 부록–B–16은 소아마비 후기 합병증을 일으킬 수 있는 원인을 나타내 보여주고 있다.

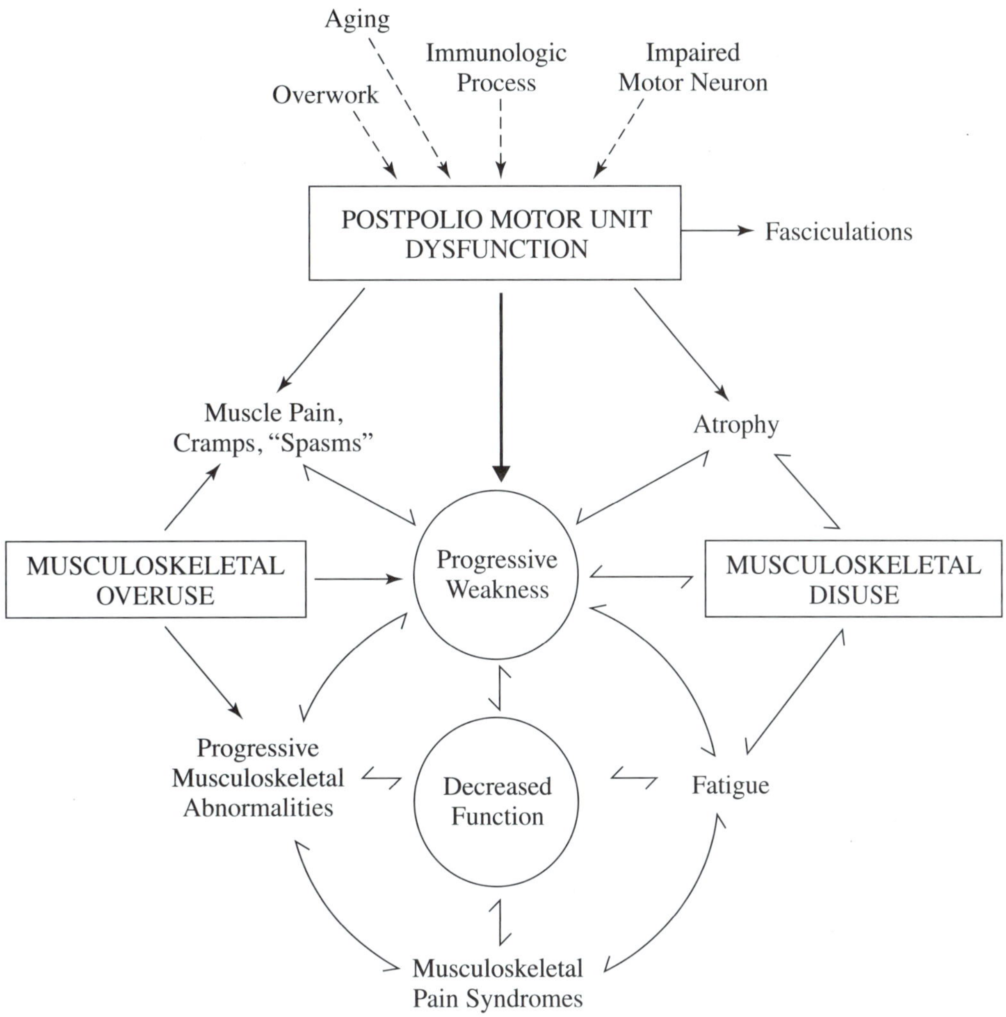

그림 부록–B–16: 소아마비의 후기 신경근육 및 근골격계 합병증과 이들의 상호작용에 대한 세 가지 가능한 원인을 보여주는 도해 모델. Halstead L. 소아마비 후기 합병증으로부터 재판. Goodgold J. ed. 재활의학. St. Louis: CV Mosby; 1988: 328–342 Elsevier의 승낙 하에 재 인쇄(24).

REFERENCES

1. Nissinen M, Heliovaara M, Seitsamo J, Poussa M. Trunk asymmetry, posture, growth, and risk of scoliosis. Spine 1993; 18(1): 8–13.
2. Licht S. History. In: Basmajian J, ed. Therapeutic Exercises. 4th ed. Baltimore: Williams & Wilkins; 1984: 30.
3. Risser JC. Scoliosis past and present. In: Basmajian JV, ed. Therapeutic Exercise. 4th ed. Baltimore: Williams & Wilkins; 1984: 469.
4. American Academy of Orthopedic Surgeons (AAOS). Instructional Course Lectures. St. Louis: CV Mosby; 1985.
5. Kuru T, Yeldan I, Dereli EE, Ozdincler AR, Dikici F, Colak I. The efficacy of three–dimensional Schroth exercises in adolescent idiopathic scoliosis: A randomised controlled clinical trial. Clin Rehabil 2016 Feb; 30(2): 181–190. doi: 10.1177/0269215515575745. Epub 2015 Mar 16. PMID: 25780260.
6. Białek, Marianna PT. Mild angle early onset idiopathic scoliosis children avoid progression under FITS method (functional individual therapy of scoliosis). Medicine May 2015; 94(20): e863.doi: 10.1097/MD.0000000000000863
7. Kocaman H, Bek N, Kaya MH, Buyukturan B, Yetis M, Buyukturan O. The effectiveness of two different exercise approaches in adolescent idiopathic scoliosis: A single–blind, randomized–controlled trial. PLoS One 2021; 16(4): e0249492. Published 2021 Apr 15. doi:10.1371/journal.pone.0249492
8. Perrone M, Orr R, Hing W, Milne N, Pope R. The impact of backpack loads on school children: A critical narrative review. Int J Environ Res Public Health 2018; 15(11): 2529. Published 2018 Nov 12. doi:10.3390/ijerph15112529
9. Menez C, L'Hermette M, Coquart J. Orthotic insoles improve gait symmetry and reduce immediate pain in subjects with mild leg length discrepancy. Front Sports Act Living 2020; 2: 579152. Published 2020 Dec 16. doi:10.3389/fspor.2020.579152

10. 15 Million children threatened by polio outbreak. [http://www.unicef.org/UK/press]. Accessed 1/22/04.
11. http://www.newscientist.com. Polio. [http://www.newscientist.com]. Accessed 6/29/04.
12. West Nile Virus statistics, surveillance, and control. [http://www.cdc.gov/nci-dod/dvfbid/westnile/index.htm]. Accessed 1/21/04.
13. West Nile Virus can cause polio-like symptoms. [http://sciencedaily.com/releases/2003/04/030401074409.htm]. Accessed 1/21/04.
14. Bruno R. Polio by any other name. West Nile Virus, postpolio syndrome, chronic fatigue syndrome, and a double standard of disbelief. [http://www.ChronicFatigueSupport.com/library.print.cfm/ID=3938]. Accessed 7/28/03.
15. Postpolio syndrome fact sheet. National Institute of Neurological Disorders and Stroke. [http://www.ninds.nih.gov/health_and_medical/pubs/post-polio.htm]. Accessed 1/31/04.
16. Report on postpolio syndrome in Australia, Canada, France, Germany, Japan, UK, and USA: Disability World; 2001.
17. Mayo Clinic Staff. Postpolio syndrome. [http://www.mayoclinic. com/invole.cfm/id=Ds00494]. Accessed 1/31/04.
18. Polio experts grapple with the complexities of postpolio syndrome. [http://www.post-polio.org/task/expertsa.htmll]. Accessed 2/17/04.
19. Halstead L. Postpolio syndrome. Sci Am 1998; 278(4): 36-44.
20. Bollenbach E. Polio biology X. A Lincolnshire Post-Polio Library Publication. [http://www.ott.zynet.co.uk/polio/lincolnshire/library/bollenbach/biology10.htmll]. Accessed 5/14/03.
21. Aston J. Postpolio syndrome. An emerging threat to polio survivors. Postguard Med 1992; 92: 249-256.
22. Anderson W, Oregon tMABotPPPESo. An approach to the patient with suspected postpolio syndrome. [http://www.pke.com/pps/ppspamoh.htm]. Accessed 5/10/03.
23. Andres P. Rehabilitative principles and the role of the physical therapist. In: Munsat T, ed. Postpolio Syndrome. Stoneham, MA: Butterworth-Heinemann; 1991. [http://polio.dyndns.org/polio/ documentslibrary]. Accessed 4/27/03.
24. Halstead L. Late complications of poliomyelitis. In: Goodgold J, ed. Rehabilitative Medicine. St. Louis: CV Mosby; 1988: 328-342.

SUGGESTED READINGS

Berry P. West Nile Virus, polio-like symptoms. *The Clarion-Ledger*. September 24, 2002. http://www.shadetreephysics.com/vel/wnv-pol.htm

Bruno RL. *The Polio Paradox*. Warner Books, Inc.; 2002.

Dalakas MC, Elder G, Hallet M, et al., A long-term follow-up study of patients with post-poliomyelitis neuromuscular symptoms. *New Engl J Med*. 1986;314(15):959-963.

Dean E. Clinical decision making in the management of the late sequelae of poliomyelitis. *Phys Ther*. 1991;71(10):752-761.

Gawns AC, Halstead LS. *Evaluation of the Post-Polio Patient*. The Lincolnshire Post-Polio Library. 2004; 1-4.

Gross MT, Schuch CP. Exercise programs for patients with post-polio syndrome: A case report. *Phys Ther*. 1989;69(1):172-175.

Halstead LS. The residual of polio in the aged. *Top Geriatr Rehabil*. 1988;3(4):9-26.

Kendall HO, Kendall FP. Care during the recovery period in paralytic poliomyelitis. *JAMA*. 1938;111(5):472.

Kendall HO, Kendall FP. Orthopedic and physical therapy objectives in poliomyelitis treatment. *Physiotherap Rev*. 1947;27(3):159-165.

Krivickas LS. *Breathing Problems Caused by Post-Polio Syndrome*. Greater Boston Post-Polio Association; 2003.

Maynard FM. *The Post-Polio Syndrome and Re-Rehabilitation*. 2003.

Mense S, Simons DG. *Muscle Pain: Understanding Its Nature, Diagnosis, and Treatment*. Lippincott Williams & Wilkins; 2001.

Post-Polio Health International. *Management of PPS, About Polio and PPS-Monograph*; 2003.

Perry J, Fontaine JD, Mulroy S. Findings in post-poliomyelitis syndrome. Weakness of muscles of the calf as a source of late pain and fatigue of muscles of the thigh after poliomyelitis. *J Bone Jt Surg*. 1995;77-A(8):1148-1153.

Polio and the Era of Fear. *The Mission*. 1994.

Polio and Post-Polio Fact Sheet. Post-Polio Health International; 2004. http://www.post-polio.org/ipn/fact.html

Sharrad WJW. Muscle recovery in poliomyelitis. *J Bone Jt Surg* 1955;37B(1):63-79.

Swensrud G. Post polio syndrome, aging with a disability. Oakland Kaiser Conference, September 19, 2003.

정선된 근육의 강도, 퍼포먼스 및 길이 검사

SELECTED MUSCLES STRENGTH, PERFORMANCE, AND LENGTH TEST

C

APPENDIX

목차

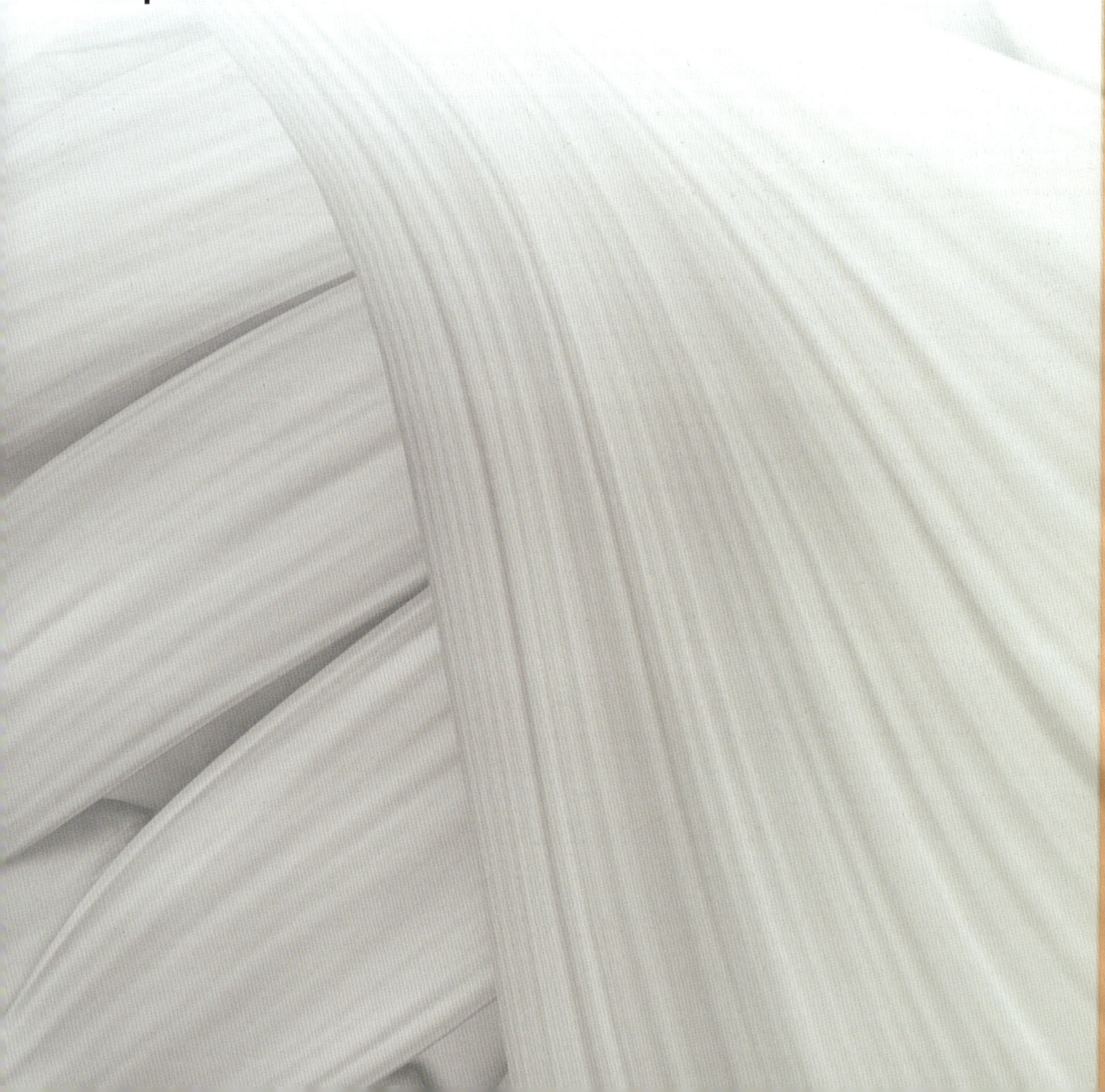

한시적인 치료, 첨단 기술, 의사 치료의 시작이나 지속을 정당화해야 할 필요가 있는 이 시대에 의사는 감별진단을 제공할지 여부, 치료 절차를 진행할지 변경할지 여부를 결정하고 또한 기능 호전이나 통증 완화와 같은 문제 해결에 도움이 되는 검사를 선택하고 효과적으로 수행하는 것이 중요하다. 어떤 검사를 시행하는 이유가 무엇이든 임상적 추론이 정확하고 의미가 있으려면 객관성이 필수적이다. 다음은 이 텍스트 전체에서 참조되는 특정 근력, 성능 및 근육 길이 검사와 관련된 세부 정보이다.

검사	휴대용 악력계	악력	발뒤꿈치 거상	30초간 앉았다 일어서기*	앉아서 두 팔 뻗기
목적	치료 전, 후 근력 강도 확인	•악력 •가능한 기능 회복 과정의 지표	족저굴곡근 그룹의 강도 확인	다리 근육의 강도와 지구력을 위한 검사	슬와부근 유연성 확인
목표 인구	환자 인구 다양			성인, 노년층	환자 인구 다양
장점	활동 복귀를 위한 객관적 측정 자료 제공	연령, 성별에 따른 규범적 가치	연령, 성별에 따른 규범적 가치	노년층을 위한 규범적 가치	연령, 성별에 따른 규범적 가치
단점	•신뢰의 가변성 •장비와 환자의 표준적 기준 위치 부족	장비의 핸들 조정 장치가 사전에 설정되어 있어서 모든 손 크기의 최대 위치 지정과 서로 호환되지 않는 점	체중 부하 및 가동범위 제한으로 어려움에 직면	적절한 가동범위와 앉은 자세 균형 요구	요추와 흉추에서 보상작용 발생
장비	휴대용 악력계; 상지, 하지 검사를 위한 의자 또는 대좌(plinth)	손잡이 압력계	안정을 위한 대좌(plinth)(손에 상당한 체중 부하 없음)	팔걸이가 없고 높이가 17인치(바닥에서 앉은 면까지)인 의자	측정 장치, 단단한 표면, 테이프(가능한 경우 앉아서 손을 뻗는 상자)
환자	엎드려 누운 자세, 바로 누운 자세 또는 앉은 자세(검사하는 근육에 따라)	앉은 자세	하지 검사에서는 외다리로 선 자세	•의자에 앉은 자세 •팔을 교차시켜 손가락을 어깨에 위치	두 다리를 뻗고 길게 앉음
고정	특정되지 않은 한 근위부 근육 검사	그립 작동 시 어깨 굴곡 및 외전 0°, 팔꿈치 90° 굴곡, 손목 및 전완 중립, 손목 신전 상태 유지	완전한 가동성 상태 유지	무릎과 고관절의 완전한 신전 상태 확립	•가능하다면 골반/요추 인터벌 조절 •무릎은 완전한 신전 상태 유지
검사 절차 (요약본)	•Make 검사 또는 Break 검사 수행 •악력계를 앞선 장들(previous chapters)에서 요약한 절차에 따른 검사가 필요한 근육에 위치 •세 번까지 시행할 수 있음	•핸들을 두 번째 손가락 마디에 설정 •장비의 다이얼을 제로에 위치 •피검사자에게 가능한 한 최대한 누르도록 지시 •세 번 반복 시도 •반대편 상지도 시행 후 비교	중족골두와 손가락 1–5의 지골에 무게를 지탱하기 위해 무릎을 완전히 신전시킨 상태에서 발목 족저굴곡을 통해 발뒤꿈치를 들어 올림	•팔을 교차시킨 상태로 앉은 자세 유지 •앉은 자세에서 완전히 일어서는 동작을 가능한 한 많이 시행 •30초간 시행	•하지 사이에 배치된 측정 장치 •발뒤꿈치에 15인치 표시 •숨을 들이 쉼 •숨을 내쉬면서 고관절, 요추 및 흉추를 굽히고, 두 팔을 뻗어 상지를 바닥과 평행하게 유지하고, 서로 대칭을 이루게 한다. •달성한 거리를 측정하여 기록 •두 번 반복 시행
등급 설정	lbs, Kgs 또는 N에서 얻은 가장 높은 수치 기록	lbs, Kgs에서 얻은 가장 높은 수치 기록	발뒤꿈치를 완전하게 거상시킨 수치 기록	앉아서 일어서기를 완전하게 한 수치 기록	시행한 것 중 가장 좋은 두 개 수치 기록
스코어	1, 2	3–5	6	7,8	9

* 시니어 피트니스 검사의 구성요소(4).
lbs, 파운드; kg, 킬로그램; N, 뉴턴

REFERENCES

1. Chamorro C, Armijo-Olivo S, De la Fuente C, Fuentes J, Chirosa LJ. Absolute reliability and concurrent validity of hand held dynamometry and isokinetic dynamometry in the hip, knee and ankle joint: Systematic review and meta-analysis. Open Med 2017; 12(1): 359-375. https://doi.org/10.1515/med-2017-0052.
2. Arnold CM, Warkentin KD, Chilibeck PD, Magnus CRA. The reliability and validity of handheld dynamometry for the measurement of lower-extremity muscle strength in older adults. J Strength Cond Res 2010; 24(3): 815-824. https://doi.org/10.1519/JSC.0b013e3181aa36b8.
3. Savino E, Martini E, Lauretani F, Pioli G, Zagatti AM, Frondini C, et al. Handgrip strength predicts persistent walking recovery after hip fracture surgery. Am J Med 2013; 126(12): 1068-1075.
4. Lee SC, Wu LC, Chiang SL, Lu LH, Chen CY, Lin CH, Ni CH, Lin CH. Validating the capability for measuring age-related changes in grip-force strength using a digital hand-held dynamometer in healthy young and elderly adults. BioMed Res Int 2020 Apr 21:2020.
5. Rodacki AL, Moreira NB, Pitta A, Wolf R, Melo Filho J, Rodacki CD, Pereira G. Is handgrip strength a useful measure to evaluate lower limb strength and functional performance in older women?. Clin Interv Aging 2020; 15: 1045.
6. Lunsford BR, Perry J. The standing heel-rise test for ankle plantar flexion: Criterion for normal. Phys Ther 1995; 75(8): 694-698. https://doi:10.1093/ptj/75.8.694.
7. Miotto JM, Chodzko-Zajko WJ, Reich JL, Supler MM. Reliability and validity of the Fullerton Functional Fitness Test: An independent replication study. J Aging Phys Act 1999; 7(4): 339-353, accessed Apr 27, 2022, https://doi.org/10.1123/japa.7.4.339.
8. Rikli RE, Jones CJ. Development and validation of criterion-referenced clinically relevant fitness standards for maintaining physical independence in later years. Gerontologist 2013; 53(2): 255-267. https://doi:10.1093/geront/gns071.
9. ACSM's Resource Manual for Guidelines for Exercise Testing and Prescription/American College of Sports Medicine; [senior editor, Deborah Riebe; associate editors, Jonathan K. Ehrman, Gary Liquori, Meir Magal]. 10 ed. Pages 104-105. Philadelphia: Wolters Kluwer Health/Lippincott Williams & Wilkins, c2018.

신경 및 근육에 대한 척추 분절 분포

SPINAL SEGMENT DISTRIBUTION TO NERVE AND MUSCLES

D

APPENDIX

목차

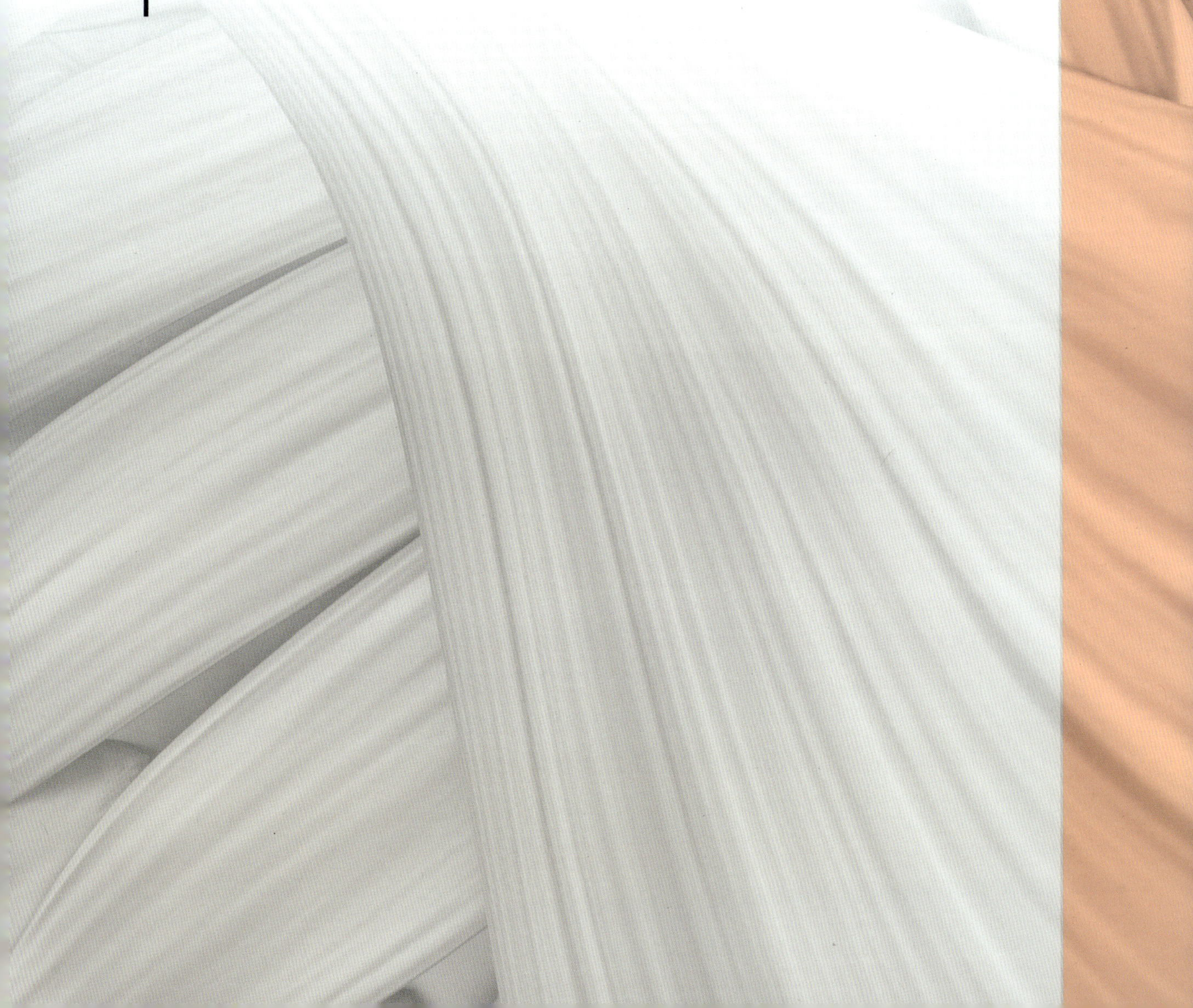

해부학자와 임상의에게 말초신경과 근육에 대한 척추 분절 분포를 결정하는 것은 어려운 작업이다. 척추신경의 경로는 신경총을 통과할 때 신경섬유가 서로 얽혀지고 가려져 있어 구분이 힘들다. 신경총의 미로를 통해 개별 신경섬유의 경로를 추적하는 것은 거의 불가능하므로 척추 분절 분포에 관한 정보는 주로 임상 관찰에서 파생된 것이다. 이 경험적 방법의 사용은 이러한 신경의 분절 기원과 신경을 지배하는 근육에 관한 다양한 결과를 가져왔다. 가능한 변이에 대한 인식은 진단을 확립하고 신경 병변의 위치를 식별하는 데 중요하다. 존재하는 변이의 범위에 주의를 집중하기 위해 Kendall 부부는 여섯 개의 잘 알려진 출처에서 얻은 정보를 표로 만들었다.

그림 부록-D-1은 신경에 대한 척추 분절 분포를 보여주고 있으며, **그림 부록-D-2**는 근육에 대한 신경 분포를 보여주고 있다. 이 차트에서 파생된 편집은 척추신경 및 근육 차트의 일부가 되었다.

참조 자료를 표로 만드는 데 사용되는 기호는 다음과 같다:

- 큰 X는 주요 분포를 나타냄
- 작은 x는 부수 분포를 나타냄
- 괄호 (x)는 가능하거나 드물게 분포됨을 나타냄

그림 부록-D-1의 경우 T2는 모든 근원에서 상완신경총에 포함되어 있다. 그러나 T2에는 피부감각섬유만 포함되어 있기 때문에 그림의 상지 부분에는 T2에 대한 별도의 열이 추가되지 않았다. 그림 부록-D-1의 컴파일 열에 있는 정보는 X 기호에서 오른쪽 열의 숫자로 변환되어 있다. 신경에 대한 척추 분절 분포에 관한 이 정보는 그림 1-10 및 1-11(말초신경 제목 아래 상지 및 하지 척추신경 및 근육 차트)의 상단에 나타난다.

표 오른쪽의 마지막 열(그림 부록-D-1)에 나타나는 것처럼 근육에 대한 척추 분절 공급의 Kendall 편집에서 X 기호는 산술 요약을 나타내는 것이다. 일반적으로 기호는 다음과 같이 선택되었다.

- 다섯 명 또는 여섯 명의 관계자가 척추 분절이 주어진 근육에 분포된다는 데 동의했을 때 신경 공급은 큰 X로 표시되었다.
- 서너 명의 관계자가 동의한 경우 작은 X가 사용되었다.
- 두 명의 관계자만 동의한 경우에는 (x)가 사용되었다.
- 한 명의 관계자만 주어진 분포를 언급한 경우에는 무시되었다(예: 삼두근 일람표 참조).

상완삼두근 TRICEPS

	C6	C7	C8	T1
Gray (1)		X	X	
deJong (2)	X	X	X	(x)
Cunningham (3)	X	X	X	
Spalteholz (4)	x	X	X	(x)
Foerster and Bumke (5)	(x)	X	X	x
Haymaker and Woodhall (6)		X	X	x
Total	4	6	6	4
삼두근 신경 분포의 Kendall 편집본	x	X	X	x
	C6	C7	C8	T1

여섯 개의 근원 중 하나가 척추 분절을 지정하지 않은 경우, 네 개 또는 다섯 개 근원 간의 일치는 큰 X로 표시되어 있다. 이는 슬와근(popliteus)과 발의 일부 고유 근육에서 발생했다.

데이터 일람표는 이러한 출처 사이에 존재하는 다양한 범위에 주의를 집중하지만 산술 요약은 일치 정도를 나타내고 있다. 세 개의 엄지 근육[대립근(opponens), 단무지외전근(abbuctor brevis), 단무지굴근(flexor brevis)]의 경우에만 여섯 명의 관계자들이 의견을 나누었고 그 결과 기시부 근(roots of origin)의 수가 명백히 과장되었다. 정보를 수집하는 데 사용된 방법으로 모든 분절이 작은 x 기호(예: C6, 7, 8 및 T1)로 나열되고 어느 한 분절에 크게 강조되지는 않았다.

대부분의 경우 산술 요약은 근육에 신경 분포를 제공하는 척추 분절에 대한 주요 강조점을 보존하고 있지만 요약이 그렇지 않은 경우에는 예외가 발생하고 있다. 예를 들어, 모든 근원에는 횡격막에 대한 C3, 4, 5 신경지배가 포함되었으나 모두 C4를 강조하므로 C4에만 큰 X 기호가 지정되었다. 모든 근원에는 다음과 같은 척추 분절 신경 분포도 포함되어 있다.

- 회외근(supinator)의 경우 C5.
- 장요측수근신근(ECRL) 및 단요측수근신근(ECRB)의

경우 C8.

- 장내전근(adductor longus)의 경우 L4.
- 천골신경총(sacral plexus)의 구성 요소로서의 L4.

작은 x 기호에 의해 표시된 이러한 모든 신경지배를 대표하는 근원은 작은 분포를 나타내므로 편집본은 덜 강조된 부분을 유지하고 있다. 모든 근원에는 요추신경총에 대한 T(12) 신경 분포가 포함되었지만 최소한의 공급이므로 T(12)는 편집본에서 괄호 안에 남아 있다.

근육에 대한 척추 분절 신경 분포와 근육을 공급하는 말초신경에 대한 신경 분포 사이에 불일치가 존재하기 때문에 두 가지 경우 편집본에서 신경 분포가 생략되었다. 견갑하근(subscapularis)을 공급하는 것으로 두 출처에서 언급한 C8 신경 분포는 상부 또는 하부 견갑하신경이 C8 신경 분포를 받았다는 징후가 관찰되지 않았기 때문에 생략되었다. 마찬가지로 소원근(teres minor)에 대한 두 개의 근원에 포함된 C(4)는 액와신경이 C4 신경 분포를 받았다는 징후가 발견되지 않았기 때문에 생략되었다. 다른 두 가지 경우에는 편집본에 신경 분포가 추가되었다. C6, C7은 내흉신경(medial pectoral nerve)에 추가되었다. 교통루프(communicating loop) 위의 내흉신경은 C8 및 T1 섬유로 구성되어 있다. 루프 아래에서 C7 및 가능한 C6 섬유(외흉신경에서 분지됨)가 내흉신경에 합류한다. 신경총의 내측 척수는 C8과 T1에서 유래하지만 이 척수의 말단 가지인 척골신경(ulnar nerve)은 C8과 T1 외에 C7 성분을 갖는 것으로 기재되어 있다. 수많은 해부학자(2-4)가 이 정보를 기록하고 일부(7-9)는 C7 구성 요소가 가변적임을 나타내고 있다.

편집본은 대흉근(pectoralis major)의 상부 및 하부에 대한 척추 분절 분포와 관련하여 수정이 되었다. 편집본을 위한 참고문헌으로 사용된 책의 근육 섹션에서 단 하나의 텍스트(3)만이 대흉근을 상부와 하부로 나누고 각각에 대한 척추 분절 신경 분포를 나열해 놓고 있다. 그러나 Gray(1)는 외흉신경 및 내흉신경에 대한 설명에서 외흉신경이 근육의 상부 부위를 더 많이 공급하는 반면 측면에서 두 개 혹은 세 개의 가지로 연결된 내흉신경이 더 많은 하부 근육을 공급하고 있음을 나타내고 있다. 게다가 여러 다른 참고문헌(3, 6, 10)은 말초신경이 상부와 하부 파트를 공급하는 것을 차별화했다. 척수의 경추 부위의 특정 병변이 있는 경우에서 임상적으로 대흉근의 상부 파트는 정상 근력을 가지고 있고 하부 파트는 마비된 것으로 지적되었다. 이 관찰은 근육 부분에 대한 척추 분절 신경 분포의 차이를 시사하고 있다. 위의 정보를 기반으로 편집본은 척추 분절 분포와 관련하여 대흉근의 상부와 하부를 구분하고 있다.

편집본의 결과는 신경-근육 차트의 척추 부분 열에 활용되었다. X 기호는 특정 척추 부분을 나타내는 숫자로 변환되었다. 신경-근육 차트에서 큰 X 기호로 편집본에서 지정된 대로 주요 강조 부분은 굵은 글꼴로 숫자를 사용하여 얻은 반면 작은 강조 부분에 사용된 것은 굵은 글꼴이 아니다. 가능하거나 드문 신경 분포는 괄호 안의 숫자로 이루어져 있다.

Spinal Segment Distribution to Nerves: Neck, Diaphragm, and Upper Extremity

NERVE	CUNNINGHAM[3]									GRAY[1]								
	C1	2	3	4	5	6	7	8	T1	C1	2	3	4	5	6	7	8	T1
Cervical Plex.	X	X	X	X						X	X	X	X					
Brachial Plex.				(x)	X	X	X	X	X				(x)	X	X	X	X	X
Phrenic			(x)	X	(x)							X	X	X				
Long Thoracic					X	X	X							X	X	X		
Dorsal Scapular					X									X				
N. to Subclavius				X	X	X								X	X			
Suprascapular				(x)	X	X								X	X			
Upp. Subscap.				(x)	X	X	(x)							X	X			
Thoracodorsal						X	X	X						X	X	X		
Low. Subscap.					X	X								X	X			
Lat. Pectoral					X	X	X							(Not listed)				
Med. Pectoral								X	X								X	X
Axillary					X	X								X	X			
Musculocutan.				(x)	X	X	X							X	X	X		
Radial					X	X	X	X	X					X	X	X	X	X
Median					(x)	X	X	X	X						X	X	X	X
Ulnar							(x)	X	X								X	X

NERVE	MORRIS[10]									SPALTEHOLZ[4]								
	C1	2	3	4	5	6	7	8	T1	C1	2	3	4	5	6	7	8	T1
Cervical Plex.	X	X	X	X						X	X	X	X					
Brachial Plex.				(x)	X	X	X	X	X				(x)	X	X	X	X	X
Phrenic			(x)	X	(x)							x	X	x				
Long Thoracic					X	X	X							x	X	X	(x)	
Dorsal Scapular				(x)	X								(x)	x				
N. to Subclavius					X	(x)								X	(x)			
Suprascapular				(x)	X	X							(x)	X	X			
Upp. Subscap.				(x)	X	X								x	x	x		
Thoracodorsal					x	X	X	X							(x)	X	(x)	
Low. Subscap.				(x)	X	X								x	x	x		
Lat. Pectoral					X	X	X							(Not listed)				
Med. Pectoral								X	X					(Not listed)				
Axillary					X	X								X	X	(x)		
Musculocutan.				(x)	X	X	(x)							X	X	(x)		
Radial				(x)	(x)	X	X	X	(x)					X	X	X	X	X
Median					(x)	X	X	X	X					X	X	X	X	X
Ulnar								X	X							X	X	X

NERVE	deJONG[2]									HAYMAKER & WOODHALL[6]								
	C1	2	3	4	5	6	7	8	T1	C1	2	3	4	5	6	7	8	T1
Cervical Plex.					(Not listed)					X	X	X	X					
Brachial Plex.					(Not listed)								(x)	X	X	X	X	X
Phrenic			X	X	X							X	X	X				
Long Thoracic					X	X	X	x						X	X	X		
Dorsal Scapular				X	X									X				
N. to Subclavius					X	X								X	X			
Suprascapular					X	X								X	X			
Upp. Subscap.					X	X								X	X			
Thoracodorsal						X	X	X							x	X	X	
Low. Subscap.					X	X	(x)							X	X			
Lat. Pectoral					(Not listed)									X	X	X		
Med. Pectoral							X	X	X								X	X
Axillary					X	X								X	X			
Musculocutan.					X	X	X							X	X	X		
Radial					X	X	X	X	(x)					X	X	X	X	(x)
Median					(x)	X	X	X	X					x	X	X	X	X
Ulnar							(x)	X	X								X	X

NERVE	COMPILATION BY KENDALLS									SPINAL SEGMENTS USED FOR SPINAL NERVE & MUSCLE CHART
	C1	2	3	4	5	6	7	8	T1	
Cervical Plex.	X	X	X	X						Cervical Plex. **C 1,2,3,4**
Brachial Plex.				(x)	X	X	X	X	X	Brach. Plex. C(4),**5,6,7,8,T1**
Phrenic			x	X	x					Phrenic C3,**4**,5
Long Thoracic					X	X	X	(x)		Long. Thor. C**5,6,7**,(8)
Dorsal Scapular				x	X					Dor. Scap. C4,**5**
N. to Subclavius					X	X				N. to Subclavius C**5**, **6**
Suprascapular				x	X	X				Suprascap. C4, **5**, **6**
Upp. Subscap.				(x)	X	X	(x)			U. Subscap. C(4),**5**,**6**,(7)
Thoracodorsal					(x)	X	X	X		Thoracodor. C(5), **6**, **7**, **8**
Low. Subscap.				(x)	X	X	(x)			L. Subscap. C**5**,**6**,(7)
Lat. Pectoral					X	X	X			Lat. Pect. C**5**,**6**,**7**
Med. Pectoral								X	X	Med. Pect.* C(6),7,**8**, T**1**
Axillary					X	X				Axillary C**5**,**6**
Musculocutan.				(x)	X	X	X			Musculocutan. C(4),**5**,**6**,**7**
Radial					X	X	X	X	x	Radial C**5**, **6**, **7**, **8** T1
Median					x	X	X	X	X	Median C5, **6**, **7**, **8** T**1**
Ulnar							x	X	X	Ulnar C7,**8** T**1**

*See innervation to pectoral muscles, pp. 406–407.

A

Spinal Segment Distribution to Nerves: Trunk and Lower Extremity

	CUNNINGHAM[3]									GRAY[1]								
	T	LUMBAR					S A C			T	LUMBAR					S A C		
	12	1	2	3	4	5	1	2	3	12	1	2	3	4	5	1	2	3
Iliophypogastric	(x)	X								(x)	X							
Ilioinguinal	(x)	X									X							
Lumb. Plex.	(x)	X	X	X	X					(x)	X	X	X	X				
Femoral			X	X	X							X	X	X				
Obturator			X	X	X							X	X	X				
Sup. Gluteal					X	X	X							X	X	X		
Inf. Gluteal						X	X	X							X	X	X	
Sac. Plex.					x	X	X	X	X					x	X	X	X	X
Sciatic					X	X	X	X	X					X	X	X	X	X
Common Peroneal					X	X	X	X						X	X	X	X	
Tibial					X	X	X	X	X					X	X	X	X	X

	MORRIS[10]									SPALTEHOLZ[4]								
	T	LUMBAR					S A C			T	LUMBAR					S A C		
	12	1	2	3	4	5	1	2	3	12	1	2	3	4	5	1	2	3
Iliophypogastric	x	X								X	X							
Ilioinguinal	(x)	X									X							
Lumb. Plex.	(x)	X	X	X	X					(x)	X	X	X	x				
Femoral		(x)	X	X	X						x	x	x	x				
Obturator		(x)	X	X	X						(x)	x	X	x				
Sup. Gluteal					X	X	X							x	X	x	(x)	
Inf. Gluteal						X	X	X						(x)	x	X	x	
Sac. Plex.					x	X	X	X	X					x	X	X	X	X
Sciatic					X	X	X	X	X					X	X	X	X	X
Common Peroneal					X	X	X	X						X	X	X	X	
Tibial					X	X	X	X	X					X	X	X	X	X

	deJONG[2]									HAYMAKER & WOODHALL[6]								
	T	LUMBAR					S A C			T	LUMBAR					S A C		
	12	1	2	3	4	5	1	2	3	12	1	2	3	4	5	1	2	3
Iliophypogastric		(x)									X							
Ilioinguinal		(x)									X							
Lumb. Plex.					(Not listed)					(x)	X	X	X	X				
Femoral			X	X	X							X	X	X				
Obturator			X	X	X							X	X	X				
Sup. Gluteal					X	X	X							X	X	X		
Inf. Gluteal						X	X	X							X	X	X	
Sac. Plex.					(Not listed)									x	X	X	X	X
Sciatic					X	X	X	X	X					X	X	X	X	X
Common Peroneal					X	X	X	X						X	X	X	X	
Tibial					X	X	X	X	x					X	X	X	X	X

	COMPILATION BY KENDALLS									SPINAL SEGMENTS USED FOR SPINAL NERVE & MUSCLE CHART
	T	LUMBAR					S A C			
	12	1	2	3	4	5	1	2	3	
Iliophypogastric	x	X								Iliohypogastric **T12**, **L1**
Ilioinguinal	(x)	X								Ilioinguinal **T**(12), **L1**
Lumb. Plex.	(x)	X	X	X	X					Lumb. Plex. **T**(12), **L1**, **2**, **3**, **4**
Femoral		(x)	X	X	X					Femoral **L**(1), **2**, **3**, **4**
Obturator		(x)	X	X	X					Obturator **L**(1), **2**, **3**, **4**
Sup. Gluteal					X	X	X			Sup. Glut. **L4**, **5**, **S1**
Inf. Gluteal						X	X	X		Inf. Glut. **L5**, **S1**, **2**
Sac. Plex.					x	X	X	X	X	Sac. Plex. L4, **5**, **S1**, **2**, **3**
Sciatic					X	X	X	X	X	Sciatic **L4**, **5**, **S1**, **2**, **3**
Common Peroneal					X	X	X	X		C. Peroneal **L4**,**5**,**S1**,**2**
Tibial					X	X	X	X	X	Tibial **L4**, **5**, **S1**, **2**, **3**

B

그림 부록-D-1: 신경에 대한 척추 분절 분포; **A**, 목, 횡격막, 상지; **B**, 체간 및 하지.

MUSCLE	GRAY[1]									deJONG[2]									CUNNINGHAM[3]								
	SPINAL SEGMENT									SPINAL SEGMENT									SPINAL SEGMENT								
	C1	C2	C3	C4	C5	C6	C7	C8	T1	C1	C2	C3	C4	C5	C6	C7	C8	T1	C1	C2	C3	C4	C5	C6	C7	C8	T1
HEAD & NECK EXTENSORS	X	X	X	X	X	X	X	X	X	X	X	X	X	X	X	X	X		X	X	X	X	X	X	X	X	X
INFRAHYOID MUSCLES	X	X	X																X	X	X						
RECTUS CAP. ANT. & LAT.	X	X								X	X								X	X							
LONGUS CAPITIS	X	X	X							X	X	X	X						X	X	X	X					
LONGUS COLLI		X	X	X	X	X	X				X	X	X	X	X					X	X	X	X	X	X	X	
LEVATOR SCAPULAE			X	X	(x)							X	X	X							X	X	X				
SCALENI (A.M.P.)			X	X	X	X	X	X					X	X	X	X	X				X	X	X	X	X	x	
STERNOCLEIDOMASTOID		X	X							(x)	X	X								X							
TRAPEZIUS (U.M.L.)			X	X							(x)	X	X								X	X					
DIAPHRAGM			x	X	x							x	X	x							(x)	X	X				
SERRATUS ANTERIOR					X	X	X							X	X	X	X						X	X	X		
RHOMBOIDS, MAJ. & MINOR					X								X	X							x	X	X				
SUBCLAVIUS					X	X							(x)	X	X								X	X			
SUPRASPINATUS					X								(x)	X	X								X	X			
INFRASPINATUS					X	X								X	X								X	X			
SUBSCAPULARIS					X	X								X	X								X	X			
LATISSIMUS DORSI						X	X	X							X	X	X							X	X	X	
TERES MAJOR					X	X								X	X	(x)							X	X			
PECTORALIS MAJ. (UPPER)			}		X	X	X	X	X			}		X	X	X	X	X					X	X			
PECTORALIS MAJ. (LOWER)																							X	X	X	X	X
PECTORALIS MINOR								X	X							X	X	X							X	X	X
TERES MINOR					X								(x)	X	X								X	X			
DELTOID					X	X								X	X								X	X			
CORACOBRACHIALIS						X	X								X	X								X	X		
BICEPS					X	X								X	X								X	X			
BRACHIALIS					X	X								X	X								X	X			
TRICEPS							X	X							X	X	X	(x)						X	X	X	
ANCONEUS							X	X								X	X								X	X	
BRACHIALIS (SMALL PART)					X	X								X	X								X	X			
BRACHIORADIALIS					X	X								X	X								X	X			
EXT. CARPI RAD. L. & B.						X	X							(x)	X	X	(x)						X	X	X	X	
SUPINATOR						X								X	X	X							X	X			
EXT. DIGITORUM						X	X	X							X	X	X							X	X	X	
EXT. DIGITI MINIMI						X	X	X							X	X	X							X	X	X	
EXT. CARPI ULNARIS						X	X	X							X	X	X							X	X	X	
ABD. POLLICIS LONGUS						X	X								X	X	X							X	X	X	
EXT. POLLICIS BREVIS						X	X								X	X	X							X	X	X	
EXT. POLLICIS LONGUS						X	X	X							X	X	X							X	X	X	
EXT. INDICIS						X	X	X							X	X	X							X	X	X	
PRONATOR TERES						X	X								X	X								X	X		
FLEX. CARPI RADIALIS						X	X								X	X	(x)							X	X	X	
PALMARIS LONGUS						X	X								(x)	X	X								X	X	X
FLEX. DIGIT. SUPERFICIALIS							X	X	X							X	X	X							X	X	X
FLEX. DIGIT. PROF. I & II								X	X							X	X	X							X	X	X
FLEX. POLLICIS LONGUS								X	X						X	X	X	X							X	X	X
PRONATOR QUADRATUS								X	X							X	X	X							X	X	X
ABD. POLLICIS BREVIS						X	X								X	X										X	X
OPPONENS POLLICIS						X	X								X	X										X	X
FLEX. POLL. BREV. (SUP. H.)						X	X								X	X										X	X
LUMBRICALES I & II						X	X								X	X	X	X								X	X
FLEX. CARPI ULNARIS								X	X							(x)	X	X								X	X
FLEX. DIGIT. PROF. III & IV								X	X							X	X	X								X	X
PALMARIS BREVIS								X								(x)	X	X								X	X
ABD. DIGITI MINIMI								X	X							(x)	X	X								X	X
OPPONENS DIGITI MINIMI								X	X							(x)	X	X								X	X
FLEX. DIGITI MINIMI								X	X							(x)	X	X								X	X
PALMAR INTEROSSEI								X	X								X	X								X	X
DORSAL INTEROSSEI								X	X								X	X								X	X
LUMBRICALES III & IV								X									X	X								X	X
ADDUCTOR POLLICIS								X	X								X	X								X	X
FLEX. POLL. BREV. (DEEP H.)								X	X								X	X								X	X

그림 부록–D–2: 근육에 대한 척추 분절 분포.

SPALTEHOLZ[4]									FOERSTER & BUMKE[5]									HAYMAKER & WOODHALL[6] (modified after Bing)									COMPILATION by Kendalls								
SPINAL SEGMENT									SPINAL SEGMENT									SPINAL SEGMENT									SPINAL SEGMENT								
C1	C2	C3	C4	C5	C6	C7	C8	T1	C1	C2	C3	C4	C5	C6	C7	C8	T1	C1	C2	C3	C4	C5	C6	C7	C8	T1	C1	C2	C3	C4	C5	C6	C7	C8	T1
x	x	x	x	x	x	x	x	x	X	X	X	X	X	X	X	X	X		X	X	X	X	X	X	X	X	X	X	X	X	X	X	X	X	X
x	x	x							(x)	X	X	(x)						X	X	X							X	X	X						
x	x								X	x								X									X	X							
x	x	x							X	X	X							X	X	X							X	X	X	(x)					
	x	x	x	x	x						X	X	X	x					X	X	X	X	X					X	X	X	X	X	(x)		
	(x)	x	x	x							x	X	x							X	X	X							X	X	X				
			(x)	x	x	x	x					X	X	X	X	x				X	X	X	X	X	X				x	X	X	X	X	X	
	x								(x)	X	X								X								(x)	X	x						
	x	x	x						X	X	X	x							X	X	X							x	X	X					
		x	X	x						(x)	x	X	x							x	X	x							x	X	x				
				x	X	X	(x)						x	X	X	(x)						X	X	X							X	X	X	x	
				x								x	x									X	x							x	X				
				x	x								x	X	X							X	X								X	X			
			(x)	x	(x)							x	X									X	x							x	X	x			
			(x)	X	x							x	X	x								X	x							(x)	X	X			
				x	x	(x)							x	X	X	x						X	X	X	X						X	X	x		
					(x)	X	x							x	X	x							x	X	X							X	X	X	
					x	x								x	X							X	X								x	X	x		
		}		(x)	X	X	X	x			}		x	X	X	X	x			}		X	X	X	X	X					X	X	X		
																																X	X	X	X
						x	x							x	X	x							X	X	X							(x)	X	X	x
				x	X	(x)						(x)	X	x								X	x								X	X			
				X	x							(x)	X	X								X	x								X	X			
					x	X								X	x	(x)							x	X								X	X		
				x	x	(x)							X	X								X	X								X	X			
				x	x	(x)							x	X								X	X								X	X			
					x	X	X	(x)						(x)	X	X	x							X	X	x						x	X	X	x
					(x)	X	x	(x)				(not listed)												X	X								X	X	
				x	x	(x)							x	X								X	X								X	X			
				x	x								x	X								x	X								X	X			
				(x)	x	x	x							x	X	(x)							x	X	x						x	X	X	x	
				(x)	x	x	x						x	X								x	X								x	X	(x)		
					(x)	x	X							x	X	(x)								X	x							X	X	X	
						x	x					(not listed)												X	x								x	X	X	
					(x)	x	X								x	X								X	x								x	X	X	
					(x)	x	x								x	X								X	X								x	X	X	
					(x)	x	x									x	X							X	x								x	X	X	
					(x)	x	x								x	X								X	x								x	X	X	
					(x)	x	x									X	x							X	x								x	X	X	
					X	x								x	X								x	X									X	X		
					x	x	(x)							(x)	X	(x)							x	X	x							X	X	x	
						x	x	x								X	x							x	X	x						(x)	X	X	x
					(x)	(x)	X	x							x	X	X							x	X	X							X	X	X
					x	x	X	x								X	X							x	X	X							x	X	X
					x	x	x									X	X							x	X	X						(x)	x	X	X
					x	x	X	x								X	x							x	X	X							x	X	X
					x	X	(x)										X								X	x						x	x	x	x
					x	x	(x)	(x)								x	X								X	x						x	x	x	x
					x	X	x									x	X								X	X						x	x	x	x
						x	x	x								x	X							x	X	X						(x)	x	X	X
							x	x							X	x							x	X	x								x	X	x
					x	x	X	x								X	X							x	X	X							x	X	X
						(x)	x	(x)								x	X								x	X							(x)	X	X
						(x)	x	(x)								x	X								x	X							(x)	X	X
						(x)	x	(x)								x	X								x	X							(x)	X	X
						(x)	x	(x)								x	X								x	X							(x)	X	X
						(x)	x	x								x	X								x	X								X	X
						(x)	x	x								x	X								x	X								X	X
						x	x	x								x	X							x	X	X							(x)	X	X
						x	x	x								x	X								x	X								X	X
					x	X	x									x	X								X	X								X	X

그림 부록-D-2: (계속)

MUSCLE	GRAY[1]													deJONG[2]													CUNNINGHAM[3]												
	SPINAL SEGMENT													SPINAL SEGMENT													SPINAL SEGMENT												
	THORACIC					LUMBAR					SACRAL			THORACIC					LUMBAR					SACRAL			THORACIC					LUMBAR					SACRAL		
	T 1, 2, 3, 4	T 5, 6	T 7, 8	T 9, 10, 11	T 12	L 1	L 2	L 3	L 4	L 5	S 1	S 2	S 3	T 1, 2, 3, 4	T 5, 6	T 7, 8	T 9, 10, 11	T 12	L 1	L 2	L 3	L 4	L 5	S 1	S 2	S 3	T 1, 2, 3, 4	T 5, 6	T 7, 8	T 9, 10, 11	T 12	L 1	L 2	L 3	L 4	L 5	S 1	S 2	S 3
ERECTOR SPINAE	X	X	X	X	X	X	X	X	X	X	X	X	X	X	X	X	X	X	X	X	X	X	X	X	X	X	X	X	X	X	X	X	X	X	X	X	X	X	X
SERRATUS POST. SUP.	X													X													X												
TRANS. THORACIS	X	X	X	X										X	X												X	X	X	X									
INT. INTERCOSTALS	X	X	X	X										X	X	X	X	X									X	X	X	X									
EXT. INTERCOSTALS	X	X	X	X										X	X	X	X	X									X	X	X	X									
SUBCOSTALES	X	X	X	X											(not listed)												X	X	X	X									
LEVATOR COSTARUM	X	X	X	X													X										X	X	X	X									
OBLIQUUS EXT. ABD.			X	X	X											X	X	X											X	X									
RECTUS ABDOMINIS			X	X	X										X	X	X	X											X	X									
OBLIQUUS INT. ABD.			X	X	X	X										X	X	X	X										X	X	X	X							
TRANSVERSUS ABD.			X	X	X	X										X	X	X	X										X	X	X	X							
SERRATUS POST. INF.				X	X												X	X												X									
QUAD. LUMBORUM					X	X									(not listed)																X	X	X	X					
PSOAS MINOR						X													X	X												X	(X)						
PSOAS MAJOR							X	X											(X)	X	X	X										X	X	X	(X)				
ILIACUS							X	X												X	X	X											X	X	X				
PECTINEUS							X	X	X											X	X	X											X	X					
SARTORIUS							X	X												X	X	X											X	X					
QUADRICEPS							X	X	X											X	X	X											X	X	X				
ADDUCTOR BREVIS								X	X											X	X	X											X	X	x				
ADDUCTOR LONGUS								X	X											X	X	X											X	X	x				
GRACILIS								X	X											X	X	X											X	X	x				
OBTURATOR EXT.								X	X											X	X	X												X	X				
ADDUCTOR MAGNUS								X	X											X	X	X	X											X	X	X	x		
GLUTEUS MEDIUS									X	X	X											X	X	X											X	X	X		
GLUTEUS MINIMUS									X	X	X											X	X	X											X	X	X		
TENSOR FAS. LAT.									X	X	X											X	X	X											X	X	X		
GLUTEUS MAXIMUS										X	X	X											X	X	X											X	X	X	
PIRIFORMIS											X	X												X	X												X	X	
GEMELLUS SUPERIOR										X	X	X											X	X	X											X	X	X	
OBTURATOR INTERNUS										X	X	X											X	X	X											X	X	X	
GEMELLUS INFERIOR									X	X	X											X	X	X											X	X	X		
QUADRATUS FEMORIS									X	X	X											X	X	X											X	X	X		
BICEPS (LONG HEAD)											X	X	X											X	X	X									X	X	X	X	X
SEMITENDINOSUS										X	X	X											X	X	X										X	X	X	X	
SEMIMEMBRANOSUS										X	X	X										X	X	X											X	X	X	X	
BICEPS (SHORT HEAD)										X	X	X											X	X	X											X	X	X	
TIBIALIS ANTERIOR									X	X	X											X	X	X											X	X	X		
EXT. HALL. LONG.									X	X	X											X	X	X											X	X	X		
EXT. DIGIT. LONG.									X	X	X											X	X	X											X	X	X		
PERONEUS TERTIUS									X	X	X											X	X	X											X	X	X		
EXT. DIGIT. BREVIS										X	X											X	X	X											X	X	X		
PERONEUS LONGUS									X	X	X											X	X	X											X	X	X		
PERONEUS BREVIS									X	X	X											X	X	X											X	X	X		
PLANTARIS									X	X	X												X	X											X	X	X		
GASTROCNEMIUS											X	X												X	X												X	X	
POPLITEUS									X	X	X												X	X											X	X	X		
SOLEUS											X	X												X	X											X	X	X	
TIBIALIS POSTERIOR										X	X											X	X	X												X	X		
FLEX. DIGIT. LONG.										X	X												X	X												X	X		
FLEX. HALL. LONG.										X	X	X										X	X	X												X	X	X	
FLEX. DIGIT. BREVIS									X	X												X	X	X											x	X	X		
ABDUCTOR HALLUCIS									X	X												X	X	X											x	X	X		
FLEX. HALLUCIS BREVIS									X	X	X											X													x	X	X		
LUMBRICALIS I									X	X												X	X	X											x	X	X		
ABD. DIGITI MINIMI											X	X												X	X												X	X	
QUAD. PLANTAE											X	X												X	X												X	X	
FLEX. DIGITI MINIMI											X	X													X												X	X	
OPP. DIGITI MINIMI											X	X										(not listed)															X	X	
ADDUCTOR HALLUCIS											X	X											X	X	X												X	X	
PLANT. INTEROSSEI											X	X												X	X												X	X	
DORSAL INTEROSSEI											X	X												X	X												X	X	
LUMBRICALES II, III, IV											X	X										X	X	X	X												X	X	

그림 부록-D-2: (계속)

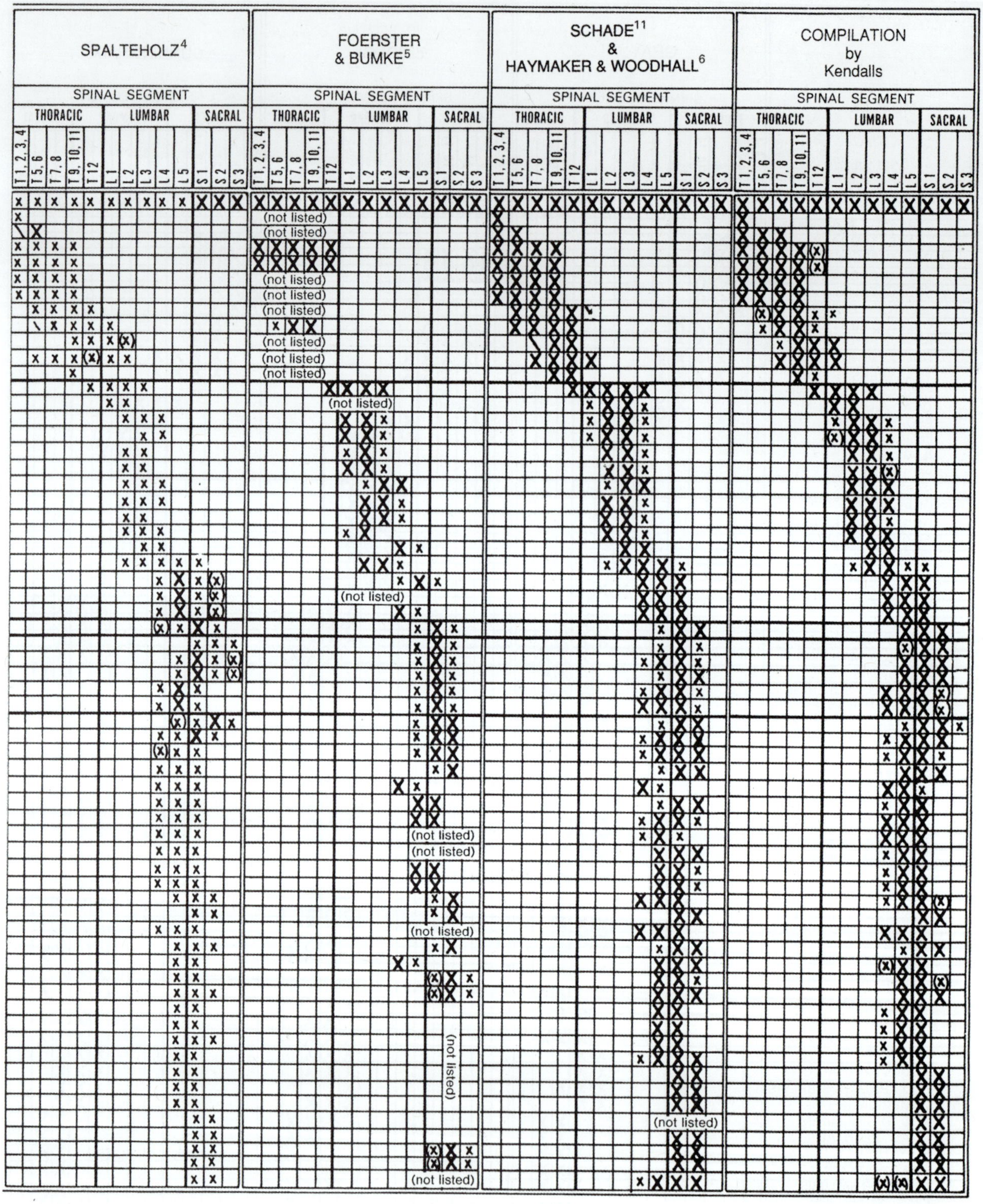
SPALTEHOLZ[4]
FOERSTER & BUMKE[5]
SCHADE[11] & HAYMAKER & WOODHALL[6]
COMPILATION by Kendalls
SPINAL SEGMENT
THORACIC
LUMBAR
SACRAL
T1, 2, 3, 4
T5, 6
T7, 8
T9, 10, 11
T12
L1
L2
L3
L4
L5
S1
S2
S3
(not listed)

그림 부록-D-2: (계속)

REFERENCES

1. Goss CM, ed. Gray's Anatomy of the Human Body. 28th ed. Philadelphia: Lea & Febiger, 1966.
2. deJong RN. The Neurologic Examination. 3rd ed. New York: Harper & Row, 1967.
3. Romanes GJ, ed. Cunningham's Textbook of Anatomy. 10th ed. London: Oxford University Press, 1964.
4. Spalteholz W. Hand Atlas of Human Anatomy. Vol II, III. 6th ed. In English. London: JB Lippincott.
5. Foerster O, Bumke O. Handbuch Der Neurologie. Volume 5. Berlin: J Springer, 1936.
6. Haymaker W, Woodhall B. Peripheral Nerve Injuries. 2nd ed. Philadelphia: WB Saunders, 1953.
7. Brash JC, ed. Cunningham's Manual of Practical Anatomy. Vol 1. 11th ed. New York: Oxford University Press, 1948.
8. Hollinshead WH. Functional Anatomy of the Limbs and Back. 3rd ed. Philadelphia: WB Saunders, 1969.
9. Tavores AS. L'Innervation des muscles pectoraux. Acta Anat 1954; 21: 132-141.
10. Anson BJ, ed. Morris Human Anatomy. 12th ed. New York: McGraw-Hill, 1966.
11. Schade JP. The Peripheral Nervous System. New York: American Elsevier, 1966.

용어사전

GLOSSARY

Abdomen(복부). 가슴에서 골반까지 확장되어 있는 체간 영역.

Abduction(외전). 관상면에서의 시상축에 대한 동작으로써 정중시상면에서 멀어지는 움직임이다. 손가락과 발가락의 외전은 손이나 발의 정중선에서 멀어지는 움직임이다. 엄지손가락의 경우 외전은 손바닥에서 멀어지는 수직 움직임이다.

Active insufficiency(능동적 무력). 클래스 Ⅲ 혹은 클래스 Ⅳ 이중관절(또는 다관절) 근육이 완전히 단축된 위치에서는 효과적인 근력을 발휘하지 못하는 현상. "근육이 느슨해졌다"는 표현도 같은 현상을 묘사한 것이다.

Adaptive shortening(적응성 단축). 근육이 단축된 자세가 지속되어 나타나는 근육의 긴장 상태.

Adduction(내전). 관상면의 시상축을 중심으로 신체의 정중시상면을 향하는 움직임이다. 손가락과 발가락의 경우 내전은 손이나 발의 정중선을 향한 움직임이다. 엄지의 경우 내전은 손바닥을 향한 수직 움직임이다.

Agonist(주동근). 수축근이며 그 작용은 다른 근육(길항근)에 반대된다.

Alignment(정렬). 다양한 자세에서 보이는 신체 각 분절의 정렬. 이상적 정렬과 잘못된 정렬(ideal alignment and faulty alignment) 참조.

Anatomical position(해부학적 자세). 서 있는 자세에서 얼굴은 전방을 바라보고 손은 몸의 양 옆에 두고 손바닥이 전면을 향해 있는 자세. 해부학적 자세는 모든 움직임과 위치 그리고 방향 용어의 시작 기준점으로 사용된다.

Antagonist(길항근). 다른 근육(주동근)에 반대로 작용하는 근육; 대립 작용.

Anterior(전방). 앞(forward)이나 복면(ventral surface)을 향함.

Anterior pelvic tilt(골반 전방 경사). 골반의 경사가 전상장골극을 통과하는 수직면이 치골결합을 통과하는 수직면보다 앞쪽에 위치.

Aponeurosis(건막). 근육을 뼈나 다른 조직에 부착시키는 결합 조직의 편평한 섬유판.

Articulation(관절). 관절; 두 개 이상의 뼈가 근접해 있는 부위.

Assessment(평가). 테스트 및 검사의 객관적인 데이터 평가.

Asymptomatic(무증상). 환자가 아무런 불만이 없는 상태. 질병이나 기능이상의 증상이 없는 상태.

Axes(축). 동작이 일어나는 실제 또는 가상의 선. 서로에 대해 직각을 이루는 세 가지 기본 축이 있다: 관상축(내/외), 종축(상/하), 그리고 시상축(전/후).

Axial line(축선). 손과 발에서 기준이 되는 선. 손의 축선은 제3중수지골과 세 번째 손가락을 지나며 발의 축선은 제2중족지골과 두 번째 발가락을 지난다.

Body mechanics(신체역학). 신체에 작용하는 정적 또는 동적인 힘과 연관된 과학. 이 힘의 효율적 혹은 비효율적 사용은 신체의 자세 및 운동과 관련된다.

Bowlegs(genu varum)(내반슬). 다리가 바깥을 향해 휜 상태.

Break test(브레이크 검사). 검사자가 피검사자의 노력이 극복되는 지점, 즉 "브레이킹 포인트"에 점차적으로 압력을 가할 때 등척성 수축을 수행하는 피검사자가 발휘하는 최대 노력을 이끌어 내기 위해 사용되는 근력 검사. 브레이크 검사는 근력 양호+(6)에서 보통+(9) 등급에 적용되지만 보통 이하 등급이나 정상 등급에는 적용되지 않는다.

Capsular(캡슐). 기관(organ)이나 구조물(structure) 외

장을 둘러싸고 있는 울타리(enclosure)나 집(sheath)과 관련된 조직.

Caudal(꼬리). 아래쪽, 머리에서 멀어지는(꼬리 쪽으로).

Center of gravity(무게중심). 지구의 중력에 대해 자유롭게 작용하는 신체의 한 지점이며 이 점을 중심으로 몸이 균형을 유지한다. 이 점은 신체의 세 축이 교차하는 곳이다. 이상적인 정렬 자세에서 천골의 첫 번째 또는 두 번째 분절 전방에 위치한다.

Circulation(순환). 혈관 구조를 통한 혈액과 같은 규칙적이거나 순환적인 움직임.

Circumduction(휘돌림). 굴곡, 신전, 외전, 내전, 회전의 조합으로 발생하는 원형(원추형) 움직임.

Clockwise rotation(시계 방향 회전). 흉추나 골반의 회전을 설명하는 데 사용된다. 횡평면을 기준으로 전방 중앙 12시 방향에서 왼쪽 회전은 시계방향 회전이다(오른쪽을 향하는 것으로도 설명되어 있다).

Compression(압박력). 몸을 축소시키거나 위에서 누르는 힘. 반대되는 의미로 긴장(tension), 2 참고.

Concentric contraction(구심성 수축). 단축 수축; 등장성 수축.

Connective tissue(결합조직). 신체의 다른 조직과 부분을 지지하고 연결하는 조직. 유형에는 유륜, 지방, 섬유질, 탄성, 망상, 연골, 뼈 및 혈액이 포함된다.

Contractility(수축성). 근육이 효율적인 힘을 생성시킬 수 있는 성질(긴장 생성). 긴장(tension), 1 참고.

Contraction(수축). 전체 길이의 변화와는 상관없이 근육 긴장의 증가.

Contracture(수축). 근육 길이의 현저한 감소; 근육을 신장시키는 방향으로의 가동 범위는 현저하게 제한된다. 비가역적 구축은 탄성 조직이 비탄성 조직으로 대체되었기 때문에 치료에 저항이 나타난다.

Contraindication(금기). 특정 치료나 시술이 적절하지 않음을 나타내는 징후나 증상.

Contralateral(반대쪽). 반대편.

Coronal(frontal or lateral) plane[관상면(전방 또는 외측)]. 몸을 전방과 후방 부분으로 나누는 좌우로 연장되는 수직면.

Counterclockwise rotation(시계 반대 방향 회전). 흉추나 골반의 회전을 설명하는 데 사용된다. 횡평면을 기준으로 전방 중앙 12시 방향에서 오른쪽 회전은 시계반대방향 회전이다(왼쪽을 향하는 것으로도 설명되어 있다).

Cranial(두개골). 위로, 머리 쪽.

Criteria(기준). 결정의 근거가 될 수 있는 기준; 주어진 테스트에 대해 확립된 규칙 또는 원칙.

Depression(motion)[하강(동작)]. 신체 부위나 영역이 낮아지는 것.

Diagnosis(진단). 검사 결과를 기반으로 질병, 부상 또는 기능장애의 식별 및 분류하는 것.

Diagnostic(특수 증상). 진단을 결정하는 데 유용. 하나의 부상, 질병 또는 기능장애를 다른 것과 구별하는 기술 및 과학에 관한 것이다.

Distal(원위). 중심선이나 중앙선 또는 체간에서 멀어지는 것.

Dorsal(배측). 체간이나 분절의 등이나 후방에 해당한다.

Dorsal primary ram(배측 1차 가지). 깊은 등의 근육과 연결되는 원심성 및 구심성 축색 돌기와 깊은 후방 목 및 머리 부위를 덮고 있는 피부를 포함하는 척수신경의 가지.

Dorsiflexion(족배굴곡). 발목관절 신전; 족저굴곡(종종 실수로 굴곡이라고 함)의 반대어.

Dysfunction(기능장애). 적절한 기능 불능, 기능장애 또는 장애

Eccentric contraction(이심성 수축). 길어지는 수축.

Elevation(motion)[상승(동작)]. 신체 일부나 한 영역이 올라가는 것.

Evaluation(평가). 근골격 진단과 적절한 치료 과정을 결정하기 위한 객관적 및 주관적 데이터의 해석.

Eversion(외번). 회내와 전족 외전의 결합. 외반족(talipes valgus).(외반은 족저굴곡보다 족배굴곡에서 보다 더 자유롭다.)

Examination(검진). 하나 이상의 테스트 유형을 포함하는 절차; 예를 들어, 다양한 테스트를 포함하는 자세 검사.

Extensibility(신장성). 근육이 늘어지거나 늘어나는 성질.

Extension(신전). 관절을 곧게 펴거나 펴지면서 시상면에서 사지 또는 신체 분절 사이의 각도를 증가시키는 동작. 해부학적 위치로 복귀하는 동작.

External rotation(lateral rotation)(**외회전**). 사지의 전방 표면을 신체의 정중선에서 멀어지게 회전하는 동작.

Extracapsular(**피막 외**). 캡슐의 외부.

Fascia(**근막**). 근육을 덮고, 지지하고, 분리하거나(심층) 근육을 피부에 연결하는(표층) 섬유질막.

Fasciculi(**다발**). 신경 또는 근육섬유의 작은 묶음의 복수형.

Fixation(**고정**). 안정화, 지지, 역압 등을 포함하는 고정하려는 힘.

Flexibility(**유연성**). 자세나 정렬의 변화를 받아들일 수 있는 능력. 정상, 제한, 초과 등으로 표현됨.

Flexion(**굴곡**). 관절을 굽히거나 굽혀지면서 시상면에서 사지 또는 신체 분절 사이의 각도를 감소시키는 동작. 해부학적 위치에서 멀어지는 동작.

Frontal(coronal) plane[**전(관상)면**]. 몸을 전방과 후방으로 나누는 양옆으로 연장되는 수직면.

Fusiform(**방추형**). 양쪽 끝이 점차 가늘어짐. 스핀들형.

Genu valgum(**외반슬**). 무릎의 외반(knock-knees).

Genu varum(**내반슬**). 무릎의 내반(bowlegs).

Goniometer(**각도계**). 발목을 측정하고 관절의 움직임 범위를 측정하는 기구.

Gravity line(**중력선**). 무게 중심을 통과하는 수직선; 중앙 시상면과 중앙관상면의 교차점과 유사.

Horizontal abduction(**수평 외전**). 정중선에서 멀어지는 가로 평면의 세로축을 중심으로 팔에 대한 어깨 움직임. 외전된 자세에서 어깨 신전 동작.

Horizontal adduction(**수평 내전**). 정중선을 향한 횡단면의 종축을 중심으로 팔에 대한 어깨 움직임. 내전된 자세에서 어깨 굴곡 동작.

Hyperextension(**과신전**). 1. 신전 시 정상 관절가동범위를 벗어나는 움직임. 2. 정상적인 자세 정렬보다 크지만 정상적인 관절가동범위를 벗어나지 않는 신전된 위치이다. 전형적인 머리가 전방 돌출된 자세에서의 경추의 전만과 골반 전방 경사와 함께 하는 요추의 전만 그리고 굽은등(sway back) 자세에서 발생하는 고관절 신전(hip joint extension)으로 나타난다.

Hyperkyposis(**과후만**). 일반적으로 척추의 흉추 부위에서 발견되는 비정상적인 후방 만곡. 따라서 정상적인 후방 만곡이 과도하게 된 것이다.

Ideal alignment(**이상적인 정렬**). 자세를 검사할 때 기준이 되는 정렬 상태.

Idiopathic(**특발성**). 원인이 불확실하거나 알려지지 않은 질병에 적용됨.

Impingement(**충돌**). 신경이나 근육 등 연부조직에 의한 공간 잠식. 여기에서 충돌은 근육과 연관된 신경 자극(즉, 압력이나 마찰에 의한)을 의미한다.

Indication(**적응증**). 특정한 치료나 절차가 적절하다는 사인 또는 증상.

Internal rotation(medial rotation)(**내회전**). 사지의 전방 표면을 신체의 정중선에서 가까워지게 회전하는 동작.

Intervening muscles(**간섭근육**). 인접한 부분(일반적으로 팔 또는 다리)을 근육 정지부에 단단히 고정하여 근력을 테스트하고 등급을 매길 목적에서 더 긴 레버를 제공하는 근육이다. 예: 승모근 검사의 후삼각근 및 전전거근 검사의 어깨 굴곡근.

Intracapsular(**피막내**). 캡슐의 내부.

Inversion(**내번**). 외번과 전족 내전의 조합; 탈리페스 바루스(talipes varus).(내번은 족배굴곡보다 족저굴곡에서 더 자유롭다.)

Ipsilateral(**동측**). 같은 쪽.

Isometric contraction(**등척성 수축**). 근육 길이의 변화를 수반하지 않는 긴장의 증가.

Isotonic contraction(**등장성 수축**). 근육 길이 변화에 따른 장력 증가(단축되는 방향으로); 구심성 수축.

Joint(**관절**). 뼈와 뼈의 연결, 섬유, 연골 또는 활액 조직에 의하여 서로 연결된 것, 관절은 같이 연결된 뼈에 따라서 명명된다.

Knock-knees(**외반슬**). 무릎을 붙였을 때 양발 사이가 벌어지는 상태(genu valgum).

Kyphosis(**척주후만증**). 1. 일반적으로 척추의 흉추 부위에서 발견되는 비정상적인 후방 만곡. 따라서 정상적인 후방 만곡이 과도하게 된 것이다. 수식어 없이 사용하면, 흉추후만증을 의미한다. 요추에는 때때로 정상적인 전방 만곡의 역전 형태인 요추후만증이 있다. 2. 척추의 흉추 및 천미골 부위의 정상적인 만곡 형태.

Kyphotic(**후만형**). 후만증이 형성된 자세에 적용하는 용어.

Lateral(외측). 신체 또는 신체 분절의 정중선에서 멀어지는 방향을 가리키는 용어.

Lateral flexion(외측 굴곡). 측면으로 기울어짐. 신체가 측면으로 오목하게 굽히는 동작으로 척주 곡선이 반대 방향으로 볼록하게 된다. 척주 곡선은 볼록한 면을 기준으로 명명하는데 곡선이 오른쪽으로 볼록하게 나왔으면 왼쪽으로 굴곡된 것을 의미한다.

Lateral pelvic tilt(골반 외측 경사). 장골능의 한쪽이 다른 쪽보다 높은 상태의 골반 경사.

Lateral rotation(External rotation)(외회전). 사지의 전방 표면을 신체의 정중선에서 멀어지게 회전하는 동작.

Ligament(인대). 뼈, 연골 및 기타 구조를 연결하고 근막이나 근육을 지지하거나 부착하는 역할을 하는 섬유 결합조직의 띠.

Lordosis(척주전만증). 일반적으로 요추 부위에서 발견되는 비정상적인 전방 만곡으로 정상적인 전방 커브("정상 전만"이라는 용어 사용을 피하라)가 과도하게 된 것으로 써 종종 "움푹 패인 등(hollow back)"이라고 한다. 그것은 골반 전방 경사와 고관절 굴곡을 동반한다. 수식어 없이 사용하면 요추 전만증을 의미하는 것이다. 흉추에는 때때로 정상적인 후방 만곡의 역전 형태인 경미한 전만증이 있다. 전형적인 머리 전방 돌출된 자세에서 목은 정상적인 전방 커브보다 더 크게 신전된 위치에 있으며, 따라서 전만증과 유사하다.

Lordotic(전만형). 전만증이 형성된 자세에 적용하는 용어.

Measurable test(측정 가능 검사). 표준에 근거하여 수량화할 수 있는 검사. 근육의 길이와 근력을 검사하기 위한 기준 중 하나이다.

Medial(내측). 신체나 신체 분절의 정중선을 향한 기준이 되는 방향을 가리키는 용어.

Medial rotation(Internal rotation)(내회전). 사지의 전방 표면을 신체의 정중선에서 가까워지게 회전하는 동작.

Median(sagittal, midsagittal or anterior-posterior) plane[중앙(시상, 정중시상 혹은 전-후)면]. 전방에서 후방으로 확장되어 있는 수직면. 오른쪽과 왼쪽으로 반반씩 나뉘어 있는 면.

Mobility(가동성). 자유롭게 움직일 수 있는 능력.

Muscle(근육). 장기 또는 신체 일부의 움직임에 영향을 미치는 수축성 세포 또는 섬유로 구성된 조직 유형. 유형에는 골격형, 평활형 및 심장형 세 가지가 포함되어 있다.

Muscle balance(근육 균형). 평형 상태로서 관절에 작용하는 대립근에 근력 균형이 있을 때 생성되며 운동과 최적의 안정 상태를 제공하는 이상적인 정렬 상태.

Muscle imbalance(근육 불균형). 대립근과 근력에서 차이가 나는 상태; 근육이 약화되고 그 근육의 대립근이 강할 때; 근육 불균형이 발생하고 잘못된 자세 정렬을 유발한다.

Muscle Length(근육 길이). 근육이 길어질 수 있는 범위.

Musculoskeletal diagnosis(근골격 진단). 근골격계 기능장애의 식별 및 분류.

Nerve(신경). 중추신경계와 신체 조직 사이에서 전기 화학적 자극을 전달하는 신경세포 다발.

Neutral position of the pelvis(골반의 중립 자세). 전상장골극이 동일한 횡단면에 있고 전상장골극과 치골결합이 동일한 수직면에 있는 상태.

Normal(정상). 표준의 준수화. 일반 정렬(normal alignment) 참고; 나이에 따른 정상적인 유연성; 정상 관절가동범위; 그리고 정상적인 힘.

Normal flexion of lumbar spine(요추의 정상 굴곡). 요추가 편평하게 펴지는 동작.

Ober test(Ober 검사). 대퇴근막장근과 장경인대의 긴장 검사.

Objective(객관성). 검사자에 의해 증명된 결과. 징후(Sign) 참고.

Opposition(대립). 지정된 수근중수관절에서 회전을 통해 엄지 또는 다섯 번째 손가락을 다른 손가락과 접촉하도록 움직이는 기능.

Optimal strength test position(최적 근력 검사 자세). 단일관절 근육과 Ⅱ부류 이중관절 근육에서 완전한 관절가동범위; Ⅲ부류와 Ⅳ부류 이중관절 또는 다관절 근육에서 전체 길이의 중간 범위 위치.

Optimal test position(최적의 검사 자세). 단일관절 근육에 대해서는 완전 관절가동범위, 이중관절 근육에 대해서는 전체 길이의 중간 범위의 자세.

Overstretch(과도한 스트레치). 근육 길이의 정상적 범위를 초과하는 스트레칭.

Overstretch weakness(과도한 신장으로 인한 약화). 이중관절(또는 다관절) 근육이 반복적 운동이나 습관적 자세에 의해 정상적인 관절가동범위를 초과해서 나타나는 관절의 약화.

Palmar(volar)(손바닥). 손의 바닥면을 의미.

Passive insufficiency(수동적 무력). 이중관절(또는 다관절 근육)의 단축; 근육 길이가 충분치 않아 양 관절이 동시에 정상적으로 신장하지 못하는 것. 슬와부근(hamstrings)이 그 예 중의 하나이다.

Passive range of motion(수동적 관절가동범위). 사용 가능하고 고통이 없는 관절가동범위로 피검사자의 참여 없이 다른 사람에 의해 실행되는 동작.

Pelvic tilt(골반 경사). 중립 자세로부터 골반의 전방, 후방, 또는 외측 경사[골반의 중립 자세(Neutral Position of the pelvis) 참고].

Pelvis(osteology)[골반(골학)]. 무명골, 천골, 미골로 구성된 뼈의 구획. 천장관절, 천미관절 그리고 치골결합의 관절을 구성하고 있다.

Pennate(Muscle)[우상근(근육)]. 섬유가 기시부에서 비스듬히 뻗어 있는 근육.

Planes(면). 2차원 상에서 도출되는 실제 또는 가상의 편평한 면으로 서로에 대해 직각을 이룬다.

Plantar(발바닥). 발바닥에 해당하는.

Plantar flexion(족저굴곡). 발목관절 굴곡; 족배굴곡(종종 실수로 신전이라고 함)의 반대어이다.

Plexus(총). 신경, 혈액 또는 림프관의 네트워크.

Plumb line(추선). 추(조그마한 납)에 부착된 선이 정지했을 때 이것이 수직선을 나타낸다. 서 있는 자세를 분석하기 위해서 사용될 때는 고정점에 연관하여 정지되어야 한다. 즉 후면에서는 뒤꿈치 사이에 측면에서는 복사뼈 바로 앞에 위치해야 한다.

Position(위치). 자신이나 다른 개인 또는 다른 외부 수단에 의해 몸이 배열되는 방식.

Posterior(후방). 뒤(back)나 배면(dorsal surface)을 향함.

Posterior pelvic tilt(골반 후방 경사). 전상장골극을 지나는 수직 평면이 치골결합의 수직면 후방에 놓인 골반 경사.

Practical test(실용적 검사). 비교적 수행하기 쉽고 최소한의 도구만 요구하는 검사. 근육 길이와 근력을 검사하는 하나의 기준.

Pressure(압력). 근육 검사에서 검사자가 검사 자세를 유지하는 근육의 힘을 끌어내기 위해 적용하는 힘(근육 등급이 보통+(6) 이상인 경우에 해당).

Pronation(회내). 회전운동. 전완의 회내는 요골의 원위 끝이 해부학적 외측 자세(회외)에서 내측으로 운동하여 손바닥이 후방을 향할 때 일어난다. 발의 회내는 발이 회전하여 발바닥이 다소 외측 방향을 보게 된다. 서 있는 자세에서 체중은 발의 내측 부위에 실린다.

Prone(엎드려 누운 자세). 얼굴이 바닥을 향해 눕는 자세. 복와위(face-lying).

Protective muscle spasm(보호성 근육 연축). 손상된 구조에 더 이상의 자극을 주지 않게 하기 위해 근육이 자연적인 '부목' 역할을 하여 손상 부위를 보호하기 위한 반사적인 근육 경련.

Protrusion(돌출). 앞으로 쏠리는 현상이나 상태.

Proximal(근위). 중심선이나 중앙선 또는 체간에서 가까워지는 상태.

"Put on a slack"(느슨하게 하다). 근육을 단축되어 있는 상태로 유지함으로써 근력이 효율적으로 발휘되지 못해 긴장이 발생하지 못하게 하는 것이다. [이중관절 근육에만 적용되며 단관절 근육에는 적용되지 않는다. 능동적 무력(Active insufficiency) 참고.]

Radiograph(방사선 사진). X-ray 촬영의 결과로 얻어지는 사진 이미지.

Range of motion(관절가동범위). 일반적으로 관절이 움직이거나 움직여질 수 있는 범위나 정도.

Referred pain(연관통). 근원지로부터 어느 정도 떨어져 느껴지는 통증.

Reliable test(신뢰성 검사). 반복된 검사에서 동일한 결과를 보여주는 검사. 근육 길이와 근력 검사의 기준 중 하나.

Resistance(저항). 운동을 방해하는 힘. 근육 검사 시 검사자나 중력에 의해 검사 동작에 가해지는 저항.

Retrusion(후퇴). 뒤로 밀리는 현상이나 상태.

Reverse action(역작용). 정지부를 고정함으로써 근육 수축이 기시부에서 정지부 방향으로 움직이는 것.

Rotation(회전). 횡단면에서 종축을 중심으로 일어나는 움직임.

Round shoulders(굽은 어깨). 전방으로 향해 굽은 어깨.

Round upper back(상부 굽은 등). 척주후만증(kyphosis).

Sagittal(midsagittal, median, or anterior-posterior) plane[시상(정중시상, 중앙, 또는 전-후)면]. 몸을 오른쪽과 왼쪽 절반으로 나누는 전방에서 후방으로 확장되어 있는 수직면.

Scoliosis(척주측만증). 척주의 측면 만곡증. 척주는 한쪽 방향으로만 굽는 경우와 그로 인한 보상적 만곡이 생긴 두 가지 경우가 있다. 곡선의 볼록한 부분이 오른쪽을 향한 경우를 오른쪽 만곡, 그 반대의 경우는 왼쪽 만곡이라 한다.

Shortness(단축). 근육의 긴장(tightness); 근육의 길이가 약간 줄어들거나 중간 정도로 줄어든 것을 말한다. 근육을 늘리는 방향으로의 움직임이 제한된다.

Sign(징후). 비정상 상태의 표시. 검사자에게 객관적으로 증명된 질병이나 기능이상과 연관됨. 증상(symptom)과 비교하라.

Sit-up(윗몸일으키기). 고관절의 굴곡에 의해 바로 누운 자세에서 앉은 자세로 전환하는 동작. 척추가 굴곡되는 "몸통 구부리기"가 윗몸일으키기(sit-up)의 일부분으로 불려서는 안 된다.

Spasm(연축). 불수의적인 근육 수축.

Spinal cord(척수). 중추신경계의 일부이며 연수에서 대략 두 번째 요추까지 확장되는 중추신경계의 한 부분이다.

Spinal nerve(척추신경). 척수에서 나오는 배측 뿌리와 복측 뿌리에 의해 형성되는 구심성 및 원심성 축삭을 포함하는 혼합신경.

Sprain(염좌). 인대나 건이 파열된 관절의 손상. 그러나 분리되지는 않은 상태.

Stability(안정성). 지지해 주는 능력. 자세의 견고성.

Stabilization(안정화). 고정(fixation); 억제하거나 잡고 있는 상태를 지속적으로 유지하는 것.

Strain(스트레인). 손상을 주는 긴장(tension)에 의한 영향.

Stress(스트레스). 신체를 왜곡시키는 모든 종류의 힘. 인장력이나 압박력의 양방향으로 가능하다.

Stretch(신장). 근육을 길게 늘이는 것. 길이의 증가. 근의 길이가 정상 이상이 되는 것. 과도한 신장(Overstretch) 참고.

Stretch weakness(신장성 약화). 신장된 상태에서의 근육 약화. 그러나 근육 길이의 정상적인 범위를 초과한 것이 아닌 중립적, 생리적 자세를 약간 초과한 상태이다. 이 개념은 잘못된 정렬 상태의 지속과 관련이 있다.

Structural bowing(구조적 내반슬). 하지 뼈의 실제 휘어짐을 포함하고 있다. 내반슬(genu varum).

Subjective(주관적). 개인적으로 인지되는 것, 검사자에 의해 증명되지 않은 것. 증상(symptom) 참고.

Substitution(대체작용). 통증이나 약화로 인하여 기능이 상실된 근육의 작용을 다른 근육이 대체하는 것.

Supination(회외). 회전 동작. 전완의 회외는 요골의 원위끝이 해부학적 자세에서 내회전(회내) 움직에서 일어나며 이때 손바닥이 전방을 향한다. 발의 회외는 발이 회전하여 발바닥이 내측 방향을 향할 때 일어난다. 서 있는 자세에서 체중은 발의 외측면에 실린다.

Supine(바로 누운 자세). 얼굴을 위로 하고 등을 바닥에 대고 누운 자세; 앙와위(back-lying).

Sway-back posture(굽은등 자세; 척주만곡증). 잘못된 정렬 자세로 등 상부가 후방 이동(swaying-back)되고, 골반이 전방 이동(swaying-forward)된 자세이다. 요추 상부에까지 길게 확장되는 척주후만증이 존재하고, 요추 하부는 편평해져 있다. 골반의 경우는 후방경사되고 고관절은 신전된다. 머리와 목은 전방으로 돌출된 자세가 나타난다.

Symptom(증상). 기능 또는 감각기관의 비정상. 환자에 의해 감지되며 질병이나 기능장애의 가능성을 말해 준다. 즉 주관적인 증상인 셈이다. 징후(sign)와 비교하라.

Syndrome(증후군). 특정 질병이나 병변, 기능장애의 특성으로 함께 나타나는 징후나 증상의 그룹 양상.

Taut(팽팽함). 최대로 신장될 때 느슨하지 않고 단단해지는 것. 근육의 길이가 허용하는 관절가동범위의 마지막 부분에서 팽팽해진다. 즉 한계까지 신장될 때 나타난다.

Tendon(건). 근육을 뼈와 다른 구조에 부착시키는 역할을 하는 섬유 결합조직.

Tension(긴장). 1. 근육에 적용될 때: 근육에 의해 생성된 효과적인 힘 2. 신체역학에 적용될 때: 신체를 신장시키는 힘(혹은 스트레스). 압박력(compression)과 긴장(tension)은 반대되는 의미이다. 3. 두통에 적용될 때: 후방 경부 근육의 팽팽함.

Test movement(검사 동작). 특정 방향으로 특정된 동작의 호를 그리며 움직이는 동작의 한 파트.

Test position(검사 자세). 검사자가 특정 부위에 일정한 자세를 취하게 하고, 환자가 그 자세를 유지하는 것.

Test(검사). 근육 길이, 근력, 관절가동범위, 정렬 검사 등과 같은 것을 기준에 따라 해석될 수 있는 측정 지수를 얻기 위한 절차.

Thomas Test(토마스 검사). Jones와 Lovett의 정의: "토마스 굴곡 검사는 질환이 있는 쪽의 고관절은 요추전만(lordosis) 없이 신전시키지 못한다는 사실에 기초한 것이다. 만일 굴곡 상태의 변형이 존재한다면 환자는 질환이 있는 쪽의 대퇴를 신전시키지 못하며 굴곡진 각 상태로 남아 있다"(61).

Thorax(흉부). 목 밑에서 횡격막까지 이어지는 신체 부위. 체간 영역의 구성 요소이다.

Tight(긴장된). 짧고, 제한된 가동범위; 즉, 근육이 단단하다. 팽팽하게 당겨졌을 때 촉진 시 딱딱하게 나타남, 즉 근육이 긴장된 것으로 느껴진다(근육이 단축되었거나 늘어난 경우에 해당될 수 있음).

Tightness(긴장). 단축. 경미하거나 중증도의 근육 길이 감소; 제한된 방향으로의 근육 운동.

Tilt(경사). 횡축을 따라 일어나는 회전. 골반 경사 참고.

Torticolis(사경). 근육 경직과 관련해 뻣뻣해진 목은 전형적으로 경추의 측면 굴곡 및 회전을 초래한다. 유형에는 선천성 또는 후천성이 있다.

Transverse plane(횡단면). 신체를 상하 영역으로 나누는 수평면.

Trendelenburg sign(Trendelenburg 징후). 고관절 외전근의 약화를 보여주는 징후. 서 있는 자세에서 다른 쪽 다리를 바닥에서 들어 올려 신체의 하중이 손상된 다리에 가해질 때 그쪽의 고관절이 내전되는 현상에 의해 증명된다. Trendelenburg 테스트는 원래 선천적인 고관절 탈구(dislocation)를 진단하기 위해 사용되었던 것이다. Trendelenburg 보행이란 보행의 각 단계에서 손상된 다리 쪽에 체중이 부과될 때 그쪽의 고관절이 내전되는 현상을 말한다. 이것은 고관절 외전근의 마비로 인해 보행 시 고관절이 외전되는 것과 대비된다.

Trunk(체간). 머리와 사지를 제외한 신체의 영역.

Useful test(유용성 검사). 적절한 치료 과정을 판별하기 위해 하는 검사. 근육 길이와 근력 검사 기준 중 하나이다.

Valgus(외반). 1. 무릎: 외반슬(knock-knees) 2. 발: 외반족(talipes valgus), 전족의 외전을 동반한 회내 3. 엄지발가락: 무지외반(hallux valgus), 건막류와 연관된 무지의 내전(발의 중앙선을 향해).

Valid test(타당성 검사) 질적 양적 측정을 의미하는 검사. 근육 길이와 근력 검사 기준 중 하나이다.

Varus(내반). 1. 무릎: 내반슬(genu varus) 2. 발: 내반족(talipes varus), 전족의 내전을 동반한 회외.

Ventral(복측). 신체 전면, 전방 또는 앞 방향.

Ventral primary rami(복측 일차가지). 근육 및 피부(깊은 등 근육 및 깊은 등 부위를 덮는 피부 제외)와 연결되어 원심성 및 구심성 축삭을 포함하는 척추신경의 가지.

Ventral root(복측 신경근). 척수의 복측 신경근에서 뻗어 나온 복측의 작은 근으로 구성된 신경가지.

추천도서

SUGGESTED READINGS

Adams MA, Hutton WC. Prolapsed intervertebral disc a hyperflexion injury. Spine 1982; 7: 3.

Andersson GBJ, Ortengren R, Nachemson AL, et al. Lumbar disc pressure and myoelectric back muscle activity during sitting. Scand J Rehabil Med 1974; 6: 104.

Andersson GBJ, Ortengren R, Nachemson AL, et al. The sitting posture: An electromyographic and discometric study. Orthop Clin North Am 1975; 6: 105.

Andersson GBJ, Ortengren R, Herberts P. Quantitative electromyographic studies of back muscle activity related to posture and loading. Orthop Clin North Am 1977; 8: 85.

Ardran GM, Kemp FH. The mechanism of the larynx. II. The epiglottes and closure of the larynx. Br J Radiol 1967; 40: 372.

Arnold GE. Physiology and pathology of the cricothyroid muscle. Laryngoscope 1961; 71: 687.

Atkinson M, Dramer P, Wyman SM, et al. The dynamics of swallowing. I. Normal pharyngeal mechanisms. J Clin Invest 1957; 36: 581.

Barun N, Arora N, Rochester D. Force-length relationship of the normal human diaphragm. J Appl Physiol 1982; 53(2): 4405-412.

Basmajian JV. Electromyography of two-joint muscles. Anat Rec 1957; 129: 371.

Basmajian JV. Electromyography of iliopsoas. Anat Rec 1958; 132: 127.

Basmajian JV. Grant's Method of Anatomy. 9th ed.

Baltimore: Williams & Wilkins, 1975.

Basmajian JV, Travill A. Electromyography of the pronator muscles in the forearm. Anat Rec 1961; 139: 45-49.

Basmajian JV, Wolf SL. Therapeutic Exercise. 5th ed.

Baltimore: Williams & Wilkins, 1990.

Batti'e MC, Bigos SJ, Sheehy A, Wortley MD. Spinal flexibility and individual factors that influence it. Phys Ther 1987; 67: 5.

Beattie P, Rothstein JM, Lamb RL. Reliability of the attraction method for measuring lumbar spine backward bending. Phys Ther 1987; 67: 364-368.

Bender JA, Kaplan HM. The multiple angle testing method for the evaluation of muscle strength. J Bone Joint Surg [Am] 1963; 45-A: 135.

Black SA. Clinical applications in muscle testing. Rehab Man 1990; 3(1): 30, 32, 61.

Blackburn SE, Portney LG. Electromyographic activity of back musculature during Williams' flexion exercises. Phys Ther 1981; 61: 878.

Blakely WR, Garety EJ, Smith DE. Section of the cricopharyngeus muscle for dysphagia. Arch Surg 1968; 96:745.

Blankenship KL. Industrial rehabilitation-seminar syllabus. Stress and lift-pull indexes (Ch. 9). Proper lifting techniques(Ch. 10). American Therapeutics, Inc., 1989.

Blanton PL, Biggs NL, Perkins RC. Electromyographic analysis of the buccinator muscle. J Dent Res 1970; 49:389.

Bohannon RW. Cinematographic analysis of the passive straight-leg-raising test for hamstring muscle length. Phys Ther 1982; 62(9): 1269-1274.

Bohannon RW. Grip Strength: An Indispensable Biomarker For Older Adults. Clin Interv Aging. 2019;14: 1681-1691. Published 2019 Oct 1. doi:10.2147/CIA. S194543.

Bohannon RW, Gajdosik RL. Spinal nerve root compression-some clinical implications. Phys Ther 1987; 67: 3.

Bohannon RW, Gajdosik RL, LeVeau BF. Contribution of pelvic and lower limb motion to increases in the angle of passive straight leg raising. Phys Ther 1985; 65(4):474-476.

Borello-France DF, Handa VL, Brown MB, et al. Pelvic-floor muscle function in women with pelvic organ prolapse. Phys Ther. 2007;87(4):399-407. doi:10.2522/ptj.20060160.

Bosma JF. Deglutition: Pharyngeal stage. Physiol Rev 1957; 37: 275.

Bouman HD, ed. An exploratory and analytical survey of therapeutic exercise: Northwestern University Special Therapeutic Exercise Project. Am J Phys Med 1967;46: 1.

Bourn J, Jenkins S. Postoperative respiratory physiotherapy:Indications for treatment. Physiotherapy 1992;78(2): 80-85.

Bourne MN, Timmins RG, Opar DA, et al. An Evidence-Based Framework for Strengthening Exercises to Prevent Hamstring Injury. Sports Med. 2018;48(2):251-267. doi:10.1007/s40279-017-0796-x.

Brand PW, Beach RB, Thompson DE. Relative tension and potential excursion of muscles in the forearm and hand. J Hand Surg [Am] 1981; 6: 209.

Breig A, Troup JDG. Biomechanical considerations in the straight-leg-raising test. Spine 1979; 4(3):242-250.

Brunnstrom, S. Clinical Kinesiology. 3rd ed. Philadelphia: FA Davis, 1972.

Bullock-Saxton J. Normal and abnormal postures in the sagittal plane and their relationship to low back pain. Physiother Pract 1988; 4(2): 94-104.

Bunnell's Surgery of the Hand. 4th ed. Boyes JH, ed. Philadelphia: JB Lippincott, 1964.

Campbell EJM. The Respiratory Muscles and the Mechanics of Breathing. Chicago: Year Book, 1958.

Campbell EJM, Agostini E, Davis JN. The Respiratory Muscles: Mechanisms and Neural Control. 2nd ed.Philadelphia: WB Saunders, 1970.

Capuano-Pucci D, Rheault W, Aukai J, Bracke M, Day R, Pastrick M. Intratester and intertester reliability of the cervical range of motion device. Arch Phys Med Rehabil 1991; 72: 338-340.

Carmen DJ, Blanton PL, Biggs NL. Electromyographic study of the anterolateral abdominal musculature utilizing indwelling electrodes. Am J Phys Med 1972;51: 113.

Cash JE, ed. Chest, Heart and Vascular Disorders for Physiotherapists. Philadelphia: JB Lippincott, 1975.

Cassella MC, Hall JE. Current treatment approaches in the nonoperative and operative management of adolescent idiopathic scoliosis. Phys Ther 1991; 71: 12.

Chusid JG. Correlative Neuroanatomy and Functional Neurology. 15th ed. Los Altos, CA: Lange Medical Publications, 1973.

Clapper MP, Wolf SL. Comparison of the reliability of the orthoranger and the standard goniometer for assessing active lower extremity range of motion. Phys Ther 1988; 68(2): 214-218.

Clayson SJ, Newman IM, Debevec DF, et al. Evaluation of mobility of hip and lumbar vertebrae of normal young women. Arch Phys Med Rehabil 1962; 43: 1.

Close JR. Motor Function in the Lower Extremity. Springfield, IL: Charles C Thomas, 1964.

Close JR, Kidd CC. The functions of the muscles of the thumb, the index and long fingers. J Bone Joint Surg[Am] 1969; 51-A: 1601.

Close RI. Dynamic properties of mammalian skeletal muscles. Physiol Rev 1972; 52: 129.

Cohen-Sobel E, Levitz SJ. Torsional development of the lower extremity. J Am Podiatr Med Assoc 1991; 81(7):344-357.

Cole TM. Goniometry: The measurement of joint motion. In: Krusen FH, Kottke F, Elwood PM, eds. Handbook of Physical Medicine and Rehabilitation. 2nd ed. Philadelphia: WB Saunders, 1971.

Cooperman JM. Case studies: Isolated strain of the tensor fasciae latae. J Orthop Sports Phys Ther 1983; 5(4):201-203.

Crommert ME, Bjerkefors A, Tarassova O, Ekblom MM. Abdominal Muscle Activation During Common Modifications of the Trunk Curl-up Exercise. J Strength Cond Res. 2021;35(2):428-435. doi:10.1519/JSC.0000000000002439.

Cunningham DP, Basmajian JB. Electromyography of genioglossus and geniohyoid muscles during deglutition. Anat Rec 1969; 165: 401.

Currier DP. Maximal isometric tension of the elbow extensors at varied positions. Phys Ther 1972; 52: 1265.

Currier DP. Positioning for knee strengthening exercises. Phys Ther 1977; 57: 148.

Cyriax J. Textbook of Orthopaedic Medicine. Vol 1: Diagnosis of Soft Tissue Lesions. 7th ed. London: Bailliere-Tindall, 1978.

Cyriax J, Cyriax P. Illustrated Manual of Orthopaedic Medicine. London: Butterworth, 1983.

DeJong RN. The Neurological Examination. 4th ed. New York: Harper & Row, 1979.

DeLuca CJ, Forrest WJ. Force analysis of individual muscles acting simultaneously on the shoulder joint during isometric abduction. J Biomech 1973; 6: 385.

DeRosa C, Porterfield JA. The sacroiliac joint. Postgraduate advances in the evaluation and treatment of low back dysfunction. Forum Medicum 1989.

Des Jardins TR. Cardiopulmonary Anatomy and Physiology. Albany, NY: Delmar, 1988.

DeSousa OM, Furlani J. Electromyographic study of the m. rectus abdominis. Acta Anat 1974; 88: 281.

DeSousa OM, Demoraes JL, Vieira FL. Electromyographic study of the brachioradialis muscle. Anat Rec 1961; 139: 125.

DeSousa OM, Berzin F, Berardi AC. Electromyographic study of the pectoralis major and latissimus dorsi during medial rotation of the arm. Electromyography 1969; 9: 407.

Dickson RA, Lawton JL, Archer IA, Butt WP. The pathogenesis of idiopathic scoliosis. J Bone Joint Surg [Br] 1984; 66-B(1): 8-15.

Donelson R, Silva G, Murphy K. Centralization phenomenon-its usefulness in evaluating and treating referred pain. Spine 1990; 15(3): 211-213.

DonTigny RL. Anterior dysfunction of the sacroiliac joint as a major factor in the etiology of idiopathic low back pain syndrome. Phys Ther 1990; 70(4): 250-265.

Dostal WF, Soderberg GL, Andrews JG. Actions of hip muscles. Phys Ther 1986; 66(3): 351-361.

Downer AH. Physical Therapy Procedures. 3rd ed. Springfield, IL: Charles C Thomas, 1978.

Duval-Beaupere G. Rib hump and supine angle as prognostic factors for mild scoliosis. Spine 1992; 17: 1.

Eaton RG, Littler JW. A study of the basal joint of the thumb. J Bone Joint Surg [Am] 1969; 51-A: 661.

Ekholm J, Arborelius U, Fahlcrantz A, et al. Activation of abdominal muscles during some physiotherapeutic exercises. Scand J Rehabil Med 1979; 11: 75.

Elftman H. Biomechanics of muscle. J Bone Joint Surg[Am] 1966; 48-A: 363.

Escamilla RF, Lewis C, Pecson A, Imamura R, Andrews JR. Muscle Activation Among Supine, Prone, and Side Position Exercises With and Without a Swiss Ball. Sports Health. 2016;8(4):372-379. doi:10.1177/1941738116653931Pelvic Floor.

Eyler DL, Markee JE. The anatomy and function of the intrinsic musculature of the fingers. J Bone Joint Surg[Am] 1954; 36-A: 1.

Farfan HF. Mechanical Disorders of the Low Back. Philadelphia: Lea & Febiger, 1973.

Farfan HF. Muscular mechanism of the lumbar spine and the position of power and efficiency. Orthop Clin North Am 1975; 6: 135.

Farrell C, Kiel J, Seemann L, Pujalte GGA. Popliteus Tendon Injuries [published online ahead of print, 2022 Jul 25]. Orthopedics. 2022;1-6. doi:10.3928/01477447-20220719-10.

Fast A. Low back disorders: Conservative management. Arch Phys Med Rehabil 1988; 69: 880-891.

Fenn WO, Rahn H. Handbook of Physiology. Section 3: Respiration. Vol 1. Washington, DC: American Physiological Society, 1964: 377-384.

Fischer FJ, Houtz SJ. Evaluation of the function of the gluteus maximus muscle. Am J Phys Med 1968; 47: 182.

Fishman AP, ed. Pulmonary Diseases and Disorders. 2nd ed. New York: McGraw-Hill, 1988.

Flint MM. Abdominal muscle involvement during performance of various forms of sit-up exercise. Am J Phys Med 1965; 44: 224.

Flint MM. An electromyographic comparison of the function of the iliacus and the rectus abdominis muscles. J Am Phys Ther Assoc 1965; 45: 248.

Francis RS. Scoliosis screening of 3,000 college-aged women: The Utah Study-Phase 2. Phys Ther 1988; 68(10): 1513-1516.

Franco AH. Pes cavus and pes planus. Phys Ther 1987; 67(5): 688-693.

Frank JS, Earl M. Coordination of posture and movement. Phys Ther 1990; 70(12): 855-863.

Frese E, Brown M, Norton BJ. Clinical reliability of manual muscle testing-middle trapezius and gluteus medius muscles. Phys Ther 1987; 67(7): 1072-1076.

Fujiwara M, Basmajian JV. Electromyographic study of two-joint muscles. Am J Phys Med 1975; 54: 234.

Gajdosik R, Lusin G. L Hamstring muscle tightness. Phys Ther 1983; 63(7): 1085-1090.

Girardin Y. EMG action potentials of rectus abdominis muscle during two types of abdominal exercises. In: Cerquigleni S, Venerando A, Wartenweiler J, eds. Biomechanics III. Baltimore: University Park Press, 1973.

Gleeson PB, Pauls JA. Obstetrical physical therapy-review of the literature. Phys Ther 1988; 68(11): 1699-1702.

Glennon TP. Isolated injury of the infraspinatus branch of the suprascapular nerve. Arch Phys Med Rehabil 1992;73: 201-202.

Godfrey KE, Kindig LE, Windell EJ. Electromyographic study of duration of muscle activity in sit-up variations. Arch Phys Med Rehabil 1977; 58: 132.

Goldberg CJ, Dowling FE. Idiopathic scoliosis and asymmetry of form and function. Spine 1991; 16(1): 84-87.

Gose JC, Schweizer P. Iliotibial band tightness. J Orthop Sports Phys Ther 1989; 9(4): 399-406.

Gowitzke BA, Milner MM. Understanding the Scientific Basis of Human Motion. 2nd ed. Baltimore: Williams & Wilkins, 1980.

Gracovetsky S, Farfan HF, Lamy C. The mechanism of the lumbar spine. Spine 1981; 6: 249.

Gray ER. The role of leg muscles in variations of the arches in normal and flat feet. J Am Phys Ther Assoc 1969; 49: 1084.

Grieve GP. The sacro-iliac joint. Physiother 1976; 62: 384.

Guffey JS. A critical look at muscle testing. Clin 1991; 11(2): 15-19.

Halpern A, Bleck E. Sit-up exercise: An electromyographic study. Clin Orthop Relat Res 1979; 145: 172.

Halski T, Ptaszkowski K, Słupska L, Dymarek R, Paprocka-Borowicz M. Relationship between lower limb position and pelvic floor muscle surface electromyography activity in menopausal women: a prospective observational study. Clin Interv Aging. 2017;12:75-83. Published 2017 Jan 4. doi:10.2147/CIA.S121467.

Hart DL, Stobbe TJ, Jaraiedi M. Effect of lumbar posture on lifting. Spine 1987; 12(2): 1023-1030.

Hasue M, Fujiwara M, Kikuchi S. A new method of quantitative measurement of abdominal and back muscle strength. Spine 1980; 51: 143.

Haymaker W. Bing's Local Diagnosis in Neurological Diseases. 15th ed. St. Louis: CV Mosby, 1969.

Hicks JH. The three weight-bearing mechanisms of the foot. In: Evans FG, ed. Biomechanical Studies of the Musculoskeletal System. Springfield, IL: Charles C Thomas, 1961.

Hirano M, Koike Y, von Leden H. The sterno-hyoid muscle during phonation. Acta Otolaryngol 1967; 64: 500.

Houtz SJ, Lebow MJ, Beyer FR. Effect of posture onstrength of the knee flexor and extensor muscles. J Appl Physiol 1957; 11: 475.

Hsieh C, Walker JM, Gillis K. Straight-leg-raising test. Phys Ther 1983; 63(9): 1429-1433.

Ingher RS. Iliopsoas myofascial dysfunction: A treatable cause of "failed" low back syndrome. Arch Phys Med Rehabil 1989; 70: 382-385.

Itoi E. Roentgenographic analysis of posture in spinal osteoporotics. Spine 1991; 16(7): 750-756.

Johnson JTH, Kendall HO. Localized shoulder girdle paralysis of unknown etiology. Clin Orthop 1961; 20:151-155.

Joint Motion. Method of Measuring and Recording. Chicago: American Academy of Orthopaedic Surgeons, 1965.

Jonsson B, Olofsson BM, Steffner LCH. Function of the teres major, latissimus dorsi and pectoralis major muscles. Acta Morph Neerl Scand 1972; 9: 275.

Kamonseki DH, Goncalves GA, Yi LC, Junior IL. Effect of stretching with and without muscle strengthening exercises for the foot and hip in patients with plantar fasciitis:A randomized controlled single-blind clinical trial. Man Ther. 2016;23:76-82. doi:10.1016/j.math.2015.10.006.

Kaplan EB. Functional and Surgical Anatomy of the Hand. 2nd ed. Philadelphia: JB Lippincott, 1965.

Karabay D, Emuk Y, Ozer Kaya D. Muscle Activity Ratios of Scapular Stabilizers During Closed Kinetic Chain Exercises in Healthy Shoulders: A Systematic Review. J Sport Rehabil. 2019;29(7):1001-1018. Published 2019 Dec 19. doi:10.1123/jsr.2018-0449.

Keagy RD, Brumlik J, Bergan JJ. Direct electromyography of the psoas major muscle in man. J Bone Joint Surg [Am] 1966; 48-A: 1377.

Keller RB. Nonoperative treatment of adolescent idiopathic scoliosis. In: Barr JS, ed. The Spine-Instructional Course Lectures. Vol 30. 1989: 129.

Kendall HO. Some interesting observations about the after care of infantile paralysis patients. J Excep Children 1937; 3: 107.

Kendall HO. Watch those T.V. exercises. TV Guide 1963; II-31: 5.

Kendall HO, Kendall FP. Study and Treatment of Muscle Imbalance in Cases of Low Back and Sciatic Pain. Pamphlet. Baltimore: privately printed, 1936.

Kendall HO, Kendall FP. Care during the Recovery Period of Paralytic Poliomyelitis. U.S. Public Health Bulletin No 242. Washington, DC: U.S. Government Printing Office, 1939.

Kendall HO, Kendall FP. Gluteus medius and its relation to body mechanics. Physiother Rev 1941; 21: 131.

Kendall HO, Kendall FP. The role of abdominal exercise in a program of physical fitness. J Health Phys Ed 1943; 480.

Kendall HO, Kendall FP. Unpublished report on the Posture Survey at U.S. Military Academy, West Point, 1945.

Kendall HO, Kendall FP. Physical Therapy for Lower Extremity Amputees. War Department Technical Manual TM-8-293:14/42 and 58/65. Washington, DC: U.S. Government Printing Office, 1946: 12-42.

Kendall HO, Kendall FP. Orthopedic and physical therapy objectives in poliomyelitis treatment. Physiother Rev 1947; 27: 159.

Kendall HO, Kendall FP. Functional muscle testing. In: Bierman W, Licht S, eds. Physical Medicine in General Practice. New York: Paul B Hoeber, 1952: 339-384.

Kendall HO, Kendall FP. Posture, Flexibility, and Abdominal Muscle Tests (Leaflet). Baltimore: Waverly Press, 1964.

Kendall HO, Kendall FP. Developing and maintaining good posture. J Am Phys Ther Assoc 1968; 48: 319.

Kendall HO, Kendall FP, Boynton DA. Posture and Pain. Baltimore: Williams & Wilkins, 1952. Reprinted Melbourne, Florida: Robert E Krieger, 1971.

Kendall FP. Range of Motion. The Correlation of Physiology with Therapeutic Exercise. New York: American Physical Therapy Association, 1956.

Kendall FP. A criticism of current tests and exercises for physical fitness. J Am Phys Ther Assoc 1965; 45: 187-197.

Kisner C, Colby LA. Therapeutic Exercise: Foundations and Techniques. 2nd ed. Philadelphia: FA Davis, 1990.

Kleinberg S. Scoliosis: Pathology, Etiology, and Treatment. Baltimore: Williams & Wilkins, 1951.

Klousen K, Rasmussen B. On the location of the line of gravity in relation to L5 in standing. Acta Physiol Scand 1968; 72: 45.

Koes BW, Bouter LM, vanMameren H, Essers AHM, Verstegen GMJR, Hofhuizen DM, Houben JP, Knipschild PG. The effectiveness of manual therapy, physiotherapy, and treatment by the general practitioner for nonspecific back and neck complaints. Spine 1992; 17(1): 28-35.

Kotby MN. Electromyography of the laryngeal muscles. Electroencephalog Clin Neurophysiol 1969; 26: 341.

Kraus H. Effects of lordosis on the stress in the lumbar spine. Clin Orthop 1976; 117: 56.

LaBan M, Raptou AD, Johnson EW. Electromyographic study of function of iliopsoas muscle. Arch Phys Med 1965; 46: 676-679.

Lieb FJ, Perry J. Quadriceps function. J Bone Joint Surg[Am] 1971; 53-A: 749.

Lilienfeld AM, Jacobs M, Willis M. A study of the reproducibility of muscle testing and certain other aspects of muscle scoring. Phys Ther Rev 1954; 34(6): 279-290.

Lindahl O. Determination of the sagittal mobility of the lumbar spine. Acta Orthop Scand 1966; 37: 241.

Lindahl O, Movin A. The mechanics of extension of the knee joint. Acta Orthop Scand 1967; 38: 226.

Lindstrom A, Zachrisson M. Physical therapy for low back pain and sciatica. Scand J Rehabil Med 1970; 2:37.

Lipetz S, Gutin B. Electromyographic study of four abdominal exercises. Med Sci Sports 1970; 2: 35.

Loebl WY. Measurement of spinal posture and range of spinal movement. Ann Phys Med 1967; 9: 103.

Long C. Intrinsic-extrinsic muscle control of the fingers. J Bone Joint Surg [Am] 1968; 50-A: 973.

Loptata M, Evanich MJ, Lourenco RV. The electromyogram of the diaphragm in the investigation of human regulation of ventilation. Chest 1976; 70(Suppl): 162S.

Loring SH, Mead J. Action of the diaphragm on the rib cage inferred from a force-balance analysis. J Appl Physiol 1982; 53; 3: 756-760.

Low JL. The reliability of joint measurement. Physiother 1976; 62: 227.

Mann R, Inman VT. Phasic activity of intrinsic muscles of the foot. J Bone Joint Surg [Am] 1964; 46-A: 469.

McCreary EK. The control of breathing in singing. [Research paper for Physiology Department] John A. Burns School of Medicine, Honolulu, Hawaii, 1982.

Mayhew TP, Norton BJ, Sahrmann SA. Electromyographic study of the relationship between hamstring and abdominal muscles during a unilateral straight leg raise. Phys Ther 1983; 63(11): 1769-1775.

Mendez-Rebolledo G, Morales-Verdugo J, Orozco-Chavez I, Habechian FAP, Padilla EL, de la Rosa FJB. Optimal activation ratio of the scapular muscles in closed kinetic chain shoulder exercises: A systematic review. J Back Musculoskelet Rehabil. 2021;34(1):3-16. doi:10.3233/BMR-191771.

Michelle AA. Iliopsoas. Springfield, IL: Charles C Thomas, 1962.

Mines, AH. Respiratory Physiology. New York: Raven Press, 1981.

Moller M, Ekstrand J, Oberg B, Gillquist J. Duration of stretching effect on range of motion in lower extremities. Arch Phys Med Rehabil 1985; 66: 171-173.

Moore KL. Clinically Oriented Anatomy. Baltimore:Williams & Wilkins, 1980.

Moore ML. Clinical assessment of joint motion. In: Licht S, ed. Therapeutic Exercise. 2nd ed. Baltimore: Waverly Press, 1965.

Mulligan E. Conservative management of shoulder impingement syndrome. Athl Train 1988; 23(4):348-353.

Nachemson A. Electromyographic studies on the vertebral portion of the psoas muscle. Acta Orthop Scand 1966; 37: 177.

Nachemson A. Physiotherapy for low back pain patients. Scand J Rehabil Med 1969; 1: 85.

Nachemson A. Towards a better understanding of low back pain: A review of the mechanics of the lumbar disc. Rheumatol Rehabil 1975; 14: 129.

Nachemson A. A critical look at the treatment for low back pain. Scand J Rehabil Med 1979; 11: 143.

Nachemson A, Lindh M. Measurement of abdominal and back muscle strength with and without low back pain. Scand J Rehabil Med 1969; 1: 60.

Nagler W, Pugliese G. Facet syndrome (letter to the editor). Arch Phys Med Rehabil 1989; 70.

Okubo Y, Kaneoka K, Hasebe K, Matsunaga N, Imai A, Hodges PW. Differential activation of psoas major and rectus femoris during active straight leg raise to end range. J Electromyogr Kinesiol. 2021;60:102588. doi:10.1016/j.jelekin.2021.102588.

Oliva-Lozano JM, Muyor JM. Core Muscle Activity During Physical Fitness Exercises: A Systematic Review. Int J Environ Res Public Health. 2020;17(12):4306. Published 2020 Jun 16. doi:10.3390/ijerph17124306.

Ouaknine G, Nathan H. Anastomotic connections between the eleventh nerve and the posterior root of the first cervical nerve in humans. J Neurosurg 1973; 38: 189.

Padua L, Coraci D, Erra C, et al. Carpal tunnel syndrome: clinical features, diagnosis, and management. Lancet Neurol. 2016;15(12):1273-1284. doi:10.1016/S1474-4422(16)30231-9.

Pare EB, Schwartz JM, Stern JT. Electromyographic and anatomical study of the human tensor fasciae latae muscle. In: Proceedings of the 4th Congress of the International Society of Electrophysiological Kinesiology. Boston: Published by the organizing committee, 1979.

Partridge MJ, Walters CE. Participation of the abdominal muscles in various movements of the trunk in man. Phys Ther Rev 1959; 39: 791-800.

Patton NJ, Mortensen OA. A study of some mechanical factors affecting reciprocal activity in one-joint muscles. Anat Rec 1970; 166: 360.

Pearsall DJ, Reid JG, Hedden DM. Comparison of three non-invasive methods for measuring scoliosis. Phys Ther 1992; 72: 9.

Pearson AA, Sauter RW, Herrin GR. The accessory nerve and its relation to the upper spinal nerves. J Anat 1964; 114-A: 371.

Pennal CF, Conn GS, McDonald G, et al. Motion studies of the lumbar spine. J Bone Joint Surg [Br] 1972; 54-B: 442.

Physical Therapy, Journal of the American Physical Therapy Association. Special issues:

Pain. 1980; 60: 1. (Lister MJ, ed.)

Respiratory care. 1980; 60: 12. (Lister MJ, ed.)

Muscle biology. 1982; 62: 12. (Lister MJ, ed.)

Biomechanics. 1984; 64: 12. (Lister MJ, ed.)

Shoulder complex. 1986; 66: 12. (Lister MJ, ed.)

Clinical measurement. 1987; 67: 12. (Lister MJ, ed.)

Foot and ankle. 1988; 68: 12. (Rose SJ, ed.)

Clinical decision making. 1989; 69: 7. (Rose SJ, ed. em.)

Hand management in physical therapy. 1989; 69: 12.(Rothstein JM, ed.)

Physiotherapy. Journal of the Chartered Society of Physiotherapy. Special issues:

The hand. 1977, 63: 9. (Whitehouse J, ed.)

Update in respiratory care. 1992; 78: 2. (Whitehouse J, ed.)

Pruijs JEH, Keessen W, van der Meer R, van Wieringen JC, Hageman MAPE. School screening for scoliosis: Methodologic considerations - Part 1: External measurements. Spine 1992; 17(4): 431-435.

Ptaszkowski K, Zdrojowy R, Ptaszkowska L, Bartnicki J, Taradaj J, Paprocka-Borowicz M. Electromyographic evaluation of synergist muscles of the pelvic floor muscle depending on the pelvis setting in menopausal women: A prospective observational study. Gait Posture. 2019;71:170-176. doi:10.1016/j. gaitpost.2019.04.024.

Ralston HJ, Todd FN, Inman VT. Comparison of electrical activity and duration of tension in the human rectus femoris muscle. Electromyogr Clin Neurophysiol 1976; 16: 271.

Ramsey GH, Watson JS, Gramiak R, et al. Cinefluorographic analysis of the mechanism of swallowing. Radiology 1955; 64: 498.

Riddle DL, Finucane SD, Rothstein JM, Walker ML. Intrasession and intersession reliability of hand-held dynamometer measurements taken on brain-damaged patient. Phys Ther 1989; 69(3): 182-194.

Roberts RH, ed. Scoliosis. CIBA Found Symp 1972; 24: 1.

Rodgers MM, Cavanagh PR. Glossary of biomechanical terms, concepts, and units. Phys Ther 1984; 64(12): 1886-1902.

Root ML, Orien WP, Weed JH. Normal and Abnormal Function of the Foot. Los Angeles: Clinical Biomechanics Corp, 1977: 95-107.

Salminen JJ, Maki P, Oksanen A, Pentti J. Spinal mobility and trunk muscle strength in 15-year-old schoolchildren with and without low-back pain. Spine 1992; 17(4): 405-411.

Salter N, Darcus HD. The effect of the degree of elbow flexion on the maximum torques developed in pronation and supination of the right hand. J Anat 1952;86-B: 197.

Saunders JB deCM, Davis C, Miller ER. The mechanism of deglutition. Ann Otol Rhinol Laryngol 1951; 60: 897.

Schuit D, Adrian M, Pidcoe P. Effect of heel lifts on ground reaction force patterns in subjects with structural leg-length discrepancies. Phys Ther 1989; 69(8): 663-670.

Schultz JS, Leonard JA Jr. Long thoracic neuropathy from athletic activity. Arch Phys Med Rehabil 1992; 73: 87-90.

Scoliosis: An anthology. (Articles reprinted from Physical Therapy). Alexandria, VA: American Physical Therapy Association, 1984.

Shaffer T, Wolfson M, Bhutani VK. Respiratory muscle function, assessment, and training. Phys Ther 1981; 61: 12.

Sharf M, Shvartzman P, Farkash E, Horvitz J. Thoracic lateral cutaneous nerve entrapment syndrome without previous lower abdominal surgery. J Fam Pract 1990; 30: 2.

Sharp JT, Draz W, Danon J, et al. Respiratory muscle function and the use of respiratory muscle electromyography in the evaluation of respiratory regulation. Chest 1976; 70(Suppl): 150S.

Sharrard WJW. The segmental innervation of the lower limb muscles in man. Ann R Coll Surg Engl 1964; 35: 106.

Shelton RL, Bosma JF, Sheets BV. Tongue, hyoid and larynx displacement in swallow and phonation. J Appl Physiol 1960; 15: 283.

Simonds AH, Abraham K, Spitznagle, T. Executive summary of the clinical practice guidelines for pelvic girdle pain in the postpartum population. Journal of Women's Health Physical Therapy: January/March 2022; 46 (1): 3-10 doi: 10.1097/JWH.0000000000000235.

Slonim NB, Hamilton LH. Respiratory Physiology. St. Louis: CV Mosby, 1981.

Smidt GL, Rogers MW. Factors contributing to the regulation and clinical assessment of muscular strength. Phys Ther 1982; 62(9): 1283-1289.

Smith JW. Muscular control of the arches of the foot in standing: An electromyographical assessment. J Anat 1954; 88-B: 152.

Smith RL, Brunolli J. Shoulder kinesthesia after anterior glenohumeral joint dislocation. Phys Ther 1989; 69(2): 106-112.

Soderberg GL, Dostal WF. Electromyographic study of three parts of the gluteus medius muscle during functional activities. Phys Ther 1978; 58(6): 691-696.

Southwick WO, Keggi K. The normal cervical spine. J Bone Joint Surg [Am] 1964; 46-A(8): 1767-1777.

Speakman HGB, Weisberg J. The vastus medialis controversy. Physiother 1977; 63: 8.

Spitzer WO et al. Scientific approach to the assessment and management of activity-related spinal disorders: A monograph for clinicians-report of the Quebec Task Force on Spinal Disorders. Spine [European Edition] 1987; 12: 7s.

Stoff MD, Greene AF. Common peroneal nerve palsy following inversion ankle injury. Phys Ther 1982; 62(10): 1463-1464.

Stokes IAF, Abery JM. Influence of the hamstring muscles on lumbar spine curvature in sitting. Spine 1980; 5(6): 525-528.

Stone B, Beekman C, Hall V, Guess V, Brooks HL. The effect of an exercise program on change in curve in adolescents with minimal idiopathic scoliosis. Phys Ther 1979; 59(6): 759-763.

Straus WL, Howell AB. The spinal accessory nerve and its musculature. Rev Biol 1936; 11: 387.

Sullivan MS. Back support mechanisms during manual lifting. Phys Ther 1989; 69(1): 38-45.

Suzuki N. An electromyographic study of the role of muscles in arch support of the normal and flat foot. Nagoya Med J 1972; 17: 57.

Thomas HO. Diseases of the Hip, Knee and Ankle Joints. (Reproduction of 2nd ed, 1876.) Boston: Little, Brown, 1962.

Travell JG, Simons DG. Myofascial Pain and Dysfunction. Baltimore: Williams & Wilkins, 1983.

Trief PM. Chronic back pain: A tripartite model of outcome. Arch Phys Med Rehabil 1983; 64: 53-56.

Truex RC, Carpenter MG, eds. Strong and Elwyn's Human Neuroanatomy. 6th ed. Baltimore: Williams & Wilkins, 1969.

Urban LM. The straight-leg-raising test: A review. J Orthop Sports Phys Ther 1981; 2(3): 117-133.

Urquhart DM, Hodges PW. Differential activity of regions of transversus abdominis during trunk rotation. Eur Spine J. 2005;14(4):393-400. doi:10.1007/s00586-004-0799-9.

Vander AJ, Sherman JH, Luciano DS. Human Physiology: The Mechanism of Body Function. 3rd ed. New York: McGraw-Hill, 1980.

Wadsworth CT, Krishnan R, Sear M, Harrold J, Nielsen DH. Intrarater reliability of manual muscle testing and handheld dynametric muscle testing. Phys Ther 1987; 67(9): 1342-1347.

Walters CE, Partridge MJ. Electromyographic study of the differential action of the abdominal muscles during exercise. Am J Phys Med 1957; 36: 259.

Warfel JH. The Head, Neck and Trunk. 5th ed. Philadelphia: Lea & Febiger, 1985.

Watkins MA, Riddle DL, Lamb RL, Personius WJ. Reliability of goniometric measurements and visual estimates of knee range of motion obtained in a clinical setting. Phys Ther 1991; 71(2): 90-97.

Weiss HR. The effect of an exercise program on vital capacity and rib mobility in patients with idiopathic scoliosis. Spine 1991; 16: 1.

Wells KF. Kinesiology. 4th ed. Philadelphia: WB Saunders, 1966.

White A, Panjabi M. Clinical Biomechanics of the Spine. Philadelphia: JB Lippincott, 1978.

Williams M, Lissner HR. Biomechanics of Human Motion. Philadelphia: WB Saunders, 1962.

Williams M, Stutzman L. Strength variation through the range of joint motion. Phys Ther Rev 1959; 39: 145.

Williams PC. The Lumbosacral Spine. New York: McGraw-Hill, 1965.

Wolf S. Normative data on low back mobility and activity levels. Am J Phys Med 1979; 58: 217.

Youdas JW, Carey JR, Garrett TR. Reliability of measurements of cervical spine range of motion-comparison of three methods. Phys Ther 1991; 71(2): 98-106.

Zimny N, Kirk C. A comparison of methods of manual muscle testing. Clin Man 1987; 7(2): 6-11.

찾아보기

INDEX

Q

R

S

T

U

V

ㅈ

ㅊ